Lehrbuch der Psychosozialen Medizin

Grundlagen der Medizinischen Psychologie, Psychosomatik, Psychotherapie und Medizinischen Soziologie

O. Frischenschlager
M. Hexel
W. Kantner-Rumplmair
M. Ringler
W. Söllner
U.V. Wisiak (Hrsg.)

Springer-Verlag Wien GmbH

Univ.-Doz. Dr. O. Frischenschlager
Dr. M. Hexel
Institut für Medizinische Psychologie, Universität Wien, Wien

Dr. W. Kantner-Rumplmair
Dr. W. Söllner
Universitätsklinik für Medizinische Psychologie und Psychotherapie, Innsbruck

Univ.-Prof. Dr. M. Ringler
Universitätsklinik für Tiefenpsychologie und Psychotherapie, Wien

Univ.-Doz. Dr. U. V. Wisiak
Universitätsklinik für Medizinische Psychologie und Psychotherapie, Graz

Das Werk ist urheberrechtlich geschützt.
Die dadurch begründeten Rechte, insbesondere die der Übersetzung, des Nachdruckes, der Entnahme von Abbildungen, der Funksendung, der Wiedergabe auf photomechanischem oder ähnlichem Wege und der Speicherung in Datenverarbeitungsanlagen, bleiben, auch bei nur auszugsweiser Verwertung, vorbehalten.

© 1995 Springer-Verlag Wien
Ursprünglich erschienen bei Springer-Verlag Wien New York 1995

Gedruckt auf säurefreiem, chlorfrei gebleichtem Papier – TCF

Mit 34 Abbildungen

Die Deutsche Bibliothek – CIP-Einheitsaufnahme

Lehrbuch der psychosozialen Medizin : Grundlagen der medizinischen Psychologie, Psychosomatik, Psychotherapie und medizinischen Soziologie / O. Frischenschlager ... (Hrsg.).
– Wien ; New York : Springer, 1995
  ISBN 978-3-211-82653-9   ISBN 978-3-7091-6602-4 (eBook)
  DOI 10.1007/978-3-7091-6602-4
NE: Frischenschlager, Oskar [Hrsg.]

ISBN 978-3-211-82653-9

Vorwort

Lehrbücher entstehen in der Regel, wie sollte es anders sein, in engem Zusammenhang mit der Formierung eines Fachgebietes. So wurden in den späten 70er und frühen 80er Jahren in Deutschland zahlreiche Lehrbücher der Medizinischen Psychologie herausgegeben, abgestimmt auf den Gegenstandskatalog der Prüfungsordnung.

Österreich hat sich vergleichsweise spät entschlossen, Medizinische Psychologie als Pflichtfach dem Unterrichtsplan des Medizinstudiums einzugliedern. Obwohl in Österreich kein Lehrzielkatalog die Unterrichtsinhalte des Faches definiert, besteht weitgehende Übereinstimmung hinsichtlich der Lehrziele. Studierende der Medizin sollen, soweit dies in einem einstündigen Pflichtseminar während des zweiten Studienabschnittes möglich ist, über grundsätzliche Aspekte der Arzt-Patientbeziehung, der Gesprächsführung, der Krankheitsverarbeitung informiert werden.

Die Fächer Psychotherapie, Psychosomatik müssen zum Teil noch zusätzlich in diesem engen zeitlichen Rahmen untergebracht werden, teils (in Wien) werden sie im dritten Studienabschnitt, dann allerdings nicht mehr verpflichtend unterrichtet.

In den vergangenen 20 Jahren wurde in der Medizin den psychosozialen Aspekten des Krankseins zunehmend mehr Beachtung entgegengebracht. Ein Lehrbuch der Medizinischen Psychologie, das heute geschrieben wird, kann daher auf ungleich mehr Forschung aber auch auf fortgeschrittener praktischer Integration der Psychologie in die Medizin aufbauen als vor 10 oder 15 Jahren. Diese zunehmende Integration hat die Medizin bereits insgesamt verändert: Krankheitsbewältigung ist in vielen Bereichen kein Fremdwort mehr, Psychotherapie wird zunehmend akzeptiert, auch wenn standespolitische Auseinandersetzungen nicht ganz ausgestanden sind, psychosoziale Fächer sind im Medizinstudium zunehmend akzeptiert und nicht mehr in dem Maß Satellitenfächer, wie zur Zeit ihrer Einführung. Dieser Tendenz zur Integration will der Titel „Lehrbuch der Psychosozialen Medizin" entsprechen, was auch programmatisch für die weitere Entwicklung der Medizin zu verstehen ist. Denn außerhalb der Medizin hat in den letzten 10 bis 15 Jahren eine rasante gesundheitswissenschaftliche Entwicklung stattgefunden, die nur allmählich von dieser integriert wird.

Das Ziel dieses Lehrbuches ist darüber hinaus ein zweifaches. Einerseits wollen wir den Studierenden ein Buch zur Verfügung stellen, das die

Grundlagen aller psychosozialen Fächer in der Medizin darstellt. Des weiteren war es das Ziel der Herausgeber, so weit als möglich auch den Anspruch an ein Lehrbuch einzulösen.

Ein Lehrbuch der Psychosozialen Medizin soll, soweit das ein Buch kann, auf den professionellen Kontakt mit Kranken, auf bewußte und unbewußte Aspekte des Erlebens von Krankheit, aber auch des Zwischenmenschlichen vorbereiten.

Die Autoren wurden daher gebeten, so weit wie möglich auf Literaturangaben zu verzichten, die Nacherlebbarkeit des Geschriebenen vor Augen zu haben und daher auch, wo immer möglich, an einem Fallbeispiel die zu vermittelnden Inhalte zu erläutern. Ein Glossar soll zudem wichtige, im Text verwendete Fachausdrücke kurz erläutern. An den Anfang jedes Kapitels haben wir Lehrziele gestellt, um den Studierenden und auch uns selbst als Lehrenden deutlich zu machen, wozu die Inhalte vermittelt werden, was deren Praxisrelevanz ist. Die Prüfungsfragen und Anregungen am Kapitelende sind als Möglichkeit zur Wiederholung und Reflexion des Stoffes gedacht. Wir hoffen, mit diesen Vorgaben für die Textabfassung den Bedürfnissen der Studierenden entgegengekommen zu sein.

O. Frischenschlager
M. Hexel
W. Kantner-Rumplmair
M. Ringler
W. Söllner
U. V. Wisiak

Inhaltsverzeichnis

Autorenverzeichnis XI

I. Gesundheit und Krankheit

 1 Frischenschlager, O.: Was ist Krankheit – was ist Gesundheit? ... 3
 2 Freidl, W., Noack, R. H.: Soziale und verhaltensbezogene
   Einflüsse auf Gesundheit und Krankheit 15
 3 Pieringer, W.: Streß und belastende Lebensereignisse 21
 4 Mangold, B.: Krankheit im familiären und sozio-kulturellen
   Kontext – eine systemische Perspektive 29
 5 Wesiack, W.: Gesundheitsentstehung – Konzepte zur
   Salutogenese 38
 6 Egger, J.: Gesundheitspsychologie 47
 7 Brömmel, B.: Lebensqualität 59
 8 Gasser-Steiner, P., Freidl, W.: Soziale Netzwerke und soziale
   Unterstützung 69
 9 Prinz, A.: Kranksein in fremden Kulturen 77

II. Psyche–Körper, Grundlagen der Psychosomatik

 1 Frischenschlager, O.: Psyche–Körper, Historisches,
   Erkenntnistheoretisches 83
 2 Hexel, M., Zeitlhofer, J.: Neurophysiologische Grundlagen
   psychischer Prozesse 88
 3 Kropiunigg, U.: Psychoneuroimmunologie (PNI) 99
 4 Pieringer, W.: Physiologische Stufen der Kreativität 113
 5 Spiess, K.: Sinnlichkeit, Körper und Angst in der Medizin 126
 6 Wesiack, W.: Grundlagen der psychosomatischen Medizin 139
 7 Wesiack, W.: Funktionelle Syndrome 157
 8 Söllner, W.: Schmerz und chronische Schmerzsyndrome 167
 9 Titscher, G.: Psychosomatisches Kranksein am Beispiel des
   Myokardinfarkts 189
10 Walter, M. H., Juen, B. H.: Geschlechtsspezifische
   psychosomatische Probleme 197
11 Biebl, W., Kinzl, J.: Spezifische psychosomatische Probleme in
   Abhängigkeit vom Lebenszyklus 207

III. Psychologische Modelle der menschlichen Entwicklung

1 Springer-Kremser, M.: Psychoanalytische
   Entwicklungspsychologie 219
2 Hexel, M.: Empirische Säuglingsforschung 234
3 Springer-Kremser, M., Schuster, P.: Psychoanalytische
   Neurosenlehre 245
4 Kinzl, J., Biebl, W.: Psychologie des männlichen Lebenszyklus ... 266
5 Günther, V.: Psychologie des Lernens 276
6 Juen, B. H., Walter, M. H.: System- und Kommunikationstheorien 285

IV. Interaktion zwischen Arzt und Patient

1 Mark-Stemberger, B., Söllner, W.: Die Interaktion zwischen Arzt
   und Patient 297
2 Larcher, S., Harrer, M. E.: Beziehungen zwischen Arzt, Patient
   und Angehörigen – die systemische Sichtweise 313
3 Lampe, A., Purtscheller, G., Wurm, B., Heel, G.:
   Das Anamnesegespräch 329
4 Schoberberger, R., Kunze, M.: Kooperation und Compliance ... 344
5 Oppolzer, A.: Diagnose und Diagnosevermittlung 353
6 Centurioni, C., Harrer, M. E.: Der „schwierige Patient" ... 368
7 Wesiack, W.: Die Bedeutung der Balint-Gruppenarbeit für die
   Aus- und Weiterbildung 381
8 Mark-Stemberger, B.: Supervision 388

V. Erleben von Krankheit

1 Harrer, M.: Krankheitsverarbeitung (Coping) 409
2 Sonneck, G.: Der Patient in der Krise 427
3 Reinelt, T.: Behindertsein und Krankheit 438
4 Wisiak, U. V.: Schwerkrank sein 448
5 Wisiak, U. V.: Chronisches Kranksein 453
6 Wisiak, U. V.: Sterben und Tod 465

VI. Angewandte Medizinpsychologie

1 Langer, M.: Psychosoziale Medizin in Gynäkologie und
   Geburtshilfe 481
2 Resch, F., Koch, E.: Adoleszentenkrisen – Adoleszentenpsychosen 489
3 Springer, A.: Die stoffgebundene Abhängigkeit 502
4 Sonneck, G.: Umgang mit Suizidgefährdeten 516
5 Wisiak, U. V.: Angewandte Medizinpsychologie in Anästhesie
   und Intensivmedizin 546
6 Egger-Schödl, M.: Angewandte Medizinpsychologie in der
   Inneren Medizin am Beispiel der chronischen Hämodialyse 560
7 Titscher, G.: Literaturanalyse als Beispiel angewandter
   Medizinpsychologie 568

8 Dorfmüller, M.: Angewandte Medizinpsychologie in der
   Chirurgie incl. Transplantationschirurgie 576
9 Uher, E. M.: Angewandte Medizinpsychologie bei chronischen
   Erkrankungen am Beispiel der Multiplen Sklerose 587
10 Frischenschlager, O.: Psychoonkologie 601
11 Mangold, B.: Pädiatrische Psychoonkologie 612
12 Meise, U., Rössler, W.: Psychosoziale Aspekte schizophrener
   Störungen 622

VII. Prävention und psychosoziale Interventionsformen in der Medizin

1 Egger, J.: Verhaltensmedizin 639
2 Söllner, W.: Selbsthilfe 650
3 Schoberberger, R.: Gesundheitsförderung am Arbeitsplatz 660
4 Schoberberger, R.: Verhaltensänderung in der ärztlichen Praxis
   im Rahmen von Gruppenprogrammen 666
5 Söllner, W.: Integrative psychosomatische Modelle im
   Krankenhaus 677
6 Mangold, B.: Psychosomatik in der Kinderklinik 693
7 Hinterhuber, H., Meise, U.: Sozialpsychiatrie 702
8 Meise, U., Hinterhuber, H.: Psychiatrische Rehabilitation 717
9 Gerber, G.: Rehabilitationspädagogik 731

VIII. Grundlagen der Psychotherapie

1 Ringler, M.: Allgemeine Einführung in die Psychotherapie 743
2 Springer-Kremser, M.: Zur Geschichte der Psychotherapie 747
3 Ringler, M.: Das Setting in der Psychotherapie 758
4 Pieringer, W.: Die Methoden der Psychotherapie jenseits des
   Schulenstreites 761
5 Buchinger, K.: Wissenschaftstheoretische Grundlagen der
   Psychotherapie 775
6 Jandl-Jager, E.: Evaluation und Ergebnisforschung in der
   Psychotherapie 790
7 Ringler, M.: Ausbildung zum Psychotherapeuten 798
8 Ringler, M.: Kooperation mit Psychotherapeuten und
   psychotherapeutischen Institutionen 801
9 Ringler, M.: Psychotherapeutische Methoden 806
10 Ringler, M.: Psychoanalyse und psychoanalytische Psychotherapie 811
11 Datler, W.: Individualpsychologie 816
12 Skolek, R.: Analytische Psychologie C. G. Jungs 820
13 Hexel, M.: Katathym imaginative Psychotherapie (K.I.P.) 824
14 Hexel, M.: Autogenes Training 827
15 Bölcs, E.: Hypnose 831
16 Laireiter, A.-R., Egger, J.: Verhaltenstherapie
   („Empirisch-psychologische Psychotherapie") 835

17 Hutterer, R.: Rogerianische Psychotherapie 839
18 Leeb, W.: Psychodrama 843
19 Bolen, I., Zabransky, D.: Gestalttherapie 847
20 Kleibel-Arbeithuber, J., Wolf, F., Honsig, T.: Systemische
   Familientherapie 851
21 Adler, E. S., Margreiter, U.: Darstellung der Dynamischen
   Gruppenpsychotherapie 855
22 Längle, A.: Existenzanalyse und Logotherapie 859

IX. Grundlagen der Medizinsoziologie

1 Jandl-Jager, E.: Einführung in die Medizinsoziologie 865
2 Jandl-Jager, E.: Rahmenbedingungen der Einrichtungen des
  Gesundheitswesens 876
3 Grossmann, R.: Die Organisation Krankenhaus 883
4 Grossmann, R.: Teamarbeit im Krankenhaus 900
5 Kropiunigg, U.: Patientenkarrieren: Wege durch das
  medizinische Labyrinth 918
6 Rásky, É., Noack, R. H.: Gesundheitsbegriff, Public Health,
  Prävention, Gesundheitsförderung 927
7 Sonneck, G.: Visionen für eine Medizin der Zukunft 935

Glossar 939

Autorenverzeichnis

Dr. Eva Adler, Stiftgasse 21/22, A-1070 Wien

Univ.-Prof. Dr. Wilfried Biebl, Universitätsklinik für Psychiatrie, Abteilung für Psychosomatik und psychosoziale Psychiatrie, Anichstraße 35, A-6020 Innsbruck

Dr. Erik Bölcs, Zollergasse 9–11, A-1070 Wien

Dr. Inge Bolen, Waaggasse 5/15, A-1040 Wien

Dr. Bernhard Brömmel, Dittesgasse 13/11, A-1180 Wien

Univ.-Doz. Dr. Kurt Buchinger, Universitätsklinik für Tiefenpsychologie und Psychotherapie, Währinger Gürtel 18–20, A-1090 Wien

Dr. Christine Centurioni, Jahnstraße 18, A-6020 Innsbruck

Dr. Wilfried Datler, Institut für Erziehungswissenschaften, Garnisongasse 3/8, A-1090 Wien

Dr. Monika Dorfmüller, Städtisches Krankenhaus München-Bogenhausen, Akademisches Lehrkrankenhaus, Englschalkinger Straße 77, D-81925 München

Univ.-Prof. Dr. Josef Egger, Universitätsklinik für Medizinische Psychologie und Psychotherapie, Auenbruggerplatz 28/II, A-8036 Graz

Dr. Martina Egger-Schödl, Freyung 6/11/6, A-1010 Wien

Dr. Wolfgang Freidl, Institut für Sozialmedizin, Karl-Franzens-Universität, Universitätsstraße 6/I, A-8010 Graz

Univ.-Doz. Dr. Oskar Frischenschlager, Institut für Medizinische Psychologie, Severingasse 9, A-1090 Wien

Dr. Peter Gasser-Steiner, Institut für Sozialmedizin, Universität Graz, Universitätsplatz 4/III, A-8010 Graz

Dr. Gisela Gerber, Interfakultäres Institut für Sonder- und Heilpädagogik der Universität Wien, Garnisongasse 15, A-1096 Wien

Dr. Ralph Grossmann, Reisnerstraße 30/17, A-1030 Wien

Dr. Verena Günther, Universitätsklinik für Psychiatrie, Psychiatrische Abteilung, Anichstraße 35, A-6020 Innsbruck

Dr. Michael Harrer, Jahnstraße 18, A-6020 Innsbruck

Dr. Grete Heel, Universitätsklinik für Medizinische Psychologie und Psychotherapie, Sonnenburgstraße 16, A-6020 Innsbruck

Univ.-Prof. Dr. Hartmann Hinterhuber, Universitätsklinik für Psychiatrie, Anichstraße 35, A-6020 Innsbruck

Dr. Martina Hexel, Institut für Medizinische Psychologie, Severingasse 9, A-1090 Wien

Dr. Thomas Honsig, Psychotherapeut, Schillerstraße 4, A-4020 Linz

Dr. Robert Hutterer, Institut für Erziehungswissenschaften der Universität Wien, Garnisongasse 3, A-1090 Wien

Univ.-Doz. Dr. Elisabeth Jandl-Jager, Universitätsklinik für Tiefenpsychologie und Psychotherapie, Währinger Gürtel 18–20, A-1090 Wien

Dr. Barbara Juen, Institut für Psychologie, Bruno-Sander-Haus, Innrain 52, A-6020 Innsbruck

Dr. Wilhelm Kantner-Rumplmair, Universitätsklinik für Medizinische Psychologie und Psychothrapie, Sonnenburgstraße 16, A-6020 Innsbruck

Univ.-Doz. Dr. J. Kinzl, Universitätsklinik für Psychiatrie, Abteilung für Psychosomatik und psychosoziale Psychiatrie, Anichstraße 35, A-6020 Innsbruck

Dr. Juliane Kleibel-Arbeithuber, Psychotherapeutin, Ernest Thunstraße 11, A-5020 Salzburg

E. Koch, Wissenschaftlicher Assistent, Kinder- und Jugendpsychiatrie, Abteilung der Psychiatrischen Klinik, Blumenstraße 8, D-69115 Heidelberg

Univ.-Doz. Dr. Ulrich Kropiunigg, Institut für Medizinische Psychologie, Severingasse 9, A-1090 Wien

Univ.-Prof. Dr. Michael Kunze, Institut für Sozialmedizin der Universität Wien, Alser Straße 21/12, A-1080 Wien

Dr. Alfred Längle, Eduard-Sueß-Gasse 10, A-1150 Wien

Dr. Astrid Lampe, Universitätsklinik für Medizinische Psychologie und Psychotherapie, Sonnenburgstraße 16, A-6020 Innsbruck

Univ.-Doz. Dr. Martin Langer, Universitätsfrauenklinik, Spitalgasse 23, A-1090 Wien

Dr. Anton Lairaiter, Institut für Psychologie, Abteilung Klinische Psychologie, Universität Salzburg, Hellbrunnerstraße 34, A-5020 Salzburg

Dr. Sigrid Larcher, Universitätsklinik für Medizinische Psychologie und Psychotherapie, Sonnenburgstraße 16, A-6020 Innsbruck

Dr. Wilfried Leeb, Landesnervenklinik, II. Psychiatrische Abteilung, Ignaz-Harrer-Straße 79, A-5020 Salzburg

Univ.-Doz. Dr. Burkhart Mangold, Psychotherapeutische Abteilung der Universitäts-Kinderklinik, Anichstraße 35, A-6020 Innsbruck

Dr. Ursula Margreiter, Matrasgasse 6, A-1130 Wien

Dr. Barbara Mark-Stemberger, Universitätsklinik für Medizinische Psychologie und Psychotherapie, Sonnenburgstraße 16, A-6020 Innsbruck

Univ.-Doz. Dr. U. Meise, Universitätsklinik für Psychiatrie, Anichstraße 34, A-6020 Innsbruck

Univ.-Prof. DDr. Horst Noack, Institut für Sozialmedizin, Karl-Franzens-Universität, Universitätsstraße 6/I, A-8010 Graz

Dr. Alfred Oppolzer, Neurologische Abteilung für Kinder und Jugendliche, Neurologisches Krankenhaus Rosenhügel, Riedelgasse 5, A-1130 Wien

Univ.-Prof. Dr. Walter Pieringer, Universitätsklinik für Medizinische Psychologie und Psychotherapie, Karl-Franzens-Universität, Auenbruggerplatz 28/II, A-8036 Graz

Univ.-Doz. DDr. Armin Prinz, Institut für Geschichte der Medizin, Währinger Gürtel 25, A-1096 Wien

Dr. Gunhild Purtscheller, Universitätsklinik für Medizinische Psychologie und Psychotherapie, Sonnenburgstraße 16, A-6020 Innsbruck

Dr. Éva Rásky, Institut für Sozialmedizin, Universitätsstraße 6/I, A-8010 Graz

Univ.-Doz. Dr. Toni Reinelt, Interfakultäres Institut für Sonder- und Heilpädagogik der Universität Wien, Garnisongasse 15, A-1096 Wien

Univ.-Prof. Dr. Franz Resch, Klinikum der Universität Heidelberg, Kinder- und Jugendpsychiatrie, Abteilung der Psychiatrischen Klinik, Blumenstraße 8, D-69115 Heidelberg

Univ.-Prof. Dr. Marianne Ringler, Universitätsklinik für Tiefenpsychologie und Psychotherapie, Währinger Gürtel 18–20, A-1090 Wien

PD Dr. Dipl. Psych. Wulf Rössler, Zentralinstitut für Seelische Gesundheit, J 568159 Mannheim

Univ.-Doz. Dr. R. Schoberberger, Institut für Sozialmedizin der Universität Wien, Alser Straße 21, A-1080 Wien

Dr. Peter Schuster, Universitätsklinik für Tiefenpsychologie und Psychotherapie, Währinger Gürtel 18–20, A-1090 Wien

Dr. Wolfgang Söllner, Universitätsklinik für Medizinische Psychologie und Psychotherapie, Sonnenburgstraße 16, A-6020 Innsbruck

Dr. Reinhard Skolek, Hochmaisgasse 4/1/3, A-1130 Wien

Univ.-Prof. Dr. Gernot Sonneck, Institut für Medizinische Psychologie, Severingasse 9, A-1090 Wien

Dr. Klaus Spiess, Institut für Medizinische Psychologie, Severingasse 9, A-1090 Wien

Univ.-Prof. Dr. Alfred Springer, Ludwig Boltzmann-Institut für Suchtforschung, Mackgasse 7–9, A-1237 Wien

Univ.-Doz. Dr. Marianne Springer-Kremser, Universitätsklinik für Tiefenpsychologie und Psychotherapie, Währinger Gürtel 18–20, A-1090 Wien

Dr. Georg Titscher, Hanusch-Krankenhaus, Herzstation, Heinz Collinstraße 30, A-1140 Wien

Dr. Eva Uher, Universitätsklinik für Physikalische Medizin und Rehabilitation, Währinger Gürtel 18–20, A-1090 Wien

Dr. Maria Hildegard Walter, Institut für Psychologie, Bruno-Sander-Haus, Innrain 52, A-6020 Innsbruck

Univ.-Prof. (em.) Dr. Wolfgang Wesiack, Universitätsklinik für Medizinische Psychologie und Psychotherapie, Sonnenburgstraße 16, A-6020 Innsbruck

Univ.-Doz. Dr. Ursula V. Wisiak, Universitätsklinik für Medizinische Psychologie und Psychotherapie, Karl-Franzens-Universität Graz, Auenbruggerplatz 28/II, A-8036 Graz

Dr. Ferdinand Wolf, Amt für Jugend und Familie Wien, Psychologischer Dienst, Schottenring 24, A-1014 Wien

Dr. Brunhilde Wurm, Universitätsklinik für Medizinische Psychologie und Psychotherapie, Sonnenburgstraße 16, A-6020 Innsbruck

DDr. Dieter Zabransky, Abteilung für Klinische Psychologie, Allgemeines öffentliches Krankenhaus Horn, Spitalgasse 10, A-3580 Horn

Univ.-Prof. DDr. Josef Zeitlhofer, Universitätsklinik für Neurologie, Währinger Gürtel 18–20, A-1090 Wien

I. Gesundheit und Krankheit

Kapitel 1

Was ist Krankheit – was ist Gesundheit?

O. Frischenschlager

> **Lehrziel**
>
> Die Studierenden sollen in diesem Beitrag über die praxisrelevanten Konsequenzen unterschiedlicher Konzeptionen von Gesundheit und Krankheit informiert werden.

Der Andrang in übervollen Klinikambulanzen und Praxen niedergelassener Ärzte zwingt zu einem gewissen Pragmatismus im Umgang mit dem Leiden. Die dabei notwendige Routine vermittelt den Eindruck, daß die grundlegendste Frage des ärztlichen Berufes „Was heißt gesund sein und was krank?" keiner weiteren Erörterung bedarf, sondern von den Erfordernissen der Situation geregelt und damit beantwortet werden. Es erstaunt daher umso mehr, daß die Medizin bislang noch über kein Konzept vom gesunden und kranken Menschen verfügt, aus dem ärztliches Handeln sich ableiten ließe. Traditionell wurde Krankheit als ein objektiver, abgrenzbarer, d.h. nicht auf einem Befindlichkeitskontinuum angesiedelter Zustand definiert. Mit biochemischen, pathologischen, physiologischen, genetischen Prozessen wurde versucht, diesen Zustand objektivierend zu erklären. Damit war Krankheit jedoch vom subjektiven Erleben abgekoppelt, die Person mit ihrer psychologischen, sozialen und kulturellen Dimension ausgeklammert. Im folgenden soll am Beispiel einiger Krankheitsbegriffe gezeigt werden, wie sehr die Konzeption von Krankheit die therapeutischen Maßnahmen prägt.

Historische Krankheitsbegriffe

1. Der ontologische Krankheitsbegriff

Er entspricht der magisch-mythischen Weltauffassung der Antike. Mit ontologisch ist gemeint, daß der Krankheit eine eigene Seinsform, gleichsam eine Personalität zugeschrieben wird. Man stellte sich vor, daß Krankheit von außen, als etwas Böses den Menschen befällt. Auch in unseren, aufgeklärten Zeiten klingen immer wieder Reste dieses ontologischen Denkens durch, etwa wenn in einer Werbung für Impfstoffe verkündet wird: „Die Kinderlähmung kennt nur 2 Sorten von Menschen, die Geimpften und die nicht Geimpften". Wir verwenden manchmal den Ausdruck, jemand sei „von einer Idee besessen", „von einer Krankheit befallen", „mich hat's erwischt" usw. Mancherorts findet man auch noch Krebskranke als „Tumorträger" oder „Krebsträger" bezeichnet. Immer handelt es sich um Ontologisierungen, meist wird der Erkrankung eine böse oder aggressive Qualität zugeschrieben. Wenn, wie im Falle der Krebserkrankungen die Bösartigkeit jedoch zum bestimmenden Merkmal der Erkrankung wird, besteht die Gefahr, daß die Therapie in bedenkliche Nähe zum Exorzismus gerät und damit magische Aspekte, von denen wir dachten, wir hätten sie in der Antike zurückgelassen, in die Behandlung einfließen. Es leidet die Arzt-Patient-Beziehung darunter, wenn kriegerisches Denken überhandnimmt. Der Patient wird in einen guten und einen bösen Teil aufgespalten; alles Augenmerk richtet sich auf die Bekämpfung des bösartigen Tumors, und der Kranke gerät womöglich aus dem Blickfeld. Es wurden lange Zeit im Dienste des Überlebens immer aggressivere Therapien entwickelt, die selbst fast an die Grenze des Aushaltbaren gingen. Viele Jahre vergingen mit diesem verbissenen Kampf (siehe: „Kampf dem Krebs"), ehe man sich der Lebensqualität des Patienten wieder zu widmen begann.

2. Der statistische Krankheitsbegriff

Die Medizin verfügt seit langem über Erfahrungswerte im Sinne von Durchschnittswerten, anhand derer beurteilt werden kann, ob eine Funktion noch als normal gelten oder bereits als pathologisch erachtet werden muß. Wenn es nicht gelingt, die objektiven Befunde mit subjektivem Erleben und Bewerten des Patienten in Verbindung zu bringen, sind Beeinträchtigungen der Arzt-Patient-Beziehung unausweichlich. Wenn z.B. ein Internist einem Patienten, der in Todesangst ist, weil er meint, einen akuten Herzinfarkt zu haben, den unauffälligen EKG-Befund entgegenhält und ihn mit den Worten: „Ihnen fehlt nichts!" kommentiert, so ist dies zumindest ein grobes Mißverständnis. Er negiert das Leiden des Patienten (anfallsartig auftretende Todesangst), weil sein Befund keine Abweichungen von der Norm anzeigt. Dasselbe Problem haben auch sehr häufig Patienten mit chronischen Schmerzen (siehe Kapitel II/8), wenn ihr Leiden aufgrund von nicht feststellbaren Funktionsabweichungen in Zweifel gezogen wird. Doch selbst, wenn man sich ein Leiden einbilden könnte, wie dies immer noch behauptet wird, bedürfte auch dieses einer kundigen Behandlung.

3. Der funktionale Krankheitsbegriff

Der funktionale Krankheitsbegriff ermöglicht bereits ein tieferes Verständnis von Krankheit, weil bereits das Funktionieren der Teile zum gesamten

Organismus angesprochen ist. Die Sollwerte für das Funktionieren der Organe, an denen sich die Krankheitsdefinition orientiert, sind ganz auf das Überleben des Gesamtorganismus ausgerichtet. Wobei allerdings der Organismus einzig in seiner biologischen Dimension gesehen wird; also nur in seinem innerorganismischen Funktionieren. Daß der Organismus auch mit der Außenwelt in Bezug steht, wird kaum beachtet. Das Nicht-Funktionieren eines Teiles wird nicht auf seinen Sinn hin untersucht, sondern schlicht als störend empfunden. Lästigen Symptomen oder Beschwerden wird dementsprechend mit eingreifend-korrektiven Maßnahmen begegnet, bis hin zur Entfernung des „störenden" Organs. Denken wir z.B. an den noch vor nicht so langer Zeit gängigen Begriff der „Ausräumung", der operativen Entfernung der Gebärmutter auf der Basis einer extrem weit gefaßten Indikation. Ein anderes Beispiel aus der Welt der technischen Medizin, das hoffentlich auch veraltet ist, soll hier wiedergegeben werden, um die eingeengte Perspektive dieser Medizin zu illustrieren. Basierend auf einer wissenschaftlichen Publikation, veröffentlicht in einer Wiener Tageszeitung, und obwohl aus den 80er Jahren stammend, hoffentlich der Medizingeschichte zuzurechnen:

„Schweißflecken im Bereich der Achseln sind nicht nur unschön, sondern lassen sich meist mit den herkömmlichen Deodorants kaum bekämpfen. Mit einem kleinen operativen Eingriff allerdings ist das Achselnässen rasch zu beheben. Für die Chirurgen ist es meist kein Problem. Die Schwitzfelder in den Achselhöhlen werden mit einem Schnitt freigelegt und ausgeschabt. Anschließend wird der Schnitt wieder vernäht. Ein Eingriff, der keinerlei Nebenwirkungen zeigt, unter Vollnarkose durchgeführt wird und lediglich einen 8–10tägigen Krankenhausaufenthalt erfordert. Ein einziger Nachteil: eine Dauerlösung ist es nicht. Die Schwitzfelder „wachsen" wieder nach, und ein weiterer Eingriff wird notwendig. Ebenso bei einer anderen Methode. Einer Methode, bei der der entsprechende Nerv durchtrennt und so die Schweißabsonderung unterbunden wird. Doch auch dies hält nicht ewig. Der Nerv wächst nämlich ebenfalls nach und die unangenehmen Flecken in Hemd oder Bluse sind wieder da. Für alle jene, die ihrer Achselnässe nicht gleich mit schweren chirurgischen Geschützen (siehe die Bemerkungen zur Kriegssprache weiter oben!) zu Leibe rücken wollen, entwickeln die Mediziner zur Zeit ein nicht operatives Verfahren. Dabei werden Aluminiumchloridlösungen unter der Achsel aufgetragen. Die Wirkungsweise: die Schweißdrüsen werden nicht chemisch ausgeschaltet (!!), sondern vermutlich so verändert, daß es zu einer verminderten Schweißproduktion kommt bzw. dieser nicht an der Hautoberfläche austreten kann. Mögliche Nebenwirkung: Reizung und Rötung der Haut und damit verbundener Juckreiz. Wann die Aluminiumchloridmethode allerdings praxisreif sein wird, ist noch nicht abzusehen. Die Forscher sind jedoch optimistisch und glauben, daß der Schweißkiller (!!) bereits im Laufe des nächsten Jahres einsatzbereit sein könnte."

Offensichtlich hat man im Eifer des „Ausschaltens" und „Killens" nicht daran gedacht, die Symptome in einen Zusammenhang mit aktuellen Belastungen, lebensgeschichtlichen Faktoren, neurotischen Strukturen, mit einem Wort mit der an diesem Symptom leidenden Person in Verbindung zu bringen. Vielmehr wird nach diesem Krankheitsverständnis korrigiert oder eliminiert, was aus der Reihe tanzt und negativ auffällt. Der Arzt wird zum Erfüllungsgehilfen der autoaggressiven Tendenzen des Patienten, der einfach weghaben will, was ihn irritiert. Die Sprache bei dieser Art von „Therapie" macht dies unübersehbar.

Vom Krankheitsbegriff zur Konzeption von Gesundheit

Diese tradierten Konzeptionen von Krankheit betonen nur einen Teilaspekt der biologischen Funktionen. In diesem Denken existiert darüber hinaus, außer der Abwesenheit von Krankheit keine positive Konzeption von Gesundheit (siehe Weiner 1983). Für Claude Leriche etwa, einen einflußreichen französischen Pathologen und Medizintheoretiker des 19. Jahrhunderts, lag Gesundheit „im Schweigen der Organe". Gesundheit wäre demnach dann gegeben, wenn wir frei von Krankheitssymptomen unseren Tätigkeiten und Interessen nachgehen können. Kein Wort davon, was wir aus unserem persönlichen Vermögen aktiv dazu beitragen könnten, alle Aufmerksamkeit ist ausschließlich darauf gerichtet, ob unsere biologische Befindlichkeit beeinträchtigt ist oder nicht. Eine solche Sichtweise hat bedeutsame Folgen für das Selbstverständnis der Medizin und die ärztliche Praxis. Denn diese Konzeption von Krankheit mündet direkt in eine einseitig technische Reparaturmedizin, die insbesondere in den Jahrzehnten nach dem zweiten Weltkrieg mit zunehmender Kritik bedacht wurde. Auch die ältere (allerdings immer noch zumeist zitierte) Definition der WHO trägt noch die Spuren dieses Denkens. Wenngleich hier bereits zweierlei versucht wurde, nämlich einerseits Gesundheit positiv zu definieren (also nicht nur per exclusionem) und andererseits das subjektive Erleben der Person miteinzubeziehen. Gesundheit wurde von der WHO 1946 als umfassendes physisches, psychisches und soziales Wohlbefinden definiert. Es sind aber einige Mängel, die dieser Konzeption anhaften, zu nennen. Zum einen hat man dabei wieder, ähnlich den veralteten Konzepten von Krankheit, eine Entität im Auge, einen definierbaren Zustand und damit etwas Statisches, zum anderen mutet der Zustand umfassenden Wohlbefindens als Utopie oder zumindest als ein Zustand an, der nicht allzuhäufig erlangt werden kann. Das Freisein von jeglicher Belastung zum Ideal zu erheben, entspringt doch eher einem Denken, wie es in einer konsumorientierten Gesellschaft endemisch geworden ist. In Wahrheit sind jedoch die meisten Tätigkeiten, die uns zu persönlicher, körperlicher und kultureller Entwicklung verhelfen, von einem gewissen Maß an Mühe und auch Verzicht begleitet. Der Zustand umfassenden Wohlbefindens ist auf Dauer sicher nur unter Ausblendung der Realität erzielbar, nicht selten etwa unter Zuhilfenahme von Drogen. Beide Wege, diesen Zustand zu erlangen, kann niemand als gesund bewerten. Als weiteres Argument gegen diese etwas kurzsichtig anmutende Definition muß noch eingewendet werden, daß keinerlei Übergangsstufen zwischen den beiden als distinkt konzipierten Zuständen des Krank- und Gesundseins vorgesehen sind. Verschiedengradige Beeinträchtigungen des Wohlbefindens, die keineswegs bereits einen Krankheitszustand kennzeichnen, fehlen. Und letztlich fehlt, das erachte ich als besonders folgenreich, in dieser Konzeption ein aktives, über Regulations-, Adaptations- und Bewältigungsmechanismen verfügendes Subjekt. Denn gerade darin besteht die bedeutendste Veränderung unseres Menschenbildes. Wir sehen den Menschen heute weit mehr unter dem Gesichtspunkt einer mehr oder weniger gelingenden

Selbstregulation als dies im vorigen oder zu Beginn unseres Jahrhunderts noch der Fall war. Wir sehen ihn als einen stets in Interaktion, Anpassung und Vorausplanung befindlichen psychophysischen Organismus, der über mehr oder weniger effektive und flexible Mechanismen der Selbstregulation verfügt. Vor allem ist das interaktive Element in den letzten Jahrzehnten in seiner Bedeutung erkannt worden. Seit John Bowlbys bahnbrechenden Forschungen an Neugeborenen und Kleinstkindern wissen wir, daß diese bereit, fähig und bedürftig sind, zu einer Pflegeperson eine Bindung einzugehen (z.B. Bowlby 1969, deutsch 1975). Die beeindruckenden Forschungsergebnisse der neuen Entwicklungspsychologie (Überblick in Stern 1992; Lichtenberg 1991; Dornes 1993) haben unser Wissen von der Frühentwicklung, den angeborenen Fähigkeiten des Menschen entscheidend erweitert und verändert (siehe Kapitel III/2 in diesem Buch). Ein grundsätzliches Bedürfnis jedes Menschen nach sozialem Eingebundensein und nach Selbstregulation lassen uns verstehen, weshalb soziale Isolation, mangelnde soziale Unterstützung generell mit erhöhter Krankheitsanfälligkeit, im Falle von bereits bestehender Krankheit mit schlechterer Prognose einhergehen. Zu starke Fremdbestimmung im Arbeitsprozeß, also eine verringerte Möglichkeit, sich selbst Arbeitsschritte zu überlegen, einzuteilen, den Rhythmus von Arbeit und Pausen selbst mitzubestimmen, wie dies etwa bei Fließbandarbeit der Fall ist, stellt eine gesundheitliche Belastung dar. Es ist daher kein Zufall, daß in Betrieben und Schulen zunehmend Spielraum für Motivationsfindung, Mitsprache und Mitbestimmung, freiere Zeitgestaltung und Gruppenarbeit geschaffen wird. Man hat erkannt, daß sich dies sowohl auf die Zufriedenheit als auch auf die Leistung positiv auswirkt. Bessere Motivation bei geringerer Belastung fördert die Gesundheit. Diese Zusammenhänge können von einer Medizin, die sich auf Reparatur konzentriert nicht ausreichend erkannt werden. Die weitere Entwicklung hängt eng mit dem Verständnis von Gesundheit und Krankheit zusammen.

Es wäre allerdings eine grobe Verkürzung, aus der Hervorhebung selbstregulatorischer Fähigkeiten des Individuums abzuleiten, daß Gesundheit ausschließlich selbstgemacht, folglich Krankheit sogar selbstverschuldet sei. Denn so wie Gesundheit einerseits nicht von Ärzten hergestellt werden kann, so kann sie auch nicht vom Individuum alleine verantwortet werden. Die umfassende Studie Mc Keowns (1982) zeigte z.B., welche Bedeutung neben dem Verhalten den äußeren Lebensbedingungen (Ernährung, Hygiene, Wohnverhältnisse etc.) für die Gesundheit zukommt (und wie sehr dabei die Bedeutung technisch-medizinischer Errungenschaften für die Erhöhung der Lebenserwartung relativiert werden mußte).

Den LeserInnen wird aufgefallen sein, und sie werden es vermutlich als Mangel empfinden, daß in diesem Beitrag zwar am historischen Verständnis von Gesundheit und Krankheit Kritik geübt wurde, eine positive Definition von Gesundheit jedoch noch aussteht. Daher versuchen wir uns nun, dieser positiven Bestimmung zu nähern: Gesundheit ist kein statisches Zustandsbild, keine abgrenzbare Entität, sondern sie kommt vielmehr in der Effizienz ständiger Regulierungsvorgänge unter Einbeziehung von sozialen und Umweltaspekten zum Ausdruck. Es wird dies offensichtlich, wenn wir uns die Vielfalt der Lebensbedingungen vor Augen halten, unter denen gesundes Leben möglich ist, z.B. die enorme Variabilität klimatischer Bedingungen, kultureller und sozialer Verhältnisse, Ernährungsgewohnheiten usw. Sie nötigen uns Respekt vor der enormen Anpassungskapazität ab, die es dem Menschen ermöglicht, unter so verschiedenen Umgebungsbedingungen Gesundheit zu erhalten. Gesundheit läßt sich daher nicht an bestimmten Kriterien festmachen, sie läßt sich aber auch nicht in Bereiche aufspalten. Sie ist immer total (wie auch Krankheit!), d.h. die ganze Person betreffend. Schaefer kommt in seiner kulturvergleichenden Untersuchung daher zu dem Schluß: „Gesundheit ist erfülltes (vollzogenes, gelungenes) Leben" (1992, S. 71). Dies schließt Ungleichgewichtszustände, Belastungen und Krisen mit ein. Daher müssen wir Canguilhem (1975) zustimmen, der in seiner Analyse von Gesundheit und Krankheit folgerte: „Gesundheit schließt die Fähigkeit mit ein, ab und zu ein bißchen krank zu werden." Damit ist die Elastizität des Organismus gemeint, der auf Überforderungen in vielfacher Weise, unter anderem auch mit körperlicher Krankheit reagiert. Gesundheit meint rationalen und selbstreflexiven Lebensvollzug, soziale Eingebundenheit und schließt Lebensbedingungen, die diese Kompetenzen des Subjekts nicht beschneiden, mit ein. Soziale, politische, psychische Lebensbedingungen können nur in ihrem komplexen ineinander Verflochtensein betrachtet werden. Die jüngste Bemühung der WHO um eine handlungsrelevante Definition von Gesundheit wird dieser Komplexität gerecht. Aus diesem Grund wird die 1986 in Ottawa verabschiedete Deklaration, die das Maß an seit 1946 erreichter Bewußtseinsveränderung illustriert, hier im Anschluß an diesen Beitrag wörtlich wiedergegeben.

Über diese Definition gelangen wir nahtlos zu einer umfassenden Bestimmung von Krankheit, Therapie und Heilung. Unter Krankheit verstehen wir demnach einen Ungleichgewichtszustand, der aus eigenen Ressourcen (Anpassungs- und Bewältigungsmechanismen, Eingriffen in die gegebene Situation etc.) nicht mehr korrigiert werden kann. Dazu gehören gleichermaßen psychische wie physische, akute wie chronische Krankheitszustände. Aus dieser interaktiven Perspektive müssen wir uns auch dessen bewußt sein, daß therapeutische Interventionen, welcher Art auch immer, einen Eingriff in die autoregulative Sphäre des Individuums darstellen (eine Tatsache die der Reflexion durch den Behandelnden bedarf, siehe Kapitel IV/1, 2). Heilung schließlich setzt in diesem Verständnis eine gewisse Bescheidenheit voraus, indem wir uns darauf beschränken, Hilfe zu künftiger Selbsthilfe (= wiederhergestellte Autoregulation) zu geben. Das schließt jahrelange und mühevolle Arbeit nicht aus, stellt andererseits den Anspruch, sich nicht mit dem erfolgreichen Verschwinden von Symptomen zufriedenzugeben. Daß es eine „restitutio ad integrum", die Wiederherstellung des „status quo ante" nicht geben kann, und dies daher auch keine Heilungsziele sein können, wird aus den obigen Ausführungen deutlich geworden sein.

Fragen

1. Unter welchen Gesichtspunkten wurde und wird Krankheit definiert?
2. Was bedeuten die unterschiedlichen Zugänge zu Krankheit/Gesundheit praktisch für die Medizin?
3. Welche gesundheitssteuernden Faktoren können Sie nennen?

Literatur

1. Bowlby J (1975) Bindung. Kindler, München
2. Canguilhem G (1975) Das Normale und das Pathologische. Ullstein, Stuttgart
3. Dornes M (1993) Der kompetente Säugling. Fischer, Frankfurt
4. Göckenjan G (1992) Gesundheitsbegriff – warum Gesundheit definieren? In: Trojan A, Stumm B (Hrsg) Gesundheit fördern statt kontrollieren. Fischer, Frankfurt
5. Mc Keown T (1982) Die Bedeutung der Medizin. Suhrkamp, Frankfurt
6. Schäfer G (1992) Der Gesundheitsbegriff bei verschiedenen Völkern. In: Trojan A, Stumm B (Hrsg) Gesundheit fördern statt kontrollieren. Fischer, Frankfurt
7. Stern DN (1992) Die Lebenserfahrung des Säuglings. Klett-Cotta, Stuttgart
8. Trojan A, Stumm B (1992) Gesundheit fördern statt kontrollieren. Fischer, Frankfurt
9. Weiner H (1983) Gesundheit, Krankheitsgefühl und Krankheit – Ansätze zu einem integrativen Verständnis. Psychotherapie, Psychosomatik, Medizinische Psychologie 33: 15–34 (Sonderheft)

Weiterführende Literatur

1. Mc Keown T (1982) Die Bedeutung der Medizin. Suhrkamp, Frankfurt
2. Trojan A, Stumm B (1992) Gesundheit fördern statt kontrollieren. Fischer, Frankfurt

Die Ottawa-Charta der Weltgesundheitsorganisation (WHO) von 1986

Gesundheitsförderung

Gesundheitsförderung zielt auf einen Prozeß, allen Menschen ein höheres Maß an Selbstbestimmung über ihre Gesundheit zu ermöglichen und sie damit zur Stärkung ihrer Gesundheit zu befähigen. Um ein umfassendes körperliches, seelisches und soziales Wohlbefinden zu erlangen, ist es notwendig, daß sowohl einzelne als auch Gruppen ihre Bedürfnisse befriedigen, ihre Wünsche und Hoffnungen wahrnehmen und verwirklichen sowie ihre Umwelt meistern bzw. sie verändern können. In diesem Sinne ist die Gesundheit als ein wesentlicher Bestandteil des alltäglichen Lebens zu verstehen und nicht als vorrangiges Lebensziel. Gesundheit steht für ein positives Konzept, das in gleicher Weise die Bedeutung sozialer und individueller Ressourcen für die Gesundheit ebenso betont wie die körperlichen Fähigkeiten. Die Verantwortung für Gesundheitsförderung liegt deshalb nicht nur beim Gesundheitssektor, sondern bei allen Politikbereichen und zielt über die Entwicklung gesünderer Lebensweisen hinaus auf die Förderung von umfassendem Wohlbefinden.

Voraussetzungen für die Gesundheit

Grundlegende Bedingungen und konstituierende Momente von Gesundheit sind Frieden, angemessene Wohnbedingungen, Bildung, Ernährung, ein stabiles Öko-System, eine sorgfältige Verwendung vorhandener Naturressourcen, soziale Gerechtigkeit und Chancengleichheit. Jede Verbesserung des Gesundheitszustandes ist zwangsläufig fest an diese Grundvoraussetzungen gebunden.

Interessen vertreten

Ein guter Gesundheitszustand ist eine wesentliche Bedingung für soziale, ökonomische und persönliche Entwicklung und ein entscheidender Bestandteil der Lebensqualität. Politische, ökonomische, soziale, kulturelle, biologische sowie Umwelt- und Verhaltensfaktoren können alle entweder der Gesundheit zuträglich sein oder sie schädigen. Gesundheitsförderndes Handeln zielt darauf ab, durch aktives, anwaltschaftliches Eintreten diese Faktoren positiv zu beeinflussen und der Gesundheit zuträglich zu machen.

Befähigen und Ermöglichen

Gesundheitsförderung ist auf Chancengleichheit auf dem Gebiet der Gesundheit gerichtet. Gesundheitsförderndes Handeln bemüht sich darum, bestehende soziale Unterschiede des Gesundheitszustandes zu verringern sowie gleiche Möglichkeiten und Voraussetzungen zu schaffen, damit alle Menschen befähigt werden, ihr größtmögliches Gesundheitspotential zu verwirklichen. Dies umfaßt sowohl Geborgenheit und Verwurzelung in einer unterstützenden sozialen Umwelt, den Zugang zu allen wesentlichen Informationen und die Entfaltung von praktischen Fertigkeiten als auch die Möglichkeit selbst Entscheidungen in bezug auf die persönliche Gesundheit treffen zu können. Menschen können ihr Gesundheitspotential nur dann weitestgehend entfalten, wenn sie auf die Faktoren, die ihre Gesundheit beeinflussen, auch Einfluß nehmen können. Dies gilt für Frauen ebenso wie für Männer.

Vermitteln und Vernetzen

Der Gesundheitssektor allein ist nicht in der Lage, die Voraussetzungen und günstigen Perspektiven für die Gesundheit zu garantieren. Gesundheitsförderung verlangt vielmehr ein koordiniertes Zusammenwirken unter Beteiligung der Verantwortlichen in Regierungen, im Gesundheits-, Sozial- und Wirtschaftssektor, in nichtstaatlichen und selbstorganisierten Verbänden und Initiativen sowie in lokalen Institutionen, in der Industrie und in den Medien. Menschen in allen Lebensbereichen sind daran zu beteiligen, als einzelne, als Familien und als Gemeinschaften. Die Berufsgruppen und sozialen Gruppierungen sowie die Mitarbeiter des Gesundheitswesens tragen große Verantwortung für eine gesundheitsorientierte Vermittlung zwischen den unterschiedlichen Interessen in der Gesellschaft.

Aktives, gesundheitsförderndes Handeln erfordert:

Entwicklung einer gesundheitsfördernden Gesamtpolitik

Gesundheitsförderung beinhaltet weit mehr als medizinische und soziale Versorgung. Gesundheit muß auf allen Ebenen und in allen Politiksektoren auf die politische Tagesordnung gesetzt werden. Politikern müssen dabei die gesundheitlichen Konsequenzen ihrer Entscheidungen und ihre Verantwortung für die Gesundheit verdeutlicht werden. Dazu wendet eine Politik der Gesundheitsförderung verschiedene, sich gegenseitig ergänzende Ansätze an, u.a. Gesetzesinitiativen, steuerliche Maßnahmen und organisatorisch strukturelle Veränderungen. Nur koordiniertes, verbündetes Handeln kann zu einer größeren Chancengleichheit im Bereich der Gesundheits-, Einkommens- und Sozialpolitik führen. Ein solches gemeinsames Handeln führt dazu, ungefährlichere Produkte, gesündere Konsumgüter und gesundheitsförderlichere soziale Dienste zu entwickeln sowie sauberere und erholsamere Umgebungen zu schaffen.

Eine Politik der Gesundheitsförderung muß Hindernisse identifizieren, die einer gesundheitsgerechteren Gestaltung politischer Entscheidungen und Programme entgegenstehen. Sie muß Möglichkeiten einer Überwindung dieser Hemmnisse und Interessengegensätze bereitstellen. Ziel muß es sein, auch politischen Entscheidungsträgern die gesundheitsgerechtere Entscheidung zur leichteren Entscheidung zu machen.

Gesundheitsförderliche Lebenswelten schaffen

Unsere Gesellschaften sind durch Komplexität und enge Verknüpfung geprägt; Gesundheit kann nicht von anderen Zielsetzungen getrennt werden. Die enge Bindung zwischen Mensch und Umwelt bildet die Grundlage für einen sozialökologischen Weg zur Gesundheit. Oberstes Leitprinzip für die Welt, die Länder, die Regionen und Kommunen ist das Bedürfnis, die gegenseitige Unterstützung zu fördern – sich um den anderen, um unsere Gemeinwesen und unsere natürliche Umwelt zu sorgen. Besondere Aufmerksamkeit verdient die Erhaltung der natürlichen Ressourcen als globale Aufgabe. Die sich verändernden Lebens-, Arbeits- und Freizeitbedingungen haben entscheidenden Einfluß auf die Gesundheit. Die Art und Weise, wie eine Gesellschaft die Arbeit, die Arbeitsbedingungen und die Freizeit organisiert, sollte eine Quelle der Gesundheit und nicht der Krankheit sein. Gesundheitsförderung schafft sichere, anregende, befriedigende und angenehme Arbeits- und Lebensbedingungen. Eine systematische Erfassung der gesundheitlichen Folgen unserer sich rasch wandelnden Umwelt – insbesondere in den Bereichen Technologie, Arbeitswelt, Energieproduktion und Stadtentwicklung ist von essentieller Bedeutung und erfordert aktives Handeln zugunsten der Sicherstellung eines positiven Einflusses auf die Gesundheit der Öffentlichkeit. Jede Strategie zur Gesundheitsförderung hat den Schutz der natürlichen und der sozialen Umwelt sowie die Erhaltung der vorhandenen natürlichen Ressourcen mit zu ihrem Thema zu machen.

Gesundheitsbezogene Gemeinschaftsaktionen unterstützen

Gesundheitsförderung wird realisiert im Rahmen konkreter und wirksamer Aktivitäten von Bürgern in ihrer Gemeinde: in der Erarbeitung von Prioritäten, der Herbeiführung von Entscheidungen sowie bei der Planung und Umsetzung von Strategien. Die Unterstützung von Nachbarschaften und Gemeinden im Sinne einer vermehrten Selbstbestimmung ist ein zentraler Angelpunkt der Gesundheitsförderung: ihre Autonomie und Kontrolle über die eigenen Gesundheitsbelange sind zu stärken.

Die Stärkung von Nachbarschaften und Gemeinden baut auf den vorhandenen menschlichen und materiellen Möglichkeiten auf. Selbsthilfe und soziale Unterstützung sowie flexible Möglichkeiten der größeren öffentlichen Teilnahme und Mitbestimmung für Gesundheitsbelange sind dabei zu unterstützen bzw. neu zu entwickeln. Kontinuierlicher Zugang zu allen Informationen, die Schaffung von gesundheitsorientierten Lernmöglichkeiten sowie angemessene finanzielle Unterstützung gemeinschaftlicher Initiativen sind dazu notwendige Voraussetzungen.

Persönliche Kompetenzen entwickeln

Gesundheitsförderung unterstützt die Entwicklung von Persönlichkeit und sozialen Fähigkeiten durch Information, gesundheitsbezogene Bildung sowie die Verbesserung sozialer Kompetenzen und lebenspraktischer Fertigkeiten. Sie will dadurch den Menschen helfen, mehr Einfluß auf ihre eigene Gesundheit und ihre Lebenswelt auszuüben, und will ihnen zugleich ermöglichen, Veränderungen in ihrem Lebensalltag zu treffen, die ihrer Gesundheit zugute kommen. Es gilt dabei, Menschen zu lebenslangem Lernen zu befähigen und ihnen zu helfen, mit den verschiedenen Phasen ihres Lebens sowie eventuellen chronischen Erkrankungen und Behinderungen umgehen zu können. Dieser Lernprozeß muß sowohl in Schulen wie auch zu Hause, am Arbeitsplatz und innerhalb des Gemeinwesens erleichtert werden. Erziehungsverbände, die öffentlichen Körperschaften, Wirtschaftsgremien und gemeinnützige Organisationen sind hier ebenso zum Handeln aufgerufen wie die Bildungs- und Gesundheitsinstitutionen selbst.

Die Gesundheitsdienste neu orientieren

Die Verantwortung für die Gesundheitsförderung wird in den Gesundheitsdiensten von Einzelpersonen, Gruppen, den Ärzten und anderen Mitarbeitern des Gesundheitswesens, den Gesundheitseinrichtungen und dem Staat getragen. Sie müssen darauf hinarbeiten, ein Versorgungssystem zu entwickeln, das auf die stärkere Förderung von Gesundheit ausgerichtet ist und über die medizinisch-kurativen Betreuungsleistungen hinausgeht. Die Gesundheitsdienste müssen dabei eine Haltung einnehmen, die feinfühlig und respektvoll die unterschiedlichen kulturellen Bedürfnisse anerkennt. Sie sollten dabei die Wünsche von Individuen und sozialen Gruppen nach einem gesünderen Leben aufgreifen und unterstützen sowie Möglichkeiten der besseren Koordination zwischen dem Gesundheitssektor und anderen sozialen, politischen, ökonomischen Kräften öffnen.

Eine solche Neuorientierung von Gesundheitsdiensten erfordert zugleich eine stärkere Aufmerksamkeit für gesundheitsbezogene Forschung wie auch für die notwendigen Veränderungen in der beruflichen Aus- und Weiterbildung. Ziel dieser Bemühungen soll ein Wandel der Einstellungen und der Organisationsformen sein, der eine Orientierung auf die Bedürfnisse des Menschen als ganzheitliche Persönlichkeit ermöglicht.

Auf dem Weg in die Zukunft

Gesundheit wird von Menschen in ihrer alltäglichen Umwelt geschaffen und gelebt: dort, wo sie spielen, lernen, arbeiten und lieben. Gesundheit entsteht dadurch, daß man sich um sich selbst und für andere sorgt, daß man in die Lage versetzt ist, selber Entscheidungen zu fällen und eine Kontrolle über die eigenen Lebensumstände auszuüben sowie dadurch, daß die Gesellschaft, in der man lebt, Bedingungen herstellt, die all ihren Bürgern Gesundheit ermöglichen.

Füreinander Sorge zu tragen, Ganzheitlichkeit und ökologisches Denken sind Kernelemente bei der Entwicklung von Strategien zur Gesundheitsförderung. Alle Beteiligten sollten als ein Leitprinzip anerkennen, daß in jeder Phase der Planung, Umsetzung und Auswertung von gesundheitsfördernden Handlungen Frauen und Männer gleichberechtigte Partner sind.

Gemeinsame Verpflichtung zur Gesundheitsförderung

Die Teilnehmer der Konferenz rufen dazu auf:
- an einer gesundheitsfördernden Gesamtpolitik mitzuwirken und sich dafür einzusetzen, daß ein eindeutiges politisches Engagement für Gesundheit und Chancengleichheit in allen Bereichen zustande kommt;
- allen Bestrebungen entgegenzuwirken, die auf die Herstellung gesundheitsgefährdender Produkte, auf die Erschöpfung von Ressourcen, auf ungesunde Umwelt- und Lebensbedingungen oder auf eine ungesunde Ernährung gerichtet sind; sie verpflichten sich, Fragen des öffentlichen Gesundheitsschutzes wie Luftverschmutzung, Gefährdungen am Arbeitsplatz sowie Wohn- und Raumplanung in den Mittelpunkt der Aufmerksamkeit zu stellen;

- die gesundheitlichen Unterschiede innerhalb der Gesellschaften und zwischen ihnen abzubauen und die von den Vorschriften und Gepflogenheiten dieser Gesellschaften geschaffenen Ungleichheiten im Gesundheitszustand zu bekämpfen;
- die Menschen selber als die Träger ihrer Gesundheit anzuerkennen, unterstützen und auch finanziell zu befähigen, sich selbst, ihre Familien und Freunde gesund zu erhalten. Soziale Organisationen und die Gemeinde sind dabei als entscheidende Partner im Hinblick auf Gesundheit, Lebensbedingungen und Wohlbefinden zu akzeptieren und zu unterstützen;
- die Gesundheitsdienste und ihre Mittel auf die Gesundheitsförderung umzuorientieren und auf das Zusammenwirken der Gesundheitsdienste mit anderen Sektoren, anderen Disziplinen und – was noch viel wichtiger ist – mit der Bevölkerung selbst hinzuwirken;
- die Gesundheit und ihre Erhaltung als wichtige gesellschaftliche Investition und Herausforderung zu betrachten und die globale ökologische Frage unserer Lebensweisen aufzuwerfen. Die Konferenzteilnehmer rufen auf, sich in diesem Sinne zu einer starken Allianz zur Förderung der öffentlichen Gesundheit zusammenzuschließen.

Aufruf zu internationalem Handeln

Die Konferenz ersucht die Weltgesundheitsorganisation und alle anderen internationalen Organisationen, für die Förderung von Gesundheit Partei zu ergreifen und ihre einzelnen Mitgliedsländer dabei zu unterstützen, Strategien und Programme für die Gesundheitsförderung zu entwickeln. Die Konferenz ist der festen Überzeugung, daß dann, wenn Menschen in allen Bereichen des Alltags, wenn soziale Verbände und Organisationen, wenn Regierungen, die Weltgesundheitsorganisation und alle anderen betroffenen Gruppen ihre Kräfte entsprechend den moralischen und sozialen Werten dieser Charta vereinigen und Strategien der Gesundheitsförderung entwickeln, daß dann „Gesundheit für alle" im Jahre 2000 Wirklichkeit werden wird.

Kapitel 2

Soziale und verhaltensbezogene Einflüsse auf Gesundheit und Krankheit

W. Freidl und R. H. Noack

> **Lehrziele**
> Erläuterung soziologischer Grundbegriffe, die mit Gesundheit im Zusammenhang stehen.

Was ist Gesundheit und Gesundheitsverhalten?

In der derzeitigen gesundheitswissenschaftlichen Forschung und Theoriebildung wird der Gesundheitsbegriff mehrdimensional definiert. Außer Krankheit im schulmedizinischen Sinne wird er folgende weitere Dimensionen einschließen: allgemeine gesundheitliche Befindlichkeit, Funktionsfähigkeit und die Fähigkeit zur autonomen Aufrechterhaltung (oder Wiederherstellung) von Gesundheit (Noack 1993). Gesundheitliche Rahmentheorien beziehen auch Prozesse und Bedingungen von Gesundheit ein: Interaktions- und Verhaltensmuster, körperliche, psychische und soziale Ressourcen und ökologische und soziale Bedingungen von denen die Gesundheit abhängig ist (Antonovsky 1979, 1987; Becker und Maiman 1983).

Die Phänomene von Gesundheit und Krankheit lassen sich nicht ausschließlich biologisch (Regulation und Fehlregulation, geänderte Organfunktion und -struktur) definieren. Im Vordergrund stehen die subjektive Befindlichkeit und das sogenannte Laienverständnis des Individuums. Das Verständnis von Gesundheit und Krankheit ist durch gesellschaftliche Werthaltungen und Normen – im Sinne einer gesellschaftlichen Konstruktion der Wirklichkeit – determiniert. In diesem Zusammenhang müssen mindestens drei Bezugssysteme berücksichtigt werden:

a) Bezugssystem des jeweiligen Individuums (sich subjektiv gesund oder krank fühlen),

b) Bezugssystem der Medizin (Krankheit als objektivierbare Normabweichung) und
c) Bezugssystem der Gesellschaft (Krankheit unter der Perspektive der Leistungsminderung, Inanspruchnahme von Hilfe) (Siegrist 1988).

Von der gesellschaftlichen Normierung (geltende Normen und Interpretationsregeln) hängt es ab, welche Störungen der subjektiven Befindlichkeit als Krankheit anerkannt werden und ob gesellschaftliche Hilfe in Anspruch genommen werden darf (Rosenmeier 1991).

Gesundheitsrelevantes Verhalten (synonym, aber weniger genau: Gesundheitsverhalten) ist als eine generelle Lebensweise (life-style) zu verstehen, die außer Handlungs- und Verhaltensmuster (Gewohnheiten) auch Wahrnehmungs- und Bewertungsmuster einschließt. Dieses wird in erster Linie durch Sozialisation, Arbeits- und Wohnbedingungen, soziale Interaktionsmuster, Zeitbudget und die lokale Infrastruktur bestimmt. Gesundheitsrelevantes Verhalten ist daher nicht a priori gezielt und intendiert (Siegrist 1988).

Praxisorientiert betrachtet, nennt Basler (1980) folgende günstige Voraussetzungen für Gesundheit: nicht rauchen, auf Nahrungsmenge achten, regelmäßige Mahlzeiten, tägliches frühstücken, mäßiger Alkoholkonsum, ausreichend Schlaf, körperliche Aktivität. Danach könnten ältere Personen, die diese Regeln einhalten, ähnlich gesund sein wie z.B. 20 Jahre jüngere Personen mit Risikoverhalten. Die Debatte über biomedizinische/somatische Risikofaktoren (Lipidstatus, Blutdruck etc.) und Risikoverhalten findet ihre epidemiologische Begründung in eindeutigen statistischen Zusammenhängen zwischen dem Vorhandensein derartiger Risikofaktoren oder -indikatoren und dem späteren Auftreten chronischer Krankheiten (z.B. Herzinfarkt, Schlaganfall, Bronchialkarzinom).

Die soziale Schicht als Einflußfaktor auf die Gesundheit

Im soziologischen Schichtungsmodell wird eine geschichtete Gesellschaft durch folgende Merkmale beschrieben:

- Sie besteht aus mehreren Sozialschichten, deren Mitglieder einen unterschiedlichen Sozialstatus aufweisen. Höhere Schichten verfügen über größere Ressourcen (z.B. Einkommen, Bildung) und höhere Konsumationsmöglichkeit als niedrige Schichten.
- Der Beruf ist ein haupsächliches Schichtmerkmal.
- Im allgemeinen werden Ober-, Mittel- und Unterschicht unterschieden, es sind jedoch auch stärkere Differenzierungen möglich.

Der Begriff soziale Ungleichheit definiert Unterschiede zwischen Gesellschaftsmitgliedern bezüglich sozialer Schichtmerkmale, wie z.B. Einkommen, Teilhabe an den Bildungsgütern, berufliches Sozialprestige, verfügbarer Besitz, Gesundheitsrisiken von Arbeitsbedingungen und Wohngegend. Individuelle Ungleichheit definiert die ungleiche Ausprägung biologischer

Merkmale wie Aussehen, Größe und physische Stärke und besonderer erworbener Fertigkeiten von Individuen einer Gesellschaft.

In den USA, in Großbritannien und in der BRD durchgeführte Studien zeigen einen Zusammenhang zwischen sozialer Schicht und gesundheitsrelevantem Verhalten, Krankheitsverhalten, Morbidität und Mortalität. Vorsorgeuntersuchungen wie Krebsfrüherkennung oder Schwangerschaftsvorsorge werden von sozial unterprivilegierten Gruppen seltener in Anspruch genommen. Es gibt Hinweise, wonach sozial schwächere Personen stärkere Risikoverhaltensweisen wie z.B. Nikotinkonsum aufweisen. In den USA liegen deutliche Schichtungsunterschiede vor, wenn es um die Inanspruchnahme von medizinischen Dienstleistungen im Krankheitsfall geht. Arbeiter werden häufiger wegen Frühinvalidität berentet als Angestellte. Ebenso sind ungelernte als auch Facharbeiter deutlich häufiger arbeitsunfähig als Angestellte. Auch der Rehabilitationserfolg bei chronischer Krankheit ist mit dem Sozialstatus assoziiert; so nehmen Arbeiter seltener die Berufstätigkeit nach einem Myokardinfakt wieder auf als andere Berufsgruppen. Generell gesehen sind Arbeiter stärker von Berufskrankheiten betroffen als Angestellte oder Beamte. Neurotische, psychsomatische und psychotische Störungsbilder konnten in unteren sozialen Schichten häufiger nachgewiesen werden. Für England (Townsend und Davidson 1982) und Skandinavien (Fox 1990) liegen gute epidemiologische Daten vor, wonach eine höhere Sterblichkeit in sozial schwächeren Gruppen gegeben ist. An erster Stelle sind geringe Ausbildung, aber auch niedriges Berufs- und Einkommensniveau mit erhöhter Mortalität verknüpft.

Diese hier kurz zusammengefaßten Forschungsergebnisse sind nicht für alle Länder homogen, generell vermitteln sie aber ein eindeutiges Bild: Angehörige höherer Sozialschichten haben deutlich bessere Gesundheits- und Lebenschancen als Angehörige niedriger Sozialschichten (zusf. bei Rosenmeier 1991).

Wie kann der Zusammenhang zwischen sozialer Schicht und Gesundheit erklärt werden?

Unterschiedliche Modelle werden heute zur Erklärung gesundheitlicher Ungleichheit herangezogen. Der deutsche Soziologe Max Weber (1864–1920) hat mit seiner Theorie des sozialen Handelns die gegenwärtige Medizin- und Gesundheitssoziologie stark beeinflußt. Er postuliert, daß sich in der Industriegesellschaft zweckrationales Handeln immer stärker durchsetzt und schließlich zivilisationsbestimmend ist. Solches Handeln ist durch Sachlichkeit, maximale Wirkung, Planbarkeit und Vorhersehbarkeit bestimmt, tradierte Werte und subjektive (z.B. affektbezogene) Motive werden bedeutungslos. Der amerikanische Soziologe Talcott Parsons (1902–1979), der den Weberschen Handlungsbegriff in seine soziologische Systemtheorie aufnimmt, sieht im gesellschaftlichen Konsens über grundlegende Normen und Werte den Hauptgrund für das Funktionieren der Gesellschaft. Danach bedeutet abweichendes soziales Handeln (Devianz) wie z.B. Alkoholismus, Drogenkonsum einen Verstoß gegen mehr oder minder eindeutig definierte soziale Normen.

Verschiedene psychologische Ansätze sind zur Erklärung gesundheitlichen Risikoverhaltens herangezogen worden. Das sogenannte Health belief model (Becker und Maiman 1983) geht davon aus, daß gesundheitsschädigendes Verhalten umso wahrscheinlicher ist, je geringer die primäre Gesundheitsmotivation, je geringer das Vertrauen in persönliche Selbststeuerungsmöglichkeiten und je geringer der erwartete Nutzen persönlicher Investitionen in die Gesundheit ist. Das Modell der soziokulturellen Benachteiligung besagt, daß sozioökonomisch und sozialkulturell benachteiligte Personen wie z.B. ungelernte Arbeiter, sich an sozialen Normen orientieren, die ein potentiell gesundheitsschädigendes Verhalten bewirken können. Ihre Sozialisation (z.B. Streßabbau durch Suchtmittel) zielt darauf ab, primär aktuelle Probleme zu lösen und nicht darauf, mögliche zukünftige Gesundheitschancen zu verbessern. Das Modell des sozialen Vergleichsprozesses meint, die Etablierung positiven gesundheitsrelevanten Verhaltens bedürfe der positiven Unterstützung innerhalb wichtigster Bezugsgruppen (wie z.B. Familie, Arbeitskollegen/innen).

Ein in der Literatur viel zitierter Ansatz ist das Modell des Risikoverhaltens und wurde von Festinger (1957) vorgestellt. Danach sind Menschen in kritischen Situationen eher dazu bereit sich risikohaft zu verhalten, wenn dadurch kurzfristig subjektive Bedürfnisse befriedigt werden können. Wenn Risikoverhalten in verschiedenen Situationen zu einer positiven Rückmeldung führte, kann daraus ein starkes Handlungsmotiv entstehen. Zur positiven Umdeutung gesundheitsschädigenden Verhaltens werden unterschiedliche kognitive Strategien eingesetzt, wie einseitige Betonung positiver Aspekte (z.B. Entspannung), Vergleich mit anderen drastischen Gefahren (z.B. Umweltverschmutzung mit Rauchen), Ablehnung persönlicher Konsequenzen (z.B. Unschädlichkeit von schlechten Ernährungsgewohnheiten), Verweis auf eigene Kontrollmöglichkeiten („Ich könnte jederzeit mit dem Rauchen aufhören"). Außer Handlungs- und Verhaltensmuster werden Drift- und Milieuthese zur Erklärung gesundheitlicher Ungleichheit herangezogen. Erstere besagt, daß die höheren Prävalenzen und Inzidenzen von Krankheiten in unteren sozialen Schichten die Folgen sozialer Abstiegsprozesse der weniger gesunden Bevölkerungsgruppen sind (kaum empirisch gestützt), letztere sieht die höhere Krankheitshäufigkeit in der größeren Belastung der sozial unterpriviligierten Bevölkerungsgruppen.

Das Streßmodell

Wie zahlreiche sozialepidemiologische Studien (Siegrist 1988) gezeigt haben, erhöhen häufige und nicht kontrollierbare sozioemotionale Belastungserfahrungen (Distreß) das Erkrankungsrisiko. Diese Zusammenhänge lassen sich anhand allgemeiner ökologischer und psychosozialer Streßmodelle, auf die hier eingegangen wird, erklären. Die kognitiven Streßmodelle inkludieren die subjektive Wahrnehmung und die Bewertungsprozesse des Individuums und bei der Analyse einer Belastungssituation auch die Interaktion zwischen Individuum und Umwelt (Lazarus und Folkman 1984). Als „Streß" (Eustreß, Distreß) sind Reaktionen auf eine kognitiv vermittelte aktive Auseinandersetzung (Transaktion) mit der tatsächlichen, der vorgestellten und der antizipierten Umwelt zu verstehen. Lazarus (1966) nennt diesen Prozeß „kognitive Einschätzung" des Individuums. Diese Definition bestimmt „Streß für ein gegebenes System". Drei Systeme sind dabei zu berücksichtigen:

a) Organismen (physiologische Systeme),
b) Individuen (psychologische Systeme) und
c) Gruppen und Organisationen (soziale Systeme).

Das Individuum erstellt eine kognitive Selbsteinschätzung und versucht dabei zu eruieren, ob die eigene Bewältigungskompetenz (coping ability) ausreichend zur Meisterung der gegebenen „Streßsituation" ist. Bei der Prüfung der Bewältigungskompetenz sind Ressourcen aus allen drei genannten Teilsystemen von Bedeutung (z.B. im sozialem System: sozialer Rückhalt in der Familie bei Verlust des Arbeitsplatzes oder bei chronischer Krankheit). Werden die Bewältigungskompetenzen einer Person überfordert, sind Risikoverhalten und pathogenetische Effekte zu erwarten. Chronische psychosoziale Überforderungen können insbesondere bei sozialer Benachteiligung die Streßachsen aktivieren und damit pathogenetisch wirken, während ökonomische, soziale, kulturelle und individuelle Ressourcen, insbesondere soziale Unterstützung und Handlungskompetenz sich positiv auf die Erhaltung, Wiederherstellung oder Förderung von Gesundheit auswirken, d.h. salutogenetische Effekte haben (Antonovsky 1979, 1987).

Ein Übersichtsartikel von House et al. (1988) verdeutlicht die gesundheitliche Bedeutung sozialer Faktoren. Die Autoren zeigen an sechs umfangreichen Studien (z.B. Alameda County Study), daß die Quantität und die Qualität von Sozialbeziehungen die Mortalität und auch die Morbidität vorhersagen, unabhängig von anderen Faktoren, z.B. biomedizinischen Risikofaktoren. Schlechte Sozialbeziehungen ergeben ein erhöhtes relatives Risiko, in den drauffolgenden zehn Jahren zu sterben, in Relation zu einer Vergleichsgruppe mit durchschnittlichen Sozialbeziehungen gesehen, z.B. für Männer von 2,0 bis 3,0 und bei Frauen von 1,5 bis 2,0. Auch tierexperimentell konnte gezeigt werden, daß bei experimentell induziertem Streß die Anwesenheit eines Artgenossen (z.B. bei Ratten, Mäusen und Ziegen) pathogene Effekte wie Ulcera, Hypertonie und kardiovaskuläre Schädigungen verringert.

Prüfungsfragen

1. Beschreiben Sie die drei wichtigsten Bezugssysteme, die für ein Verständnis von Gesundheit und Krankheit berücksichtigt werden müssen.
2. Erläutern Sie den Begriff des gesundheitsrelevanten Verhaltens.

3. Durch welche Merkmale kann eine geschichtete Gesellschaft beschrieben werden?
4. Welche Auswirkungen hat soziale Ungleichheit auf Gesundheit und Krankheit?
5. Wie können die Zusammenhänge zwischen sozialer Ungleichheit und Gesundheit/Krankheit erklärt werden?
6. Erläutern Sie kurz das kognitive Streßmodell von Lazarus.

Literatur

1. Antonovsky A (1979) Health, stress and coping. Jossey-Bass, San Francisco
2. Antonovsky A (1987) Unraveling the mystery of health. How people manage stress and stay well. Jossey-Bass, San Francisco London
3. Basler HD (1980) Medizinpsychologische Interventionsmöglichkeiten im präventiven Bereich. In: Schneller T et al. (Hrsg) Medizinische Psychologie III. Kohlhammer, Stuttgart, S 38–65
4. Becker MH, Maiman LA (1983) Models of health-related behavior. In: Mechanic D (ed) Handbook of health, health care, and health professions. The Free Press, New York, p 539
5. Festinger L (1957) Theory of cognitive dissonance. Stanford UP, Stanford
6. Fox AJ (1990) Socio-economic differences in mortality and morbidity. Scand J Soc Med 18: 1–8
7. House JS, Landis KR, Umberson D (1988) Social relationships and health. Science 241: 540–545
8. Lazarus RS (1966) Psychological stress and coping process. McGraw-Hill, New York
9. Lazarus RS, Folkman S (1984) Stress, appraisal, and coping. Springer, Berlin Heidelberg New York
10. Noack H (1993) Gesundheit: Medizinische, psychologische und soziologische Konzepte. In: Gawatz R, Novak P (Hrsg) Soziale Konstruktion und Gesundheit. Universitätsverlag Ulm, Ulm
11. Rosenmeier HP (1991) Medizinische Psychologie und Soziologie. Enke, Stuttgart
12. Siegrist J (1988) Medizinische Soziologie. Urban und Schwarzenberg, München Wien Baltimore
13. Townsend P, Davidson N (1982) Inequalities in health. Penguin Books, Harmondsworth

Kapitel 3

Streß und belastende Lebensereignisse

W. Pieringer

Lehrziele
- Der Student soll den Begriff Streß in seiner mehrdeutigen Verwendung definieren können und das Problem einer allgemeinen Streß-Definition erfassen.
- Der Student soll die klassischen Streßkonzepte wiedergeben können und die Parallele zu den psychosomatischen Krankheitsmodellen aufzeigen können.
- Der Student soll die basalen Streßmuster an psychologischen und pathophysiologischen Beispielen skizzieren können.

„So ein Streß!"

Weltweit hat dieser Begriff schon Eingang in den Volksmund gefunden, und obgleich die Herkunft des Wortes wissenschaftlich unscharf ist, ist die Verwendung in der Alltagssprache korrekt. Hier wird sehr klar dieser sprachlich schwer faßbare Zwischenzustand angesprochen, welcher als Ergebnis der Interaktion von Reiz (Stressor) und Person in Erscheinung tritt.

Im Rahmen der Streßforschung geht es eben, wie im Rahmen jeder Psychosomatikforschung, um die Erfassung der bio-, psycho-, sozialen Gemeinsamkeiten im Leben. Ob ein Reiz nun deutlicher chemisch-physikalisch, psychologisch oder sozial zu definieren ist, hat für das persönliche Streß-Erleben sekundäre Bedeutung. Der Ausspruch „hier ist schlechte Luft" kann sowohl chemisch-physikalisch als auch psychologisch gemeint sein.

Die schlechte Erfaßbarkeit bezieht sich aber nicht nur auf den Reiz, sondern auch auf viele Variable der Person selbst: die Befindlichkeit, die aktuelle Verfassung, die Zielvorstellungen des Menschen und seine soziale Position sind auch von pathogenetischer Bedeutung. So kann sich derselbe Reiz, abhängig von der Zielvorstellung der Person, sehr unterschiedlich auswirken. Was wissenschaftlich so schwer faßbar, ist im Alltag selbstverständlich:

Applaus und Beifallsstürme bei einem Tennisturnier sind für den einen Spieler Ermutigung und Auftrieb und für den anderen in der Regel Demotivierung und Verunsicherung. Ist aber der andere Spieler von seiner inneren Prägung eher ein „Widerstandskämpfer" oder ein „Trotzkopf", so wird er gerade über die gedachte Schwächung eine Aktivierung seines Kampfwillens erleben.

Der Begriff Streß umschreibt einen bio-, psycho-, sozialen Prozeß der Herausforderung und Überforderung und findet hier große Nähe zu den Themen Krise, Chaos, Instinktverlust, aber eben auch zu Neuorientierung und Kreativität.

Ebenso weltweit hat sich die Unterscheidung eingebürgert zwischen:

– Eustreß, als gesunder Streß, als Herausforderung und
– Distreß, als krankmachender, kränkender Prozeß.

Die drei klassischen Streßkonzepte

1. Claude L. Bernard (1813–1878) und das „Milieu interieur"

Der Physiologe C. L. Bernard hat die Realität und Wirksamkeit eines „inneren Milieus" schon 1865 erkannt und beschrieben.

Dieser Begriff „Milieu interieur" ist als Vorläufer für die später in der psychosomatischen Forschung große Bedeutung gewinnenden Begriffe, wie Abwehrmechanismen, Selbstschutzmechanismen und innerer Regelkreis, anzusehen. Mit diesem Begriff „inneres Milieu" werden zwei wesentliche Aussagen gegeben.

1. Es wird damit die Existenz einer inneren Wirklichkeit bezeichnet, die aufgrund ihrer eigenen Dynamik eine gewisse Unabhängigkeit von äußeren Einflüssen dem Menschen ermöglicht. Aufgrund dieses inneren Milieus ist das Lebewesen befähigt, auch heftigen Reizen gegenüber zumindest vorübergehend Widerstand zu leisten, um seine eigene Zielvorstellung fortzusetzen.
2. Mit diesem Begriff wird aber 2. aufgezeigt, daß eben dieser inneren Wirklichkeit eine äußere Wirklichkeit entspricht und daß ein Lebewesen nur in dem Maß es seine Umwelt erfährt und bewältigt, auch seine eigene innere Lebenswelt erhalten kann. Der Begriff Streß (das Wort selbst war damals noch nicht geläufig) würde hier die Diskrepanz zwischen äußerem und innerem Milieu, als auch die Diskrepanz im inneren Milieu selbst, gleichzeitig umfassen.

2. W. B. Cannon (1871–1945) und die „Notfallsreaktion"

Der britische Mediziner Cannon hat eine spezifische Streßsituation psychologisch und pathophysiologisch untersucht und vorgestellt: Die Kampf-Fluchtreaktion als Lebensmöglichkeit in Notsituationen.

In echten sogenannten strukturellen Gefahrensituationen kann über die nerval-adrenerge Schleife – die Hypothalamus-Sympathikus-Nebennierenmark-Katecholaminausschüttung – eine zielvolle Notaktivierung des Lebewesens erreicht werden, welche zum Kampf ermutigen oder zu einer sinnvollen Flucht aktivieren helfen kann. Während der nicht aktivierte Organismus weder kämpfen noch fliehen könne, werde durch diese „Notfallsreaktion" sogar eine besondere, die alltägliche Leistungsfähigkeit übersteigende Dynamik geweckt.

Von diesen Forschungen ausgehend hat Cannon später eine medizinische Lebensphilosophie mit dem Buch „The wisdom of the body" verfaßt.

3. Hans Selye (1907–1982) und das „Allgemeine Adaptations-Syndrom"

Das umfassendste Werk und die stärkste internationale Koordination zum Thema Streß hat der in Prag und Wien studierende und später in Montreal wirkende Hans Selye verfaßt.

Die Hauptaussage seiner Arbeit von ihm selbst definiert: „Streß ist das körperliche Anpassungsprogramm des Menschen an neue Situationen, seine unspezifische und stereotype Antwort auf alle Reize, die sein persönliches Gleichgewicht stören."

Selye beobachtete schon 1926, als er noch in Prag Medizin studierte, bei Patienten die Hauptsymptome seines später genannten „Allgemeinen Anpassungssyndroms" (General Adaption Syndrom G.A.S.). Später beschrieb er die typische biologische Triade bei akuter Streßsituation:

1. eine beträchtliche Vergrößerung der Nebenniere,
2. eine ausgeprägte Schrumpfung des lymphatischen Systems und
3. Magen- und Zwölffingerdarmgeschwüre.

1949 schließlich führte Selye den Begriff Streß, der eigentlich aus der Materialüberprüfung stammt und dort die Anpassung bzw. Verzerrung von Metallen meint, in die Medizin ein.

Selye, sich auf die Arbeiten von Cannon beziehend, betont die unspezifische und stereotype Reaktion dieses phylogenetisch alten Antwortmusters, obgleich er selbst diesbezüglich schon skeptisch wurde.

Aufgrund der Forschungen und Einsichten von H. Selye beziehe sich dieses „Allgemeine Adaptationssyndrom" auf zwei physiologische Steuerungsmechanismen, die sich gegenseitig ergänzen. Es sind dies die direktnervöse Stimulierung durch das vegetative Nervensystem und die indirekthormonale durch den Hypophysen-Nebennieren-Regelkreis.

Nachdem der Hypothalamus nicht nur mit dem vegetativen Nervensystem in Verbindung steht, sondern auch durch das „Trigger-Hormon CRF" (Corticotropin Releasing Faktor) mit der Hypophyse verschaltet ist, wird verständlich, daß menschliche Denkprozesse unterschiedliche Weichenstellungen bewirken können.

Die wesentlichen zentralnervösen Schaltstellen sind der Thalamus, als „Umschaltstelle" sensorischer Eindrücke in Richtung affektiver Färbung mit Weiterleitung an das Großhirn und Verbindung zum limbischen System der „Affektzentrale", mit Vernetzung zur Formatio reticularis, der

"Wachzentrale" mit ihrem Einfluß auf die Atmung, Vasomotorik, Verdauungstätigkeit und Herztätigkeit und der Koppelung schließlich zum Hypothalamus dem „zentralen Regulator".

Das Allgemeine Adaptationssyndrom verlaufe nach Selye in drei Phasen:

1. Die Alarmreaktion, mit erhöhter Noradrenalin- bzw. Adrenalin-Ausschüttung und Erregung des Hypophysen-Nebennierenrindensystems, mit ACTH- und Corticoidausschüttung.
2. Die Widerstands- oder Anpassungsphase, in welcher die Abwehrkräfte zur Bewältigung des Reizes bzw. zur Anpassung an die nun veränderte Umgebung aktiviert werden.
3. Die Erschöpfungsphase, zu der es dann kommt, wenn die Reize zu lange auf den Organismus wirken und/oder kein Widerstand mehr diesen Reizen entgegengesetzt werden kann. Krankheiten oder der Tod sind die Folge.

Obgleich, wie erwähnt, Selye selbst vor allem das Allgemeine und Unspezifische im Rahmen der Streßreaktion betonte, unterschied aber er selbst schon zwischen zwei auch psychologisch wesentlichen Möglichkeiten.

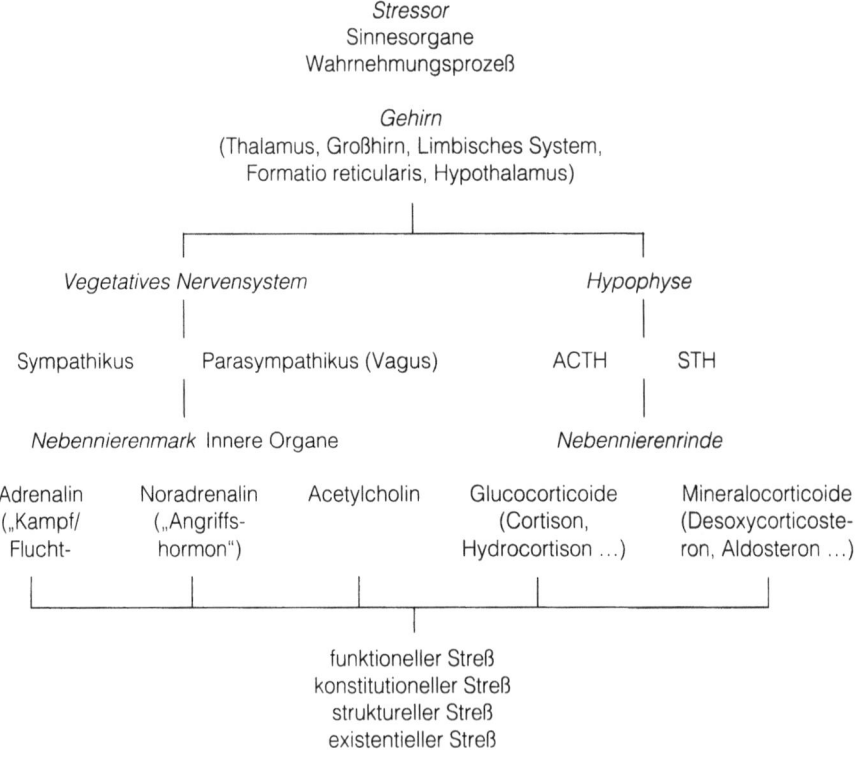

Abb. 1. Streßphysiologie

1. Der syntoxischen Reaktion im Streß
Dies ist das passiv sich einfügende, tolerierende Streßverhalten, als Totstellreflex bzw. Cortisolstreß bekannt. Hier wird der Angreifer bzw. die innere „Entzündung" zu beruhigen versucht.

2. Die katatoxische Reaktion im Streß
Hier werden Erreger bzw. Gifte aktiv angegriffen und zu zerstören bzw. zu zersetzen getrachtet.

Abbildung 1 zeigt eine schematische Auflistung der wesentlichen derzeit bekannten Streßreaktionen.

Vier psychosomatische Grundformen von Streß und belastenden Lebensereignissen

Aus den Erkenntnissen der Psychosomatik und Psychotherapie stellt sich die Sinnhaftigkeit einer spezifischen Differenzierung von Streß. Eine analoge Differenzierung legen auch die vergleichenden Tierforscher vor (v. Holst). Ebenso ergibt sich aus der Kognitionsforschung die Sinnhaftigkeit einer Differenzierung nach Bewertungskriterien. Im Rahmen der Kognitionsforschung ist die Bewertung der Anforderung selbst für die Entwicklung von Streß entscheidend (Lazarus).

Die qualitative Differenzierung von Streß ergibt sich aus der Übereinstimmung und Abstimmung von Tiefenpsychologie, Kognitionsforschung, Instinktforschung und Pathophysiologie. Während aber diese psychosoziale Differenzierung relativ konform bestimmbar ist, ist die klare pathophysiologische Zuordnung noch in Diskussion. In Experimenten, z.B. wo Versuchspersonen besonders dramatische Szenen im Film vorgeführt wurden, zeigte sich bei gleichen Themen, abhängig vom Charakter der Person, entweder eine Katecholaminstreßreaktion oder eine Cortisol-Streßreaktion.

Qualitative Streßdifferenzierung

1. Existentieller Streß; lebensgefährlicher Schock oder Sinnkrise.
2. Struktureller Streß; die Kampf-Fluchtreaktion oder Wertkrise.
3. Konstitutioneller Streß; Anpassungs-Widerstandskrise oder drohender Verlust der Selbständigkeit.
4. Funktioneller Streß; „nervöses Verhalten", „Lampenfieber" oder „Liebesfieber".

1. Der existentielle Streß: Akute Lebensgefahr oder Sinnkrise

Synonyme Begriffe: Lebensbedrohlicher Schock, Voodoo-Zauber, Cortisolstreß, Totstellreflex (Denken und Fühlen angesichts des Todes).

Psychologische Skizze: In einer schweren Sinnkrise, sich konkret von Mensch und der Welt verlassen fühlend, in den Sekunden einer echten Katastrophe, z.B. in der Lawine, knapp vor einem schweren Verkehrsunfall oder waffenlos einem wilden Tiger gegenüber, erweist sich die passive

Hingabe und Selbstaufgabe im Vertrauen auf Gott als die letztmögliche Lebensform oder Lebenschance. Wenn überhaupt, kann in dieser Situation diese Befindlichkeit noch lebensrettend sein.

Analoge Bezeichnung der Tiefenpsychologie: Narzißtische Krise, existentielles Vakuum. Typisches Beispiel auf der Bewertungsebene: Mein Leben ist geächtet. Meine Würde ist gekränkt.

Entsprechendes Instinktverhalten im Tierreich: Totstellreflex, bei akutem Revierkonflikt oder vor dem Gefressenwerden.

Befunde der Pathophysiologie: Exzessive Cortisolausschüttung, T-Lymphozyten verlieren ihre Unterscheidungsfähigkeit von Selbst und Nicht-Selbst.

Pathologische Äquivalente oder Folgen: z.B. Krebs, Schizophrenie oder Aids (existentielle Erkrankung).

2. Der strukturelle Streß: Akute strukturelle Bedrohung oder Identitätskrise

Synonyme Begriffe: Kampf-Fluchtreaktion, katatoxische Reaktion, akute Identitätskrise.

Psychologische Skizze: In der Situation der konkreten Gefährdung der eigenen Identität, der tiefen sozialen Krise und des „Ich-Verlustes", z.B. im Überfall durch einen Räuber, oder bei Verlust des geliebten Partners, sind Kampf oder Flucht die spezifisch möglichen radikalen Lebensformen. Sie können beitragen, die Situation zu bewältigen, aber auch selbst pathogen werden.

Analoge Bezeichnung der Tiefenpsychologie: „Orale Krise" (tiefste Trauer oder Haß).

Typisches Beispiel auf der Bewertungsebene: „Meine Identität bzw. mein Selbstwert ist akut und konkret bedroht".

Entsprechendes Instinktverhalten im Tierreich: Rangkämpfe, Platzkampf im Rahmen der Neuformierung der Rudelhierarchie.

Befunde der Pathophysiologie: Vor allem erhöhte Ausschüttung der Katecholamine, Abfall der T-Suppressor-Lymphozyten und der T-Helfer-Lymphozyten, Aktivierung der natürlichen Killerzellen, „Katecholaminstreß", wobei dem Noradrenalin eher die unbewußte „blinde" Kampfreaktion und dem Adrenalin eher die bewußte Kampf- Fluchtreaktion zugesprochen werden.

Pathologische Äquivalente oder Folgen: Gesteigerte Aggression oder Autoaggression, z.B. als Depression, Herzinfarkt, Ulcus ventriculi, Autoaggressionserkrankung, bzw. jede strukturelle Erkrankung.

3. Der konstitutionelle Streß: Chronische Überlastung oder Autonomiekrise

Synonyme Begriffe: Arbeitsstreß, ökonomische Krise, Anpassungs- und Widerstandskrise chronischen Giften und Reizen gegenüber.

Psychologische Skizze: Bei spezifischer Bedrohung und Infragestellung der persönlichen Autonomie des Menschen, z.B. im Rahmen chronischer Belastung bei einem Akkordarbeitsvertrag, sind forcierte Arbeitshaltung mit besonderer Leistungsbereitschaft und gesteigerter Selbstbeherrschung, die spezifisch erwünschten aber eben auch gefährlichen Lebensformen.

Analoge Bezeichnung der Tiefenpsychologie: „Anale Krise".

Typische Beispiele auf der Bewertungsebene: „Man nützt mich aus!" „Ich werde mißbraucht!"

Entsprechendes Instinktverhalten im Tierreich: „Hamstern" für den Wintervorrat oder Grenzmarkierung des eigenen Reviers durch Kot oder Urin.

Befunde der Pathophysiologie: Längerwährende, konstitutionelle Diskrepanz zwischen nervaler und humoraler Streßparameter.

Pathologische Äquivalente oder Folgen: z.B. Widerstandshochdruck, chronische Obstipation oder Diarrhoe, Asthma bronchiale bzw. alle konstitutionellen Erkrankungen.

4. Der funktionelle Streß: Flüchtige Verunsicherung der Rollenidentität

Synonyme Begriffe: „Nervöses Verhalten", Lampenfieber, Liebesfieber.

Psychologische Skizze: Beim ersten öffentlichen Auftritt oder beim ersten Rendezvous, wo die eigene expressive Rolle herausgefordert oder in Frage gestellt wird, ist „nervöses Verhalten" die spezifische und stimmige Befindlichkeit.

Analoge Bezeichnung der Tiefenpsychologie: Früh-genitale Krise.

Typisches Beispiel auf der Bewertungsebene: „Bin ich liebenswert?" „Bin ich attraktiv?"

Entsprechendes Instinktverhalten im Tierreich: Balzspiel mit tanzender Bewegung, Verfärbung und besonderer Lautgebung.

Befunde der Pathophysiologie: Funktionelle Diskrepanz zwischen ZNS und ANS bzw. zwischen nervaler und humoraler Streßparameter.

Pathologische Äquivalente oder Folgen: z.B. Erröten, Tics, Herzjagen bzw. nervöse oder vegetative Funktionsstörung.

Diese Differenzierung unterschiedlicher Streßqualitäten entspricht wohl einer biologischen Hierarchie, birgt in sich aber nicht Unterscheidungskriterien für Eustreß und Distreß, als auch nicht für die persönliche Intensität des Streßerlebens. Wenngleich wir alle wissen, daß „Lampenfieber" vor dem ersten öffentlichen Auftritt in der Regel keine lebensbedrohliche Bedeutungszuteilung hat, ist vom persönlichen Erleben her diese Konnotation aber weit verbreitet: „I stirb!"

Aufgrund dieser qualitativen Streßdifferenzierung wird der für alle Lebensprozesse typische, fließende Übergang von gesund zu krank deutlich sichtbar. Auch wird unsere spezifische Einstellung im sozialen Kontext als eine wesentlich mitbestimmende Kraft erkennbar.

Diese qualitative Streßdifferenzierung zeigt uns schließlich auch die Notwendigkeit einer ebenfalls differenzierten Streßbewältigungsstrategie.

Leitlinien der Streßbewältigung

Während die adäquate Reaktion bei funktionellem Streß die Entwicklung einer stimmigen expressiven Spielhaltung darstellt, sind es bei konstitutionellem Streß vor allem die Entfaltung einer sachlichen Arbeitshaltung und einer reagierenden Achtsamkeit möglichen Schadstoffen und Giften gegenüber (sowohl sozial wie pharmakologisch zu verstehen).

Strukturelle Streßbewältigung bedarf, wie es schon Selye erwähnt hat, der Entwicklung einer gesunden sozialen Identität, d.h. der Balancefindung zwischen Ich-Liebe und Nächstenliebe.

Existentielle Streßbewältigung schließlich bedarf der radikalen Transzendierung der Gesamtperson, bedarf der Entwicklung einer Urhoffnung und eines Urvertrauens.

Streßdifferenzierung und der Mensch als Ganzes

Trotz dieser medizinisch berechtigten und sinnvollen Differenzierung in unterschiedliche Streßqualitäten ist und bleibt der Mensch selbst ein Individuum, d.h. ein unteilbares Ganzes.

Im ausgewogenen Leben sind es diese Streßqualitäten auch, ja man kann sagen, sie ergänzen sich zu einer gesunden Einheit: Arbeit z.B. hat unter dieser ausgewogenen Lebenshaltung auch Attitüden des Spieles, der Selbstachtung und der Nächstenliebe.

Erst bei Zentrierung auf ein Thema oder bei besonders belastenden Lebensereignissen wird auch eine spezifische Streßqualität leitend. Erst dort ist die große Gefahr des Kippens vom Eustreß zum Distreß gegeben.

Der personalen Organisation jedes Menschen entsprechend gilt diese Streßdifferenzierung auch nur als allgemeine diagnostisch-therapeutische Richtlinie; im Einzelfall können diese psychophysiologischen Zusammenhänge auch anders sein.

Prüfungsfragen

1. Definieren Sie den Begriff Streß als psychosomatisches Phänomen.
2. Benennen Sie den Verlauf des Allgemeinen Adaptationssyndroms nach Selye.
3. Nennen Sie spezifische psychosomatische Grundformen von Streß bzw. belastenden Lebensereignissen.
4. Welche psychosomatischen Unterschiede bestehen zwischen existentiellem und konstitutionellem Streß?

Literatur

1. Cannon WB (1975) Wut, Hunger, Angst und Schmerz. Piper, München
2. Holst D (1975) Überfordern wir unsere physische Anpassungsfähigkeit? Ärztliche Praxis 17 (54): 2333–2338
3. Lazarus RS (1966) Psychological stress and the coping process. McGraw-Hill, New York
4. Selye H (1982) Streß. Rowohlt, Hamburg
5. Wyss D (1986) Erkranktes Leben – kranker Leib. Vandenhoeck & Ruprecht, Göttingen

Kapitel 4

Krankheit im familiären und sozio-kulturellen Kontext – eine systemische Perspektive

B. Mangold

> **Lehrziele**
>
> In diesem Kapitel sollen – im Rückblick auf eine 20jährige praktische Erfahrung – die Einflüsse systemischen Denkens und Handelns reflektiert werden.
>
> Es kann aufgezeigt werden, daß das systemische Denken und Handeln eine wesentliche Bereicherung in Diagnostik und Therapie psychosomatischer und kinderpsychiatrischer Krankheitsbilder gebracht hat, welche die Qualität und Effizienz der klinischen Arbeit, der Zufriedenheit der Ärzte und Therapeuten, vor allem aber auch die Qualität der Zusammenarbeit, insbesondere die Entwicklung einer integrativen Zusammenarbeit zwischen Naturwissenschaften und psychosozial orientierten Ärzten und Therapeuten verbessert hat.

Systemisches Denken in der Kinderheilkunde

Ein sinnvoller Kontext, in welchem sich eine psychosomatische Medizin im Sinne einer notwendigen Koevolution zwischen naturwissenschaftlicher und psychosozialer Medizin entwickeln kann, ist das Modell einer interdisziplinären integrativen Zusammenarbeit. Es wäre besser, von einem psychosomatischen Krankheitskonzept zu sprechen, als von einer psychosomatischen Erkrankung. Denn, wenn man eine solche Erkrankung von einer nicht-psychosomatischen Krankheit unterscheidet, würde wiederum eine Entwicklung und Verständnis blockierende Dichotomie geschaffen.

Die psychosomatische Forschung in den letzten dreißig Jahren hat mit zunehmender Deutlichkeit gezeigt, daß psychologische Faktoren in jedem Krankheitsprozeß eine Rolle spielen. Die Familienforschung hat mit zunehmender Deutlichkeit gezeigt, daß psychologische Verhaltensweisen ein Spiegel von Beziehungen und familiären Verhaltensmustern sind. Es wird heute generell akzeptiert, daß die Relation von Beziehungen der Menschen zueinander und zur Gesellschaft im üblichen Bereich sich in der Entstehung von Krankheiten darstellen. Somit sollten Krankheiten besser als vorwiegend physisch oder psychisch beschrieben werden. Es kann aber nie eine absolute Trennung in organische oder psychische Krankheiten vorgenommen werden.

Eine systemische Basisannahme ist, daß alle Phänomene in Beziehung zueinander stehen – eine Aktion oder Veränderung in einem Teil des Systems führt zu entsprechenden Konsequenzen in anderen Teilen, die wiederum zu weiteren Konsequenzen führen. Es entsteht ein zirkulärer Prozeß. Alle Teile stehen in einem permanenten Rückkoppelungsprozeß zueinander. Diese Annahme führt dazu, daß Symptome, aber auch Verhaltensweisen von Menschen am besten in Bezug auf ihre Bezogenheit zu anderen im System als Ganzes verstanden werden und nicht als individuelle Charakteristiken.

Im psychosomatischen Krankheitskonzept wird der Körper, die Psyche, die familiäre soziale Welt als vernetztes System gesehen. Eine isolierte Sichtweise oder eine Einordnung in lineare überschaubare Ätiologien auf der physikalischen und psychologischen oder der interpersonalen Dimension ist nicht sehr hilfreich. Viel hilfreicher ist das Erkennen von Wechselbeziehungen zwischen den einzelnen Dimensionen.

Die Erfassung und Beschreibung zirkulärer Prozesse hat zur Entwicklung zirkulärer Fragetechniken, dem sogenannten „zirkulären Fragen" in der Erfassung von Rückkoppelungsprozessen beigetragen. Epistemiologen, wie unter anderen auch Heinz von Förster, bezeichnen dieses in der Beziehungsforschung entwickelte Instrument als eine der wichtigsten Entwicklungen in der systemischen Forschung.

Lineares versus zirkuläres Denken

Aus der systemischen Perspektive wird oft der Naturwissenschaft der Vorwurf gemacht, daß einfaches lineares Denken der Komplexität der Systeme nicht gerecht wird. Andererseits wird aus der naturwissenschaftlichen Perspektive den Systemtheoretikern vorgeworfen, daß systemisches Denken undifferenziert ist, weil alles alles beeinflußt. Eine klinische Realität ist, daß das Verstehen vieler Krankheiten eine ganzheitliche Sicht notwendig macht, aber daß es ebenso wahr ist, daß jede detaillierte systemische Beschreibung auf lineare Ursache-Wirkung-Beziehungen reduziert werden kann. Es ist nicht sehr hilfreich, davon auszugehen, daß es zwei verschiedene Wege des Sehens und Handelns gäbe, nämlich linear oder zirkulär. Es ist besser davon auszugehen, daß ein linearer Gesichtspunkt eine Teilsicht der Ereignisse ist und ein Teil eines komplexeren Geschehens darstellt.

Eine Reduktion auf einfache „absolute" Zusammenhänge kann zu falschen selbstzerstörerischen Interventionen führen – andererseits kann der

Versuch, immer eine ganzheitliche Perspektive zu bewahren, lähmend wirken und Handlungsunfähigkeit erzeugen. Bateson, einer der Väter der Systemtheorie, hat diesen Prozeß als „komplexitätserhaltende Komplexitätsreduktion" bezeichnet.

Goldberg und Daniel (1991) vermuten, daß jede systemische Hypothese in eine Reihe simpler linearer Aussagen aufgeteilt werden kann, die dann einer empirischen Untersuchung zugänglich sind. Wenn eine systemische Erklärung in Worten ausgedrückt wird, kann sie wieder zerlegt werden und jedes Segment kann als linear kritisiert werden. Diese Sichtweise zeigt daraufhin, daß ein Symptom als bedeutsam für den Gesamtkontext im Sinne einer ganzheitlichen Perspektive nicht notwendigerweise ätiologische Zusammenhänge oder therapeutische Interventionen ausschließt, die direkt auf einen Aspekt dieses Systems gerichtet sind, sei es nun das Symptom selbst oder einzelne Aspekte des individuellen oder familiären Bezugsnetzes. In anderen Worten, jede Intervention – verhaltensmedizinisch, biologisch, erzieherisch, familientherapeutisch – kann einen krankmachenden Einfluß unterbrechen und einen Veränderungsimpuls im System setzen, der durch die Vernetzung auch Veränderungen auf allen anderen Ebenen in Bewegung setzt.

Ein Fehler jeder Methode ist es, sie in ihrer Entwicklungsphase zu überzeichnen – die Unverträglichkeit von linearem und systemischen Denken ist ein systemischer Denkfehler, denn systemisches Denken erhebt keinen Wahrheitsanspruch – das wäre ja wieder linear – sondern versucht Wechselbeziehungen und deren Bedeutung für Gesundheit und Krankheit zu erkennen. In diesem Zusammenhang ist noch eine Begriffsdefinition – **Familientherapie und systemisches Denken** – angebracht. Systemische Therapie geht über Familientherapie, ihren prototypischen Ausgangspunkt, hinaus. Jede Familientherapie ist systemisch, aber nicht jede systemische Therapie ist Familientherapie. Sie ist auch als Einzel- oder Gruppentherapie möglich. Systemische Therapie bestimmt sich nicht durch die Zahl der anwesenden Personen, sondern durch die epistemiologische Perspektive, welche auf Kontexte, Bedeutung und Muster fokussiert. Systemisches Denken ist keine Therapie und keine Philosophie, sie ist eine methodische Einstellung, die es ermöglicht, komplexe Zusammenhänge in neuer Sicht zu sehen und transparenter im Kontext zu machen.

Systemisches Denken und Ethik

Eine ganz zentrale Bedeutung im systemischen Denken nimmt die Einstellung ein, daß es „die Wirklichkeit – die Wahrheit" an sich nicht gibt (Watzlawick 1981). Krankheiten, Symptome, Beziehungsstrukturen sind kontextgebunden, d.h. sie können nur im Kontext in ihrer vielschichtigen Vernetzung und Rückbezüglichkeit in ihrer biologischen, psychologischen und psychosozialen Umwelt wahrgenommen werden.

Oberste Gebote einer **Verantwortungs-Ethik** sind: Die Relativierung der eigenen Position, die Achtung vor der Ökologie des Anderen, vor der

Vielfalt der Arten auch im Theoriebereich und der Vielfalt der Zugänge zum Menschen – Ethik ist damit immer kommunikativ – eine sich systemisch verstehende Ethik verlangt daher einen ständigen Dialog.

Bezogen auf den Titel dieses Beitrags – Systemisches Denken und Handeln – 20 Jahre nach dem Paradigmen-Wechsel – möchte ich die Frage stellen, was hat sich in der klinischen Praxis als hilfreich und nützlich für Diagnose und Therapie erwiesen, welche Entwicklungen aus der systemischen Epistemiologie sind für die Klinik bedeutsam geworden. Was ist lediglich „epistobubble", was ist diagnostisch und therapeutisch relevant.

Praxisrelevanz des Systemischen Paradigma

Die systemische Epistemiologie – mit anfänglichen Schwerpunkten auf der Familiendiagnostik und Familientherapie – wurde zum wichtigsten Konzept, das die Entwicklung der Psychotherapeutisch-psychosomatischen Abteilung an der Universitätsklinik für Kinderheilkunde Innsbruck in den letzten zwanzig Jahren geprägt hat. Ähnliche Entwicklungen haben sich in mehreren Kinderpsychiatrischen Abteilungen im europäischen Raum Schritt für Schritt durchgesetzt. Das systemische Konzept war somit für die Entwicklung der therapeutischen Konzepte, der Entwicklung der Teamarbeit und Teamkultur sowie in der Entwicklung einer integrativen Zusammenarbeit mit vorwiegend organisch orientierten Ärzten an der Klinik von entscheidender Bedeutung. Insbesondere kann gerade durch das systemische Konzept die Gefahr von Polarisierungen – organisch versus psychogen, naturwissenschaftliche Medizin versus psychosoziale Medizin – vermindert werden.

In Anlehnung an einen Artikel von Arist von Schippe (1991) „Systemische Sichtweise und psychotherapeutische Ethik" möchte ich mich im Folgenden an seinen vier Imperativen orientieren, welche die wesentlichen Erfahrungen reflektieren, die sowohl aus der Literatur, wie auch aus der Praxis Bedeutung erlangt haben.

1. „Denke und Handle ökologisch valide" oder: „Es gibt immer einen größeren Kontext".
2. „Achte auf die Definitionen und Bewertungen, die du vornimmst" oder: „Es könnte auch alles ganz anders sein".
3. „Besinne dich auf deine persönliche Verantwortung" oder: „Es gibt kein richtig und falsch" oder: „Du bist Teil des Kontextes und alles was du tust hat Konsequenzen".
4. „Achte darauf, Dir in respektvoller Weise Unterschiede zu schaffen" oder: „Füge dem Bild des Klienten ein neues hinzu".

„Denke und handle ökologisch valide"

Die psychosoziale Wirklichkeit ist auf verschiedenen Organisationsebenen betrachtbar. Es ist leichter, die Zahl der zur Verfügung stehenden Möglichkeiten zu erweitern, wenn es möglich ist, mehrere Perspektiven einzunehmen und Hypothesen auf verschiedenen Ebenen aufzustellen (z.B. medizinische Ebene, physiologische Ebene, psychologische Ebene, familiendynamische Ebene, soziale Ebene etc.).

Dementsprechend soll eine Diagnose möglichst viele relevante Ebenen berücksichtigen, ebenso die Intervention in ihren Auswirkungen auf verschiedenen relevanten Ebenen abgeschätzt werden. Das Ausmaß der Komplexität sollte so gewählt werden, daß die Intervention in ihren Auswirkungen auf andere Ebenen wahrgenommen und berücksichtigt werden kann.

Dazu eine kurze Illustration aus dem psychosomatischen Bereich, die aufzeigt, wie der „Kontext" ein Krankheitsgeschehen beeinflussen kann, sodaß zum Beispiel ein Kind mit einer geringen somatischen Belastung durch entsprechende Reaktion der Familie und der Umwelt schlechter mit einer Krankheit zurecht kommt, als ein Kind mit extremen Problemen in einer protektiven, gesunden, konfliktlösungsfähigen Familie (Lask 1989).

Ein allen bekanntes Phänomen ist die Overprotektion: Sie manifestiert sich durch exzessive Präokkupation mit der Krankheit, hohen Angstlevel und der Tendenz, daß die Krankheit alles überschattet. Wenn es auch eine verstehbare – nicht abnormale – initiale Reaktion beim Beginn der Erkrankung ist, sollte sie in der Regel nach einiger Zeit verschwinden.

Dazu ein Beispiel: Ein 10 jähriger Bub, der seit sechs Jahren an Asthma leidet, ist abhängig vom Spray, ängstlich, geht nie allein aus; sobald er zu husten beginnt, löst er dabei in der Umwelt ängstliche Reaktionen aus. Er nimmt an keiner physischen Aktivität teil, obwohl seine respiratorische Funktion nur minimal eingeschränkt ist. Er verliert mehr und mehr seine soziale Beziehung und lebt nur noch in der totalen Obhut seiner Eltern. Die Mutter verstärkt diese Symptomatik durch extreme Reaktionen bei Auftreten leichter Symptome.

Ein anderes, gut bekanntes Phänomen ist die Verleugnung: Sie ist im Kontrast zur Overprotektion gekennzeichnet durch die Tendenz, das Problem herunterzuspielen und den Schweregrad oder die ganze Krankheit zu negieren. Auch hier zeigt sich, daß Reaktionen der Kinder ein Spiegelbild der elterlichen Coping-Mechanismen darstellen:

Beispiel: Ein zehn Jahre altes Mädchen mit Asthma kann die Limitierung, die durch die Krankheit bedingt ist, nicht annehmen, zeigt eine schlechte Motivation, Medikamente einzunehmen, verhält sich so, als ob sie keine Krankheit hätte und sucht extreme physische Belastungen, ignoriert komplett die Warnsignale durch das Symptom. Ihre Familie ermutigt sie nicht, adäquater mit ihrer Krankheit umzugehen (in ihrer Familiengeschichte ist der Vater an Asthma gestorben, die familiäre Bewältigungsstrategie war geprägt durch die Erfahrung, daß das Zentriertsein auf das Symptom die Symptomatik und die Krankheit verstärken würde). In der Realität bewegen sich die Copingstrategien entlang eines Kontinuums zwischen Überakzeptanz bis zur kompletten Verleugnung.

Häufig kann ein Fluktuieren zwischen beiden Extremen beobachtet werden.

Ein zweites Beispiel des „Krankheitsnetzwerkes" am Beispiel des Diabetes, in welchem vor allem hier die Rückkoppelungsphänomene zwischen biologischen, physiologischen und psychologischen Faktoren dargestellt wird.

Beispiel: Ein 13 jähriger Bub mit Diabetes erlebt Müdigkeit und Krankheitsgefühl aufgrund der hypoglykämischen Lage. Die dysfunktionalen physiologischen Prozesse führen zu Verhaltensveränderungen. Gleichzeitig kann sich das Kind bewußt über die Komplikationen sein, die im Laufe der Jahre entstehen können und dadurch ängstlich, aggressiv oder abwehrend werden. Die psychosozialen Konsequenzen wiederum können einen negativen Effekt auf die Krankheit selbst haben, entweder direkt über die physiologische Dysfunktion oder über den emotionalen Arousal. Der emotionale Arousal könnte direkt den Glukosemetabolismus beeinflussen und einen erhöhten Level freier Fettsäuren erzeugen. Alternativ kann die Problematik zu Apathie und Abwehr, zu einer schlechten Compliance, Diätfehler oder ungenügenden Medikation führen und den Circulus vitiosus verstärken.

„Achte auf die Definitionen und Bewertungen, die Du vornimmst"
oder: „Es könnte auch alles anders sein"

Mit jeder kommunikativen Handlung nimmt der Therapeut Definitionen vor, gibt also Vorschläge, wie die „Wirklichkeit" zu sehen sein könnte. Es ist von entscheidender Bedeutung, ob diese Definitionen den Handlungsspielraum der Beteiligten erweitern oder gar noch zusätzlich einschränken. Definitionen, die die Vielfalt von Perspektiven und Vielstimmigkeit ermöglichen, eröffnen mehr Optionen als Definitionen, die die Beteiligten auf Kategorien für richtig und falsch, gesund und krank, organisch und psychisch festlegen.

Definitionen und Bewertungen werden auch durch unsere Handlungen impliziert. Es macht einen Unterschied, ob eine kinderpsychiatrische Untersuchung mit einer Testdiagnostik, mit einem EEG oder mit einem Familiengespräch beginnt.

Auch die Art der Kontaktaufnahme des Therapeuten mit der Familie bestimmt den weiteren Verlauf – verhält sich der Therapeut allen Gesprächsteilnehmern gegenüber neutral oder schließt er eine Koalition mit einem Familienmitglied. So werden Diagnosen, die sich nur am medizinischen Modell oder nur am Individuum orientieren, den Spielraum einer Person enorm einengen – sie sollten allein aus diesem Grund vermieden werden.

Aus dieser Sicht her ist es optimal, mit soviel Beteiligten wie möglich zu beginnen. Eine Verkleinerung des Settings ist leichter zu bewerkstelligen, als eine Erweiterung. Sind die Optionen erst einmal begrenzt, ist ihre Ausweitung schwerer, als wenn aus der Fülle der möglichen Optionen ein begrenztes Spektrum ausgewählt werden kann.

Problemdefinitionen – Innere Landkarte – Glaubenssysteme und ihre
Einwirkungen auf den Krankheitsverlauf

Ein systemischer Aphorismus sagt: „Die Definition des Problems ist das Problem." Ein Problem wird dadurch bestimmt, wie es von einem System definiert wird, wie es versprachlicht ist. Es macht einen Unterschied, ob eine kindliche Verhaltensstörung oder eine psychosomatische Erkrankung als „Krankheit" versprachlicht wird, als „Ablösungsproblem" oder als „Opfer", welches der/die Betreffende auf sich nimmt, um den Familienzusammenhalt zu gewährleisten. Wir verwenden ständig Sprache und Konzepte, um mentale und physiologische Bereiche zu trennen, wir entwickeln Theorien, um festzulegen, inwieweit psychische, mentale, biologische oder physiologische Prozesse Krankheiten und Verhalten bedingen. Unsere epistemiologischen Modelle und Krankheitskonzepte bestimmen sowohl seitens der Ärzte und Psychotherapeuten, wie auch seitens der Eltern und Patienten ganz wesentlich den weiteren Umfang einer Erkrankung und damit auch den Verlauf. Die Realität eines Problemes wird durch unsere „Glaubenssysteme" linguistisch geprägt und die entsprechenden Untersuchungen und Therapien werden dementsprechend sehr unterschiedlich sein.

Ein wesentlicher Bereich des systemischen Denkens und Handelns ist es, daß der Therapeut versucht, diese Erwartungshaltung, Krankheitsvorstellungen und Glaubenssysteme der Familienmitglieder zu erkennen und aufgrund der Einführung eines anderen Konzeptes – innovative Lösungen für Probleme – zu verändern. Unsere Bilder und unser Wissen über die Welt (und die Krankheit) sind die Basis unserer Einstellung und unserer Verhaltensweisen. Ein lebendes System von zwei oder mehr Personen ermöglicht den Austausch dieser Bilder und Erklärungen, wie wir etwas sehen. Die Differenzen, die aus diesen „Bildern" entstehen, führen somit zu einer Entwicklung von neuen Ideen, womit jedes Familienmitglied die Möglichkeit hat, sich an der Lösung des Problems aktiv zu beteiligen.

Die Glaubenssysteme wurden in der Familientherapieforschung auch als „innere Landkarten" beschrieben. Diese sogenannten „inneren Landkarten" sind Orientierungshilfen, die dazu dienen, komplexe Vernetzungen zu reduzieren, indem sie bestimmte Wege des Verhaltens öffnen, andere versperren. Für die Therapie ist es eine zentrale Frage, ob diese Konstruktionen so gestaltet sind, daß eine angemessene Lebensbewältigung möglich wird, oder ob sie eine Person übermäßig einschränkt.

Im systemischen Ansatz wird besonders hervorgehoben, daß das Individuum diese Einschränkung nicht aus sich selbst heraus entwickelt. Die individuelle Landkarte entspricht auf der Familienebene Realitätskonstruktionen, die von den Mitgliedern der Familie geteilt werden, das heißt, die individuellen Konstruktionen, die eigene Wirklichkeit, spiegelt die des umgebenden Systems – vor allem die der Familie. Die Familienregeln gestatten bestimmte Verhaltensweisen, andere nicht. In einem Familiensystem, das wenig Veränderung und Entwicklung möglich macht, ist auch die individuelle Entwicklung der einzelnen Familienmitglieder reduziert.

„Besinne Dich auf Deine persönliche Verantwortung –
Es gibt kein richtig oder falsch"

Eine systemische Sichtweise gründet auf einem bestimmten Verhältnis dessen, was „Realität" bedeutet. Sie geht davon aus, daß es unmöglich ist, Realität objektiv zu betrachten, da der Beobachter immer Teil des Kontextes ist, den er beobachtet. Es gibt keine Beobachtung ohne den Beobachteten. Wirklichkeit entsteht durch den Akt der Wahrnehmung in der Wechselwirkung zwischen Beobachter und Beobachtetem. Der Therapeut als Teilnehmer einer Interaktion ist davon nicht frei, seine Aussagen können ebensowenig beanspruchen, objektiv oder neutral zu sein, wie die seiner

Interaktionspartner. Sein Vorteil ist nur der, daß er weniger in die Dynamik des Systems verwickelt ist. Diese Erkenntnis bringt eine sehr vorsichtige Handhabung der Begriffe „richtig" und „falsch" mit sich.

In der Weiterentwicklung des kybernetischen Modells erster Ordnung wurden lineare Fragestellungen, wie – „Was ist richtig, was ist falsch, was ist die Ursache" – durch den Dialog ersetzt, wobei der Dialog und die Veränderungen im Rahmen des Dialoges zum Zentrum sowohl der Diagnose als auch der Therapie wird. In diesem Konzept wird auch der Therapeut ein Teil der Familie, seine Konzepte entstehen aus dem Dialog einer emotionalen und intellektuellen Ankoppelung mit der Familie. Diese Kybernetik zweiter Ordnung fordert eine hohe Toleranz für Unsicherheit und Offenheit, für Nichtvorhersehbarkeit.

Das gemeinsame Aufstellen von Hypothesen in der Diskussion darüber ist ein diskursiver Prozeß, der der Komplexität psychischer und psychosozialer Wirklichkeit angemessener ist, als eine starre Diagnose. Die persönliche Verantwortung zwingt dazu, die eigenen Hypothesen und Vermutungen mit denen anderer Personen zu vergleichen und abzustimmen, also eine **konsensuelle Realität** zu schaffen.

*„Achte darauf, Dir in respektvoller Weise Unterschiede zu schaffen –
füge dem Bild des Klienten ein neues hinzu"*

In der systemischen Therapie stehen kommunikative Muster im Zentrum der Aufmerksamkeit. In Systemen mit Symptomträgern laufen immer wieder und wieder die selben leidvollen Kommunikationsschleifen ab – der Therapeut klinkt sich in der Therapie in diesen Kreislauf ein, stellt sich auf die Schrittfolge dieses „Tanzes" ein und versucht gleichzeitig diese aus dem Gleichgewicht zu bringen und zu verändern. Entscheidend ist, ob die Intervention das Muster, in dem intern oder extern kommuniziert wird, verändert oder nicht. Die Frage ist, hilft sie dabei in respektvoller Weise ein neues Muster zu schaffen oder bleibt sie im System, reproduziert sie das alte, das herkömmliche. Kommunikationsschleifen laufen auch zwischen Familienmitgliedern und dem Symptom ab.

Das Symptom wird zum Beziehungsregulator – das Symptom als unsichtbarer Dritter, als unsichtbarer Kommunikationspartner. Das Symptom oder die Krankheit kann zu einem wesentlichen Regulator von Beziehungssituationen werden. Das Symptom wird wie andere Dritte auch zur Gestaltung von Beziehungen verwendet. So bewährt es sich besonders gut zur Nähe-Distanz-Regulation („Mama, laß mich bitte in Ruhe, ich habe heute meine Migräne" – „Bleib doch bitte bei mir, ich habe doch wieder solche Angst"). Symptome bieten sich aber auch als Koalitionspartner an, wenn Ziele angesteuert werden, die allein unerreichbar erscheinen. „Zusammen mit meinem Symptom-‚Anfall' oder mit meinem Symptom ‚Suizidalität' bin ich in der Familie stark." Symptome bieten die Möglichkeit zur Konfliktumleitung an, zur Vermeidung bedrohlicher Veränderungen usw. Vor allem aber bieten sie sich als Interaktionspartner an, mit dem sich alle Ambivalenzen zwischen Autonomie und Abhängigkeitswünschen gut erleben und erproben lassen: „Sie läßt mich nicht los, ich habe dagegen angekämpft, ich versuche, Macht über sie zu gewinnen."

Im systemischen Kontext kann somit auch das Symptom als sinnvolle Aussage (Körpersprache) in den Dialog einbezogen werden. Therapeutisch erweist es sich immer als nützlich, diese „Geisterinteraktion" spielerisch in den Fokus der Aufmerksamkeit zu rücken. Krankheit verliert dadurch ihren Charakter als höhere Macht – das Symptom kann als Leitschiene zurück zu einer sinnvollen Kommunikation benutzt werden.

Prüfungsfragen

1. Beschreiben Sie wesentliche Unterschiede zwischen einem System und krankheitsorientierten „naturwissenschaftlichen" Konzept und einem bio-psycho-sozialen „systemischen" Konzept und deren Auswirkungen auf die Diagnose und Therapie.
2. Definieren Sie die Begriffe „lineares" und „zirkuläres" Denken.
3. Welche wichtigen „Denk- und Handlungsgrundsätze" haben sich durch die Einführung des systemischen Konzeptes für die klinische Praxis ergeben.
4. Worin, glauben Sie, liegen die wesentlichen Schwierigkeiten, systemisches zirkuläres Denken in das medizinische und klinische Denken und Handeln zu integrieren.

Literatur

1. Goldberg D, Daniel AS (1991) Family therapy and the glamour of science. Fam Therapy 13: 17–30
2. Lask B, Fosson A (1989) Childhood illness: the psychosomatic approach – children talking with their bodies. Wiley, Chichester (Wiley Series in Family Psychology)
3. Mangold B (1992) Die Organisation der Psychotherapeutisch-psychosomatischen Abteilung und ihre Integration in die Universitäts-Kinderklinik. Päd Päd 27: 43–48
4. Mangold B (1989) Einflüsse der systemischen Familientherapie auf die Organisation und Arbeitsweise einer Psychotherapeutischen Abteilung. Prax Kinderpsychol Kinderpsychiatr 3: 94-97
5. Schippe A (1991) Systemische Sichtweise und psychotherapeutische Ethik – vier Imperative. Prax Kinderpsychol Kinderpsychiatr 40: 368–375
6. Watzlawick P (1981) Die erfundene Wirklichkeit, wie wissen wir was wir zu wissen glauben. Piper, München Zürich

Weiterführende Literatur

1. Andersen T (1990) Das reflektierende Team – Dialoge und Dialoge über die Dialoge. Verlag Modernes Lernen, Dortmund
2. Maturana H, Varela F (1987) Der Baum der Erkenntnis. Schwarz, Berlin
3. Rothaus W (1990) Stationäre systemische Kinder- und Jugendpsychiatrie. Verlag Modernes Lernen, Dortmund

Kapitel 5

Gesundheitsentstehung – Konzepte zur Salutogenese

W. Wesiack

> **Lehrziele**
>
> Der Autor hat die Absicht Begriffe wie „Gesundheit" und „Krankheit", einer differenzierten Betrachtungsweise zu unterziehen. Durch die Darstellung neuerer Theorien auf dem Gebiet der Pathogenese- und Salutogeneseforschung soll den Lesern gezeigt werden, daß wir als Kranke nicht nur die passiven und willenlosen Opfer anonymer Schicksals-Bedingungen sind, sondern – in Grenzen unser Schicksal selbst beeinflussen und im Idealfall sogar gestalten können.

1. Über die Schwierigkeit, Gesundheit und Krankheit eindeutig zu definieren

Jedermann kennt die Bedeutung der Wörter „Gesundheit" und „Krankheit" und kann sie im allgemeinen auch durchaus richtig anwenden. Bittet man jedoch den Angesprochenen um eine Definition dieser Begriffe, dann kommt er in Schwierigkeiten, auch wenn er ein Fachmann auf diesem Gebiet ist. Es ergeht ihm ähnlich wie dem Philosophen und Kirchenvater Augustinus, der schon vor eineinhalb Jahrtausenden sinngemäß sagte: „Ich weiß natürlich was der Begriff Zeit bedeutet. Sobald mich jedoch jemand danach fragt, beginne ich zu stottern und gerate in große Schwierigkeiten, ihm das zu erklären."

Ähnlich ergeht es uns heute, wenn wir die Begriffe „Gesundheit" und „Krankheit" definieren wollen, denn es ist recht schwierig, die vielen Facetten dieser Phänomene mit klaren und eindeutigen Begriffen zu beschreiben. Trotzdem können wir uns dieser Aufgabe nicht entziehen, weil wir diese Begriffe nicht nur im Alltagsleben ständig verwenden, sondern sie auch zur Grundlage juristischer und politischer Entscheidungen machen müssen.

Die Schwierigkeit, „Gesundheit" und „Krankheit" zu definieren, hat mehrere Gründe. Zunächst muß festgestellt werden, daß die Bezeichnungen „Gesundheit" bzw. „Krankheit" wie etwa „Tag" und „Nacht" einander polar entgegengesetzte Phänomene bezeichnen, die sich im Kerngebiet völlig ausschließen, an den Rändern aber fließende Übergänge aufweisen. An den Bezeichnungen „Tag" und „Nacht" läßt sich das anschaulich verdeutlichen. Um die Mittagszeit oder umgekehrt um Mitternacht, wird niemand bezweifeln, daß es jetzt „Tag" bzw. „Nacht" ist. Wie sieht es aber diesbezüglich in der Morgen- und Abenddämmerung aus? Hier haben wir ein mehr oder weniger breites Übergangsfeld, in dem es morgens nicht mehr „Nacht" und noch nicht „Tag" und abends nicht mehr „Tag" und noch nicht „Nacht" ist. Wir können natürlich diesem Dilemma zu entgehen suchen, indem wir (juristisch) postulieren, der „Tag" beginnt mit Sonnenaufgang und endet mit Sonnenuntergang. Selbst wenn wir von der Notwendigkeit einmal absehen „Sonnenaufgang" und „Sonnenuntergang" eindeutig zu definieren, denn es handelt sich dabei ja keineswegs um ein punktuelles sondern um ein Prozeßgeschehen, ist dadurch das Übergangsfeld, die Grauzone der Dämmerung nicht aus der Welt geschafft.

Analog können und müssen wir mit den Bezeichnungen „Gesundheit" und „Krankheit" verfahren. Es fällt uns nicht schwer einen Patienten, der an einer metastasierenden Krebserkrankung, an einer schweren Herzinsuffizienz, einer hochfieberhaften Infektionskrankheit oder an schweren Unfallfolgen leidet, als eindeutig krank zu bezeichnen. Wie sollen wir jedoch Menschen beurteilen, die bei körperlichen Anstrengungen rascher und stärker Atemnot bekommen und deren Herzfrequenz stärker ansteigt als früher, wo sie vielleicht noch regelmäßig Sport betrieben haben; wie einen leichten Schnupfen oder einen Menschen, dessen unfallbedingte Wunden und Knochenbrüche zwar abgeheilt sind, der aber bei Wetterumschlägen und stärkeren körperlichen Belastungen immer noch Beschwerden bekommt? Wir werden diese Menschen weder als „krank" noch als ganz „gesund" bezeichnen können, sondern sie einem Übergangsfeld, analog der Dämmerung zwischen Tag und Nacht zuordnen müssen. Man kann offenbar auch ein bißchen krank bzw. nicht mehr hundertprozentig gesund sein!

Die Feststellung einer „Grauzone", eines Übergangsfeldes zwischen „Gesundheit" und „Krankheit" führt uns zu einer weiteren Überlegung:

„Gesund" und „krank" sind Zustandsbeschreibungen, also Modalitäten lebender Systeme. Oder anders ausgedrückt: Uneingeschränktes, voll sich entfaltendes Leben bezeichnen wir als „gesund", eingeschränktes und behindertes jedoch als „krank".

So gesehen ist es daher nicht verwunderlich, daß es uns wesentlich leichter fällt, „Krankheit" zu beschreiben als „Gesundheit". Indem wir uns um Begriffsbestimmungen und Definitionen, also Ein- und Ausgrenzungen bemühen, geben wir zu erkennen, daß Begriffsbestimmungen und Definitionen immer von uns Menschen (künstlich) geschaffen und keineswegs naturgegeben sind.

Beginnen wir mit der Definition des Krankheitsbegriffes. Kranksein hat immer mehrere Aspekte: Im Vordergrund stehen die Beschwerden und die Verminderung der Leistungsfähigkeit. Kranksein hat, sofern es ernstlicher Natur ist, aber auch immer eine Veränderung des sozialen Status, manchmal bis zur sozialen Isolierung, zur Folge. Es stellt darüber hinaus oft noch eine existentielle Bedrohung bis hin zu dem sich ankündigenden eventuellen Lebensende dar.

Wenn uns ein Bekannter begegnet, von dem wir annehmen, daß er nicht ganz gesund oder gar ernstlich krank ist, dann bietet uns die Sprache drei verschiedene Möglichkeiten der Anrede an. Wir können fragen: „Wie geht es Dir?", „Was hast Du?" oder aber „Was fehlt Dir?" Mit diesen drei Fragemöglichkeiten verweist uns die Weisheit der Sprache auf drei verschiedene Dimensionen des Krankseins. Mit der Frage „Wie geht es Dir?" erkundigen wir uns nach dem Befinden, dem subjektiven Erleben; die Frage „Was hast Du?" sucht die festgestellte Krankheit, die von den Ärzten gestellte Diagnose zu erfahren; und mit der Frage „Was fehlt Dir?" zielen wir auf den eigentlichen Grund des Unwohlseins, der Erkrankung.

Nehmen wir die Frage „Was fehlt Dir?" wörtlich, dann beinhaltet sie bereits Aspekte der möglichen Gesundung, denn wenn wir wirklich wissen, was dem Kranken zum Gesund-, zum Heilsein fehlt, dann können wir versuchen ihm zu helfen, dieses Fehlende zu suchen und zu ergänzen.

Kranksein hat also immer mehrere Dimensionen:

1. Zunächst eine subjektive; der Betroffene fühlt sich unwohl, hat Beschwerden, Schmerzen, Angst und fühlt seine Leistungsfähigkeit eingeschränkt.
2. Eine intersubjektiv-gesellschaftliche und vermeintlich objektive. Die dafür zuständigen Experten der Gesellschaft, die Ärzte, stellen auf Grund morphologischer, funktioneller oder verhaltensmäßiger Veränderungen eine „Krankheit" fest.
3. Eine allgemein menschliche, eine anthropologische Dimension. Indem wir feststellen, daß dem Kranken zum Gesund-, zum Heil-, zum Ganzsein etwas fehlt, stoßen wir auf den Begriff der Gesundheit, der schwerer zu definieren ist, als der der Krankheit.

Die WHO, die Weltgesundheitsorganisation hat Gesundheit als einen „Zustand körperlichen, seelischen und sozialen Wohlbefindens" definiert. „Gesundheit" wird so zu einer Zielvorstellung, die zwar außerordentlich erstrebenswert ist, aber – wenn überhaupt erreichbar – kaum über längere Zeit aufrecht erhalten werden kann, denn Funktionsstörungen, Unpäßlichkeiten und Konflikte sind im Lebensprozeß unvermeidlich.

Die Definition von „Gesundheit" der WHO kommt unserer oben erwähnten Beschreibung von „Gesundheit" als uneingeschränktes sich voll entfaltenden Lebens nahe. Wenn wir „Gesundheit" als einen erstrebenswerten Zustand „körperlichen, seelischen und sozialen Wohlbefindens" definieren, dann wird deutlich, daß wir uns ständig aktiv um das Erreichen dieses Zustandes bemühen müssen, denn es gibt viele vorübergehende Beeinträchtigungen, die geeignet sind, das Wohlbefinden und manche Körperfunktion vorübergehend zu stören. Es handelt sich dabei um Störungen, die wir jener oben beschriebenen Grauzone zwischen „Gesundheit" und „Krankheit" zuordnen müssen. Von „Krankheit" sollten wir erst sprechen, wenn diese Störungen zu einem Dauerzustand geworden sind, der ohne intensive eigene oder fremde (sprich ärztliche) Bemühungen nicht mehr ausgeglichen werden kann.

Als Resumeé dieses Abschnittes können wir festhalten: Die Begriffe „gesund" und „krank" sind von uns geschaffene Bezeichnungen, die Lebenszustände bezeichnen. Auch im Alltagsleben pendeln wir stets zwischen den Polen „gesund" und „krank" und müssen Anstrengungen vollbringen, um gesund zu bleiben bzw. unsere Gesundheit wiederzuerlangen. Niemand ist hundertprozentig gesund oder hundertprozentig krank. Im letzteren Fall wäre er dann bereits tot, denn auch der Schwerkranke verfügt noch über gesunde Anteile, die es zu schützen und zu stärken gilt.

Wir haben bereits darauf hingewiesen, daß „Gesundheit" nicht etwas ist, das uns einfach geschenkt wurde, sondern eine Lebensqualität, eine Lebensform, die ständig neu von uns erstrebt und erschaffen werden muß. Der Begriff dieser aktiv stets neu zu erzeugenden „Gesundheit", deren Verwirklichung natürlich auch durch unterschiedliche Faktoren behindert werden kann, unterscheidet sich grundsätzlich vom weitverbreiteten Gesundheitsbegriff, demzufolge man Gesundheit „hat" oder „nicht hat". Viktor von Weizsäcker, der große Pionier der deutschsprachigen Psychosomatik, hat schon vor vielen Jahrzehnten betont, „daß Gesundheit eben kein Kapital ist, das man aufzehren kann, Gesundheit ist überhaupt nur dort vorhanden, wo sie in jedem Augenblick erzeugt wird. Wird sie nicht erzeugt, ist der Mensch bereits krank."

Diese Auffassung von Gesundheit, um die wir uns aktiv bemühen müssen, die wir gewissermaßen stets aufs neue erzeugen, müssen wir zur Grundlage unserer Vorstellung von Gesundheit machen!

2. Das Bemühen um Gesundheitserzeugung und Gesundheitserhaltung in der Vergangenheit

Durch die moderne biotechnische Medizin mit ihren vielen und sehr erfolgreichen biochemischen und operativen Heilmethoden ist der Gedanke der Gesundheitserzeugung und Gesundheitserhaltung, der in der Heilkunde früherer Jahrhunderte ganz selbstverständlich war, allzusehr in Vergessenheit geraten. Krankheit wird heutzutage meist als „Maschinenschaden" aufgefaßt, der repariert werden muß. Der Kranke wird so zum passiven Objekt der Therapie und der Arzt zum Gesundheitsingenieur. Es gibt sicherlich therapeutische Situationen, vor allem in der operativen Medizin, wo mit dieser Modellvorstellung recht gut gearbeitet werden kann. Im heilkundlichen Alltag versagt jedoch diese Modellvorstellung, weil sie das subjektive Erleben des Patienten völlig ausklammert, ihn zur Passivität verurteilt und so seiner kreativen Möglichkeiten und seiner Mitarbeit beraubt.

Die alte Heilkunde, die natürlich noch nicht über jene technischen Möglichkeiten verfügte, wie die moderne Medizin, beachtete daher in viel stärkerem Maße Gesichtspunkte der Gesunderhaltung und Krankheitsverhütung.

In den früheren Jahrhunderten unterschied man, worauf Schipperges hingewiesen hat, neben den „res naturales" (den natürlichen Dingen bzw. Vorgängen) und den „res contra naturam" (den naturwidrigen, also krankheitserregenden Dingen und Vorgängen) vor allem die „res non naturales" (die weder naturgegebenen noch naturfeindlichen Dinge und Vorgänge). Es sind jene Verhaltensweisen, die der Mensch selbst in Eigenverantwortung herbeiführen müsse, um gesund zu bleiben. Die Lehre einer gesunden Lebensführung nannte man „Diätetik". Dieser umfassende Begriff, der noch die gesamte Lebensführung meint, wird in der modernen Medizin leider nur noch für die Regelung der Nahrungsaufnahme (also die Diät) gebraucht und damit seiner ursprünglichen viel breiteren Bedeutung entkleidet. Die Diätetik der alten Heilkunde kannte sechs „res non naturales". Es waren dies:

Aer	– Licht und Luft
Cibus et potus	– Speis und Trank
Motus et Quies	– Arbeit und Ruhe
Somnus et vigilia	– Schlafen und Wachen
Excreta et Secreta	– Ausscheidungen und Absonderungen und
Affectus Animi	– Leidenschaften.

Der Leser wundert sich vielleicht, daß die Regelung des Sexuallebens nicht ausdrücklich unter den sechses non naturales angeführt ist. Sie wurde unter dem Gesichtspunkt Ausscheidungen und Absonderungen behandelt.

Beim Rückblick auf diese sechs res non naturales der Medizin früherer Jahrhunderte wird uns klar, daß wir hier Regeln für eine gesunde Lebensführung vor uns haben, die zeitlos, also auch heute noch gültig sind.

Daß wir modernen streßgeplagten Menschen aus dem Gleichgewicht geraten sind und – wie die Ärzte der Antike sagen würden – das „rechte Maß" verloren haben, gilt nicht nur für das richtige Verhältnis von Arbeit und Ruhe, sowie für den Schlaf- und Wachrhythmus, sondern auch für die verantwortungs- und trotzdem lustvolle Regelung des Geschlechtslebens und das Zügeln der Leidenschaften, wie Liebe und Haß.

Beim Nachdenken über das „rechte Maß" wird uns klar – und das haben die Ärzte der Antike und des Mittelalters oft viel besser gewußt als mancher Mediziner der Gegenwart –, daß ein Zuwenig und ein Zuviel gleichermaßen schädlich sein kann. Dies wird auch von der modernen Streßforschung bestätigt, die zwischen „Eustreß" und „Distreß" unterscheidet. Unter Eustreß versteht man jenes Ensemble von Reizen, das für ein gesundes und zufriedenstellendes Leben notwendig ist und unter Distreß das, was im allgemeinen Sprachgebrauch mit „Streß" bezeichnet wird. Oder anders ausgedrückt: Reizverarmung und Reizüberflutung sind beide schädlich. Da aber jeder Mensch andere Reaktionsweisen und Bedürfnisse hat, läßt sich nur für die Extreme feststellen, daß sie schädlich sind. Im Einzelfalle muß sehr sorgfältig untersucht und individualisiert werden, um für diesen konkreten Menschen das „richtige Maß" zu finden. Kann doch ein leidenschaftlicher Kuß, eine leidenschaftliche Umarmung, je nach

Situation oder Stimmungslage sowohl als „Eustreß", als auch als „Distreß" erlebt werden. Der bekannte Streßforscher Hans Selye hat das einmal so ausgedrückt: „A painful blow and a passionate kiss can be equally stressful". Es hängt also nicht nur von der Qualität der äußeren Einwirkung sondern ebenso von der Konstitution, der Abwehrbereitschaft und der Stimmungslage des Organismus ab, ob und in welchem Ausmaß eine äußere Einwirkung als Eustreß oder aber als Distreß empfunden wird.

Schon ein flüchtiger Blick in die medizinische Literatur des 17., 18. und beginnenden 19. Jahrhunderts zeigt uns, daß die Ärzte dieser (und auch früherer) Epochen ihre besondere Aufmerksamkeit auf die Gesundheitserzeugung und Gesundheitserhaltung gerichtet haben. Der Arzt war nicht nur Helfer in der Not sondern vor allem auch Berater für ein gesundes Leben und zur Krankheitsverhütung.

Diese alte ärztliche Tradition, die sich nicht nur mit der Pathogenese und Krankheitsbehandlung sondern ergänzend dazu auch mit der Salutogenese, also der Gesundheitserzeugung beschäftigt, brach im vergangenen Jahrhundert plötzlich ab, als die Medizin unter dem Einfluß von Physik, Chemie und Technik den Versuch unternahm, angewandte Naturwissenschaft zu werden. Der gesunde und kranke Mensch wurde nach der Modellvorstellung einer wenn auch hochkomplexen Maschine und Krankheit als Maschinenschaden interpretiert. Gesichtspunkte der Gesundheitserzeugung und Gesundheitserhaltung paßten nicht mehr in dieses biotechnisch medizinische Weltbild. Die Forschungsintentionen richteten sich fast ausschließlich auf die Pathogenese und die Beseitigung der Schäden und vernachlässigte die Salutogenese.

3. Salutogenese, ein neues Schwerpunktgebiet der modernen bio-psycho-sozialen Medizin

Erst unter dem Einfluß der medizinischen Psychologie und psychosomatischen Medizin, vor allem durch die ständige Zunahme chronischer Erkrankungen, bei denen psychosoziale Faktoren eine wichtige Rolle spielen, gewinnen neuerdings Fragen der Gesunderhaltung und Krankheitsverhütung besondere Aktualität. Viele Forschergruppen beschäftigen sich mit dieser Thematik.

An erster Stelle müssen hier die Arbeitsgruppen um Antonovsky genannt werden. Antonovsky untersuchte zunächst Überlebende aus Konzentrationslagern, um Dauerschäden der Gefangenschaft festzustellen. Dann drehte er die klassisch-pathogenetische Fragestellung der Medizin, die die zu Krankheitsprozessen führenden Störfaktoren zu erforschen sucht, um und suchte die Bedingungen zu erforschen, die dazu führen, daß Menschen trotz vielfacher Schädigungs- und Störfaktoren, denen sie ausgesetzt sind, gesund bleiben können. Im Gegensatz zur klassischen Erforschung der Pathogenese (Krankheitsentstehung), nannte er seine Bestrebungen die Erforschung der Salutogenese (Gesundheitsentstehung). Bei der Untersuchung z.B. von Menschen, die die Qualen nationalsozialistischer Konzentrations- und Vernichtungslager überlebt haben, interessierte ihn, im Gegensatz zu vielen anderen Untersuchern, nicht so sehr die Frage, welche körperlichen und seelischen Schäden sind auf diese unmenschlichen Haftbedingungen zurückzuführen, sondern die Frage: Wie war es möglich, daß manche Inhaftierte so unmenschliche Haftbedingungen überhaupt überleben konnten, ohne schwerste körperliche und seelische Dauerschäden davongetragen zu haben.

Durch seine Untersuchungen konnte Antonovsky feststellen, daß die Gesunderhaltung (die Salutogenese) vom „sense of coherence" abhängt, d.h. vom Verstehen eines sinnvollen Zusammenhanges der Lebens- und Erlebnisvorgänge. Dieser „sense of coherence" ist seinerseits von der Fähigkeit und Überzeugung abhängig, daß

1. äußere und innere Reize strukturiert, vorhersagbar und erklärbar sind („comprehensibility");
2. Ressourcen für die Bewältigung der hierfür gestellten Anforderungen verfügbar sind („manageability");
3. diese Anforderungen eine sinnvolle Herausforderung konsequenterweise darstellen („meaningfulness").

Kann der Betroffene trotz enormer Belastungen und Schädigungen einen sinnvollen Zusammenhang in seinem Leben durch Vorhersagbarkeit der Einwirkungen, durch Mobilisierung von Bewältigungsstrategien und durch das Erleben einer sinnvollen Herausforderung herstellen, dann hat er große Chancen, schwere und schwerste Schädigungen physikalisch-chemischer, biologischer, psychischer und sozialer Herkunft einigermaßen gesund zu überstehen.

In Ergänzung dazu konnten schon vor vielen Jahren Engel und Schmale feststellen, daß wir am Anfang der Entstehungsgeschichte schwerer und schwerster Erkrankungen meist eine Phase der „Hilfs- und Hoffnungslosigkeit" feststellen können. Das heißt, die späteren Patienten sehen sich hilf- und wehrlos einem sinnlosen oder unaufhebbar strafenden Schicksal ausgeliefert.

Die hier geschilderten Ergebnisse der modernen Pathogenese- und Salutogeneseforschung sollen dem Leser zeigen, daß wir als Kranke nicht nur die passiven und willenlosen Opfer anonymer Schicksalsbedingungen sind, sondern – in Grenzen – unser Schicksal selbst beeinflussen, im Idealfall sogar gestalten können.

Gegen den hier entwickelten Gesundheitsbegriff, dem die Vorstellung einer uneingeschränkten Entfaltung des Lebens zugrunde liegt, die immer wieder aufs neue aktiv erschaffen werden muß, können Widersprüche formuliert werden. Es sei doch offensichtlich, daß es sowohl Menschen gibt, die bezüglich „Gesundheit" bevorzugt bzw. benachteiligt sind. Es gibt Menschen, so kann weiterhin argumentiert werden, die bereits behindert, das heißt „krank" zur Welt kommen. Ihre Erkrankung ist entweder durch genetische Programmierungen oder durch Schädigungen in der Embryonal- bzw. Foetalentwicklung hervorgerufen. Die Ergebnisse der hochentwickelten Pathogeneseforschung beweisen, daß auch im späteren Leben viele Erkrankungen durch genetische Programmierung, durch Infektionen, Schadstoffe unterschiedlichster Art, durch Unfälle und durch schädigende Einflüsse aus dem psychosozialen Bereich hervorgerufen werden oder zumindest mitbedingt sind.

Das alles ist natürlich richtig, widerlegt aber nicht unsere These, derzufolge Gesundheit gleichbedeutend mit unbeschädigtem, voll sich entfaltendem Leben ist. Wenn wir weiterhin in Anlehnung an Maturana und Varela die Fähigkeit zur Autopoiese also zur Selbsterzeugung bzw. Selbstverwirklichung als Kennzeichen des Lebendigen ansehen, dann folgt auch zwingend daraus, daß wir uns aktiv um Lebensentfaltung und Selbstverwirklichung bemühen müssen. Dieses Bemühen kann man aber auch als Streben nach Gesundheit im oben definierten Sinne bezeichnen.

Der Biologe Jakob von Uexküll und der Psychosomatiker Thure von Uexküll haben wiederholt darauf hingewiesen, daß sich lebende von toter Materie durch die Fähigkeit unterscheidet, Zeichen bewerten und beantworten zu können. Sie nennen dies „Bedeutungserteilung" und „Bedeutungsverwertung". Dies gilt für alle lebenden Systeme von der Zelle bis zum Organismus, von der Amöbe bis zum Menschen. Durch die Fähigkeit, Zeichen zu bewerten und beantworten zu können, entsteht ein Beziehungsgeflecht sowohl innerhalb als auch zwischen den verschiedenen Systemebenen des Organismus.

Auf der Zellebene werden unterschiedliche Signale, die durch chemische oder physikalische Zeichenträger übermittelt werden, bewertet und beantwortet. Aber auch zwischen den Systemebenen bestehen interpretative Beziehungen. So wird z.B. ein auf der Zellebene feststellbarer Mangel an Kohlehydraten, Fett, Eiweiß und Flüssigkeit auf der Ebene des Gesamtorganismus in „Hunger" und „Durst" übersetzt.

4. Abschließende Betrachtungen

Unter zeichen- und kommunikationstheoretischen Aspekten ist ein Organismus dann als „gesund" zu bezeichnen, wenn der Kommunikations- und Interpretationsfluß sowohl innerhalb des Organismus als auch zwischen Organismus und Umwelt ungestört ablaufen kann. Letztere Feststellung ist vor allem für uns Menschen von besonderer Bedeutung, weil wir nicht nur wie die Tiere auf einen ungestörten Interaktionsprozeß mit unserer Umgebung, sondern darüber hinaus auch als soziale Wesen auf ungestörte Kommunikation mit unserer sozialen Umwelt angewiesen sind.

Vom Zeichentheoretiker Peirce haben wir gelernt, daß Zeichenrelationen, die für lebende Prozesse charakteristisch und konstitutiv sind, im Gegensatz zu zweigliedrigen physikalischen Prozessen (Ursache/Wirkung) immer dreigliedrig sind: Ein materieller Zeichenträger erhält auf Grund eines Codes eine immaterielle Bedeutung. Dieser dreigliedrige Zeichenprozeß ist für „Leben" konstitutiv.

Nach diesen Überlegungen können wir feststellen: „Gesundheit" ist unbehindert sich entfaltendes Leben. „Krankheit" ist eingeschränktes, behindertes Leben. Diese Einschränkung kann schwerpunktmäßig biologisch-materieller, psychischer oder sozialer Natur sein. Das Charakteristische von „Krankheit" ist die Einschränkung der freien Lebensentfaltung.

Solange ein Organismus mit seinen Subsystemen und mit seiner Umgebung in Harmonie lebt und über einen ungestörten Informationsfluß und -austausch verfügt, ist er als „gesund" zu bezeichnen. Leichte Störungen, die stets auftreten, werden vom Organismus durch Autopoiese ausgeglichen. Vermag der Organismus dies aus eigener Kraft nicht mehr, dann ist er als „krank" zu bezeichnen.

Die oben erwähnte Übergangs- bzw. Grauzone zwischen „gesund" und „krank" ist durch das relativ geringe Ausmaß der Einschränkung hervorgerufen.

Es scheint mir noch wichtig, ein mögliches Mißverständnis auszuräumen: Die Gleichsetzung von „Gesundheit" mit „uneingeschränkter Lebensentfaltung" bezieht sich natürlich immer nur auf das Gesamtsystem und nicht auf die Subsysteme, weil eine rücksichtslose Entfaltung eines Subsystems das Gesamtsystem gefährdet oder sogar vernichten kann. Ein Beispiel sind die hemmungslos sich vermehrenden und wachsenden Krebszellen, die den Organismus zerstören. Ein anderes die hemmungslos sich vermehrende Population einer Gattung, die das ökologische Gleichgewicht gefährdet.

Prüfungsfragen

1. Definieren Sie die Begriffe Gesundheit und Krankheit.
2. Was versteht man unter Salutogenese?
3. Zählen sie einige Prinzipien der Gesunderhaltung auf.

Literatur

1. Antonovsky A (1979) Health, stress and coping: new perspectives on mental and physical wellbeing. Josey-Brass, San Francisco
2. Engel GL, Schmale LH (1972) Conservation – withdrawal: a primary process for organismic homöostasis: Ciba Foundation Symposium: Phys, Emotion and Psychosoamtic Illness, London, pp 57–85
3. Maturana HR (1982) Erkennen: Die Organisation und Verkörperung von Wirklichkeit. Vieweg & Sohn, Braunschweig Wiesbaden
4. Peirce CS: Collected papers. Harvard University Press, Cambridge
5. Schipperges H (1970) Moderne Medizin im Spiegel der Geschichte. Thieme, Stuttgart
6. Selye H (1974) Stress without distress. Wld Hlth Magazine
7. Uexküll J v (1928) Theoretische Biologie, 2. Aufl. Springer, Berlin Frankfurt/M (Neudruck: Suhrkamp, 1973)
8. Uexküll Th v, Wesiack W (1988) Theorie der Humanmedizin. Urban & Schwarzenberg, München
9. Varela FG (1985) Step to a cybernetics of autonomy: new ideas on complexity. London
10. Weizsäcker V v (1986) Gesammelte Schriften. Suhrkamp, Frankfurt
11. Wesiack W (1980) Psychoanalyse und praktische Medizin. Klett-Cotta, Stuttgart

Kapitel 6

Gesundheitspsychologie

J. Egger

> **Lehrziele**
> a) Definition und Arbeitsbereich der Gesundheitspsychologie.
> b) Einführung in die Denk- und Arbeitsweise der Gesundheitspsychologie.
> c) Gesetzliche Grundlagen für Ausbildung und Anwendung von Gesundheitspsychologie in Österreich.

1. Psychologische Aufgaben im Gesundheitswesen

Die meisten Experten stimmen darüberein, daß die Erhaltung der Gesundheit nicht in erster Linie ein Verdienst der kurativen Medizin ist, sondern auf Verbesserungen in den öko-sozialen Umweltbedingungen der Menschen beruht. Diese Einsicht birgt die Aufforderung in sich, zukünftig bedeutend mehr, als es gegenwärtig der Fall ist, die Methoden der „Gesundheitsbildung" für die Gesundheitserhaltung und Krankheitsverhütung zu nutzen (vgl. Beckmann 1981, Schwarzer 1990, 1992). Dies schmälert nicht die Fortschritte der Medizin und ihre Verdienste für den verbesserten Gesundheitszustand der Bevölkerung – allerdings läßt sich ihr Wert eher für die Lebenserhaltung von Individuen als für ganze Populationen nachweisen. Auch die herausragende Bedeutung einer aufgeklärten, vernünftigen Lebensweise (also das individuelle wie kollektive Gesundheitsverhalten) für eine bessere Gesundheit soll nicht herabgemindert werden. Trotzdem sind beide Positionen unzureichend, wenn es darum geht, die in unseren Breiten feststellbare Verbesserung der Lebensquantität und Lebensqualität zu erklären. Wie mehrfach gezeigt werden konnte, haben sich

---

Die Bezeichnung „Psychologe" meint selbstverständlich die weiblichen und männlichen Vertreter dieses Berufszweiges.

nämlich parallel zur Verbesserung der Lebenserwartung und des Gesundheitszustandes der Bevölkerung auch die krankheitsverursachenden und krankheitsfördernden sozialen Ungerechtigkeiten erheblich vermindert. Bakterielle Hygiene – und in der neueren Geschichte auch die psychosoziale Hygiene – sind Teile einer solchen fortdauernden Aufklärung und diese selbst ist Teil einer umfassenden gesellschaftlichen Veränderung.

Am besten läßt sich dies in den Entwicklungsländern zeigen, wo die Menschen vorwiegend an Krankheiten leiden, die durch schlechte Ernährung, Mangel an Hygiene und andere Faktoren verursacht oder begünstigt werden – Faktoren, welche zu einem erheblichen Ausmaß auf soziale Ungerechtigkeiten bzw. auf soziales Leiden zurückgeführt werden können. Sauberes Trinkwasser kann nicht durch Antibiotika ersetzt werden! Vielen erscheint es daher logisch, dem Staat die Verantwortung für die Gesundheit seiner Bevölkerung zuzuschreiben und mit entsprechenden Vorkehrungen die Risikofaktoren für die bei uns häufigsten Todesursachen, wie Herz- und Kreislauferkrankungen, Krebskrankheiten, oder bspw. die Drogensucht wirksam einzudämmen. Damit kommen die staatlichen Organe in die uns allen geläufige Zwickmühle, daß sie mit ihren gesetzlichen Reglementierungsversuchen gegen unser Interesse an Nichtbeeinflussung von persönlichen Freiheiten, wirtschaftlichen Interessen oder sozialem Lebensstandard arbeiten. Am aktuellen Beispiel des Tabakrauchens ist dieser Konflikt unschwer nachzuzeichnen.

So wird versucht, in einem möglichst gut verhandelten sozialen Kompromiß jene gesundheitspolitischen Ziele zu verfolgen, für welche demokratische Mehrheiten zu finden sind. Das (Gesundheits-)Verhalten des Menschen verwirklicht sich immer in der Spannung zwischen biologischen und gesellschaftlichen Grenzen. Seine persönliche Motivation für oder gegen ein bestimmtes Handeln bestimmt wesentlich die Richtung, sodaß staatliche Einflußnahme allein – etwa zur Veränderung von Lebensbedingungen in der Hoffnung, damit alles Leiden auszumerzen – zu kurz greift. „So haftet den Leiden ein konservatives Moment an, das nicht durch irgendwelche Fortschritte, sowohl medizinisch-technische, aufklärerische oder auch soziale, überwunden werden kann. Die Angst vor einer Geburt, die Angst vor Krankheit, besonders die Angst vor dem Sterben ist Leiden, das nicht durch Forschungsergebnisse überwunden werden kann. Angst reduziert sich nur dann, wenn Handlungsalternativen vorhanden sind. Diese können jedoch erforscht werden. Die Grenzen von Handlungsspielräumen wiederum sind sozialbedingt, aber es gibt auch biologische Grenzen, die allzu häufig verleugnet werden, da der moderne Mensch von einer Unendlichkeit möglicher Handlungsspielräume ausgeht." (Beckmann 1981, S. 382).

Wir haben inzwischen den naiven Glauben verloren, wonach wir Krankheit und Leid dadurch verbannen könnten, indem wir unsere Anstrengungen im technisch-medizinischen Bereich maximieren. Dies hat auch den Weg geebnet, psychologische Erkenntnisse und Methoden (wieder) in den Dienst der Medizin zu stellen. Mitgeholfen hat hier einerseits die Forschung in den psychosomatischen Wissenschaften zu einer Veränderung im theoretischen Verständnis von Krankheit und Krankheitsprozessen.

Aber auch die enorm gestiegenen Kosten der biotechnischen Medizin sowie Veränderungen in gesundheitspolitischen Grundpositionen haben diesen Trend unterstützt. Es scheint, als ob erst durch die Übertreibung einer technisierten, organzentrierten Medizin offenkundig geworden wäre, daß die Bedeutung psychologischer bzw. psychosozialer Faktoren beim „Erkrankungsprozeß" wie auch der Einfluß psychologischer Faktoren beim Genesungsprozeß in der jüngeren Medizingeschichte stark unterschätzt wurde.

Gleichsam als Gegenbewegung zu den notwendig gewordenen feineren Spezialisierungen innerhalb der Medizin und dem drohenden Verlust des Patienten als eines denkenden, fühlenden und handelnden Wesens hat sich eine Haltung etablieren können, wonach der Patient für die Behandlung ebenso wichtig ist, wie seine Krankheit an sich. Es gilt folgerichtig, den Patienten und nicht die Krankheit zu behandeln. Diese Veränderung impliziert die Anerkennung der Bedeutung der psychologischen Faktoren in der Therapie (und die Anerkennung des Psychologen als eines gleichberechtigten Mitgliedes im ärztlichen Team). Mehr und mehr wird es Allgemeingut unseres Wissens, daß medizinische und nichtmedizinische Faktoren gemeinsam den Behandlungserfolg bestimmen.

Eine wesentliche Bedeutung kommt dabei dem wissenschaftstheoretischen Trend zu, daß in der gegenwärtigen Forschung die fruchtlose Trennung zwischen Seelischem und Körperlichem aufgegeben wird. Statt dessen wird akzeptiert, daß Anpassung (als Bewältigung von gegebenen Lebensbedingungen durch autoregulative Kompetenz) im Sinne von Gesundheit und Fehlanpassung (Regulationsstörung) im Sinne von Krankheit mit einer Beschreibung auf verschiedenen (insbesondere biologischen und psychologischen) Ebenen erfolgen kann und erfolgen muß. Seelische und körperliche Vorgänge sind, vereinfacht gesprochen, Elemente ein und desselben Lebensvorganges (vgl. Egger 1992). Der empirischen Psychologie und den in diesem Bereich arbeitenden *Klinischen Psychologen* und *Gesundheitspsychologen* fielen damit eine beträchtliche Zahl von ganz unterschiedlichen Verhaltensproblemen zur Lösung zu, die in allen Bereichen der Gesundheitsvorsorge und Krankenbehandlung auftauchen.

Psychologen haben spezifische Aufgaben in fast allen ambulanten und stationären medizinischen und beratend-therapeutischen Einrichtungen. Diese Aufgaben beziehen sich auf praktische und forschungsmäßige Problemstellungen, die sich wegen ihrer starken Überlappung nicht sinnvoll trennen lassen. Die erfahrungswissenschaftliche Psychologie hat eine Reihe von Erkenntnissen, Methoden und Techniken entwickelt, die bereits mit großem Gewinn in den interdisziplinären Arbeitsbereich der Medizin eingebracht werden.

Praxisfelder für Psychologen in der klinischen Versorgung liegen dabei sowohl

a) in der direkten therapeutischen, stützenden oder beratenden Arbeit mit Patienten; als fachspezifische Aufgaben fallen *Psychodiagnostik, psychologische Beratung* und *psychologische Behandlungen* an;

b) in der Beratung, Anleitung, Stützung und Betreuung von medizinischem Personal; als fachspezifische Aufgabe sei die *psychologische Supervision* erwähnt; und
c) in der psychologischen *Forschung* in den eben erwähnten Arbeitsbereichen zum Zwecke der Gewinnung wissenschaftlicher Erkenntnisse und deren Umsetzung in den Behandlungsvollzug.

Neben der psychodiagnostischen Arbeit und den konkreten psychotherapeutischen Hilfen für Patienten geht es also – und das gilt insbesondere für die stationäre Behandlung des Patienten – auch um die vielfältigen Aspekte der Arzt-Patienten-Interaktion, der Kommunikationsprobleme zwischen Arzt-Pflegepersonal-Patient-Mitpatient und den spezifischen Anforderungen einer Krankenhausbehandlung. Der Psychologe kann an der Optimierung der institutionellen Organisation und Patientenbetreuung mitwirken, und so den diagnostischen und therapeutischen Prozeß begünstigen.

In den letzten beiden Jahrzehnten haben Psychologen auch in Österreich eine Reihe wesentlicher Aufgaben in der Krankenversorgung übernommen. So finden sich *Klinische Psychologen* und *Gesundheitspsychologen* in vielen medizinischen Bereichen wie z.B. der Inneren Medizin, Neurologie, Psychiatrie, Psychosomatik und Psychotherapie, Chirurgie bzw. Anästhesiologie und Intensivmedizin, Kinderheilkunde, Dermatologie, Gynäkologie und Geburtshilfe, Rechtsmedizin, HNO-Bereich. Die konkrete Tätigkeit der *Klinischen Psychologen* erstreckt sich in diesen Fällen, wie erwähnt, einerseits auf den Patienten selbst (in Form von Psychodiagnostik, Beratung und Psychotherapie), andererseits aber auch auf die Vermittlung von nutzbaren psychologischen Erkenntnissen und Interventionsmöglichkeiten an Ärzte, Pflegepersonal und Vertretern von entsprechenden Institutionen.

Obwohl sich die *Klinische Psychologie* sehr bereitwillig zeigt, relevante Forschungsergebnisse direkt an die ärztlichen KollegInnen und an das übrige behandelnde Personal (oder an sonstige, in die Fragestellung involvierten Personengruppen) weiterzugeben, müssen doch die meisten lege artis durchzuführenden psychologischen Maßnahmen wie psychologische Diagnostik und psychologische Therapie auch in der Medizin durch akademisch ausgebildete und mit entsprechender praktischer Kompetenz ausgestattete PsychologInnen erfolgen (s. z.B. Psychologie in Österreich/BÖP, seit 1980). Diese Erkenntnis setzt sich gegenwärtig auch in der Gesetzgebung durch, sodaß wir in einigen Jahren damit rechnen dürfen, Psychologische Dienste (mit *Klinischen Psychologen* und *Gesundheitspsychologen*) in allen medizinischen Versorgungseinrichtungen vorzufinden.

Der Prozeß der Integration von *Klinischen Psychologen* in die Krankenversorgung und von *Gesundheitspsychologen* in das Gesundheitswesen wird sich mit hoher Wahrscheinlichkeit fortsetzen. Für die breitenwirksame Nutzung psychologischer Erkenntnisse werden in Zukunft die Konzepte der Gesundheitspsychologie (Gesundheitserhaltung und Krankheitsverhütung im Sinne der Prävention) und Verhaltensmedizin/Rehabilitationspsychologie (Kuration und Rehabilitation), aber auch einige weitere psychologisch-therapeutische Konzepte der klinischen Psychologie aus sachlichen Gegebenheiten größere Bedeutung erlangen als die individuell arbeitende Psychotherapie. Präventive psychologische Strategien, die sich bspw. auf Einstellungs- und Verhaltensänderungen in Familie, Schule, Verkehr oder Arbeitsplatz beziehen, sind für einen angestrebten günstigen physischen und psychischen Gesundheitszustand der Bevölkerung unentbehrlich. Moderne ärztlich-medizinische Eingriffe vorbereitende, begleitende und nachbetreuende psychologische Patientenbetreuung (aber auch Personalschulung) tragen zur Ergebnisoptimierung und Kostensenkung im Behandlungsprozeß bei. Eine einseitige Bevorzugung der Psychotherapie im Rahmen der vielfältigen psychologischen Tätigkeiten würde für die weitere Entwicklung der österreichischen Gesundheitspolitik kostspielig und – in Relation zu den notwendigen psychosozialen Hilfen für die Bevölkerung – dennoch nicht ausreichend effizient sein.

Tabelle 1. Zur Verwendung psychologischer Termini im Rahmen des österreichischen Gesundheitswesens

Psychodiagnostik

Die Psychodiagnostik stellt entsprechend der wissenschaftlichen Fundierung und den Normen des österreichischen Psychologengesetzes einen genuin psychologischen Tätigkeitsbereich dar. *Psychodiagnostik* ist unverzichtbarer Bestandteil fachpsychologischer Forschung und Praxis und ist überdies auch eines der Differenzierungsmerkmale des Psychologenberufes, einerlei ob die psychodiagnostische Tätigkeit innerhalb oder außerhalb der medizinischen Arbeitsbereiche erfolgt.

Psychologische Behandlung

Der ebenfalls im Psychologengesetz ausgewiesene Tätigkeitsbereich der *psychologischen Behandlung* stellt neben der Psychodiagnostik ein weiteres zentrales Merkmal für die Qualifikation des Klinischen Psychologen und Gesundheitspsychologen dar. *Psychologische Behandlung* umfaßt dabei

1. alle basalen Konzepte der Psychotherapie – allerdings nicht in einer fachspezifischen sondern schulenübergreifenden theoretischen und praktischen Konfiguration – sowie
2. die Bereiche der psychologischen Prävention und
3. der psychologischen Rehabilitation im Rahmen der psychosozialen Versorgung der Bevölkerung.

Somit ist der Begriff der *psychologischen Behandlung* als ein Überbegriff zu verstehen, in dessen Kontext die *Psychotherapie* ein herausragendes Spezifikum darstellt und per Bundesgesetz separat geregelt ist:

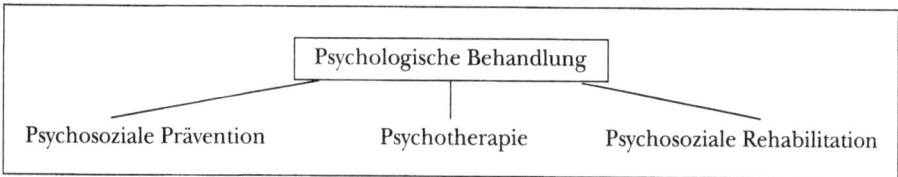

Psychologische Behandlung

stellt also einen Überbegriff für die vielfältigen psychologischen Interventionsformen dar, welche von mehreren Berufsgruppen und für mehrere Berufsfelder nutzbar sind.

Psychosoziale Prävention

meint alle wissenschaftlich begründeten psychologischen Interventionen zur Beeinflussung des Gesundheitsverhaltens; dies schließt die Einflußnahme auf die Gesundheitserhaltung und Krankheitsverhütung sowohl auf Bevölkerungsebene als auch auf individueller Ebene ein. Hier besteht eine enge wissenschaftliche Bindung an die empirisch-analytische psychologische Forschung. Die wesentlichen Anliegen werden in der Gebietsbezeichnung *Gesundheitspsychologie* zusammengefaßt (pragmatische Konzepte wie Gemeindepsychologie, gesundheitspsychologische Dienste, psychologische Beratungsstellen u.v.a.). Der gesetzlich geschützte Titel des *Gesundheitspsychologen* garantiert eine akademische psychologische Ausbildung und praktische Kompetenz der hier tätigen Fachleute.

Psychotherapie

meint die *Heilbehandlung mit psychologischen Mitteln* insbesondere auf individueller Ebene, aber auch auf Kleingruppenebene; vier theoretische Grundpositionen:
a) psychoanalytische Schule und tiefenpsychologische Methoden,
b) verhaltenstheoretische Schule und kognitiv-behaviorale Methoden (Verhaltenstherapien),
c) humanistische Schule und gesprächstherapeutische sowie kreativ-gestaltende Methoden und
d) systemtheoretisch orientierte Schule mit bspw. familienorientierten Methoden.

Der geschützte Titel des *Psychotherapeuten* ist nicht notwendigerweise an eine akademische Ausbildung gebunden, garantiert aber eine staatlich kontrollierte, erworbene (Zusatz-)Qualifikation mit eigenständiger therapeutischer Kompetenz.

Psychosoziale Rehabilitation

faßt alle wissenschaftlich-psychologischen Interventionen zur Beeinflussung des Krankheitsverhaltens zusammen. Sie hat ihre Aufgabe sowohl innerhalb der medizinischen Versorgungseinrichtungen (vgl. *Verhaltensmedizin*) als auch außerhalb z.B. zur Betreuung der enorm gewachsenen Zahl von chronisch Kranken zu erfüllen. Re-Adaptation und Assimilation nach schweren Erkrankungen stellen sowohl individuelle als auch gruppenorientierte Ziele dar. Der geschützte Titel des *Klinischen Psychologen* garantiert eine akademische psychologische Ausbildung und praktische Kompetenz.

Der Begriff Verhalten meint im empirisch-psychologischen Sinn sowohl das subjektive/intraindividuelle Verhalten (Gedanken, Gefühle) als auch das objektive/interindividuelle Verhalten (physiologische und sozial-motorische Reaktionen).

2. Gesundheitspsychologie

2.1 Definition und Arbeitsbereiche der Gesundheitspsychologie

Die *Gesundheitspsychologie* stellt ein noch junges Teilgebiet der Psychologie dar, das nach US-amerikanischem Vorbild in Deutschland und Österreich erst Ende der achtziger Jahre entstanden ist (Schwarzer 1990, S. 3 ff). PsychologInnen haben sich zwar schon immer mit Gesundheit und Krankheit beschäftigt, doch gab es zuvor kein Fach, das diese Thematik systematisch und empirisch in Forschung und Lehre bearbeitet hat. Die *Gesundheitspsychologie* ist vor dem Hintergrund eines positiven Gesundheitsbegriffs und aus der Einsicht in die Verhaltensbestimmtheit vieler Gesundheitsschäden entstanden. Sie folgt einer biopsychosozialen statt einer biomedizinischen Perspektive und hat die Förderung und Erhaltung der Gesundheit ebenso zum Ziel wie die Untersuchung menschlichen Verhaltens angesichts von Erkrankungen.

Die *Entstehung* dieses Faches *Gesundheitspsychologie* ist historisch durch mindestens vier Trends angeregt worden (vgl. Schwarzer 1990):

a) Veränderung des Gesundheitsbegriffs: Gesundheit wird nicht nur als Abwesenheit von Krankheit verstanden, sondern als ein positiver Zustand;
b) Wechsel vorherrschender Krankheiten und Todesursachen: Während früher die akuten Infektionskrankheiten und Epidemien vorherrschten, sind es heute die chronisch-degenerativen Erkrankungen, die sich

teilweise auf ungesunde Lebensgewohnheiten zurückführen lassen, sowie Unfälle und andere verhaltensbedingte Gesundheitsschäden;
c) Kostenexplosion im Gesundheitswesen: Die kurative Medizin ist auf Dauer nicht finanzierbar; legt man daher den Schwerpunkt auf Prävention, dann kommt der Förderung des Gesundheitsverhaltens die höchste Bedeutung zu;
d) Paradigmawechsel: In der Forschung wird das biomedizinische Modell allmählich vom biopsychosozialen Modell abgelöst.

Der Gegenstand der *Gesundheitspsychologie* liegt vor allem in der Bestimmung und Veränderung von Verhaltensweisen und Kognitionen, die mit Krankheitsrisiken verbunden sind oder die der Gesundheitsförderung und Krankheitsbewältigung dienen. In Erweiterung einer Formulierung von Matarazzo (1980; s. Schwarzer 1990) ist zur Zeit folgende Definition gängig: *Gesundheitspsychologie* ist ein wissenschaftlicher Beitrag der Psychologie zur

1. Förderung und Erhaltung von Gesundheit,
2. Verhütung und Behandlung von Krankheiten,
3. Bestimmung von Risikoverhaltensweisen,
4. Diagnose und Ursachenbestimmung von gesundheitlichen Störungen,
5. Rehabilitation und
6. Verbesserung des Systems gesundheitlicher Versorgung.

Sie befaßt sich vor allem mit der Analyse und Beeinflussung gesundheitsbezogener Verhaltensweisen des Menschen auf individueller und kollektiver Ebene sowie mit den psychosozialen Grundlagen von Krankheit und Krankheitsbewältigung.

Dahinter steht die Auffassung, daß viele Krankheiten und Gesundheitsschäden vermeidbar wären, wenn sich Menschen anders verhalten würden. Gesundheit als ein positiver körperlich-psychosozialer Zustand ist beeinflußbar durch die Art und Weise, wie wir mit uns selbst umgehen, wie wir Risiken meiden, Anforderungen bewältigen und Ressourcen aufbauen. Für eine Reihe von Krankheiten läßt sich heute schon angeben, welche Verhaltensweisen ihr Auftretensrisiko erhöhen und welche es mindern. Es gibt psychologische Faktoren, denen eine Mitverursachung organischer Krankheiten zugeschrieben wird, und es gibt Verhaltensweisen, die nach Beginn einer Krankheit deren Verlauf beeinflussen und somit einen Einfluß auf die Genesung und Rehabilitation ausüben.

Die *Gesundheitspsychologie* befaßt sich dabei nicht nur mit dem Verhalten einzelner Menschen, sondern auch mit kollektiven Verhaltensweisen, z.B. in Familien, Schulklassen oder Betrieben, und schließlich auch mit der Analyse und Beeinflussung gesellschaftlicher Normen, die sich auf Gesundheitsbewußtsein und Gesundheitsgewohnheiten auswirken. Die *Gesundheitspsychologie* kann empirisch begründetes Änderungswissen für sozialtechnologische Maßnahmen und gesundheitspolitische Entscheidungen liefern (Schwarzer 1990, 1992).

Seit den 80er Jahren hat sich – praktisch parallel zur Entwicklung in Deutschland – auch in Österreich der Begriff *Gesundheitspsychologie* als Teildisziplin der wissenschaftlichen Psychologie etablieren können (Egger 1994). Gesundheit und Krankheit werden dabei von einem typisch psychologischen Standpunkt aus konzipiert, d.h. psychologische Variablen des Erlebens und Verhaltens werden als zentrale Merkmale für die Verursachung, Entwicklung, Ausbildung, Aufrechterhaltung bzw. Beeinflussung von Gesundheits- bzw. Krankheitsprozessen aufgefaßt. Betrachtet die *Verhaltensmedizin* – als ebenfalls relativ junges Arbeitsgebiet im Schnittfeld zwischen Psychologie und Medizin – vorwiegend den ätiopathogenetischen Krankheitsprozeß und die darauf bezogenen kurativen Möglichkeiten, so widmet sich die *Gesundheitspsychologie* – zumindest nach ihrem bisherigen Ansatz in Österreich – verstärkt dem präventiven Bereich.

Die *Gesundheitspsychologie* beschäftigt sich also insbesondere mit jenen psychologischen Faktoren, die bei der Aufrechterhaltung von Gesundheit, der Vorbeugung von Krankheit, der Behandlung bestehender Erkrankungen bis hin zur Anpassung an chronische Krankheiten maßgeblich beteiligt sind.

Die bisherige theoretische und praktische Arbeit konzentrierte sich auf inhaltliche Themen wie *Gesundheitsförderung*, *Änderungsmöglichkeiten für gesundheitsrelevantes Verhalten*, *soziale Unterstützung*, *Streßbewältigung* und *Erholungsprozesse* oder *Familie* und *Gesundheit*. Mit diesen Konzepten wird der Krankheitsforschung eine *Gesundheitsforschung* gegenübergestellt, wenngleich letztere in vielen Bereichen bisher nur eine Standpunktverlagerung oder Schwerpunktversetzung zu den bisherigen medizinnahen Theorieansätzen darstellt.

2.2 Gesetzliche Verankerung der Gesundheitspsychologie

Als eine Besonderheit im Rahmen europäischer Berufsregelungen darf das seit 1. 1. 1991 geltende Psychologengesetz gelten, welches sowohl den Schutz der Berufsbezeichnung *Psychologe* bzw. *Psychologin* als auch eine bundesweit einheitliche Regelung der Ausbildung und des Berufstitels der *Klinischen PsychologInnen* und *GesundheitspsychologInnen* in Österreich umfaßt. Zwar sind damit nicht alle Bereiche der psychologischen Berufsausübung gesetzlich geregelt, zwei herausragende Teilgebiete jedoch sind bundeseinheitlich normiert:

a) die Ausbildung zum *Klinischen Psychologen* sowie die Ausübung des Berufs des *Klinischen Psychologen* sowie
b) die Ausbildung zum *Gesundheitspsychologen* und die Berufsausübung des *Gesundheitspsychologen*.

Zugleich mit dem Psychologengesetz ist auch ein Psychotherapiegesetz in Kraft getreten, womit für die psychologischen Dienstleistungen im österreichischen Gesundheitswesen – oder besser: Krankheitswesen – eine jahrzehntelange Rechtsunsicherheit hinsichtlich Berufsausbildung und Berufszulassung in psychologischen Arbeitsbereichen beseitigt worden ist.

Als Voraussetzungen für die selbständige Ausübung des psychologischen Berufes gilt die im Gesetz vorgegebene Berechtigung zur Führung der Berufsbezeichnung Psychologe oder Psychologin, der Nachweis des Erwerbs der fachlichen Kompetenz, weiters die Eigenberechtigung, gesundheitliche Eignung und Vertrauenswürdigkeit sowie die in die Liste der *Klinischen PsychologInnen* und *GesundheitspsychologInnen* nach Anhörung des Psychologenbeirates notwendige Eintragung (Bundesministerium für Gesundheit, Sport und Konsumentenschutz).

Im Artikel 1 des österreichischen Psychologengesetzes heißt es unter § 3 Pkt. (1):

Die Ausübung des psychologischen Berufes im Bereich des Gesundheitswesens ist die durch den Erwerb fachlicher Kompetenz im Sinne dieses Bundesgesetzes erlernte Untersuchung, Auslegung, Änderung und Vorhersage des Erlebens und Verhaltens von Menschen unter Anwendung wissenschaftlich-psychologischer Erkenntnisse und Methoden.

(2) Die Ausübung des psychologischen Berufes gemäß Abs. 1 umfaßt insbesondere

1. die klinisch-psychologische Diagnostik hinsichtlich Leistungsfähigkeit, Persönlichkeitsmerkmalen, Verhaltensstörungen, psychischen Veränderungen und Leidenszuständen sowie sich darauf gründende Beratungen, Prognosen, Zeugnisse und Gutachten,
2. die Anwendung psychologischer Behandlungsmethoden zur Prävention, Behandlung und Rehabilitation von Einzelpersonen und Gruppen oder die Beratung von juristischen Personen sowie die Forschungs- und Lehrtätigkeit auf den genannten Gebieten und
3. die Entwicklung gesundheitsfördernder Maßnahmen und Projekte.

Ein Jahr nach Inkrafttreten der beiden Bundesgesetze zur Psychologie einerseits und Psychotherapie andererseits ist auch das Österreichische Allgemeine Sozialversicherungsgesetz (50. ASVG-Novelle, 1. 1. 1992) an die neuen Tatbestände angepaßt worden. In seiner 50. Novelle wird für den Bereich der *Klinischen Psychologie* beispielsweise die Leistung „Psychologische Diagnostik" und aus dem Bereich der *Gesundheitspsychologie* die „Gesundheitsförderung" Aufgabe der österreichischen Sozialversicherungen. Obwohl dies bis dato noch wenig konkrete Veränderungen für *Gesundheitspsychologen* und Sozialversicherten gebracht hat, so muß doch prinzipiell festgestellt werden, daß dies einen wichtigen Schritt weg von einem reinen Krankheitsbehandlungssystem hin zu einem Gesundheitssystem bedeutet (vgl. Kisser 1992). In dem hier relevanten Teilbereich des § 116 Abs. 1 des ASVG heißt es seit 1. 1. 1992:

„Die Krankheitsversicherung trifft Vorsorge (…)

a) für die Früherkennung von Krankheiten und Erhaltung der Volksgesundheit; (…)
b) für medizinische Maßnahmen der Rehabilitation;
c) für die Gesundheitsförderung."

Interessant ist auch, daß die Krankenkassen nun auch Aufgaben zur Gesundheits- und Sicherheitsinformation, also der Gesundheits- und Sicherheitserziehung, übernommen haben, was bisher nur für die gesetzliche Unfallversicherung für den Bereich der Arbeitsunfälle gegolten hat –, was im § 154 b folgendermaßen lautet:

„Die Krankenversicherungsträger haben allgemein über Gesundheitsgefährdung und über die Verhütung von Krankheiten und Unfällen – ausgenommen Arbeitsunfälle – aufzuklären sowie darüber zu beraten, wie Gefährdungen vermieden und Krankheiten sowie Unfälle – ausgenommen Arbeitsunfälle – verhütet werden können."

Damit ist der bisher groteske Tatbestand weggefallen, daß die Krankenkassen keine Investitionen in die Prophylaxe tätigen konnten. Verstärkend heißt es im § 116 Abs. 2:

„Überdies können aus Mitteln der Krankenversicherung Maßnahmen zur Festigung der Gesundheit und Maßnahmen zur Krankheitsverhütung gewährt werden." Eingeschlossen sind Möglichkeiten, daß in Zukunft Mittel „auch zur Erforschung von Krankheits- bzw. Unfallursachen – ausgenommen Arbeitsunfälle – verwendet werden (...)", wie es im § 116 Abs. 4 ASVG heißt. Eine solche prophylaktische Forschung konnte bisher so gut wie nicht finanziert werden.

2.3 Zukunftsperspektiven der Gesundheitspsychologie

Gegenwärtig werden sowohl auf theoretischer als auch praktischer Ebene Konzepte entwickelt, die diesem neu definierten Arbeitsbereich gerecht werden. Dabei ist noch nicht klar ersichtlich, wie sich die *Gesundheitspsychologie* im Verhältnis zu anderen Disziplinen mit ähnlicher Fragestellung entwickeln wird. Sie schließt Problemstellungen anderer Fachgebiete wie z.B. *Klinische Psychologie, Medizinische Psychologie* und *Psychosomatik* mit ein und zeigt Überlappungen mit interdisziplinären Arbeitsgebieten wie z.B. der *Verhaltensmedizin* und der *Public Health* (vgl. Schwarzer 1990).

Die Weltgesundheitsorganisation (WHO) hat sich in der bereits auf das Jahr 1977 zurückgehenden Resolution der 30. Weltgesundheitsversammlung das Ziel gesetzt, bis zum Ende dieses Jahrtausends weltweite Maßnahmen zu Gesundheitsförderung und Prävention anzuregen und zu unterstützen („Health for All by the Year 2000", WHO 1978). Bei dieser programmatischen Aussage steht nicht die medizinisch-kurative, sondern die primär präventive Perspektive im Vordergrund. Die WHO unterscheidet zwischen gesundheitsförderlichen, krankheitsverhütenden, kurativen und rehabilitativen Diensten, wobei dies zugleich eine Rangordnung der zu fördernden Maßnahmen darstellt. Die *Gesundheitspsychologie* wird vor allem für die ersten beiden Aufgaben, also Gesundheitsförderung und Krankheitsverhütung, zuständig gemacht.

In ihrem Zielekatalog zu „Gesundheit 2000" (WHO 1985) finden sich tatsächlich eine Reihe von direkten oder indirekten Herausforderungen an die Psychologie und hier insbesondere an die *Gesundheitspsychologie* (vgl. Kisser 1992): Beim Ziel der Reduktion von Herz-Kreislauferkrankungen spielen Verhaltensrisikofaktoren wie Nikotinkonsum, gesündere Ernährung und Risikoindikatoren wie Adipositas, Bewegungsmangel oder chronischer Alkoholkonsum – also durchwegs psychologische Themen bzw. Angelegenheiten des individuellen und kollektiven Lebensstils – eine bedeutende Rolle.

Das Ziel einer Verringerung der Unfallhäufigkeit hat neben einer dem Menschen adäquatere Lebensumgebungsgestaltung natürlich auch die Beeinflussung des Risikoverhaltens zur Voraussetzung, was ebenfalls für die Psychodiagnostik und Präventivpsychologie ein weites Arbeitsfeld darstellt.

Das Ziel einer Förderung gesunder Lebensgewohnheiten ist genuin ein psychologisches Thema und fordert die Mitarbeit der *GesundheitspsychologInnen* offenkundig. Dasselbe gilt für das Ziel eines positiven Gesundheitsverhaltens mit den primären Ausrichtungen nach ausgewogenen Eßgewohnheiten, nicht Rauchen, geeigneten körperlichen Betätigungen und positiver Streßbewältigung.

Auf der anderen Seite steht das Ziel, gesundheitsschädigendes Verhalten zu verringern – wie etwa den übermäßigen Genuß von Alkohol, von pharmazeutischen Produkten, oder die Verwendung verbotener Drogen oder gefährlicher Substanzen aber auch gefährliches Fahrverhalten und gewalttätiges Sozialverhalten. Es darf als unbestritten gelten, daß dies nicht nur eine psychotherapeutische und allgemein sozialpolitische Aufgabe darstellt, sondern insbesondere auch die Mitarbeit von *GesundheitspsychologInnen* notwendig macht.

Das Ziel, den Umfang der primären Gesundheitsversorgung zu verbreitern, strebt eine vielfältige Palette an gesundheitsfördernden, kurativen, rehabilitativen und ergänzenden Versorgungsdiensten an, um die basalen Gesundheitsbedürfnisse der Bevölkerung zu befriedigen und gleichzeitig auch gefährdete, benachteiligte und unterversorgte Individuen sowie Gruppen verstärkt zu betreuen. Daß hier Psychodiagnostik, psychologische Behandlung und Fachpsychotherapie mit im Leistungsangebot zu sein haben, versteht sich von selbst.

Gerade auch was die für die Realisation der angestrebten Zielerreichungen notwendigen Forschungsstrategien betrifft – beispielsweise die Erforschung von Einstellungen und Verhaltensweisen, der effizientesten Methoden ihrer Beeinflussung usw. – sind dies genuin psychologische Forschungsthemen. Diese müssen verstärkt universitär und außeruniversitär wahrgenommen werden.

Naturgemäß ergeben sich die konkretesten Möglichkeiten zur praktischen Umsetzung gesundheitspsychologischer Interessen aus den vorhin zitierten rechtlichen Neuerungen in Österreich. Die Zeitspanne seit dem Inkrafttreten der einschlägigen Gesetze ist allerdings zu kurz, um bereits über konkrete Ergebnisse berichten zu können. Für das Gelingen gesundheitspsychologischer Projekte wird auch in Österreich immer wieder auf WHO-Initiativen hingewiesen, die als internationale Legitimation und Herausforderung für eine stärkere Berücksichtigung gesundheitspsychologischer Perspektiven im Gesundheitswesen aufgefaßt werden.

Prüfungsfragen

1. Welche wissenschaftlich-psychologischen Beiträge leistet die Gesundheitspsychologie im Rahmen der Gesundheitsversorgung?
2. Worin liegt der Schwerpunkt der praktischen gesundheitspsychologischen Arbeit?
3. Welche gesetzliche Verankerung hat die Gesundheitspsychologie in Österreich?

Literatur

1. Beckmann D (1981) Forschung in der Medizinischen Psychologie. Münchner Med Wochenschr 123 (10): 381–383
2. Berufsverband Österreichischer Psychologen (BÖP) (Hrsg) (1990–1995) Psychologie in Österreich. WUV, Wien
3. Bundesgesetzblatt für die Republik Österreich (1990) Psychologengesetz, Psychotherapiegesetz 151/1990, Wien, 29. 6. 1990
4. Egger J (1992) Das Ende der Leib-Seele-Dichotomie. Neue Ansätze zur Theorie der Psychosomatik. Psychologie in der Medizin 3 (2): 3–9
5. Egger J (Hrsg) (1993) Psychologie in der Medizin. WUV, Wien
6. Egger J (1994) Health psychology in Austria. Europ Rev Appl Psychol 44 (3): 179–203
7. Kisser R (1992) Eine Herausforderung für die Gesundheitspsychologie. Psychologie in Österreich 12 (1/2): 11–14
8. Schwarzer R (1990) Gesundheitspsychologie: Einführung in das Thema. In: Schwarzer R (Hrsg) Gesundheitspsychologie. Hogrefe, Göttingen, S 3
9. Schwarzer R (1992) Gesundheitsverhalten. Hogrefe, Göttingen
10. WHO-Regionalbüro für Europa (1985) Einzelziele für „Gesundheit 2000". Deutsche Zentrale für Volksgesundheitspflege, Frankfurt/M

Kapitel 7

Lebensqualität

B. Brömmel

> **Lehrziele**
>
> In diesem Kapitel soll der Begriff der Lebensqualität und seine Bedeutung für die klinische Tätigkeit dargestellt werden. Zusammenhänge mit und Abgrenzung zu anderen Begriffen wie Gesundheit, Glück, Lebensstandard, Lebenszufriedenheit und Lebenserwartung werden gezeigt. Notwendigkeit und Möglichkeiten der Messung der Lebensqualität werden diskutiert. Letztlich illustrieren Ergebnisse der Lebensqualitätsforschung und ein Fallbeispiel die Überlegungen.

Einführung

Lange Zeit genügte es, die therapeutischen Effekte eines neuen Medikaments (beispielsweise eines Zytostatikums zur Krebsbehandlung) in der Verlängerung der *Überlebens*rate der behandelten Patienten auszudrücken. Gerechnet wurde in Monaten, Jahren, die man die Patienten länger am Leben halten konnte und in sogenannten Fünfjahresüberlebenszeiten. Die Frage, *wie* sie überlebten, wurde dabei vernachläßigt. Es ging lange Zeit um Quantität, nicht um Qualität. *Leben* aber ist mehr als nicht sterben.

Wozu brauchen wir den Begriff der Lebensqualität?

Vor allem bei chronischen und lebensbedrohlichen Erkrankungen genügt es nicht, die Sinnhaftigkeit einer Therapie allein über die Anzahl der Monate einer Lebensverlängerung zu bestimmen. Am Beispiel Krebs: Rund ein Drittel der an Krebs Erkrankten wird heute geheilt, einem weiteren Drittel kann die Medizin heute das Leben nach der Diagnosestellung entscheidend, also um Jahre verlängern („Lebens*quantität*") und bei jedem

Dritten schreitet die Erkrankung mehr oder weniger unaufhaltsam fort. Auf Grund klinischer Studien und aus Erfahrung weiß man um die *statistische* Prognose der einzelnen Tumore und ihrer Stadien Bescheid. Sowohl Arzt als auch Patient werden höhere Belastungen durch die Therapie (verstümmelnde Operationen, Nebenwirkungen der Chemotherapie etc.) in Kauf nehmen, wenn die Chancen auf Heilung realistisch und gut sind (erstes Drittel, siehe oben). Sind die Chancen auf Heilung schlecht, stellt sich die Frage, ob es vertretbar ist, den Kranken den psychischen und somatischen Belastungen beispielsweise einer Chemotherapie, die kurative Ziele verfolgt, also auch entsprechend hoch dosiert sein muß, zu unterwerfen (zweites und drittes Drittel). Die Frage der Lebensqualität erhebt sich also an der Grenze zwischen kurativer und palliativer Medizin. Rechtfertigt die konkrete Prognose die Amputation einer Gliedmaße, die Entfernung eines oder mehrer Organe usw.?

Die Erhaltung dessen, was das Leben erträglich oder lebenswert macht, eben die Qualität des Lebens, ist bei nicht-heilbaren Krankheitsfällen relativ lange möglich (siehe zweites Drittel, oben). Eine palliative Behandlung, eine Behandlung also, die nicht die **Heilung** des Patienten, sondern die **Linderung** des Leidens an der Erkrankung beabsichtigt, verbessert seine Lebensqualität. Zahlreiche klinische Untersuchungen belegen das. Sie muß anders geplant und durchgeführt werden als eine kurative.

Somit sind Bestimmung und Prognose der Lebensqualität eine wichtige Entscheidungshilfe zwischen kurativ und palliativ motivierter Medizin. Mittlerweile wurden verschiedene Entscheidungshilfemodelle, wie TWIST (time without symptoms or toxicity) oder QALY (quality adjusted life years) entwickelt. Bei letztem werden Lebensqualität, Überlebenszeit und Kosten einer Therapie gegeneinander aufgerechnet und letztlich gesundheitspolitischen Entscheidungen zugrunde gelegt.

Aber selbst in der kurativen Medizin hat der Begriff seine Berechtigung. Nämlich dann, wenn mehrere Therapien zur Verfügung stehen, die in kurativer Hinsicht als gleichwertig beurteilt werden, aber durch ihre jeweiligen Nebenwirkungen und psychischen Belastungen das Befinden des Patienten in unterschiedlichem Ausmaß beeinflussen. Und da diagnostische Schritte in der Regel therapeutische Konsequenzen in sich tragen (sollten), müssen Überlegungen zum Einfluß auf die Lebensqualität auch dort angestellt werden.

Zur Herkunft des Begriffs

Der Ursprung geht auf die soziologische Forschung zurück. Soziologen isolierten den Begriff der Lebensqualität vom Begriff des **Lebensstandard**. Sie belegten in wissenschaftlichen Untersuchungen, daß materieller Wohlstand die Menschen noch nicht glücklich macht – nicht einmal die, die daran teilhaben.

Lebensqualität wurde folglich als Ziel „individueller Wohlfahrt", bestehend aus objektiven Lebensbedingungen und subjektivem Wohlbefinden definiert. Dabei versuchte man, Lebensqualität anstelle von Wirtschaftswachstum zur Beurteilung von Wohlfahrt heranzuziehen. In den meisten Untersuchungen erwies sich die **Gesundheit** der Befragten (repräsentative Zufallsstichproben aus der sogenannten Normalbevölkerung) als der subjektiv wichtigste Faktor der Lebensqualität. Die OECD schlug daraufhin die Ärztedichte eines Landes als Indikator für das Ausmaß an Lebensqualität vor. Heute wissen wir, daß *Kranken*häuser und Ärzte nicht Hüter der *Gesundheit* und schon gar nicht der subjektiven Gesundheit sind, sondern eben *Kranke* behandeln. Sie vermögen die subjektiv empfundene Lebensqualität mehr oder weniger Gesunder kaum anzuheben. Oder nach György Sebestyen: Der Mangel an Unglück (oder Krankheit) führt nicht zu mehr Glück (Gesundheit; Lebensqualität), sondern eben zu weniger Unglück.

Zusammenhänge zwischen Gesundheit, Glück, Zufriedenheit und Lebensqualität

Die Ergebnisse einschlägiger Befragungen sind zunächst verwirrend. So liegen beispielsweise Lotteriegewinner und posttraumatisch Querschnittgelähmte (verglichen jeweils mit einer Stichprobe aus der „Normalbevölkerung") in ihrem „subjektiven" **Glücksgefühl** nicht so weit auseinander, wie man meinen möchte. Landläufig als extrem positiv oder extrem negativ eingeschätzte Ereignisse scheinen einen überraschend beschränkten Einfluß auf das persönliche Glücksgefühl zu haben. Der **adaption level theory** entsprechend verbraucht sich einerseits das Glücksgefühl durch Gewöhnung (**habituation**), andererseits verlieren Ereignisse des alltäglichen Lebens an Bedeutung (**contrast**). In einer anderen Untersuchung korrelierten häufigere positive Lebensereignisse mit mehr Unzufriedenheit bei einer Kontrollgruppe aus Gesunden. Auch andere Modelle versuchen die geringe Konvergenz zwischen subjektivem Erleben und „objektiven" Ereignissen oder Umständen zu erklären: Die sogenannte **Divergenzhypothese** verweist auf die grundlegende und lebensgeschichtlich bedingte Unterschiedlichkeit *subjektiver* Wahrnehmung und Verarbeitung *objektiven* Geschehens. Die sogenannte **Prozeßhypothese** meint, daß unter dem Einfluß einer realen Situation sich die Hierarchie der Bedürfnisse verändert, das aktuelle Geschehen also in ein entsprechend „gefärbtes Licht" taucht. Den lebensbedrohlich Erkrankten betrüben vielleicht früher als ärgerlich erlebte Widrigkeiten weniger, er empfindet mehr Freude an zuvor Vernachlässigtem.

Lebensqualität ist also das Ergebnis eines individuellen Verarbeitungsprozesses. Verglichen mit einer Normalbevölkerung äußerten Krebspatienten in einer Studie 3–10 Jahre nach Radiotherapie eine teilweise höhere Lebensqualität und -zufriedenheit als Gesunde.

Das Leben (und die subjektive Zufriedenheit mit diesem Leben) scheint nicht den Regeln einer Additionsrechnung zu folgen. Eine möglichst hohe Summe addierbarer Einzelfaktoren, die unser Leben möglichst

„gut" werden lassen, suggerierte ein utopisches, weil nie erreichtes Maximum an Glück, Zufriedenheit und Sinn. Um mit Jeanne Hersch zu sprechen: „Wer das Menschsein schätzt und liebt, ... der muß froh sein, mit all dem Ungenügen zu leben, das zum Wesen der Zeitlichkeit gehört."

Definitionsversuche

Eine mögliche Definition versteht Lebensqualität als Differenz zwischen Hoffnungen und Erwartungen einerseits und gegenwärtigen Erfahrungen andererseits. Die aus dieser Differenz entstehende *Spannung* ist mehr oder weniger erträglich, bestimmt aber ein ganz wichtiger Motor unseres Lebens. Anders ausgedrückt, ist es nicht das einhundertprozentige Gelingen, die totale Erfüllung unserer Wünsche, Träume und Sehnsüchte, sondern die (eben noch) ertragbare Frustration derselben, die uns motiviert, fortzuschreiten, Neues zu (ver)suchen und letztlich weiterzuleben. Diese Überlegung könnte die oben erwähnten, scheinbar paradoxen Zusammenhänge erklären helfen.

Eine andere Möglichkeit wäre, in der sehr weit gefaßten Definition der WHO für Gesundheit das Wort „Gesundheit" durch das Wort „Lebensqualität" zu ersetzen: „Gesundheit (Lebensqualität) ist körperliches, geistiges und soziales Wohlbefinden". Vom Internationalen Arbeitsamt wurde diese Definition noch um den Aspekt des beruflichen Wohlbefindens erweitert.

Manche Autoren hingegen streben eine abschließende Definition gar nicht an. Sie plädieren dafür, möglichst viele Einflußgrößen zu sammeln, und dabei ohne eine letztliche, allgemeingültige Formulierung das Auslangen zu finden.

Konzepte

Relevante Aspekte und Faktoren

Zu Beginn der Verwendung des Begriffs in der medizinischen Forschung standen rein funktionale Aspekte im Vordergrund. Der in den Vierzigerjahren entwickelte Karnovsky-Index beschreibt in elf Stufen den Grad der „Funktionseinschränkung" und (Im)Mobilisierung des Patienten. Weitere, ebenso „praktisch" orientierte Modelle differenzieren beispielsweise zwischen den Bereichen tägliche Aktivitäten, Beschwerden, globales Wohlbefinden und sexuelle Aktivität; andere zwischen beruflichen Aktivitäten, Aktivitäten des täglichen Lebens, „Gesundheit", Unterstützung bei der Bewältigung der Erkrankung und Zukunftsperspektiven des eigenen Lebens.

Ein anderes Modell beschreibt Veränderungen der Lebensqualität über den Begriff des Selbstkonzepts vermittelt. Äußere Umstände und Ereignisse (z.B. Krankheiten) verändern unser Selbstkonzept, also in etwa das Selbstbild, das wir, zum Teil unbewußt, in uns tragen. Je nachdem, wie groß der

Einfluß auf unser Selbstbild, also auch auf unser Selbst-Bewußtsein ist, wird er die von uns subjektiv empfundene Qualität unseres Lebens verändern.

Konzepte, die von eher „theoretischen" Überlegungen ausgehen, also induktiv den Begriff Lebensqualität aufschlüsseln, unterscheiden Lebensziele, Überzeugungen, subjektive Wahrnehmung, Visionen, Sehnsüchte, Emotionen und Bedürfnisse. Soziologische und weniger medizinische Modelle beschreiben Lebensqualität als die Summe aller Güter, die gebraucht oder gewünscht werden oder differenzieren politische, soziale und ökonomische Aspekte.

Von den Versuchen, *ein* allgemeingültiges Konzept für alle Bereiche und Anwendungen zu schaffen abgesehen, entstanden Modelle, die spezielle Aspekte bei unterschiedlichen Erkrankungen berücksichtigen (siehe weiter unten).

Unterschiedliche Dimensionen der einzelnen Faktoren

Mehrdimensionale Modelle setzen sich immer mehr durch. Die einzelnen Faktoren wurden zu Gruppen zusammengefaßt. So ließ man Patienten beispielsweise Bewertungen (also Erfolg in ..., Spaß bei ... etc.) in verschiedenen Bereichen (berufliche, Familiensituation etc.) vornehmen.

In vielen Untersuchungen wird heute ein Gesamtscore, eine Gesamtwertung neben den einzelnen Bereichen und Faktoren erhoben. Man weiß heute, daß eine hohe insgesamte Lebensqualität nicht unbedingt hohe Werte in allen Bereichen voraussetzt (siehe auch oben erwähnte Diskrepanzen).

Hierarchische Ordnung der Werte/Bereiche/Dimensionen

Wie oben schon erwähnt, steht den meisten Studien zufolge Gesundheit an oberster Stelle der angegebenen Lebensqualität, was zum Begriff der „health related qualitiy of life" (HLQL) führte. Ein anderes Modell beschreibt eine Spirale von Bedürfnisbefriedigungen, um eine allgemeingültige Hierarchie der einzelnen Bereiche berücksichtigen zu können. An erster Stelle stehen physische, gefolgt von psychologischen, sozialen, aktivitätsbezogenen, materiellen und letztlich strukturellen und institutionellen Bedürfnissen (beispielsweise die Infrastruktur einer Region), deren Befriedigung die Höhe der Lebensqualität ausmacht. Die Reihung der Bedeutung der einzelnen Befriedigungen *innerhalb* einer Ebene dieser Spirale wird dabei von jedem individuell vorgenommen. Die Prozeßhypothese beachtend (siehe oben), müßte sich allerdings die Bedürfnishierarchie in Abhängigkeit der realen Situation verändern.

Messung der Lebensqualität

Letztlich kommen wir nicht umhin, Lebens-*Qualität* zu *quantifizieren*, Subjektives zu objektivieren. Um beim Beispiel der Palliativmedizin zu bleiben: Letztendlich ist es der Patient selbst, der sich zu einer oder gegen eine

Therapie entscheidet. Aber nur der Arzt ist in der Lage, dem Patienten sinnvolle medizinische Therapien anzubieten und sie zu handhaben. Und deswegen ist es notwendig, Lebensqualität *einschätzen* und *prognostizieren* zu können. Ein Beispiel: Ein neues Medikament wird entwickelt und muß sich vor seiner allgemeinen Zulassung in klinischen Studien bewähren. Wie eingangs schon erwähnt, wird der Nutzen des neuen Medikaments nicht zuletzt auch anhand seiner Auswirkungen auf die Lebensqualität der Behandelten zu beurteilen sein. Und dazu brauchen wir Daten über eine repräsentative Anzahl von Patienten, die uns zu (vorsichtigen) Verallgemeinerungen berechtigen. Wir müssen wissen, ob wir bei einem Patienten mit dieser und jener Erkrankung eine bestimmte Therapie in Erwägung ziehen sollen. Wir brauchen allgemeingültige Richtlinien. Das bedeutet, daß wir Lebensqualität letztlich in Zahlen ausdrücken können müssen, um sie in der Klinik, in der so vieles technisch-medizinisch machbar geworden ist, entsprechend berücksichtigen zu können.

Inzwischen existieren in den Vereinigten Staaten Modelle, die versuchen, die gemessene Lebensqualität zur erwarteten verbleibenden Lebenserwartung in Beziehung zu setzen. Das so entstandene Konstrukt „quality adjusted life year" (QALY) wird dann beispielsweise mit den unterschiedlichen Kosten zweier Therapiealternativen hochgerechnet. Mit der Einbeziehung der Kosten einer Therapie wird hier der individuelle Begriff der Lebensqualität in einen gesellschaftspolitischen Kontext gestellt. Der Begriff QALY soll nicht nur Ärzten die Entscheidung zu einer bestimmten Therapie erleichtern sondern auch Gesundheitspolitikern die Frage, für welche Therapie sie Geld ausgeben wollen.

Wer mißt?

Auch bei der Frage, ob nun der Patient selbst oder seine Behandler bestimmen, wie es um die Lebensqualität des Patienten bestellt ist, hat sich ein Wandel vollzogen. Verschiedene Studien haben eine sehr geringe Konvergenz zwischen **Selbsteinschätzung** (Patient) und **Fremdbeurteilung** (Arzt) ergeben. Das bedeutet, daß sich eine seriöse Beurteilung auf die Einschätzung der jeweils Betroffenen konzentrieren muß. Andererseits läßt sich Lebensqualität von **Lebenszufriedenheit** nur abgrenzen, wenn darüber hinaus auch objektive Faktoren hinzugezogen werden (z.B. die medizinische Diagnose).

Meßmethoden

Derzeit existiert noch keine einheitliche, verbindliche Norm der Meßmethoden und -instrumente; darüber hinaus bestehen methodische Probleme, auf die hier nicht näher eingegangen werden kann.

Als Instrumente werden meist Fragebögen, in zunehmendem Maß auch Interviews angewandt. Teilweise kommen in Untersuchungen gängige psychologische Tests (Beschwerdelisten, Befindlichkeitsfragebögen etc.) zur Anwendung, die nicht speziell für die Untersuchung der Lebensqualität entwickelt wurden, die aber deren Bereiche teilweise erfassen. Mittlerweile wurden auch spezifische Tests zur Messung der Lebensqualität entwickelt. Speziell für Krebskranke wurde eine Reihe eigener Instrumente entwickelt[1].

LQ-Forschung und bestimmte Erkrankungen/Therapien

Die folgenden unabhängigen Variablen (die Lebensqualität beeinflussenden Faktoren) sollen das bisher Gesagte illustrieren, die Aufzählung erhebt keinen Anspruch auf Vollständigkeit.

Die zahlreichsten diesbezüglichen Arbeiten wurden mit **Krebspatienten** durchgeführt. Symptome des Tumors, der Therapie (Nebenwirkungen), Zeitaufwand für die Therapie und psychische Verarbeitung waren die isolierten Faktoren einer dieser Studien. Für Krebserkrankte wurde von der EORTC ein Fragebogen mit sechs ausschließlich subjektiven Dimensionen vorgeschlagen, der fünf sogenannte Basisdimensionen (funktionaler Zustand – siehe Karnovsky, psychische Belastung, soziale Interaktion, finanziell-ökonomische Probleme und generelle Beurteilung von Gesundheit und Lebensqualität) und eine weitere in Abhängigkeit der speziellen Tumorlokalisation enthält (krankheits- und therapiebezogene Symptome). Die zahlreichen vorliegenden Untersuchungen liefern zum Teil einander widersprechende Ergebnisse. Zwei Beispiele: Eine Studie an 1.900 Patienten fand heraus, daß Alter, Stadium, Diagnose und Therapieform einen Einfluß auf die Lebensqualität haben. Eine andere stellt fest, daß Alter und Krebsart nur gering mit dem Ausmaß der Lebensqualität korrelieren. Vor allem sollen körperliche Leistungsfähigkeit, in weiterer Folge Krankheitssymptome, Depression und soziale Unterstützung Bedeutung haben[2].

Insgesamt ergibt sich aus den einschlägigen Untersuchungen kein einheitlicher Schluß, daß Krebs die Lebensqualität überhaupt vermindert. Allerdings sind eine ganze Reihe von Arbeiten mit methodischen Fehlern behaftet, die deren Ergebnisse relativieren. Eine Forderung an derartige Untersuchungen muß heute lauten, nur Patienten mit medizinisch vergleichbaren Tumoren und Tumorstadien zu untersuchen. Derartige spezielle Arbeiten untersuchten Patienten mit Brustkrebs, Blasenkrebs und Hodenkrebs. Eine Untersuchung mit Patienten, die an Morbus Hodgkin erkrankt waren, belegte, daß deren affektive Störungen sich mit dem Abstand zur (belastungsreichen) Therapie verkleinern. Des weiteren wurden

---

[1] Eine gute Übersicht geben Bullinger (in: Verres und Hasenbring 1989), van Knippenberg und de Haes (1988) und Hürny und Bernhard (1989). Zu methodischen Problemen siehe Mastekaasa und Kaasa (1989). Praktisches Vorgehen bei Aaronson et al. (1986).
[2] Literaturübersicht bei de Haes und van Knippenberg (1985).

Patienten mit maxillofacialen Tumoren, Kolostoma und gynäkologischen Tumoren differentiert untersucht. Eine Arbeit stellte fest, daß Chemotherapiepatienten, die die Behandlung *abbrachen*, eine *schlechtere* Lebensqualität aufwiesen als die, die durchhielten.

Auch Patienten mit **kardiovaskulären Erkrankungen** und **Hämodialysepatienten** wurden diesbezüglich eingehend untersucht. In mancherlei Hinsicht unterscheiden sich Ergebnisse **psychiatrischer** Lebensqualitätsstudien von denen mit Patienten somatischer Abteilungen. Krankheitsbedingte Denkstörungen (bei der Schizophrenie beispielsweise) können das Erfassen bestimmter (vor allem emotional stark besetzter) Situationen behindern, im Endeffekt sind die Patienten in gewisser Weise sozial behindert. Erwerbsunfähigkeit mit folgender Arbeitslosigkeit und soziale Stigmatisierung trüben so die Lebensqualität der Betroffenen (und deren Angehörigen!). Demzufolge ist die Verbesserung der bei psychotischen Patienten drastisch eingeschränkten Kontaktfähigkeit, das In-Beziehung-Treten mit anderen, Aktivität im allgemeinen, oder von der anderen Seite gesehen: die Beeinflussung „abnormen" Verhaltens nicht nur heilsam sondern verbessert auch die Lebensqualität. Davon gehen wir professionellen Helfer aus, formulieren entsprechende Therapie- und Rehabilitationsziele. Und die Betroffenen selbst? Krankheitsbedingte Denkstörungen, krankheitstypische psychische Abwehrmechanismen wie Spaltung und Projektion oder das Phänomen der Ambivalenz fordern, Angaben der Betroffenen zur eigenen Lebensqualität nicht blindlings für „bare Münze" und immer wörtlich zu nehmen. Daraus folgt jedoch gerade *nicht*, diesen Patienten die *eigene* Beurteilung und Berücksichtigung *ihrer* Lebensqualität vorzuenthalten, sie dadurch gleichsam wieder zu entmündigen. In der Psychiatrie, deren „Fachleute" sich so um das subjektive Erleben der Patienten und deren Behinderungen annehmen, könnte das Paradigma der Lebensqualität und deren *subjektive* Bewertung durch die Kranken selbst eine sinnvolle Bereicherung bedeuten. Ist es die klassische Aufgabe des Psychiaters, den Wahnvorstellungen des Patienten seine (des Psychiaters) Realität entgegenzuhalten, so konfrontiert der Patient seinen Arzt mit seiner eigenen (eventuell psychotischen) Realität, deren subjektivem Erleben und Qualität.

Dazu ein Fallbeispiel. Ein 34jähriger Patient leidet an einer schizoaffektiven Psychose. Er kommt in einem manisch angetriebenen Zustand mit der subjektiven „Gewißheit" der eigenen Großartigkeit und Allmacht (= Krankheitssymptom) zur mittlerweile achten (freiwilligen) Wiederaufnahme. Er war zuletzt nicht mehr in der Lage, seiner Arbeit in einer Lagerhalle nachzukommen, tätigte „unsinnige" Einkäufe, die weit über die Möglichkeiten seines bescheidenen Gehalts hinausgingen. Als subjektiv *belastend* erlebte er eine innere Unruhe, Schlaflosigkeit und Konzentrationsstörungen. Im Laufe des Aufenthalts äußert er (erstmals) paranoide Ideen. Am Arbeitsplatz, an dem er sich vermeintlich immer wohlfühlte, wähnt er sich von allen beobachtet, er ist mißtrauisch und ißt seit zwei Tagen nicht mehr in der Werksküche, aus Angst vergiftet zu werden. (Er arbeitet seit 5 Jahren in der Firma, die Kollegen mögen ihn, auch der Chef ist verständnisvoll und toleriert viele der krankheitsbedingten Schwankungen der Arbeitsleistung des Patienten, so manche Eskapade und mehrere Krankenstände.) Die Medikamente werden entsprechend umgestellt, der Patient nach knapp drei Wochen in einem realitätstüchtigen und ausgeglichenen Zustand entlassen. Eine Woche später kommt er nach einem schweren Suizidversuch neuerlich zur Aufnahme. Um die Arbeit nicht zu verlieren, beendete er seinen Krankenstand schon fünf Tage nach seiner

Entlassung aus dem Krankenhaus. Die auf den ersten Arbeitstag folgende Nacht blieb er wach, in der Früh schluckte er 60 Beruhigungstabletten. Er geriet in Verzweiflung und reagierte in Panik, nachdem seine paranoiden Ängste sofort wieder da gewesen waren. Im Lauf der stationären Behandlung wird deutlich, daß sie Ausdruck einer Überforderung sind. Er war aufgrund seiner langjährigen Erkrankung nicht mehr in der Lage, die Arbeit zu bewältigen. Seine Brüder, die Mutter und auch die Betreuer hatten zu viel Druck gemacht, hatten ihn immer wieder animiert, die Arbeit, die über seine Verhältnisse ging, wieder aufzunehmen. Die Situation entspannte sich, als er sich entschloß, eine Invaliden-Pension zu beantragen, diese erhielt und er einen Platz in einer Tagesheimstätte annahm. Dort arbeitet er im angegliederten Café. Der Patient konnte diese Entwicklung – in sozialer Hinsicht vielleicht ein „Abstieg" – verkraften (Adaptation!). Er lebt zufriedener, seine Lebensqualität hat sich verbessert.

Neben direkten Krankheitseinflüssen wie Symptomen oder medikamentösen Nebenwirkungen zeigten psychiatrische Patienten in Untersuchungen eine schlechtere Lebensqualität als die Allgemeinbevölkerung in beispielsweise folgenden Bereichen: Gesundheit, allgemeines Gefühl der Sicherheit, Wohnsituation, Sozialkontakte, familiäre Beziehungen u.v.a.m.

Die Lebensqualität der Helfer

Die eigene Lebensqualität kommt oft zu kurz: Im Wissenschaftsbetrieb, in diesem Kapitel, bei vielen Ärzten auch im „wirklichen Leben". Der Arzt, der, stets mit ernster Miene, sorgenvollem Blick, aus Pietät den Kopf gebeugt auf Kork-Sohlen weißer Sandalen leise über Flure huscht, Tag wie Nacht bereit, Leidenden zu helfen, Verzweifelte zu trösten und Kranke zu heilen, gewinnt die Herzen emsiger (und schöner) Schwestern oder junger (und reicher) Patientinnen – im Arztroman.

Siehe auch die entsprechenden Kapitel zum Begriff der Gesundheit und der Psychohygiene.

„Sterbe-Qualität"

In der Palliativmedizin, wie sie beispielsweise in speziellen Hospizen angeboten wird, setzt sich das Bemühen um die Lebensqualität fort in das Schaffen von Rahmenbedingungen, die ein menschenwürdiges Sterben ermöglichen (siehe eigenes Kapitel).

Prüfungsfragen

1. Was ist Lebensqualität? Woraus besteht Lebensqualität?
2. Abgrenzung zu anderen Begriffen wie Gesundheit, Glück, Lebensstandard, Lebenszufriedenheit und Lebenserwartung.
3. Worin besteht der Sinn, wozu brauchen wir den Begriff „Lebensqualität"?
4. Wie kann Lebensqualität bestimmt, gemessen werden und durch wen?

Literatur

1. Aaronson NK (1986) Methodological issues in psychosocial oncology with special reference to clinical trials. In: Ventafridda, van Dam FSAM, Yancik, Tamburini (eds) Assessment of quality of life and cancer treatment. Excerpta Medica, Amsterdam, pp 29–41
2. Bullinger M (1989) Forschungsinstrumente zur Erfassung der Lebensqualität bei Krebs – ein Überblick. In: Verres R, Hasenbring M (Hrsg) Jahrbuch der Medizinischen Psychologie. Bd 3: Psychosoziale Onkologie. Springer, Berlin Heidelberg, S 45–58
3. Hürny Ch, Bernhard J (1986) Zur Frage der Erfassung von Lebensqualität bei Krebskranken. Schweiz Rundsch Med (Praxis) 75 (28): 845–846
4. Knippenberg FCE van, de Haes JCJM (1988) Measuring the quality of life of cancer patients: psychometric properties of instruments. J Clin Epidemiol 41 (11): 1043–1053
5. Mastekaasa A, Kaasa St (1989) Measurement error and research design: a note on the utility of panel data in quality of life research. Social Indicators Res 21: 315–335

Weiterführende Literatur

1. Glatzer W, Zapf W (Hrsg) (1984) Lebensqualität in der Bundesrepublik. Objektive Lebensbedingungen und subjektives Wohlbefinden. Campus, Frankfurt New York
2. Schwarz R, Bernhard J, Flechtner H, Küchler Th, Hürny Ch (Hrsg) (1991) Lebensqualität in der Onkologie. Zuckschwerdt, München Bern Wien San Francisco
3. Swoboda H (1974) Die Qualitiät des Lebens. Vom Wohlstand zum Wohlbefinden. Suhrkamp, Frankfurt/M
4. Tüchler H, Lutz D (Hrsg) (1991) Lebensqualität und Krankheit. Auf dem Weg zu einem medizischen Kriterium Lebensqualität. Deutscher Ärzteverlag, Köln
5. Verres R, Hasenbring M (1989) Jahrbuch der Medizinischen Psychologie. Bd 3: Psychosoziale Onkologie. Springer, Berlin Heidelberg, S 18–29
6. Morris JN, Sherwood S (1987) Quality of life of cancer patients at different stages in the disease trajectory. J Chron Dis 40 (6): 545–553
7. Padilla G, Presant C, Grant MM, Metter G, Lipsett J, Heide F (1983) Quality of life index for patients with cancer. Res Nurs Health 6: 117–126
8. Ringel R, Frischenschlager O (1986) Vom Überleben zum Leben. Psychische und soziale Aspekte der Krebserkrankung. Maudrich, Wien München Bern
9. Spitzer, WO, Dobson AJ, Hall J, Chesterman E, Levi J, Shepherd R, Battista RN, Catchlove BT (1980) Measuring the quality of life of cancer patients. A concise QL-index for use by physicians. J Chron Dis 34: 585–597
10. Zerssen D v, Hecht H (1987) Gesundheit, Glück, Zufriedenheit im Licht einer katamnestischen Erhebung an psychiatrischen Patienten und gesunden Probanden. Psychother Med. Psychol 37: 83–96

Kapitel 8

Soziale Netzwerke und soziale Unterstützung

P. Gasser-Steiner und W. Freidl

> **Lehrziel**
>
> Verständnis der Konzepte: „soziales Netzwerk" und „soziale Unterstützung" in ihrer Unterschiedlichkeit und Komplementarität; Kriterien der Netzwerkanalyse; Typen der sozialen Unterstützung; Modelle der Effekte sozialer Unterstützung; kognitives transaktionales Streßkonzept; methodische Probleme; empirische Befunde.

Die in der sozialwissenschaftlichen Gesundheitsforschung weitverbreiteten Konzepte des sozialen Netzwerkes und der sozialen Unterstützung beziehen sich auf die alltagsweltliche Gegebenheit, daß Menschen in ein System sozialer Beziehungen eingebettet sind, aus dem sie verschiedenartige Unterstützungsleistungen beziehen.

Die Metapher des Netzes faßt die sozialen Beziehungen zwischen den Menschen als Verbindungen zwischen Knoten eines Netzes auf, dem in Streßsituationen, bei belastenden Lebensereignissen und in Lebenskrisen eine das gesundheitliche Wohlbefinden erhaltende Auffangwirkung zukommt.

Während in frühen Studien zu diesem Thema „Netzwerk" und „soziale Unterstützung" synonym verwendet wurden, werden die beiden Begriffe heute zumeist als analytisch unabhängige Konzepte behandelt. Unter dem sozialen Netzwerk versteht man die *Strukturen* der sozialen Beziehungen, die bestimmte Handlungsspielräume schaffen, während die soziale Unterstützung die *Inhalte* betrifft, die in sozialen Beziehungen ausgetauscht werden, bzw. die *Funktionen*, die soziale Netzwerke für ihre Mitglieder haben (Klusmann 1989). Dementsprechend behandelt die Netzwerkanalyse die formal und objektiv bestimmbaren Eigenschaften von Beziehungssystemen, während es bei der Untersuchung der sozialen Unterstützung vor allem auf die subjektive Bedeutung von sozialen Beziehungen ankommt: strukturell identische Netzwerke können subjektiv unterschiedlich wahrgenommen werden, haben kulturell differierenden Sinn und werden in verschiedenem Ausmaß von den Individuen genutzt; soziale Beziehungen können auch neutral d.h. weder unterstützend noch nichtunterstützend sein (Wellman 1982).

In der *Netzwerkanalyse* werden meist persönliche (egozentrische) Netzwerke hinsichtlich verschiedener Netzwerkeigenschaften untersucht, z.B.:

- Die *Größe* des Netzwerks betrifft die Anzahl der beteiligten Personen – je nach angewendeten Abgrenzungskriterien (z.B. die für eine bestimmte Person „wichtigsten Personen").
- Bei der *Zusammensetzung* des Netzwerks werden die Rollenklassifikationen der Netzwerkmitglieder festgestellt (Partner, Kinder, Eltern, Verwandte, Freunde, Bekannte, Arbeitskollegen, Vereinskollegen, Nachbarn, professionelle Helfer usw.), wobei im Netzwerkkonzept charakteristischerweise über die „starken" Bindungen der Primärgruppe hinaus auch die „schwachen" sozialen Bindungen einbezogen werden.
- Unter *Dichte* des Netzwerks wird meist das Verhältnis der möglichen Verbindungen zwischen den Netzwerkmitgliedern zu den tatsächlich bestehenden Verbindungen verstanden.
- Die *Multiplexität* eines Netzwerks betrifft die Frage, ob sich auf die Netzwerkmitglieder eine oder mehrere Funktionen vereinen. Im Extremfall werden entweder viele Funktionen auf wenige Mitglieder konzentriert oder eine Vielzahl von Funktionen auf verschiedene Spezialbeziehungen verstreut.
- Unter *Reziprozität* versteht man den Grad der Wechselseitigkeit im Austausch von interpersonellen Leistungen oder Funktionen.

Das Konzept der *sozialen Unterstützung* (besser: sozialer Rückhalt) baut auf verschiedene Begriffe, wie dem der „Sozialen Ressourcen", der „Netzwerkunterstützung", dem „Unterstützungssystem", oder der „Sozialen Bindung" auf (Beutel 1988). In seiner Definition charakterisiert Badura (1981) soziale Unterstützung folgendermaßen: „Unter sozialer Unterstützung (social support) verstehen wir Fremdhilfen, die dem einzelnen durch Beziehungen und Kontakte mit seiner Umwelt zugänglich sind und die dazu beitragen, daß die Gesundheit erhalten bzw. Krankheit vermieden wird, psychische und somatische Belastungen ohne Schaden für die Gesundheit überstanden und die Folgen der Krankheit bewältigt werden."

Die soziale Unterstützung ist somit die besondere Leistung sozialer Netzwerke, wobei der subjektive Charakter dieser Phänomene in den Vordergrund tritt:

- Soziale Beziehungen werden im Kontext kritischer Lebensereignisse (z.B. Krankheit, Tod einer engen Bezugsperson, Scheidung, Arbeitslosigkeit) als Ressource für die Streßbewältigung (coping) angesehen. In solchen Situationen kann ein Individuum bei der Streßbewältigung auf sein soziales Netzwerk zurückgreifen, um sozialen Rückhalt zu erhalten oder einzufordern (Ressourcenforschung).

- Andererseits können soziale Beziehungen aber auch eine Belastung darstellen, wenn sie konflikthaft sind, ein Machtgefälle betreffen oder mit negativen Gefühlen verbunden sind (Belastungsforschung).

Die Frage nach den erklärenden Mechanismen zeigt die Notwendigkeit, auch auf subjektive Phänomene, d.h. auf die jeweilige symbolische Bedeutung der „objektiven" Phänomene für die betroffenen Personen, zurückzugreifen. Anerkennt man dynamische prozessuale Modelle, muß die Copingforschung als richtungsweisend herangezogen werden (Egger und Stix 1989).

Dementsprechend wird in kognitiven Streßkonzepten ein besonderes Gewicht auf die subjektiven Wahrnehmungs- und Bewertungsprozesse gelegt, die vom Individuum in der Streßsituation vorgenommen werden (Lazarus 1966; Lazarus und Folkman 1984). Emotionen sind diesem Ansatz gemäß das Resultat kognitiv vermittelter Transaktionen mit der tatsächlichen, vorgestellten und antizipierten Umwelt. Für diese Sichtweise verwendet Lazarus (1966) den Begriff der kognitiven Einschätzung („cognitive appraisal"). Die transaktionale Definition bestimmt den Terminus Streß als „Streß für ein gegebenes System". Folgende Systeme sind inkludiert: Organismen (physiologische Systeme), Individuen (psychologische Systeme), Gruppen und Organisationen (soziale Systeme). Das Individuum erstellt ein kognitives Selbstmodell und prüft damit die eigene Bewältigungskompetenz für eine kritische Situation. Disstreß liegt demnach dann vor, wenn die persönlichen Bewältigungskompetenzen für eine gegebene kritische Situation als nicht ausreichend erkannt werden. In diesem Bereich können soziale Netzwerke genutzt werden. Unterstützungsmöglichkeiten können dabei emotionaler und instrumenteller Natur sein, Einschätzungshilfen und Informationsangaben bieten.

In der empirischen Untersuchung von Effekten des sozialen Rückhalts war man vor allem bemüht, verschiedene Arten von Unterstützungsleistungen bzw. verschiedene Funktionen des sozialen Netzwerks zu unterscheiden (Keupp 1987):

- *Emotionale Unterstützung* bezieht sich auf Gefühle wie Zuneigung, Wertschätzung, Ermutigung und Trost, die meist in homogenen Netzwerken mit hoher Dichte vermittelt werden.
- *Kognitive Unterstützung* betrifft Austauschvorgänge in Netzwerken mit typischerweise schwachen Bindungen mit geringer Intensität und geringer Homogenität (Bekannte, Kollegen), in denen Informationen, Orientierungshilfen, Ratschläge und Feedback weitergegeben werden; auch die Aufrechterhaltung der sozialen Identität ist hier einzubeziehen.
- *Instrumentelle Unterstützung* umfaßt praktische Hilfen und Dienstleistungen im Alltag (z.B. Babysitten, Urlaubsvertretung, Hilfe beim Hausbau, Vermittlung von sozialen Kontakten).

Die Wirkungsweise der sozialen Unterstützung wird in verschiedenen z.T. sehr komplexen Modellen analysiert; zur Vereinfachung sei die Darstellung auf die Unterscheidung von direkten, indirekten und interaktiven Effekten beschränkt (Röhrle 1987):

- Von *direkten Effekten* (Haupteffekten) spricht man, wenn die Wirkung der sozialen Unterstützung vom gleichzeitigen Vorhandensein anderer Einflußfaktoren unabhängig ist. Dies meint, daß die Wirkung der sozialen Unterstützung auch dann auftritt, wenn kein Streß vorliegt bzw. daß auf allen Stufen der Streßbelastung die soziale Unterstützung sich als gesundheitlich vorteilhaft erweist. Die Erfüllung primärer Sozialbedürfnisse wäre als ein Mechanismus direkter Support-Effekte anzusehen: fällt die Unterstützung weg, so verschlechtert sich die psychische Befindlichkeit, das Gesundheitsverhalten etc. und das Krankheitsrisiko steigt an.
- *Indirekte Effekte* der sozialen Unterstützung kommen durch die Vermittlung anderer Faktoren (z.B. individuelle Copingstrategien) zustande. Die soziale Unterstützung hat auch indirekte Effekte, insofern sie das Auftreten von Stressoren beeinflußt: eine gute Unterstützung verhindert neue Belastungen (Abschirm-Modell), eine schlechte Unterstützung löst zusätzliche Belastungen aus (Auslöse-Modell).
- *Interaktive Effekte* liegen dann vor, wenn die soziale Unterstützung nur im Zusammenspiel mit der Wirkung von Stressoren zur Geltung kommt, deren Wirkung sie modifiziert. Eine Interaktion ist somit gegeben, wenn die soziale Unterstützung nur unter Streßbedingungen mobilisiert wird, während sie in belastungsfreien Situationen keine Auswirkung hat. Der abschwächende Effekt der sozialen Unterstützung wird häufig mit der Funktion eines Puffers verglichen, der die negativen Folgen von Stressoren abfängt (Puffer-Hypothese).

Die Zusammenhänge zwischen sozialer Unterstützung und verschiedenen Gesundheitsaspekten, insbesondere psychischem Wohlbefinden und psychischer Erkrankung, waren das Thema zahlreicher Untersuchungen (Schwarzer und Leppin 1989; Angermeyer 1989). Umso deutlicher treten neuerdings die konzeptuellen und methodischen Probleme dieses Ansatzes in den Vordergrund:

- Das *Abgrenzungsproblem* bezieht sich auf die Schwierigkeit, die Konzepte des sozialen Netzwerks und der sozialen Unterstützung von umfassenderen soziologischen und psychologischen Ansätzen (z.B. sozialer Integration, sozialer Anpassung) zu unterscheiden. Die Vielgestaltigkeit der Phänomene verlangt vor allem eine empirisch begründete und fruchtbare Dimensionsanalyse, die die verschiedenen Aspekte angemessen differenziert und operationalisierbare, d.h. der Messung zugängliche Faktoren angibt, so daß empirische Ergebnisse vergleichbar werden.
- In engem Zusammenhang mit der Abgrenzung verschiedener Ansätze steht das *Konfundierungsproblem:* Die Verankerung der Unterstützungsmessung in der subjektiven Wahrnehmung und Bewertung durch den Unterstützungsempfänger läßt die angezielte soziale Seite des Gesche-

hens schwer von anderen Einflußgrößen (wie Persönlichkeitsmerkmalen, sozialpsychologischen Einflüssen auf die interpersonelle Wahrnehmung etc.) unterscheiden.
- *Zirkularitätsproblem:* Wird soziale Unterstützung als subjektives Phänomen gemessen, gerät man in die Gefahr, sie mit ihren positiven, „stützenden" Effekten zu identifizieren. Dann wird jedoch die Definition der sozialen Unterstützung zirkulär, da die zu prüfenden Effekte bereits in den Voraussetzungen enthalten sind und eine empirische Prüfung eigentlich überflüssig ist. Räumt man auch mögliche negative Effekte ein (z.B. sozialer Rückhalt eines Alkoholikers in seiner Bezugsgruppe) wird der Begriff der sozialen „Unterstützung" selbstwidersprüchlich.

Empirische Befunde zur sozialen Unterstützungsforschung: Epidemiologische Studien konnten zeigen, daß positive Zusammenhänge zwischen Familienstand (verheiratet bzw. fester Partner) und verminderter Morbidität bzw. Mortalität bei verschiedenen Krankheiten bestehen. Es konnte immer wieder nachgewiesen werden, daß soziale Unterstützung einen positiven Einfluß auf eine Vielzahl von Variablen physischer und psychischer Gesundheit, Lebensqualität etc. hat. Die sogenannte Pufferhypothese besagt, daß soziale Unterstützung die schädlichen Auswirkungen von belastenden Lebensereignissen vermindert und die Adaptation fördert. Diese Hypothese fand vor allem in Krisensituationen ihre Bestätigung (Beutel 1988). Dabei ist für die Adaptation nicht die Quantität, sondern vielmehr die Qualität der sozialen Unterstützung und deren Verfügbarkeit entscheidend, wobei – wie erwähnt – die Prozesse der sozialen Unterstützung als transaktionales Geschehen aufgefaßt werden. Lazarus und Folkman (1984) konnten im Rahmen ihres Forschungsprojektes belegen, daß sich das Ausmaß und die Art der sozialen Unterstützung im Verlauf der Auseinandersetzung mit einer belastenden Situation verändern.

Diese Prozesse der sozialen Unterstützung können vielfältig, und in ihrer Wirkung positiv oder negativ sein. Die soziale Unterstützung kann zur Stärkung von Hoffnung und Zuversicht sowie zur Reduzierung von erlebten Belastungen führen (Badura 1981). Sie kann zu einer kognitiven Neubewertung des Ereignisses, der Wiedergewinnung des seelischen Gleichgewichtes oder zur Aufrechterhaltung des Selbstwertgefühles beitragen und eine Verhaltens- und Lebensumstellung im Umgang mit dem belastenden Ereignis fördern. Soziale Unterstützung kann aber auch mit Kosten, z.B. einer Bedrohung des Selbstwertgefühles, verbunden sein. Sie kann für das soziale Netzwerk eine intensive Belastung und Bedrohung darstellen.

Beispiel einer Studie

An einer Zufallsstichprobe von ca. 7.000 Einwohnern des kalifornischen Bezirkes Alameda-County wurde die Mortalität in Zusammenhang mit dem Grad des sozialen Rückhalts über neun Jahre analysiert. Der Index des sozialen Rückhalts wurde aus der Zahl und der subjektiven Bedeutung enger Bindungen wie Ehe und Freundschaft sowie Vereinsaktivitäten und kirchlichen Lebens in der Gemeinde konstruiert. Die Ergebnisse dieser Studie zeigten einen linearen Trend mit hochsignifikanter statistischer Relevanz: Je besser die soziale Unterstützung, desto niedriger die Mortalitätsrate. Die Effekte allgemeiner Gesundheitsrisiken (Rauchen, Fehlernährung, Übergewicht, körperliche Inaktivität und Alkohol, unterschiedliche Inanspruchnahme medizinischer Einrichtungen) wurden in dieser Analyse statistisch kontrolliert, sodaß die gefundenen Unterstützungseffekte als davon unabhängig gelten können.

Fallbeispiel

Zur Veranschaulichung der getroffenen begrifflich-analytischen Unterscheidungen beziehen wir uns in der Folge auf das Beispiel eines Herzinfarktpatienten, der im Rahmen eines Coping-Forschungsprojektes ausführlich interviewt wurde (Egger und Stix 1989). Im Interview wurde in erster Linie auf die psychologische Situation des Patienten und seine Krankheitsverarbeitung eingegangen; aus der Sozialanamnese ergeben sich jedoch einige Hinweise darauf, wo eine psychosoziale Rehabilitation anzusetzen hätte, welche die sozialen Ressourcen des Patienten mobilisieren könnte. Von der Analyse dieses Fallbeispiels ausgehend sollen einige zentrale Begriffe des sozialen Netzwerks-/Unterstützungs-Konzepts erläutert werden. Die gegebenen Beispiele sollen demonstrieren, was in der Situation nach erlittenem Herzinfarkt für Hrn. F. hilfreich wäre.

Fallbeispiel. Hr. F., 53 Jahre alt, frischer transmuraler Herzinfarkt, Forstingenieur, verheiratet, 3 Kinder. Der – von den Autoren als beispielhaft ausgewählte – Patient zeigt eine hohe Übereinstimmung mit dem Bild der Typ-A-Persönlichkeit: hohe Selbstansprüche auf der Basis einer weitgehenden Identifikation mit beruflichen und sozialen Rollenanforderungen; leistungsmotiviert (ein „Flieger") bei guter sozialer Anpassung; äußerlich ruhig bei innerer Unruhe; Neigung zu selbstgestellten Bewährungsproben; hohe Kontrollambitionen (will die „Sachen im Griff haben", „immer wissen, was um mich herum vorgeht"); chronisches Gefühl der Zeitknappheit („Ich habe früher schon immer gesagt, man müßte mir einmal Zeit lassen, vielleicht eine Woche, um mit den Sachen ins Reine zu kommen."); ausgeprägter Ordnungssinn, der aber zu einer weiteren Belastungsquelle wird („immer einen Überhang an nicht aufgearbeiteten Sachen"); Entspannungsprobleme; Unfähigkeit „abzuschalten" bzw. paradoxe Selbstinstruktionen („zwinge mich dazu, locker zu lassen"). Den Infarkt will er unter Verwendung des Autorennens als Lebensmetapher als „kleinen Boxenstopp" verstehen.

Das soziale Netzwerk des Patienten ist in der subjektiven Schilderung vor allem eine Quelle der Belastung; die Nutzung sozialer Ressourcen zur Lebensbewältigung scheint ihm nicht zu gelingen. Im Zentrum der Belastungswahrnehmung steht – wie so oft bei Infarktpatienten – der ungelöste Rollenkonflikt zwischen beruflichen Aufgaben und Erwartungen der Familie: er kann in seiner Tendenz zur Norm-Übererfüllung seine Dienstzeiten nicht einhalten, obwohl er schon unruhig ist, weil man „zu Hause auf ihn wartet". Der Patient beschreibt sein Lebensgefühl als „Würgegriff" von: „Du mußt! Du sollst! Du sollst nicht!". Der wahrgenommene Streß entsteht

– ganz im Sinne der kognitiven Streßkonzepte – aus der subjektiven Gegenüberstellung von eigener Bewältigungskompetenz („mein Eindruck, der Sache nicht Herr zu werden") und der Anforderungseinschätzung, die soziale vermittelt ist („... meine Gattin gesagt hat, daß andere, die mehr zu Hause sind, mehr zusammen bringen als ich."). Im beruflichen Feld hat der Patient typischerweise eine „Zwischenposition", da er bei formal schlechterer Bildung („kleiner, schmalspuriger B-Beamter") mit der als kränkend erlebten Konkurrenz von formal besser qualifizierten Kollegen („der Akademiker") kämpfen muß. Die Zukunftsperspektive des Patienten ist noch immer auf den zu erwartenden Ausfall seiner eigenen Unterstützungsleistungen konzentriert („Meinen Freunden werde ich schon sehr abgehen!") – Stützungsangebote aus der Familie und aus dem Kollegenkreis kann er noch nicht wahrnehmen.

Sowohl die Familie (*starke Bindungen*) als auch die Arbeitskollegen (*schwache Bindung*) müßten in dieser Situation nach einem kritischen Lebensereignis ein Klima der Empathie entstehen lassen, das verdeutlicht, daß Hr. F. jetzt nicht weniger wertvoll ist als vor dem Infarkt und daß sein Selbstwert ebensowenig beeinträchtigt sein muß (*emotionale Unterstützung*). Dabei wäre vor allem wichtig, die sozialen Kontakte und Geselligkeiten weiterhin zu pflegen, auch um bei Bedarf krankheitsspezifische Informationen zu erhalten, z.B. von einem Arbeitskollegen mit Erfahrungen, der selbst in seiner Familie einen Herzinfarktfall hatte (*kognitive Unterstützung*). Herr F. müßte jedenfalls bereit sein, die möglichen Kontakte seines sozialen Umfeldes sinnvoll aufzugreifen (*Dichte*). Aufgrund der momentan eingeschränkten Leistungsfähigkeit sollte der Patient einige seiner Funktionen in Familie und Arbeit (*Multiplexität*) abgeben, um eine Überbeanspruchung zu vermeiden. Der älteste Sohn der Familie könnte Arbeiten im Haushalt übernehmen, Arbeitskollegen könnten in der ersten Phase Teile von Hrn. F's. Arbeit mitübernehmen (*Reziprozität, instrumentelle Unterstützung*).

Prüfungsfragen

1. Erläutern Sie die Unterschiede und Zusammenhänge der Konzepte „soziales Netzwerk" und „soziale Unterstützung".
2. Nennen Sie die Arten der sozialen Unterstützungsleistungen mit einem dazugehörigen Beispiel.
3. Definieren Sie vier Indikatoren zur Beschreibung sozialer Netzwerke.
4. Beschreiben Sie mögliche Wirkungen von sozialer Unterstützung.

Literatur

1. Angermeyer MC, Klusmann D (Hrsg) (1989) Soziales Netzwerk. Ein neues Konzept für die Psychiatrie. Springer, Berlin Heidelberg New York
2. Badura B (Hrsg) (1981) Soziale Unterstützung und chronische Erkrankung. Suhrkamp, Frankfurt

3. Beutel M (1988) Bewältigungsprozesse bei chronischen Erkrankungen. VCH Verlags AG, Basel
4. Egger J, Stix P (1989) Herzinfarkt und Schlaganfall. Zur seelischen Auseinandersetzung mit einer lebensbedrohenden Erkrankung. Hippokrates, Stuttgart
5. Keupp H (1987) Soziale Netzwerke. Eine Metapher des gesellschaftlichen Umbruchs. In: Keupp H, Röhrle B (Hrsg) Soziale Netzwerke. Campus, Frankfurt New York, S 11–53
6. Klusmann D (1989) Methoden zu Untersuchung sozialer Unterstützung und persönlicher Netzwerke. In: Angermeyer MC, Klusmann D (Hrsg) Soziales Netzwerk. Ein neues Konzept für die Psychiatrie. Springer, Berlin Heidelberg New York, S 17–63
7. Lazarus RS (1966) Psychological stress and coping process. McGraw-Hill, New York
8. Lazarus RS, Folkman S (1984) Stress, appraisal, and coping. Springer, Berlin Heidelberg New York
9. Röhrle B (1987) Soziale Netzwerke und Unterstützung im Kontext der Psychologie. In: Keupp H, Röhrle B (Hrsg) Soziale Netzwerke. Campus, Frankfurt New York, S 54–108
10. Schwarzer R, Leppin A (1989) Sozialer Rückhalt und Gesundheit. Eine Meta-Analyse. Hogrefe, Göttingen Toronto Zürich
11. Wellman B (1982) Applying network analysis to the study of support. In: Gottlieb BH (ed) Social networks and social support. Sage, London, pp 171–200

Kapitel 9

Kranksein in fremden Kulturen

A. Prinz

> **Lehrziel**
>
> Jede Gesellschaft hat ihre eigenen Vorstellungen über Ursache und Verlauf von Krankheit. Diese Unterschiede müssen dem Arzt geläufig sein, um erfolgreich fremde Patienten behandeln zu können. Besonders die sogenannten „Culture-bound-Syndromes" sind ohne diese Vorkenntnisse nicht erfaßbar. Die Ethnomedizin versucht, dieses Wissen zu vermitteln.

Fallbericht

In einer kleinen Krankenstation in Zaire, im Stammesgebiet der Azande: eine junge Frau wird, gestützt von ihrer Mutter, in den Behandlungsraum gebracht. Wortreich erläutert letztere dem Arzt die Beschwerden ihrer Tochter. Sie leide schon seit Wochen an einer *kaza basolo,* einer Krankheit, die dadurch entstanden sei, daß ihr böse Mitmenschen die Klitoris gestohlen hätten *(kaza* = Krankheit; *basolo* bedeutet soviel wie „wegschaben"). Jetzt sei ihr Leben in Gefahr; der ganze Unterleib tue ihr weh und sie drohe zu verbluten. Vor Schwäche könne sie nicht mehr alleine gehen. Der Arzt untersucht die Patientin. Das Abdomen ist weich. Das Genitale ist außer einer menstruationsähnlichen Blutung ohne Befund, die Klitoris unversehrt. Er versucht dies den beiden zu erklären, ohne Erfolg. Für ihn uneinsichtig, versteifen sie sich auf die Behauptung des Diebstahls. Um die Patientin zu beruhigen, werden die in Buschkliniken üblichen Routineuntersuchungen angeordnet; Blutbild, Haemoglobin, Blutausstrich sowie Stuhl und Harn auf Parasiten. Das Ergebnis: lediglich eine erhebliche Anämie, die mit dem vorgefundenen, geringen Parasitenbefall alleine nicht erklärbar ist.

Ohne ausreichende Kenntnisse der traditionellen Vorstellungen zur Ätiologie und Symptomatik dieser *kaza basolo* könnte der moderne Mediziner in einem solchen Fall leicht dazu neigen, in Verärgerung über diesen „abergläubischen Unsinn", die Beschwerden der Patientin zu bagatellisieren. Hiermit würde er sich als unfähig zur ärztlichen Tätigkeit in fremden Gesellschaften erweisen.

Wenn er sich jedoch um die Hintergründe bemüht, würde er erfahren, daß es bei den Azande eine Geheimgesellschaft von Jägern gibt, die *aboro basolo* heißen (*aboro* = Menschen). Um größeren Jagderfolg zu haben, führen sie verbotene magische Praktiken durch, für die sie, gemäß der Vorstellung der Azande, eine Klitoris benötigen. Sie tragen am Gürtel einen kleinen Lederbeutel, der wunderkräftige Pflanzen beinhaltet. Wenn sie dann einer Frau die Hand reichen, „wandert" deren Klitoris über die Arme in diesen Beutel. Zuhause verkohlt der Übeltäter dessen Inhalt zusammen mit dieser imaginären Klitoris, vermischt ihn mit verschiedenen magischen Ölen und schmiert diese Masse auf die Jagdwaffen. Jetzt wird ihm das Jagdglück hold sein, die Frau jedoch, die glaubt, ihrer Klitoris beraubt zu sein, reagiert mit Panik. Zuerst muß sie versuchen, sie zurück zu bekommen; sie kann sogar zum Stammesgericht gehen, um den Jäger zu klagen. Gelingt es ihr nicht, diesen zu einer Rückgabe des Säckchens zu zwingen, oder ist dessen Inhalt bereits verkohlt worden, nimmt die Krankheit ihren Lauf. Ihre Menstruation ist gestört, sonstige körperliche Beschwerden stellen sich ein und vor allem seelisches Siechtum beginnt.

Die „Culture-bound-Syndroms"

Abgesehen von Deutungen im Sinn von Gegensätzen zwischen den Geschlechtern bis hin zu einer kulturspezifischen Form der Ausbeutung von Frauen, zeigt dieses Beispiel eines: die Somatisierung von Konflikten in fremden Gesellschaften kann nur verstanden und nachvollzogen werden, wenn man als Arzt deren soziokulturellen Hintergründe kennt. Für diese gesellschaftsspezifischen Krankheitsbilder hat sich in der Ethnopsychiatrie der Fachterminus „Culture-bound-Syndrom" durchgesetzt.

Es handelt sich bei den CBS um psychische Alterationen mit oder ohne zusätzliche somatische Beschwerden, für die es keine Entsprechung in anderen Kulturen und insbesondere in der Psychiatrie der westlichen Medizin gibt. Sie werden in der jeweiligen Gesellschaft als fest umrissene Krankheitsbilder erfaßt und gelten durch Faktoren ausgelöst, die ebenfalls nur aus der speziellen soziokulturellen Situation erklärbar sind. Sie stellen eine erhebliche gesundheitliche Belastung für die betroffene Bevölkerung dar und können epidemische Ausmaße erreichen. Darüber hinaus sind sie wegen ihrer Spezifität praktisch nur traditionellen Heilverfahren zugänglich.

Die Ethnopsychiatrie unterscheidet sieben verschiedene Gruppen von CBS:

1. Das „Startle Matching Taxon"; hierbei handelt es sich um Syndrome, die sich in zwanghaftem Nachahmen von Worten, Bewegungen und Gesten von Mitmenschen äußern. Diese Patienten werden meist erhei-

ternd empfunden. Ein typisches Beispiel dafür ist das *Latah*-Syndrom in Malaysia und Indonesien. Nach einem starken initialen Stimulus, etwa einem lauten Knall, der eine den Außenstehenden erheiternde körperliche Reaktion beim Betroffenen hervorruft, beginnt der Kranke zwanghaft seine Mitmenschen nachzuäffen.

2. Das „Sleep Paralysis Taxon" äußert sich in abnormem Schlafbedürfnis mit vorgegebenen Lähmungen. Hierzu gehört etwa der „Old Hag" der weißen Neufundländer. Die Patienten berichten, daß sie sich nach plötzlichem Erwachen nicht mehr bewegen könnten. Auf der Brust lastet ein Druck wie von einem schweren Gewicht, manchmal sehen sie auch ein großes Tier oder einen Menschen auf sich sitzen. Sie sind bei Bewußtsein und erkennen ihre Umgebung. Die Patienten schwitzen stark und fühlen sich vollkommen erschöpft. Werden sie angesprochen, wird der Anfall unterbrochen und von einem tiefen Schlaf abgelöst.

3. Das „Genital Retraction Taxon" sind Zustände schwerer Angst vor drohendem Verlust von Teilen des Geschlechtsorgans und somit von Potenz und Geschlechtsidentität, wie etwa die oben beschriebene *basolo*-Krankheit bei den Azande-Frauen. Ein häufiges Syndrom und Grund für die Benennung dieser CBS-Gruppe ist die *koro*-Krankheit in Afrika und Ostasien. Durch einen initialen Anlaß, in Afrika häufig der Glaube an Hexerei, beginnt sich nach den Vorstellungen der Patienten der Penis in den Bauch zurückzuziehen.

4. Das „Sudden Mass Assault Taxon" wurde durch das malayisch-indonesische *amok* sprichwörtlich. Durch eine oft minimale Ursache wird eine bis zum Massenmord führende Raserei ausgelöst. Ähnliche Syndrome werden auch aus anderen Gebieten beschrieben.

5. Das „Running Taxon"; hierbei wird aus verschiedensten Anlässen heraus eine Flucht des Patienten aus seiner gewohnten Umgebung provoziert. Ein Beispiel ist das *grisi-siknis-Syndrom* der Moskitoindianer in Honduras. Durch die Erscheinung eines furchtauslösenden Wesens kommt es zu einer Unruhe mit Aggressivität, die zu einem Weglaufen aus der Gemeinschaft führt. Dieses CBS gilt bei den Moskitos als ansteckend; jeder Kranke kann wiederum seinerseits zum furchtauslösenden Wesen werden.

6. Das „Fright Illness Taxon" wird durch momentanes Erschrecken ausgelöst und bedingt Angstzustände mit starker somatischer Beteiligung. Das wichtigste Beispiel ist die von Mexiko bis Feuerland endemische Volkskrankheit *susto*. Durch das Erschrecken kommt es zu einer Trennung des spirituellen vom physischen Körper. Sie zeichnet sich durch Körperschmerzen, gelegentlich Fieber und Leistungsverlust aus.

7. Das „Cannibal Compulsion Taxon"; abnorme Zustände, die sich durch den unbezähmbaren Hang zum Genuß auf Menschenfleisch auszeichnen, können am eindrucksvollsten an Hand der *windigo*-Psychose bei den Algonkinindianern gezeigt werden. Hierbei wird geglaubt, daß der Kranke von einem menschenfressenden Monster oder Tier befallen wird, das ihn zum Kannibalismus treibt.

Da allen diesen Syndromen neurotische oder psychotische Störungen zugrunde liegen, die auch generell von psychopathologischer Bedeutung sind, hat sich in letzter Zeit vermehrt Widerstand gegen die Existenz von CBS geregt. Demnach sind diese Störungen nur kulturspezifische Erscheinungsbilder bekannter Krankheiten.

Fest steht jedoch, daß jede Gesellschaft eigene pathologische Vorstellungen hat. Der Patient lernt sein individuelles Leiden gemäß dieser anzuzeigen, um in seiner Gemeinschaft als Kranker er- und anerkannt zu werden. Dies führt oft zu Mißverständnissen beim Umgang mit Patienten aus fremden Kulturen und erschwert Diagnose und Therapie. Es ist die Aufgabe der Ethnomedizin, dieses Verständnis für den jeweiligen soziokulturellen Hintergrund näher zu bringen, um auch bei fremden Patienten als Arzt erfolgreich zu sein.

Fragen

1. Was ist ein „Culture-bound-Syndrome"?
2. Welche Gruppen von „Culture-bound-Syndrome" kennen Sie?
3. Welches Argument wird gegen das Konzept der „Culture-bound-Syndrome" vorgebracht?

Literatur

1. Currer C, Stacey M (eds) (1986) Concepts of health, illness and disease. A comparative perspective. Berg Publishers, New York Oxford
2. Good B (ed) (1987) Culture-bound syndromes. Sonderheft: Culture, Medicine, and Psychiatry 11 (1): 1–122
3. Kleinmann A (1980) Patients and healers in the context of culture. An exploration of the borderland between anthropology, medicine, and psychiatry. University of California Press, Berkeley Los Angeles London
4. Kleinmann A, Good B (eds) (1985) Culture and depression. Studies in the anthropology and cross-cultural psychiatry of affect and disorder. University of California Press, Berkeley Los Angeles London
5. Koch LC (1986) Die ethnischen Varianten des „Krankseins". Krankheitsvorstellungen und Krankheitsverhalten in Stammeskulturen (Mundus Reihe Ethnologie, Bd 6). Holos, Bonn
6. Pfleiderer B, Bichmann W (1985) Krankheit und Kultur. Eine Einführung in die Ethnomedizin. Reimer, Berlin
7. Rubel AJ, O'Nell CW, Collado-Ardón R (1984) Susto. A folk illness. University of California Press, Berkely Los Angeles London
8. Simons R, Hughes C (eds) (1985) The culture-bound syndromes. Folk illnesses of psychiatric and anthropological interest. Reidel, Dordrecht Boston Lancaster Tokyo

II. Psyche–Körper, Grundlagen der Psychosomatik

Kapitel 1

Psyche–Körper, Historisches, Erkenntnistheoretisches

O. Frischenschlager

Lehrziel

Die in Sprache und Denken verankerte Trennung von körperlichen und seelischen Prozessen ist Teil unserer Kultur und bis in die Antike zurückzuverfolgen. Es wird auf die Folgen dieser Spaltung für unser Erleben hingewiesen und dargestellt, wie sie sich in der Medizin zum Nachteil für das Verstehen von Krankheiten fortsetzt.

Der „Geheime Lehrplan" im Medizinstudium

Nicht der kranke Mensch ist es, dem Studierende der Medizin zu Beginn begegnen, sondern die Leiche und die Grundlagenwissenschaften Physik, Chemie, Biologie, Anatomie. Erst nach und nach kommen mit der funktionellen Anatomie und der Physiologie die Vorgänge im lebenden Organismus hinzu und erst viel später werden die Studierenden zum Patienten gelassen.

Diesem Studienplan liegt die einleuchtende Überlegung zugrunde, daß erst der Bau des Körpers und die Vorgänge im gesunden Organismus verstanden werden müssen, bevor man sich dem kranken Körper zuwenden kann. Gleichzeitig wird in einem solchen Lehrplan auch ein bestimmtes Konzept vom Funktionieren des Organismus, von Krankheit, von der Rolle und Funktion der Ärzte vermittelt. Das Bild von den organismischen Abläufen, das auch das „Maschinenmodell" des Körpers genannt wurde, führt diese Vorgänge ausschließlich auf biochemische Prozesse zurück. Das eigentlich Menschliche, das im Fühlen der Person, in Zielen, Werten, Begabungen, Krisen, Lebensphasen und eben auch im Krankwerden, im Scheitern, im sich Neuorientieren zum Ausdruck kommt, also im Auf und Ab der zwischenmenschlichen Beziehungen, in Reifungsvorgängen etc., das alles hat im biologistischen Modell vom Körper keinen Ort. Folglich besitzt die Medizin *„zwei Paradigmata, die sich gegenseitig ausschließen: die*

'Maschinendefinition' für den Körper und das Freud'sche Paradigma des psychischen Apparats für die Seele. Die Konsequenz ist eine dualistische Medizin, nämlich eine für den Körper ohne Seelen und eine andere für Seelen ohne Körper: So braucht die Medizin ein neues Paradigma, das eine Lösung des bisher ungelösten psychophysischen Problems bringt." (v. Uexküll 1961; zit. n. Brähler 1986)

Seit dieser Äußerung haben sich zwar Veränderungen vollzogen, was auch und gerade an diesem Lehrbuch deutlich zu erkennen ist, doch sind wir nach wie vor weit davon entfernt, den Körper und die Person konzeptuell und praktisch zur Deckung zu bringen. Wie kommt das?

Die Leib-Seele-Spaltung in der abendländischen Kultur

Die Medizin ist ein Teil der Kultur und als solcher spiegeln sich in ihr die für die Kultur spezifischen Denk- und Verhaltensmuster. Psyche und Körper werden in dieser Kultur seit je als grundsätzlich verschieden gedacht und daher ergibt sich in der Philosophie das sog. „Leib-Seele-Problem"[1], die Frage des Verhältnisses beider Teile zueinander. Wir finden dieses Problem in der gesamten abendländischen Denkgeschichte. Bereits in der Antike hatte man Vorstellungen vom Verhältnis beider zueinander. Es wurde z.B. aus der Gegenüberstellung von Kopf und Hand, als den steuernden und den ausführenden Teilen das Bild vom Leib-Seele-Verhältnis abgeleitet. Später wird der Körper als ein Teil der wilden, ungezähmten Natur gedacht, die durch den Geist beherrscht und in Bahnen gelenkt werden soll. Es fällt dabei auf, daß die Beherrschung der äußeren Natur mit der Zähmung der inneren (Triebe, Lust, Aggression) korreliert. Der Leib soll wie die äußere Natur der Rationalität dienstbar gemacht werden. Das Körperliche, die Emotion (= das was uns bewegt) wird als eine Macht erlebt, die unsere rationale Kontrolle untergräbt und dementsprechend diszipliniert werden muß[2].

Die Spaltung und ihre Folgen für die Medizin

Diese kulturimmanente Haltung gegenüber dem Körperlichen und dem Emotionalen, die sich in einer einseitigen Betonung des Rationalen zeigt, trübt den Blick für bereits pathologisch zu bezeichnende Verarmungen

---

[1] LeserInnen, die an einem weiterführendem Studium dieser Thematik interessiert sind, werden die Bücher von Popper und Eccles, v. Uexküll und Wesiack sowie Linke und Kurthen empfohlen.

[2] Diese Disziplinierung des Körpers wird in einzelnen Kulturen sehr weit getrieben, man denke an die Schlagworte von „Zucht und Ordnung", an den „Kadavergehorsam" des preußischen Soldaten, an die Verherrlichung der Körperbeherrschung, die von Geburt an konsequent („spartanisch") betrieben wurde. Nicht zufällig stammt der strenge vierstündige Stillrhythmus aus der Zeit der Nationalsozialisten, in anderen Kulturen ist er unbekannt. Vermutlich wird der Gegensatz zwischen Psyche und Körper, wie er sich in dem Bedürfnis das Körperliche unter Kontrolle zu bringen, zeigt, durch solche kulturspezifische Haltungen erst erzeugt und ist nicht biologisch vorgegeben.

der emotionalen Bezogenheit. Dieser Gefühlsanalphabetismus (Alexithymie, pensée opératoire) steht jedoch in einem engen (wenn auch noch nicht völlig geklärten) Zusammenhang mit der psychosomatischen Erkrankung (siehe Kapitel II/7). Dann tritt das Körperliche, aus seinem affektiven Zusammenhang gerissen und dadurch zum Symptom geworden, dem Subjekt als etwas Fremdes entgegen, entweder als Funktionsstörung bzw. Organläsion, oder in verschiedenen Formen des verzerrten Erlebens in bezug auf den Körper, wie z.B. in manifest destruktiven Handlungen gegen den Körper, in wahnhaften Verzerrungen des Körpererlebens, Dysmorphophobie, Hypochondrie, Schmerzerleben, Konversionsneurosen oder etwa auch in der Magersucht. Ein nur am Maschinenmodell des Körpers trainierter Arzt, der nicht gelernt hat, auf die Beziehungsaspekte zu achten, wird die diesbezügliche Verarmung oder Abwehr seines Patienten gar nicht registrieren, oder es wird ihm dessen bedeutungsentleerte Sachorientiertheit sogar entgegenkommen. Dann wird die Reduziertheit des Patienten von einer reduzierten Medizin auch noch bestätigt und zementiert. In all diesen Fällen wird der Körper Schauplatz, Austragungsort, aber jedenfalls Objekt des beeinträchtigten Erlebens.

Fallbeispiel. Eine etwa 40jährige Frau bekam nach einer operativen Behandlung eines beiderseitigen Karpaltunnelsyndroms Schmerzen. Mehrere weitere Operationen, u.a. die plastisch-chirurgische Verlegung eines Muskels im Bereich des Antithenar, um die Einbettung des Medianusnerv zu verbessern, konnten daran nichts ändern. Die Patientin wachte jede Nacht aufgrund der Schmerzen auf, empfand nur eine gewisse Linderung, wenn sie mit erhobenen Händen im Raum auf und ab ging und konnte erst in den Morgenstunden wieder einschlafen. Sie klagte auch über Sensibilitätsstörungen in beiden Händen, sodaß ihr ständig Dinge aus der Hand fielen. Die Folge waren Krankenstände von etwa einem Jahr und die auf zwei Jahre befristete krankheitsbedingte Pensionierung.

Die Patientin wurde nach insgesamt 3 Jahren des Schmerzleidens an eine Schmerzambulanz überwiesen, in der auch psychologische Aspekte berücksichtigt werden. Dort wurde ihr aufgrund des Eindrucks im Erstgespräch eine Kurzpsychotherapie empfohlen, zu der sie sehr motiviert zustimmte.

Bereits nach 3 Sitzungen ergab sich eine deutliche Besserung der Schmerzen, die Patientin konnte nach langem wieder jede Nacht durchschlafen. In der 6. Therapiestunde meinte sie, daß ihr Leben nun viel schwieriger sei als zuvor und sie manchmal die Schmerzen als geringere Belastung empfinde als die Probleme, die ihr durch die Therapie bewußt geworden seien, obwohl sie gleichzeitig schon immer geahnt habe, daß ihre Schmerzen etwas mit ihrer Person zu tun hätten. Gleichwohl seien ihr rückblickend die Schmerzen weniger nahe gegangen als die jetzt zutagegetretenen Fragen und Probleme, die sie den ganzen Tag beschäftigen und denen sie bisher ausgewichen sei.

Diese Gedanken hingen an den Beziehungskonstellationen ihrer Kindheit. Ihr geliebter Vater ist tödlich verunglückt, als sie 16 und bereits mit ihrer Tochter schwanger war. Die Mutter habe sie immer abgelehnt, den Bruder vorgezogen, der verunglückt sei, wie sie 11 war. Sie empfand in dieser (deutlich ödipal anmutenden) Situation immer Haß gegenüber der Mutter, forcierte daher früh ihre psychische wie auch finanzielle Autonomie. Die Folge war wohl eine große Lebenstüchtigkeit, andererseits unterdrückte sie alle Wünsche nach Versorgtwerden in sich und wurde sich selbst gegenüber übertrieben hart. Sie hatte die Mutter bis zum Tod gepflegt und immer das Gefühl gehabt, ihr Leiden unnötig verlängert zu haben. Dieses ständige Schuldgefühl, das dem Haß gegen die Mutter entsprang, förderte eine Selbstbestrafungstendenz in ihr, der das Schmerzerleben sehr entgegenkam, vermutlich sogar herbeiführte. Die „psychogenen" Schmerzen hatten sich nämlich an die operationsbedingten Schmerzen direkt angeschlossen. Nicht alle Patienten sind psychologischen Interventionen so schnell zugänglich, wie die hier in Kürze beschriebene Patientin, doch hätte in diesem Fall sicher ein kombiniertes organmedizinisches und psychologisches Vorgehen die Chronifizierung und damit hohe finanzielle Kosten und langes Leiden ersparen können.

Es war für diese Patientin verlockend, die Hände beim Chirurgen und anderen Spezialisten gewissermaßen abzuliefern. Sie hatte dadurch etwas, was ganz andere Wurzeln hat, von sich ferngehalten und im Körperlichen angesiedelt. Die ausschließlich auf das Organische abzielende Medizin hat sie, ohne es zu bemerken, dabei unterstützt.

Diese kurze Fallskizze illustriert einerseits den veränderten Bezug der Patientin zu ihrem Körper und die mechanisch reduzierte Suche der Medizin nach den Ursachen, darüber hinaus wird auch deutlich, daß der psychologisch-psychotherapeutische Zugang ebenfalls einseitig und reduziert ist. Es wird zwar in der Schmerzforschung, wie auch anderswo an der Überbrückung der Zugänge gearbeitet, die Praxis ist jedoch zumeist noch eine des einander Ausschließens.

Neuere theoretische Auffassungen

Die Lösung des Problems der Aufspaltung von Körper und Psyche und der Aufspaltung in Körpermedizin und Psycho-Medizin bzw. Psychotherapie kann nicht darin bestehen, daß man im Sinne einer interdisziplinären Zusammenarbeit von Körper- und Seelenspezialisten den Patienten in Arbeitsfelder aufteilt, wenngleich dies zugegebenermaßen in manchen Bereichen einen gewissen Fortschritt bedeutete, und zwar vor allem dort, wo das Psychosoziale noch völlig ausgeklammert wird. Vielmehr benötigen wir eine Theorie des gesunden und kranken Menschen, in der somatische und psychische Aspekte einander nicht ausschließen, die vielmehr der biopsychosozialen Ganzheit des Menschen gerecht wird. Wir müssen verstehen, daß es (außer in extremen Ausnahmezuständen) den Körper für sich ebensowenig gibt wie die Psyche. Daraus leitet sich bereits eine erste Folgerung ab: das Paradigma einer zukünftigen Medizin wird in großem Ausmaß die handelnden Personen in seine Theorien einschließen müssen. Die Person des Kranken wird deutlich über dem Begriff der Krankheit stehen, das Beziehungsgeschehen in der Entwicklung und dann zwischen Arzt und Patient wird in einen theoretischen Zusammenhang mit dem Leiden und Krankheiten gebracht werden müssen. Die neuere entwicklungspsychologische Forschung (siehe Kapitel III/2) liefert uns eine wesentliche Hilfe, sie zeichnet nämlich ein Bild vom Menschen, der, von Geburt an, noch mehr als wir dachten, dank seiner hohen Flexibilität sich an Umgebungsbedingungen und Beziehungsangebote anzupassen imstande ist. Prozeß und Ergebnis dieser Anpassungsvorgänge schreiben sich in die Struktur der Person (wiederum auf allen Ebenen, organisch, psychologisch, sozial). Somit sind wir noch klarer als bisher imstande, Gesundheit und Krankheit der Person vor dem theoretischen Hintergrund der Systemtheorie und dem subjektiven Hintergrund des Bemühens um Gleichgewicht als Prozeß und Ergebnis ständiger Bewältigungsarbeit zu verstehen.

Prüfungsfragen

1. Wie hängen kulturelle und medizinische Vorstellungen vom Leib-Seele-Verhältnis zusammen?
2. Wie kann sich dies individuell manifestieren?
3. Sehen Sie Möglichkeiten der Überwindung dieses Problems?

Literatur

1. Brähler E (1986) Körpererleben – ein vernachlässigter Aspekt der Medizin. In: Brähler E (Hrsg) Körpererleben. Springer, Berlin

Weiterführende Literatur

1. Linke DB, Kurthen M (1988) Parallelität von Gehirn und Seele. Neurowissenschaft und Leib-Seele-Problem. Enke, Stuttgart
2. Popper K, Eccles J (1982) Das Ich und sein Gehirn. Piper, München
3. Uexküll Th v, Wesiack W (1990) Wissenschaftstheorie und Psychosomatische Medizin, ein bio-psycho-soziales Modell. In: Uexküll Th v et al (Hrsg) Psychosomatische Medizin, 4. Aufl. Urban und Schwarzenberg, München
4. Uexküll T v, Wesiack W (1988) Theorie der Humanmedizin. Grundlagen ärztlichen Denkens und Handelns. Urban und Schwarzenberg, München

Kapitel 2

Neurophysiologische Grundlagen psychischer Prozesse

M. Hexel und J. Zeitlhofer

> **Lehrziele**
>
> In diesem Abschnitt soll das Zusammenspiel von physischen und psychischen Vorgängen dargestellt werden. Der Schwerpunkt liegt weniger auf der Beschreibung der einzelnen Organfunktionen, es soll vielmehr auf die gegenseitige Einflußnahme von physischen und psychischen Prozessen hingewiesen werden; welchen Einfluß haben psychische Befindlichkeiten, wie Affekte und Emotionen auf unseren Organismus und welche Auswirkungen haben umgekehrt organische Prozesse auf unser psychisches Befinden und Verhalten.
>
> Die Fülle der Einzelfaktoren sowie die Komplexität ihres Zusammenspiels machen aber eine einfache Sichtweise des Leib-Seele Problems schwierig. Es ist immer wieder festzustellen, daß es für die Wissenschaft leichter ist, sich auf physische Vorgänge im Gehirn zu konzentrieren und psychische Konzepte auszuklammern oder psychische Eigenschaften ohne organische Grundlagen zu erörtern.
>
> Das Hauptanliegen einer wissenschaftlichen psycho-somatischen Betrachtungsweise muß darin liegen, daß psychische und somatische Funktionen des Organismus in ihren Wechselwirkungen berücksichtigt werden.

Historischer Hintergrund

Bereits 400 v. Chr. hat Hippokrates auf die Abhängigkeit der Seele vom Körper hingewiesen und das Gehirn als Boten zum Bewußtsein bezeichnet. Die meisten Theorien über Seele und Geist sind philosophisch ausgerichtet und sehen die Psyche als ein vom Körper abgehobenes Phänomen. Erst in der Neuzeit versuchte man für psychische Vorgänge auch somatische Grundlagen zu finden. Descartes (1649) schrieb der Zirbeldrüse seelische

Funktionen zu. Im 19. Jhd. begann dann eine intensive Forschung über Zusammenhänge zwischen physischen und psychischen Vorgängen.

Claude Bernard führte aufgrund klinischer Beobachtungen den Begriff „Lebensvitalität" ein, die er dem Hirnstamm zuordnete. Der durch die Aphasieforschung bekannte Broca (1878) wies auch auf die Bedeutung der um den Hirnstamm liegenden Zellgruppen hin, die er „großen limbischen Lappen" nannte. James und Lange (1884) stellten die Einflüsse von Veränderungen der Körperperipherie in den Vordergrund und meinten, Emotionen seien das Produkt peripherer Reizverarbeitungen und kämen nur durch physiologische Veränderungen des Körpers zustande. Diese Annahme fand auch noch ihren Niederschlag in den kognitiven Emotionstheorien (Schachter und Singer 1962), die behaupten, daß ein physiologischer Erregungszustand erst durch die kognitive Zuordnung als ein spezifisches Gefühl erlebt wird. Furcht oder Freude würden beispielsweise durch eine unspezifische Aktivierung zustande kommen, die je nach Zuordnung einmal als Freude und einmal als Furcht erlebt würden.

Aufgrund **neuerer Forschung** wissen wir heute, daß Reize von unseren Sinnesorganen registriert werden und unterschiedlich nach Qualität und Intensität affektive Reaktionsmuster auslösen. Affekte sind angeboren, sie können bereits bei Säuglingen beobachtet werden, sie korrelieren mit bestimmten mimischen Muskelbewegungen und mit bestimmten Reaktionsmustern des autonomen Nervensystems, wie z.B. Pulsrate, Atemgeschwindigkeit, elektrischer Hautwiderstand.

Im Alter von eineinhalb Jahren können durch Imagination Erinnerungen ins Gedächtnis gerufen werden. Die Erinnerungen lösen je nach dem damaligen Erleben qualitativ und quantitativ unterschiedliche Affekte aus. Diese dazugehörigen Affekte stammen aber nicht von Reizen, die von außen auf den Organismus eintreffen, sondern in diesem Fall stimuliert die Erinnerung das limbische System und löst von dort den Affekt aus.

Wir können daraus schließen, daß **psychisches Erleben nicht nur eine Folge physiologischer Veränderungen ist, sondern daß auch Einflüsse, die sowohl von außen als auch später durch Vorstellungen auf unseren Organismus eintreffen, Affekte auslösen. Diese haben wiederum Einfluß auf unser körperliches Geschehen und aktivieren unterschiedliche Hirnbereiche, je nachdem, ob die Reize als angenehm oder unangenehm erlebt werden.**

Hirnregionen und psychisches Erleben

Die **Formatio reticularis** befindet sich in den Strukturen des Hirnstamms (Medulla oblongata, Pons, Mesencephalon).

Sie kann auch als Steuersystem der Bewußtseinslage (Guttmann) angesehen werden und reguliert das allgemeine Aktivierungsniveau, das zielgerichtetes Vorgehen ermöglicht. Sie fungiert jedoch nicht nur als unspezifisches Aktivierungssystem beim Zustandekommen von Bewußtsein. Sie steuert darüber hinaus das auffälligste physiologische Phänomen des Bewußtseins, den **Schlaf-Wach-Rhythmus**.

Struktur	Funktion
Großhirn	Höchste Steuerungs- und Integrationsebene
Primäre Areale	Direkte Reizverarbeitung (z.B. Sehen, Hören, Spüren) bzw. Aktivierung (z.B. von Muskelgruppen)
Sekundäre Areale	Informationsverarbeitung (aus primären Arealen, Syntheseleistung, Assoziation, zeitl. Integration)
Tertiäre Areale	Erfassen von Sinnzusammenhängen konkrete Wahrnehmung → abstraktes Denken, Planen, Problemlösen
Limbisches System	Integration hypothalamischer und subkortikaler Erregungen Papez-Regelkreis (Zusammenwirken psychischer Erregungen und vegetativer Funktionen) Gedächtnis, Emotionalität, Stimmung, Triebe
Basalganglien *Corpus striatum: Putamen, Nucl. caudatus, Globus pallidus*	Kerne grauer Substanz, Teil des EPS
Extrapyramidal-motor. System (EPS)	Funktionelle Einheit auf 3 Verarbeitungsebenen (Cortex, Basalganglien, Mittelhirn) Steuerung von Mitbewegungen, Haltefunktionen der Stützmotorik, Integration von Affekt- und Ausdrucksbewegungen
Zwischenhirn (Diencephalon)	
Thalamus	Subkortikale Sammelstelle für Impulse der Außen- und Innenwelt Umschaltstation für Impulse (Sensorium und Gehirn) Integration und Koordination von Afferenzen Wahrnehmung elementarer Empfindungen (z.B. Schmerz)
Hypothalamus	„Hauptganglion des autonomen Nervensystems" Parasympathisches Zentrum Sympathisches Zentrum Temperaturregulation des Körpers Neuroendokrine Kontrolle Durst-Hunger-Steuerung Sexualverhalten, Geschlechtsfunktionen Abwehrreaktionen Schlaf (zirkadianer Schrittmacher)
Autonomes Nervensystem	Regulation des inneren Körpermilieus: 1. Steuerung elementarer, innerer Körperfunktionen 2. Anpassung an äußere Anforderungen
Kleinhirn (Cerebellum)	Koordination, Anpassung, Glättung von Bewegungen (Muskel, Sehnen, Gelenke) *Afferenzen:* mot. Kortex, Propriozeptoren, viscerale Rezeptoren, taktile Hautrezeptoren, akustische, vestibuläre und visuelle Rezeptoren *Efferenzen:* Hirnstamm (Formatio reticularis/Mittelhirn), Thalamus und Großhirn (Area 4), Rückkoppelung Großhirn–Kleinhirn

Abb. 1. Aufbau des Zentralnervensystems

Abb. 1 (Fortsetzung)

Hirnstamm	Regulation vegetativer Funktionen (Atmung, Kreislauf)
Verlängertes Mark	Reflexintegration (Schlucken, Erbrechen)
(Medulla oblongata)	Atmung: O_2- und CO_2-Rezeptoren
	Atemzentrum: rhythmische Impulse
	Herz-Kreislauf-Regulation
	Haltungsreaktion (Vestibulariskerne)
	Labyrinth-, Beschleunigungs-, Antischwerkraftreflexe
	Stellreflexe (Körpergleichgewicht)
Brücke (Pons)	Motorik (Hemiparesen) Blickparesen
	Atmung: tonische Aktivität
	REM-Schlaf: tonische und phasische Komponenten
Mittelhirn (Mesencephalon)	Augenmotorik, Stellreflexe (Aufrechterhalten der normalen Körper- und Augenstellung im Raum)
Formatio reticularis (98 Kerne)	Aufsteigende afferente Impulse/Kollateralen
	– phasische, arousal-Antwort
	– tonische Muskelkontrolle
	– Modifikation/Integration sensorischer Signale

Dieses System wird daher „Aktivierungssystem" (Activating System, Allerting System oder aufsteigendes reticuläres Aktivierungssystem = ARAS) genannt. Das ARAS erhält Meldungen von den sensorischen Bahnen, die über Zwischenstationen zur Vorderhirnrinde gelangen, was eine allgemeine Aktivierung bewirkt.

Umgekehrt werden Aktivierungs-Impulse von der Großhirnrinde zur Muskulatur und zum vegetativen Nervensystem übertragen.

Das reticuläre Aktivierungssystem hat demzufolge die Funktion, die vom autonomen Nervensystem stammenden Reize vor ihrer Registrierung auszuwählen und dem Bewußtsein zugänglich oder auch nicht zugänglich zu machen. Aber auch dem Bewußtsein nicht zugänglich gemachte Reize werden dennoch unterschwellig, d.h. außerhalb der bewußten Wahrnehmung, registriert.

Demnach hat die Formatio reticularis auch Einfluß auf die Wahrnehmung. Wahrnehmung ist kein objektiver Tatbestand, es besteht keine direkte Korrelation zwischen Reizintensität und Erlebensintensität sondern sie steht auch in Zusammenhang mit dem emotionalen Erleben. Nicht bewußt registrierte Reize oder Reize, die für die jeweilige Person unangenehm sind und dem Bewußtsein fernbleiben sollen, werden trotzdem unterschwellig wahrgenommen und können später in Träumen, freien Assoziationen und Vorstellungen auftauchen.

In Experimenten konnte nachgewiesen werden, daß die absteigenden reticulären Funktionen in enger Verbindung mit dem psychischen Prozeß der selektiven Aufmerksamkeit zusammenhängen.

Gleichbleibende Reize können – je nachdem auf welche „inneren Zustandsbedingungen sie fallen –, verschiedene kortikale Antworten evozieren. Es wird deshalb angenommen, daß das absteigende reticuläre Aktivierungssystem die Schwelle bestimmt, ab der die Sinnesorgane Reize wahrnehmen.

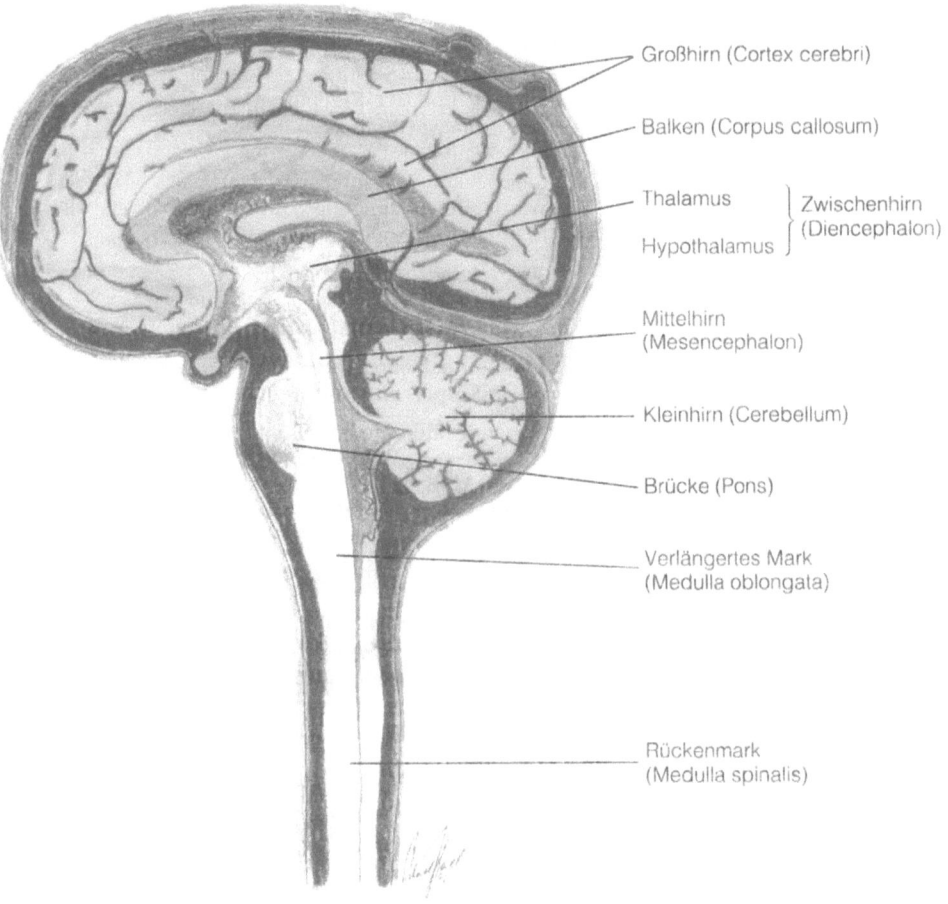

Abb. 2. Seitenansicht des menschlichen Gehirns

Zwischenhirn (Diencephalon)

Es ist ein wichtiges Steuerungszentrum: Der sensorische Input wird im Thalamus umgeschaltet, Aufmerksamkeit und Wachheit beeinflußt; das vegetative Nervensystem und damit das körperinterne Milieu und der Hormonhaushalt werden vom Hypothalamus gesteuert.

Thalamus

Afferente Bahnen (Bahnen von den Sinnesorganen und Sinneszellen, die zum Gehirn führen) werden im Thalamus umgeschaltet, bevor sie zu speziellen Projektionsfeldern in der gesamten Großhirnrinde weitergeleitet werden.

Durch die Wechselbeziehung mit dem Großhirn ist es möglich, daß Information bewußt erlebt wird.

Bleiben Signale im Thalamus, so nehmen wir sie nicht bewußt wahr. Deshalb wird der Thalamus auch als „Tor zum Bewußtsein" bezeichnet.

Dem Thalamus ist es aber auch möglich, selbständig zu arbeiten. Das ist dann der Fall, wenn wir Reize nicht bewußt wahrnehmen, wenn wir „abschalten" oder wenn wir uns auf eine bestimmte Aufgabe konzentrieren und dabei andere Reizinformationen nicht in unser Bewußtsein dringen.

Hypothalamus

Der Hypothalamus ist für die Steuerung der vegetativen Funktionen verantwortlich („Hauptganglien des autonomen Nervensytems") und verfügt über afferente und efferente Nervenbahnen. Die Afferenzen kommen von zentralnervösen Strukturen (limbisches System, Cortex, Mittelhirn, Rückenmark) aber auch von der Körperperipherie (Sinnesorgane, Temperatur- und Berührungsrezeptoren, Osmo- und Glukoserezeptoren), während Drüsen- und glatte Muskelzellen von efferenten Nervenbahnen gesteuert werden.

Für die Phasen der Aktivität ist der „Sympathikus" verantwortlich. Bei Aktivierung desselben werden Übertragersubstanzen wie Adrenalin und Noradrenalin freigesetzt, die im Nebennierenmark gebildet werden. Der Mensch befindet sich in einem Zustand der Anspannung und Aktivität.

Der „Parasympathikus" regt Vorgänge an, die für die Regeneration des Körpers verantwortlich sind. Er ist für den Ruhe- und Entspannungszustand zuständig. Der Parasympathiko-Tonus (Vagus) ist vor allem in der Nacht erhöht. Als Übertragerstoff spielt das Acetylcholin eine wichtige Rolle.

Sympathikus und Parasympathikus wechseln sich in ihrer Aktivität ab; für ein ordnungsgemäßes Funktionieren der inneren Organe und der Muskulatur ist ein vegetatives Gleichgewicht die Voraussetzung.

Wenn es gelingt, auf vegetativem Niveau Spannung und Entspannung in der Waage zu halten, wenn auf eine Anspannung wieder der Zustand der Ruhe hergestellt werden kann, so ist eine wichtige Voraussetzung für ein homöostatisches Gleichgewicht höherer psychischer Funktionen gegeben.

Kann nun dieses Gleichgewicht nicht hergestellt werden, weil ein Mensch vielleicht aufgrund inadäquater Anforderungen ständig unter Spannung lebt, wo der Schwerpunkt der Arbeit dem Sympathikus obliegt, so wird dieses homöostatische Gleichgewicht gestört, und Unruhe und Nervosität werden vorherrschen. Überwiegen nun Anspannung und Erregung im Leben eines Menschen, so ist der Sympathikus ständig in Arbeit: es ist diesem Menschen gar nicht mehr möglich, in einen Zustand der Entspannung zu gelangen. Dieser Mensch ist dann chronisch angespannt, verkrampft, und der Körper reagiert ständig mit höchster Leistungsbereitschaft.

Physiologisch wirkt sich ein erregter Sympathikus in einer beschleunigten Herzfrequenz, in einer Verringerung der Magen- und Darmperistaltik, einer Verengung der Blutgefäße etc. aus.

Das Überwiegen der Funktion des Parasympathikus, bei dem es zu einer Ausschüttung des Hormons Acetylcholin kommt, ist ebenfalls ungünstig. Diese Menschen werden auch als Vagotoniker bezeichnet. Sie sind gekennzeichnet durch die Neigung zur Müdigkeit und einem erhöhten Schlafbedürfnis.

Das Zusammenwirken von psychischen Belastungen auf die körperliche Befindlichkeit ist vor allem bei den psychosomatischen Störungen sichtbar. Körperliche Veränderungen sind da im Zusammenhang mit psychischen Konflikten zu verstehen. Umgekehrt beeinträchtigen auch körperliche Beschwerden unsere emotionale Befindlichkeit.

Einige Psychotherapieformen (z.B. das Autogene Training) wirken unter anderem regulierend auf das vegetative Nervensystem ein und fördern die Herstellung des homöostatischen Gleichgewichts zwischen Sympathikus und Parasympathikus.

Im Regelkreis dieser homöostatischen Prozesse spielen das vegetative Nervensystem, das endokrine System und kontrollierend das Zentralnervensystem eine wichtige Rolle.

Limbisches System

Das Limbische System ist eine phylogenetisch alte Struktur des Endhirns (Telencephalons). Es hat eine Integrationsfunktion zwischen hypothalamischen und subkortikalen Erregungen. Ursprünglich als Riechorgan angelegt, hat es bei höheren Säugern und Menschen mit emotionellen Reaktionen, Instinkten und komplexen neuroendokrinen Regulationsfunktionen zu tun; es modifiziert die kortikale Aktivität und tendiert zu langdauernden Nachentladungen, weswegen emotionelle Reizantworten eher andauernd sind. Dem Limbischen System wird die Regulation des emotionalen Verhaltens zugeschrieben und es kann als die **neuronale Grundlage der Emotionalität**, der Ort der affektiven Vorgänge angesehen werden. Als quasi Schaltstelle ermöglicht es, komplexe Verhaltensmuster, die durch Emotionen entstehen, in zielgerichtetes Handeln zu verwandeln. Es reguliert das emotionale Verhalten, die Gedächtnisleistung und die Sexualität.

Großhirn (Telencephalon)

Es ist entwicklungsgeschichtlich der jüngste Gehirnteil, der sich aus zwei Hälften (Hemisphären) zusammensetzt, die durch den Balken miteinander verbunden sind. Der Neocortex bildet den Mantel der Hemisphären, an den Innenrändern liegt das limbische System, das auch die Basalganglien umschließt.

Schaltneuronen, die für bewußte, kognitive Entscheidungen zuständig sind, befinden sich im Großhirn. Die vom Thalamus kommenden afferenten Nervenfasern werden hier auf die efferenten Bahnen umgeschaltet und wieder an niedrigere Hirnanteile weitergeleitet. Die Signale, die vom Thalamus kommen, werden vorerst auf die primären oder sensiblen Rindenfelder geleitet. Diese primären Felder werden von sekundären oder sensorischen Rindenfeldern umgeben und fungieren als Assoziations- oder als Erinnerungsfelder.

Gelangen Reize zu primären oder sensiblen Feldern, so lösen diese eine Empfindung aus. Werden die Impulse zu den sekundären oder sensorischen Feldern weitergeleitet, so lösen sie eine Wahrnehmung aus.

Bei der Geburt sind die primären Rindenfelder bereits funktionstüchtig. Die sekundären benötigen die Ausdifferenzierung und sind etwa im Alter von sechs Jahren voll ausgebildet.

Großhirnhemisphären

Die Hirnrinde (Cortex) der beiden Großhirnhemisphären besteht aus 6–7 Schichten von Nervenzellen, die cytoarchitektonisch zu unterscheiden sind, sodaß sich unterschiedliche Rindenfelder voneinander abgrenzen lassen, denen auch bestimmte Funktionen zuzuordnen sind. Diese Funktionen konnten durch umschriebene krankheitsbedingte Läsionen zugeordnet werden.

Eine funktionelle Spezialisierung der beiden Großhirnhemisphären wurde durch Experimente (lateralisierte Reizdarbietung), operative Durchtrennung des Balkens (Split-brain-Präperation) sowie durch Beobachtung von Patienten mit unilateralen cerebralen Ausfällen nachgewiesen.

Erwähnenswert sind hier vielleicht dazu die Experimente von Sperry, die bereits 1961 durchgeführt wurden.

Einem ehemaligen Soldaten, der wegen einer Kopfverletzung unter schweren epileptischen Anfällen litt, wurde in einer Operation das Corpus callosum, das die beiden Hemisphären miteinander verbindet, durchtrennt. Damit sollte das Übergreifen der Anfälle von einer Hemisphäre auf die andere verhindert werden und die nicht betroffene Hemisphäre in der Lage sein, die Kontrolle über den Körper aufrechtzuerhalten.

Nach einer Anzahl von Tests, die nachher mit dem Patienten durchgeführt wurden, zeigte sich, daß die beiden Gehirnseiten des Patienten in verschiedener Weise und unabhängig voneinander tätig waren, und es wurde beobachtet, daß der Patient gesprochene Befehle nur mit der rechten Hand und der rechten Körperseite – also der Seite, die von der linken Gehirnhälfte kontrolliert wird – ausführen konnte.

Weiters wurde festgestellt, daß er taktile und visuelle Aufgaben – etwa das Aufeinanderlegen von Klötzen oder das Zeichnen eines Bildes – nur mit der linken Hand, die von der rechten Hemisphäre gesteuert wird, ausführen konnte und daß es Situationen gab, in denen die linke Hand das Gegenteil von der rechten tat, so als er „seine Frau mit der linken Hand bedrohte, während er mit der rechten Hand versuchte, seiner Frau zu Hilfe zu kommen und das aggressive Handeln der linken Hand unter Kontrolle zu bringen".

Mit diesem Experiment konnte u.a. nachgewiesen werden, daß es eine systematische Leistungsasymmetrie zwischen rechter und linker Hemisphäre gibt. Beim gesunden Menschen erfolgt ein rascher Informationsaustausch zwischen beiden Hemisphären über den Balken.

Neueren neurophysiologischen Erkenntnissen zufolge steuert die linke Hemisphäre die Funktionen der rechten Körperseite und die rechte die der linken Körperseite. Bei den meisten rechtshändigen und bei ca. der Hälfte der linkshändigen Menschen dominiert die linke Gehirnhälfte.

Das Denken und die Sprache werden der linksseitigen Großhirnhemisphäre – der dominanten – zugeordnet, während die rechte für die nichtsprachlichen, mehr intuitiven, ganzheitlich-bildhaft-analogischen und damit auch deutlich gefühlsnäheren psychischen Funktionen verantwortlich gemacht wird.

Dazu sei ein weiteres Experiment mit einer Patientin mit einer Kommissurotomie angeführt, das ebenfalls von Sperry stammt, und das filmisch festgehalten wurde.

> Der Patientin wurden tachistoskopische Bilder vorgeführt. Nach einer Reihe von langweiligen Bildern wird kurz ein Bild von einer nackten Frau vorgegeben, das die Patientin nur in der linken Hälfte ihres Sehfelds wahrnehmen konnte. Die Patientin gab an, nichts zu sehen, errötet aber unmittelbar darauf und lächelt verlegen. In ihrer linken Großhirnhälfte war sie sich aber weiterhin nicht bewußt, was diese emotionale Reaktion bei ihr ausgelöst hat. Das einzige, was sie schließlich hervorbrachte, waren die Worte: „Oh, Dr. Sperry, sie haben aber einen komischen Apparat." Dieses Verhalten der Patientin, deren Großhirnhemisphären getrennt worden waren, wurde als Anzeichen für den unbewußten Charakter einer emotionalen Reaktion interpretiert, die nicht auf die sprachliche Ebene gehoben werden kann. Die zwei unabhängigen geistigen Funktionen waren nicht integriert, wie an der Verdrängung und Leugnung des Verlegenheit hervorrufenden Bildes deutlich wurde.

Mit den Ergebnissen dieses Experiments wird der Zusammenhang zwischen einigen Aspekten der getrennten rechten Großhirnhemisphäre und einigen Aspekten des Primärprozeßes (unbewußte Vorgänge nach Freud) und dem Abwehrmechanismus Verdrängung bestätigt.

Wir nehmen heute an, daß in der rechten Großhirnhälfte das Denken in Form von lockeren Assoziationen und nicht in verbaler Weise wie in der linken Hemisphäre stattfindet und daß die Wahrnehmung zeitlicher Abfolgen weniger stark ausgeprägt ist als in der linken Großhirnhälfte. In der rechten Großhirnhälfte werden zwar Worte gespeichert aber in eher diffus ganzheitlichem Charakter, während in der linken Hemisphäre das eigentliche Sprachzentrum liegt. Am Erkennen von Gesichtern ist die rechte Hemisphäre beteiligt, da nachgewiesen ist, daß diese die komplexen Muster effektiver auf ganzheitliche als auf analytische Weise verarbeitet. Metapher, Wortspiel und Bilderrätsel sind deren Ausdrucksmittel.

Es gibt Theorien, die von der Annahme ausgehen, daß durch die bildhaften Vorstellungen eine Verbindung zwischen beiden Hemisphären hergestellt wird. Dies ist auch anhand von Traumbildern bewiesen. Freud sah den Traum als „Weg zum Unbewußten". Traumbilder können auch als eine Form der Verdichtung von Information angesehen werden; auch bildhafte Vergleiche, sogenannte Metaphern, dienen dazu, Sachverhalte zu verstehen. Manchmal drücken wir unsere Worte in Bildern aus – wenn Gefühle dominieren, fehlen oft die Worte.

Einige Psychotherapiemethoden verwenden solche Techniken. Mit Hilfe von Bildern soll eine Verbindung zwischen Denken und Fühlen hergestellt werden (katathym imaginative Psychotherapie, Analytische Oberstufe des Autogenen Trainings, hypnotische Techniken).

Neurotransmitter

Neurotransmitter sind chemische Wirkstoffe, die für die Erregungsübertragung von einem Neuron auf das andere notwendig sind; die Schaltstelle von einem Neuron zum nächsten (Synapse) wird von einem chemischen Vermittler (z.B. Acetylcholin, Noradrenalin, Adrenalin, Dopamin) überbrückt.

Sowohl die Neurotransmitter als auch die entsprechenden Rezeptoren sind in den verschiedenen Abschnitten des zentralen und peripheren Nervensystems unterschiedlich konzentriert. Die Neurotransmitter stellen die chemische Basis für das Zusammenwirken und die Wechselwirkung der Nervenzellen dar.

Mit dieser Betrachtungsweise muß „psychosomatisch" immer in einem Zusammenhang gesehen werden.

Die Regulation homöostatischer Prozesse geschieht über das vegetative Nervensystem, über das endokrine System und wird vom Zentralnervensystem kontrolliert.

Aus diesem Grund können wir heute mit Sicherheit annehmen, daß psychische Prozesse, die an hormonale Grundlagen gebunden sind, diese beeinflußen und daß diese wiederum rückwirkend organische Veränderungen provozieren. Aufgrund der Biofeedback-Struktur des Gehirns beeinflussen sie auch Gehirnstrukturen und modifizieren ihre Funktion.

Zusammenfassung

Das Nervensystem und die darin ablaufenden neurophysiologischen und neuroendokrinen Prozesse bilden das organische Substrat für unsere Wahrnehmung, unser Erleben und Verhalten. Durch die höchsten kortikalen Verarbeitungsprozesse wird auch die Peripherie (z.B. selektive Wahrnehmung) beeinflußt.

Die komplexen psychischen und physischen Vorgänge verlaufen im günstigen Fall in einem Gleichgewichtszustand, pathologischerweise finden sich Störungen in diesen Regelkreisen.

Psychotherapie ist eine Möglichkeit, die Regelkreise positiv zu beeinflussen und den psycho-somatischen Regelmechanismus zu verbessern.

Prüfungsfragen

1. Welcher Zusammenhang besteht zwischen der Formatio reticularis und dem Prozeß der Wahrnehmung?
2. Wie können sich psychische Belastungen auf das vegetative Nervensystem auswirken?
3. Welche theoretischen Schlußfolgerungen können aus den Experimenten der „split-brain Präperation" gezogen werden?

Literatur

1. Schachter S, Singer JE (1962) Cognitive, social, and physiological determinats of emotional state. Psychol Rev 69: 379–399
2. Sperry RW (1961) Cerebral organisation and behavior. In: Milner OM, Glickmann SE (eds) Cognitive processes and the brain. Van Nostrand, Princetown

Weiterführende Literatur

1. Beaumont JG (1987) Einführung in die Neuropsychologie. Psychologie Verlags Union, München Weinheim
2. Duus P (1990) Neurologisch-topische Diagnostik. Thieme, Stuttgart New York
3. Guttmann G (1982) Lehrbuch der Neuropsychologie. Huber, Bern
4. Netter FH (1986) Nervous System. Part I: Anatomy and physiology. Ciba, West Caldwell N. J.
5. Poeck K (1989) Klinische Neuropsychologie. Thieme, Stuttgart New York
6. Uexküll Th v (1990) Lehrbuch der psychosomatischen Medizin. Urban und Schwarzenberg, München Wien Baltimore

Kapitel 3

Psychoneuroimmunologie (PNI)

U. Kropiunigg

> **Lehrziel**
>
> Psychoneuroimmunologie (PNI) ist ab Mitte der 70er Jahre ein Schlagwort für die Erneuerung der bis dahin deutlich psychoanalytisch und persönlichkeitspsychologisch orientierten Psychosomatik geworden. Das heißt nicht, daß die Psychosomatik nicht auch biologisch (psychophysiologisch) orientiert war, neue Meßmethoden der Immunologie aber haben dazu beigetragen, daß die Forschungsmöglichkeiten um interessante und beträchtlich größere Bereiche erweitert wurden. Der nachfolgende Artikel zeichnet die wichtigsten Ergebnisse der Forschung nach, wobei mehr Augenmerk auf Vollständigkeit hinsichtlich des Gesamtfeldes der PNI gelegt wird als auf die methodische Unanfechtbarkeit. Grob gesprochen gibt es drei Zielrichtungen, um das alte Dogma eines in sich geschlossenen, autonomen Immunsystems (IS) zu widerlegen: Einflüsse des ZNS auf das Immunsystem über a) hormonelle Bahnen, b) über das autonome NS und Einflüsse des IS auf das ZNS. Der Beitrag soll dazu anregen, zumindest gedanklich diese möglichen Wirkweisen im ärztlichen Handel zu berücksichtigen. Die PNI ist aber noch nicht soweit, mit absoluter Sicherheit naturgesetzliche Interaktionen zwischen dem ZNS und dem IS abzuleiten, ganz zu schweigen von psychosozialen Einflüssen, die via ZNS auf das IS wirken könnten.

Einleitung

Fallbeispiel. Eine Kollegin hat im Frühsommer 93 erstmals seit Jahren keinen allergischen Anfall mehr. Plötzlich tritt wieder einer auf. Meine Vermutung, es handle sich um Auswirkungen eines ihr unbewußten Stresses, will sie nicht teilen. Die gemeinsame Analyse ihrer gegenwärtigen Lebensumstände ergibt schließlich eine berufliche Krise, deren belastende Auswirkungen sie aber nicht ganz wahrhaben will. Um sich endlich ihren ambitionierten wissenschaftlichen Plänen zuwenden zu können, hatte sie durchgesetzt, daß ihr die umfangreichen und heiklen Routinearbeiten, nämlich die Erstellung histologischer Befunde, von einem jüngeren Kollegen abgenommen wurden. Zu ihrem Ärger war dieser Kollege aber für die angestrebte Arbeit völlig unbrauchbar (daß es sich dabei um eine tendenziöse Wahrnehmung handelte, wird weiter unten klar, soll hier aber nicht weiter verfolgt werden). Nach einer Woche angespannten Beobachtens resigniert sie und übernimmt die Arbeit wieder selber. Sie hat nun in der alten Routine und der neuen Verpflichtung, den Kollegen trotzdem irgendwie zu beschäftigen, sich die Belastung gewissermaßen verdoppelt. Dies offenbart uns folgendes Muster, das die Kollegin damals aber nicht wirklich akzeptieren wollte: Sie hat um Arbeitserleichterung gekämpft, diese aber aus psychologisch noch uneinsichtigen Gründen wieder zunichte gemacht, um schließlich zu resignieren und in der Folge zu erkranken. Da ich sie sehr gut kenne, erlaube ich mir, ihr mit leichter Ironie vor Augen zu führen, wie sie nun ein schönes Fallbeispiel für meine Vorlesungen – in denen ich Zusammenhänge zwischen immunologischen Erkrankungen und einem aus unbewußter Dynamik stammenden psychischem Streß referiere – geworden sei. Diese kleine Provokation zeigt Folgen: Wenige Tage später gelingt es ihr, die gesamte Routinearbeit an ihren Kollegen zu delegieren und schon am darauffolgenden Wochenende bleibt sie anfallsfrei. Sie kann sich nun voll ihren wissenschaftlichen Arbeiten widmen und ist lediglich letztverantwortlich für die vom Kollegen erstellten Befunde, die übrigens sehr verläßlich sind und die sie in der Klinikkonferenz mit viel Anerkennung präsentiert. Freilich, als Psychoanalytiker kann man hier noch nicht zufrieden sein. Tatsächlich tauchte bald ein neues Problem auf: Die Kollegin kommt mit ihrer neuen Rolle deshalb nicht zurecht, weil sie es als unzulässig erlebt, die (Drecks-)Arbeit abgegeben zu haben und gleichzeitig Lob für deren Präsentation zu ernten. Trotzdem zeigt sich an diesem Beispiel die enge Verbindung von Psyche und Soma, wenngleich kaum jemand dieses Beispiel als Beweis für psychophysische Zusammenhänge zulassen würde.

Seit Medizin ausgeübt wird, beobachten wir ein stetes Bemühen, das Nichtmaterielle und das Paradoxe, oder, wie Paracelsus es ausdrückte, „das Unsichtbare, das doch Wirkung hat", in der Krankenbehandlung zu berücksichtigen. Die längste Zeit hat dafür allerdings die entsprechende Logik gefehlt. Erst seit Sigmund Freud stellt sich die Medizin mehr und mehr dem Anspruch, auch psychische Ursachen von Krankheit zu berücksichtigen. In unserem Jahrhundert hat sich Dank der Psychoanalyse und vieler nachfolgender psychotherapeutischer Schulen ein medizinisch-psychologisches Wissen angehäuft, das schon an vielen Orten zum Nutzen der Kranken eingesetzt wird.

In einer langen Abfolge von wissenschaftlichen Ausformungen dieses Leib-Seele-Problems ist die Psychoneuroimmunologie (PNI) als die jüngste Phase anzusehen, in der die rein psychologische Analyse, die noch bei Freud und vielen seiner Schüler vorherrschte, in ein multidisziplinäres Feld übergeführt wurde. Es handelt sich dabei allerdings um keine geplante Entwicklung, denn erst im Rückblick sehen wir die vielen Gemeinsamkeiten, die langsam zur Formierung eines neuen Forschungsfeldes führten.

PNI ist ein relativ neuer Begriff innerhalb der Medizin. Erst mit Beginn der 80er Jahre wurden bei wissenschaftlichen Untersuchungen, die bis in die Anfänge unseres Jahrhunderts zurückreichen, Gemeinsamkeiten entdeckt, die es erlaubten, von einem eigenständigen Forschungsbereich zu sprechen. Die wichtigste Gemeinsamkeit aber bestand in der Erforschung biologischer Abläufe, die auf eine Mitbeteiligung des ZNS schließen lassen. Eine sonst gänzlich biologisch orientierte Forschung widmet sich dem Leib-Seele-Problem und dem Nachweis eines Zusammenspiels von Geist und Körper.

PNI ist also nichts anderes als die Neuformulierung der alten Frage nach psychosomatischen Zusammenhängen. Nunmehr sind die Untersuchungsansätze nicht mehr nur auf einfache kausale Verknüpfungen von Persönlichkeit und Krankheit, zwei relativ groben Kategorien, begründet, vielmehr werden fast ausschließlich mikrobiologische Untersuchungen vorgenommen. Insgesamt reicht die Pallette von elektronenmikroskopischen Untersuchungen der Nervenbahnen, immunologischen Stimulationsexperimenten in vivo und in vitro bis zu psychologischen Untersuchungen des Zusammenhanges von Streß, Persönlichkeit und Krankheitsanfälligkeit in einer Periode erhöhten Infektionsrisikos.

In allen diesen Untersuchungen stehen Tätigkeiten des Gehirns, der endokrinen Drüsen und des Immunsystems im Mittelpunkt, wobei betont werden muß, daß dies erst durch die Verfeinerungen der experimentellen Methoden und insbesondere der immunologischen Meßverfahren ermöglicht wurde. Jetzt erst kann annähernd gemessen werden, was Paracelsus noch als „das Unsichtbare, das doch Wirkung hat", bezeichnet hat.

PNI und Anekdoten

Wie so oft in der Psychosomatik, stehen auch hier anekdotische Beobachtungen vor jeder wissenschaftlichen Auseinandersetzung. Sigmund Freud war aufgefallen, daß seine Patienten während ihrer neurotischen Erkrankung kaum unter Infektionen litten. Er machte weiters die Beobachtung, daß nur jene Kriegsheimkehrer besonders infektionsanfällig sind, die einer besiegten Armee angehören (Freud 1982). Viktor von Weizsäcker, der Begründer der Anthropologischen Medizin, nahm Infekte sogar als Signal einer inneren Bereitschaft und Entschlossenheit des Patienten, sich dem Therapeuten gegenüber zu öffnen, d.h., die traumatischen Erlebnisse „zu beichten", wie sich von Weizsäcker (1941) ausdrückte.

Obwohl also immunologisch relevante Beobachtungen innerhalb der Psychoanalyse vorlagen, wurden sie zunächst nicht weiter verfolgt. Noch lange wurden eindeutig immunologisch vermittelte Symptome und Erkrankungen nie im Sinne immunologischer Krankheitsbilder gesehen. In der PNI gab es fast ausschließlich eine experimentelle Tradition. Schon in den 20er Jahren haben Rudolf Heilig und der spätere Vorstand der Wiener Psychiatrischen Universitätsklinik, Hans Hoff, mittels Hypnose die Viruskontrolle manipuliert (1928). Sie gingen davon aus, daß Unlustgefühle einen Herpes labialis auslösen würden. Tatsächlich wiesen sie das bei einigen Frauen nach, denen sie in Trance suggeriert hatten, sich an ein besonders unangenehmes Ereignis zu erinnern. Die unter heftiger innerer Erregung ablaufende Erinnerung und das gleichzeitige Auslösen eines Juckreizes auf den Lippen waren imstande, ein akutes Herpes-labialis-Symptom innerhalb weniger Stunden hervorzurufen. In diesem Experiment waren also die Unlustgefühle imstande, Immunfunktionen – hier also die Viruskontrolle – zu unterlaufen.

Ein gegenteiliges Beispiel stammt aus jüngster Zeit. In einem Experiment von Smith und Mitarbeitern (1985) war es einer Frau mit langjähriger Meditationserfahrung gelungen, die Immunreaktion auf das Varicella Zoster Antigen willentlich zu unterdrücken.

Zurück in die frühe Geschichte der PNI. Zusammenhänge zwischen psychosozialer Lage und Infektionserkrankungen wurden selbst im vorigen Jahrhundert nicht geleugnet. Für Robert Koch waren Typhusepidemien eng mit der sozialen Lage der Erkrankten verknüpft. Allerdings hatte der Schöpfer der „Sanitätspolizey" nicht so sehr den psychosozialen Streß im Auge als vielmehr die aus der Armut resultierende mangelnde Hygiene und unzureichende Ernährung. Und noch heute sehen mexikanische Klinikdirektoren die Ursachen für die unzureichende Tuberkulose-Kontrolle in Armut, Bildungsmangel, geringer Motivation, Aberglauben und fehlender Bereitschaft zur Mitarbeit in der Behandlung (Compliance). Trotzdem verlangen sie aber mehr Geld für die Entwicklung eines neuen Medikamentes, das im Sinne einer „Wunderdroge" das Problem beseitigen würde. Man sieht daran, daß die Bereitschaft, sich mit einem sozial hochkomplexen Thema angemessen zu befassen, sehr gering ist.

Dabei gab es schon 1920 eine hochinteressante Studie von Ishigami, der herausfand, daß durch den Streß von Krankenbesuchen die Immunlage bei seinen TBC Patienten ins Schwanken geriet. Er führte Protokoll über psychische Belastungen seiner Patienten; etwa ob sie einen Brief mit belastendem Inhalt bekommen hatten oder von Angehörigen besucht und dabei mit Problemen konfrontiert worden waren. Regelmäßig verringerte sich daraufhin der Opsoningehalt des Blutes bei seinen Patienten. Aus seinen Beobachtungen entwarf er einen Teufelskreis, den er für die weite Verbreitung der Tuberkulose im damaligen Japan verantwortlich machte: Die Belastungen des Berufs und die bedrückende soziale Lage der Lehrer erhöhen deren Infektionsanfälligkeit und machen sie zu einer Gefahr für ihre Schüler, die ihrerseits unter dem schon damals sprichwörtlichen mörderischen Streß des japanischen Schulsystems leiden.

Eigentlich liegt hier eine der vielen Vorläuferdefinitionen der „biopsycho-sozio-kulturellen Medizin" vor: Ein biologisches Ereignis (Opsoningehalt/Tuberkulose) kann von der psychischen Verfassung der Person (depressive Verstimmung), der sozialen Lage (Armut) und den kulturellen Normen (japanisches Schulsystem) beeinflußt werden.

PNI und Life Event

Der häufigen Beobachtung, daß herausragende Lebensereignisse (Arbeitslosigkeit, Tod eines Angehörigen, Katastrophen) einen psychischen Schock auslösen können, hat sich die Life Event-Forschung seit langem angenommen (siehe Kapitel I/3 in diesem Buch). So stand – nicht überraschend – auch in der PNI eine Studie am Anfang, die Auswirkungen des Partnerverlustes auf das Immunsystem (IS) untersuchte. Wenige Wochen nach dem Tode ihrer Frauen war bei Männern eine signifikante Änderung der Anzahl einiger Lymphozyten-Subpopulationen zu finden. Diese erste Studie von Bartrop et al. (1977) wurde später durch andere Forschergruppen bestätigt.

Studien, die nur den Streß, wie er beispielsweise durch Trauer entsteht, berücksichtigen, gehen von einem „negativen Effekt" aus. Sie übersehen deshalb mögliche Variationen in der Wirkung. Es ist nicht unbedingt so, daß Menschen auf einen Todesfall uniform reagieren. Es kann ein sehr unterschiedliches Verhalten auftreten, das von Verdrängung und Verleugnung bis zu heftigem Agieren reichen kann. Es ist also das Subjekt immer ein wichtiger Faktor, ob ein Ereignis belastend oder umgekehrt als Entwicklungschance verstanden wird. In dieser Hinsicht war eine PNI-Studie von Naor et al. (1983) an jungen Frauen aufschlußreich, die gerade entweder einen spontanen oder indizierten Abortus erlitten hatten. Auf diesen „realen Objektverlust" reagierten gerade jene Frauen besonders stark mit Abweichungen im Immunsystem, die diesen Verlust nicht akzeptieren konnten und deshalb depressiv wurden. Sie hatten Schuldgefühle entwickelt und konnten daher auch nicht richtig trauern.

PNI und Persönlichkeitsmerkmale

Zum Nachweis psychischer Faktoren werden in der Psychosomatik relativ gerne Persönlichkeitsmerkmale herangezogen. So haben Imboden, Canter und Cluff (1961) den Einfluß von depressiven Persönlichkeitsmerkmalen untersucht. Arbeitnehmer, bei denen im August ein hoher Wert an Depressivität gemessen wurde, erkrankten im darauffolgenden Winter besonders schwer an der Asiatischen Grippe und laborierten daran signifikant länger.

Persönlichkeitsmerkmale, die gleichzeitig in irgendeiner Form mit psychischer Hemmung einhergehen, scheinen die deutlichsten Auswirkungen auf das IS zu haben. Einige solcher Muster wurden bereits identifiziert. So weisen Personen mit einem gehemmten Machtstreben (inhibited power) vergleichsweise stärkere Abweichungen im Immunsystem auf als Personen ohne eine solche psychische Auffälligkeit. Junge Kadetten mit einem hohen Leistungsanspruch und geringen Erfolgen, die gleichzeitig aus einem anspruchsvollen Elternhaus stammten, gehörten zu jener Gruppe von Serokonvertern auf das Epstein-Barr-Virus, die daran auch akut erkrankten (Pfeiffer'sches Drüsenfieber). Die Viruskontrolle war bei ihnen geringer ausgeprägt (Kasl et al. 1979). Oder: Personen mit einem Typ A-Verhalten, das als aggressiv, konkurrenzhaft, rastlos und leistungsorientiert bezeichnet wird, entwickeln unter Streß eine weit stärkere und länger anhaltende akute Herpesinfektion als Vergleichspersonen (Lacroix und Offutt 1988). Schließlich sind Personen mit einer Kombination aus hoher Anzahl von Lebensereignissen, einer (deshalb) hohen Anzahl psychischer Symptome und einem starken Bedürfnis nach Prestige ebenfalls immunologisch auffallend (McClelland und Jemmott 1980).

PNI und Arbeit

In manchen Berufen gibt es periodische Arbeitsbelastungen. Postbeamte sind besonders zur Weihnachtszeit sehr großem Streß ausgesetzt. Eigenartigerweise werden sie aber nicht vor, sondern immer erst nach Weihnachten krank. Möglicherweise ist Streß ein Faktor, der das IS zu verstärkten Anstrengungen verleitet. Oder: das Individuum mobilisiert psychische Kräfte – etwa durch die Kognition „Weihnacht ist nur einmal im Jahr" – die sonst nicht notwendig wären. Erst bei Wegfall der Anstrengungen fällt auch die Überanpassung des IS weg. Aber auch hier sind möglicherweise Persönlichkeitsfaktoren mit im Spiel, wenn sich trotzdem negative psychophysische Reaktionen während der Streßperiode bilden. Angestellte in kanadischen Steuerberatungskanzleien sind viermal im Jahr mit Abgabefristen konfrontiert. Auffällige Reaktionen des Immunsystems waren jedoch nur bei jenen Personen festzustellen, die im Zeitraum der Mehrbelastung auch psychisch auffällig reagierten (Dorian et al. 1985). Sie hatten mehr psychiatrische Symptome und dürften daher auch einfach über schlechtere Bewältigungsstrategien (Coping) verfügt haben, wodurch sie sich unter einen stärkeren Streß setzten.

In einem anderen – allerdings ungewöhnlichen – Beruf waren die Immunmeßwerte nicht auffällig. Es wird allerdings an der guten geistigen und seelischen Verfassung der Raumfahrer gelegen sein, daß sich bei ihnen nach Rückkehr zur Erde kaum immunologische Veränderungen messen ließen (Fischer et al. 1972).

PNI, Familie und Partnerschaft

Was wir ohne Zögern bestätigen können, ist die emotionelle Belastung durch einen bestimmten Umgangsstil in Familien. Insbesondere sind Trennungen für alle Beteiligten besonders belastend. Wie schon in den Untersuchungen zur Trauer nach Partnerverlust, ist auch bei Trennung durch Scheidung eine immunologische Reaktion nachgewiesen. Am stärksten trifft es dabei aber die „passive" Person, also jene, die die Scheidung hinnehmen muß, weil der Partner sie will (Kiecolt-Glaser et al. 1987, 1988). Auf ein Beispiel von guter Betreuung und positiven Auswirkungen auf das IS weise ich am Schluß hin.

PNI und Streß

Viele psychoimmunologische Studien gehen von der einfachen Annahme aus, daß Streß für die Veränderungen der Immunmeßwerte, für die Inzidenz und Schwere von Infektionserkrankungen verantwortlich ist. Beim Menschen liegt jedoch ein höchst komplexes Gebilde vor, das wir Charakter, Person oder Selbst nennen können. Das macht Studien gleichzeitig so schwer. In ein und derselben Situation, einer kritischen beruflichen Phase, wenn z.B. Entlassungen drohen, reagieren Menschen ganz unterschiedlich. Es hängt z.B. von ihrer *psychological hardiness* (psychischen Widerstandskraft) ab, ob sie im kritischen Zeitraum gesund bleiben oder erkranken. Ein anderer gut untersuchter Faktor ist das sogenannte Coping, die individuelle Fähigkeit einer Person, in einer gegebenen Situation angemessen zu reagieren, z.B. Konfliktfähigkeit zu beweisen. Es ist nicht untersucht, aber Neurotizismus ist vermutlich ein chronischer Stressor, der im Sinne einer Bereitstellungserkrankung nach Uexküll (siehe Kapitel II/6) verstanden werden kann.

Diese Komplexität ist in Tierstudien weitgehend reduziert. Tiere kennen vielleicht quasi-soziale aber keine kulturellen Normen. Ihr Verhalten ist unflexibel – führt entweder zu Erfolg oder Niederlage. Ihre Reaktionen auf belastenden Streß können daher nur bedingt als psychisch bezeichnet werden. Das muß immer bedacht werden, wenn aus Tierexperimenten psychophysische Aussagen getroffen werden. Aus solcherart angelegten Experimenten lassen sich mittlerweile eine Reihe typischer Streß-Immun-Reaktionen ableiten. Wenn hier auch nicht der Raum ist, die Vielzahl dieser Studien zu referieren, so sei zumindest auf gewisse Muster hingewiesen, die sich im Laufe vieler verschiedener Experimente herausgebildet haben:

- Milder Streß wirkt immunstimulierend, während relativ stärkerer Streß zur Hemmung von Immunreaktionen führt, ohne daß dies aber gleichbedeutend mit körperlichen Beeinträchtigungen wäre.
- Ein akuter, einmalig verabreichter Streß (z.B. Rotationsstreß) kann zu einer dramatischen Abschwächung des IS führen, während mehrmals täglich über einen Zeitraum von 2 Wochen verabreichter Streß zu einer stabilen oder sogar erhöhten Abwehrlage (Adaptation) führen kann.
- Streß *vor* einer Infektion wirkt meist abwehrstärkend, während es unmittelbar *nach* der Infektion zu einer Schwächung kommt.

So kann man zusammenfassend folgenden vorläufigen Schluß ziehen: Auf Streß reagiert das IS zunächst mit einer Einbuße an Abwehrkraft, erholt sich dann aber und erlangt seine normale Funktionsfähigkeit, um schließlich in eine Überreaktion zu gelangen. In manchen Fällen läßt sich Streß bis zu einem halben Jahr nach seiner Verabreichung und proportional zur Stärke seiner Verabreichung nachweisen.

IS und Konditionierung

Ich bin bisher mit keinem Wort auf Konditionierungsexperimente eingegangen, die einen großen Teil der Forschung innerhalb der PNI ausmachen.

Wieder hat es dabei Pionierleistungen gegeben, deren Bedeutung für die PNI erst viel später erkannt wurde. Am Pariser Institut Pasteur haben in den 20er Jahren zwei russische Emigranten die ersten experimentellen Zusammenhänge zwischen dem IS und seiner Konditionierung auf einen unangenehmen Schmerz gefunden. Metal'nikov und Chorin (1926) leiteten daraus eine Erkrankungstheorie ab, derzufolge zufällige Konditionierungen von psychischem Schmerz und einer Immunreaktion auf Pollen zu einer ersten Bahnung (Lernen) führen könnten. Durch die Erinnerungs- und Assoziationsfähigkeit des Menschen werde dieser Zusammenhang immer wieder erneuert, sodaß die Verbindung nicht gelöscht wird.

Am Beginn der neueren PNI standen Robert Ader, der auch der verdienstvolle Herausgeber des ersten Sammelbandes über PNI ist (Ader 1981), und Nicholas Cohen als Autoren einer mittlerweile sehr bekannten Konditionierungsstudie. Nach Darbietung gesüßten Trinkwassers wurde Ratten Cyclophosphamid (CY) gespritzt. Es handelt sich dabei um eine Substanz, die immunsuppressiv wirkt und eine Reihe von unangenehmen Nebenwirkungen auslöst, wodurch es auf der Verhaltensebene zu einer Trinkaversion kommt. Drei Tage danach wurden die Tiere mit Schafserythrozyten, einem Antigen, infiziert. Wurde nun unmittelbar danach neuerlich CY verabreicht, so kam es erwartungsgemäß zu einer kompletten Immunsuppression. Das IS blieb ohne Reaktion auf das Antigen. Die Studie wies aber ebenfalls nach – das war die zu beweisende Hypothese –, daß auch die Gabe von gesüßtem Wasser (anstelle von CY) eine deutliche Immunsuppression hervorruft (Ader und Cohen 1975).

In einem späteren Experiment wiesen Ader und Cohen (1982) neuerlich die Wirkung des Konditionierens nach. Bei speziell gezüchteten Ratten tritt im Alter von 8 Monaten unausweichlich die Erkrankung an systemischem Lupus erythematodes (SLE) ein. Durch regelmäßige Gabe von CY-Dosen kann dies deutlich verzögert werden. Ader und Cohen zeigten aber, daß auch die Verabreichung von nur der Hälfte der CY-Dosen von signifikantem Einfluß auf ein verzögertes Auftreten der Glomerulonephritis, einem Anzeichen des SLE, ist, wenn diese auf Basis einer vorangegangenen Konditionierung (Saccharin/CY) erfolgt war. Beide Experimente gelten als Beleg für den Einfluß des ZNS auf das IS.

PNI und Grundlagenforschung

Alle bisher genannten Studien können natürlich nicht nachweisen, auf welchen Wegen zwischen dem ZNS und dem IS kommuniziert wird. Sie verlassen sich auf die Annahme von zwei Leitungssystemen. Wir sprechen grob von „festen" und „flüssigen" Verbindungen, also den Nervenbahnen und den über das Blut vermittelnden Hormonen. Ein Beispiel, in dem es um den prinzipiellen und differentiellen Einfluß des ZNS auf das IS geht, sei hier exemplarisch genannt: Wenn man T-Lymphozyten von Ratten in vitro mit Mitogenen stimuliert, so ist die Reaktion deutlich geringer, wenn es sich dabei um Präparate von Ratten mit einer linksseitigen frontoparietalen Läsion handelt – im Gegensatz zu Präparaten von Tieren mit einer rechtsseitigen Läsion, bei denen dieselbe Reaktion deutlich gesteigert ist (Barneoud et al. 1988).

Allmählich wurde von einem „neuen psychosomatischen Netzwerk" (Pert et al. 1985) gesprochen. Mit der Identifizierung der Reaktionskette IS–ZNS, also eines von „unten nach oben" laufenden Feedbacks, kann man nun eine Schleife zwischen den beiden Systemen annehmen. Während der Immunreaktionen auf zwei verschiedene Antigene konnten Besedovsky et al. (1977) eine bis zu 100%ige Steigerung der bioelektrischen Aktivität im Bereich des Hypothalamus messen.

Mittlerweile spricht man nicht nur von Neuro-, sondern auch von Immunotransmittern, die dieses durch den gesamten Körper laufende Netzwerk bedienen. Durch das Elektronenmikroskop wurde es möglich, in sämtlichen primären und sekundären Lymphorganen Fasern des sympathischen Nervensystems nachzuweisen. Von einem führenden Forscher auf diesem Gebiet, David L. Felten, stammen vier Kriterien, nach denen abgeschätzt werden sollte, ob den Beobachtungen eine immunologische Bedeutung zugemessen werden kann (vgl. Abb. 1).

– Es müssen die Nervenendigungen in der Nähe von Zellen des IS liegen (proximity),
– das Vorkommen von Liganden muß nachweisbar sein (Transmittersubstanzen),
– passende Rezeptoren müssen an den Zellen des IS vorhanden sein und
– es muß eine vorhersagbare pharmakologische Reaktion angebbar sein.

Eine gute Annäherung an die hier vorgeschlagene Komplexität der Abläufe zwischen ZNS und IS stellt eine zusammenfassende Darstellung von Ovadia et al. (1989) dar, die ich hier sinngemäß wiedergebe: Während einer Immunreaktion werden Signale an die Gehirnzentren gesendet, woraufhin von aktivierten Neuronen Interleukin-1 exprimiert wird, das seinerseits Neuronen zur Abgabe des Corticotropin Releasing Faktors stimuliert. Nun-

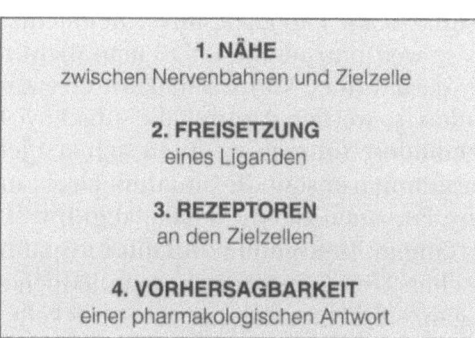

Abb. 1. Vier Bedingungen, unter denen eine Interaktion zwischen Nervenzellen und Zellen des Immunsystems angenommen werden dürfen. Gestaltet nach einem Text von David L. Felten (1991)

mehr steigt im Blut das Adenokortikotrope Hormon und Kortisol, wodurch die Immunreaktion gebremst wird. Gleichzeitig spielen Neurotransmitter und Neuropeptide, die von Nervenfasern in enger Nachbarschaft zu Lymphozyten abgegeben werden, die Rolle der Feinabstimmung der Immunreaktion.

Daß diese Reaktionsnetzwerke schon in der embryonalen und perinatalen Entwicklung entstehen, wird immer deutlicher. Daß dabei vor allem aber positive psychische Stimuli von Bedeutung sind, stützt Argumente für eine liebevolle Betreuung von Schwangeren, Müttern und Kleinkindern. So kann die Abstoßungsreaktion auf ein Spendergewebe tierexperimentell völlig unterbunden werden, wenn dieses unmittelbar nach der Geburt appliziert wird. Schon wenige Tage später ist dieser Effekt nicht mehr erzielbar. Gehirn- und Immunentwicklung sind sehr eng miteinander verknüpft, um ihre gemeinsamen Netzwerke auszubilden.

Es ist das Gehirn einer Maus nachweislich weitaus komplexer und leistungsfähiger, wenn sie in ihren frühen Labortagen zumindest geringfügig beachtet wurde, d.h. täglich wenigstens einmal von einem Käfig in den anderen versetzt wurde. Das aber scheint auch für das IS zu gelten. Bei Tieren, die die ganze Zeit über in ein und demselben Käfig bleiben mußten, war das IS weitaus weniger ausgebildet, eine Immunabwehr zu starten. Aber auch beim Menschen lassen sich Hinweise auf eine positive Stimulation des IS finden. Mütter, die eine vergleichsweise humorvollere Einstellung zu Schwangerschaft, Geburt und Säuglingspflege hatten, taten damit nicht nur ihrem eigenen IS einen Gefallen, sondern stärkten auch das ihrer Kinder.

Es scheinen die Voraussetzungen für ein stabiles IS, soweit es die Einflüsse sozialer Dimensionen betrifft, weiters in einem funktionierenden sozialen Netzwerk und in geistiger Gesundheit zu liegen. Frauen nach Brustkrebs sind weitaus weniger für Metastasenbildung anfällig, wenn sie in einer guten ehelichen Beziehung leben und, was ebenso von größter Wichtigkeit ist, in einer fürsorglichen medizinischen Betreuung stehen – mit einer guten Beziehung zur Ärztin oder zum Arzt (Levy 1990).

Auf seiten des Individuums gelten besondere kognitive Strategien als gesundheitsfördernd, z.B. die Fähigkeit, unvermeidliche Situationen, unter denen man leidet, so weit umzudeuten, daß man nicht nur Negatives sondern auch Positives darin findet. Wenn sich dadurch zwar an der objektiven Situation nichts ändert, so werden dadurch die subjektive Belastung und der psychische Streß gemildert. Oftmals eröffnen sich erst jetzt Möglichkeiten, aktiv etwas zu unternehmen anstatt die Situation passiv zu erdulden.

Für HIV-positive Personen ist eine solche kognitive Umdeutung sicher kein leichtes Unterfangen. In Kombination mit Entspannungstraining und leichten anaerobischen Übungen versucht man jedoch an der Universität von Miami einen ganzheitlichen Zugang zu entwickeln. Die positive Umdeutung von alltäglichen Situationen nimmt psychischen Streß weg, die Entspannung erlaubt, die sympathikotonen Sofortreaktionen abzufangen und die unbewußten muskulären Anspannungen zu beseitigen, und die anaerobischen Übungen stärken das Muskelgewebe und die Spannkraft.

Schlußfolgerungen

Es muß noch viel Grundlagenforschung betrieben werden. Vor allem wäre zu wünschen, daß wir viel mehr als bisher die Psychodynamik von immunvermittelten Erkrankungen verstehen lernen (vgl. Abb. 2). Gegenwärtig ist die meiste Forschung darauf ausgerichtet, für jede Krankheit ein biologisch wirksames Agens (also ein Medikament) zu entdecken. Genauso wichtig wäre es aber, wenn die „soziale Phantasie" von Ärzten und Ärztinnen besser geschult würde. Krankengeschichten dürfen nicht mehr nur auf Laborberichte beschränkt werden. Wichtig wird auch „der Roman", die Biografie mit ihren verborgenen Sinnzusammenhängen, die, werden sie entdeckt, Arzt und Patient oftmals mehr als eine „chemische Antwort" helfen können. Ein solches Beispiel sei an den Schluß gestellt.

Fallbeispiel. Eine Medizinstudentin, seit Jahren an einer Rhinitis laborierend, berichtet von einer Serie von Infektionserkrankungen im vorangegangenen Herbst. Ich bitte sie zu einem explorativen Interview. Im Laufe einer mehrstündigen Analyse kristallisiert sich folgender Ablauf der letzten Jahre heraus: Sie war „unsterblich" in einen etwa gleichaltrigen jungen Mann verliebt, der jedoch ihre langfristigen Absichten ignorierte und nur an Sex mit ihr interessiert war. Das lehnte wiederum sie ab. Als sie sich mit dem Gedanken innerlich befaßte, den „Freund" aufzugeben, bricht eine Neurodermitis bei ihr aus. Doch die Geschichte geht weiter. Nachdem sie Schluß gemacht hatte, lief ihr zufällig ein früherer Verehrer über den Weg. Sie hatte ihn längst vergessen und seine neuerlichen Avancen waren ihr nur lästig. Sie verweigerte sich ihm für viele Wochen, doch wegen seiner großen Hilfsbereitschaft ihrer

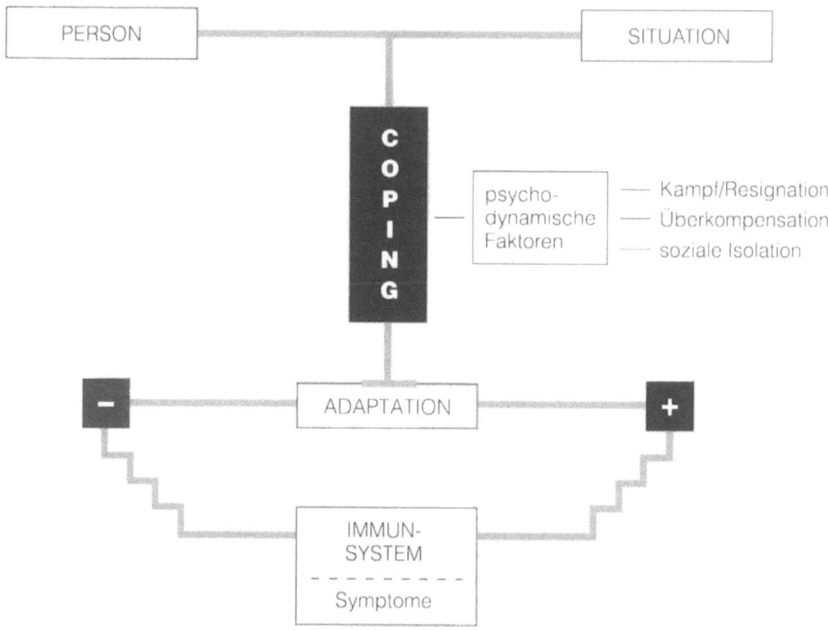

Abb. 2. Eine psychodynamische Betrachtungsweise von Person, Situation und Coping im psychologischen Kontext (vgl. Kropiunigg 1990, S. 219)

Mutter gegenüber und wohl auch mangels einer Alternative erhört sie ihn doch und geht ein Verhältnis mit ihm ein. Unmittelbar nach diesem Entschluß traten die oben erwähnten multiplen Infektionen auf.

In diesem abschließenden Beispiel (ausführlich in Kropiunigg 1990, Kapitel 7) sehen wir eine Prädisposition (Rhinitis), einen vergeblichen Kampf um ein Objekt, der in Resignation endet und zur Neurodermitis führt und schließlich einen vergeblichen Widerstand, der schließlich aufgegeben wird und zu Infektionen führt (vgl. Abb. 3).

Für eine weitere Vertiefung sind folgende Buchpublikationen zu empfehlen: Ader (1981), Ader, Felten und Cohen (1991), Gorman und Kertzner (1991), Kaschka und Aschauer (1990), Kropiunigg (1990), Lloyd (1987) und Locke et al. (1985).

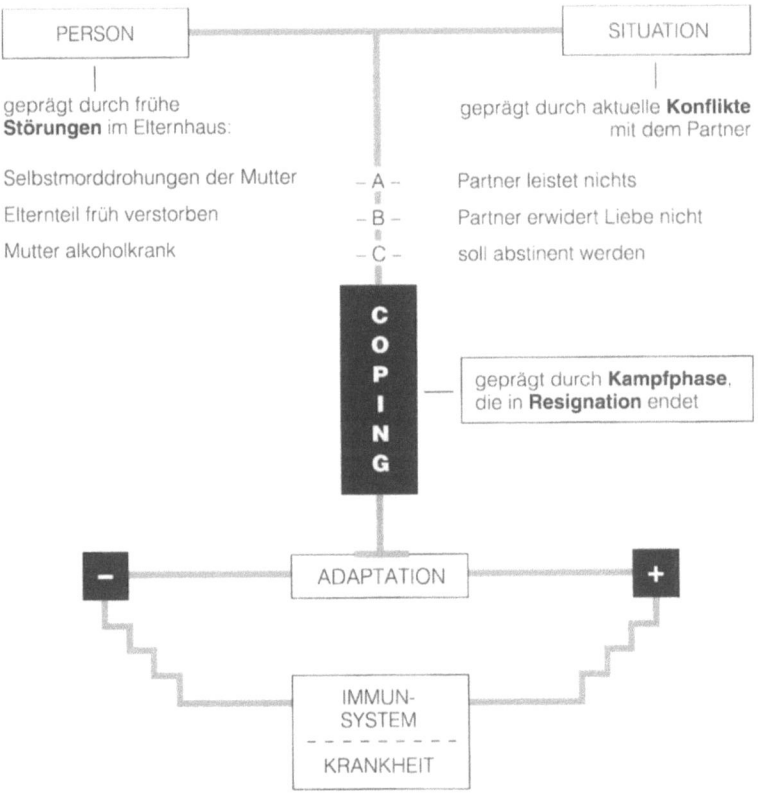

A: Alopecia areata: perivaskuläre Lymphozyteninfiltrate an den Haarwurzeln
B: atopisches Ekzem: gestörte T-Zell Regulation der IgE Immunantwort
C: Dermatomyositis: muskuläre Lymphozyteninfiltrate, CD4+, B-Zellen, Zellkernantigene

Abb. 3. Beispiel einer Psychodynamik von Kampf und Resignation: Ergebnisse von drei Einzelfallstudien bei „immunologisch vermittelten Erkrankungen"

Prüfungsfragen

1. Beschreiben Sie bitte die zwei Fallbeispiele aus dem Kapitel Psychoneuroimmunologie.
2. Welche Humanstudien der Psychoneuroimmunologie kennen Sie?
3. Welche einerseits historischen Untersuchungen und andererseits anekdotischen Anmerkungen zur Psychoimmunologie kennen Sie?
4. Beschreiben Sie bitte die beiden Konditionierungsexperimente von Ader und Cohen (1975 bzw. 1982).
5. Was wurde in der psychoneuroimmunologischen Grundlagenforschung auf der Molekularebene bisher herausgefunden?

Literatur

1. Ader R (ed) (1981) Psychoneuroimmunology. Academic Press, New York
2. Ader R, Felten DL, Cohen N (eds) (1991) Psychoneuroimmunology. Academic Press, New York
3. Ader R, Cohen N (1982) Behaviorally conditioned immunosuppression and murine systemic lupus erythematosus. Science 215: 1534–1536
4. Ader R, Cohen N (1975) Behaviorally conditioned immunosuppression. Psychosom Med 37: 333–340
5. Barneoud P, Neveu PJ, Vitiello S, Mormede P, Le Moal M (1988) Brain neocortex immunomodulation in rats. Brain Res 474: 394–398
6. Bartrop RW, Lazarus L, Luckhurst E, Kiloh LG, Penny R (1977) Depressed lymphozyte function after bereavement. Lancet i: 834–836
7. Besedovsky HO, Sorkin E, Felix D, Haas H (1977) Hypothalamic changes during the immune response. Eur J Immunol 7: 323–325
8. Dorian B, Garfinkel P, Keystone E, Gorczyinski R, Darby P, Garner D (1985) Occupational stress and immunity. Psychosom Med 47: 77
9. Fischer CL, Daniels JC, Levin WC, Kimzey SL, Cobb EK, Ritzmann SE (1972) Effects of the space flight environment on man's immune system. II: Lymphoxyte counts and reactivity. Aerospace Med 34: 1122–1125
10. Felten DL (1991) Neurotransmitter signaling of cells of the immune system: important progress, major gaps. Brain Behav Immun 5: 2–8
11. Freud S (1982) Psychische Behandlung. Studienausgabe (Ergänzungsband). Fischer, Frankfurt/M
12. Gorman JM, Kertzner RM (eds) (1991) Psychoimmunology update. Am Psychiatry Press, Washington
13. Heilig R, Hoff H (1928) Über psychogene Entstehung des Herpes labialis. Medizinische Klinik 38: 1414
14. Imboden J, Canter A, Cluff LE (1961) Convalescence from influenza. Arch Int Med 108: 393–399
15. Jemmott JB, Borysenko JZ, Borysenko M, Chapman R, McClelland DC, Meyer D, Benson H (1983) Academic stress, power motivation, and decrease in secretion rate of salivary secretory immunoglobulin A. Lancet 1: 1400–1402
16. Kaschka WP, Aschauer HN (Hrsg) (1990) Psychoimmunologie. Thieme, Stuttgart
17. Kasl SV, Evans AS, Niederman JC (1979) Psychosocial risk factors in the development of infectious mononucleosis. Psychosom Med 41: 445–466
18. Kiecolt–Glaser JK, Fisher LD, Ogrocki P, Stout JC, Speicher CE, Glaser R (1987) Marital quality, marital disruption, and immune function. Psychosom Med 49: 13–34
19. Kiecolt-Glaser JK, Kennedy S, Malkoff S, Fisher L, Speicher CE, Glaser R (1988) Marital discord and immunity in males. Psychosom Med 50: 213–229
20. Kropiunigg U (1990) Psyche und Immunsystem. Springer, Wien

21. Lacroix JM, Offutt C (1988) Type A and genital herpes. J Psychosom Res 32: 207–212
22. Levy SM, Herberman RB, Whiteside T, Sanzo K, Lee J, Kirkwood J (1990) Perceived social support and tumor estrogen/progesterone receptor status as predictors of natural killer cell activity in breast cancer patients. Psychosom Med 52: 73–85
23. Lloyd R (1987) Explorations in psychoneuroimmunology. Grune & Stratton, Orlando
24. Locke S, Ader R, Besedovsky H, Hall N, Solomon G, Strom T (eds) (1985) Foundations of psychoneuroimmunology. Aldine, New York
25. McClelland DC, Alexander C, Marks E (1982) The need for power, stress, immune function, and illness among male prisoners. J Abnorm Psychol 91: 61–70
26. McClelland DC, Jemmott JB (1980) Power motivation, stress and physical illness. J Human Stress 6: 6–15
27. Metal'nikov S, Chorine V (1926) Rôle des réflexes conditionnels dans l'immunité. Ann Inst Pasteur 40: 893–900
28. Naor S, Assael M, Pecht M, Trainin N, Samuel D (1983) Correlation between emotional reaction to loss of an unborn child and lymphocyte response to mitogenic stimualtion in woman. Isr J Psychiatry Relat Sci 20: 231–239
29. Ovadia H, Saphier D, Weidenfeld J, Abramsky O (1989) Neuroimmunomodulation: the interaction between the nervous system and the immune system. Isr J Med Sci 25: 7–14
30. Pert CB, Ruff MR, Weber RJ, Herkenham M (1985) Neuropeptides and their receptors: a psychosomatic network. J Immunol 135: 820s–826s
31. Smith GR Jr, McKenzie JM, Marmer DJ, Steele RW (1985) Psychologic modulation of the human immune response to varicella zoster. Arch Intern Med 145: 2110–2112
32. Weizsäcker V v (1941) Arzt und Kranker. Koehler & Amelang, Leipzig

Kapitel 4

Physiologische Stufen der Kreativität
(Kreativität und Krankheit)

W. Pieringer

> **Lehrziele**
>
> In diesem Kapitel soll die für die Medizin wichtige, aber schwer faßbare Einheit von Körper und Psyche über das Wesen der menschlichen Kreativität Darstellung finden.
>
> Der Student soll das paradoxe Prinzip der Kreativität, als Einheit der Vielfalt, im Rahmen der Kunst- und Kulturgeschichte als auch im Bereich der Krankengeschichte beschreiben können.
>
> Er soll Gemeinsamkeiten und Unterschiede von Kunstwerken und Krankheiten psychologisch erfassen können.
>
> Er soll Stufen der Kreativität und diesen entsprechende Dimensionen menschlicher Krankheiten psychologisch differenzieren können.
>
> Er soll psychologische Argumente für den Begriff „Heilkunst" therapierelevant reflektieren können.

Provokante Thesen voraus

Krankheit ist Störung, Regelkreisänderung und Kreation der Person zugleich; eine Medizin, die auch nur einen Aspekt versäumt, hat den ganzen Menschen verloren.

Eine Gesellschaft, die Krankheit nur als Störung erkennt, wird zunehmend mehr Krankheiten gestalten, als sie kurieren kann.

Ärzte, die Krankheiten nur zu beseitigen und nicht auch zu verstehen trachten, werden trotz ihres Fleißes zu Totengräbern der Kultur.

Krankheit ist Archaismus (Auftauchen veralteter Lebensprinzipien) und gültige zukünftige Vision zugleich.

Krankheiten, deren kreatives Prinzip unbeachtet bleibt, werden zu sinnlosen Erscheinungen und verlieren ihre wegweisende Funktion für die Person und den Kulturprozeß.

Medizin als Heilkunst

In allen Kulturen zu allen Zeiten wurde die praktizierte Medizin als Heilkunst bezeichnet, worin nicht nur das Können des Arztes, sondern auch das kreative Element jeder Erkrankung und jeder Heilung Benennung fand. In den alten Heilriten spielten Musik, Gesang, Tanz und Malkunst eine wesentliche Rolle. Zur Zeit erfährt die Kunsttherapie weltweit eine Renaissance. Musiktherapie, Maltherapie und Tanztherapie wurden wieder zu großen internationalen therapeutischen Bewegungen. Die theoretischen Konzepte dieser Schulen stellen überwiegend eine Synthese aus Tiefenpsychologie und Kreativitätsforschung dar. Der Medizin als biopsychosozialer Wissenschaft liegt wesenhaft integratives, aber eben auch dialogisches, kontrapunktisches und divergierendes Sehen, Denken und Handeln inne; Merkmale, die als zentrale Modi der Kreativität gelten. Die Verbindung konträrer Forschungszweige wie der Biologie, der Sozialwissenschaft und der Psychologie in der Medizin, kann nur mit der Brücke der Kreativität glücken. Die Kunst der Begegnung und die Kunst der Liebe stellen im Alltag diffizile und in der Medizin spezifische Herausforderungen dar.

Wenn wir in Fortführung von Alfred Adler und Viktor von Weizsäcker Krankheit gleichzeitig als gestörtes Leben, als notwendig gewordene Regelkreisänderung und als unverantwortete Kreation der Person verstehen, so ist ärztliche Handlung gleichermaßen Hilfe zur Überwindung der Störung, Beistand zur Bewältigung der Krise, als auch kreatives Wirken zur Entfaltung neuer Kreativität. Dieses kreative Handeln, das den Arzt mit dem Künstler verbindet, zeigt sich in den humanistischen Fähigkeiten:

Zu lieben, ohne zu bedrängen.
Zu kämpfen, ohne zu verletzen.
Zu beraten, ohne zu herrschen.
Zu helfen, ohne zu beschämen.

Kreativität und Krankheit

Zuerst erscheinen den meisten von uns diese beiden Begriffe unvereinbar. Ja, Kreativität als flexible, spontane Fähigkeit, welche feinfühlig bis leidenschaftlich Neues schafft und damit neue Freiheiten erschließt, wird in der Regel als Gegenstück zur Krankheit gesehen. Und doch wurde schon immer Krankheit auch als wegweisender Kunstgriff des Lebens (A. Adler) beschrieben; als unbewußter Kunstgriff aus tiefer Not und Leidenschaft des Menschen. Während die Kreativitätsforschung einen geisteswissenschaftlichen Zugang, zur Verbindung dieser beiden Begriffe wählt, sucht die derzeit aktuelle Chaosforschung einen naturwissenschaftlichen.

Kreativität als schöpferische Kraft

Im Sinne der Medizinischen Psychologie ist Kreativität jene schöpferische Kraft, welche die Entwicklung von Lebensprozessen ermöglicht und in einer spezifischen Zeit-Raum-Beziehung neue Ausdruckformen und Inhalte schafft.

Sie ist jene Keimkraft des Lebens, die Einheit über der Vielfalt gestaltet und widersprüchliche Teilaspekte zum Ganzen fügt; sei es in Kunstwerken, in einem geglückten Leben oder in der Kultur an sich.

Nach C. G. Jung ist Kreativität jene lebendige Ausdrucks- und Gestaltungskraft, welche das Chaos ordnet und die Ordnung aufbricht, um der Veränderung und des Neuen, um des Lebenswillen.

Kreativität ist so jener verändernde dynamische Moment, welcher das Spannungsfeld zwischen Ordnung und Chaos, zwischen Tod und Leben sowie Tradition und Fortschritt in Balance hält. Sie ist jene gestaltende Kraft, die den erstarrenden Menschen zur Fortsetzung seines Lebensweges aufbrechen hilft und dabei Natur und Kultur, Mensch und Kosmos (Gott), Ich und Selbst sowie Vergangenheit und Zukunft verbindet.

Die Kunstwerke, die großen und die kleinen, die die Menschheit im Laufe der Geschichte schuf, sind Zeugnisse dieser Kraft. Künstler und der Künstler im Arzt wären demnach jene Menschen, die diese Widersprüchlichkeit im Leben nachvollziehbar aufzuzeigen imstande sind. Nicht der Künstler schafft dabei Widersprüche, sondern er ist der, der fähig ist, in neue Lebensbereiche vorzudringen, die wir (oder der Patient) noch als Widersprüche sehen und ablehnen. In der Psychiatrie ist die Nähe von Kreativität und Pathologie seit langem bekannt: Der Künstler lebt von seinem Daimonion, der psychopathologischen Komponente seiner Person (Kraepelin).

Krankheit als unbewußte Kreation

Während nun Kunstwerke bewußt erfahrbare und damit verantwortbare Kreationen darstellen, sind menschliche Krankheiten unbewußte Gestaltungen aus der inneren Lebenskraft, die aber auch nach Bewußtwerdung und nach Entwicklung von Verantwortlichkeit drängen. Krankheiten, als Kreationen der unbewußten Vernunft des Leibes und der unbewußten Vernunft der Tiefenperson verstanden, sind Erscheinungen, die die aktuell gewordene Notsituation des Menschen, seine innere Zerrissenheit, sein verlorenes Gleichgewicht und die drohende Gefahr seiner Erstarrung in dramatischer Inszenierung darstellen und damit gleichzeitig Leidensbilder entwerfen, die der inneren subjektiven Wirklichkeit am wahrhaftigsten entsprechen und neue Visionen eröffnen.

Ein 47jähriger Pianist, der in getriebener Haltung zuletzt nur mehr Leistungen erbrachte, die ihm selbst nicht mehr lieb und teuer waren, zeigte mit seinem Herzinfarkt die bereits gebrochene Haltung seines Herzens. Nach dem Infarkt bekannte er klar: „Ich spürte schon lange, du mußt etwas ändern, doch wußte ich keinen Weg."

Physiologische Stufen der Kreativität; Kreativität und Entwicklung

Die menschliche Kreativität ist jene gestaltende Kraft, die die Entwicklung des Menschen zu einer kritischen Persönlichkeit leitet, indem sie den natürlichen Gestaltwandel des Menschen, vom Säugling bis zum Greis, zu verantworten ermöglicht. Parallel mit der Entwicklung der Person entfalten sich neue kreative Kräfte.

- In der Pubertät wird die *expressive* Kreativität erkannt und verantwortbar, dies ist die Kunst des Ausdrucks und der erotischen Darstellung,
- in der Adoleszenz die *produktive* Kreativität, die Kunst der eigenständigen Arbeit und Formgebung,
- in der Lebensmitte die *innovative* Kreativität, die Kunstkomponente, die neue soziale Werte schafft, und in der Regel erst
- im Alter die *emergentive* Kreativität, jene Dimension der Kreativität, die einen Blick über die irdischen Grenzen ermöglicht.

Während sich nun die natürliche Kreativitätsentwicklung in dieser physiologischen Zeitenfolge eröffnet, zeigen Künstler dazu auch divergierende Verläufe.

Große Künstler, denken wir an *W. A. Mozart* oder an *V. v. Gogh*, entfalten oft schon in der Jugend innovative oder emergentive Kreativität.

An ihren Werken erfahren wir die zeitgeist-unabhängige emergentive Komponente und zeitgeist-erneuernde ethisch-innovative Komponente der Kreativität. Auffallend und typisch bei diesen beiden Künstlern war, daß wohl die innovative Kreativität bei beiden zu ihrer Zeit auch erkannt wurde, die für die Umsetzung und für die aktuelle Wirkung nötige produktive und expressive Kreativität aber nur bei Mozart entsprach.

Die Werke von *v. Gogh* wurden ja bekanntlich zu seiner Zeit noch nicht als gefällige und den Kriterien der damaligen Kunstfertigkeit entsprechend angesehen.

Große Künstler sind damit in der Regel aber auch leidende bzw. leidensfähige Menschen, d.h. Menschen, die tiefe Spannungen des Lebens erfahren und darstellen können. Insofern erscheint dieser Ausspruch des Psychiaters Kraepelin, der Künstler gestalte aus seinem Daimonion, der psychopathischen Komponente seiner Person, berechtigt.

Aus der Kreativitätsforschung (Taylor 1959; Navratil 1979) und aus der tiefenpsychologischen Krankheitslehre erschließt sich nun eine übereinstimmende Differenzierung. Anhand der von Menschen geschaffenen Kunstwerke lassen sich zumindest diese vier Dimensionen menschlicher Kreativität differenzieren; sie entsprechen den basalen psychologischen Erlebnisdimensionen, wie sie von der Tiefenpsychologie beschrieben wurden. Demnach verfügen alle echten Kunstwerke über alle Komponenten menschlicher Kreativität, aber mit unterschiedlichem Schwerpunkt.

Aber auch im Verlauf der Kulturentwicklung der Menschheit und in der Persönlichkeitsentwicklung des Einzelnen lassen sich zumindest zu Wendezeiten diese vier basalen Themen unterscheiden. Als Phasensprünge oder physiologische Lebenskrisen durchbrechen sie die flüssige Entwicklung und werden zu Engrammen schöpferischer Kräfte. Typische Krankheitsbilder umrahmen häufig diese natürlichen Reifekrisen, wie die Pubertät, die Adoleszenz, die Krise der Lebensmitte oder des Alters (A. Adler, C. G. Jung, J. Moreno, M. Balint, Teilhard de Chardin, G. Günther, H. Schipperges, V. Weizsäcker, J. Piaget).

Im Lichte der tiefenpsychologischen Anthropologie sind diese vier Grundthemen Schnittstellen von Natur und Kultur im Menschen, die in einer rhythmischen Zeitenfolge für eine lebendige Kulturentwicklung notwendig sind.

Schon *J. W. Goethe* erkannte dieses kreative Prinzip der Wiederkehr des Lebendigen: „Wenn auch die Zeiten im ganzen voranschreiten, die Jugend muß immer wieder von vorne beginnen und alle Epochen der Weltkultur durchmachen."

Von der Tiefenpsychologie wurden diese vier kreativen Grundthemen des Lebens nicht nur anhand der Entwicklungsstufen der frühen Kindheit an den wesentlichen Kulturstufen der Menschheit, sondern auch als basale Ordnungskategorien menschlicher Krankheiten beschrieben.

Weltweite Anerkennung fand sie in der psychiatrischen Krankheitsordnung durch E. Bleuler und Verbindung zum Kunstschaffen durch H. Prinzhorn. Prinzhorn (1922) vertrat die Meinung, daß der psychiatrische Patient durch seine spezifische Beziehung zum Unbewußten, eben bestimmte schöpferische Kräfte hervorbringen könne, was dem normalen Menschen vorenthalten bleibe.

Die folgende Gegenüberstellung skizziert die Entwicklung spezifischer Gemeinsamkeit von Komponenten der Kreativität, von Kategorien menschlicher Krankheiten und von tiefenpsychologischen Differenzierungen menschlicher Lebensgrundthemen.

Diese Gliederung nach Stufen der Kreativität und Krankheitskategorien trägt in sich nun das Prinzip jeder natürlichen Hierarchie, indem in der älteren und früheren Erscheinungsform im Keime die späteren und oberflächlicheren Themen enthalten sind.

An jedem Kunstwerk und im Rahmen jeder Erkrankung lassen sich im Keime alle Stufen gleichzeitig aufzeigen und doch ist zu einer bestimmten Zeit krankheitsspezifisch bzw. kreativitätsspezifisch eine bestimmte Stufe Leitthema, Fokus.

Stufen der Kreativität	Krankheitskategorien	Stufen der frühen Kindheit
Emergentive Kreativität	Existentielle Erkrankungen	Narzißtisches Thema
Innovative Kreativität	Strukturelle Erkrankungen	Orales Thema
Produktive Kreativität	Konstitutionelle Erkrankungen	Anales Thema
Expressive Kreativität	Funktionelle Erkrankungen	Frühgenitales Thema

Abb. 1. Krankheit und Kreativität

Größte, ewig gültige Kunstwerke, wie sie die Mythen, heiligen Schriften und Weisheitslehren aller Völker darstellen, einen in sich alle Dimensionen menschlicher Kreativität, sind aber getragen von der emergentiven Urform der Kreativität.

Große Kunstwerke, wie vielleicht die Symphonien Beethovens, die Dramen Goethes oder die Bilder Raffaels, die über Jahrhunderte Wert wahren, verkörpern in ihrem Kern innovative Kreativität.

„Kleine Kunstwerke" schließlich zeigen in ihrem Wesen vor allem produktive oder expressive Kreativität. Kunsthandwerke, Trends in der Mode bzw. Kunstfertigkeit in der Musik sind Ausdruck dieser Kreativität.

In der nun folgenden Gegenüberstellung von physiologischen Stufen der Kreativität und Kategorien menschlicher Erkrankungen geht es bewußt um das Aufzeigen der den beiden Erscheinungsformen gemeinsamen kreativen Kräfte. Beide entspringen der unbewußten Kreativität des menschlichen Lebens; doch Kunstwerke tragen in und an sich schon die bewußte Verarbeitung und damit die menschliche Verantwortlichkeit, während Krankheiten, ihrem spezifischen Wesen nach eben noch unverantwortbare Erscheinungsformen des Lebens hervorbringen. Es zeigen dabei unterschiedliche Krankheitsgruppen jeweils entsprechende kreative Lebensthemen auf, die es neu zu erfahren und zu verantworten gilt. Es sind dies die komplementären Lebensprinzipien der Einheit von Leben und Tod bei existentiellen Erkrankungen, der Einheit von Kampf und Liebe bei strukturellen Erkrankungen, der Einheit von Arbeit und Macht bei konstitutionellen Erkrankungen und der Einheit von Eros und Spiel bei funktionellen Erkrankungen.

1. Emergentive Kreativität und existentielle Erkrankungen

Kurzdefinition

Emergentive Kreativität ist jene Komponente der schöpferischen Kraft des Menschen, die zeitgeist-unabhängig ewige, synästhetische Erscheinungsbilder hervorbringt.

Existentielle Erkrankungen sind akute und konkret lebensbedrohliche Leiden, die den Sinn des Irdischen relativieren und letztmögliche Lebensbilder erkunden. Z.B.: Krebs, Schizophrenie, Aids.

Gemeinsamkeit

Emergentive Kreativität und existentielle Erkrankungen sind Kunstgriffe des Lebens im Erkunden letzter mitverantwortbarer menschlicher Grenzen.

Die emergentive (emergo, lat: auftauchen, erscheinen) Kreativität als Urform und tiefste Form menschlicher Kreativität zeigt sich konkret in den größten schöpferischen Werken der Menschheit, in Philosophie, Religion, Kunst und Kulturgeschichte, ist aber im Keim in jedem Kunstwerk verborgen.

Emergentive Kreativität ist die Kunst der Einbindung kosmischer Gesetze in irdische Gestalt. Kunstwerke emergentiver Kreativität haben zeitlose Gültigkeit und drücken zeitlose Schönheit aus.

Die Einführung sprachlicher Symbole und Schriftzeichen, wie die „heiligen Schriften" und Dichtungen der Mythologie und die sakralen Urmalereien sind Gestaltungen emergentiver Kreativität.

Subjektiv betrachtet ist die emergentive Kreativität jene tiefste schöpferische Kraft des Menschen, die ihn zur existentiellen Reflexion befähigt, d.h. die ihn erkennen läßt, daß er Teil und Anteil der Unendlichkeit der Welt darstellt und die ihm damit jeweils neu zumindest einen Funken der Wahrheit und der Unendlichkeit erfahren hilft. Kraft unserer emergentiven Kreativität können wir irdische Ereignisse als zeitrelativ transzendieren und finden Zugang zur Urhoffnung, erfahren aber andererseits auch dadurch Grenzbereiche, die uns entsetzen.

Im Rahmen der Krankheitslehre ist die emergentive Kreativität für die Gestaltung existentieller Erkrankungen verantwortlich. Existentielle Erkrankungen als pathologische Erlebnisdimensionen sind Grenzerfahrungen des Menschlichen und verkörpern damit emergentiven Kunstwerken vergleichbar, Einbindungen ewig gültiger kosmischer oder göttlicher Gesetze in die irdische Natur.

So zeigt sich in der schwächsten Form menschlicher Existenz am ehesten überirdische Ordnung und Vielfalt. Im Rahmen existentieller Erkrankungen, z.B. beim akuten Herzinfarkt oder bei malignen Erkrankungen, werden die irdisch-biologischen Gesetzmäßigkeiten relativiert bis aufgehoben, und neue derzeit im irdischen Gefüge noch nicht kultiviert erkennbare und erlebbare Gestalten werden existent.

Nur für uns, die wir den Tod fürchten, sind existentielle Erkrankungen so schrecklich bedrohlich. Jene Menschen, die mit dem Tod versöhnt sind – das wissen wir aus den Untersuchungen der Sterbebegleitung wie auch aus den alten Weisheitslehren – erfahren tatsächlich im Rahmen der existentiellen Erkrankung Einsichten in überirdische Wirklichkeit, dort hat der Tod seinen Schrecken verloren und wird als natürliche Notwendigkeit des Lebens erkennbar.

Tiefenpsychologisch entspricht der emergentiven Kreativität das sogenannte narzißtische oder früh-orale Thema (Kapitel III/1), welches ja auch die symbiotische Einheit der Menschen mit der Natur, der Mutter, der Urmutter und der Welt symbolisiert.

Die kritische, einseitige Dominanz emergentiver Kreativität äußert sich in dem was die Tiefenpsychologie narzißtischen Charakter oder schizoide Persönlichkeit nennt.

Die typische psychische Erkrankung, die emergentiver Kreativität entspringt, ist die Schizophrenie. Im Rahmen der Schizophrenie drängt irrationale, synästhetische, symbiotische, positiv formuliert ganzheitliche, archaische Wirklichkeit nach Bewußtwerdung, findet aber weder beim Patienten noch in der Umgebung Verständnis vor. Erst dieses sich selbst nicht verstehen können und von den anderen nicht verstanden und ausgestoßen werden, führt zum bunten ungeheuerlichen Bild des pathologischen Wahns.

2. Innovative Kreativität und strukturelle Erkrankungen

Kurzdefinition

Innovative Kreativität ist jene Komponente der Kreativität, welche neue soziale Werte bzw. neue mögliche Strukturen schafft.

Strukturelle Erkrankungen sind all jene in der Regel schweren, dramatischen, mit Strukturänderung einhergehenden krankhaften Veränderungen an Organen, Organsystemen oder an der Person selbst. Z.B.: Herzinfarkt, Magengeschwür, entzündlich degenerative Erkrankungen oder endogene Depression.

Gemeinsamkeit

Innovative Kunstwerke, wie strukturelle Erkrankungen, sind Kunstgriffe des Lebens im Kampf um neue, gültige Wertvorstellungen.

Die innovative Kreativität ist die schöpferische Kraft, die zur Bildung neuer Strukturen in der Gesellschaft als auch im Menschen (Persönlichkeitsstrukturbildung) führt. Sie ist für die Bildung neuer Wirtschaftssysteme, neuer Gesellschaftsformen, neuer Wissenschaftszweige, aber auch z.B. neuer Musikströmungen und Baustile verantwortlich. Der kulturelle Phasensprung von der Gotik zur Renaissance oder vom Barock zum Klassizismus ist Ausdruck innovativer Kreativität.

An einem Kunstwerk, z.B. Gemälde, spricht man dann von innovativer Kreativität, wenn eine wirklich neue, auch sozial relevante Botschaft erfahrbar wird, die eine neue Gestalt der ethischen Spannung zwischen Gut und Böse aufzuzeigen imstande ist. Innovative Kunstwerke vermitteln, zunächst meist schwer faßbar und oft sogar nur schmerzlich erlebbar, eine neue Sicht der ethisch-sozialen Grundspannung.

Für viele von uns sind die Zwölftonmusik oder auch die Bilder von Picasso und Dramen von Bertolt Brecht gute Beispiele.

Innerhalb der Krankheitslehre ist innovative Kreativität für die Ausgestaltung struktureller Erkrankungen verantwortlich. Strukturelle Erkrankungen sind jene in der Regel schweren Leidenszustände, wo die basale Struktur der Organe eine wesenhafte Umformung erfährt. Die vielen verschiedenen strukturellen Erkrankungen wie das Magengeschwür, der Herzinfarkt, gutartige Tumoren, entzündlich degenerative Veränderungen oder im psychischen Bereich die sogenannte endogene Depression, als auch bestimmte Formen der Sucht sind aus medizinisch-anthropologischer Sicht leidvolle Gestaltungen unbewußter aber doch persönlicher innovativer Kreativität.

Wenn, wie früher angeführt, tiefenpsychologisch die innovative Kreativität dem oral-aggressiven Thema (Kapitel III/1) entspricht, so wird damit sichtbar, daß es bei all diesen Erkrankungen im Kern um eine Neudefinition der Identität der Person mit ihren Wertvorstellungen geht. Das heißt, daß hier der Mensch neu aufgerufen wird, die innere lebensnotwendige Aggression neu und zeitgerecht zu kultivieren. Diese innovative Kreativität ist das Kampfprinzip im Menschen, ist die Kraft, die für herzhafte Partnerbildung wie herzhaft innere Kommunikation verantwortlich ist. Kritische, einseitige Dominanz der innovativen Kreativität führt zum Bild des oralen Charakters bzw. zum Bild der oralen Struktur.

Nicht kultivierte innovative Kreativität zerstört Strukturen, ohne neue aufzubauen, bricht das Herz und durchbricht die Magenschleimhaut und durchbricht aber auch die Beziehung zum Du.

Strukturelle Erkrankungen sind damit pathischer Aufruf, die persönliche Struktur, die körperliche, seelische und geistige Identität in Auseinandersetzung mit der sozialen Umgebung radikal neu zu bestimmen, neu zu gestalten und neu zu verantworten. Die strukturellen Krankheiten als Ausdruck der derzeit nicht geglückten kultivierten Verwirklichung innovativer Kreativität stellen aber gleichzeitig derzeit mögliche innovative Gestaltänderung der Person dar.

Am leichtesten verständlich wird dieses paradoxe kreative Lebensthema im Rahmen der Beleuchtung der endogenen Depression. Während melancholisches Temperament (orale Charakterstruktur), als Ausdruck besonders gespannter innovativer Kreativität, Tiefgang der Person symbolisiert, welcher Leidenschaftlichkeit und Leidensfähigkeit fordert und Abgrenzungs- und Verschmelzungsimpulse wie Begegnungs- und Trennungspotentiale aktualisiert, so sind bei der endogenen Depression diese Spannungen vordergründig nicht mehr sichtbar. Vordergründig sieht man nur Leiden und keine Leidenschaftlichkeit, nur Abgrenzung und nicht den Verschmelzungswunsch, man sieht die „gefesselten Hände" der Depression und nicht die dahinter verborgene aggressive Gewalt.

Für Entfaltung und Förderung innovativer Kreativität bedarf es aus dieser Sicht, der Einsicht in die lebensimmanente, asymmetrische Polarität; es geht um das Erkennen, daß der Kampf ein Prinzip des Lebens ist, welches es zu kultivieren gilt; es gilt zu erfahren, daß vertrauenswürdige Werte sich immer wieder nur in herzhafter sozialer Auseinandersetzung bilden werden. Innovative Kreativität bedarf des Mutes zur Unsicherheit und bedarf der Fähigkeit, Abschied zu nehmen.

3. Produktive Kreativität und konstitutionelle Erkrankungen

Kurzdefinition

Produktive Kreativität ist jene Komponente der Kreativität, die wir mit dem Begriff Fertigkeit (Handfertigkeit, Kunstfertigkeit) hervorheben, bzw. die wir meinen, wenn wir sagen: „Kunst kommt von Können".

Konstitutionelle Erkrankungen sind schmerzhafte, eventuell mit Fieber einhergehende, chronische Verfassungs- und Haltungsänderungen von Organen, Organsystemen oder der ganzen Person, ohne daß die Struktur selbst betroffen ist. Z.B.: konstitutionelle Hypertonie, oder Hypotonie, konstitutionelle Obstipation, oder Diarrhoe, konstitutionelle Adipositas, konstitutioneller Kopfschmerz, oder phobisch-zwanghafte Reaktionen.

Gemeinsamkeit

Produktive Kreativität und konstitutionelle Erkrankungen sind Kunstgriffe des Lebens im Erarbeiten adäquater Selbstständigkeit.

Die produktive Kreativität ist die schöpferische Kraft der Gestaltung und Formgebung von Empfindungen, Vorstellungen, Erlebnissen und Phantasien. In der deutschen Sprache sind uns dafür die Begriffe Fertigkeit bzw. Kunstfertigkeit geläufig, womit die Beherrschung der Handhabung von Materialen, wie z.B. Ton oder Farben, aber auch die Fingerfertigkeit für die Bedienung von Musikinstrumenten gemeint wird. Die produktive Kreativität erweist sich als Folge, eben als Produkt der menschlichen Autonomie. In dem Maß wie der Mensch über Selbstständigkeit, Selbstdisziplin, aber auch Fleiß frei verfügen kann, hat er produktive Kreativität; kann formgebend produzieren und gestalten.

S. Freud hat erkannt, daß diese dynamische Kraft in der sogenannten analen Entwicklungsphase (2. bis 3. Lebensjahr) vor allem durch die Reinlichkeitserziehung und durch die Disziplinierung seelisch-körperlicher Haltung, initiiert werde. Der „anale Charakter" zeichnet sich so auch durch Vorherrschaft von Perfektionismus, Zwanghaftigkeit und Eigensinn aus (Kapitel III/1).

Kunstwerke, die vor allem produktiver Kreativität entspringen, zeugen von hoher Handfertigkeit oder perfekter Stimmbeherrschung, verfügen aber über wenig Originalität und wenig Liebreiz. Perfekt- bis zwanghafte Einlegearbeiten in Holz oder Stein oder exakte Abbildungen in der Malerei sind typische Beispiele einseitiger produktiver Kreativität.

Innerhalb der Krankheitslehre ist produktive Kreativität für die Ausbildung konstitutioneller Erkrankungen verantwortlich. Konstitutionelle Hypertonie oder Hypotonie, konstitutionelle Obstipation oder Diarrhoe, konstitutionelle Fettleibigkeit oder Abmagerung drücken aus, daß zur Zeit die gefährdete Selbständigkeit des Menschen über Verfassungsänderungen von Organen oder Organsystemen gerettet werden will. Die Verfassung von Organen, Organsystemen oder Stoffwechselprozessen wird einseitig geschwächt oder gestärkt, beschleunigt oder verlangsamt, ohne daß dabei die Struktur der Organe selbst betroffen ist. Einem Zwange gleich wird isoliert die Verfassung und Form, ohne Inhalt, überbürdet. Wie ein Künstler, der nur seine Fertigkeit perfektioniert.

Den Erkenntnissen der Tiefenpsychologie entsprechend sind konstitutionelle Störungen als Einengungen produktiver Kreativität, Ausdruck der derzeitigen Not der Person, im Streben um die Behauptung und Bewahrung der persönlichen Autonomie.

Konstitutionelle Erkrankungen werden so vor allem auch in Konfliktsituationen, wo die eigene Autonomie in Frage gestellt erscheint, zur Äußerung kommen und sich hier unbewußt jener Organe oder Organsysteme bedienen, die im jeweiligen sozialen Klima am besten gefährdete oder gewünschte persönliche Macht darzustellen vermögen. Erhöhter Blutdruck oder Durchfallneigung vor einer Prüfungssituation, wo es ja um die Selbstbehauptung geht, sind typische Beispiele dafür.

4. Expressive Kreativität und funktionelle Erkrankungen

Kurzdefinition

Expressive Kreativität ist jene Komponente der Kreativität, die die Kunst des Ausdrucks und der erotischen Darstellung verwirklicht.

Funktionelle Erkrankungen sind in der Regel flüchtige Funktionsänderungen an meist gut sichtbaren oder kritisch wahrnehmbaren Organen. Z.B.: vegetative Dystonie, funktioneller Tremor, funktionelles Schwitzen, funktionelles Herzjagen, funktionelle Sprachstörung, Erröten bzw. hysterische Reaktionen.

Gemeinsamkeit

Expressive Kreativität und funktionelle Erkrankungen sind Kunstgriffe des Lebens im Ringen um eine zeitentsprechende erotische Ausstrahlung.

Die expressive Kreativität als jüngste Form der Kreativität in der Kulturentwicklung der Menschheit ist die schöpferische Kraft der Darstellung, des Rollenspiels und des bildnerischen Ausdrucks. Kulturerwünscht finden wir diese Kreativität als zentrales Prinzip der Mode im Spiel, im Tanz bzw. in der äußeren Aufmachung der verschiedenen Kunstwerke. Es geht hier um die Kunst, sich oder sein Werk ins rechte Licht zu rücken, um damit die optimale Wirkung und Werbung zu erzielen.

Die Tiefenpsychologie erkannte, daß in der sogenannten frühgenitalen Phase der frühen Kindesentwicklung (3. bis 5. Lebensjahr; Kapitel III/1), vor allem durch die Zuteilung der spezifischen männlichen oder weiblichen sozialen Rollen, durch Kleidung und Verhaltensmuster expressive Kreativität geweckt und kulturell gebahnt wird. Die Kunst der Darstellung ist immer auch geschlechtsspezifisch; werben doch Männer und Frauen mit anderen Mitteln. Kunstwerke, die rein expressiver Kreativität sind, haben in der Regel nur kurzzeitig positive Wirkung. Als „hysterische" Darstellungen erreichen sie oft kurzzeitig hohe Blüte, um wieder schnell zu verwelken; selten, aber eben immer wieder doch, sind sie wegweisend.

Innerhalb der Krankheitslehre ist die expressive Kreativität für die Ausgestaltung und Darstellung funktioneller Erkrankungen zuständig. Aus medizinisch-anthropologischer Sicht liegt den verschiedenen funktionellen Krankheiten eine persönliche Einengung oder Überbetonung expressiver Kreativität zugrunde. Funktionelles (nervöses) Schwitzen, funktioneller Tremor, funktionelles Herzjagen, Ticks oder Erröten sind Ausdruck unverantworteter bzw. entglittener expressiver Kreativität, sind Ausdruck von Mißstimmung in der persönlichen Darstellung und der persönlichen Werbung. Der „hysterische Charakter" wäre die Grenzkompensation dieses Themas.

Die funktionelle Erkrankung ist eine dem Entwicklungsstand der Person innerlich entsprechende unbewußte expressive Überzeichnung; ein hysterisches Rollenspiel. Indem nun dieses Bild, wenn auch als pathologisches Symptom, in den persönlichen Erlebnisraum und Kulturkreis hineingestellt wird, eröffnet es doch gleichzeitig einen neuen Impuls für eine echtere

Selbstdarstellung. Funktionelle Erkrankungen sprechen für die Notwendigkeit eines funktionell-expressiven Gestaltwandels der Person, d.h. sprechen für den nötigen Erwerb einer neuen Spieldimension des Menschen.

Schluß

Heilkunst und Kunstgeschichte haben viele wesentliche Gemeinsamkeiten. Beide Disziplinen beschäftigen sich mit den leidenschaftlich-kreativen Kräften des Menschen und deren kultureller Bewältigung.

Der gesunde Mensch, wie das geglückte Kunstwerk, verfügen über eine jeweils einmalige persönliche Komposition aller kreativen Kräfte – d.h. sind keine Plagiate –, entwicklungs- bzw. situationsspezifisch gibt eine Kreativitätskomponente den leitenden Ton an.

Krankheiten sind ebenfalls wie Kunstwerke Momentbilder eines möglichen, in der Regel leidenschaftlichen Lebensthemas. Ihr Erkennen oder ihr Nicht-Erkennen bestimmt die Pathologie.

Die Brücke, um diese leidenschaftliche Komposition verstehen, erkennen, miterleben und bewältigen zu können, wird vom jeweiligen Leitthema der Krankheit oder des Kunstwerkes selbst angestimmt.

In diesem Kapitel wurde ein für die Medizinische Psychologie typisches Anliegen, das der Zusammenschau komplementärer Disziplinen skizziert. Die vielen Ansätze der Kunsttherapie, ob als Tanztherapie, Musiktherapie oder Maltherapie, bedürfen, um innerhalb der Medizin Anerkennung zu finden, auch einer medizin-psychologischen Beleuchtung. Die Berücksichtigung der Erkenntnisse aus der Kreativitätsforschung liefern aber andererseits für die Medizin selbst eine kreative Belebung ihrer diagnostischen und therapeutischen Anliegen.

Aus dieser Zusammenschauung wird ersichtlich, daß diese vier hier beschriebenen physiologischen Stufen der Kreativität den vier basalen Leidensthemen menschlicher Krankheiten entsprechen.

In den menschlichen Krankheiten wie in den menschlichen Kunstwerken drückt sich das persönliche Ringen um Entfaltung und Kultivierung spezifischer Kreativität aus. Während in der Kunst dieses Ringen, zumindest teilweise, vom Kulturkreis miterlebt und mitverstanden werden kann, gilt es im Bereich der Pathologie diesen Prozeß bei jedem Krankheitsbild neu persönlich zu bewältigen.

Nur kreativ verstehbare Leitsätze

- Erröten ist eine kleine, für manche sehr schmerzliche, jedenfalls charmante und sehr persönliche Kreation.
- Die Zwölftonmusik und eine Klaustrophobie sind für manche Menschen gleich leidvoll.
- Die ängstliche Depression, die geglückte Partnerschaft und eine Plastik von Rodin leben aus derselben innovativen Kraft.

Prüfungsfragen

1. Erklären Sie kritisch die medizinisch-anthropologische These, die menschliche Krankheit sei nicht nur Störung, sondern auch Kunstgriff des Lebens.
2. Geben Sie eine Beschreibung des Begriffes „Kreativität" in Beziehung zu spontanen physiologischen und pathologischen Lebensäußerungen.
3. Beschreiben Sie die Grundstufen der physiologischen Kreativität und ihrer pathologischen Entsprechung.
4. Benennen Sie die psychologischen Unterschiede zwischen funktionellen und strukturellen Erkrankungen.

Literatur

1. Adler A (1920, 1974) Praxis und Theorie der Individualpsychologie. Fischer, Frankfurt/M
2. Balint M (1953) Angst, Lust und Regression. Klett, Stuttgart
3. Balint M (1968) Therapeutische Aspekte der Regression. Klett, Stuttgart
4. Condrau G (Hrsg)(1979) Transzendenz, Imagination und Kreativität. Bd XV: Psychologie des 20. Jahrhunderts. Kindler, München
5. Freud S (1929, 1974) Das Unbehagen in der Kultur. Studienausgabe. Fischer, Frankfurt
6. Günther G (1967) Logik, Zeit, Emanation und Evolution. Westdeutscher Verlag, Köln
7. Guilford JP (Hrsg) (1962) Modern approaches to creative thinking. McGraw, New York
8. Jung CG (1941) Über das Phänomen des Geistes in Kunst und Wissenschaft. GW XV. Walter, Olten
9. Matussek P (1979) Kreativität. In: Die Psychologie des 20. Jahrhunderts. Bd XV: Transzendenz, Imagination und Kreativität. Kindler, Zürich
10. Moreno JL (1959) Gruppenpsychotherapie und Psychodrama. Thieme, Stuttgart
11. Navratil L (1976) Schizophrenie und Sprache. Schizophrenie und Kunst. Deutscher Taschenbuch-Verlag, München
12. Prinzhorn H (1922) Bildnerei der Geisteskranken. Springer, Berlin
13. Schipperges H (1985) Homo patiens – zur Geschichte des kranken Menschen. Piper, München
14. Taylor IA (1989) The nature of the creative process. In: Smith P (ed) Creativity. Hasting House, New York
15. Teilhard de Chardin P (1981) Der Mensch im Kosmos. Deutscher Taschenbuch-Verlag, München
16. Weizsäcker V v (1973) Der Gestaltkreis. Suhrkamp, Frankfurt
17. Winnicott D (1973) Vom Spiel zur Kreativität. Klett, Stuttgart
18. Wyss D (1986) Erkranktes Leben – kranker Leib. Vandenhoeck & Ruprecht, Göttingen

Kapitel 5

Sinnlichkeit, Körper und Angst in der Medizin

K. Spiess

> **Lehrziele**
>
> Der Student soll in diesem Artikel – ausgehend von einer kulturanthropologischen Betrachtung der „Nahsinne", des Riechens und einer psychologischen Betrachtung des Schauens – besser verstehen lernen, daß die körperbezogenen Begegnungen im Krankenhaus wegen ihrer Unmittelbarkeit höchst sinnlich sind, daß die Sinnlichkeit dieser Begegnungen wegen ihrer Nähe zu Erotik, Ekel und Tod Angst macht. Wenn diese Angst unbewußt bleibt, besteht Gefahr, daß sie, obwohl natürliches Scham- und Schuldgefühl die Würde der Begegnung zwischen Arzt und Patient schützen, zu Störungen der Einfühlung und zu den bekannten institutionellen Behandlungsstereotypien mit Überkontrolle und Entmündigung führt.

„Erst begriffene Angst ist eine Quelle
der Gelassenheit und der Kreativität."

Georges Devereux

1. Das Riechen

Medizinische Theorien als auch Behandlungsmethoden waren durch Jahrhunderte „sensualistisch" ausgerichtet, Geruchslehren standen dabei im Vordergrund.

Die gleichzeitige Nähe des Geruchs zu Wollust und Ekel hat dabei den ambivalenten Umgang mit dem Geruch bestimmt.

Der Einfluß der riechenden Körperatmosphäre auf die menschlichen Beziehungen siedelt sich auf zwei sehr unterschiedlichen Ebenen an: einerseits auf der von Sympathie und Antipathie, andererseits auf der von Ansteckung oder Infektion.

Der schlechte Geruch ist ein Herd der Krankheit, der Epidemie, des Sterbens, der gute stärkt, reinigt und heilt.

Die Bedeutung des Geruchs ist deswegen so groß, weil die Aufnahme des Geruchs in die Lungen auf jeden Fall inniglicher ist als beim Tastsinn und Gehörsinn, meist unfreiwillig, man kann ihm nicht ausweichen, weil er unvermutet auftritt, man kann ihn wegen der schnellen Wirkung nicht ausstoßen. Mediziner müssen – am Beispiel des Anatomiesaales – mit ihm leben.

Nach der Anschauung von Ärzten des 18. Jahrhunderts bewirkt die durch den „Ausdünstungsstoff" erzeugte sympathische Materie, die sich um eine Frau verbreitet, wenn sie einen angenehmen Eindruck auf die Sinne des Mannes macht, daß diese Frau hinfort von diesem Mann geliebt wird. Die Verführungskraft des Geruchs ist eine alte, im Bewußtsein tief verankerte Vorstellung. Von orientalischen Sultanen wird berichtet, daß sie ihre Favoriten nach dem Duft ihrer schweißgetränkten Tuniken aussuchten und Goethe gestand, Frau von Stein's Mieder entwendet zu haben, um nach Lust und Laune daran riechen zu können.

Das einzige therapeutische Mittel des Hippokrates bestand darin, mit aromatischem Feuer aus wohlriechenden Hölzern die verdorbene Luft zu reinigen. In den folgenden Jahrhunderten waren in der Medizin die Wohlgerüche, die von den Menschen und Dingen ausgehen, das erprobteste Mittel, um das Verderben in Schach zu halten. Die Pest wurde durch fünf Jahrhunderte bis in das 19. Jahrhundert als Geruch aufgefaßt und entsprechend bekämpft.

Hippokrates zählte die Gerüche zu den Krankheitszeichen. Man war bis in das späte 19. Jahrhundert der Meinung, daß jede Erkrankung spezifische Geruchsabsonderungen bewirke, an der man sie erkennen könne. Veränderungen im Geruch des Kots, Urins, Schweißes und Speichels müßten über den Verlauf der Erkrankungen Aufschluß geben.

So formulierte der Arzt Monin in seinem 1903 erschienenen Lehrbuch „Les odeurs du corps humain": „Der Geruch ist die feine Seele der klinischen Praxis: Seine Sprache weckt auf dunkle Weise im Geiste des Arztes die erste Ahnung von der Diagnose und stachelt, man weiß nicht, wie, das Interesse des intimen Beobachters an. Dem Mediziner, wenn er darin einmal Übung gewonnen hat, beben ständig die Nüstern beim Versuch, die mysteriösen Entsprechungen zu vermerken, die er in der Vielfalt ihrer unzähligen Nuancen erhascht."

Später wurde in einer Allianz von Rationalismus und Christentum das Sinnliche aus der Sphäre der erkennenden Wahrheit ausgeschlossen und ausschließlich im Dienste der Nützlichkeit gesehen, während die Wahrheit nach dieser Anschauung Askese erfordere. Der wissenschaftliche Fortschritt bedeute für die Sinne, daß man ihnen Schweigen gebiete, weil sie außerdem nach christlicher Vorstellung die Last der Sünde trügen. Nachdem alle Unruhe vom Fleisch ausgehe, müsse alles, was sinnliche Lust bereitet, entschieden abgelehnt werden: im besonderen Ausmaß olfaktorische Lüste, die umso gefährlicher seien, als sie die Keuschheit nicht offen antasteten.

Diderot bezeichnete den Geruch als den von allen Sinnen wollüstigsten, während das Auge von allen Sinnen der oberflächlichste wäre, das

Ohr der stolzeste, der Geschmack der abergläubischste und unbeständigste, der Gefühlssinn der tiefste und philosophischste. Nach der Kant'schen Sinneshierarchie sind Geruch und Geschmack „Sinne des Genusses" und nicht der Wahrnehmung, denn sie würden wenig über die Eigenschaften der äußeren Gegenstände aussagen. Feuerbach und Nietzsche werteten den Geruchssinn wieder deutlich auf, als fähig zu geistigen, zu wissenschaftlichen Akten im Dienste der Erkenntnis oder der Kunst.

Bei Schopenhauer wird der Geruch zu einer Quelle unstillbaren Begehrens und kulminiert letztlich bei Nietzsche zum delikatesten Sinnesinstrument: „Mein Genie ist in meinen Nüstern."

Im 20. Jahrhundert entdeckt man, daß die „chemische" Kommunikation im Tierreich und bei Menschen verschiedene Verhaltensweisen bestimmt. Indem menschliche Sexual-Pheromone den Erregungszustand erhöhen, wird der Zusammenhang von Riechen und sexueller Erregung bestätigt.

2. Das Schauen

Das Schauen gibt die Innenwelt des Menschen wieder: es spiegelt die Seele und spiegelt gleichzeitig den anderen, dem man begegnet. Liebe auf den ersten Blick drückt etwas von dieser verschmelzenden, spiegelnden Funktion des Auges aus. Mit dem Schauen schickt der Mensch auch kleine Besetzungsmengen in das Wahrnehmungssystem, mittels derer die Umwelt geprüft wird.

Die auffälligste Eigenschaft des beobachtenden Schauens ist die Fähigkeit zu erfassen, ohne sich fassen zu lassen. Das freche Schauen fordert die Lehrer deshalb besonders heraus, weil Blicke sich der Verwertbarkeit eines Strafsystems viel mehr entziehen, als Reden oder Angreifen. Das Fixieren des anderen wird in manchen Subkulturen als Ehrendelikt mit Forderung zum Duell geahndet. Das nächste Ziel der aggressiven oder zärtlichen Bestrebungen, die Berührung, der körperliche Kontakt, ist dem Schauen unmöglich. Es ist dem Schauen der Vorbereitungsteil übertragen, die Ausführung aber vorenthalten. Der Blick berührt, ohne wirklich anzugreifen. In der österreichischen Strafgesetznovelle zur Belästigung von Frauen wurde das starrende Schauen nach langer Diskussion von der Bestrafung ausgeklammert, was den Aspekt der fehlenden Ausführung unterstreicht. Das Schauen verleibt den Angeschauten ein, es kommt zum Verschmelzen mit ihm und im weiteren kommt dem Schauen eine zerstörende Funktion zu, der böse Blick frißt, beißt und zerstört, beherrscht, kontrolliert und überwacht den anderen.

Gerade die „Wiener Medizinische Schule" betont als eine wesentliche Eigenheit das Anschauen des Körpers. Die direkte Beobachtung des Patienten am Krankenbett mittels des „Klinischen Blicks" wird zur wichtigsten Voraussetzung der Diagnosestellung.

3. Sinneslust im Krankenhaus macht Angst

Die „alten Kliniker", unter deren Obhut sich der Autor entwickelt hat, legten sich bei der körperlichen Untersuchung in das Bett des Patienten, um besser unter langem Auflegen der Hände perkutieren zu können. Sie rührten den Kot um, um am Ausmaß unverdauter Speisen eine Malabsorption festzustellen, rochen am Mundgeruch und Urin, um durch den süßlichen Acetongeruch Diabetes feststellen zu können und ließen das Blut des Patienten über Nacht stehen, um anhand einer Erhöhung des weißen Bodensatzes an leukämischen Zellen eine Leukose entdecken zu können.

Das klinische Beobachten der Entwicklung eines Patienten, also das Vergleichen des Anblicks, des Geruchs, des „klinischen Bildes" des Patienten wird als Basis nicht nur der Ausbildung, sondern der Diagnosefindung betrachtet.

Das Großartigste an der Körpermedizin ist damit, daß sie sogar noch mittels des nach Kant „undankbarsten und entbehrlichsten aller Sinne", des Geruchssinnes, der nach Kant „nur" im Dienste des Genusses stehe und dem Kant wenig Aussagefähigkeit über die Wahrnehmung der äußeren Gegenstände zugesteht, eine innige sinnliche Verbindung zwischen dem Arzt und dem Patienten herstellt und noch dazu den dabei entstehenden Genuß zu Zwecken der Wahrnehmung verwendet.

Dieser Gewinn an unmittelbarer Sinneslust ist jedoch in der „klinischen Realität" gleichzeitig verwirrend und gefährlich: Der Geruch liefert tatsächlich unsublimierte Lust an sich (und verdrängten Ekel). Er setzt Individuen unmittelbar in Beziehung zueinander (und trennt sie), ohne die verallgemeinerten und konventionalisierten Formen des Bewußtseins, der Moral, der Ästhetik ... Die Lust der Nahsinne spielt an den erogenen Körperzonen und tut es rein um der Lust willen. Ihre unverdrängte Entwicklung würde den Organismus in einem Maße erotisieren, das seiner sozialen Nutzbarkeit als Arbeitsinstrument zuwiderliefe.

Ginette Raimbauld schreibt, „die betreuende altruistisch ausgerichtete Position ärztlichen Handelns beruht auf der Leugnung der Lust von Patient zu Arzt ... Die Lust des anderen, unseres Nächsten erkennen, heißt unsere eigene Lust zu erkennen ..."

Nun macht das Entstehen von Lust im Umfeld von Verfall und Tod seit jeher Angst. Unbewußte Vorstellungen vom rachsamen Neid der Kranken auf die Gesunden bewirken, daß Sinnlichkeit und Lust im Umfeld von Kranken als gefährlich verdrängt werden muß.

Die Verdrängung der unmittelbaren Sinnlichkeit des Geruchs und des lustvollen Schauens ist doppelschneidig: Auf der einen Seite ermöglicht sie den erkennenden Zugang zum anderen, den Zugang von Arzt zu Patient, auf der anderen Seite verringert sie durch Einschränkung der Sinneswelt die Glücksfähigkeit des Erkennenden, des Arztes. Die unterdrückte Sinnlichkeit beim Arzt wirkt wiederum auf das Lebensgefühl des Patienten negativ zurück, der durch seine Erkrankung ohnehin sinnlichen Restriktionen unterworfen ist, oder weiter noch, dessen Erkrankung durch sinnliche Defizite entstanden sind (siehe dazu Kapitel II/4).

Wird die unmittelbare sinnliche Lust am Riechen und Schauen zu stark verdrängt, übt die Verdrängungsleistung auf die Ärzte noch dazu unnötigen Zwang aus, wird zuviel Energie in Verdrängungsleistung gebunden und kann damit nichts mehr Nützliches zu Erkenntniszwecken beitragen.

Um diese Verdrängungsarbeit der Angst davor, sich in der eigenen sinnlichen Lust am Patienten und in der Lust des Patienten an einem selbst zu verströmen, gering zu halten, hat die psychische Struktur bei Menschen unserer Kultur Scham- und Schuldgefühl zur Ökonomisierung etabliert.

4. Scham- und Schuldgefühl wachen über das Ausmaß an Lust in der Arzt-Patient-Begegnung

Das Schamgefühl, die Spannung zwischen dem Ich und dem Ich-Ideal, (siehe dazu Kapitel III/3), das sich in der Student-Patient-Begegnung einstellt, ist ein sicherer Wegweiser für den Studenten, die Begegnung mit dem Patienten taktvoll, diskret und bescheiden zu gestalten. Die Scham schützt nach den Psychoanalytikern Rangell und Wurmser als „unentbehrliche Wächterin der Privatheit und Innerlichkeit ... der Identität und Integrität ... der Würde".

Der Patient erscheint mit seiner Erzählung wie auf einer Bühne. Die lustvolle Exhibition wird als hypnotisierendes, bemächtigendes, lähmendes Schauspiel erlebt, als eine überwältigende Mischung von Lust am Miterleben und Schmerz über das Schicksal des Patienten, von Wut über die Grausamkeit der Geschichte und Sehnsucht nach Überwindung dieser.

Der Student dringt mit aktiver Neugier in den Körper und die Lebensgeschichte des Patienten ein, um sich mit ihm zu verbünden, er nimmt die Macht, Stärke und Individualität des Patienten in sich auf.

Aber auch der Student entblößt sich in der Begegnung mit dem Patienten als Mensch in seinen verborgenen Emotionen. Er bringt dem Patienten, wie jedem anderen Menschen, seine Liebe, Zärtlichkeit, Sehnsucht, Neugier, aber auch Schaulust, Neid, Trotz und Empörung, Ekel und Haß entgegen.

Der Student hat auch selbst den Wunsch nach aktiver, magischer Exposition, den Wunsch zu faszinieren und zu gefallen, zu blenden, zu betören, zu berauschen durch Sprechen, Zeigen und Handeln. Bei seinem Wunsch nach Faszination des Patienten und bei der passiven Faszination durch das Fremdartige, das der Patient mit seinen seltsamen Krankheiten und seinem körperlichen Verfall bietet, fühlt sich der Student entdeckt.

Sind die geheimen Wünsche nach Faszination von Scham blockiert, resultiert Schweigen, Entfremdung der Stimme oder Ablenken von der Situation.

Der Student fürchtet sich auch, durch sein von ihm als mangelhaft erlebtes Wissen in der ärztlichen Begegnung vor dem Patienten und vor sich selbst erniedrigt zu werden. Die dabei entstehende Schamangst ist eine spezifische Spannung zwischen einem Aspekt des Über-Ichs, nämlich dem Idealbild, das der Student von sich selbst besitzt, wie er sein möchte und der Ich-Funktion der Selbstbeobachtung, so wie er sich selbst sieht.

Im Kontakt mit dem Patienten stellen sich auch Schuldgefühle ein, das ist eine Spannung zwischen dem Ich und dem Über-Ich (siehe dazu Kapitel III/3), weil der Student Psyche und Körper des Patienten angreift und entblößt, aber auch den Patienten erregt.

Die Schuldangst signalisiert dem Studenten die Grenzen, die er in seinem Handeln aus Rücksicht auf den Patienten nicht überschreiten darf, beschränkt damit die Ausdehnung der Macht und beschützt damit die Integrität des Patienten. Folge der Schuldangst sind auch die Einschränkungen und Hemmungen der Fähigkeit, sich in den Patienten empathisch einzufühlen (siehe Kapitel VIII/6).

Nachdem die unmittelbare Sinnlichkeit den Trieben nahesteht, besteht gerade in der körpernahen Organmedizin größere Gefahr von Störungen der Empathie.

Die Empathie ist gehemmt, wenn Angst besteht, in zu nahe Berührung mit dem Patienten zu kommen und vom Schicksal des Patienten mitgerissen und überwältigt zu werden. Damit wird die Einfühlung zu einer Gefahr, die man vermeiden möchte.

Die Einfühlung ist auch gehemmt, wenn sie unkontrolliert wird, d.h., wenn man in tiefe Berührung mit dem Patienten kommt oder kommen möchte, sodaß man nicht mehr rechtzeitig aus der Gefühlswelt des Patienten auftauchen kann, Einfühlung also zu einer Lust wird, die man hemmungslos genießen möchte.

Auch die gelegentlich starke Identifizierung (ich denke und bin so wie mein Patient, siehe dazu Kapitel V, Erleben von Krankheit) der Studenten und Ärzte mit den Patienten hemmt die empathische Einfühlung. Das Ziel der Identifizierung liegt jedoch in der Überwindung von Angstgefühlen, ihn auszubeuten oder Verlustängsten, daß Patient und Arzt sich nicht mehr trennen können oder wollen. Identifizierung dient im Gegensatz zur empathischen Einfühlung nicht dem Verständnis des Patienten.

5. Der zur Passivität gezwungene Medizinstudent

Der Medizinstudent, aber auch der angehende Arzt ist im Krankenhaus mit einer Reihe von technischen Anforderungen konfrontiert, an denen er über lange Strecken beobachtend teilnimmt, bevor er aus der passiven Beobachterposition heraus zum Handeln zugelassen wird. Wie auch immer diese Passivität kritisiert wird, ist sie angesichts der Massenuniversität ein Faktum, das für den Studenten und angehenden Arzt Komplikationen mit sich bringt.

Die konstruktiven Funktionen des Schauens und Riechens kann der Student für sich nicht in Anspruch nehmen, weil er als Lernender in einer pseudodiagnostischen und pseudotherapeutischen Situation handelt.

Wenn der Student nun gezwungen ist, im Klopfkurs, bei der Visite etc. aus der dritten Reihe heraus den Patienten zu beobachten, ohne aktiv werden zu können, ohne etwas von seinen Wünschen nach Gutes-Geben im Handeln zeigen zu können, wird er auf die Position des Starrenden zurückgeworfen, die Selbstkritik besonders scharf und die Scham besonders groß, weil die Spannung zwischen Idealbild und Selbstbild bei den ersten Patientenkontakten für den Studenten besonders spürbar wird. Das Schuldgefühl wird verstärkt, weil der Student dem Patienten etwas wegzunehmen scheint, um sich auszubilden.

Bei lästigen oder schmerzhaften diagnostischen Untersuchungen zu Übungszwecken verstärkt sich dieser Prozeß.

Scham- und Schuldgefühl des Studenten führt dann oft dazu, daß er sich, wie auch der spätere Arzt, über die Untersuchung intimer Körperstellen hinwegmogelt, daß die Sinnlichkeit der Untersuchung gehemmt ist, also lediglich mit den Fingerspitzen die Bauchdecke palpiert wird, aber nicht unter sorgfältigem Auflegen der ganzen Hand die darunter liegenden Organe.

6. Die zunehmende Entleibung des Körpers in der technischen Medizin und der Verlust der Sinnlichkeit als Folge von Angst

Das sehende, riechende, schmeckende, detektivische Entdecken des Körpers des Patienten ist durch die große Zahl der technisch-diagnostischen und therapeutischen Instrumente, die heute zwischen dem Körper des Patienten und dem Arzt vermitteln, zunehmend abstrahiert worden: Es wird weniger palpiert als ultrageschallt und weniger ultrageschallt als Ultraschallbefunde gelesen.

Der Arzt agiert in einem hochtechnisierten System, in dem der Körper erst auf das Organ und das Organ auf den Befund reduziert wird, den nicht er, sondern eine Maschine erhoben hat. Die zunehmende Entleibung der Medizin macht den Körper zu einem Teil der diagnostischen und therapeutischen Maschine, einem abstrakten Ideal.

Die sinnlichen Qualitäten und Gefahren, die der Körper mit sich brachte, gehen zunehmend verloren. Anstelle der sinnlichen Beschäftigung mit dem Körper tritt die Beschäftigung mit der Sinnlichkeit und Faszination der Maschinen, die den Körper untersuchen, auch wenn diese blutleer und steril geworden sind.

Man könnte sagen, in der heutigen Organmedizin ist der Körper und der sinnliche Zugang zum Körper veraltet. Dies wäre eine probate Methode, um die Gefahren der Sinnlichkeit in den Hintergrund zu drängen.

Der Stolz und das Selbstvertrauen, das Klinikärzte heute zeigen, hat häufiger seine Ursache darin, daß sie die Patienten eher auf Grund ihres technischen Wissens und ihrer Maschinen faszinieren als auf Grund ihrer körperlichen Sensibilität.

Vielleicht hat gerade diese Entfremdung vom Körper neue Unsicherheiten entstehen lassen, sodaß in den Kliniken nach wie vor ein großes Maß an Angst produziert wird und die Angst um den Körper weiterhin das System Krankenhaus dominiert (siehe dazu Kapitel IX/3, Institution Krankenhaus).

Überall dort, wo die äußere Realität durch ihre Befremdlichkeit stark verunsichert, wie etwa im Umfeld von Krankenhaus, Sterben und Tod (siehe dazu Kapitel V/6), wird die entstehende Angst in Form von Regeln, Gewohnheiten, Werthaltungen, Tradition, im Falle starker Verunsicherung in Form von Tabus und Ritualen, abgewehrt werden.

In Organkliniken, wo Verfall und Sterben allgegenwärtig ist, ist die Forcierung von Gewissensangst einer der Pfeiler für die Aufrechterhaltung der Patientenversorgung. Gesunde empfinden gegenüber schwer Erkrankten a priori schlechtes Gewissen, weil sie eben gesund sind. Verschärfend wirkt sich in der Universitätsklinik die fehlende Berücksichtigung der lebensgeschichtlichen Individualität des Patienten, die laufende verdrängte Verletzung von Intimität und Patientenrechten, sowie schmerzhafte Untersuchungen und Therapiestudien (die zum Teil für den Patienten nicht unmittelbar gewinnbringend sind), sowie der Zeitmangel der Ärzte (wegen großer Patientenzahlen und der wissenschaftlichen Arbeit zur Vertragsverlängerung) aus.

Um das damit einhergehende latente Schuldgefühl aufzuheben, schafft sich das Krankenhaus die Persönlichkeitsstrukturen, die es zu seinem reibungslosen Funktionieren benötigt. Es wird das Ideal des heldenhaften Arztes eingeführt: Überarbeitung und Überkontrolle fungieren zur Gewissensberuhigung und festigen die Identität des Arztes. Diese Gewissensangst der jungen Ärzte wird von den Autoritäten, die selbst mit der Angst über die Verantwortlichkeit und Kontrolle über zahllose Patientenschicksale leben müssen, zu Zwecken der Patientenversorgung forciert.

Immer dann, wenn junge Ärzte unzufrieden sind und selbst zu leiden beginnen, werden sie diszipliniert, indem ihnen Unterversorgung, Abhängigkeit, Leid und Sterben der Patienten vorgehalten werden: Wenn du nicht funktionierst, stirbt der Patient und du hast Schuld.

Auf ihrer Identitäts- und Vorbildsuche in klassisch-autoritär geführten Kliniken scheinen die Ärzte gezwungen, sich einer mächtigen Autorität, die Zwang auf sie ausübt, unterwerfen zu müssen und sich nur über eine solche Unterwerfung mit den aktiven Eigenschaften der Autorität identifizieren zu können, um selber aktiv werden zu können.

Diese unter starkem Zwang stattfindenden Prozesse führen zur Notwendigkeit, große Aggressionsmengen abzuwehren oder weiterzugeben. Eine starke latente Feindseligkeit kann gegenüber der eigenen Person, z.B. in Form der vielfach beschriebenen hypochondrischen Ängste und Verstimmungszustände bei Ärzten und gegenüber der Individualität der Patienten entstehen.

Nachdem das Gefühlsleben vieler Ärzte in diesem System unterdrückt und abhängig von den Regeln des Krankenhauses bleibt, sind dieselben Ärzte auch eifersüchtig bemüht, die emotionale Entfaltung von Kollegen und Patienten zu beschränken, um sich nicht mehr mit ihrer eigenen Einengung konfrontieren zu müssen.

Dies drückt sich in den zahlreichen Verboten für Patienten aus: Die Funktion von Bettruhe, Diäten und laufender Überwachung wurzelt mehr in der Angst der Ärzte vor der Sinnlichkeit und Aktivität ihrer Patienten als in körperlich-medizinischen Notwendigkeiten. Mit dieser Fixierung in der Passivität glauben Ärzte sich die scheinbar bequemere Position allmächtiger Eltern sichern zu können und damit eine günstige Ausgangsposition für die weitere Therapie zu finden.

In der Folge fühlen sich die Ärzte von der scheinbaren Passivität der Patienten überfordert und ausgebeutet, was wiederum die Kontrollnotwendigkeit erhöht.

Psychosomatische Therapieziele, die eine innere Unabhängigkeit von Arzt und therapeutischem Milieu und eine innere Unabhängigkeit des Patienten von dominierenden Elternfiguren anstreben (siehe dazu Kapitel VIII, Psychotherapie), wirken per se in diesem Setting konfrontativ. Die Patienten fühlen sich oft rasch innerlich vor die Entscheidung gestellt: hier mögliche Unabhängigkeit vom Körper durch Durcharbeiten von Konflikten, dort Bemutterung des Körpers mit rascher Symptombesserung durch die mächtige Klinik.

Bereits der Student und angehende Arzt muß in diesem System lernen, daß er sich über seine im Umgang mit der Vergänglichkeit, dem Tod auftretenden Gefühle nicht austauschen soll, d.h. seine Ängste bei Zurückhaltung von Gefühlen allein zu kontrollieren.

Oft wird dann dem einen Ritual der Kranken mit einem anderen therapeutischen Ritual, dem der logischen Ordnung begegnet, das ein starkes Bedürfnis nach wissenschaftlicher Abstraktion und Distanz beinhaltet und die Angst davor zeigt, zu sehr in das Leben anderer Menschen verwickelt zu werden.

7. Der weiße Mantel als weithin sichtbarer Lösungsversuch des Sinnlichkeitsdilemmas

Die Pestärzte traten noch völlig vermummt und in schwarzem Gewand, mit Fett eingerieben auf, um sich vor Infektionen zu schützen. Ansteckung ist im Laiendenken auch bei nicht ansteckenden Erkrankungen, wie Krebs, noch immer von großer Bedeutung.

Der weiße Mantel ist angesichts des nackten, infizierten, verfallenden Körpers nicht nur als Symbol gedacht sondern als realer Schutz gegen Blut, Eiter und Ansteckung.

Nachdem heute nachgewiesen ist, daß der weiße Mantel, weil ihn die Ärzte so selten wechseln, eine größere Infektionsquelle darstellt als das Straßengewand, bleibt zumindest seine Symbolik von großer Bedeutung.

Im weißen Arztmantel verdichtet sich Wesentliches des Arzt-Seins. Er stellt eine Inkarnation von Sehnsucht, Vergeblichkeit, Schutz, Reinheit, Unantastbarkeit, Macht dar.

Mit dem weißen Mantel drückt der Arzt für den Patienten aus, daß jeder aufkommenden Sinnlichkeit nur jene Bedeutung zukommen kann, die ihr im Rahmen einer Arzt-Patient Beziehung zusteht.

Der weiße Mantel teilt dem Patienten mit, daß der Arzt dem Geruch und dem Anblick des Patienten, so erotisch oder ekelig er auch sein mag, nur mit einem auf ärztliche Tätigkeit bezogenen Denken begegnen wird.

Er drückt damit das durch den hippokratischen Eid auferlegte Inzesttabu aus und entrückt den Arzt für den Patienten. Der Arzt gibt sich damit gegenüber dem Patienten als Elternfigur zu erkennen und ordnet damit die verwirrenden Verhältnisse. Er weist den Patienten darauf hin, daß es sich hier um eine nicht normale Beziehung handelt, die den Patienten vor der Lust des Arztes und den Arzt vor der Lust des Patienten schützt.

Der Arzt schützt sich vor allem auch selbst damit, indem er durch das Tragen des weißen Mantels in eine Art ärztliche Trance verfällt, die ihn selbst vor Verstrickungen schützt.

Für den Studenten bedeutet das erste Tragen des weißen Mantels einen erhabenen Augenblick. Er fühlt sich stolz, gleichzeitig aber auch ängstlich und zwiespältig, weil er sich des Ausmaßes an Entsagung und Macht, die die Übernahme jeder Elternrolle mit sich bringt, bewußt wird. Gefühlsmäßige Nähe und Distanz und die Qualität der Beziehung zu den Menschen muß durch das Tragen des weißen Mantels für den Studenten neu definiert werden. Er bekommt damit verständliche Probleme mit der Echtheit seines Fühlens, Denkens und Handelns.

8. Zusammenfassung, Entwicklungen und Möglichkeiten

Die angeführten Dilemmata sind dem ärztlichen System inhärent, d.h., es gibt keine Lösung, sondern nur den Versuch, sich der Angst bewußt zu werden, die die Sinnlichkeit des Kontakts mit den Patienten mit sich bringt und welche Gefahren die Unterdrückung der Sinnlichkeit für Arzt und Patient mit sich bringt, sodaß die Begegnung zwischen Arzt und Patient für beide so geglückt als möglich verläuft.

Auch außerhalb des Krankenhauses muß eine Beziehung erst in einem starken funktionellen Kontext stehen, um nicht zu überwältigend oder bedrohlich zu sein. Etwa spricht man einen möglichen Partner in unserem Kulturkreis nicht auf der Straße, sondern am Arbeitsplatz an, wo ein sicherer primär asexueller Kontext gewährleistet ist. Der primär sozial definierte Kontext des Krankenhauses ermöglicht also ein relativ angstfreies Kennenlernen von Menschen. Einfache Maxime der ärztlichen Krankenbehandlung ist, daß Erkennen vor dem Begehren steht und daß dazu gewisse Verzichtsleistungen zu erbringen sind. Die Gefühlsmischung von Erkennen und Begehren kann verwirren. Es gelingt in dieser Mischung schwer, den Grenzgang zwischen Instinkt und Vernunft zu gehen. Die Studenten der Medizin und angehenden Ärzte scheinen wenig Vertrauen in die natürlichen, der Person eigenen, durch Scham- und Schuldgefühl bedingten Grenzsetzungen zu haben.

Damit sollte erkannt werden, daß „sublimierte Partialtriebe" Basis jeden Kennenlernens und der therapeutischen Arbeit am Patienten sind. So wie jeder Internist Lust am Riechen, Schauen und Tasten haben muß, um eine sinnvolle Diagnose zu erstellen, muß u.a. jeder Chirurg Lust am Aufschneiden und Zerstückeln, und jeder Gynäkologe Lust am Eindringen in fremde Frauen haben. Diese Lüste scheinen entwicklungsgeschichtlich in der Nähe voyeuristischer oder kannibalistischer Perversionen zu stehen, werden aber zu reifen Funktionen in die Gesamtpersönlichkeit integriert und die triebmäßigen Antriebe dadurch neutralisiert.

Einfacher ausgedrückt: Hätte ein Mensch *nur* Lust am Aufschneiden, wäre er ein Triebtäter. Ist diese Lust in der Gesamtpersönlichkeit aber verbunden mit einem intakten Gewissen sowie dem Wunsch nach helfender Nähe und dem Wunsch nach Verständnis eines Krankheitsverlaufs, wird er handwerklich geschickter Chirurg. Fehlt ihm hingegen die Lust am Aufschneiden und Zerstückeln, wird er nie besondere chirurgische Fertigkeiten erreichen können. Diese Integration von Partialtrieben in die Gesamtpersönlichkeit unterscheidet genauso den Nekrophilen vom Pathologen wie den Voyeur vom Psychotherapeuten.

Die unmittelbare Sinnlichkeit am Riechen und Schauen und damit lustvolleren Geniessen der Arbeit am Patienten kann eher zugelassen werden, wenn sich der Arzt bewußt wird, daß Erkennen und Begehren nahe zusammenliegen, daß jedoch durch Kultur, Schuldgefühl und Schamschranken starke Hemmschwellen gesetzt sind.

Die Einsicht, daß der Wunsch zu verstehen mit den entsprechenden Gefühlen besetzt ist (Saugtrieb: Verschlingen alles Vorgesetzten; Hauterotik: streichelnde Zärtlichkeit; Analbeherrschung: kontrolliertes Zurückhalten; sexuelle Neugier: Schaulust), kann Antrieb zu kultivierter Patientenbehandlung sein und die Schuldangst verringern.

Nach Rousseau werden Menschen, die stets hungrig sind, an den Düften, die nichts Eßbares ankünden, keine große Freude haben. Der Arzt, der hungrig nach dem Denken ist, hat der Funktion halber an den sinnlichen Düften und Anblicken weniger Interesse. Sublimierte Sinnlichkeit kann damit auch durch Verschiebung auf den Prozeß des Denkens und Fühlens entstehen:

Der Wiener Internist und Klinikchef Geyer meint, daß es sich beim klinischen Blick „um einen Prozeß handelt, der bei der virtuosen Befunderhebung durch einen Geübten beginnt und nicht selten durch eigene Assoziation und einen Denkprozeß, der darauf abzielt, das Erhobene mit Erlerntem und Erfahrenem zu vergleichen, zur Diagnose führt. Eine solche Leistung mit eigener Fertigkeit, eigenem Wissen und eigenem Vermögen durchzuführen, ist eine, die dem Arzt ein Bewußtsein über den Sinn seines Tuns vermittelt und ihn daher befriedigt."

Dort wo Geyer im intuitiven Akt der gedanklichen Analyse der Diagnosestellung Sinnlichkeit erlebt, erlebt der Psychoanalytiker Greenson sublimierte unmittelbare Sinnlichkeit in der Verschiebung auf das erlebende Fühlen: das zeitweise qualitative (nicht quantitative) Teilen und Begreifen der Gefühle des Patienten.

Der Geruch verliert damit in der Entfernung vom animalischen Leben ohnehin an Schärfe. Instinkt wird zu Vernunft, den natürlichen Menschen in seiner physischen Umgebung leitet der Instinkt, den zivilisierten in seiner sozialen Umgebung die Vernunft.

Darüber hinaus darf jedoch nicht vergessen werden, daß auch in der Krankenbehandlung die Sinne und die unmittelbare Sinnlichkeit gepflegt und kultiviert und im Zeitalter technisierter Medizin rekultiviert werden müssen.

9. Übungen

Übung 1: Schweifen Sie eine Stunde durch die Wiener Innenstadt und eine Stunde durch das Krankenhaus und versuchen Sie, Unterschiede zu erkennen.

Übung 2: Gehen Sie im weißen Mantel mit umgehängtem Stethoskop durch die Innenstadt und gehen Sie im Pyjama durch die Stadt. Wie fühlen Sie sich? Gehen Sie in Zivil auf eine Krankenstation.

Übung 3: Fühlen Sie sich in ein Bild der Zeitschrift Playboy (-girl) und eine Abbildung aus einem Internelehrbuch ein und arbeiten Sie die Unterschiede heraus.

Übung 4: Gehen Sie in eine Peep Show und versuchen Sie, die wesentlichen Unterschiede zu ihrer Krankenhaustätigkeit herauszuarbeiten.

Übung 5: Gehen Sie in das Krankenhaus und versuchen Sie, während der Famulatur ein bewußtes sinnliches Schnüffelprofil zu erstellen.

Übung 6: Versuchen Sie bei der rektalen Untersuchung zu beobachten, ob sie dem Patienten Lust oder Schmerz bereiten und welche Lust oder welchen Schmerz Sie dabei haben.

Übung 7: Verwickeln Sie jemanden auf der Straße in ein Gespräch und vergleichen Sie diese Art der Kontaktaufnahme mit einem von Ihnen durchgeführten Gespräch mit einem Patienten.

Übung 8: Gehen Sie auf eine interne Schwerkrankenstation und lachen Sie laut oder spielen Sie laut Musik. Versuchen Sie, Ihre Gefühle zu beobachten. Respektive beobachten Sie, warum Sie sich bei fröhlichen Affektäußerungen im Krankenhaus schwer tun.

Übung 9: Abschlußübung: Überlegen Sie angesichts der bei den vorangehenden Übungen entstehenden Gefühle die Bedeutung des hippokratischen Eids.

Literatur

1. Fenichel O (1979) Schautrieb und Identifizierung. In: Laermann K (Hrsg) Aufsätze, Bd 1. Olten Freiburg
2. Ferenczi S (1913) Zur Augensymbolik. In: Internationale Zeitschrift für Psychoanalyse, Bd I. Wien
3. Geyer G (1982) Die Ökonomie der manuellen Befunderhebung. In: Spitzy KH, Lau I (Hrsg) Van Swietens Erbe. Die Wiener Medizinische Schule heute in Selbstdarstellungen. Maudrich, Wien München Bern
4. Hippokrates (1934) Die Natur (Konstitution) des Menschen. In: Werke des Hippokrates, Teil 7. Hippokrates, Stuttgart
5. Kant I (1917) Anthropologie in pragmatischer Hinsicht. In: Gesammelte Schriften, Bd 7. Reimer, Berlin
6. Marcuse H (1967) Triebstruktur und Gesellschaft. Suhrkamp, Frankfurt/M
7. Monin E (1903) Les odeurs du corps humain. Paris

8. Nietzsche F (1888, 1969) Ecce homo. Werke VI, 3. De Gruyter, Berlin
9. Spitzy KH, Lau I (1982) Van Swietens Erbe. Die Wiener Medizinische Schule heute in Selbstdarstellungen. Maudrich, Wien München Bern

Weiterführende Literatur

1. Corbin A (1988) Pesthauch und Blütenduft. Fischer Taschenbuch Verlag, Frankfurt/M
2. Erdheim M (1984) Die gesellschaftliche Produktion von Unbewußtheit. Eine Einführung in den ethnopsychoanalytischen Prozeß. Suhrkamp, Frankfurt/M
3. Greenson RR (1962) Zum Problem der Empathie. Psyche 15: 142–154

Kapitel 6

Grundlagen der psychosomatischen Medizin

W. Wesiack

> **Lehrziele**
>
> 1. Die theoretischen Grundlagen der psychosomatischen Medizin.
> 2. Überblick über die wichtigsten Konzepte der psychosomatischen Medizin.
> 3. Grundzüge des Situationskreiskonzeptes nach Thure von Uexküll.

1. Vorbemerkung und Begriffsbestimmung

Weiss und English, die Autoren des ersten modernen Buches über psychosomatische Medizin, lassen ihr Buch „Psychosomatic Medicine", das erstmals 1943 erschienen ist, mit dem Satz beginnen: „Psychosomatisch ist ein relativ neuer Name für einen Zugang zur Medizin, der so alt ist wie die Heilkunde selbst."

In seiner Geschichte der psychosomatischen Medizin schreibt der spanische Medizinhistoriker Pedro Lain Entralgo (o. Jz.): „Die Heilkunde war zu allen Zeiten, in der einen oder anderen Art, psychosomatisch und sie mußte es auch immer sein; nicht so jedoch die Pathologie." Eine ausgearbeitete Krankheitslehre, also eine psychosomatische Pathologie, aber ist nach Lain Entralgo erst eine Errungenschaft der jüngsten Zeit.

In diesem Zusammenhang mag es nicht uninteressant sein, einen kurzen Blick auf die Entstehungsgeschichte des Begriffes „psychosomatisch" zu werfen. Margetts (1954) berichtet, daß dieser Terminus erstmals 1818 von J. C. Heinroth in die medizinische Literatur eingeführt wurde und daß 1822 K. W. M. Jacobi den Ausdruck „somatopsychisch" prägte. Damals aber standen sich in der deutschen Psychiatrie die Lager der sogenannten Psychiker und der Somatiker in unversöhnlichem Gegensatz gegenüber. Während die ersteren, zu denen auch Heinroth gehörte, eine idealistisch-spiritualistische Krankheitslehre vertraten, waren die letzteren, unter Einschluß von Jacobi, ausgesprochen materialistische Organiker. Wir sehen also, daß der Terminus „psychosomatisch" begriffshistorisch gesehen bereits mit einer philosophisch-anthropologischen Hypothek und einer ätiologischen Präjudizierung belastet wurde, von der er auch heute noch nicht ganz befreit ist.

Die philosophisch-anthropologische Belastung des Begriffes „psychosomatisch", die natürlich seine Verwendung erschwert und oft Verwirrung stiftet, läßt sich aber nicht nur bis in die Zeit der Romantik, sondern viel weiter bis zu den Anfängen der abendländischen Geschichte zurückverfolgen. Die Termini Psyche (= Seele) und Soma (= Körper), aus denen der Begriff „psychosomatisch" zusammengesetzt ist, sind Bezeichnungen, die wir aus der griechischen Antike übernommen haben. Die Inhalte dieser Bezeichnungen sind natürlich alles andere als unproblematisch und haben sich im Laufe der Jahrhunderte auch gewandelt.

Dieser jahrhundertealte Dualismus zwischen Psyche und Soma, unsterblicher Seele und sterblichem Körper, zwischen res cogitans und res extensa, bzw. zwischen Idee und Materie war es auch, der uns das ungelöste Leib-Seele-Problem bescherte, denn erst wenn wir den lebenden konkreten Menschen künstlich in eine Psyche und ein Soma zerlegen, wird das Zusammenwirken dieser beiden künstlich getrennten „Substanzen" zu einem (unlösbaren) Problem. Herbert Weiner (1989) hat deshalb ironisch darauf hingewiesen, daß man das sogenannte „Leib-Seele-Problem" eigentlich „Leiche-Seele-Problem" nennen müsse. Durch diese Formulierung wird deutlich, daß die dualistische Problemstellung, die von zwei verschiedenen Wesenheiten bzw. „Substanzen" ausgeht, schief bzw. falsch und aus dieser Perspektive unlösbar ist. Am Ende dieses Beitrages, bei der Beschreibung des Uexküllschen Situationskreiskonzeptes, werde ich auf eine Lösungsmöglichkeit dieses uralten Problems eingehen.

Heute verstehen wir unter psychosomatischer Medizin jenen ganzheitlichen Zugang zum kranken Menschen, der gleichgewichtig seine biologischen, psychodynamischen und sozialen Aspekte zu berücksichtigen und diese zu integrieren sucht. Dies ist jedoch leichter gesagt als getan, weil die Biologie, die Psychologie und die Sozialwissenschaften sehr unterschiedliche Forschungsmethoden entwickelt haben, die sich nicht einfach aufeinander beziehen lassen. Psychosomatische Forschung war daher in der Vergangenheit und ist es auch in der Gegenwart meist parallelistisch, das heißt biologische, psychologische und soziologische Forschungsmethoden werden nebeneinander angewandt und dann korreliert. Obwohl uns dieses Vorgehen in der Vergangenheit bereits viele Erkenntnisse gebracht hat und auch noch in Zukunft bringen wird, ist dieser Zustand unbefriedigend und sollte zumindest im Ansatz überwunden werden.

Es erscheint zweckmäßig, die Begriffe *psychosomatisch Kranker, psychosomatische Krankheit und psychosomatische Medizin* auseinanderzuhalten. Da wir an jedem Kranken psychische und somatische Befunde erheben können, ist, so gesehen, jeder Patient, auch dann, wenn er an einer „reinen" Neurose oder aber an einer primär organischen Krankheit leidet, ein psychosomatisch Kranker. Anders verhält es sich mit den psychosomatischen Krankheiten. Wir verstehen darunter Krankheiten mit körperlicher

Symptomatik, die durch psychische Faktoren bedingt, mitbedingt oder unterhalten werden. Die psychosomatische Medizin als ärztliche Disziplin schließlich hat nun die Aufgabe, sowohl die Forschung und Lehre der psychosomatischen Krankheiten als auch die Interaktion mit den psychosomatisch Kranken überhaupt, das heißt also mit allen Kranken, wissenschaftlich zu systematisieren. Daraus folgen gewisse Schwierigkeiten, wie z.B. die vieldiskutierte Frage: Ist die psychosomatische Medizin eine ärztliche Spezialdisziplin oder ist sie das integrierende Element, das den Zerfall der modernen Medizin in unübersehbar viele Spezial- und Subdisziplinen aufzuhalten sucht? Die Antwort auf diese Frage wird verschieden ausfallen müssen, je nachdem, ob man mehr die psychosomatischen Krankheiten oder aber den psychosomatisch Kranken im Auge hat.

Da die moderne psychosomatische Medizin den biologischen, den psychischen und den sozialen Aspekt des Menschen gleichgewichtig zu berücksichtigen sucht, hat man sie auch eine bio-psycho-soziale Medizin genannt und vermeidet dadurch vorgefaßte ideologische Positionen des uralten Leib-Seele-Problems bereits durch die Bezeichnung (*psycho*-somatisch bzw. *somato*-psychisch) vorwegzunehmen.

Dieser Zugang zur Medizin ist, unabhängig davon, ob wir ihn den psychosomatischen oder aber den bio-psycho-sozialen nennen, immer durch folgende Besonderheiten charakterisiert:

1. Da die klinische Medizin bisher fast ausschließlich den biologischen Aspekt des menschlichen Krankseins erforscht hat, betont psychosomatische Medizin ergänzend dazu vor allem den psychodynamischen und psychosozialen Aspekt.
2. Die Arzt-Patient-Interaktion bekommt einen besonderen Stellenwert und rückt in Form von Beziehungsdiagnostik, Beziehungstherapie und Beziehungspathologie ins Zentrum der Aufmerksamkeit.
3. Darüberhinaus bemüht sich psychosomatische Medizin, den biologischen, den psychodynamischen und den psychosozialen Aspekt menschlichen Krankseins zu integrieren.

2. Psychosomatische Konzepte in Vergangenheit und Gegenwart

Obwohl der ganzheitlich psychosomatische Zugang zum kranken Menschen „so alt ist wie die Heilkunde selbst", steht am Anfang der modernen psychosomatischen Medizin der Schöpfer der Psychoanalyse, Sigmund Freud. Er wurde auch, obwohl er körperlich Kranke nie behandelt hat und den Bestrebungen seiner Schüler, die psychoanalytische Methode auch bei körperlich Kranken anzuwenden, eher skeptisch, ja ablehnend gegenüberstand, in direkter und indirekter Hinsicht zum Initiator der modernen psychosomatischen Medizin.

Hier ist vor allem zunächst Freuds Triebbegriff zu nennen, den er bereits 1895 erstmals konzipierte. Er unterschied a) die somatische Triebquelle, b) die psychische Repräsentanz des Triebes, sowie c) das Triebziel und d) das

Triebobjekt. Indem Freud eine somatische Triebquelle annahm, die psychisch repräsentiert werde, nahm er eine Übersetzung aus einem somatischen in ein psychisches Zeichensystem an, lange bevor die Zeichentheorie wissenschaftliches Allgemeingut wurde, die ersten Hormone entdeckt waren und die Neuroendokrinologie und die Neuroimmunologie eigene Spezialdisziplinen wurden. Er hatte hier bereits, worauf von Uexküll (1988) erstmals hingewiesen hatte, eine somatopsychische Modellvorstellung entworfen, die er später leider nicht mehr aufgegriffen und ausgebaut hat. Als Sohn seines Zeitalters war er eben ein psychophysischer Dualist und interessierte sich weiterhin nur noch für psychische Phänomene und Zusammenhänge. Der Körper und die biologische Dimension des Menschen wurden für ihn zum „gewachsenen Fels", der nicht weiter untersucht und in Frage gestellt wurde.

Des weiteren muß in diesem Zusammenhang Freuds Konzept des Unbewußten erwähnt werden, das ebenfalls biologische Wurzeln hat und mit dem Triebbegriff eng verwandt ist.

Schließlich darf nicht unerwähnt bleiben, daß Freud der Entdecker der Beziehungsdiagnose, der Beziehungspathologie und der Beziehungstherapie ist, die in der psychosomatischen Medizin eine ganz zentrale Rolle spielen. Wir können also Freud in dreifacher Hinsicht als den großen Initiator und Anreger der modernen psychosomatischen Medizin in Anspruch nehmen.

Nur in einem Nebensatz möchte ich erwähnen, daß am 8. Jänner 1913 im Rahmen von Freuds berühmten Mittwochsgesellschaften Paul Federn erstmals über die psychoanalytische Behandlung eines Patienten mit Asthma bronchiale referierte. Man könnte daher diesen Tag gewissermaßen als den offiziellen Geburtstag der modernen, insbesondere psychoanalytischen Psychosomatischen Medizin bezeichnen.

Zu Beginn meiner Ausführungen habe ich darauf hingewiesen, daß Freud selbst körperlich Kranke nie behandelt hat und den Bestrebungen einiger seiner Schüler, die psychoanalytische Behandlung auch bei körperlichen Erkrankungen anzuwenden, skeptisch bis ablehnend gegenüberstand. Um diese These zu begründen, verweise ich auf den Brief aus dem Jahr 1932, den Freud an V. v. Weizsäcker geschrieben hat, und den uns letzterer überliefert hat. Weizsäcker hatte Freud sein Buch „Körpergeschehen und Neurose" geschickt und er übermittelt uns folgenden Absatz aus Freuds Antwortbrief:

„Von solchen Untersuchungen (gemeint ist die Psychoanalyse eines Organkranken, Anm. des Ref.) mußte ich die Analytiker aus erziehlichen Gründen fernhalten, denn Innervationen, Gefäßerweiterungen, Nervenbahnen wären zu gefährliche Versuchungen für sie gewesen; sie hatten zu lernen, sich auf psychologische Denkweisen zu beschränken. Dem Internisten können wir für die Erweiterung unserer Einsicht dankbar sein."

Freud war eben psychophysischer Dualist und wollte sich methodisch auf die Erforschung des „psychischen Apparates" beschränken.

Wir wollen nun in stark verkürzter Form die Bedeutung der Psychoanalyse für die psychosomatische Konzeptbildung verfolgen. Mit v. Uexküll (1988) möchte ich drei Generationen psychosomatischer Konzepte unterscheiden.

Die erste Generation kann man auch die spekulative nennen. Sie orientiert sich am Konversionsmodell und versucht auch körperliches Krankheitsgeschehen mit Hilfe des Konversionsmodells zu interpretieren.

Die zweite Generation, die man auch die dualistische nennen könnte, orientiert sich am psychophysischen Dualismus. Für sie sind Körper und Seele, zumindest methodisch, getrennte Wesenheiten. Das Leib-Seele-Problem wird zum „mysteriösen Sprung", wie Felix Deutsch das ausdrückte. Die Psychoanalyse ist ihre ausschließliche Methode.

Die dritte Generation, die holistische, versucht den Leib-Seele-Dualismus zu überwinden und ein Konzept zu entwickeln, das integrativ die biologische, die psychische und die soziale Dimension des Menschen umfaßt.

Ich bin mir natürlich bewußt, daß das Bild von den drei Generationen ein stark vereinfachtes Modell ist, das der Vielfalt der Konzepte nicht ganz gerecht werden kann. Als grobes Ordnungsschema erscheint es mir recht nützlich zu sein.

Wenden wir uns nun diesen drei Generationen psychosomatischer Theorienbildung im einzelnen zu und greifen beispielhaft einige Konzepte heraus.

2.1 Die erste spekulative Phase der psychosomatischen Konzeptbildung

Beginnen wir mit der ersten Generation, die sich am Konversionsmodell orientiert. Dieses ist zunächst bestechend, weil Konversionssymptome ubiquitär sind. Wir finden sie nicht nur als primäre Ausdrucksphänomene bei allen Formen der Hysterie, sondern auch als sekundäre Ausdrucksphänomene bei allen primär organischen Erkrankungen, denn im zwischenmenschlichen Interaktionsgeschehen bekommt alles einen symbolischen und Ausdruckscharakter. Von den Psychosomatikern dieser Generation wird allerdings – und darin liegt ihr entscheidendes Defizit – die Phase der Interaktion mit der der Krankheitsgenese verwechselt bzw. gleichgesetzt. Unter Bezugnahme auf Franz Alexander kann man sagen, daß die entzündlich veränderten Glomeruli der Nieren bei der Nierenentzündung nichts ausdrücken, daß aber der nierenkranke Mensch seine Erkrankung sehr wohl sekundär im Interaktionsprozeß mit seinen Mitmenschen einsetzt und einen sekundären Krankheitsgewinn aus seiner Erkrankung zieht. Es ist sicherlich kein Zufall, daß sich das Konversionsmodell als psychosomatisches Grundmodell vor allem bei nichtärztlichen Psychotherapeuten und Psychoanalytikern auch heute noch großer Beliebtheit erfreut; bei einem Personenkreis also, der, von den klinischen Psychologen einmal abgesehen, die Realität schwerer körperlicher Erkrankung nie erlebt und erfahren hat.

Ein typischer Vertreter dieser ersten Generation psychosomatischer Konzeptbildung war Georg Groddeck, dessen therapeutische Qualitäten als bedeutende Arztpersönlichkeit ich keineswegs in Frage stellen möchte. Wie sehr er sich jedoch spekulativ verrannt hat, sollen folgende Zitate belegen: „Der Herzfehler pflegt von Liebe und ihren Verdrängungen, von Liebesschuld zu erzählen, das Magenleiden berichtet von dem tiefsten der Seele, denn den Sitz der Seele hat das Es in den Bauch verlegt, der Gebärmutterkrebs spricht von Sünden wider Mutterpflicht und von bereuter Wollust, die Syphilis von allzustrenger Geschlechtsmoral des Es ... Das Es entscheidet darüber ... ob beim Fallen der Knochen zerbrochen wird oder nicht."(zit. n. Weitbrecht 1955). Jetzt können wir auch Freuds Bedenken in dem oben zitierten Brief an V. v. Weizsäcker besser verstehen, in dem er schreibt, daß „Innervationen, Gefäßerweiterungen, Nervenbahnen ... zu gefährliche Versuchungen" für die Analytiker wären, von denen er sie fernhalten müsse. Er wußte offenbar, daß seine Denkmodelle nicht auf alle Lebensbereiche gleichermaßen anwendbar sind.

Diese erste spekulative Phase der Psychosomatik, die von der wissenschaftlichen Welt nicht ernst genommen werden konnte und ihr den Ruf unverbindlicher Phantasterei eintrug, krankt an zwei schweren methodischen Mängeln. Den ersten haben wir bereits erwähnt. Er beruht darauf, daß ein Denkmodell, nämlich das der hysterischen Konversion, das nur in einem bestimmten eng umgrenzten Wirklichkeitsbereich Gültigkeit hat, kritiklos auf alle Lebensbereiche übertragen wird. Der andere, und dies kann man ebenfalls der gleichen Arbeit Groddecks, aus der oben zitiert wurde, entnehmen, besteht darin, daß ein Begriff, hier der des Es, so erweitert und überdehnt wird, daß er eigentlich mit dem des Lebens schlechthin übereinstimmt. Dann hat man aber nichts anderes getan, als ein Phänomen, das bisher mit einem bestimmten Wort bezeichnet wurde, mit einem neuen benannt, ohne auch nur das geringste an wissenschaftlicher Differenzierung zu gewinnen.

2.2 Die wichtigsten psychosomatischen Konzepte der zweiten (dualistischen) Generation

Wenden wir uns nun den psychosomatischen Konzepten der zweiten Generation zu. Die Autoren dieser Konzepte etwa Flanders Dunbar mit der Annahme eines spezifischen Persönlichkeitsprofils, oder Franz Alexander mit der Annahme eines spezifischen Konflikts oder schließlich Alexander Mitscherlich mit der Annahme der zweiphasigen Verdrängung, um nur drei typische Vertreter dieser Konzepte zu nennen, sind in praktischer und in theoretischer Hinsicht Dualisten. Sie überlassen die Behandlung der Körpersymptome einem Organmediziner und versuchen mit sauberer psychoanalytischer Methodik das Krankheitsgeschehen von der psychischen Seite her zu erhellen und zu behandeln, indem sie methodisch sauber das tun, was die Heidelberger Schule Simultandiagnostik und Simultantherapie nennt.

Das Vorgehen dieser Forscher ist bestechend, weil sie methodisch sauber arbeiten konnten. Wir verdanken ihnen viele Einsichten, die sicherlich Bestand haben werden, und wir erwarten von den so arbeitenden Forschern auch in Zukunft wichtige Ergebnisse.

Dabei darf nicht unerwähnt bleiben, daß sich ihr Konzept trotz gewisser Probleme noch am besten in das System der gegenwärtig herrschenden klinischen Medizin einordnen läßt. Die so verstandene psychosomatische Medizin wird zu einer neuen Spezialdisziplin, die ergänzend und additiv den am biotechnischen Modell orientierten klinischen Fächern hinzugefügt wird. An dieses Defizit schließt sich ein weiteres, noch schwerwiegenderes an, denn die mit dualistischen Konzepten arbeitenden Forscher mußten und müssen ein großes Opfer bringen, denn sie sind gezwungen, eine künstliche Trennung zwischen dem „Körper" und der „Seele" ihrer Patienten – wie immer sie diese auch definieren mögen – zu vollziehen. Dies hat natürlich nicht nur schwerwiegende Folgen für die Theoriebildung, sondern vor allem auch für die Methodik der Forschung und für die Krankenversorgung. Sie unterstützen dadurch ohne es zu wollen die bedrohliche Spaltung der Heilkunde in eine biotechnische Medizin für Körper ohne Seelen und eine psychologische Heilkunde für Seelen ohne Körper (zit. nach v. Uexküll 1961).

2.2.1 Dunbars Konzept der spezifischen Persönlichkeitsprofile

Als Markstein einer wissenschaftlichen Psychosomatik muß das erstmals 1935 erschiene Buch von Flanders Dunbar (1954) „Emotions and Bodily Changes" genannt werden, in der auch eine Übersicht über die bis damals vorliegende Literatur von immerhin 2000 Titeln versucht wird. F. Dunbar hatte ihre psychoanalytische Ausbildung in Europa erhalten und war dabei zur Erkenntnis gelangt, daß lebensgeschichtliche Einflüsse, vor allem die in der frühen Kindheit, entscheidend für die Ausprägung des Charakters sind, der ja dadurch gekennzeichnet ist, daß infolge einer bestimmten emotionalen und affektiven Struktur gefühlsmäßig stereotyp auf Reize aus der Umwelt reagiert wird. Sie stellte nun die Frage, ob nicht dadurch auch die körperliche Reaktionslage beeinflußt werde und damit die Anfälligkeit für bestimmte körperliche Erkrankungen. Um diese Frage zu prüfen, untersuchte sie eine große Anzahl von Patienten einer New Yorker Klinik eingehend psychologisch und psychosomatisch. Sie kam zu dem Ergebnis, daß zwischen bestimmten Erkrankungen und dem Persönlichkeitstypus der Menschen Beziehungen bestehen und stellte Persönlichkeitsprofile auf, die für bestimmte Erkrankungen typisch sein sollen. Das Persönlichkeitsprofil des Angina pectoris- und Herzinfarktpatienten wird (zit. nach v. Uexküll 1963) folgendermaßen geschildert:
„Es sind zielbewußte und strebsame Persönlichkeiten, die sich besonders durch Beharrlichkeit auszeichnen. Sie besitzen in hohem Maße die Fähigkeit, spontane Aktionen zurückzustellen und ihr ganzes Handeln Fernzielen unterzuordnen. Ihr Leben ist ausgerichtet auf Leistung und Erfolg."

Eine hochinteressante Überraschung aber widerfuhr der Autorin bei der Analyse ihrer Kontrollgruppe, die sie aus den Patienten einer Unfallstation bildete, in der Annahme, daß es sich dabei wohl mit Sicherheit um Patienten handeln müsse, deren Ursache des Leidens rein physischer Natur, abhängig nur vom Zufall und von mechanischen Bedingungen, sei. Die Mehrzahl der Patienten hatte nämlich schon eine Reihe von Unfällen erlebt, jedenfalls wesentlich mehr als der statistischen Erwartung entsprochen hätte. Es gab also doch – und dies ist seither durch viele Untersuchungen bestätigt worden – einen Unfalltyp, der, wie man weiter feststellte, durch besondere emotionelle Gespanntheit und Neigung zu Fehlleistungen und zu „kurzschlüssigen Impulsreaktionen" (Boss 1954) gekennzeichnet ist. Durch diese emotionelle Haltung ist natürlich eine erhöhte Unfallgefährdung gegeben.

Dunbars Forschungsansatz, die Suche nach typischen Persönlichkeitsprofilen verschiedener Erkrankungen trat dann vorübergehend unter dem Einfluß Alexanders und seiner Schule in den Hintergrund. In jüngerer Zeit gewinnt dieser Forschungsansatz aber wiederum an Bedeutung. Ich erwähne hier als Beispiel nur die Untersuchungen von Friedmann und Roseman (1974) zum sogenannten Typ-A-Verhalten als psychische Mitursache zur Entwicklung einer koronaren Herzkrankheit.

2.2.2 Alexanders Konzept des spezifischen Konfliktes

Freud konnte bereits beim Studium der Hysterie und bei der Angstneurose die Entstehung von psychogenen Körpersymptomen beobachten. Bei der Hysterie beschrieb er die Konversion von Affekten in körperliche Symptome und meinte, daß „unerträgliche Vorstellungen" dadurch unschädlich gemacht werden, daß ihre „Erregungssumme ins Körperliche umgesetzt wird". Beim Studium der Abwehrmechanismen stieß er unter anderem auf den Vorgang der Identifikation und den der Hemmung, die beide bei der Entstehung eines körperlichen Symptoms eine Rolle spielen können. Bei der ersteren handelt es sich um die unbewußte Identifikation mit der Erkrankung eines anderen, ein Vorgang, den wir häufig in der Sprechstunde beobachten können, und bei der letzteren werden sonst normal ablaufende Funktionen eingeschränkt oder es wird auf sie verzichtet, wie etwa bei der psychischen Impotenz, bei Eßstörungen, Störungen der Motorik und der Arbeitsfreudigkeit.

Völlig anders geartete Körpersymptome entdeckte Freud beim Studium der Angstneurose: Es sind dies vasomotorische Störungen, wie Tachykardie und Schwindelerscheinungen, Störungen der Atmung, Schweißausbrüche, Zittern und Schütteln, Heißhunger, Durchfälle und Parästhesien. Er schreibt, daß sich die Psyche so verhalte, „als projiziere sie die Erregung nach außen", und „das Nervensystem reagiert gegen eine innere Erregungsquelle wie in dem entsprechenden Affekt gegen eine analoge äußere". Der Mechanismus der körperlichen Symptomentstehung ist also bei der Hysterie und bei der Angstneurose nach Freud wesensverschieden. Bei der Hysterie entsteht das Symptom durch Konversion und es ist der Repräsentant eines ins Unbewußte verdrängten Erlebnisses. Bei der Angstneurose entsteht jedoch das Symptom durch Projektion der Angstquelle nach außen oder ist überhaupt nicht im Bewußtsein enthalten und es ist lediglich das somatische Äquivalent eines psychischen Zustandes, nämlich der Angst.

Diese Unterscheidung der Symptomentstehung hat Alexander konsequent aufgegriffen. Er trennt scharf zwischen dem Konversionssymptom und der zur Organkrankheit führenden vegetativen Neurose und definiert den Unterschied folgendermaßen:

„Ein Konversionssymptom ist ein symbolischer Ausdruck eines emotional geladenen psychischen Inhalts: Es ist der Versuch, die emotionale Spannung zu entladen. Es spielt sich daher in den willkürlichen neuromuskulären oder den sensorisch-perzeptiven Systemen ab, deren primäre Funktion es ist, emotionale Spannungen auszudrücken und abzuführen. Eine vegetative Neurose bedeutet nicht einen Versuch, eine Emotion zum Ausdruck zu bringen, sondern ist die physiologische Reaktion der vegetativen Organe auf anhaltende oder periodisch wiederkehrende emotionale Zustände." (Alexander 1951).

Die chronisch oder exzessiv gewordene vegetative Neurose führt zur Organneurose, zu „psychogenen organischen Störungen" und allmählich „führt die chronische funktionale Störung zu Gewebsveränderungen und zu einer irreversiblen organischen Krankheit".

Während die Erregung des vegetativen Nervensystems, die beim Kampf oder bei der Flucht in der Notfallsituation vorwiegend über den sympathischen Anteil und umgekehrt bei den anabolen Prozessen vorwiegend über den parasympathischen Anteil laufen, nach den ausgeführten Handlungen des Organismus wieder abklingen und zur Ruhelage zurückkehren, kommt es bei der Blockierung des Erregungsablaufes einer emotionalen Dauerspannung zu den Erscheinungen einer vegetativen Neurose, die dann wie oben beschrieben schließlich zu einer organischen Erkrankung führt. Alexander (1951) veranschaulicht diesen Vorgang in einem Schema, das wir seiner „Psychosomatischen Medizin" entnehmen und nachfolgend leicht verändert abbilden (Abb. 1).

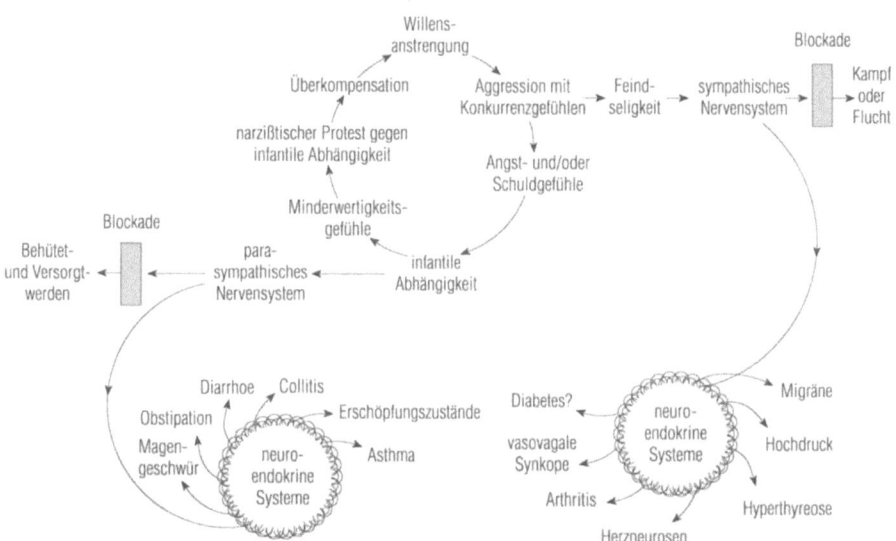

Abb. 1. Schematische Darstellung des Spezifitätsbegriffs bei der Ätiologie von vegetativen Funktionsstörungen

Das Schema zeigt die beiden Arten von vegetativen Reaktionen auf emotionale Zustände. Auf der rechten Seite sind diejenigen Zustände dargestellt, die sich entwickeln können, wenn die Abfuhr feindseliger aggressiver Antriebe (Kampf oder Flucht) blockiert und im Oberflächenverhalten vermißt wird; auf der linken Seite erscheinen diejenigen Zustände, die sich entwickeln, wenn die abhängigen hilfesuchenden Strebungen blockiert sind.

Die Frage nach der Organwahl, also danach, warum die vegetative Neurose einmal zu einem Magengeschwür, dann wieder zu einer Colitis oder zum Asthma und das andere Mal zur Migräne oder zu einer Hypertonie führt, beantwortet er einerseits mit der Annahme eines der vegetativen Neurose zugrunde liegenden und in Gang haltenden spezifischen Konfliktes. Alexander und seine Schule haben sehr viel Mühe und Fleiß darauf verwandt, durch sorgfältige psychoanalytische Untersuchungen psychosomatischer Erkrankungen deren spezifische Konflikte herauszuarbeiten. So wird z.B. bei der Hypertonie ein „Konflikt zwischen passiv-abhängigen oder feminen Tendenzen und kompensatorischen aggressiv-feindseligen Antrieben" beschrieben, und beim Magengeschwür als eine der Möglichkeiten die andauernde Versagung oral-rezeptiver Wünsche. Im einzelnen war man bestrebt, für jede Erkrankung ein Spezifitätsmuster aufzustellen. Andererseits läßt Alexander auch weitere Faktoren bei der Krankheitsentstehung nicht unberücksichtigt und gibt folgendes Schema an:

$$K \text{ (Krankheit)} = f \text{ (Funktion von)} \; a, b, c, d, e, g, h, i, j, \ldots n$$

(*a* Erbanlage, *b* Geburtstraumen, *c* organische Krankheiten der frühen Kindheit, die die Anfälligkeit gewisser Organe erhöhen, *d* Art der Säuglingspflege und Kleinkinderziehung (Abstillgewohnheiten, Reinlichkeitstraining, Schlafzimmeranordnung usw.), *e* akzidentelle physikalische traumatische Erlebnisse der frühen und späten Kindheit, *g* akzidentelle emotionale traumatische Erlebnisse der frühen und späten Kindheit, *h* seelisches Familienklima und spezifische Persönlichkeitszüge von Eltern und Geschwistern, *i* spätere physische Verletzungen, *j* spätere emotionale Erlebnisse bei nahegehenden persönlichen und beruflichen Beziehungen).

Die Faktoren a, b, c, e und i sind von der klinischen Medizin schon seit jeher berücksichtigt worden. Neu hinzugefügt wurden von Alexander die ätiologischen Faktoren d, g, h und j.

Man kann sicherlich ohne Übertreibung sagen, daß es Alexander erstmals gelungen ist, Überblick und System in die große Zahl der psychosomatischen Krankheitsbilder zu bringen.

Die Thesen von Alexander konnten vor allem durch Mirsky und Mitarbeiter erhärtet werden. Sie stellten fest, daß das Pepsinogen im Blut und das Uropepsin im Urin ein zuverlässiger und relativ leicht erreichbarer Maßstab für die Säurebildung des Magensaftes ist. So konnte zunächst festgestellt werden, daß bewußt erlebte Affekte wie offener Ärger und bewußte Versagungen die Magensäureproduktion nicht oder nur sehr wenig beeinflussen, daß aber unterdrückte und verdrängte oral rezeptive und auch oral possessive Regungen die Säureproduktion stark ansteigen lassen. Mirsky (1961) konnte ferner feststellen, daß ein gewisser Prozentsatz der gesunden Bevölkerung, auch schon der Neugeborenen, erhöhte Pepsinogen- und Uropepsinwerte aufzuweisen haben und daß hierin zweifellos ein konstitutionell-somatischer Faktor für die Entstehung des Ulcusleidens zu sehen ist. Besonders eindrucksvoll aber ist seine Arbeit, in der er 2073 Rekruten, also gesunde junge Männer untersuchte, von denen er bei 63 ein erhöhtes Uropepsin, also die konstitutionelle Bereitschaft mit einer Übersäuerung des Magensaftes zu reagieren, fand und diese nun tiefenpsychologisch untersuchte. Dabei fand er bei 10 Rekruten eine Psychodynamik, die es als wahrscheinlich erscheinen ließ, daß diese jungen Männer unter den Belastungen des Wehrdienstes und der militärischen Ausbildung ein Ulcus entwickeln werden. Diese bezeichnete er als besonders gefährdet, und nach wenigen Wochen hatten tatsächlich 7 von diesen 10 durch ihre psychische Struktur gefährdeten Soldaten ein Ulcus duodeni.

Diese Untersuchungen zeigen sehr eindrucksvoll, daß es vor allem drei Faktoren sind, die zu einer sogenannten psychosomatischen Krankheit führen. Es sind dies: 1. eine genetisch bedingte Konstitution, 2. eine entsprechende Psychodynamik, in der Sprache Alexanders ein „spezifischer Konflikt", und 3. eine belastende Auslösesituation.

Zu den wichtigsten psychosomatischen Konzepten der zweiten (dualistischen) Generation müssen wir noch die Theorie der zweiphasigen Verdrängung nach Mitscherlich und die Konzepte der Verhaltensmedizin zählen.

2.2.3 Die Theorie der zweiphasigen Verdrängung

Alexander Mitscherlich war der Meinung, daß unbewältigte Konflikte, die nicht durch Entwicklung einer Neurose bewältigt werden können, in einer zweiten Phase der Verdrängung tiefer ins körperliche verdrängt werden. Nach dieser Theorie könnte ein Patient, der beispielsweise an einem unbewältigten Aggressionskonflikt leidet, in der ersten Phase der Verdrängung eine konversionsneurotische Armlähmung entwickeln. Genügt dies nicht zur Bewältigung des neurotischen Konflikts, dann könnte er in einer zweiten Phase der Verdrängung etwa eine Hypertonie entwickeln.

In den Konzepten der Verhaltensmedizin wird die Symptomentstehung, soweit sie nicht auf körperliche Vorgänge zurückgeführt werden kann, durch Lernprozesse erklärt (siehe Kapitel III/5).

2.3 Die dritte (holistische) Generation psychosomatischer Konzeptbildung

Die Konzepte der holistischen dritten Generation der psychosomatischen Konzeptbildung versuchen, die dualistische Spaltung der zweiten Generation zu überwinden.

Der erste Anstoß zur holistischen Konzeptbildung kam von Physiologen: George Cannon (1953) konzipierte die Lehre von den „Emergency states", von den Notfallreaktionen und Selye (1956) die nach ihm benannte Streßlehre. Beide Theorien beziehen sich auf ganzheitliche organismische also biopsychische Reaktionen, sind aber noch relativ undifferenziert und geben dem praktizierenden Arzt zu wenig konkrete Handlungsanweisungen.

Die reifste und am sorgfältigsten ausgearbeitete Theorie der dritten Generation psychosomatischer Konzepte scheint mir das Situationskreiskonzept Thure v. Uexkülls zu sein. Es soll abschließend in einem selbständigen Abschnitt behandelt werden.

Das Situationskreiskonzept nach Thure von Uexküll

Die bisher referierten psychosomatischen Konzepte haben unsere Kenntnisse über die Krankheitsentstehung und Krankheitsbehandlung ganz besonders erweitert. Auf zwei zentrale Fragen jeder umfassenden psychosomatischen bzw. bio-psycho-sozialen Medizin sind sie uns eine Antwort schuldig geblieben. Es sind dies:

1. die Frage nach der Beziehung zwischen Individuum und Umwelt und
2. die Frage nach der Beziehung und der Wechselwirkung zwischen der physiologischen, der psychischen und der sozialen Dimension des Menschen.

Diese beiden Fragenkomplexe versucht das Situationskreiskonzept zu beantworten.

Der Vater Thure von Uexkülls, der Biologe Jakob von Uexküll (1920), hat, wie wir meinen, in seiner Funktionskreislehre überzeugend darauf hingewiesen, daß jeder Organismus mit Hilfe seiner Merk-, d.h. Sinnesorgane und seiner Wirk-, d.h. motorischen Organe mit seiner Umgebung einen Funktionskreis bildet, wodurch er Ausschnitte seiner Umgebung zu seiner spezifischen Umwelt macht. Alles, was außerhalb der Reichweite der Merk- und Wirkorgane eines Organismus liegt, ist für diesen nicht existent. Das klassische Beispiel ist etwa die Zecke. Sie ist taub und blind und hat lediglich ein Geruchsorgan, das auf Buttersäure programmiert ist. Sobald ein schwitzendes Säugetier unterhalb des Aufenthaltsortes der Zecke hindurchgeht, läßt sie sich fallen, um sich an dessen Körper festzukrallen und festzusaugen. Die „Welt" einer Zecke ist also eine andere als die Umwelt von Fröschen, Füchsen oder Vögeln.

Überträgt man die Funktionskreislehre Jakob von Uexkülls auf den Menschen, dann können wir zunächst aufgrund unserer spezifisch menschlichen Merk- und Wirkorgane, die durch die Fortschritte der Technik noch enorm verfeinert wurden, zunächst eine allgemein menschliche Umwelt, das, was wir die „Wirklichkeit" nennen, von den verschiedenen tierischen Umwelten abgrenzen. Diese unsere Wirklichkeit ist aber keineswegs – wie wir meist irrtümlich meinen – die objektive Realität schlechthin, sondern nichts anderes als unsere spezifisch menschliche Umwelt, aus unserer Umgebung ausschnitthaft durch unsere Merk- (also Sinnes-) und Wirk- (also motorischen) Organe geschaffen. Die je spezifische Umwelt von Mensch und Tier umgibt uns und sie, nach Jakob von Uexküll, wie eine zweite unsichtbare Haut, jenseits derer es für Mensch und Tier keine erfahrbare Welt mehr gibt.

Die Erforschung der physikalisch-chemischen Mechanismen der Merk- und Wirkorgane ist zwar von kaum zu überschätzender Bedeutung, kann uns aber die Beziehung zwischen Individuum und Umgebung noch nicht wirklich verständlich machen. Dies kann nur mit Hilfe der Semiotik, d.h. der Zeichenlehre, geschehen. Zeichen werden mit Hilfe eines angeborenen oder erworbenen Codes interpretiert – was zweifellos ein seelischer Akt ist –, um dann motorisch verwertet zu werden. Im Umgang zwischen Organismus und Umgebung findet also permanent eine „Bedeutungserteilung" und eine „Bedeutungsverwertung" statt, die wir von der Amöbe bis zum Menschen beobachten und beschreiben können. Diese elementaren Vorgänge von „Bedeutungserteilung" und „Bedeutungsverwertung" wurden von einer naturwissenschaftlich-positivistischen Theorie der Medizin nicht berücksichtigt. Thure von Uexküll und Mitarbeiter (1988, 1990) halten es daher für ganz besonders wichtig, die Semiotik als Grundlagenwissenschaft in die Theorie der Medizin einzubringen.

Die Übertragung der Funktionskreislehre auf den Menschen – und dies ist vor allem das Verdienst Thure von Uexkülls – hat aber noch viel weitergehende Konsequenzen. Psychiatern ist es seit jeher aufgefallen, daß Psychotiker in anderen Welten, wir nennen sie „Wahnwelten", leben, zu denen der sogenannte gesunde und normale Mensch keinen Zugang findet. Die spezifische Umwelt dieser Menschen ist offenbar eine grundsätzliche andere als die der meisten anderen Menschen. Sie benützen einen anderen Code und interpretieren Zeichen anders als die sogenannten normalen Menschen.

Bei Klärung dieser Problematik hilft uns ein Rückgriff auf die Entwicklungspsychologie und die Sozialisation des Menschen (siehe Kapitel III/1 und III/2) weiter. Entwicklungspsychologen, wie z.B. Rene Spitz (1965) oder das Ehepaar Papousek, konnten durch subtile Beobachtung und Filmaufnahmen den Interaktionsprozeß zwischen dem Säugling beziehungsweise dem Kleinkind und der Mutter beschreiben. Dieser faszinierende Interaktionsprozeß läßt sich jedoch angemessen nur durch semiotische Kategorien beschreiben. Andere Entwicklungspsychologen, wie z.B. Jean Piaget (1975), Margret Mahler (1975) und Otto Kernberg (1981), konnten überzeugend zeigen, wie für das Kleinkind durch diesen Interaktionsprozeß allmählich aus einem Chaos von Empfindungen und Wahrnehmungen oder genauer gesagt dem allmählich sich verfeinernden, „sensomotorischen Zirkel", wie Piaget diesen Vorgang genannt hat, allmählich die „Welt" entsteht, mit zunehmender Differenzierung in ein Selbst und in Objekte. Wir wissen heute, daß „Wahnwelten" vor allem dann entstehen, wenn dieser Differenzierungsprozeß gestört oder nicht vollzogen bzw. aus irgendwelchen Gründen rückgängig gemacht wurde.

Die entwicklungspsychologischen Studien zeigen uns sehr eindrücklich, daß wir Menschen nicht nur in einer spezifisch allgemein menschlichen Umwelt gefangen sind, aus der wir nicht ausbrechen können, sondern darüber hinaus in einer jeweils einmaligen „individuellen Wirklichkeit" leben.

Für Uexküll und Mitarbeiter ist der Begriff der individuellen Wirklichkeit ein ganz zentraler Begriff. Als Ärzte beispielsweise müssen wir uns bemühen, die individuelle Wirklichkeit unserer Patienten, die keineswegs nur eine psychische, sondern eine bio-psycho-soziale ist, möglichst genau zu erfassen, um dann im therapeutischen Prozeß ein Stückchen gemeinsamer Wirklichkeit zu erschaffen. Als Forscher führt uns das Konzept der individuellen Wirklichkeit zur Konsequenz, daß es einen wirklich objektiven Beobachter nicht geben kann und jeder Erkennungsprozeß in erster Linie ein Beziehungsprozeß ist.

Als die Medizin bei ihrem Paradigmawechsel im letzten Drittel des 19. Jahrhunderts Physik und Chemie zu ihren Grundlagenwissenschaften erklärte, übersah sie völlig das Beziehungsproblem. Je deutlicher wir die zentrale Bedeutung des Beziehungsproblems erkennen, um so größer wird die Notwendigkeit, einen neuen Paradigmawechsel in der Medizin zu vollziehen.

Damit komme ich zum zweiten großen Problemkreis der Anthropologie und Medizin, nämlich zu der Frage, in welcher Beziehung stehen nun die biologische, die psychologische und die soziale Ebene des Menschen. Daß es diese verschiedenen Aspekte des Menschen gibt und daß zur Erforschung dieser Bereiche sehr unterschiedliche Forschungsmethoden entwickelt wurden, deren Reichweite jeweils nur auf ihren Bereich eingeschränkt bleibt, ist eine Binsenweisheit. Es fehlt uns aber nach wie vor ein Verständnis für den Zusammenhang dieser verschiedenen Bereiche bzw. Aspekte.

Hier helfen uns, wie wir meinen, die Systemtheorie und die bereits erwähnte Semiotik weiter. Unter systemtheoretischen Gesichtspunkten können wir Organismen als aktive bzw. mit Maturana und Varela (1987) als autopoietische, d.h. sich selbst immer wieder neu erschaffende und stabilisierende Systeme definieren, die im Sinne einer Systemhierarchie aus Subsystemen bestehen und in Suprasysteme integriert sind. Auf den Menschen übertragen bedeutet das: Der Mensch ist ein fühlendes, reflektierendes und handelndes System, das aus Subsystemen, nämlich den Organen, Zellen, Molekülen und Atomen, besteht und in die Suprasysteme Familie, Gesellschaft und Kultur integriert ist. Jede Systemebene kann mit für sie adäquaten Methoden mehr oder weniger isoliert beschrieben und erforscht werden. Ein ändernder Eingriff auf einer dieser Systemebenen wird jedoch zwangsläufig, natürlich in unterschiedlichem Ausmaß, auch Änderungen für das Gesamtsystem bringen.

Wenn beispielsweise Molekularbiologen das menschliche Erbgut verändern würden, dann würden sich dadurch zwangsläufig auch die Menschen und mit ihnen die menschlichen Gesellschaften ändern. Umgekehrt bedingen gesellschaftliche und psychosoziale Veränderungen auch nachweisbare Veränderungen in der Physiologie der Menschen. Diese Aufwärts- und Abwärtseffekte innerhalb der Systemhierarchien sind unverständlich, solange wir versuchen, die semiotischen Kategorien einer Systemebene auf eine andere zu übertragen. Der Irrtum und die fundamentale Einseitigkeit der gegenwärtig die offizielle Heilkunde beherrschenden naturwissenschaftlich-technischen Medizin besteht ja gerade darin, daß sie menschliches Kranksein auf die biologische Ebene reduzieren und ausschließlich mit biotechnischen Methoden handhaben will. Die Unterschiede zwischen Human- und Veterinärmedizin werden verwischt und der kranke Mensch wird zum technisch manipulierbaren Objekt.

Die Auf- und Abwärtsbewegungen innerhalb der Systemhierarchien werden uns verständlicher, wenn wir uns eines weiteren Begriffes, den Thure von Uexküll geprägt hat, nämlich den des Bedeutungssprunges, bedienen. Wir müssen uns eben mit der Tatsache abfinden, daß auf jeder Systemebene ein anderer semantischer Code herrscht und daß es demnach von Code zu Code semantische, also „Bedeutungssprünge" gibt.

Diesen Gedanken will ich an zwei Beispielen verdeutlichen: Wenn im Bereich der Zellen und Organe ein Nährstoff- und Flüssigkeitsmangel auftritt, der durch entsprechende Chemorezeptoren den Zellen und Organen gemeldet wird, dann werden diese biologischen Meldungen auf der Ebene des Organismus in psychisch erlebten Hunger und Durst übersetzt. Auf der humanen Systemebene werden diese animalischen Bedürfnisse des Hungers und des Durstes weiter übersetzt, beispielsweise in „Bierdurst" oder Appetit auf eine besonders zubereitete Speise. Eine weitere Übersetzung könnte beispielsweise auf der gesellschaftlichen Ebene stattfinden, wenn ein Arbeitsessen oder aber ein Fest organisiert werden würde. Ausgehend vom Nährstoff- und Flüssigkeitsmangel der Zelle sind also durch „Bedeutungssprünge" mehrere Übersetzungen erfolgt, die, wie das Beispiel mager- und fettsüchtiger Patienten lehrt, natürlich auch gestört sein können.

Ein anderes Beispiel aus der menschlichen Pathologie soll die Abwärtsbewegungen verdeutlichen. Ein Kind wird in eine gesellschaftliche Krisensituation hineingeboren und wird von diesem System als Fremdkörper und Belastung abgelehnt. Es erlebt subjektiv diese Ablehnung und entwickelt eine depressive Verstimmung. Zur Kompensation dieser depressiven Verstimmung regrediert es mit seinen Bedürfnissen weiter und beginnt vermehrt zu essen. Die verstärkte Nahrungsaufnahme führt durch Übersetzung im biologischen Bereich zu einer Gewichtszunahme. Jetzt entwickelt sich ein circulus vitiosus, in dem Verstimmung und vermehrtes Essen zur Gewichtszunahme und diese wiederum zu einer vermehrten Ablehnung usw. führt. Durch die Gewichtszunahme kommt es allmählich zu einer Überforderung des Kreislaufsystems mit Hypertrophie der linken Herzkammer und Entwicklung eines Bluthochdruckes. Parallel dazu kommt es noch zu einer Erhöhung der Blutfette mit entsprechenden arteriosklerotischen Schädigungsfolgen an den Blutgefäßen. Auch bei diesem Beispiel kam es zu Übersetzungen, also zu Bedeutungssprüngen, allerdings in umgekehrter Richtung von der gesellschaftlichen Systemebene bis hinunter zu den Organ- und Zellsystemen. Da der Schwerpunkt der medizinischen Forschung in der Vergangenheit fast ausschließlich biologisch orientiert war, ist es nicht verwunderlich, daß wir über die Aufwärtsbewegungen ein viel detaillierteres Wissen als über die Abwärtsbewegungen haben.

Als Resumeé dieser system- und zeichentheoretischen Betrachtungen menschlicher Physiologie und Pathologie können wir festhalten, daß zwar die jeweils niedere Systemebene die höhere trägt, daß aber die höhere Systemebene nicht durch eine Zunahme an Komplexität, sondern vor allem durch „Bedeutungssprünge" gekennzeichnet und damit von der niederen auch qualitativ unterschieden ist. Sie läßt sich weder mit den Kategorien der niedereren Systemebene erforschen noch auf diese reduzieren. Dies nicht erkannt zu haben, scheint mir der grundsätzliche Irrtum einer mechanistischen und biologistischen Medizin und der positivistischen Forschungsrichtungen überhaupt zu sein.

Wenn man eine Theorie der Humanmedizin auf system- und zeichentheoretischen Kategorien aufzubauen sucht, was ich hier natürlich nur stark vereinfacht und verkürzt wiedergeben konnte, dann ergeben sich daraus Konsequenzen, sowohl für die Krankenversorgung als auch für die Forschung.

Hat der Arzt erst einmal das Situationskreiskonzept verstanden, dann kann er dem Patienten nicht mehr als objektiver Beobachter, der am Objekt Patient etwas verändern will, gegenübertreten, sondern als Partner, der mit ihm zusammen ein Beziehungs- und Interaktionssystem bildet. Er wird sich bemühen, die individuelle Wirklichkeit des Patienten auf allen Systemebenen möglichst detailliert zu erfassen, um mit dem Patienten zusammen ein Stückchen gemeinsamer Wirklichkeit zu erarbeiten. Wenn sich seine diagnostischen und therapeutischen Bemühungen, die nach unserer Auffassung keine prinzipiell getrennten Vorgänge, sondern zirkuläre Interaktionsprozesse sind – wir sprechen daher gerne vom diagnostisch-therapeutischen Zirkel –, auch unter Hinzuziehung verschiedener Spezialisten schwerpunktmäßig auf bestimmte Systemebenen konzentrieren müssen, so wird er sich stets bewußt sein, daß ein Eingriff auf einer Systemebene in jeweils unterschiedlichem Ausmaß auch Veränderungen auf anderen Systemebenen nach sich ziehen wird. Er wird sich weiterhin bewußt sein, daß jeder Interaktionsprozeß zwischen Arzt und Patient auf der personalen Ebene begonnen und dort unter Integration aller bisher erfolgten diagnostischen und therapeutischen Maßnahmen auch beendet werden muß. Den oft gehörten, ziemlich hilflosen Ausspruch von Spezialisten „auf meinem Fachgebiet ist alles in Ordnung, suchen Sie einen anderen Spezialisten auf", wird er als asylum ignorantiae entlarven. Er wird sich natürlich auch in Zukunft bemühen, die Hauptstörquelle auf einer Systemebene zu identifizieren und dort zu behandeln, er wird aber nicht, wie bisher, nur die animalisch-biologische Systemebene als relevant, die psychische und soziale aber als irrelevant betrachten. Daß die eben skizzierten Einsichten auch erhebliche Konsequenzen für die Ausbildung der Mediziner nach sich ziehen müßten, versteht sich wohl von selbst.

Das Situationskreiskonzept hätte, wenn es in größerem Maße akzeptiert werden würde, aber auch erhebliche Konsequenzen für die Forschungsstrategien und Forschungsschwerpunkte. Da jede Forschungsmethode jeweils ihrem Gegenstand angemessen sein muß, wird sich allmählich die Einsicht durchsetzen müssen, daß nicht nur physikalisch-chemische und statistische Methoden in der Medizin als wissenschaftlich anerkannt werden, sondern ebenso Methoden zur Erforschung der psychosozialen Situation der Menschen. Besondere Förderung aber müßten Forschungsvorhaben erfahren, die sich mit den Aufwärts- und Abwärtsbewegungen innerhalb der Systemhierarchie und den Bedeutungssprüngen befassen. Nur bei einer weiteren Klärung dieser Zusammenhänge können wir zu einer Integration der verschiedenen Forschungsansätze kommen.

Unter systemtheoretischen Gesichtspunkten wird es dem medizinischen Forscher der Zukunft auch nicht mehr möglich sein, wie bisher die Verantwortung für die Anwendung seiner Forschungsergebnisse abzulehnen und anderen zuzuschieben. Wir sind davon überzeugt, daß das Situationskreiskonzept innerhalb der Medizin einen erheblichen Beitrag zur Integration der verschiedenen Forschungsmethoden leisten kann und leisten wird. Man kann es daher m. E. mit Fug und Recht als das ausgereifteste und zukunftsträchtigste psychosomatische Konzept der dritten (holistischen) Generation betrachten.

Prüfungsfragen

1. Was verstehen wir unter psychosomatischer Medizin, unter psychosomatischen Krankheiten und unter einem psychosomatisch Kranken?
2. Zählen Sie die wichtigsten Konzepte der spekulativen, der dualistischen und der holistischen Phase der Theorieentwicklung auf.
3. Erklären Sie das Situationskreiskonzept.

Literatur

1. Alexander F (1951) Psychosomatische Medizin. De Gruyter, Berlin
2. Cannon G (1953) Bodily changes in pain, hunger, fear and rage. Branford, Boston (Deutsch: Urban & Schwarzenberg, München, 1975)
3. Freud S (1947) Brief an V. v. Weizsäcker (3. XI. 1932) In: Weizsäcker V v: Körpergeschehen und Neurose. Klett, Stuttgart
4. Dunbar F (1947) Emotions and bodily changes. Columbia University Press, New York
5. Friedman M, Rosenman RH (1974) Type A behavior and your heart. Knopf, New York
6. Kernberg O (1981) Objektbeziehungen und Praxis der Psychoanalyse. Klett-Cotta, Stuttgart
7. Mahler MS (1975) Symbiose und Individuation. Die psychische Geburt des Menschenkindes. Psyche 7: 609
8. Margetts EL (1954) Historical notes on psychosomatic medicine. In: Wittkower ED, Cleghorn RA (eds) Recent developments in psychosomatic medicine. London
9. Maturana HR, Varela FJ (1971) Der Baum der Erkenntnis. Wie wir die Welt durch unsere Wahrnehmungen erschaffen – die biologischen Wurzeln des menschlichen Erkenntnis. Scherz, Bern München
10. Mirsky HA (1961) Körperliche, seelische und soziale Faktoren bei psychosomatischen Störungen. Psyche XV (1): 26
11. Piaget J (1975) Der Aufbau der Wirklichkeit beim Kinde. GW, Bd 2. Klett, Stuttgart
12. Selye H (1956) The stress of life. McGraw-Hill, New York
13. Spitz R (1965) Vom Säugling zum Kleinkind. Naturgeschichte der Mutter-Kind-Beziehung im ersten Lebensjahr. Klett, Stuttgart

14. Uexküll J v (1920) Theoretische Biologie, 1. Aufl. Springer, Berlin
15. Uexküll Th v, Wesiack W (1988) Theorie der Humanmedizin. Urban & Schwarzenberg, München
16. Weiner H (1989) Eine Medizin der menschlichen Beziehungen. Psychother Med Psychol 39: 96–102

Weiterführende Literatur

1. Uexküll Th v, Wesiack W (1990) Lehrbuch der Psychosomatischen Medizin, 4. Aufl. Urban & Schwarzenberg, München

Kapitel 7

Funktionelle Syndrome

W. Wesiack

> **Lehrziele**
> Symptomatik, Häufigkeit, Genese und Therapie der Funktionellen Syndrome.

1. Begriffsbestimmungen

Die Bezeichnung „funktionelle Syndrome" ist ein Sammelbegriff, der alle Krankheitsbilder umfaßt, die mit erheblichen subjektiven Befindlichkeitsstörungen wie Angst, Erschöpfungsgefühlen, Niedergeschlagenheit und verschiedenen organbezogenen Beschwerden einhergehen, für die wir aber – abgesehen von einer erhöhten vegetativen Labilität und Unausgeglichenheit – keine hinreichenden körperlichen Befunde erheben können. In den meisten Bezeichnungen finden wir daher das Adjektiv *vegetativ* wieder, wie z.B. in der vegetativen Dystonie (Wichmann), der vegetativen Neurose, der vegetativen Stigmatisation (v. Bergmann), der vegetativen Labilität und der vegetativen Ataxie, aber auch im vegetativ-endokrinen Syndrom (Curtius) und in den psychovegetativen Syndromen (Delius, Fahrenberg und Jores). Auch der alte Neurastheniebegriff (Beard) und die neurozirkulatorische Asthenie (Oppenheimer und Levine) werden oft synonym verwendet.

Ich habe mich hier für den von v. Uexküll geprägten Terminus „funktionelle Syndrome" entschieden, weil er der allgemeinste ist, am wenigsten präjudiziert und lediglich darauf hinweist, daß es sich um funktionelle Störungen handelt, bei denen wir keinen gravierenden Organbefund feststellen können, halte aber andererseits auch die Bezeichnung „psychovegetative Syndrome", die Delius, Fahrenberg (1966) und Jores (1973) in ihren Monographien verwenden, für gut brauchbar.

2. Symptomatik

Ähnlich unbestimmt wie die Terminologie ist auch die Symptomatik dieser Erkrankungen. In psychischer Hinsicht fallen entweder eine erhöhte Ängstlichkeit oder ein mehr demonstrativ-theatralisches Verhalten, häufig auch ein subdepressiv-hypochondrisches Verstimmtsein oder aber eine Mischung dieser drei Verhaltensweisen auf. Man ist versucht, etwas paradox zu formulieren, daß gerade das *Fließend-Uncharakteristische* das Charakteristikum dieser Erkrankungen ist.

Es ist daher sicherlich mehr als ein Zufall, daß dieses Fließend-Uncharakteristische der funktionellen Syndrome bereits jenem Arzt auffiel, nämlich Thomas Sydenham (zit. n. Diepgen 1949), der sich zu Beginn der Medizin der Neuzeit um eine nosologische Ordnung bemühte, indem er in Analogie zu Linnés Species plantarum zu einer Species morborum zu gelangen suchte. 1681 schrieb Sydenham, diese Krankheitsbilder – er nannte sie dem antiken Sprachgebrauch zufolge bei der Frau Hysterie und beim Manne Hypochondrie – ahmten „proteus- und chamäleonartig" andere organische Krankheiten nach. Sie seien außerordentlich häufig und machten über die Hälfte seines nicht fieberhaften Krankengutes aus. Ein wichtiges pathogenetisches Zeichen war ihm die Entleerung großer Mengen hellen, wasserklaren Harns. Müßiggehende Frauen und Männer mit sitzender Lebensweise, z.B. Kaufleute und Gelehrte, seien besonders häufig befallen. Als Ursache nahm er eine Ataxie – wir würden heute sagen Dystonie – der „Spiritus animales" an und empfahl als Therapie Stärkungsmittel, Eisenpräparate, schwere körperliche Arbeit und als ehemaliger Rittmeister Cromwells vor allem das von ihm so geschätzte Reiten.

Wir sehen also, daß jene Gesundheitsstörungen, die wir heute unter dem Begriff der vegetativen Dystonie oder, besser noch, der funktionellen bzw. der psychovegetativen Syndrome zusammenfassen, ein altes Problem der Medizin darstellen und daß sich die therapeutischen Ratschläge im allgemeinen seit Sydenhams Zeiten nur wenig geändert haben.

Hier kann ohne Übertreibung festgestellt werden, daß uns erst die durch die Psychoanalyse ermöglichte neurosenpsychologische und beziehungspathologische Betrachtungsweise ein Verständnis und damit auch eine adäquatere Behandlung dieser Krankheitsbilder ermöglicht hat.

3. Häufigkeit

Die Angaben über die Häufigkeit dieser Syndrome schwanken außerordentlich und sind sehr stark abhängig von den theoretischen Konzepten der Untersucher, den Einteilungskriterien und dem Krankengut, das untersucht wird. Interessant ist in diesem Zusammenhang die Tatsache, daß wir bei der Mehrzahl der Autoren Häufigkeitsangaben von 25–50 Prozent aller Erkrankungen finden, daß aber im Gegensatz zu unseren Erwartungen die geringsten Prozentsätze von den praktischen Ärzten gemeldet werden. So berichtet z.B. K. Engelmeier (1963), der 40.000 Beratungsursachen aus sechs deutschen und österreichischen Arztpraxen bearbeitet hat, nur von einer Anzahl von rund 5,5 Prozent funktioneller Syndrome und S. Häußler (1967), der über 130.000 Beratungsursachen von 71 Ärzten aus dem KV-Bezirk Nordwürttemberg bearbeitet hat, nur von einer Häufigkeit von rund 8 Prozent funktioneller Syndrome. Dem gegenüber stehen Angaben aus poliklinischen Institutionen. Pflanz (1962) fand bei 7.825 Patienten der Gießener Medizinischen Poliklinik 25,5 Prozent rein funktionelle Syndrome. Unter diese rein funktionellen Syndrome wurden von Pflanz nur diejenigen Patienten aufgenommen, bei denen überhaupt kein von der Norm abweichender Organbefund festgestellt werden konnte. All die vielen funktionellen Syndrome mit geringfügigen Organbefunden sind in dieser Zahl nicht enthalten. Man kann daher mit Recht annehmen, daß diese 25,5 Prozent der Gießener Medizinischen Poliklinik eine Minimalzahl darstellen. Im Gegensatz dazu fanden Kaufmann und Bernstein (1957) bei der Auswertung der Diagnosen von 1.000 Patienten des Ambulatoriums des Mount-Sinai-Hospitals in New York 81,4 Prozent funktionelle Syndrome, wobei noch anzumerken wäre, daß ihre Patienten besonders gründlich, und zwar im Durchschnitt fünfmal jeweils zwei Stunden, also insgesamt zehn Stunden, und meist von mehreren Fachärzten untersucht wurden.

Beim Vergleich dieser Untersuchung zeigt sich also, daß mit der Gründlichkeit der Untersuchung die Zahl der funktionellen Syndrome nicht ab-, sondern zunimmt und daß die praktischen Ärzte, die zeitlich und apparativ die geringste Möglichkeit haben, ihre Diagnosen abzusichern, bei einem großen Prozentsatz ihres Krankengutes offensichtlich fälschlicherweise organische Erkrankungen annehmen, wo eigentlich funktionelle Syndrome vorliegen. Hier wirken sich sicherlich durch entsprechend einseitige Erziehung und Ausbildung hervorgerufene wissenschaftliche Vorurteile aus.

Fast alle Untersucher stimmen darin überein, daß die funktionellen Syndrome eine günstige Lebensprognose haben, das heißt, sie wirken sich unmittelbar nicht nachteilig auf die Lebenserwartung der Patienten aus. Andererseits neigen sie jedoch außerordentlich zur Chronifizierung.

4. Verlauf und Prognose

Besonders eingehen möchte ich in diesem Zusammenhang noch auf die Untersuchungen von J. Cremerius über die Prognose der funktionellen Syndrome (1968), da dies, soweit ich sehe, die gründlichste und umfassendste Studie zu diesem Thema ist. Er hat 371 Patienten mit funktionellen Syndromen, die in den Jahren 1949–51 an der Medizinischen Poliklinik München untersucht wurden, neun bis elf Jahre danach nachuntersucht und dabei folgende Ergebnisse gefunden: Bei 45 Prozent dieser nachuntersuchten Patienten bestand das Syndrom in gemilderter, gleicher oder verstärkter Form weiter. Diese Syndrompersistenz war beim funktionellen Syndrom des unteren Verdauungstraktes mit 81 Prozent und beim funktionellen Syndrom des Magens mit 70 Prozent am stärksten und beim nervösen Atemsyndrom mit 14 Prozent am schwächsten ausgeprägt. Ein Syndromwandel war bei 8 Prozent der Nachuntersuchten festzustellen. Er war beim diffusen, nicht lokalisierten funktionellen Syndrom mit 29 Prozent am deutlichsten ausgeprägt, wobei eine starke Tendenz dieses Syndroms sichtbar wurde, in eine der monosymptomatischen Formen, bevorzugt ins funktionelle Syndrom des Magens bzw. ins funktionelle kardiovaskuläre Syndrom, überzugehen. Bei 11 Prozent waren organische Erkrankungen am vorher funktionell irritierten Organ festzustellen, und zwar bei 26 Prozent des nervösen Atemsyndroms eine chronische Bronchitis und bei 7 Prozent des funktionellen kardiovaskulären Syndroms eine Herzinsuffizienz. Bei 21 Prozent der nachuntersuchten Patienten bestand jetzt eine reine Psychoneurose, bei 2 Prozent eine Organkrankheit, bei 5 Prozent eine psychosomatische Erkrankung, und nur bei 8 Prozent der nachuntersuchten Patienten konnte eine Spontanheilung nach 10 Jahren festgestellt werden. Die Spontanheilungsrate war beim nervösen Atemsyndrom mit 25 Prozent am höchsten und beim funktionellen Syndrom des Magens mit 3 Prozent bzw. am Kopfschmerzsyndrom mit 0 Prozent am geringsten.

Fassen wir die Ergebnisse der hier referierten Arbeiten über die funktionellen Syndrome zusammen, dann können wir feststellen, daß es sich dabei um ein altes, bisher relativ wenig bearbeitetes und keineswegs befriedigend gelöstes Problem der Medizin handelt. Als nosologische Einheit genommen, bilden sie zweifellos die größte Krankheitsgruppe. Mindestens ein Drittel, vielleicht sogar über die Hälfte des Krankengutes der praktizierenden Ärzte muß im weiteren Sinne den funktionellen Syndromen zugerechnet werden. Die Prognose ist bezüglich der Lebenserwartung günstig, in bezug auf die Heilung jedoch extrem ungünstig, da die funktionellen Syndrome zur Chronifizierung mit einer sehr geringen Spontanheilungsrate neigen. Die Tatsache, daß bei den funktionellen Syndromen Symptom- und Syndromwechsel außerordentlich häufige, ja geradezu typische Erscheinungen sind, legt die Vermutung nahe, daß die Symptome hier die relativ bewegliche und wandelbare äußere Seite einer anderen, tiefer liegenden Störung sind. Diese Störung müssen wir einerseits in konstitutionell-genetischen, andererseits aber vor allem in psychodynamischen Faktoren sehen.

5. Einteilung/Systematik

Ehe wir uns den psychologischen Faktoren zuwenden, wollen wir noch aus nosographischen Gründen eine vorwiegend an den Organsystemen orientierte Übersicht der Syndromgruppen funktioneller Syndrome geben:

5.1 Das funktionelle kardiovaskuläre Syndrom. Dazu zählen wir in erster Linie

– die Herzneurose bzw. die Herzphobie, die wir bereits, wie viele andere funktionelle Syndrome, bei der Darstellung der psychoneurotischen Krankheitsbilder abgehandelt haben, sowie manche Formen von

- funktionellen Herzrhythmusstörungen (Tachykardien und Extrasystolien) und
- funktionelle synkopale Zustände;

5.2 das funktionelle oder nervöse Atemsyndrom und das Hyperventilationssyndrom mit tetanischen Anfällen;

5.3 das funktionelle Oberbauchsyndrom mit

- funktionellen Schluckbeschwerden (Aerophagie, Globusgefühl und Kardiospasmus) sowie das nervöse Erbrechen und
- funktionelle Magenbeschwerden (nervöser Reizmagen).

5.4 Funktionelle Syndrome des unteren Verdauungstraktes. Hierher zählen wir

- die chronisch funktionelle Obstipation,
- die chronisch funktionelle Diarrhoe und
- das Colon irritabile;

5.5 das funktionelle Kopfschmerzsyndrom (vasomotorische Kopfschmerzen und Migräne);

5.6 das funktionelle Syndrom des Genitalbereichs und schließlich

5.7 das *diffuse*, mit flüchtig wechselnden Symptomen einhergehende *funktionelle Syndrom*.

Schließlich müssen wir aus differentialdiagnostischen Gründen noch die funktionellen Begleitsyndrome bei beginnenden organischen Erkrankungen im Auge behalten, die wir ja nicht mehr zu den funktionellen Syndromen im engeren Sinne zählen und als Ausdruck des Alarmstadiums im Sinne von Selyes Streßlehre auffassen können.

6. Ätiologie/Psychodynamik

Ich habe bereits weiter oben darauf hingewiesen, daß uns erst die durch die Psychoanalyse geschaffene Neurosenlehre ein tieferes Verständnis der funktionellen Syndrome und damit eine gezieltere Behandlung ermöglicht hat. Unter entwicklungspsychologischen und neurosenpsychologischen Ergebnissen und Überlegungen, können wir drei verschiedene Typen funktioneller Syndrome unterscheiden, die weitgehend unabhängig von der Lokalisation der Symptomatik sind und sehr unterschiedliche therapeutische Interventionen erfordern. Ich meine

- erstens die relativ flüchtigen, nach stärkeren Belastungen auftretenden und danach in der Regel wieder von selbst abklingenden *psychovegetativen Reaktionen,*
- zweitens die unter dem Erscheinungsbild von funktionellen Syndromen einhergehenden Neurosen mit insbesondere auf verschiedene Organsysteme bezogenen *konversionsneurotischen Syndromen* und

– drittens die sich als funktionelle Syndrome manifestierenden *Grundstörungen*.

Für jede dieser drei Gruppen sei ein Beispiel angeführt, das jeweils das gleiche Leitsymptom, nämlich funktionelle Herzbeschwerden, aufweist, die in der täglichen Praxis außerordentlich häufig beobachtet werden.

Beispiel 1. Das Sprechzimmer betritt eine etwa 20jährige, gesund, blühend und attraktiv aussehende Frau, die um eine gründliche Herzuntersuchung bittet. Sie bekomme nachts Herzklopfen und Beklemmungsgefühle in der Herzgegend, die mit starker Angst verbunden seien. Wenn der Ehemann, der noch Student ist, übers Wochenende bei ihr daheim ist, sei sie merkwürdigerweise völlig beschwerdefrei, aber an den Wochentagen bzw. besser gesagt, Nächten, an denen er in seiner Universitätsstadt ist, bekomme sie diese Herzanfälle. Ausgerechnet dann, wenn sie ihn am nötigsten brauche, sei er nicht da. Früher, vor ihrer Eheschließung, habe sie so etwas noch nie gehabt. Sie sei bisher eigentlich überhaupt noch nie ernstlich krank gewesen. Ganz schlimm sei es nach der vor einigen Monaten erfolgten Geburt ihres ersten Kindes geworden, das tagsüber von ihrer Mutter versorgt werde, während sie zur Arbeit gehe, um das Studium des Ehemannes mitzufinanzieren. Die Ehe sei trotz gewisser Belastungen äußerer Art soweit gut.

Die Patientin berichtet weiter, daß sie bereits einen anderen Internisten, der ihre Familie hausärztlich betreue, aufgesucht habe. Dieser habe sie gründlich untersucht und ihr dann erklärt, daß sie körperlich völlig gesund sei, auch ein ganz gesundes Herz habe und die Beschwerden nur nervöser Art seien. Sie glaube ihm zwar, sei aber andererseits doch sehr beunruhigt, weil trotz Einnahme von Valium die nächtlichen Herzbeschwerden und Angstzustände, wenn auch in etwas gedämpfter Form, immer noch vorhanden seien.

Beispiel 2. Auch diese Patientin, eine über 30jährige Malerin, meldet sich zur Untersuchung wegen Herzbeschwerden und Angstzuständen an. Schon bei der telefonischen Anmeldung gibt sie zu erkennen, daß sie sehr ängstlich und unsicher ist und jeder ärztlichen Untersuchung und Behandlung sehr zwiespältig entgegensieht. Zur Untersuchung erscheint sie dann mit ihrem fast dreißig Jahre älteren Ehemann, der zunächst die Gesprächsführung ganz an sich zieht, während sie, still und in sich gekehrt, anscheinend fast unbeteiligt dasitzt. Erst nachdem der Ehemann das Sprechzimmer verlassen hat, beginnt sie, zunächst ängstlich abwehrend, dann aber zusehends Vertrauen fassend, zu berichten.

Sie sei das einzige Kind und bis zum heutigen Tage der Liebling des Vaters, den sie immer noch sehr verehre. In der Schule und während ihres Kunststudiums sei sie zwar sportlich aktiv, andererseits aber, was persönliche Kontakte betrifft, eher scheu und zurückhaltend gewesen. Während des Studiums habe sie sich nur einmal richtig in einen älteren Lehrer verliebt, sei aber von ihm sehr enttäuscht worden. Für sexuelle Beziehungen habe sie nie etwas übrig gehabt, wisse aber, daß „Männer so etwas brauchten", ihr selber sei Sex jedoch gleichgültig.

Vor drei Jahren habe sie ihren Mann kennengelernt, der sich damals in Scheidung befunden habe und in einer schweren seelischen Krise gewesen sei. Sie habe ihn bald danach geheiratet, weil er ein „prima Kerl" sei und ohne ihre Hilfe wohl vor die Hunde gegangen wäre. Sie habe eben noch einen Suizidversuch bei ihm verhindern können.

Ihren ersten Herzanfall habe sie vor zwei Jahren erlitten, nachdem sie aus einem zweimonatigen Aufenthalt in Italien, den sie vorwiegend allein verbracht und in dem sie sehr viele Bilder gemalt habe, nach Hause zurückgekehrt war. Es begann eigentlich mit heftigen Kopfschmerzen. Dann traten Herzklopfen und beengende Herzbeschwerden auf, die von starken Angstzuständen begleitet waren. Diese Angstzustände hätten sich im Laufe des letzten Jahres so gesteigert, daß sie nur noch in Anwesenheit des Ehemannes oder ihres Vaters einigermaßen angstfrei sei. Sie könne nicht mehr allein auf die Straße gehen, weil sie dann in panische Angst verfalle, ihr Herz könnte stehenbleiben und sie fiele tot um. So sei sie zur Gefangenen ihres kranken Herzens und ihrer Angst geworden.

Beim Vergleich dieser beiden Krankenschilderungen wird, so glaube ich, bereits sichtbar, daß es sich, trotz gewisser Ähnlichkeiten in der Symptomatik, um im Grunde genommen verschiedene Krankheitsbilder handelt. Noch größer ist der Unterschied zum nächsten Patienten.

Beispiel 3. Das Sprechzimmer betritt ein 29jähriger, korrekt-neutral wirkender Mann, der hinter einem verbindlich-gewinnenden Lächeln eine gewisse Distanziertheit erkennen läßt. Er eröffnet das Gespräch damit, daß er freundlich lächelnd erklärt, er befinde sich in einer verzweifelten und hoffnungslosen Situation. Seit er vor fünf oder sechs Jahren nachts mit einem Retrosternalschmerz aufgewacht sei, habe er dauernd einen Druck hinter dem Brustbein, verbunden mit einem Leeregefühl im Kopf und mit Parästhesien in den Gliedern. Er habe sich deshalb auch schon einer Reihe von ambulanten und auch klinischen Untersuchungen unterzogen, ohne daß ein ernster Befund erhoben und ihm geholfen werden konnte. Auf Anraten eines Kardiologen habe er auch einen Psychoanalytiker aufgesucht, der ihn aber wieder zu seinem Hausarzt zurückgeschickt habe mit der Bemerkung, sein Leiden sei nicht für eine psychoanalytische oder psychotherapeutische Behandlung geeignet.

In den letzten Wochen hätten sich seine Beschwerden dann wieder verschlimmert. Er könne aber keinerlei Umstände benennen, die eventuell zu seinem ersten Herzanfall oder jetzt wiederum zur Verschlimmerung seines Zustandes geführt haben könnten. In seinem Leben sei alles unauffällig und in Ordnung.

Auf Befragen teilt er mit, daß er ein Einzelkind und wohl schon immer ängstlich und ein Einzelgänger gewesen sei. Er habe Physik studiert, das Studium aber nicht abgeschlossen, da er sich nie zur Abfassung seiner Diplomarbeit entschließen konnte. Jetzt arbeitet er im Betrieb seines Vaters. Nur auf direktes Befragen während der körperlichen Untersuchung ist zu erfahren, daß er schon seit zehn Jahren eine Freundin hat, mit der er aber nur sehr sporadisch, höchstens vier- bis fünfmal im Jahr, sexuellen Kontakt hat.

Allen drei Patienten ist eines gemeinsam: Sie haben Herzbeschwerden und suchen zunächst keineswegs einen Psychotherapeuten, sondern einen Arzt für Allgemeinmedizin oder aber einen Internisten auf. Eine weitere Gemeinsamkeit ist die Tatsache, daß bei der auch wiederholten und gründlichen körperlichen Untersuchung außer einer Labilität und Unausgeglichenheit der vegetativen Funktionen kein gravierender Organbefund erhoben werden kann.

Hier gerät nun der rein organisch eingestellte Arzt in zweifache Versuchung. Entweder sagt er dem Patienten, daß ihm nichts fehle und daß er vollständig gesund sei, was therapeutisch keineswegs ausreichend ist, denn nach kurzer Beruhigung wird der Patient erneut denselben oder aber einen anderen Arzt aufsuchen, da ihn seine fortbestehenden Beschwerden weiter quälen und beunruhigen; oder aber er überbewertet einen Nebenbefund der vegetativen Labilität und stempelt den Patienten nun zum Pseudo-Organkranken, der von da an mit ärztlichem Beistand an seinem „Herzmuskelschaden", seinem „erhöhten Blutdruck", seinem „vegetativen Nervensystem", seiner „Schilddrüsenüberfunktion" usw. leidet. In beiden Fällen ist damit die erste und in dieser Form nie mehr wiederkehrende Chance eines frühzeitigen (psycho)therapeutischen Eingriffes vertan und der Weg zur *Chronifizierung* beschritten, die später, wenn überhaupt, nur durch einen unverhältnismäßig großen psychotherapeutischen Aufwand rückgängig gemacht werden kann. Der rein naturwissenschaftlich ausgebildete und entsprechend interessierte Arzt ist sich eben nur selten der Tatsache bewußt, daß er durch alles, was er tut und sagt, und vor allem auch dadurch, *wie* er es tut und sagt, den Patienten beeinflußt und auch etwas verändert.

Wesentlich weiter kommen wir im Verständnis dieser Patienten erst, wenn wir unsere Aufmerksamkeit ihrer Psychodynamik, das heißt ihrer „individuellen Wirklichkeit" und ihrer *Beziehungsproblematik*, zuwenden. Dann entdecken wir plötzlich eine Reihe von Befunden, die wir bei einer nur objektivistisch-naturwissenschaftlichen Betrachtung nicht wahrnehmen konnten, die uns aber jetzt aus der lähmenden Sterilität, der einmal gefaßten Meinung, dem Patienten fehle ja eigentlich nichts, herausführen und uns Handlungsanweisungen für das weitere Vorgehen geben.

Betrachten wir unsere drei Patienten unter diesen Gesichtspunkten, dann zeigt sich vordergründig eine weitere scheinbare Gemeinsamkeit: Alle drei haben Angst, herzkrank zu sein. Diese Angst ist aber qualitativ bei genauerem Hinsehen doch recht verschieden. Bei der ersten Patientin, der Studentenfrau, die im übrigen einen gesunden und auch psychisch unkomplizierten Eindruck macht, ist es mehr eine Ratlosigkeit gegenüber der Symptomatik, eine mehr unbestimmte Sorge. „Es wird doch nichts Ernstes mit meinem Herzen los sein." Die anderen beiden Patienten leiden unter der Angst, das Herz werde stehenbleiben und sie würden tot umfallen. Der Charakter ihrer Angst ist jedoch recht verschieden. Bei der Malerin sind es phobische Ängste, die ihren Lebenskreis einengen und sich, wenn sie allein ist, zu panikartigen Angstzuständen steigern, während sie in Anwesenheit ihres Vaters oder Ehemannes angstfrei ist. Beim dritten Patienten sind es hypochondrische Befürchtungen, die ihn so gut wie nie verlassen und ihn zu einer dauernden Beschäftigung mit sich und seinem Herzen zwingen.

Betrachten wir nun den Interaktionsstil, das, was Argelander (1970) treffend die *szenische Information* genannt hat. Auch hier können wir deutliche Unterschiede an diesen drei Patienten wahrnehmen. Bei der ersten Patientin besteht von Anfang an ein offener und warmer Gesprächskontakt. Bei der zweiten Patientin sind nach anfänglicher ängstlicher Zurückhaltung eine deutliche Ambivalenz der Gefühlseinstellung und schließlich ein zunehmendes Vertrauen spürbar, während beim letzten Patienten das Gespräch auffallend sachlich distanziert, ja fast mechanisch-neutral bleibt, was den Eindruck einer unsichtbaren Trennwand zwischen Patient und Arzt erweckt.

Schließlich sind auch beträchtliche Unterschiede im Inhalt dessen, was uns die Patienten mitteilen, vorhanden. Die junge Studentenfrau bekommt ihre Herzbeschwerden nur nachts, wenn sie allein und – hier können wir wohl ergänzen – sexuell unbefriedigt im Bett liegt. Die Malerin bekommt ihre phobischen Anfälle, wenn sie allein und – so können wir ergänzen – damit Versuchungssituationen ausgesetzt ist, und beim dritten Patienten bleibt die ganze Anamnese merkwürdig farblos und leer. Hier haben wir einen Patienten vor uns, der formal gut, ja zu gut an die Erfordernisse seiner Umwelt angepaßt ist und der bewußt unter keinerlei seelischen Problemen, sondern nur noch unter seinen körperlichen Beschwerden leidet. Er ist das Beispiel eines sogenannten *Alexithymikers*. Wir verstehen unter diesem Begriff Menschen, deren intellektuelle Fähigkeiten intakt sind, die aber unfähig sind, ihre Gefühle wahrzunehmen und auszudrücken. Man hat sie deshalb auch emotionale Analphabeten genannt.

Auch im sexuellen Verhalten und im Umgang mit den Mitmenschen, in der Beziehungsproblematik, also dem, was der Psychoanalytiker Objektbeziehungen nennt, sind deutliche Unterschiede festzustellen. Unter *Objektbeziehungen* versteht man in der Psychoanalyse Beziehungen zu wichtigen, das Leben beeinflussenden Personen, die im Patienten nachhaltige Vorstellungen und Verhaltensweisen bewirkt haben. Die Ehefrau des Studenten hat unauffällige Objektbeziehungen und ein normales Sexualleben. Sie bekommt ihre Beschwerden nur, wenn letzteres aus äußeren Gründen unterbunden ist und zu einem Triebstau führt. Die Malerin hat ausgesprochen ambivalente Objektbeziehungen und auch ein ambivalent ablehnendes Verhältnis zur Sexualität, während beim dritten Patienten die Objektbeziehungen sehr distanziert und mechanisch-formal verdünnt sind und sexuelle Betätigung kaum noch stattfindet.

7. Therapeutische Konsequenzen

Diese Befunde, die ich hier nur in recht groben Zügen skizzieren konnte, ermöglichen uns wichtige differentialdiagnostische und -therapeutische Unterscheidungen. Die erste Patientin ist trotz einiger leicht hysterischer Züge nicht eigentlich neurotisch krank. Ihre Symptome sind das Resultat abgewehrter sexueller Triebbedürfnisse, also *Konversionssymptome* (bzw. *-reaktionen*), die nur unter für sie besonders belastenden Situationen (Getrenntsein von ihrem Ehemann) auftreten. Hier genügt das ein- oder mehrmalige verständnisvoll deutende ärztliche Gespräch, das der Patientin den Zusammenhang zwischen ihren abgewehrten Triebbedürfnissen und dem Symptom verständlich und erlebbar macht, um sie auf Dauer von ihren Beschwerden zu befreien.

Allerdings ist – und das möchte ich nachdrücklich betonen – diese Herstellung des Zusammenhangs zwischen Erleben und Symptom für den Therapieerfolg außerordentlich wichtig. Kommt sie nicht zustande, dann bleibt das Symptom für den Patienten unverständlich und fremd. Gerade durch den Hinweis, es fehle ihm ja eigentlich nichts, behält das Symptom zwangsläufig seinen bedrohlichen Charakter, es ängstigt den Patienten weiterhin und wird so zum Kristallisationskern einer fortschreitenden neurotischen Entwicklung mit allen unerfreulichen Folgen.

Bei der zweiten Patientin, der Malerin, handelt es sich um einen ausgeprägten psychoneurotischen Prozeß mit entsprechenden psychovegetativen Begleiterscheinungen, nämlich um eine *Phobie*, die durch eine systematische, am besten psychoanalytische Psychotherapie adäquat behandelt werden kann.

Während also bei diesen beiden Erkrankungstypen die differentialtherapeutische Problematik zumindest im Prinzip und in den wesentlichen Zügen relativ klar zu lösen ist – was natürlich nicht ausschließt, daß in der Realität der Praxis davon noch sehr wenig Gebrauch gemacht wird –, liegen die Verhältnisse bei dem dritten Erkrankungstyp weit weniger günstig. Patienten wie der zuletzt geschilderte junge Mann wurden, wie psychoanalytische Untersuchungen zeigen, bereits auf der frühen symbiotisch-dyadischen Entwicklungsstufe geschädigt (siehe Kapitel III/1). Balint nannte diese Schädigungen *Grundstörungen*. Sie werfen nach wie vor besonders große therapeutische Probleme auf. Wir wissen heute, daß sie die Matrix für spätere charakterneurotisch-psychopathische Entwicklungen sowie für psychotische und psychosomatische Erkrankungen abgeben. Die klassische psychoanalytische Therapie, die auf der deutenden Bearbeitung von Übertragung und Widerstand beruht, wird diesen Erkrankungen nicht ganz gerecht. Sie muß deshalb modifiziert werden. Wir stehen noch mitten in diesem therapeutischen Entwicklungsprozeß und versuchen, diesen Patienten durch besondere therapeutische Modifikationen des ärztlichen Gesprächs, das mehr supportiven Charakter hat und mit körperbezogenen Entspannungstherapien kombiniert werden kann, zu helfen.

Die *differentialdiagnostische Unterscheidung in Reaktionen, Neurosen und Grundstörungen*, zwischen denen es natürlich, wie überall in der Medizin, auch Übergänge gibt, ermöglicht uns ein gezieltes therapeutisches Vorgehen.

Prüfungsfragen

1. Was sind Funktionelle Syndrome?
2. Wie häufig sind Funktionelle Syndrome?
3. Zählen Sie die wichtigsten Funktionellen Syndrome auf.
4. Was können Sie über die Genese Funktioneller Syndrome sagen?
5. Welche therapeutischen Konseqenzen ergeben sich aus der unterschiedlichen Genese der Funktionellen Syndrome?

Literatur

1. Argelander H (1970) Das Erstinterview in der Psychotherapie. Wissenschaftliche Buchgemeinschaft, Darmstadt
2. Cremerius J (1968) Die Prognose funktioneller Syndrome. Enke, Stuttgart
3. Delius L, Fahrenberg J (1966) Psychovegetative Syndrome. Thieme, Stuttgart
4. Engelmeier K (1963) Die am häufigsten vorkommenden Krankheiten in einer Allgemeinpraxis. Landarzt 39: 592
5. Jores A (1973) Der Kranke mit psychovegetativen Störungen. Vandenhoeck & Ruprecht, Göttingen
6. Häußler S (1967) Die Beratungsursachen in der Allgemeinpraxis. Ärztl Mittlg 5: 241
7. Kaufman MR, Bernstein S (1957) Am Med Ass 108
8. Pflanz M (1962) Sozialer Wandel und Krankheit. Enke, Stuttgart

Weiterführende Literatur

1. Uexküll Th v, Wesiack W (1990) Lehrbuch der Psychosomatischen Medizin, 4. Aufl. Urban & Schwarzenberg, München Wien Baltimore

Kapitel 8

Schmerz und chronische Schmerzsyndrome

W. Söllner

> **Lehrziele**
>
> Der Student soll
>
> 1. wesentliche biologische, psychologische und soziale pathogenetische Grundlagen des Schmerzgeschehens kennenlernen;
> 2. das klinische Problem Schmerz in seiner Komplexität erfassen (die verschiedenen Dimensionen von Schmerz, Schmerzverhalten, Mechanismen der Schmerzverarbeitung);
> 3. Fertigkeiten zum Erlernen einer bio-psycho-sozialen Schmerzanamnese erwerben;
> 4. Grundsätze, die bei der Entwicklung eines Therapieplans zu berücksichtigen sind, kennenlernen;
> 5. die Grenzen von diagnostischen und therapeutischen Konzepten wahrnehmen (Subjektivität und Individualität des Schmerzerlebens, Konzepte statt Rezepte).

1. Das klinische Problem Schmerz

Schmerz ist das häufigste Symptom, das Menschen zum Arzt führt. Das Spektrum der Schmerzempfindung reicht dabei vom plötzlichen, heftigen, als lebensbedrohlich erlebten Schmerz, zu den vielen Ausformungen langanhaltender oder periodisch wiederkehrender chronischer Schmerzzustände.

Schmerz ist eine sehr *persönliche Erfahrung*, die jeder von uns in der einen oder anderen Form gemacht hat. Diese eigenen Erfahrungen prägen – bewußt oder unbewußt – unsere Einstellung, wenn ein Patient von seinen Schmerzen berichtet und sie mimisch und gestisch auszudrücken versucht. Als Ärzte sind wir gezwungen, vom ganz persönlichen Ausdruck auf den Charakter und die Intensität der Schmerzen eines Patienten zu schließen. Es gibt weder ein objektives Maß für Schmerzen, noch ein objektives Meßgerät.

Akuter Schmerz hat *Signalwirkung:* Er zeigt eine drohende Gefahr für die leibliche Integrität an und löst motorische Reflexe und vegetative Reaktionen aus, die den Organismus schützen und auf die Bedrohung aufmerksam machen. Bei chronischen Schmerzen ist diese sinnvolle biologische Funktion des akuten Schmerzgeschehens nicht gegeben.

Gerade *chronische Schmerzen* stellen den praktisch tätigen Arzt vor große Probleme: Sie sind meist schwer zu behandeln, widersetzen sich oft einer wirksamen Therapie, vermindern drastisch die Lebensqualität des von ihnen Betroffenen, treiben ihn oft zu (medikamenten-) abhängigem Verhalten und stellen die Arzt-Patient-Beziehung auf schwere Belastungsproben. Chronische Schmerzpatienten sind häufig Anlaß für die sog. „Drehtür-Medizin": Bis sie auch den Weg zu einer psychosomatischen Untersuchung finden, vergehen durchschnittlich 6–8 Jahre.

Nach Schätzungen im Rahmen der Schmerz-Enquete der deutschen Bundesregierung (Zimmermann und Seemann 1986) leiden 3 Millionen Menschen in Deutschland an chronischen Schmerzen, werden 1000 Tonnen Analgetika im Jahr verbraucht und die Volkswirtschaft dadurch jährlich mit 200–300 Milliarden Schilling belastet.

Chronische Schmerzsyndrome sind auch nach der Schmerzursache zu unterscheiden: Sog. *maligne* Schmerzsyndrome entstehen als Folge destruierender organischer Prozesse im Körper (z.B. Rückenschmerzen als Folge von Wirbelsäulenmetastasen). Bei sog. *benignen* Schmerzsyndromen sind solche destruierenden Körperprozesse nicht feststellbar (also z.B. bei der Vielzahl der funktionellen Schmerzsyndrome).

2. Was ist Schmerz? Neurophysiologische und psychophysiologische Grundlagen

Seit jeher hat die Medizin versucht, Erklärungen für das komplexe Phänomen Schmerz zu finden.

Die klassische griechische Medizin hat Schmerz nicht zu den fünf Sinnen (Sehen, Hören, Riechen, Tasten und Schmecken) gezählt, sondern als *Gefühl* definiert. Schmerz und Leid wurden nicht unterschieden. Der hippokratische Arzt behandelte den Schmerzkranken gleichermaßen mit seiner Zuneigung (*philia*), wie mit naturheilkundlichen Heilmitteln.

Im Rahmen der im Mittelalter vorherrschenden spiritualistischen und mystizistischen christlichen Weltanschauung wurde Schmerz als *Bestrafung* für sündhaftes Verhalten und als *Sühne* betrachtet. Wichtiger als die Behandlung mit Heilpflanzen und Bädern war das Gebet – ein frühes psychologisches Mittel zur Schmerzbewältigung.

Im Rahmen der Aufklärung kam es zu einer zunehmend materialistischen Schmerzauffassung. Descartes postulierte als erster die Existenz einer Schmerzleitungsbahn von der Peripherie zum Gehirn. Psychische und körperliche Phänomene wurden dualistisch getrennt (Descartes) oder im Sinne eines psycho-physischen Parallelismus (Leibnitz) als sich in einem konstanten Verhältnis bedingend betrachtet.

Die rasante Entwicklung der Naturwissenschaften im 19. und 20. Jahrhundert führte zu neuen neuroanatomischen und neurophysiologischen Erkenntnissen: Schmerzrezeptoren, Schmerzbahnen und Schmerzzentren wurden entdeckt. Dies führte dazu, daß man sich in der Folge Schmerz als *Wahrnehmung* – genauso wie das Sehen oder Hören – vorstellte: Schmerzreize in der Peripherie (an der Körperoberfläche oder im Körperinneren) würden mittels spezifischer Rezeptoren in elektro-chemische Signale umgesetzt, welche mittels eigener Schmerzbahnen zu den Schmerzzentren im zentralen Nervensystem geleitet und dort lokalisiert und wahrgenommen würden. Zwischen peripherem Reiz und zentraler Wahrnehmung würde eine konstante Korrelation bestehen. Diese sog. *Spezifitätstheorie* dominiert nach wie vor die medizinische Lehrmeinung.

Verschiedene klinische Phänomene lassen sich jedoch mit der Spezifitätstheorie nicht erklären oder stehen in Widerspruch zu ihr:

- Trotz Verlustes einer Gliedmaße und vollständiger Querschnittsläsion des Rückenmarks können *Phantomschmerzen* auftreten, die oft auch dann persistieren, wenn zusätzlich der sympathische Grenzstrang unterbrochen oder Neurinome entfernt werden.
- Schwerste Verletzungen können unter massiver Streß-Wirkung schmerzfrei erlebt werden *(sog. Streß-Analgesie)*.
- Ischämische Schädigung des Herzmuskels kann als sog. *stummer Herzinfarkt* vonstatten gehen.
- Die klinisch belegte analgetische Wirkung von *Placebo, Hypnose, Suggestion oder Akupunktur* kann im Rahmen der Spezifitätstheorie nicht erklärt werden.
- Die therapeutische Konsequenz dieser Theorie, nämlich der Versuch, die Schmerzbahnung durch pharmakologische oder diffizile neurochirurgische Maßnahmen zu beeinflussen, hat letztlich die Erwartungen der Vertreter der Spezifitätstheorie nicht erfüllt. Chronische Schmerzen persistieren häufig oder treten nach einer Latenzzeit von mehreren Wochen oder Monaten wieder auf.

Diese klinischen Syndrome und Beobachtungen lassen darauf schließen, daß es noch andere (zentrale) Reizquellen für Schmerz geben muß und stellen eine konstante Reiz-Wirkungs-Beziehung in Frage.

In vielen klinischen und experimentellen Studien wurde der *Einfluß von Aufmerksamkeit, Stimmungslage* (Angst, Depression) *und früheren Schmerzerfahrungen* auf die Schmerzentwicklung nachgewiesen. Zusätzlich liegen Beobachtungen über *familiäre und kulturelle bzw. ethnische Einflüsse* nicht nur auf die Schmerzäußerung, sondern auch auf die Schmerzempfindung vor. Vergleichende Untersuchungen haben eine verschieden hohe Schmerztoleranz bei verschiedenen Kulturen und Volksgruppen nachgewiesen.

Diese Beobachtungen haben die Entwicklung *neuer theoretischer Konzepte* von Schmerz notwendig gemacht. Erklärungsversuche wurden auf verschiedenen Ebenen entworfen. Die oben skizzierten Beobachtungen legen nahe, daß es

a) eine zentrale *Modulation* von Schmerzreizen aus der Peripherie geben muß und
b) Schmerz auch ohne peripheren Stimulus – also im zentralen Nervensystem – entstehen kann.

Zur Untermauerung dieser Hypothesen liegen zahlreiche neurophysiologische Befunde vor, die in den sog. *Erregungsmuster-(Pattern-)Theorien* konzeptualisiert wurden. Den ausgereiftesten theoretischen Entwurf stellt die *Gate-control-Theorie* dar, die 1965 von Melzack und Wall erstmals formuliert und in den 80er Jahren weiterentwickelt wurde (Melzack und Wall 1965, 1983).

Diese Theorie postuliert zwei Mechanismen der Modulation von Schmerzreizen (einen im Hinterhorn des Rückenmarks und einen im Gehirn), sowie einen komplexen Prozeß der Entwicklung von „Schmerz-Mustern" bei dem sensorische, affektive und kognitive Einflüsse beteiligt sind.

Dabei haben Reize von dicken, markreichen (A-alpha)-Nervenfasern hemmenden, Reize von dünnen, markarmen (A-delta-) oder marklosen (C-) Fasern bahnenden Charakter. Erstere „schließen", letztere „öffnen" das Tor. Zusätzlich wird die Modulierfähigkeit dieses spinalen Tor-Mechanismus durch zentrale Einflüsse vom Gehirn gesteuert.

Das *zentrale Kontrollsystem* wird durch markreiche, schnell leitende Fasern aus der Peripherie (dem sog. central control trigger) aktiviert. Die aktivierten affektiven und kognitiven Einflüsse wirken über efferente Bahnen wieder auf das spinale Tor zurück, und modulieren dort die über die langsamen Fasern gebahnte Schmerzwahrnehmung.

Wenn die Erregung in den T-Zellen des Hinterhorns eine kritische Schwelle überschreitet, werden über aufsteigende Bahnen sensorische und affektive Zentren im Gehirn und das motorische und sympathische „Aktions-System" (Flucht- und Abwehrreflexe) aktiviert.

Für unsere Betrachtungen besonders interessant ist das postulierte zentrale Kontrollsystem: In Übereinstimmung mit anderen Schmerzforschern unterscheiden Melzack und Wall drei verschiedene, sich gegen-

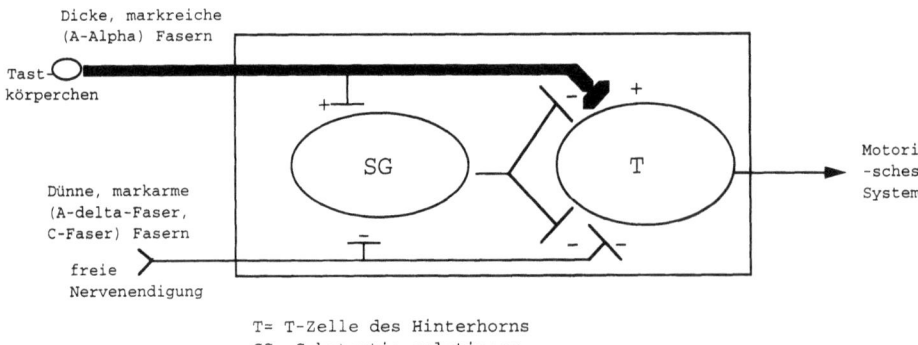

Abb. 1. Der Gate-Control-Mechanismus (nach Melzack und Wall 1965)

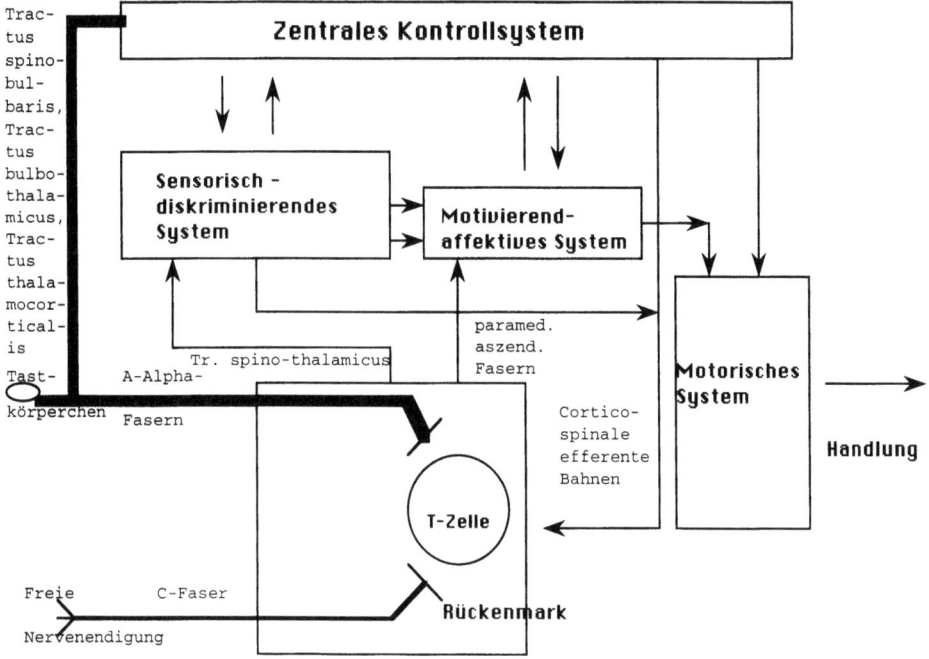

Abb. 2. Das „Zentrale Kontroll-System" und die ihm untergeordneten Systeme (nach Melzack und Wall 1965)

seitig beeinflussende Systeme, die die physiologischen Repräsentanten analoger Schmerzdimensionen sind und auch topographisch verschiedenen funktionellen Hirnzentren zugeordnet werden können (dies stellt allerdings nur eine sehr vereinfachte, schematische Zuordnung dar).

Das *sensorisch-diskriminierende System* (ventrobasale und posterolaterale Thalamuskerne, Gyrus postcentralis) repräsentiert die sensorische Schmerzwahrnehmung und -lokalisation. Das *affektiv-motivierende System* (Hirnstamm, limbisches System) vermittelt die affektive Komponente des Schmerzes, seinen „Weh"-Charakter, und kann das Schmerzgeschehen durch Aufmerksamkeit und aktuelle affektive Befindlichkeit (z.B. Angst) beeinflussen. Das *kognitiv-evaluative System* (kortikale Strukturen) vermittelt komplexe psychische und kulturelle Einflüsse. Aus all diesen sensorischen, affektiven und kognitiven Einflüssen wird in einem sehr komplexen Vorgang ein aktuelles und individuelles Schmerzmuster erzeugt.

Es liegen zwar zum Teil widersprüchliche neurophysiologische Befunde besonders bezüglich des peripheren Gate-Mechanismus vor, diese Theorie ist aber eine erste Modellvorstellung, wie somatische und psychische Einflüsse bei der Schmerzentwicklung zusammenwirken. Es lassen sich damit lebensgeschichtliche und kulturelle Einflüsse auf die Schmerzempfindung sowie die analgetische Wirkung von Hypnose und Suggestion erklären. Experimentell konnte durch spezifische Reizung von bestimmten Zentren im Hirnstamm Analgesie hervorgerufen werden. Es gelingt damit, auch Phänomene wie die analgetische Wirksamkeit von lokalen Hyperstimulationsmethoden, wie z.B. der Akupunktur oder der Transkutanen Elektrischen Nervenstimulation (TENS), zu erklären, indem über Reizung der schnelleitenden markreichen A-beta-Fasern das „gate" für nachfolgende Schmerzimpulse geschlossen wird.

Durch die weitere Aufklärung der Funktion von *biochemischen Neurotransmittern und -modulatoren* wurde das Konzept der zentralen affektiven und kognitiven Modulation der Schmerzwahrnehmung weiter belegt. Besonders zwei antagonistisch wirkende körpereigene Peptid-Gruppen, die opiatartig wirkenden Endorphine und die Substanz P sind hierbei von Bedeutung. Während *Substanz P*, die in besonders hoher Konzentration im Hinterhorn des Rückenmarks vorkommt, die Schmerzbahnung vermittelt, bewirken die *Endorphine* im Rückenmark und im Gehirn eine Schmerzhemmung. Dabei wird weniger die sensorische als die affektive Komponente von Schmerz vermindert, d.h. Schmerz kann wohl empfunden und lokalisiert werden, wird aber als weniger unangenehm und belastend erlebt.

β-Endorphine werden aus derselben Vorstufe wie ACTH (einem zentralen Streßhormon) synthetisiert und auch unter Streßeinfluß unter Vermittlung des Corticotropen Releasing Factors (CRF) in das Blut abgegeben (β-Endorphin ist also auch ein Hormon). Das bedeutet, daß Endorphine auch eng am Streßgeschehen beteiligt sind, bzw. die Produktion und Freisetzung von Endorphinen durch psychischen Streß beeinflußt werden kann.

Die oben erwähnte Streß-Analgesie könnte durch diesen Mechanismus einer Aufklärung nähergebracht werden. Endorphine sind wahrscheinlich auch mitverantwortlich für die Wirkung von Hypnose und Suggestion und für die Placebowirkung. Durch Naloxon, einen Opiat-Antagonisten, sind diese Phänomene aufheb- oder abschwächbar.

3. Schmerz – ein psychosomatisches Phänomen

3.1 Multidimensionales versus dualistisches Schmerzkonzept

Die beschriebenen Schmerzkonzepte zeigen, daß monokausales Denken zu keinem adäquaten Verständnis des Phänomens Schmerz führen kann. Zur Erfassung der verschiedenen Dimensionen von Schmerz bedarf es verschiedener theoretischer und klinischer Vorgehensweisen, die sich nicht ausschließen, sondern ergänzen. Nur durch eine kombinierte, multidimensionale Betrachtung werden so komplexe Prozesse wie Chronifizierung von Schmerz, Schmerzausdruck und Schmerzverhalten verständlich.

Trotzdem wird bei der diagnostischen Abklärung chronischer Schmerzsyndrome nach wie vor häufig nach dem sog. „Ausschlußverfahren" vorgegangen: Nur wenn die organische Abklärung keinen die Symptomatik ausreichend erklärbaren Befund liefert, wird der Schmerzpatient auch zur psychosomatischen Abklärung zugewiesen. Diesem Vorgehen liegt das veraltete dualistische Modell in der Medizin zugrunde, das organische und psychische Erkrankung unterscheidet und gegenüberstellt.

Es gibt jedoch keinen „rein organischen" Schmerz (auch postoperative Schmerzen werden psychisch erlebt und durch die psychische Befindlichkeit beeinflußt), genausowenig wie es einen „rein psychogenen" Schmerz gibt. Auch bei konversionsneurotischen Schmerzen sind begleitende funktionelle Körperveränderungen, wie z.B. Muskelverspannungen, oder „organische Kerne" (wie vorhergehende Verletzungen etc.) zu beobachten.

Die Bedeutung der jeweiligen Einflußfaktoren für die Entstehung und Chronifizierung von Schmerz ist jedoch von therapeutischer Relevanz: Jedes klinische Schmerzsyndrom muß auf einem Kontinuum gesehen werden (siehe Abb. 3), in welchem ganz rechts die überwiegend organischen Schmerzsyndrome, ganz links die überwiegend psychogenen Syndrome abbildbar wären. Soziale, ethnische und kulturelle Faktoren sind dabei immer mit zu berücksichtigen (Söllner 1991).

Die klinische Konsequenz aus einer solchen mehrdimensionalen, bio-psycho-sozialen Betrachtung ist, daß jeder Patient mit einem chronischen Schmerzsyndrom immer simultan (d.h. gleichzeitig und vernetzt) somato-psychisch/psycho-somatisch untersucht und ein Behandlungsplan erstellt wird, der beiden Dimensionen gerecht wird.

3.2 Psychosoziale Einflüsse auf Schmerzerleben und Schmerzverhalten

Schmerzwahrnehmung und Schmerzerleben sind keine getrennten Vorgänge, sondern drücken nur zwei verschiedene Dimensionen des Schmerzgeschehens aus: Die Schmerzwahrnehmung entspricht der sensorischen Dimension, das Schmerzerleben der affektiven und kognitiven Dimension.

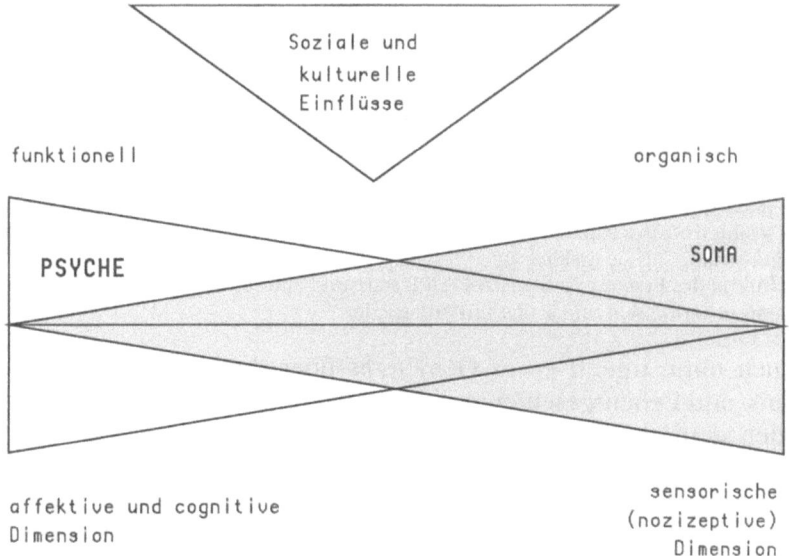

Abb. 3. Mehrdimensionales Schmerzkonzept: klinische Schmerzsyndrome auf einem Kontinuum

Somatische Prozesse, wie physikalische oder chemische Schmerzreize von außen oder aus dem Körperinneren und die Schmerzbahnung oder -hemmung über die oben beschriebenen elektrophysiologischen und neurohumoralen Prozesse (sensorische Dimension) beeinflussen das Schmerzgeschehen ebenso wie die gefühlsmäßige Stimmung (affektive Dimension) oder die subjektive Bewertung des Schmerzes, die durch frühere Schmerzerfahrungen, kulturelle Faktoren und Lernprozesse bestimmt wird (kognitiv-evaluative Dimension).

Damit andere Menschen, z.B. Ärzte, den Schmerz des Individuums wahrnehmen und sich in seine Situation einfühlen können, muß derjenige, der die Schmerzen empfindet, diese auch *ausdrücken*. Dies geschieht in verbaler, sowie non-verbaler bzw. szenischer Weise. Der verbale Ausdruck ist dem Patienten in der Regel bewußt, der non-verbale, szenische Ausdruck zum Teil nicht. Angehörige oder der Arzt können dieses Verhalten beobachten und reagieren darauf.

Die Beachtung des nonverbalen Schmerzausdrucks ist vor allem bei Kindern oder bei Menschen mit beeinträchtigtem Bewußtsein der einzige Zugang, ihre Schmerzen zu erkennen. Bei Patienten mit chronischen Schmerzen vermittelt er vor allem die affektive Dimension des Schmerzgeschehens.

Fallbeispiel. Ich lerne Frau B in der Schmerzambulanz der Universitätsklinik für Anästhesie kennen, wo ich im Rahmen des psychotherapeutischen Liaisondienstes tätig bin.

Zuvor schon hätte eine Kollegin Frau B gemeinsam mit dem behandelnden Neurochirurgen zu einem diagnostischen Erstgespräch sehen sollen. Nach Ankündigung dieses Gespräches und anfänglicher Einverständniserklärung erschien Frau B nicht zum vereinbarten Termin.

Eine Woche später kurz vor Weihnachten ruft Frau B – wie schon oft in der Vorgeschichte – an der Klinik an und ersucht wegen heftiger Schmerzen um dringende Hilfe. Ein verzweifelter Kollege überweist Frau B an die Schmerzambulanz der Anästhesie. Dort wird eine Sympathikusblockade durchgeführt, die über Weihnachten eine vorübergehende Schmerzlinderung bewirkt, die vier Wochen anhält.

Als ich die Ambulanz betrete, sitzt Frau B aufrecht auf ihrem Stuhl und wirkt seltsam apathisch. Sie ist sehr blaß, farblos und unauffällig gekleidet. Sie macht den Eindruck, als ob sie möglichst wenig auffallen, sich vom Mobiliar des schmucklosen Untersuchungsraums kaum abheben wolle. Bei der Begrüßung fällt mir der schlaffe Händedruck auf. Die Patientin schaut mich von unten her an, ihr Blick wirkt ängstlich, hat aber auch etwas Forschendes. Frau B strahlt trotz ihrer niedergeschlagenen Erscheinung etwas Jugendhaftes aus, sodaß ich sie jünger schätze, als sie wirklich ist.

Während des Erstgespräches sitzt Frau B starr und aufrecht in ihrem Stuhl, scheint jede Bewegung zu vermeiden und seufzt hin und wieder.

Auch ohne irgend etwas Genaueres über die Symptomatik und die Leidens- und Lebensgeschichte von Frau B zu wissen, wird aus dem Verhalten, der szenischen Gestaltung und dem Körperausdruck schon einiges deutlich: Das Nicht-Wahrnehmen des vereinbarten ersten Termins und das Auftauchen im Nachtdienst als „Notfall" weisen darauf hin, wie Frau B Beziehungen gestaltet bzw. erlebt. Als „Notfall" kann sie nicht abgewiesen werden. Möglicherweise ist es gerade das, was Frau B befürchtet. Aufgrund dieser Angst muß sie die Beziehungsgestaltung in dieser Form „manipulieren" und kann eine beiderseitige Vereinbarung nicht einhalten.

Der unbewegte und unlebendige körpersprachliche Ausdruck im Erstgespräch läßt vermuten, daß Frau B sich schwer auf eine offene und vertrauensvolle Arzt-Patient-Beziehung einlassen kann. Er ist auch Hinweis auf die affektive Stimmung der Patientin, die resigniert, ängstlich und mißtrauisch-zurückgezogen erscheint. Die starre Körperhaltung könnte gleichzeitig Hinweis auf die Schmerzlokalisation im Bereich des Rückens sein. Das Vermeiden von Bewegungen weist auf eine Schonhaltung hin, das Seufzen auf das nicht-sprachliche Unterstreichen ihres Leidensdrukkes. (Dies wird noch deutlicher beim Zweitgespräch, als Frau B mit einer sog. „Schanzkrawatte", einem Stützmieder für die Halswirbelsäule, welche ihr der Hausarzt wegen starker Schmerzen angelegt hatte, erscheint.)

Auf die Frage nach ihren Beschwerden berichtet Frau B mit leiser, monotoner Stimme, daß sie seit 11 Jahren an Rückenschmerzen leide. Damals sei wegen eines ausgeprägten Bandscheibenvorfalls im Bereich der Lendenwirbelsäule, bei dem auch sensible und motorische Ausfallserscheinungen aufgetreten seien, eine Bandscheiben-Operation durchgeführt worden. Nach anfänglicher Besserung seien die Schmerzen aber wiedergekehrt, was zu einer nochmaligen Operation geführt habe; auch diesmal ohne lang anhaltenden Erfolg. Einen Kuraufenthalt habe Frau B abgebrochen, weil sich die Schmerzen dort verstärkt hätten.

Zu den Schmerzen im Lumbalbereich seien Schmerzen im Schulter-Nacken-Bereich hinzugekommen. Nach weiteren operativen Eingriffen (Wirbelversteifung im LWS-Bereich, Bandscheiben-Operation an der Halswirbelsäule) und vielfachen Injektionsbehandlungen (Infiltrationen) seien die Schmerzen anfangs etwas vermindert, aber nicht behoben gewesen, nach einiger Zeit jedoch unvermindert stark wiederaufgetreten.

Eine psychiatrische Untersuchung habe außer einer depressiven Verstimmung keine behandlungswürdige psychische Erkrankung ergeben. Die verordneten antidepressiven Medikamente setzte Frau B selbst wieder ab.

Nach der Versteifungsoperation in der Lendenwirbelsäule habe die Patientin ein halbes Jahr lang ein Gipsmieder tragen müssen. In dieser Zeit seien die Schmerzen etwas gebessert gewesen.

Seit der Gipsabnahme vor 8 Jahren habe Frau B jedoch keinen schmerzfreien Tag mehr gehabt. Seit 2–3 Jahren hätten sich die Schmerzen auf den ganzen Körper ausgedehnt. Morgens seien die Schmerzen besonders schlimm, nachts würde sie immer mit Schmerzen zwischen 1 und 2 Uhr aufwachen. Sie müsse dann aufstehen und herumgehen. Bei der Hausarbeit, beim Gehen und bei körperlicher Belastung würden sich die Schmerzen verschlimmern, bei Ruhe – wenn sie sich hinlege – und wenn sie vom Arzt eine Spritze bekomme, bessern.

Wegen der vielen Schmerzmedikamente habe sie „mit dem Magen Probleme". Seit einem Monat habe sie 3–4 kg abgenommen. Sie fühle sich lustlos und ohne Antrieb. Sie könne den Haushalt nicht mehr führen, habe deshalb einen Antrag auf Hilflosenzuschuß gestellt, der noch unerledigt sei. Frau B sei an ihrer Arbeitsstelle als Büroangestellte, wo sie gern gearbeitet hätte, wegen der Krankheit gekündigt worden.

Frau B ist seit 1968 verheiratet und hat drei beinahe erwachsene Kinder. Weil sie den Haushalt nicht mehr bewältigt habe, sei die Familie vor kurzem aus dem eigenen Haus in eine kleinere Wohnung übersiedelt.

Ihr Mann würde auf ihre Schmerzen Rücksicht nehmen, seit einem Jahr leide er selbst an Rückenschmerzen. Wegen ihrer Schmerzen sei die sexuelle Beziehung praktisch zum Erliegen gekommen.

Vor 10 Jahren sei nach einem Abortus die Gebärmutter entfernt worden. Dies erzählt die Patientin teilnahmslos. Der Arzt habe gesagt, dies sei besser so.

Schmerzerleben und Schmerzverhalten werden von vielen Faktoren beeinflußt. Dabei ist es oft schwer zu unterscheiden, ob biologische, soziale und seelische Einflußfaktoren Anteil an der *Auslösung* oder an der *Aufrecht-*

erhaltung der Schmerzsymptomatik haben. Diese Unterscheidung ist im Nachhinein oft nicht zu treffen und nur im Einzelfall grob abschätzbar. Neben somatischen Faktoren (Art und Intensität der Schmerzen, Art und Prognose der Grunderkrankung, Ansprechen auf medizinische Maßnahmen) sind folgende psychosoziale Einflußfaktoren von Bedeutung:

a) Kontrollierbarkeit der Schmerzen

Gerade Patienten mit chronischen Schmerzsyndromen verlieren häufig die Erfahrung und Überzeugung, daß sie ihre Schmerzen beeinflussen können. Sie fühlen sich den Schmerzen hilflos ausgeliefert. Empirische Studien (Miller 1981; Flor und Turk 1988) zeigen, daß dieser Mangel an Kontrolle die Wahrnehmung von Schmerzen intensiviert. Indem Patienten angstvoll auf den nächsten Schmerzschub warten, d.h. den Schmerz *antizipieren*, verringern sie ihre Aktivität und entwickeln ein Vermeidungsverhalten, welches die Chronifizierung der Schmerzzustände begünstigt.

> Frau B gibt an, daß jede Aktivität im Haushalt oder jeder längere Spaziergang mit Schmerzen verbunden sei. Sie vermeidet deshalb praktisch jede körperliche Aktivität und – wie im Gespräch beobachtbar – sogar jede unnötige Körperbewegung. Auf die Frage was sie tun könne, um die Schmerzen zu verringern, zuckt sie mit den Schultern und meint resigniert, das müßten ihr wohl die Ärzte sagen.

b) Die Bedeutung, die der Patient den Schmerzen bewußt oder unbewußt gibt (Schmerzinterpretation)

Menschen nehmen ähnliche physische Reize ganz verschieden wahr, je nachdem welche Bedeutung sie diesen Reizen geben. Untersuchungen bei Patienten mit sog. Colon irritabile („Reizdarm-Syndrom") zeigen, daß diese Patienten Dehnungsreize am Darm, die bei jedem Menschen auftreten, als schmerzhaft interpretieren (Whitehead 1980). Ähnliche Befunde, daß physiologische Spannungszustände als schmerzhaft erlebt werden, ließen sich bei Patienten mit Kopf- oder Rückenschmerzen erheben (Flor 1991). Möglicherweise reagieren Patienten mit chronischen Schmerzsyndromen stärker auf solche Reize als Gesunde. Verschiedene Einflußfaktoren scheinen dafür verantwortlich zu sein: Neben genetischen Faktoren („Hyperreagibilität") und sozialen Faktoren (z.B. unphysiologische Dauerbelastung im Rahmen der Berufstätigkeit) werden bestimmte typische Schmerzerfahrungen dafür verantwortlich gemacht: Menschen, die schon als Kinder die Erfahrung gemacht haben, daß Zuwendung immer dann erfolgt, wenn sie krank oder leidend sind, können unbewußt dazu neigen, diese Erfahrung immer wieder zu wiederholen, wenn sie einen Mangel an emotionaler Zuwendung erleben.

> Auf die Frage, welche Überlegungen sie sich zur Herkunft ihrer Schmerzen bisher gemacht habe, antwortet Frau B, „es sei halt das Kreuz" und daß sie „es im ganzen Leben eigentlich nie schön gehabt habe", so als wären die Schmerzen schicksalhaft „über sie gekommen". Schon aus der szenischen Gestaltung der ersten Phase des Erstgesprächs kann man vermuten, daß Frau B wenig Vertrauen in sichere und Unterstützung bietende Beziehungen hat (dies bestätigte sich im weiteren Verlauf des Erstinterviews).

Patienten, die physiologische Reize aufgrund einer individuellen Ängstlichkeit und Vorerfahrungen, nämlich, daß bei nahen Angehörigen Schmerzen Symptome einer tödlichen Krebserkrankung waren, als erste Anzeichen einer bösartigen Erkrankung interpretieren, werden solche Reize ängstlicher beobachten und können sie u. U. schmerzhaft wahrnehmen.

c) Aktuelle emotionale Befindlichkeit

Aktuelle seelische Krisensituationen, die von Angst, Wut oder Trauer begleitet sind, vermögen Schmerzerleben und -verhalten zu beeinflussen. Untersuchungen bei Patienten mit chronischen Schmerzsyndromen konnten zeigen, daß *belastende Lebensereignisse* als auslösende und chronifizierende Faktoren in Betracht gezogen werden müssen. Vor allem der tatsächliche oder drohende Verlust einer wichtigen Bezugsperson, des Arbeitsplatzes oder einer sonstigen, für die emotionale Stabilität des Patienten sehr wichtigen Beschäftigung oder Überzeugung scheint diesbezüglich bedeutsam zu sein (Lampe et al. 1993).

Im selben Jahr als die erste Bandscheiben-Operation durchgeführt worden war, erlitt Frau B eine Fehlgeburt. Auf Anraten des Frauenarztes wurde unmittelbar darauf die Gebärmutter entfernt. Gerade weil Frau B dies so scheinbar teilnahmslos erzählt, ist dieses Ereignis besonders zu beachten. Im zweiten Gespräch wird deutlich, daß die Patientin zum Zeitpunkt des Schmerzbeginns eine ganze Reihe schwerer Verlusterlebnisse hatte verarbeiten müssen: Im Jahr des Schmerzbeginns sei der Vater an einem Herzinfarkt verstorben, zwei Jahre vorher auch die Mutter an den Folgen eines Gebärmutter-Karzinoms. Sie habe in den letzten Monaten vor dem Tod sehr gelitten und starke Schmerzen gehabt.

Vor drei Jahren (Zeitpunkt der Schmerzverstärkung) sei ihr Lieblingsbruder ebenfalls an einem Herzinfarkt verstorben.

d) Frühere Erfahrungen mit Schmerz

Erfahrungen, daß Schmerzen vorübergehend, kontrollierbar und behebbar sind oder die gegenteiligen Erfahrungen beeinflussen ein neuerliches, aktuelles Schmerzgeschehen stark. Diese vorhergehenden Schmerzerfahrungen kann der Patient selbst machen oder – wie im Fall von Frau B – bei Angehörigen miterleben.

e) Persönlichkeit des Patienten

Chronisch ängstliche und zu depressiven Reaktionen neigende Menschen scheinen eine verminderte Schmerztoleranz und eventuell auch eine herabgesetzte Schmerzschwelle zu haben. Gleichzeitig drückt sich Ängstlichkeit und Depressivität stark im Schmerzverhalten aus (wie bei Fau B deutlich ersichtlich).

f) Beziehung des Patienten zu den Personen, denen gegenüber er das entsprechende Schmerzverhalten zeigt und die Reaktion dieser Personen

Indem Menschen ihren Schmerz ausdrücken und ein bestimmtes Verhalten zeigen, *kommunizieren* sie mit ihrer Umgebung, versuchen sie bewußt und unbewußt, diese zu beeinflussen und Reaktionen zu erhalten.

Schonhaltung, Suchen von Unterstützung und Zuwendung wird als *sekundärer Krankheitsgewinn* bezeichnet. Dieser „sekundäre Gewinn" kann vor allem dann zur Chronifizierung der Schmerzen beitragen, wenn der Patient die Erfahrung gemacht hat, daß dies eine wesentliche (oder gar die einzige) Art ist, Zuwendung zu erlangen.

Block und Mitarbeiter (1980) haben eine Erfahrung beschrieben, die viele Therapeuten machen, welche sich mit chronischen Schmerzpatienten beschäftigen: Patienten, deren Partner auf Schmerzen mit Zuwendung reagieren, äußern ihre Schmerzen beim Arzt expressiver, wenn der Partner mit anwesend ist. Flor et al. (1987) konnten zeigen, daß Schmerzpatienten mit sich zuwendenden Partnern stärker dazu neigen, Aktivität aufzugeben als Patienten, deren Partner mit Rückzug reagieren. Diese Beobachtungen können unterschiedlich interpretiert werden (siehe nächster Abschnitt).

Der Ehemann von Frau B „nimmt Rücksicht" auf ihre Schmerzen, d.h. er unterstützt sie im Haushalt, stimmt der Übersiedlung in eine kleinere Wohnung zu, akzeptiert ihren Rückzug aus der sexuellen Beziehung. Seit kurzer Zeit leidet auch er unter Rückenschmerzen, was möglicherweise auch als Appell verstanden werden kann, daß auch er sich überfordert fühlt und Zuwendung und Unterstützung braucht.

3.3 Schmerzbewältigung (Coping)

All diese Faktoren sind bestimmend für die Art und Weise, wie ein Mensch akute oder chronische *Schmerzen seelisch verarbeitet und bewältigt* (siehe dazu auch Kapitel V/1).

In verschiedenen Zentren, die sich auf die Behandlung chronischer Schmerzpatienten spezialisiert haben, wurde versucht, günstige von ungünstigen Bewältigungsstilen zu differenzieren (Turk und Rudy 1987; Flor 1991). Patienten, die gut mit ihren Schmerzen zurechtkommen („gute Bewältiger") und in ihrer Lebensweise und in alltäglichen Aktivitäten wenig beeinträchtigt sind, sind in der Regel sehr aktiv, zeigen wenig affektive Verstimmung und wenig expressives Schmerzverhalten, geben wenig psychosoziale Belastung im Alltag an und empfinden sich nicht hilflos, sondern erleben sich als Personen, die ihr Leben aktiv beeinflussen und gestalten können.

Dieser Gruppe stehen Patienten gegenüber („schlechte Bewältiger"), die sich durch ausgeprägtes Schmerzverhalten auszeichnen, die viel Zuwendung durch Angehörige und Ärzte einfordern und sich in hohem Grad hilflos und von ihren Schmerzen abhängig fühlen. Diese Patienten fühlen sich stark durch Alltagsstreß belastet, geben zunehmend Aktivität auf und zeigen oft ein ausgeprägtes soziales Rückzugsverhalten.

4. Psychosomatische Konzepte für das Verständnis des chronischen Schmerzgeschehens

In den letzten Jahrzehnten wurden einige Theorien und Hypothesen zur Schmerzentwicklung und -verarbeitung erstellt, von denen einige auch zu Behandlungsansätzen führten. Die klinische Forschung beschäftigt sich dabei vor allem mit den sog. benignen chronischen Schmerzsyndromen.

4.1 Streß und belastende Lebensereignisse

Aktuelle medizinsoziologische Ansätze in der Schmerzforschung konnten weitere Anhaltspunkte für lebensgeschichtliche Einflüsse auf Schmerzbereitschaft und chronische Schmerzsyndrome liefern. Die *Life-event-Forschung* hat mehrfach Zusammenhänge zwischen Verlusterlebnissen (wie der Tod von nahen Angehörigen oder der Verlust eines emotional hoch besetzten Körperorgans) und chronischer Schmerzkrankheit aufgezeigt.

Pilowsky und Mitarbeiter (1982) haben Krankenhausaufenthalte bei Kindern zwischen 6 und 16 Jahren als prädisponierend für die Entwicklung chronischer Schmerzsyndrome herausgefunden, während Krankenhausaufenthalte bei unter 6jährigen gehäuft bei später depressiv Erkrankten angegeben wurden.

Apley und Naish (1958) haben bei 10,8% der Kinder bei Schuleintritt Schmerzzustände im abdominellen Bereich nachgewiesen, für die kein zugrundeliegender somatischer Befund erhebbar war. Dabei gab es keine Unterschiede zwischen Buben und Mädchen. Bei einer Nachuntersuchung derselben Kinder zum Zeitpunkt der Pubertät litten ein Drittel weiterhin an rezidivierenden abdominellen Schmerzen, wobei zu diesem Zeitpunkt die Mädchen deutlich überwogen.

In letzter Zeit ist in mehreren Studien (Caldirola et al. 1983; Rapkin et al. 1990; Peters et al. 1991) über den Zusammenhang von *sexuellem Mißbrauch* (vor allem im Kindes- und Jugendalter) und chronischen Unterbauchschmerzen berichtet worden.

4.2 Lernprozesse

Die Verhaltensforschung hat sich vor allem mit den psychosozialen Einflußfaktoren auf die Chronifizierung beschäftigt. Ausgehend von den verschiedenen Lernmodellen (siehe Kapitel III/5) wurden verschiedene Mechanismen, die zur Chronifizierung von Schmerz führen können, beschrieben.

Die Vertreter des *respondenten Lernmodells* (nach Pawlow 1941) untersuchten den Zusammenhang zwischen Schmerz und muskulärer Verspannung bzw. Aktivierung des sympathischen Nervensystems: Auf akuten Schmerz reagiert der Körper mit Muskelanspannung und Sympathikusaktivität, welche wiederum Schmerz auslöse. Im Sinne eines konditionierten Reflexes könne schon die Angst vor dem Schmerz diese Reaktionen auslösen. Dies und die durch die Angst vor dem Schmerz bedingte Schonhaltung würden in Form eines Circulus vitiosus zur Chronifizierung führen. Die therapeutische Konsequenz wäre die Durchbrechung dieses Kreisprozesses durch Entängstigung, Entspannung und Aktivierung des Patienten.

Beim *Lernmodell* nach Skinner (1953) steht die Beeinflussung des Schmerzverhaltens durch positive oder negative Verstärkung im Mittelpunkt (Fordyce 1978). Reagiert die Umgebung auf das Schmerzverhalten des Patienten mit Zuwendung oder Unterstützung, würde das Schmerzverhalten verstärkt. Auch negative Verstärkung, wie das Vermeiden einer ungeliebten oder konflikthaften Tätigkeit (z.B. Berufstätigkeit oder sexueller Kontakt) kann zur Aufrechterhaltung von Schmerz beitragen. Die therapeutische Konsequenz aus diesem Ansatz ist vor allem die Einbeziehung der Angehörigen in den Behandlungsplan, um positive und negative Verstärkung abzubauen.

Vertreter des *kognitiv-behavioristischen Ansatzes* (Turk et al. 1983; Flor 1991) kritisieren an den klassischen Verhaltensmodellen, daß die affektive und kognitive Ebene des Schmerzgeschehens, also z. B. Gefühle der Hilf- und Hoffnungslosigkeit oder irrationale Überzeugungen und negative Erwartungen bezüglich der Prognose als chronifizierende Faktoren zuwenig berücksichtigt werden. Sie betonen die Einbeziehung von therapeutischen Maßnahmen, welche Hilflosigkeit abbauen und aktive Formen der Streßbewältigung unterstützen (Stress-Management-Trainings).

Neuere behavioristische Ansätze betonen den Modellcharakter durch die Beobachtung des Verhaltens von anderen (vor allem nahestehender Bezugspersonen) auf das eigene Verhalten (Bandura 1977). Die Beobachtung, daß in verschiedenen Familien gehäuft chronische Schmerzkrankheiten auftreten (sog. *Schmerzfamilien*), unterstreicht diesen Erklärungsansatz des *Modellernens*. Es gibt jedoch auch andere theoretische Konzepte, die die Beobachtung der Häufung von Schmerzsyndromen in bestimmten Familien zu erklären versuchen (siehe psychoanalytische und systemische Modelle).

4.3 Chronischer Schmerz und Depression

In der psychiatrischen Forschung wurde vor allem untersucht, inwieweit chronische Schmerzsyndrome einen *Zusammenhang mit depressiven Erkrankungen* aufweisen, vielfach werden sie sogar als Variante eines depressiven Syndroms (Blumer und Heilbronn 1982) angesehen. Depressive Patienten klagen sehr häufig über körperliche Schmerzen, was auch von kulturellen Faktoren abhängig sein dürfte. So kann man in der klinischen Praxis häufig beobachten, daß z.B. Angehörige mediterraner Kulturen Depression häufig über die klagsame Schilderung körperlicher Schmerzen ausdrücken. Körperlich empfundener Schmerz kann der Abwehr von überwältigenden Gefühlen der Trauer und Hoffnungslosigkeit dienen.

Untersuchungen bei chronischen Schmerzpatienten an allgemeinmedizinischen Einrichtungen ergaben, daß Patienten auf chronischen Schmerz zwar häufig niedergeschlagen und deprimiert reagieren, jedoch keine depressive Erkrankung im engeren Sinn aufweisen. Im Gegensatz dazu weisen Patienten, die an spezialisierten Schmerzambulanzen und an psychiatrischen Abteilungen behandelt werden, sehr viel mehr Depressionskriterien auf. Dies dürfte eine *Untergruppe* von Schmerzpatienten sein, bei denen entweder sehr chronifizierte Schmerzen oder eine depressive Grunderkrankung bestehen.

4.4 Psychoanalytische Schmerzkonzepte

In den *psychoanalytischen Schmerzkonzepten* wird dem Schmerz eine herausragende *Rolle bei der Ich-Entwicklung* zuerkannt (siehe dazu auch Kapitel III/1 und III/3). Nach Freud sind Schmerzerfahrungen im Körper notwendig, um eine bewußte Wahrnehmung des eigenen Körpers, ein „Körper-Ich" zu entwickeln (Freud 1923). Beim Säugling kann vom Beobachter noch nicht zwischen allgemeiner Unlust und Schmerzempfindungen unterschieden werden. Ein schmerzhafter Ausdruck wird zuallererst beobachtet, wenn sich der Säugling von der Mutter (oder einer anderen für ihn lebensnotwendigen Bezugsperson) verlassen glaubt. Dieser „Verlust" einer geliebten Person ist der Prototyp für psychischen Schmerz, der in der Phase der symbiotischen Beziehung zwischen Kind und Mutter und zwischen dem Kind und seinem eigenen Körper (Phase des sog. primären Narzißmus) noch nicht vom körperlich erlebten Schmerz unterschieden werden kann.

Mit der Zunahme der kindlichen Autonomie und der Differenzierung zwischen Selbst und davon unabhängigen Bezugspersonen („psychischen Objekten") beginnt auch eine Differenzierung in der subjektiven Wahrnehmung zwischen körperlichem und seelischem Schmerz.

„Der Übergang vom Körper-Schmerz zum Seelen-Schmerz entspricht dem Wandel von narzißtischer zur Objektbesetzung" (Freud 1926, S. 205).

So wie beim Säugling der vermutete oder tatsächliche Verlust der Mutter Körperschmerz verursacht hat, löst später der Verlust eines geliebten „Objekts" seelischen Schmerz aus. Hirsch (1989) formulierte die Hypothese, daß bei Personen, die in der frühesten Kindheitsentwicklung (in der narzißtischen Phase) Traumatisierungen erlebt haben, der Körperschmerz als Ersatz und Symbol für das mütterliche „Objekt" fungiere. Bei Objektverlusten im späteren Leben werde auf diese Muster zurückgegriffen, der Verlustschmerz somatisiert und als Körperschmerz erlebt (sog. *narzißtischer Schmerz-Mechanismus*).

Neben diesem Mechanismus der Schmerzentstehung bei einem narzißtischen Verlust, wird körperlicher Schmerz als häufiges Symptom bei *Konversionsneurosen* beobachtet. Freud vermutete, daß sich dieser Schmerz als hysterisches Symptom auf eine initiale Schmerzwahrnehmung „aufgepfropft" habe. Der symbolische Bedeutungsgehalt (Schmerz anstelle eines verdrängten Affekts) führe später zu seiner Wiederauslösung, auch wenn der initial vorhandene Schmerzreiz nicht mehr als Auslöser vorhanden ist. Körperschmerz entwickelt sich hier „aus etwas woraus seelischer Schmerz hätte werden können und sollen" (Freud 1895, S. 233).

Schilder (1931) hat auf Zusammenhänge zwischen demütigenden Erfahrungen und einem lieblosen Milieu in der Kindheit von Schmerzpatienten hingewiesen, Hart (1947) auf die Funktion von Schmerz als Möglichkeit zur Reduzierung von Schuldgefühlen.

Engel (1959) konnte diese Befunde durch reichhaltiges klinisches Material bestätigen und hat als erster eine kohärente tiefenpsychologische Theorie zur Ätiologie psychogener Schmerzsyndrome, das sog. *pain-prone disorder*, entwickelt. Patienten, die an chronischen Schmerzen ohne nachweisbare organische Läsion litten, seien geprägt von einem „Muster von Leid, das in der Kindheit erlebt wurde". Diese Menschen seien in ihrer Kindheit häufig Erfahrungen des seelischen, körperlichen und/oder sexuellen Mißbrauchs ausgesetzt, fungierten in einem gewaltsamen Familienklima als Sündenböcke, lenkten Aggressionen auf sich und entwickelten dabei ein „durchdringendes Gefühl der Schuld". Wenn diese Personen im späteren Leben konflikthaften oder schuldauslösenden Situationen ausgesetzt seien, reagierten sie mit der Entwicklung chronischer Schmerzsyndrome. Das Symptom Schmerz drücke einerseits die alten Verletzungen aus, andererseits neutralisiere es die damit verbundenen Schuldgefühle.

Kontrollierte empirische Untersuchungen aus jüngster Zeit (Adler et al. 1989; Egle et al. 1991; Söllner et al. 1993) bestätigen die entwicklungspsychologischen Aspekte dieser Theorie.

Im Zweitgespräch berichtet Frau B – nachdem sie etwas mehr Vertrauen gefaßt zu haben scheint – daß ihre Ehe nicht immer so harmonisch gewesen sei, wie es sich jetzt darstelle. Die ersten 10 Ehejahre seien schrecklich gewesen, ihr Mann sei häufig alkoholisiert gewesen, habe sie geschlagen und habe sich wenig um die Familie gekümmert. Die Partnerschaft habe sich seit 14 Jahren wesentlich verbessert, seit ihr Mann einen Alkoholentzug gemacht habe. Jetzt hätte sie zwar eine „harmonische Partnerschaft", könne das Leben aber nicht genießen, weil sie solche Schmerzen habe.

Weinend beklagt sie, daß sie nie etwas vom Leben gehabt hätte („zuerst eine schwere Kindheit, dann die schwierige Ehe, jetzt die Schmerzen").

Frau B ist in einer kinderreichen Familie aufgewachsen. Nur die Brüder hätten etwas lernen dürfen. Es habe nie Liebe, sondern nur Arbeit gegeben. Auch der Vater habe gern getrunken und sei selten daheim gewesen. Es habe zuhause Gewalttätigkeiten gegeben; vor allem der älteste Bruder sei vom Vater oft brutal geschlagen worden. Von der Mutter sei die Patientin oft abwertend als „Schwächling" bezeichnet worden, weil sie häufig krank gewesen sei. An Zuwendung und Liebe könne sie sich nicht erinnern. Schon mit jungen Jahren sei sie von zuhause fort, um in der Gastwirtschaft zu arbeiten. Nach einer großen Enttäuschung durch einen Mann, der sie schwanger sitzen lassen habe, habe sie dann ihren jetzigen Mann geheiratet.

4.5 Familiendynamische Aspekte

Die Beobachtung von Engel, daß Menschen mit bestimmten Kindheitserfahrungen zur Entwicklung chronischer Schmerzen neigen, ergänzt die schon erwähnte Beobachtung von sog. *Schmerzfamilien*, wo sich – oft auch ähnlich lokalisierte – Schmerzsyndrome von einer Generation auf die nächste „tradieren". Soziales Lernen (Lernen am Modell), Identifikationsprozesse („Identifikation mit dem Aggressor", also z.B. mit einem Elternteil, von dem man sich mißhandelt oder mißachtet fühlte und auf den man starke aggressive Gefühle entwickelte) und Rollendelegation (z.B. „Identifikation mit der Opferrolle") sind dafür als ursächlich anzunehmen.

Chronischer Schmerz beeinträchtigt nicht nur den daran Leidenden, sondern auch dessen Umgebung. Schmerz kann zum bevorzugten Mittel der *Regulierung von Nähe und Distanz in der Partnerbeziehung* werden. Einerseits kann der Partner auf Distanz gehalten (z.B. sexueller Kontakt mit ihm vermieden) werden, andererseits kann der Schmerzpatient eine andere Form von Nähe im Sinne von Pflege, Bemutterung und Geborgenheit erhalten.

Chronischer Schmerz geht fast immer mit einer *Störung der Sexualität* einher: sexuelle Aktivität und Befriedigung nehmen ab (Wurm et al. 1989; Kantner et al. 1992), die „Frigidität im emotionellen Bereich" (Weisenberg 1977) zu. Anstelle eines intensiven Körpererlebens – der Lust – tritt ein anderes, nämlich Schmerz. Das Symptom Schmerz kann Entlastung von Schuldgefühlen (z.B. wegen unbewußt als verpönt empfundener sexueller Wünsche) und gleichzeitig eine – wenn auch verschobene – Befriedigung dieser Wünsche bieten.

5. Konsequenzen für den diagnostischen und therapeutischen Prozeß

5.1 „Simultandiagnose" statt Ausschlußdiagnose

Neben somatischen Faktoren sollten bei jedem Patienten mit einem chronischen Schmerzsyndrom immer auch psychische und soziale Faktoren, welche an der Auslösung und Aufrechterhaltung der Schmerzen beteiligt sein können, mituntersucht werden. Im weiteren beziehe ich mich auf „gutartige" chronische Schmerzzustände. Diagnose und Therapie bei Schmerzen im Rahmen von Tumorerkrankungen werden im Kapitel VI/10 behandelt.

Im Rahmen einer *vertieften, biographischen Anamnese* (siehe Kapitel IV/3) sollen neben einer ausführlichen Schmerzanamnese und einer allgemeinen Krankheitsanamnese v.a. folgende psychosozialen Umstände erhoben werden:

a) Umgang des Patienten mit Schmerz:

– die gegenwärtige emotionale Befindlichkeit;
– die Art, wie der Patient seine Schmerzen ausdrückt (vor allem auch szenisch und non-verbal);
– die Art, wie der Patient mit seinen Schmerzen umgeht und welche Sicht er von seinen Möglichkeiten hat, die Schmerzen zu beeinflussen (Kontrollierbarkeit);
– die Bedeutung, die der Patient den Schmerzen gibt, seine Gedanken über deren Ursachen und seine diesbezüglichen Befürchtungen.

b) Gegenwärtige Lebenssituation

– Überblick über die gegenwärtigen Lebensumstände;
– Arbeitsplatzsituation (ev. Berentungswunsch oder Bedrohung mit vorzeitiger Berentung);
– die Reaktion der Umgebung (Familie, Arbeitsplatz) auf das Schmerzgeschehen (Ausmaß der sozialen Unterstützung, ev. Verstärker, sekundärer Krankheitsgewinn);
– auslösende belastende Lebensereignisse (vor allem solche, die für den Patienten einen Verlust darstellen).

c) Herkunftsfamilie

- Schmerzerkrankungen in der Familie und wie der Patient diese erlebte;
- Familienklima (Faktoren des Pain-Prone-Disorder).

Die Erhebung einer vollständigen biographischen Anamnese ist unter den Bedingungen der ärztlichen Praxis oft schwierig bis unmöglich. Wenn man sich aber auf oben angeführte Punkte konzentriert, ist sie auch unter zeitlich limitierten Verhältnissen durchführbar. Sie kann auch im Rahmen mehrerer kürzerer Gespräche erhoben werden. Ein Vernachlässigen einer genauen Anamneseerhebung kostet letztlich wegen der fortschreitenden Chronifizierung und wiederholten Abklärungen weit mehr Zeit und vor allem auch Leid für Schmerzkranke.

Bei der Erhebung der Anamnese ist besonders auf die *eigenen gefühlsmäßigen Reaktionen* zu achten (Gegenübertragungreaktionen; siehe Kapitel IV/1), da diese einen wichtigen Hinweis auf die emotionale Verfassung des Patienten und dem Patienten selbst unbewußte Übertragungsphänomene liefern können.

Bei der *körperlichen Untersuchung* des Schmerzpatienten ist besonders auf den körperlichen Schmerzausdruck zu achten (Bewegungen, Schonhaltungen, muskuläre Spannungszustände etc).

Immer sollte man an die *Einbeziehung des Partners zu einem gemeinsamen Gespräch* denken, da oft erst so die Verklammerung der Partner und die häufige gegenseitige Schmerzverstärkung in Erfahrung gebracht und der Partner für eine Unterstützung der therapeutischen Maßnahmen gewonnen werden kann.

5.2 Die Bedeutung der Arzt-Patient-Beziehung bei der Behandlung von Schmerzpatienten

Da Schmerz immer auch einen *kommunikativen Aspekt* hat, ist auch die Beziehung zwischen Arzt und Patient davon betroffen. Wir Ärzte beziehen unser berufliches Selbstverständnis nicht zuletzt aus dem Wunsch und der Möglichkeit, anderen Menschen Schmerzen nehmen oder diese zumindest lindern zu können. So befriedigend sich die Arzt-Patient-Beziehung gestaltet, wenn es gelingt, einen Menschen von quälenden akuten Schmerzen zu befreien oder maligne chronische Schmerzen zu lindern, so unbefriedigend wird diese Beziehung, wenn die Behandlung chronischer Schmerzsyndrome nicht den erhofften Erfolg bringt. Gerade solche Patienten neigen dazu, den Arzt oder auch den Physiko- oder Psychotherapeuten anfangs zu idealisieren, was oft mit einem großen anfänglichen Optimismus des Behandelnden korrespondiert.

Das Scheitern der Beziehung ist damit schon vorprogrammiert. Ein Ausbleiben des Erfolgs führt – wenn die Situation vom Behandelnden nicht reflektiert werden kann – zu einer typischen *Kollusion* (siehe Kapitel IV/1) zwischen Arzt und Patient: erweiterte invasive Diagnostik und wiederholte operative Eingriffe sind einerseits Ausdruck des immer stärker werdenden ärztlichen *Dranges zu handeln,* um so eigene Gefühle der Hilflosigkeit nicht wahrnehmen zu müssen, andererseits auch Ausdruck des Ärgers über den anspruchlichen und ein Erfolgserlebnis verweigernden Patienten. Dies paßt wie der Schlüssel ins Schloß mit Selbstbestrafungsbedürfnissen des Patienten und einer ablehnenden, (sado-masochistischen) Beziehung zu seinem Körper zusammen. Der chronische Schmerz wird so zum symbolischen Ausdruck feindseliger Abhängigkeit, sowohl zwischen dem Patienten und seinem Körper als auch zwischen Arzt und Patient.

Wenn dieser Prozeß nicht verstanden werden kann, drohen Abbruch der Beziehung, häufige Arztwechsel, wiederholte sinnlose Abklärungen und multipragmatische Behandlungsversuche bis hin zu wiederholten, immer drastischeren operativen Eingriffen. Beck (1977) bezeichnete diese Entwicklung der Arzt-Patient-Beziehung als „Koryphäen-Killer-Syndrom".

Frau B berichtet im Zweitgespräch, daß es ihr nach dem ersten Gespräch sehr schlecht gegangen sei (sie kommt jetzt auch mit der Stützmanschette am Hals!). Die Schmerzen hätten sich verstärkt, sodaß sie die behandelnde Ärztin in der Klinik angerufen und um ein stärkeres Schmerzmedikament gebeten habe. Die Kollegin habe dem nicht entsprochen, sondern auf das vereinbarte zweite Gespräch verwiesen, wo dies dann besprochen werden könne.

Im Zweitgespräch betont Frau B, daß sie sich nicht beklagen wolle. Sie scheint eine Bestrafung in Form von Entzug von Zuwendung befürchtet zu haben, wie sie es schon oft mit Ärzten erlebt habe, die anfangs immer sehr verständnisvoll und interessiert gewesen seien, sich nach vielen Mißerfolgen aber oft verärgert abgewandt hätten.

Frau B befürchtet offensichtlich wieder eine solche Enttäuschung durch mich. Daß ich mich anfangs für sie interessieren könne, um mich nach erfolglosem Bemühen wieder abzuwenden. Diese Gefahr ist sicherlich groß, hat sich durch die Verschlechterung und die versuchte Hinzuziehung der Kollegin als konkurrierende Bezugsperson schon angekündigt und würde einer szenischen Wiederholung ihrer seelischen Traumen entsprechen.

Frau B löst bei mir zuerst Mitleid und innere Beteiligung aus, ich verspüre Ärger auf die vorbehandelnden Kollegen, die ihr so wenig gerecht geworden seien und zu immer drastischeren Eingriffen Zuflucht gesucht haben. Diese Gefühle veranlassen mich, zu überlegen, ihr trotz Therapieplatzmangels selbst eine Psychotherapie anzubieten.

Gleichzeitig spüre ich Ärger über die Passivität von Frau B und ihre Art, Schuld nur bei anderen zu suchen und sich ausschließlich als Opfer zu erleben und darzustellen. Ich empfinde auch Ärger über die versteckte Aggressivität von Frau B, der es gut gelingt, alle Kollegen gegeneinander auszuspielen.

In der *multidisziplinären Schmerzkonferenz* werden die Rivalität und die gegenseitigen, verdeckten Schuldzuweisungen zwischen den verschiedenen behandelnden Ärzten deutlich. Dadurch, daß es möglich wird, dies zu besprechen, wird auch verständlich, welchen Anteil die Patientin an dieser szenischen Ausgestaltung hat und daß dadurch stärkere Ängste (bei den Ärzten vor Hilflosigkeit, bei Frau B vor dem Verlassenwerden) abgewehrt werden. Erst so kann ein Behandlungsplan erstellt werden, der realistisch ist und nicht aufs Neue den Kreislauf zwischen Idealisierung (einer neuen Therapiemethode, z.B. der Psychotherapie) und Abwertung (wenn die neue Methode wieder nicht die erhoffte, rasche Heilung bringt) wiederholt.

5.3 Konsequenzen für psychotherapeutische Behandlungsansätze

Hier sei bezüglich der psychotherapeutischen Methoden auf Abschnitt VIII, bezüglich der psychotherapeutischen Behandlung von Tumorpatienten auf Kapitel VI/10 verwiesen.

Psychotherapeutische Methoden können in Kombination mit anderen medizinischen und physiotherapeutischen Behandlungsansätzen zu einer besseren Bewältigung und Verringerung chronischer Schmerzen führen. Wenn funktionelle chronische Schmerzsyndrome, also Schmerzen ohne relevanten Organbefund, unbehandelt bleiben, persistieren die Schmerzen häufig oder es können sich im Laufe der Zeit im Sinne eines *Syndrom-Wechsels* andere funktionelle Symptome entwickeln (Söllner et al. 1993). Dies wird als sog. *Plastizität funktioneller Syndrome* bezeichnet (siehe Kapitel II/7).

Prinzipiell sollten psychotherapeutische Maßnahmen in ein *Gesamtbehandlungskonzept* eingebettet und mit den übrigen Behandlern abgesprochen sein. Oft ist eine Kombination mit anderen medizinischen Verfahren sinnvoll (z.B. TENS, Akupunktur und pharmakologische Behandlung).

Die Kombination zwischen *körpernahen Ansätzen* (z.B. Entspannungsverfahren wie die progressive Muskelrelaxation nach Jacobson oder Biofeedback) und verbalen Therapieverfahren kommt der Sichtweise der Patienten entgegen, die zumindest am Anfang ihre Beschwerden als allein oder doch überwiegend organisch bedingt sehen.

Oft ist eine ausreichende Motivation für ein klassisches psychotherapeutisches Verfahren nicht gegeben. In solchen Fällen empfiehlt sich eine enge Kooperation zwischen „somatisch" und psychotherapeutisch orientierten Fachleuten: An der Universitätsklinik in Innsbruck haben wir begonnen, *interdisziplinäre Gruppenbehandlungen für Schmerzpatienten* einzurichten, bei denen in 6 bis 8 doppelstündigen Sitzungen organmedizinische Information, physiotherapeutische Übungen, Entspannungsverfahren und ein unterstützendes, themenzentriertes Gesprächsangebot kombiniert werden. Ein solches Programm ließe sich auch in einer ärztlichen Praxis durchführen.

Etliche Patienten, die vorher nicht zu einer Psychotherapie motiviert waren, konnten sich nach einer solchen Behandlungsgruppe, in die psychotherapeutische Methoden einfließen und in der sie psycho-somatische Zusammenhänge sowohl erkennen als auch durch Körperübungen erleben können, eher zu einer längerdauernden Psychotherapie entschließen.

Anregung am Kapitelende

Um sich in Patienten, die an Schmerzen leiden, einfühlen zu können, und um die eigenen Reaktionen als Medizinstudent oder als Arzt darauf besser zu verstehen, ist die *Reflexion eigener Schmerzerfahrungen* wichtig:

Versuchen Sie sich an eigene Schmerzerfahrungen zu erinnern: Wie haben Sie diese erlebt? Was haben sie dabei empfunden? Welche Wünsche und welche Ängste haben Sie dabei gehabt? Wie haben Sie Ihre Schmerzen ausgedrückt und was haben Sie unternommen, um sie zu bewältigen?

Welche Erfahrungen mit Schmerz haben Sie in Ihrer Kindheit bei sich selbst und bei Angehörigen gemacht? Was haben Sie empfunden, wenn nahe Angehörige an Schmerzen litten? Wie haben Sie darauf reagiert?

Prüfungsfragen

1. Ist Schmerz eine Wahrnehmung oder ein Gefühl?
2. Beschreiben Sie die verschiedenen Dimensionen von Schmerz!
3. Was verstehen Sie unter Schmerzverhalten und wozu ist die Beobachtung dieses Verhaltens wichtig?
4. Warum ist die klinische Unterscheidung akuter von chronischen Schmerzsyndromen wichtig?
5. Was ist der Unterschied zwischen Schmerzschwelle und Schmerztoleranz? Wodurch werden diese Maße beeinflußt?
6. Welche Faktoren sind für die Chronifizierung von Schmerz von Bedeutung?
7. Was verstehen Sie unter Pain-Prone-Disorder?
8. Welche Besonderheiten der Arzt-Patient-Beziehung sind bei der Behandlung von Schmerzpatienten zu beachten?
9. Worauf ist bei der Erhebung einer Anamnese mit Patienten, die an chronischen Schmerzen leiden, zu achten?

Literatur

1. Adler RH, Zlot S, Hürny C, Minder C (1989) Engel's „Psychogener Schmerz und der zu Schmerz neigende Patient": Eine retrospektive, kontrollierte klinische Studie. Psychother Med Psychol 39: 209–218
2. Apley J, Naish N (1958) Recurrent abdominal pain: A field survey of 1000 school children. Arch Dis Childhood 33: 165–170
3. Bandura A (1977) Social learning theory. Prentice-Hall, New York
4. Beck D (1977) Das Koryphäen-Killer-Syndrom. Zur Psychodynamik chronischer Schmerzzustände. Dtsch Med Wochenschr 102: 303–305
5. Block AR, Kremer E, Gaylor M (1980) Behavioral treatment of chronic pain: the spouse as a discriminative cue for pain behavior. Pain 9: 243–252
6. Blumer D, Heilbronn M (1982) Chronic pain as a variant of depressive disease. The pain-prone disorder. J Nerv Ment Dis 170: 381–406
7. Caldirola D, Gemperle MB, Guzinski GM, Gross RJ, Doerr H (1983) Incest and pelvic pain: the social worker as part of a research team. Health and Social Work 309–319
8. Egle UT, Kissinger D, Schwab R (1991) Eltern-Kind-Beziehung als Prädisposition für ein psychogenes Schmerzsyndrom im Erwachsenenalter. Psychother Med Psychol 7: 247–256
9. Engel GL (1959) „Psychogenic" pain and the pain prone patient. Am J Med 26: 899–918
10. Flor H (1991) Psychobiologie des Schmerzes. Empirische Untersuchungen zur Psychobiologie, Diagnostik und Therapie chronischer Schmerzzustände der Skelettmuskulatur. Huber, Bern
11. Flor H, Kerns RD, Turk DC (1987) The role of spouse reinforcement, perceived pain and activity levels of chronic pain patients. J Psychosom Res 31: 251–259
12. Flor H, Turk DC (1988) Rheumatoid arthritis and back pain: predicting pain and disability from cognitive variables. J Behav Med 11: 251–265
13. Fordyce WE (1978) Learning processes in pain. In: Sternbach RA (ed) The psychology of pain. Raven, New York
14. Freud S (1895) Studien über die Hysterie. Gesammelte Werke I, 233
15. Freud S (1923) Das Ich und das Es. Gesammelte Werke XIII. Fischer, Frankfurt, S 235–289
16. Freud S (1926) Hemmung, Symptom und Angst. Gesammelte Werke XIV. Fischer, Frankfurt, S 111–205

17. Hart H (1947) Displacement, guilt and pain. Psychoanal Rev 34: 259–273
18. Hirsch M (1989) Psychogener Schmerz als Repräsentant des Mutterobjekts. Psychother Med Psychol 39: 202–208
19. Kantner J, Bergant A, Söllner W, Rumplmair W, Huter O, Wurm B (1992) Schmerzen im Unterleib: Gynäkologische, sexualmedizinische und psychosomatische Aspekte bei Frauen mit chronischen Beckenschmerzen. Sexualmedizin 5: 256–265
20. Lampe A, Söllner W, Krismer M, Rumplmair W, Wurm B, Rathner G (1993) The impact of stressful life-events in chronic low back pain. Abstracts of the 12th World Congress of Psychosomatic Medicine, p 94
21. Melzack R, Wall PD (1965) Pain mechanisms: a new theory. Science 150: 971–979
22. Melzack R, Wall PD (1982) The challenge of pain. Basic Books, New York
23. Miller SM (1981) Controllability and human stress. Method, evidence and theory. Behavior Research and Therapy 17: 287–304
24. Pawlow IP (1941) Lectures on conditioned reflexes. International Publishers, New York
25. Peters AAW, van Dorst E, Jellis B, van Zuuren E, Hermans J, Trimbos JB (1991) A randomized clinical trial to compare two different approaches in women with chronic pelvic pain. Obstet Gynecol 77: 740–744
26. Pilowsky I, Bassett D, Begg M, Thomas P (1982) Childhood hospitalisation and chronic intractable pain in adults: a controlled retrospective study. Int J Psychiatry Med 12: 75–84
27. Rapkin AJ, Kames LD, Darke L., Stampler FM, Naliboff BD (1990) History of physical and sexual abuse im women with chronic pelvic pain. Obstet Gynecol 76(1): 92–96
28. Schilder P (1931) Notes on the psychopathology of pain in neuroses and psychoses. Psychoanal Rev 18(1): 1–22
29. Skinner BF (1953) Science and human behavior. Macmillan, New York
30. Söllner W (1991) Schmerz – Ausdruck des Körpers oder Ausdruck der Seele? Psychologie in der Medizin 2 (3/4): 9–14
31. Söllner W, Huter O, Wurm B, Kantner J, Rumplmair W (1993) Longitudinal follow-up of chronic pelvic pain and occurrence of new symptoms 5 to 7 years after laparoscopy. Am J Obstet Gynecol 168 (5): 1645
32. Söllner W, Rumplmair W, Lampe A, Wurm B, Krismer M (1993) Pain prone disorder and depression in patients with chronic low back pain. Abstracts of the 12th World Congress of Psychosomatic Medicine, p 52
33. Turk DC, Meichenbaum DH, Genest M (1983) Pain and behavioral medicine: a cognitive-behavioral approach. Guilford, New York
34. Turk DC, Rudy TE (1987) Towards a comprehensive assessment of chronic pain patients. Behav Res Ther 25: 237–249
35. Weisenberg M (1977) Pain and pain control. Psychol Bull 84: 1008
36. Whitehead WE (1980) Interoception. In: Hölzl R, Whitehead WE (eds) Psychophysiology of the gastrointestinal tract. Plenum, New York
37. Wurm B, Heel G, Karpellus E, Huter O, Busch G, Söllner W (189) Der chronische Beckenschmerz bei Frauen: Eine sozio-psychosomatische Verlaufsuntersuchung. In: Söllner W, Wesiack W, Wurm B (Hrsg) Sozio-Psycho-Somatik. Gesellschaftliche Entwicklungen und psychosomatische Medizin. Springer, Berlin, S 229–236
38. Zimmermann M, Seemann H (1986) Der Schmerz. Ein vernachlässigtes Gebiet der Medizin? Springer, Berlin

Weiterführende Literatur

1. Egle UT, Hoffmann SO (Hrsg) (1993) Der Schmerzkranke. Grundlagen, Pathogenese, Klinik und Therapie chronischer Schmerzsyndrome aus bio-psycho-sozialer Sicht. Schattauer, Stuttgart New York
2. Basler HD, Franz C, Kröner-Herwig B, Rehfisch HP, Seemann H (1990) Psychologische Behandlung chronischer Schmerzen: Grundlagen, Diagnose, Therapie. Springer, Berlin

Kapitel 9

Psychosomatisches Kranksein am Beispiel des Myokardinfarkts

G. Titscher

> **Lehrziele**
>
> Verständnis bio-psycho-sozialer Zusammenhänge bei körperlichen Erkrankungen, besonders der koronaren Herzkrankheit.
>
> Vermittlung der Auswirkungen psychischer Faktoren auf Ätiologie, Auslösung und Bewältigung von Krankheiten am Beispiel des Myokardinfarkts.
>
> Kennenlernen der unterschiedlichen medizintheoretischen Paradigmata und deren praktische Konsequenzen.
>
> Förderung des Verstehens der Arzt-Patient-Beziehung und deren Bedeutung für die Therapie.
>
> Verständnis für die subjektive Wirklichkeit des kranken Menschen.

Einleitung

In den Beiträgen zum allgemeinen Teil der Körper-Seele-Problematik ist bereits eingehend dargelegt worden, daß Kranksein immer ein zutiefst psychosomatisches Phänomen ist, unabhängig von der Art der Erkrankung. Stets sind körperliche und seelische Vorgänge untrennbar mit dem Krankheitsgeschehen verbunden. Wenn ich also diesen Titel gewählt habe, dann nicht, um psychosomatisches Kranksein von nicht-psychosomatischem – das würde im allgemeinmedizinischen Sprachgebrauch meinen somatischem – Kranksein zu trennen. Vielmehr geht es mir darum, bei einer Krankheit, die nach wie vor in der schulmedizinischen Praxis mechanistisch-somatisch gesehen wird, psychosoziale Aspekte mit einzubeziehen. Der Titel ist bewußter Pleonasmus und zeigt als solcher das Spannungsfeld, in dem wir uns derzeit befinden.

Dieses Spannungsfeld zwischen mechanistisch-monokausaler Medizin einerseits und den Versuchen einer bio-psycho-sozialen Medizin andererseits möchte ich am Beispiel einer der häufigsten Todesursachen der Industrieländer, der koronaren Herzkrankheit (KHK), demonstrieren.

Allgemeine Bemerkungen zur KHK

Seit den Ergebnissen der Framingham-Studie gilt das **Risikofaktorenmodell** für die Entstehung der koronaren Herzkrankheit als wissenschaftlich gesichert. Die als „klassisch" somatisch geltenden Risikofaktoren (RF) Rauchen, Hypercholesterinämie, Übergewicht, Bewegungsmangel, Hypertonie und Diabetes mellitus sind Allgemeinwissen geworden. Diese Faktoren sind bei näherer Betrachtung keine rein körperlichen Merkmale, sondern haben mit menschlichem Fehlverhalten zu tun, sind emotionale und verhaltensmäßige Reaktionen des Individuums auf die Umwelt.

Aber immer noch sind die Schwerpunkte einer klinisch orientierten Wissenschaft an der **linear-kausalen Atherosklerosetheorie** orientiert. Die bedeutenden Erfolge und Fortschritte in der Therapie, wie die Lysetherapie des akuten Myokardinfarkts oder die Möglichkeiten der Koronardilatation sind Ergebnisse eines mechanistischen Weltbildes. Entstanden aus der Vorstellung, bei der koronaren Erkrankung handle es sich um die Verlegung bzw. Einengung eines Rohrsystems, Behandlung bedeute demnach die Beseitigung des Flußwiderstandes. Diese im Einzelfall äußerst hilfreichen und effektiven Maßnahmen führen jedoch weder zu einer Heilung der Krankheit, noch haben sie bis jetzt vermocht, Morbiditäts- und Mortalitätsstatistiken entscheidend zu beeinflussen.

Nur eine Medizin, die bio-psycho-soziale Bedeutungsebenen berücksichtigt, hat die Chance, den sogenannten Zivilisationskrankheiten wirksam zu begegnen.

Voraussetzung dafür wäre allerdings ein **Paradigmawechsel** der medizinischen Lehre, d.h. ein Umdenken der Ärzteschaft von einer einseitig mechanistischen Betrachtungsweise hin zu kybernetischen Denkmodellen mit Berücksichtigung kreisförmiger Prozesse und netzartiger Verknüpfungen auf verschieden Ebenen.

Ich möchte diese sehr allgemein gehaltenen Überlegungen mit Hilfe eines Fallbeispiels konkretisieren.

Exemplarischer Fall

Herr H. L., ein 48jähriger, etwas übergewichtiger, aber sportlich wirkender Mann, sucht wegen brennender Schmerzen hinter dem Brustbein, die in beide Oberarme ausstrahlen, eine kardiologische Ambulanz auf. Er spricht rasch, läßt den Arzt nicht ausreden, sondern beendet dessen Sätze selbst. Seine Beschwerden halte er für nicht weiter schlimm, erst auf Drängen seiner Frau sei er, da die Schmerzen nicht nachgelassen hätten, mit dem

Auto ins Spital gefahren. Es sei nichts Schlimmes, er könne sicher gleich wieder nach Hause. Auf Befragen gibt er an, daß er seit etwa vier Monaten beim Radfahren – das er betreibe, um fit zu bleiben – und wenn er in der Firma unter stärkerem Zeitdruck stünde, einen unbestimmten Druck in der Brust verspüre. Zunächst habe er das kaum beachtet, später habe er gedacht, er hätte sich verkühlt. Am Tag vor dem Ambulanzbesuch seien abends zu Hause plötzlich Übelkeit, Druck in der Magengegend und Schweißausbruch aufgetreten.

Im EKG zeigt sich das Bild eines Hinterwandinfarkts, die infarktspezifischen Enzyme sind positiv. An RF bestehen ein Nikotinabusus von ca. 20 Zigaretten/Tag, ein erhöhter Cholesterinspiegel bei erhöhter LDL-Fraktion und eine Grenzwerthypertonie. Sein Vater ist im 67. Lebensjahr am zweiten Herzinfarkt verstorben, sonst sind dem Patienten keine Herzerkrankungen in der Familie bekannt. Herr L. ist seit 20 Jahren verheiratet, aus dieser Ehe stammen zwei Kinder, 18 und 15 Jahre alt. Er ist seit seinem 20. Lebensjahr in einer Baufirma beschäftigt, dort hat er sich bis zum Abteilungsleiter hochgearbeitet.

Erst nach längerem Gespräch und Zureden seiner Frau ist der Patient bereit, sich aufnehmen zu lassen.

Wegen der zu langen Entscheidungszeit (delay) des Patienten ist eine Lysetherapie nicht mehr möglich. Der Krankheitsverlauf ist komplikationslos, nach zweitägigem Aufenthalt an der Überwachungsstation kann Herr L. an die Normalstation verlegt werden. Erschwert wird die Behandlung durch die Unfähigkeit des Patienten, Bettruhe einzuhalten, und sein Drängen, rasch wieder entlassen zu werden. Nach der Spitalsphase wird er zum Anschlußheilverfahren an ein Rehabilitationszentrum überwiesen.

Kardiologisch-somatische Interpretation

Ein alltäglicher kardiologischer Fall. Bei Herrn L. besteht wahrscheinlich eine vererbte Prädisposition zur KHK (Familienanamnese). Eine ungesunde Lebensführung bringt zusätzlich die RF eines erhöhten Cholesterinspiegels und Übergewichts mit sich. Verstärkend wirkt sich ein möglicherweise genetisch bedingt erhöhter LDL-Spiegel aus (verminderte Anzahl von LDL-Rezeptoren, Grundy 1984). Die auch dadurch mitverursachte Grenzwerthypertonie und das Rauchen steigern das koronare Risiko.

> Raucher, die mehr als 20 Zigaretten pro Tag rauchen, haben das 3fache KHK-Risiko wie Nichtraucher (Stamler und Epstein 1972).

Nach der **Multiple-risk-Theorie** (Potenzierung der einzelnen RF) hat Herr L. damit ein 8fach erhöhtes Risiko, koronar zu erkranken.

Folgerichtig müssen die ärztlichen Empfehlungen nach der Akutbehandlung beinhalten: Nikotinkarenz, Gewichtsreduktion bei fettarmer und salzreduzierter Kost und sinnvolles körperliches Training. Dazu bekommt der Patient während des Anschlußheilverfahrens in einem Rehabilitationszentrum Gelegenheit.

Die Koronarangiographie ergibt bei einem Verschluß der rechten Kranzarterie und sonst unauffälliger Koronarmorphologie einen relativ günstigen Befund. Es besteht somit keine Indikation zur PTCA (Koronardilatation) oder ACBP (aortocoronaren Bypaßoperation).

Als medikamentöse Therapie bzw. Sekundärprophylaxe werden ein kardioselektiver Betablocker (zur Kardioprotektion und als Antihypertensivum) und Aspirin verordnet.

Kommentar

Mit Hilfe der Standard-RF ist es möglich, ca. 50% der koronaren Ereignisse vorherzusagen (Marmot und Winkelstein 1975). Für die noch unerschlossenen 50% wird angenommen, daß sie durch psychosoziale Merkmale oder Bedingungen aufgeklärt werden können (Langosch 1989).

Unter ätiologischen Gesichtspunkten erstellten Schaefer und Blohmke (1977) eine Hierarchie der RF (s. Abb. 1), aus der ersichtlich ist, daß gegenwärtige Therapiemethoden nur die Punkte 5 bis 8, also die primären RF, berücksichtigen. Eine umfassende Prävention und Behandlung müßte die Ebenen 1 bis 4 mitberücksichtigen.

Auf Herrn H. L. bezogen, besagt dies: Die erwähnten Maßnahmen sind unerläßlich und dienen der Vorbeugung weiterer koronarer Ereignisse. Sie ermöglichen dem Patienten darüber hinaus Information und die Sicherheit der modernen Medizin. Und doch fehlt Entscheidendes. Unberücksichtigt bleiben soziale Faktoren (z.B. Berufswelt), Persönlichkeit und Verhalten des Patienten. Die Folge davon ist auch, daß Herr L. in seiner individuellen subjektiven Wahrheit nicht erkannt wird, daß nicht beachtet wird, was Kranksein für diesen Menschen bedeutet. Auf diese Weise bleiben wichtige Möglichkeiten der Hilfestellung ungenützt.

Kardiologisch-psychosomatische Interpretation

Dabei möchte ich besonders hervorheben, wie sich Herr H. L. auf der Station in seinem Verhalten, der Gestaltung der Arzt-Patient-Beziehung und in den Gesprächen mit den Schwestern darstellt.

Psychosomatische Medizin ist immer auch **Beziehungsdiagnostik und -therapie** (Balint).

Im Erstgespräch betont Herr L., wie wichtig es für ihn sei, rasch wieder aus dem Krankenhaus entlassen zu werden, er könne es sich nicht leisten, krank zu sein, dafür hätte er zu viel Arbeit. Deutlich wird sein geradezu krankhaftes Leistungsstreben und das Bedürfnis, unersetzlich zu sein. Die Vorstellung, jemand anderer könne seine Arbeit erledigen, scheint ihm besonders unangenehm zu sein. Er läßt sich auch im Krankenhaus täglich von der Firma berichten und erledigt Korrespondenzen. Bettruhe einzuhalten ist für ihn nach Abklingen der anginösen Symptomatik das größte Problem. („Mir geht es prächtig. Ich könnte schon wieder Bäume ausreißen.") Es fällt ihm schwer, von Schwestern und Ärzten Hilfe anzunehmen, lieber kümmert er sich um Mitpatienten.

Ein ähnliches Verhalten läßt sich häufig bei Koronarpatienten beobachten.

Rosenman et al. (1964) beschreiben das koronargefährdende **Typ-A-Verhaltensmuster (TAVM)** mit folgenden wesentlichen Merkmalen: starker Antrieb, Aggressivität und Ehrgeiz, ausgeprägtes Wettbewerbs- und Konkurrenzverhalten, ein unentwegtes Gefühl der Zeitnot und stete Wachsamkeit verbunden mit dem intensiven Drang nach Anerkennung. Bei Menschen mit TAVM ist die Inzidenz koronarer Ereignisse bis zu 4,5mal erhöht.

Im Drang nach Aktivität – er hat sich auch jahrelang keinen Urlaub gegönnt –, dem Streben nach Erfolg und Unabhängigkeit, wehrt Herr L.

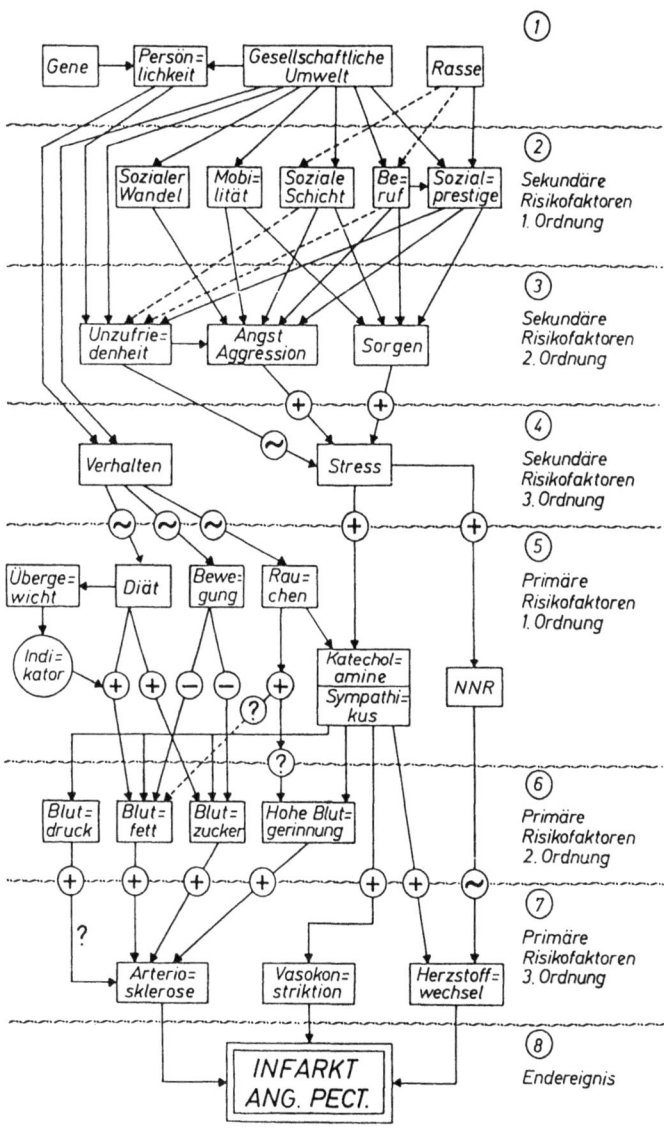

Abb. 1. Schema der Hierarchie der Risikofaktoren für den Herzinfarkt (nach H. Schaefer und M. Blohmke 1977)

die schon in der Kindheit nicht befriedigten Geborgenheits- und Versorgungswünsche ab; schon als Kind durfte er sich mit einmal erreichten Erfolgen nicht zufrieden geben. Sein Vater, aus einfachen Verhältnissen stammend, wollte, daß aus seinem Sohn einmal „mehr" würde als aus ihm. Mit Strenge und Autorität, aber ohne vom Sohn anerkannt zu werden, übte er großen Druck auf schulische und sportliche Leistungen aus. Die Mutter gab die von ihrem Mann (und der Gesellschaft) aufgestellten Normen an den Sohn weiter, ohne sich selbst damit identifizieren zu können. Liebe und Geborgenheit konnten die Eltern nur schwer vermitteln. Der Sohn spürte bald, daß nicht er selbst, sondern das, was er leistete, geschätzt wurde. Die Folge war eine oberflächliche Anpassung bei tiefliegender unbewußter Aggression gegen die Eltern. Dieses Verhalten gegenüber Elternfiguren spiegelt sich auch im Kontakt zu den Ärzten und Schwestern. So ist er bei der Visite dem Arzt gegenüber immer freundlich und zufrieden, beschwert sich aber bei der Schwester darüber, daß er Schinken und Butter bekomme, das sei für einen Infarktkranken nicht die passende Ernährung; oder darüber, daß das achtstündige Medikamentenintervall nicht ganz pünktlich eingehalten würde (Zwanghaftigkeit ist nach Hahn [1971] ein häufiger Charakterzug von Koronarkranken).

Auf die Frage, ob es in letzter Zeit Veränderungen in seinem Leben gegeben hätte, antwortet Herr L., daß zu Hause alles in Ordnung sei, er führe eine gute Ehe und habe zwei tüchtige Kinder. Vor etwa vier Monaten hätte er die Chance gehabt, Leiter einer größeren Abteilung als der bisherigen zu werden. Von der Direktion sei aber dann ein anderer vorgezogen worden. Zunächst sei er schon enttäuscht gewesen, er habe aber bald nicht mehr daran gedacht.

Seit einiger Zeit, ca. zwei Monaten, habe er sich nicht mehr so wie früher gefühlt, sei müde und leicht reizbar gewesen (psychosomatische Prodromi). Am Tag vor dem Infarkt sei es zu einer Auseinandersetzung mit dem ehemaligen Konkurrenten gekommen, bei der er, obwohl sachlich im Recht, hätte nachgeben müssen (Auslösesituation).

Wir können uns vorstellen, daß das Ereignis des Herzinfarkts, abgesehen von der selbstverständlich realen Angst bei einer lebensgefährlichen Erkrankung, zusätzlich eine Bedrohung seiner Unabhängigkeit, der für ihn so wichtigen Kontrolle über sich selbst, und damit seines Selbstwertgefühls darstellt. Dies ist auch der Grund, warum Herr L. so spät das Krankenhaus aufgesucht hat, warum er seine Beschwerden verleugnet oder bagatellisiert.

Verleugnung ist ein an sich sinnvoller psychologischer Schutzmechanismus. Sie ist die häufigste Abwehrreaktion bei Infarktpatienten und die Hauptursache für das Verzögerungsverhalten („delay") in der Prähospitalphase. In der Akutphase kann die Verleugnung eine wichtige Hilfe zur Bewältigung der Situation und der damit verbundenen Ängste sein. Darüber hinaus kann die Verleugnung im weiteren Krankheitsverlauf zu einer Verzerrung der Realitätseinschätzung und zur Einschränkung der therapeutischen Mitarbeit führen.

Die Anordnung von Ruhe und Passivität an der Herzüberwachungsstation mobilisiert regressive Tendenzen, Passivitäts- und Geborgenheitswünsche und die bis jetzt durch zwanghafte Aktivität abgewehrten Ängste. So ist es zu verstehen, daß der Patient meint, schon zwei Stunden nach der Aufnahme wieder nach Hause gehen zu können, oder warum er am Tag nach der Aufnahme von der Schwester neben dem Bett stehend bei seiner sonst gewohnten Morgengymnastik angetroffen wird.

Welche Konsequenzen haben diese Überlegungen für das Verhalten des behandelnden Arztes?

Er wird z.B. bei diesem Patienten, Herrn L., versuchen, ihm nicht als Autorität gegenüberzutreten, da er sonst mit Widerstand wird rechnen müssen (Vaterproblematik = Autoritätsproblematik). Er wird ihm keine Anordnungen erteilen oder Ratschläge mit „Sie müssen" und „Sie sollen" geben, sondern er wird Empfehlungen so anbieten, daß sie die Eigenleistung und Verantwortlichkeit des Patienten ansprechen. Eine Besserung des Zustandes als Verdienst des Patienten deuten, auf die verdiente Erholung hinweisen, die notwendige Passivität als Leistung darstellen und so Herrn L. zum Partner einer therapeutischen Strategie machen. Und er wird seine eigenen Gefühle Herrn L. gegenüber wahrnehmen und reflektieren.

Ich habe in der psychosomatischen Interpretation nur den Teil der Problematik herausgearbeitet, der die stationäre Phase betrifft. Die wichtige Phase der Rehabilitation, das Begleiten beim Trauerprozeß nach Verlust der körperlichen Integrität, die sexuelle und Partnerproblematik habe ich in meinen Ausführungen nicht berücksichtigt (siehe dazu meinen Beitrag im Kapitel „Angewandte Medizinpsychologie").

Eine die somatische Therapie ergänzende Psychotherapie hat das Ziel, dem Patienten zu ermöglichen, die besprochenen krankmachenden Verhaltensweisen zu ändern, d.h. auch, seine passiven Seiten leben zu lernen, ohne Angst vor dem Verlust von Anerkennung. Sie kann dazu beitragen, das Selbstwertgefühl zu stabilisieren, krankheitsbedingte Probleme besser zu bewältigen und das Reinfarktrisiko zu reduzieren. Mit jeweils individueller Indikation kommen Entspannungsübungen, kognitive Techniken, oder tiefenpsychologische Verfahren als Einzel- und/oder Gruppentherapie zur Anwendung.

Psychosomatische Interventionsprogramme können die Langzeitprognose von KHK-Patienten verbessern.

Abschließend möchte ich nochmals den Einfluß sozialer Bedingungen betonen und die Physiologen Hans Schaefer und Maria Blohmke (1977) zitieren: „In den Industriestaaten passen die sozial wünschenswerten Qualitäten genau in das Schema der Koronarpersönlichkeit. Die Koronarpersönlichkeit könnte also sozusagen das Produkt der westlichen Kulturentwicklung sein. Ehrgeiz und Konkurrenzbereitschaft, Verantwortungsbewußtsein und Arbeitseifer sind unsere Garanten des Erfolgs, die Ruhelosigkeit und Zeitnot nach sich ziehen. In Industriestaaten werden diese Charaktereigenschaften geradezu gezüchtet. Wir bezahlen also mit unserer verkürzten Lebenserwartung für die Form unserer gesellschaftlichen Ideale."

Prüfungsfragen

1. Das mechanistische Paradigma in der Medizin und seine Auswirkungen auf das Modell von Herz-Kreislauferkrankungen.
2. Beziehungsdiagnostik und -therapie.
3. Psychische Faktoren beim Herzinfarkt.
4. Soziale Aspekte bei der Entstehung der KHK.
5. Was verstehen wir unter Verleugnung?

Literatur

1. Balint M (1963) Psychotherapeutische Techniken in der Medizin. Huber/Klett, Bern Stuttgart
2. Grundy SM (1984) Hyperlipoproteinemia: metabolic basis and rationale for therapy. Am J Cardiol 54: 20C–26C
3. Hahn P (1971) Der Herzinfarkt in psychosomatischer Sicht. Vandenhoeck & Ruprecht, Göttingen
4. Langosch W (1989) Psychosomatik der koronaren Herzkrankheiten. Psychologie in der Medizin. VCH, Weinheim
5. Marmot MG, Winkelstein W (1975) Epidemiologic observations on intervention trials for prevention of coronary heart disease. Am J Epidemiol 101: 177–181
6. Rosenman RH, Friedman M et al (1964) A predictive study of coronary heart disease. JAMA 189: 113–124
7. Schaefer H, Blohmke M (1977) Herzkrank durch psychosozialen Streß. Hüthig, Heidelberg
8. Stamler J, Epstein FH (1972) Coronary heart disease: Risk factors as guides to preventive action. Prev Med 1: 23

Kapitel 10

Geschlechtsspezifische psychosomatische Probleme

M. H. Walter und B. H. Juen

1. Lehrziele

Bewußtmachung der Bedeutsamkeit unterschiedlicher Einstellungen der Ärzte/Ärztinnen gegenüber Frauen und Männern für die Interpretation von Symptomen.

Sensibilisierung für geschlechtsspezifische Aspekte in der Diagnose und Therapie psychosomatischer Erkrankungen.

2. Fallbeispiel

Es handelt sich hier um eine 15jährige Patientin. Die Fallbeschreibung stammt von B. Hontschik und wurde in der Zeitschrift: Psychologie in der Medizin, 3. Jahrgang 1992, Nr. 4 veröffentlicht:

Während ich zu dem Untersuchungszimmer gehe, lese ich auf dem Einweisungsschein die Diagnose „chronisch rezidivierende Appendizitis". Im Untersuchungszimmer liegt ein junges Mädchen. Neben der Untersuchungsliege stehen ein Koffer und ein tragbarer Fernseher, darüber liegt ein Bademantel. Am Kopfende der Liege steht eine etwa 40jährige Frau, nervös, leicht schwitzend, bayrisch-ländlich gekleidet. Sie beginnt zu sprechen, kaum daß ich das Zimmer betreten habe. Es handelt sich um die Mutter der Patientin: was denn das hier noch solle, der Hausarzt sei jetzt schon seit einem Jahr vergeblich dabei, die Schmerzen „wegzumachen", was denn nun noch untersucht werden solle, alles sei gemacht worden, jetzt müsse der Blinddarm endlich raus und zwar schnell, denn nach Weihnachten müsse das Kind eine Lehrstelle antreten, bis dahin müsse alles in Ordnung sein. Nachdem ich vorsichtig erwidert hatte, daß wir in der Chirurgie weitgehend selbständig und nach unseren Kriterien entscheiden, wer operiert werden muß und wer nicht, merke ich doch rasch, daß hier mit Vorsicht nichts zu gewinnen ist: während ich „das Kind" untersuche, redet die Mutter ununterbrochen weiter. „Das Kind" ist kein besonders hübsches Mädchen, hat aber im Gegensatz zur Mutter einen gewissen körperlichen Liebreiz; es kommt mir fast ein bißchen lächerlich vor, von einem „Kind" zu sprechen.

Frage ich die Patientin, seit wann sie denn die Bauchschmerzen habe, antwortet die Mutter sofort: „Seit einem Jahr!" Frage ich die Patientin, wo die Bauchschmerzen seien, antwortet die Mutter: „Rechts unten, rechts unten!" Die Tochter schweigt, ich habe fast das Gefühl, daß sie interessiert beobachtet, wie denn der beginnende Machtkampf zwischen mir und ihrer Mutter ausgehen werde. Nachdem ich in der Situation selbst keinen Weg gefunden habe, dem Geschehen eine andere Wendung zu geben, entschließe ich mich, sozusagen als Behelf, zur Blutabnahme. Dabei ist die Mutter kurz still, und das Mädchen sagt zum ersten Mal etwas: „Vor einem Jahr habe ich zum ersten Mal meine Periode bekommen." – „Na und?", sagt die Mutter sofort. Ich spüre, daß ich langsam Lust bekomme unhöflich zu werden und frage das Mädchen, zweifellos etwas nachäffend, aber doch noch zurückhaltend: „Na und?", worauf sie mich frech anlächelt, aber nicht antwortet. Jetzt schweigt die Mutter endlich.

Mit dem Laborröhrchen in der Hand, verlasse ich den Raum und bin zunächst erleichtert. Die Patientin und ihre Mutter werden in den Warteraum gebeten, bis das Ergebnis der Laboruntersuchung vorliegt. Mit diesem Ergebnis, notiert auf der Behandlungskarte, kommen wir in einem anderen Untersuchungszimmer erneut zusammen. Beide sitzen jetzt, ich setze mich ebenfalls: hinter den Schreibtisch. Wieder bin ich beeindruckt von dem umfangreichen Gepäck, das zwischen der Patientin und der Mutter aufgebaut ist. Ich komme gar nicht dazu, meine Ablehnung der stationären Aufnahme zur Operation zu erklären, die bei der Patientin selbst einen eigenartig enttäuschten Gesichtsausdruck auslöst, als die Mutter schon empört den Einweisungsschein zurückverlangt: jetzt ginge sie in ein anderes Krankenhaus, vielleicht gebe es dort noch Ärzte, die den Kranken helfen wollten, hier sei man jedenfalls, wenn nicht faul, dann doch an den kleinen Sorgen der Menschen nicht interessiert, wofür habe man eigentlich jetzt fast 3 Stunden herumgesessen!?

Rasch sind alle Sachen zusammengepackt und die Mutter verläßt wütend den Raum, die Tochter hinterher.

Am nächsten Morgen berichtet der diensthabende Oberarzt in der Besprechung von einer nächtlichen Appendektomie bei einem 15jährigen Mädchen, das am Abend mit seiner Mutter in die Ambulanz gekommen sei. Die Mutter habe gleich nach dem Chefarzt gefragt und mit der „Bild"-Zeitung gedroht, die bestimmt gerne über ein so schlechtes Krankenhaus schreiben würde, wo man den Kranken nicht helfe. Der Oberarzt meint etwas spöttisch, er habe sich im Interesse unseres guten Rufs zur Operation entschlossen, außerdem hätte das Mädchen bestimmt keine Bauchschmerzen mehr, das sei in diesen Fällen immer so. Die histologische Diagnose lautete: „chronisch rezidivierende Appendizitis".

B. Hontschik, Facharzt für Chirurgie in Frankfurt, stellte dieses Fallbeispiel einem Artikel voran, in dem er von der auffälligen Geschlechterverteilung der PatientInnen bei Blinddarmentzündung (Appendizitis) berichtete.

Während die echte akute Appendizitis mit knapp zwei Dritteln eine eindeutig männlich dominierte Krankheit ist, lagen nach den von Hontschik vorgelegten Untersuchungsergebnissen bei drei Vierteln der operierten Patientinnen Fehldiagnosen vor. Dabei ergab sich außerdem eine charakteristische Altersgruppenverteilung: bei Patientinnen zwischen dem 13. und dem 20. Lebensjahr, mit Nachwirkung bis zum 25. Lebensjahr, fanden sich Fehldiagnoseraten von bis zu 80%.

Diese Ergebnisse legten die Vermutung nahe, daß es sich bei den jungen Frauen um mehr als die krankheitsimmanente Fehldiagnoserate (die normalerweise bei etwa 10–20% liegt) handelte. Vielmehr schien es sich um ein „biographisch begründetes seelisches Problem zu handeln, dessen chirurgische Therapie selbst wiederum ein Teilstück der Psychopathologie darstellte" (Hontschik, ebenda, S. 5).

In einer Reihe von weiteren Untersuchungen konnten Hinweise dafür gefunden werden, daß es sich hierbei um eine durch die erwachende eigenständige Sexualität der Tochter ausgelöste Familienkrise zu handeln scheint, in der eine ganz bestimmte Sorte Mann zur Abwehr gebraucht wird, nämlich der junge männliche Chirurg. Das Risiko der Töchter, in diesem Alter appendektomiert zu werden, lag bei der von Hontschik untersuchten Gruppe um acht- bis zehnmal höher als das männlicher Jugendlicher des gleichen Alters.

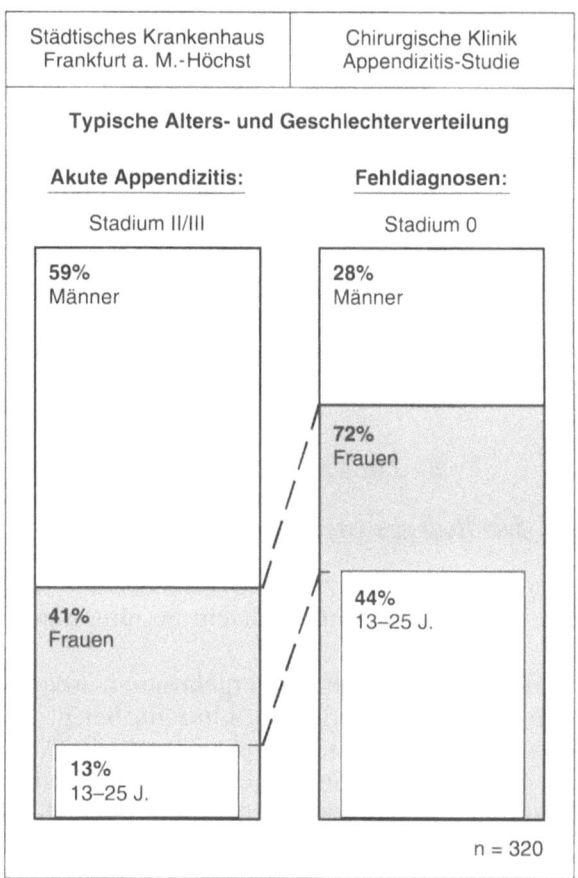

Abb. 1. Die akute Appendizitis ist eine „Männerkrankheit", die Appendektomie bei weiter Indikation ist eine „Frauenoperation" (eigene Ergebnisse, n = 320) (aus: Psychologie in der Medizin, 3. Jahrgang 1992, Nr. 4, S. 5. WUV-Universitätsverlag, Wien)

Das Ergebnis dieser Untersuchungen war der Entschluß, die Appendektomie nur noch als Notfalloperation durchzuführen. Damit konnten die pro Jahr durchgeführten Appendektomien auf ein Viertel des Ausgangswerts verringert und an den internationalen Standard angeglichen werden, dem die „chronisch rezidivierende Appendizitis" bereits seit längerem als Fehldiagnose gilt.

Wir haben dieses Beispiel gewählt, weil es die Arzt-Patient-Beziehung in einen breiteren sozialen Kontext einbettet und zugleich den Blick auf geschlechtsspezifische Probleme in der Medizin sowie die Bedeutsamkeit ihrer Berücksichtigung in der ärztlichen Praxis eröffnet.

Die empirischen Ergebnisse zur gesundheitlichen Lage der Frauen verweisen auf eine Sichtweise, die man verkürzt als „Psychologisierung" bezeichnen könnte, während die Lage der Männer durch eine Unfähigkeit zum Leiden und ein damit verbundenes erhöhtes Krankheitsrisiko charakterisiert ist.

Das Thema geschlechtsspezifische Psychosomatik wurde in den letzten Jahren vor allem unter dem Gesichtspunkt der Gleichsetzung von Geschlechterdifferenz mit Diskriminierung der Frauen durch die Medizin, durch objektiv größere Belastung im Alltag, sowie durch einschränkende Geschlechtsrollensterotype behandelt. Aufgrund dieser Sichtweise konnte und kann die Situation der Frauen im Gesundheitswesen sehr verbessert werden. Auf der anderen Seite geraten mittlerweile immer mehr auch die krankmachenden Aspekte des Mannseins in unserer Gesellschaft ins Zentrum wissenschaftlicher Aufmerksamkeit. Ziel des vorliegenden Beitrags ist es, die geschlechtsspezifischen Besonderheiten psychosomatischer Erkrankungen beider Geschlechter darzustellen, ohne davon auszugehen, daß ein Geschlecht dem anderen gegenüber automatisch im Vorteil wäre.

3. Zur Lage der Frauen

3.1 Die Rolle des Gesundheitssystems (Fremdsicht)

Die Beziehung zwischen Arzt/Ärztin und Patient/Patientin steht, wie das oben angeführte Fallbeispiel deutlich macht, in einem größeren sozialen Kontext.

In Deutschland sind 80% der niedergelassenen Ärzte Männer (Sichrovsky 1984). Darüber hinaus wird in der Literatur belegt, daß gesellschaftlich geltende Geschlechtsrollenstereotype sich auf die Arzt-Patient-Beziehung auswirken. So z.B. konnte nachgewiesen werden, daß die von Frauen genannten Symptome sowohl von männlichen als auch von weiblichen Ärzten als eher psychogen beschrieben werden (Vogt 1983; Marshall und Gregorio 1982; Fidell 1980).

Auch Untersuchungen zum Medikamentengebrauch zeigen einen Einfluß des Geschlechts beim Patienten. Glaeske (1989) konnte auf der Basis des Verschreibungsverhaltens von Ärzten sowie der Verbrauchszahlen belegen, daß Frauen doppelt so häufig als Männer Beruhigungsmittel verschrieben bekamen. Ebenso konnte ein Trend zur verstärkten Verordnung von Neuroleptika und Antidepressiva an Frauen zur Behandlung von psychosomatisch-vegetativen Leiden sowie Angst- und Spannungszuständen festgestellt werden, die als typische Frauenleiden gelten. Auch die Pharmaindustrie dürfte einen nicht unwesentlichen Einfluß auf die Diagnosestellung und das Verordnungsverhalten der Ärzte haben. Prather und Fidell (1980) fanden eine Zuordnung des psychogenen Bereichs zu Frauen auch in Medikamentenanzeigen von Ärztezeitschriften.

Dabei ist gegen eine psychosomatische Sichtweise von Krankheiten nichts einzuwenden, solange sie nicht zur Benachteiligung führt. Das tut sie allerdings in vielen Fällen. In den USA konnte nachgewiesen werden, daß bei Frauen zur Diagnose und Therapie von koronaren Herzkrankheiten seltener und später alle medizinisch-technischen Möglichkeiten eingesetzt werden als bei Männern (Wenger 1990). Ein wesentlicher Grund dafür ist, daß der Myokardinfarkt als Männerkrankheit gilt. Frauen erkranken zwar häufiger am Syndrom der Angina Pectoris, was als ein erhöhtes Risiko für einen späteren Myokardinfarkt gilt, sie erleiden jedoch in der Folge (möglicherweise aufgrund ihres unterschiedlichen Gesundheitsverhaltens) weniger häufig einen Myokardinfarkt als Männer. Angina Pectoris wird daher bei Frauen häufiger als psychosomatisches Beschwerdebild diagnostiziert als bei Männern. Auch für andere Erkrankungen konnte nachgewiesen werden, daß bei Männern mehr ärztliche Maßnahmen getroffen werden, vor allem bei Rücken- und Kopfschmerzen (Armitage et al. 1979).

Traditionelle Geschlechtsrollenstereotype für Frauen sind z.T. identisch mit Merkmalen der Patientenrolle wie Unterordnung, Hilflosigkeit, Ängstlichkeit, Depressivität (Brähler 1992). Felder und Brähler weisen weiters darauf hin, daß es dennoch für Frauen nicht einfach ist, in der Krankenrolle zu sein, da sie bei Krankheit nicht aus ihren Rollenverpflichtungen entlassen werden. „Kann es sich eine Frau schon kaum leisten, die Hausfrauenrolle mit dem Krankenstatus in Einklang zu bringen, so ist dies noch besonders prekär, wenn sich kein ‚objektivierbarer' Befund finden läßt. Frauen wird in diesem Fall Wehleidigkeit und Willensschwäche unterstellt, sie werden nicht von ihren Rollenverpflichtungen entbunden." (ebenda, S. 14). Maschewsky-Schneider et al.(1992) fanden in einer qualitativen Studie, daß Frauen vor allem in Situationen hoher Belastung zu „Durchhaltestrategien" greifen und ihre Beschwerden verleugnen. Dieses Ergebnis steht auf den ersten Blick in Widerspruch zu der These von der größeren „Klagsamkeit" der Frauen, d.h. ihrer Tendenz, Beschwerden differenzierter und häufiger wahrzunehmen und zu nennen als Männer. Sowohl Durchhalten als auch Klagen stellen allerdings laut Maschewsky-Schneider et al. Bewältigungsstrategien dar, die die eigenen Möglichkeiten zur aktiven Veränderung zu wenig berücksichtigen und entsprechen daher den Rollenerwartungen, die generell an Frauen gestellt werden.

3.2 Die Selbstsicht der Frauen

Männliche und weibliche Experten unterscheiden sich nicht wesentlich, wenn es um die Zuordnung von Geschlechtsstereotypen geht. Brovermann (1970) wies drei Gruppen von Experten an, einen gesunden Mann, eine gesunde Frau und einen gesunden Menschen (geschlechtsunspezifisch) zu beschreiben. Dabei wich die Beschreibung der gesunden Frau wesentlich von der des gesunden Mannes und der des gesunden Menschen ab, die sich sehr ähnlich waren. Die Ergebnisse unterschieden sich kaum, je nachdem ob die Zuordnung durch männliche oder weibliche Experten erfolgte. Das läßt darauf schließen, daß die Fremd- und Selbstsicht in bezug auf geschlechtsspezifische Gesundheitsstandards sich nicht wesentlich unterscheiden.

Des weiteren belegen zahlreiche Untersuchungen die größere „Klagsamkeit" der Frauen (Maschewsky-Schneider et al. 1988; Brähler 1986). Demnach geben Frauen im allgemeinen deutlich mehr Beschwerden und Befindlichkeitsstörungen an als Männer, Männer fühlten sich außerdem subjektiv gesünder als Frauen und suchten seltener den Arzt auf. In frauenspezifischen Ansätzen (Vogt 1983; Kluitmann 1989) wird diskutiert, inwiefern diese Befunde methodische Artefakte sein könnten, da typisch männliche Beschwerden wie Aggression, Wut oder Ärger nicht erfaßt würden. Maschewsky-Schneider et al. erweitern diese These dahingehend, daß es typisch männliche und typisch weibliche Meßinstrumente gibt, wobei die ersteren typisch weibliche Beschwerden erfassen und die letzteren typisch männliche Leiden wie etwa organische Erkrankungen, Fehlzeiten am Arbeitsplatz, Krankenhausaufenthalte etc. Die von Frauen häufiger genannten Beschwerden sind bei einer Ordnung der Nennungshäufigkeit (je nach Geschlecht) Übelkeit, Schwindelgefühl, Kloßgefühl im Hals, Schlaflosigkeit, Mattigkeit, Unruhe in den Beinen, Überempfindlichkeit gegen Wärme, übermäßiges Schlafbedürfnis, Zittern. Diese Beschwerden sind eher am psychischen Befinden orientiert. Männer hingegen nennen häufiger organbezogene Beschwerden wie z.B. Stiche und Schmerzen in der Brust, Sodbrennen, starkes Schwitzen, Kurzatmigkeit, Nacken-Schulter-Schmerz.

Zieht man jedoch Indikatoren mit heran, die sich weniger auf Krankheit als auf Bewältigungsstrategien und Verhaltenstypologien beziehen, so ergibt sich das Bild, daß Männer weniger effektive Bewältigungsstrategien zur Verfügung haben und außerdem ein stärker gesundheitsgefährdendes Verhalten wie z.B. Alkohol- und Nikotinkonsum zeigen, während Frauen sich zwar gesünder ernähren, jedoch auf der anderen Seite mehr Beruhigungs- und Schlafmittel nehmen.

Kupfer et al. (1992) legten eine Untersuchung vor, in der es um die Frage der Entwicklung dieser geschlechtsspezifischen Beschwerden geht. Sie befragten dazu Mädchen und Jungen im Alter von 9–18 Jahren zu ihren körperlichen Beschwerden. Die Mädchen gaben in dieser Untersuchung entsprechend den Ergebnissen früherer Untersuchungen in allen Altersstufen mehr Beschwerden an als die Jungen (Brähler 1986; Engel und Hurrelmann 1989). Außerdem konnte ein starker Anstieg der Beschwerdewerte bei den Mädchen vom 11. bis 12. Lebensjahr an festgestellt werden. Ab dem 15. Lebensjahr wurde dann wieder ein Abfall verzeichnet. Daraus kann man ersehen, daß Mädchen eher klagsam sind als Jungen, was möglicherweise darauf zurückzuführen ist, daß sie sich bereits früh rollenkonform verhalten. Mit Beginn der Pubertät ist bei Jungen lediglich in bezug auf folgende vier Beschwerden ein Anstieg zu bemerken: Müdigkeit, Unterleibsschmerzen, Gliederschmerzen und Rückenschmerzen, während Mädchen in weit mehr Bereichen einen deutlichen Anstieg der Beschwerden zeigten. Die Jungen berichten mit 13 Jahren am häufigsten von Unterleibsschmerzen, bei den Mädchen setzt ein Anstieg dieser Beschwerden zwischen 14 und 17 Jahren ein, ohne daß ein Zusammenhang mit realen Menstruationsbeschwerden nachgewiesen werden konnte. Die erhöhte Neigung der Mädchen in diesem Alter, Unterleibsbeschwerden anzugeben, kann wie im eingangs ausführlich geschilderten Fallbeispiel dargestellt wurde, in Kombination mit einem bestimmten Verhalten der Ärzte und der Familie zu einer höheren Wahrscheinlichkeit eines chirurgischen Eingriffs aufgrund von fehldiagnostizierter Appendizitis führen. Die Art der von den Mädchen angegebenen Beschwerden könnte auch als Anzeichen für einen depressiven Rückzug interpretiert werden, denn neben verstärkten Unterleibsbeschwerden geben sie Mattigkeit, Druckgefühl im Kopf, Schlafstörungen und Zittern an. Speziell bei Jugendlichen ist es von daher notwendig zu beachten, daß berichtete Beschwerden nicht nur somatischen Ursprungs, sondern vor allem auch durch die Übernahme der Geschlechtsrolle bedingt sein können.

Ein Unterschied, der laut Kupfer et al. (1992) deutlich auf Geschlechtsrollenübernahme verweist, ist das Weinen. Während bis zum 12. Lebensjahr keine großen Unterschiede in den Angaben der Mädchen und Jungen zu finden waren, nahmen die Angaben bei Jungen bis zum Alter von 18 Jahren konstant ab, während die der Mädchen konstant blieben.

4. Die Lage der Männer

Der Geschlechtsunterschied von Frauen und Männern in Bezug auf Krankheit ist neben geschlechtsspezifischen Diagnosestellungen durch die Ärzte vor allem auf unterschiedliches Gesundheitsverhalten zurückzuführen. Im Fallbeispiel von G. Titscher (siehe den Beitrag: „Psychosomatisches Kranksein am Beispiel des Myokardinfarkts", Kapitel II/9 im vorliegenden Buch) wird ein 48jähriger Mann beschrieben, welcher viel zu spät und nur auf Zureden seiner Frau eine kardiologische Ambulanz aufsuchte, obwohl er einen Myokardinfarkt erlitten hatte. Darüberhinaus wurde die Behandlung durch das uneinsichtige und destruktive Gesundheitsverhalten des Patienten erschwert.

Eine der Hauptursachen derartiger Verhaltensweisen liegt in der männlichen Geschlechtsrolle in unserer Gesellschaft. Der Normalitäts- und Gesundheitsbegriff von Männlichkeit in unserer Gesellschaft stellt laut Hollstein (1992) eigentlich eine Definiton von Krankheit und Unterdrückung dar.

So sterben beispielsweise Männer viermal so häufig an Bronchitis und Asthma als Frauen. Bei kardiovaskulären Erkrankungen liegt die Sterblichkeitsrate der Männer doppelt so hoch wie die der Frauen. Dasselbe gilt für Bluthochdruck, Leberzirrhose etc. Die Sterberate von Jungen ist von der Geburt an höher als die von Mädchen. Vor allem in der Pubertät sterben 1,5 mal mehr Jungen als Mädchen, zwischen dem 20. und 25. Lebensjahr sind es sogar 2mal so viele. Die hohe Sterblichkeitsrate ist bei diesen Altersgruppen vor allem auf eine höhere Unfallneigung der jungen Männer zurückzuführen. Auch im späteren Lebensalter ist die Sterblichkeitsrate der Männer nahezu doppelt so hoch wie die der Frauen. Dabei weisen die Selbstmordstatistiken wesentlich höhere Zahlen für Männer auf, ebenso wie die Statistiken über Gewalttaten, Morde und Unfälle. Bei Verhaltensstörungen ist der Anteil von Jungen höher als der von Mädchen, bei Persönlichkeitsstörungen ist der der Männer höher als der der Frauen, während bei Frauen häufiger Neurosen und Depressionen diagnostiziert werden.

Die männliche Lebenserwartung liegt durchgehend unter der der Frauen, Männer schädigen sich stärker mit Nikotin, Alkohol, Koffein und anderen Drogen und zeigen ein stärkeres Risikoverhalten als Frauen. Sie gehen generell liebloser mit sich um als Frauen und projizieren Streß und Leidensdruck häufiger auf andere, was zu einer größeren Gewaltneigung führt (Hollstein 1992).

Die wichtigste Ursache für diese Befunde liegt laut Swanson et al. (1987) in der Struktur der männlichen Rolle, die den Männern die Konfrontation mit Risiken, Gefahren und Bedrohungen vorschreibt. Daneben gehört es aber auch zur männlichen Rolle, nicht um Hilfe zu bitten und Probleme und Leidenszustände nicht zuzugeben. Darüber hinaus werden Männer in unserer Leistungsgesellschaft zum Wettbewerb und zur Leistung erzogen (O'Neil 1982; Chodorow 1985). Von klein auf werden Jungen dazu erzogen, sich auf Leistung und Erfolg zu fixieren und das störende Gefühlsleben abzuschalten. Das garantiert zwar auf der einen Seite Spannung und Anspannung, bedeutet jedoch auf der anderen Seite ständigen Druck, Versagensangst und Streß. Zahlreiche Untersuchungen belegen diese Zusammenhänge.

„Da Männer immer im Leistungswettbewerb stehen, werden sie von Konkurrenzdenken bestimmt und können als Folge davon ihren Kollegen, Freunden und Arbeitskameraden Probleme, Schwächen und Defizite nicht eingestehen. Schlimmer noch: die Mehrheit der Männer hat nicht einmal Freunde (vgl. Garfinkel 1986; Hollstein 1990). Bei Partnerschaftskrisen und noch häufiger nach Trennungen schlagen solche Sachverhalte besonders negativ zu Buche; häufig sind Männer dann mit Isolation konfrontiert." (Hollstein 1992, S. 69)

Die Suche nach Leistung und Erfolg verhindert außerdem, daß Männer sich Zeit nehmen für Entspannung und Freizeit. Darüber hinaus betätigen sie sich zu wenig physisch, gehen zu wenig zum Arzt und mißachten körperliche Warnsignale. Dementsprechend sind Männer im Durchschnitt kränker als Frauen und sterben früher (O'Neil 1982). Das Gesundheitssystem stellt dem männlichen Geschlechtsrollenstereotyp entsprechend weniger Versicherungsleistungen für Aufklärung, Beratung und Vorsorge zur Verfügung als für Interventionen bei akuten Erkrankungen. Das Vorsorgeinstrumentarium ist für Frauen besser ausgebildet. Für Männer gibt es keinen eigenen Facharzt, Männer riskieren Einkommenseinbußen, wenn sie während der Arbeitszeit zum Arzt gehen, Schutzmaßnahmen am Arbeitsplatz sind für Männer weniger gut als für Frauen (Solomon 1982).

Einer transkulturellen Untersuchung von Wirth und Brähler (1992) zufolge stellen sich die Männer als weniger ängstlich, weniger nachdenklich und weniger depressiv dar. Da die Variablen „Nachdenken über innere Probleme", „Bedrücktheit" und „Ängstlichkeit", bei denen Frauen generell höhere Werte zeigten, Leitvariablen für neurotische und psychosomatische Erkrankungen darstellen, erscheint es laut Wirth und Brähler zunächst so, als wären die Männer stabiler, widerstandsfähiger und gesünder als Frauen. Zieht man jedoch ihre höhere Anfälligkeit für chronische Verschleißerkrankungen und ihre niedrigere Lebenerwartung in Betracht, dann kann man diese Befunde auch als massive Verdrängungstendenz interpretieren, die in der Folge zu einer erhöhten Krankheitsgefährdung führt.

5. Schlußbemerkungen

Die empirischen Untersuchungen belegen eine unterschiedliche Gesundheitsauffassung, ein unterschiedliches Gesundheitsverhalten, sowie eine unterschiedliche Behandlung durch das Gesundheitswesen bei Männern und Frauen. Dabei kann jedoch nicht davon ausgegangen werden, daß ein Geschlecht im Vorteil wäre. Eher kann angenommen werden, daß beide Geschlechter unterschiedliche Nachteile aus ihrer Geschlechtsrolle beziehen. Die Leiden der Frauen werden vielfach zu wenig ernstgenommen, die Frauen werden, wenn sie krank werden, zu wenig aus ihren Rollenpflichten entlassen, und es werden ihnen bei Diagnose und Therapie vielfach die medizinisch-technischen Möglichkeiten nicht zur Gänze geboten. Männer hingegen haben darunter zu leiden, daß bloß ihre organischen Leiden erkannt werden, daß sie aufgrund der von ihnen zu erfüllenden Rolle nicht gelernt haben, in ausreichender Weise für sich zu sorgen und daß sie weniger finanziellen Anspruch auf Vorsorgeuntersuchungen haben als Frauen.

Bei Männern wie Frauen würde eine bessere Gesundheitsversorgung bedeuten, daß der soziale Kontext in stärkerer Weise in Diagnose und Therapie miteinbezogen wird, daß Frauen nicht länger pathologisiert werden, weil sie ihre Gefühle, ihren Körper und ihre Sozialbeziehungen differenzierter wahrnehmen können als Männer. Sie sollten jedoch Möglichkeiten erhalten, sich aktiver für ihre Gesundheit einzusetzen. Für Männer müßten Möglichkeiten eröffnet werden, über Probleme reden zu können und Schwäche zu zeigen bevor sich Krankheiten manifestiert haben. Gerade hier wäre eine verstärkte Prävention notwendig und sinnvoll.

Prüfungsfragen

1. Welche Bedeutung haben Geschlechtsrollenstereotype für Diagnose und Therapie in der Psychosomatik?
2. Inwiefern beeinflussen Geschlechtsrollenstereotype die Selbstsicht des Patienten/der Patientin in bezug auf Gesundheit und Krankheit?

Literatur

1. Armitage KJ, Schneidermann LJ, Bass RA (1979) Response of physicians to medical complaints in men and women. J Am Med Assoc 241: 2186–2187
2. Brähler E, Ernst E, Hettich W, Klein H, Otten A (1986) Körperbeschwerden von Kindern im Alter von 8–15 Jahren. In: Brähler E (Hrsg) Körperleben – ein subjektiver Ausdruck von Leib und Seele. Springer, Berlin Heidelberg New York, S 253–266
3. Brähler E, Möhring P (1986) Der Körper im Beschwerdebild – Erfahrungen mit dem Gießener Beschwerdebogen. In: Brähler E (Hrsg) Körperleben – ein subjektiver Ausdruck von Leib und Seele. Springer, Berlin Heidelberg New York, S 189–195
4. Brähler E, Felder H (Hrsg) (1992) Weiblichkeit, Männlichkeit und Gesundheit. Westdeutscher Verlag, Opladen
5. Brovermann IK, Brovermann DM, Clarkson FE, Rosenkrantz PS, Vogel SR (1970) Sexrole stereotypes and clinical judgements of mental health. J Consult Clin Psychol 34: 1–7
6. Chodorow N (1985) Das Erbe der Mütter. Frauenoffensive, München

7. Engel U, Hurrelmann H (1989) Psychosoziale Belastung im Jugendalter. Empirische Befunde zum Einfluß von Familie, Schule und Gleichaltrigengruppe. de Gruyter, Berlin
8. Felder H, Brähler E (1992) Weiblichkeit, Männlichkeit und Gesundheit. In: Brähler E, Felder H (Hrsg) Weiblichkeit, Männlichkeit und Gesundheit. Westdeutscher Verlag, Opladen, S 9–32
9. Fidell LS (1980) Sex role stereotypes and the american physicians. Psychology of Women Quarterly 4: 313–333
10. Glaeske G (1989) Psychopharmaka: Zerstörung auf Rezept. Psychologie Heute 16/1: 20–29
11. Garfinkel P (1986) In a man's world. Father, son, brother, friend, and other rules. New American Library, New York
12. Hollstein W (1990) Die Männer – vorwärts oder zurück? Deutsche Verlagsanstalt, Stuttgart
13. Hollstein W (1992) Männlichkeit und Gesundheit. In: Brähler E, Felder H (Hrsg) Weiblichkeit, Männlichkeit und Gesundheit. Westdeutscher Verlag, Opladen
14. Hollstein W (1988) Nicht Herrscher, aber kräftig. Die Zukunft der Männer. Hoffmann & Campe, Hamburg
15. Hontschik B (1992) Lebenskrisen und chirurgischer Eingriff. Psychologie in der Medizin 3 (4) : 3–8
16. Kluitmann A (1989) Klagemänner, Klageweiber. In: Frauen und Gesundheit. Thema: Körper und Psyche. Psychologie Heute. Taschenbuch. Beltz, Weinheim Basel
17. Kupfer J, Felder H, Brähler E (1992) Zur Genese geschlechtsspezifischer Somatisierung. In: Brähler E, Felder H (Hrsg) Weiblichkeit, Männlichkeit und Gesundheit. Westdeutscher Verlag, Opladen
18. Marshall JR, Gregorio DJ (1982) Sex differences in illness behaviour: care seeking among cancer patients. J Health Soc Behav 23: 197–204
19. Maschewsky-Schneider U, Sonntag U, Klesse R (1992) Das Frauenbild in der Prävention – Psychologisierung der weiblichen Gesundheit? In: Brähler E, Felder H (Hrsg) Weiblichkeit, Männlichkeit und Gesundheit. Westdeutscher Verlag, Opladen
20. Maschewsky-Schneider U, Greiser E, Helmert U (1988) Sind Frauen gesünder als Männer? Sozial- und Präventivmedizin 3. 173–180
21. O'Neil JM (1982) Gender-role, conflict and strain in men's lives. In: Solomon K, Levy NB (eds) Men in transition. Plenum Press, New York London, pp 5–44
22. Prather J, Fidell LS (1975) Sex differences in the content and style of medical advertisements. Soc Sci Med 9: 23–26
23. Sichrovsky P (1984) Krankheit auf Rezept. Die Praktiken der Praxisärzte. Kiepenheuer & Witsch, Köln
24. Solomon K, Levy NB (Hrsg) (1982) Men in transition. Plenum Press, New York London
25. Swanson JM, Forrest KA (Hrsg) (1987) Die Sexualität des Mannes. Deutscher Ärzte-Verlag, Köln
26. Vogt I (1983) Das Frauensyndrom im Verhältnis zur Medizin. Iatrogene Medikalisierung der gesellschaftlich hergestellten Leidensformen einer unterdrückten Majorität. Leviathan 11 (2): 161–198
27. Wenger N (1990) The present: missed opportunities. National Heart, Lung, and Blood Institute. Women's Health Issues. U.S. Department of Health and Human Services, Public Health Service, National Institutes of Health
28. Wirth HJ, Brähler E (1992) Das Selbstkonzept von jungen Frauen und Männern im transkulturellen Vergleich. In: Brähler E, Felder H (Hrsg) Weiblichkeit, Männlichkeit und Gesundheit. Westdeutscher Verlag, Opladen

Weiterführende Literatur

1. Brähler E, Felder H (Hrsg) (1992) Weiblichkeit, Männlichkeit und Gesundheit. Westdeutscher Verlag, Opladen

Kapitel 11

Spezifische psychosomatische Probleme in Abhängigkeit vom Lebenszyklus

W. Biebl und J. Kinzl

> **Lehrziele**
> 1. Sie werden erkennen, daß psychosomatische Störungen in jedem Lebensalter auftreten können und daß sie heterogene, komplexe, multifaktorielle Geschehen sind.
> 2. Sie werden verstehen, daß die Anorexia nervosa und Bulimia nervosa besonders häufig beim weiblichen Geschlecht in der Adoleszenz auftreten.
> 3. Sie werden verstehen, warum psychosomatische Störungen auch als Anpassungskrankheiten bezeichnet werden.

1. Allgemeines

Obwohl in den neuen Klassifikationssystemen (ICD-10, DSM-III-R) der Begriff „Psychosomatische Störung" durch andere Begriffe wie „Somatisierungsstörungen", „dissoziative Störungen" usw. ersetzt wurde, soll er in diesem Rahmen auch aus traditionellen Gründen beibehalten und synonym mit „psychische Störungen mit körperlicher Symptomatik" verwendet werden.

Psychosomatische Störungen weisen als spezifisch menschliche Krankheiten vor allem eine psychosoziale Entstehungsgeschichte auf und sind auch mitbedingt durch bestimmte Lebens- und Arbeitsbedingungen des Menschen. Es ist bekannt, daß:

- viele Menschen trotz gleicher Exposition verschiedenen Schadstoffen gegenüber oder trotz nachgewiesener Allergie nicht erkranken und andere schon,
- psychosomatische Störungen nicht gleich verteilt über den ganzen Lebenszyklus sind, sondern ausschließlich oder gehäuft in bestimmten Lebensaltern auftreten,

- sich seelisches Erleben und körperliche Störungen nicht voneinander trennen lassen, da jede körperliche Störung einer seelischen Verarbeitung bedarf,
- psychosomatische Störungen häufig als rein körperliche Krankheiten diagnostiziert und therapiert werden, auch weil psychisch (mit-)-bedingte körperliche Funktionsstörungen von den Betroffenen als Schwäche und von den Ärzten als schlecht behandelbar erlebt werden,
- seelisch bedingte körperliche Störungen einen großen Teil des Klientels in der Praxis des allgemeinen Arztes ausmachen (mehr als 30%).

Als Belastung (Streß) können alle Innen- und Außenreize gesehen werden, die so intensiv sind, daß sie eine unlustbetonte, emotionale Reaktion hervorrufen. Die Reaktion darauf ist biochemischer, physiologischer und psychologischer Natur, und ist – da sie von der individuellen Vulnerabilität abhängig ist – unterschiedlich stark ausgeprägt.

Psychosomatische Störungen treten nicht gleichmäßig über den Lebenszyklus verteilt auf, sondern häufig an biographischen Wendepunkten und konflikthaften Lebenssituationen oder sie sind in eine schleichende Lebenskrise eingeflochten.

Das Auftreten einer psychosomatischen Störung in einer schwierigen Lebenssituation, die zu einer Überforderung der Bewältigungskapazitäten des Individuums geführt haben, bewirkt oft eine Entlastung auf mehreren Ebenen:

- innerseelische Entlastung („primärer Krankheitsgewinn"): die psychisch mitbedingte körperliche Störung hat eine psychohygienische Funktion (Weizsäcker 1950), da sie oft eine seelische Krise verhindert (z.B. durch Entschärfung eines Konfliktes, Reduktion von Affektüberflutung, vor allem Angst, und des Gefühls des Versagens);
- interaktionelle Entlastung („sekundärer Krankheitsgewinn"): durch die körperliche Krankheit bekommt der Betroffene etwas, was er im Gesunden nicht bekommen würde (z.B. Zuwendung, soziale Unterstützung).

Krankheit hat auch etwas mit Kränkung, mit seelischer Verletzung zu tun, d.h. Krankheiten treten oft in Lebenssituationen auf, die mit einer Verletzung des Selbstwertgefühls, einem Zusammenbruch von Idealen, dem Aufgebenmüssen bestimmter Ziele und dem Abschiednehmen von bestimmten Selbstvorstellungen hinsichtlich Leistungsfähigkeit, Begabung usw. einhergehen (Overbeck 1984).

Psychosomatische Krankheiten sind grundsätzlich als Störungsbilder anzusehen, bei denen interindividuell unterschiedliche, komplex interagierende bio-psycho-soziale Faktoren für die Entstehung, die Aufrechterhaltung und den Verlauf eine Rolle spielen.

Folgenden Faktoren kommt eine auch vom Lebensalter abhängige Bedeutung zu:

- genetische Aspekte: obwohl darüber wenig bekannt ist, scheinen konstitutionelle Faktoren das Risiko für bestimmte psychosomatische Störungen zu erhöhen z.B. erhöhte Pepsinogenspiegel bei Ulcus duodeni;

- entwicklungsphysiologische Faktoren: dazu gehören die Unreife bestimmter Organstrukturen (z.B. Phase der entwicklungsbedingten oder altersgemäßen Sprechunflüssigkeiten des 4–5jährigen Kindes) oder des Immunsystems;
- psychosoziale Belastungsfaktoren: vor allem Trennungs- und Verlusterlebnisse, Situationen die mit Verantwortungsübernahme verbunden sind, Situationen die mit Reizüberflutung oder Deprivation verbunden sind, mangelnde soziale Unterstützung;
- psychodynamische Faktoren: bestimmen die individuelle Verletzlichkeit, aber auch die Stärken in bestimmten Lebenssituationen.

2. Psychosomatische Störungen im Kindesalter

2.1 Altersspezifische Konfliktkonstellationen

Verschiedene Ursachen werden für das relativ häufige Vorkommen psychosomatischer Störungen im Kindesalter angenommen: so verläuft die Spannungsabfuhr beim Kind meistens über den Körper, z.B. in Form von Störungen im Bereiche der Motorik; vor allem das neugeborene Kind reagiert auf Grund seiner noch un- bzw. unterentwickelten, nicht ausdifferenzierten psychischen und somatischen Strukturen bei Störungen der Homöostase (z.B. Reizüberflutung, Deprivation) körperlich. Weiters ist das Kleinkind in der Bewältigung der Herausforderungen voll auf eine konstante und liebevolle Unterstützung durch die Primärpersonen angewiesen, d.h. es besteht eine höhere Verletzbarkeit gegenüber Objektverlusten und Zurückweisungen.

2.2 Spezifische Störungsbilder

- Drei-Monatskolik (Nabelkolik): Infolge abdomineller Mißempfindungen schreit der Säugling vor allem nachmittags und nach der Nahrungsaufnahme sehr viel. Das Häufigkeitsmaximum liegt zwischen der 3. Lebenswoche und dem 3. Lebensmonat.
- Asthma bronchiale: ist eine meist anfallsweise oder chronisch auftretende Atemnot, die durch eine rezidivierende, reversible Obstruktion des Bronchialsystems hervorgerufen wird. Der Beginn liegt meist in der 2. Hälfte des 1. Lebensjahres oder in der Präpubertät; Knaben sind häufiger betroffen als Mädchen. Das Krankheitsbild tritt häufig mit einer Neurodermitis auf oder wechselt mit dieser ab.
- Neurodermitis (Dermatitis atopica): Das klinische Bild imponiert häufig schon beim Säugling als Milchschorf, d.h. durch schuppende Belege des behaarten Kopfes, oder durch symmetrisch auftretende schuppende, entzündliche Veränderungen beider Wangen, der oberen Brustpartie sowie der Streckseite der unteren Extremitäten. Die Kinder leiden an chronisch entzündlichen, stark juckenden Hautveränderungen vor allem im Bereiche der großen Gelenkbeugen sowie des Halses. Ein Großteil der Fälle manifestiert sich bereits im 1. Lebensjahr.

- Pica: ist das wiederholte Essen ungenießbarer Stoffe (mindestens 1 Monat lang); der Beginn liegt meist am Ende des 1. Lebensjahres und verschwindet im Laufe der Kindheit. Geistige Behinderung, Vernachlässigung und mangelnde Aufsicht können prädisponierende Faktoren sein.
- Rumination: ist das Heraufwürgen und Wiederverschlucken des Speisebreis nach kauähnlichen Bewegungen; es tritt vor allem bei Knaben in der 2. Hälfte des 1. Lebensjahres auf.
- Schlafstörungen: bestehen vor allem im 1. Lebensjahr. Spezifische Störungen sind der Alptraum (besonders im Vorschulalter), der Pavor nocturnus (nächtlicher Angstanfall mit Aufschreien) (im Vorschulalter) und der Somnambulismus (Schlafwandeln).
- Bewegungsstörungen (Tics): sind monoton wiederkehrende, unwillkürliche, plötzlich einschießende Muskelzuckungen. Diese Störung beginnt meistens zwischen dem 2. und 15. Lebensjahr. Wie bei den meisten anderen psychosomatischen Störungen im Kindesalter scheinen unspezifische, chronische emotionale Belastungen für das Auftreten und die Aufrechterhaltung der Tics eine wichtige Rolle zu spielen.
- Enuresis: ist ein willkürliches oder unwillkürliches, unkontrolliertes Einnässen am Tage und/oder in der Nacht nach dem 4. Lebensjahr. Etwa 15% der 5jährigen, 5–10% der 7jährigen und 2–3% der 14jährigen weisen eine Enuresis auf. Buben sind doppelt so häufig betroffen wie Mädchen.
- Encopresis: ist ein psychogen bedingtes Einkoten oder Einschmutzen nach dem 4. Lebensjahr. Diese Störung findet man am ehesten im Grundschulalter, bei Knaben mehr als bei Mädchen (3,5:1).
- Stottern: ist ein Sprechen, das durch häufige Wiederholung oder Dehnung von Lauten, Silben oder Wörtern, oder durch häufiges Zögern und Innehalten, das den rhythmischen Sprechfluß unterbricht, gekennzeichnet. Die Symptomatik ist stark situationsabhängig und tritt selten beim Sprechen mit Tieren und Kindern oder beim Singen auf. Das Stottern beginnt fast ausschließlich um das 4.–5. Lebensjahr, in einer Zeit, in der geringfügige Dysthymien häufig vorhanden sind. Das Bewußtwerden dieser Störung z.B. durch das Aufmerksam-Machen von seiten der Umgebung kann zu motorischen und emotionalen Reaktionen und zu einem Vermeidungsverhalten führen, wodurch es zu einer Fixierung der Sprechablaufstörung kommen kann.

Fallbeispiel (Stottern): 9jähriger Knabe, jüngeres von 2 Gewistern. Familienanamnese: Beide Eltern weisen eine Sprechablaufstörung auf. Normale Sprachentwicklung, partielle Dyslalie. Beginn des Stotterns mit 3 Jahren. Die familiäre Situation war in der Kleinkindzeit durch mehrere Belastungen gekennzeichnet (z.B. häufiger Ortswechsel, Suizid des Großvaters). Die Mutter fühlt sich vom Ehemann alleingelassen, der Vater, der als sehr ehrgeizig geschildert wird, geht voll im Beruf auf und kümmert sich kaum um familiäre Belange. Auf die Sprechablaufstörung reagieren beide Elternteile sehr verunsichert und weisen ihren Sohn immer wieder darauf hin, „schön zu sprechen".

3. Psychosomatische Störungen in der Adoleszenz

3.1 Altersspezifischen Konfliktkonstellationen

Die Adoleszenz, in der vielfältige Entwicklungs- und Loslösungsprozesse bewältigt werden müssen, stellt nicht nur für den Jugendlichen, sondern für die Familie als System eine Krisensituation dar, in der es gehäuft zum Auftreten psychosomatischer Störungen kommt. Vor allem in Familien, deren Mitglieder untereinander eng verschmolzen sind und die eine starke Abgrenzung nach außen gegenüber sozialen Kontakten zeigen, stellt die reifungs- und altersbedingte Ablösung des Kindes ein Problem dar, weil das starre Familiensystem dadurch labilisiert wird. Durch das Auftreten eines psychosomatischen Symptoms, das aus familiendynamischer Sicht als Ausdruck einer Störung des Familiensystems und Signal für eine blockierte Autonomieentwicklung des Jugendlichen gesehen werden kann, wird der Prozeß der Veränderung (z.B. Loslösung) rückgängig gemacht (Mangold 1987). Dadurch wird auf der einen Seite das pathogene Familiensystem für eine gewisse Zeit stabilisiert, auf der anderen Seite findet keine Neuorganisation der Familie statt und notwendige Entwicklungsschritte werden hinausgezögert oder verhindert.

Aus dieser Betrachtungsweise ergibt sich, daß neben einer symptomzentrierten Therapie (Ziel: Symptomfreiheit) der konfliktzentrierten Therapie, nämlich dem Erkennen und Modifizieren der individuell und familiendynamisch wirksamen Faktoren, die zur Somatisierung geführt haben (Ziel: Wiederherstellung einer adäquaten Autonomieentwicklung des Jugendlichen, Förderung gesunder Individuationsprozesse, Wiederherstellen einer konstruktiven Beziehung innerhalb der Familie), eine besondere Bedeutung zukommt.

3.2 Spezifische Störungsbilder in der Adoleszenz

- Asthma bronchiale,
- Angststörungen,
- sexuelle Funktionsstörungen (Orgasmusstörungen),
- Somatisierungsstörungen,
- Eßstörungen (Anorexia nervosa, Bulimia nervosa, Adipositas).

Anorexia nervosa: Die Magersucht tritt deutlich häufiger bei Mädchen als bei Buben auf (10:1 bis 25:1), und betrifft etwa 1% der Mädchen. Das Krankheitsbild kann als typisches Beispiel dafür angesehen werden, daß mehrere Faktoren in komplexer Weise interagieren und zum Ausbruch der Störung beitragen können:

- Reifungsprozesse: dazu gehören sowohl mißlingende Loslösungs- und Individuationsprozesse, aber auch forcierte und überfordernde Autonomiebestrebungen;
- entwicklungsphysiologische und -psychologische Aspekte: die starken körperlichen Veränderungen und hormonellen Prozesse führen zu einem ständigen Beschäftigtsein mit dem eigenen Körper, einem er-

höhten Schamgefühl und vermehrten erotischen und sexuellen Wünschen, wobei versucht wird, diese Triebimpulse durch eine extreme Askese im Zaum zu halten;
- Persönlichkeitsstruktur: die Betroffenen zeigen häufig eine Selbstunsicherheit, die durch eine hohe Anpassungsbereitschaft und Neigung zu Perfektionismus mit zwanghaften Tendenzen charakterisiert ist; das Nichtessenkönnen dient der Stabilisierung des Selbstwertgefühls;
- familiendynamische Aspekte: das Familiensystem als Ganzes kann Widerstände gegen die Reifungsschritte des Jugendlichen entwickeln.

Fallbeispiel (Anorexia nervosa): Die 17jährige Patientin ist ein Einzelkind. Kurz nach ihrer Geburt erkrankte der Vater an einem Karzinom im Unterbauch (nach der Behandlung war er infertil). Die Patientin erhielt eine ängstlich verwöhnende Erziehung durch die Mutter, die ausschließlich im Haushalt tätig war. Es entwickelte sich eine symbiotische Beziehung zwischen Mutter und Tochter. Mit 14 Jahren begann die Patientin forcierte sexuelle Beziehungen, die wohl nicht als befriedigend erlebt wurden, sie aber das einzige Mädchen in der Klasse war, das sexuelle Erfahrungen hatte, was ihr das Gefühl der Exklusivität vermittelte. Dieses Verhalten führte zu einer Belastung der familiären Situation. 1 Jahr vor der stationären Aufnahme blieb die Regelblutung aus und die Patientin hatte große Angst, schwanger zu sein. Diese Phase starker seelischer Belastung war mit Appetitlosigkeit und Gewichtsabnahme verknüpft. Sie erlebte dabei sowohl einen primären Krankheitsgewinn (Angstreduktion durch das Fasten und wegen des Stolzes über die erfolgreiche Gewichtsreduktion eine Stabilisierung des Selbstwertgefühls) als auch einen sekundären Krankheitsgewinn (Anerkennung, vermehrte Zuwendung und Sorge durch die Umwelt, besonders durch die Mutter). Die Patientin zog sich von der Umwelt, vor allem vom Freund zurück und vermied jeglichen sexuellen Kontakt. Bei der stationären Aufnahme wog die – nichtschwangere – Patientin 32 kg.

4. Psychosomatische Krankheiten des frühen Erwachsenenalters (21.–40. Lebensjahr)

4.1 Spezifische Konfliktkonstellation dieses Lebensabschnittes

Zahlreiche Untersuchungen konnten zeigen, daß diese Altersgruppe besonders häufig von funktionellen psychosomatischen Störungen betroffen wird. Das frühe Erwachsenenalter des menschlichen Lebenszyklus ist besonders häufig durch Lebensereignisse gekennzeichnet, die hohe Anpassungsleistungen erfordern. Diese neuen Lebenssituationen können vor allem dann Konfliktquellen darstellen und somit Auslöser von Anpassungsstörungen und psychosomatischen Störungen sein, wenn ungelöste Konflikte aus der Vergangenheit weiterbestehen, keine oder ungenügende „Programme" zur Bewältigung der neuen Herausforderungen („Versuchungs- und Versagenssituationen") vorhanden sind, oder keine soziale und emotionale Unterstützung durch Bezugspersonen gegeben ist.

Als psychische und psychosoziale Belastungsfaktoren erweisen sich in dieser Lebensphase besonders:

- Loslösung vom Elternhaus,
- Berufseintritt bzw. beruflicher Aufstieg mit Verantwortungsübernahme,
- Eingehen von fixen Liebesbeziehungen, Heirat, Schwangerschaft, Kinderkriegen, bzw. Vaterschaft mit den damit verbundenen möglichen Anpassungsproblemen.

4.2 Spezifische Störungsbilder

- Eßstörungen (Anorexia nervosa, Bulimia nervosa, Adipositas),
- Asthma bronchiale,
- Ulcus duodeni,
- Entzündliche Darmerkrankungen (Mb. Crohn, Colitis ulcerosa),
- Somatisierungsstörungen (sind rezidivierende und vielgestaltige körperliche Beschwerden von mehrjähriger Dauer, für die medizinische Hilfe gesucht wird, die aber nicht durch eine körperliche Störung bedingt sind, z.B. Obstipation, Rückenschmerzen),
- Konversionssyndrome (ist der Verlust oder die Veränderung einer körperlichen Funktion, die nicht durch eine körperliche Störung erklärt werden kann; es besteht ein zeitlicher Zusammenhang zwischen einer psychosozialen Belastung, die offensichtlich in Beziehung zu einem psychischen Konflikt oder Bedürfnis steht, und dem Beginn oder dem Wiederauftreten eines Symptoms, z.B. Aphonie, Lähmung).

Fallbeispiel (Funktionelles Unterbauchsyndrom): Die 26jährige Patientin litt seit 1/2 Jahr unter einem therapieresistenten Harnwegsinfekt, weswegen häufige Blasenspiegelungen und wiederholte Antibiotikakuren durchgeführt wurden. Auf Grund der Diskrepanz zwischen den objektiven Befunden (nur geringe Zeichen einer Entzündung, fehlendes Ansprechen auf Antibiotika) und dem subjektiven Befinden (starke Schmerzen im Unterbauch, Schmerzen beim Geschlechtsverkehr, Angst, Nervosität, Drängen auf erneute Untersuchungen) wurde sie vom Urologen an die Psychosomatische Ambulanz überwiesen.

Der Beginn der Symptomatik fällt mit dem Zeitpunkt der Heirat zusammen. Nach anfänglichem Schildern einer „heilen Welt" ließen sich mehrere Konfliktbereiche finden: Die Patientin, deren Eltern sich scheiden ließen, als sie 6 Jahre alt war, wuchs bei den Großeltern auf bzw. verbrachte viele Jahre in Internaten. Der Vater, der sie auch zu den urologischen Untersuchungen begleitete, wird als sehr stark, sonst aber eher unnahbar geschildert. Den Ehemann erlebte sie im Vergleich zum Vater als Schwächling und als wenig haltgebend. Diese Schwäche des Ehemannes sei ihr am Anfang der Beziehung nicht aufgefallen und sie wäre ihr sogar recht gewesen, weil sie vorher von einem starken Mann verlassen worden war. Der Ehemann verlor kurz vor der Heirat seinen Vater und fühlte sich verpflichtet, sich um seine Mutter zu kümmern. Die Schwiegermutter wurde von der Patientin abgelehnt, es zeigte sich eine deutliche Rivalität. Auch erlebte es die Pat. als große Enttäuschung, daß sie nicht sofort schwanger wurde, was sie sich von sich erwartete und was sie glaubte, daß die Umgebung von ihr erwarten würde. Durch ihr Krankheitsbild erreichte sie, daß ihr Mann sich weniger um seine Mutter und mehr um sie kümmerte. In bezug auf die Partnerschaft zeigte sich eine hohe Ambivalenz: auf der einen Seite wollte sie sofort ein Kind mit dem Mann, auf der anderen Seite überlegte sie sich, sich von ihrem Mann zu trennen und sie zog auch in ihre frühere Wohnung zurück.

5. Psychosomatische Störungen im mittleren Erwachsenenalter (41.–60. Lebensjahr)

5.1 Altersspezifische Konfliktkonstellationen

Dieser Lebensabschnitt ist häufig eine Periode verhältnismäßiger Stabilisierung, da in dieser Zeit ein relativ hohes Niveau an Wirksamkeit und Leistung erreicht wird (Engel 1976). Aber auch dieser Lebensabschnitt stellt sowohl an die Frau als auch an den Mann hohe Anforderungen an deren Anpassungsfähigkeit, da reale, drohende oder phantasierte Gefährdungen des Selbstwertgefühls und der Identität häufig sind. Vor allem Verlusterlebnisse in vielen Bereichen können für die Betroffenen eine zunehmende Labilisierung darstellen, wenn keine wirkliche Stabilität erreicht wurde.

Besonders bei Frauen wird dieser Lebensabschnitt als problematisch angesehen, weil die Menopause einen Verlust der reproduktiven Fähigkeit und eine Abnahme der sexuellen Anziehungskraft darstellen kann. Auch ist die Frau – besonders wenn sie „nur" Hausfrau und Mutter ist – sehr viel stärker mit den familiären Veränderungen z.B. Loslösung der Kinder konfrontiert als der Mann.

Viel seltener wird eine entsprechende „Midlife crisis" bei Männern beschrieben, obwohl diese wahrscheinlich genauso häufig und oft dramatischer, aber meist versteckter verläuft. Als Auslöser für die Bedrohungen der Sicherheit, des Selbstwertgefühls und damit der psychischen Stabilität des Mannes erweisen sich vor allem Mißerfolge im beruflichen Bereich, besonders wenn dieser (fast) ausschließlich Quelle seiner Stabilität war und der Beziehungsbereich vernachlässigt wurde. In einer solchen Situation kann der drohende oder reale Verlust der Position bzgl. der Arbeit Auslöser für verschiedene psychosomatische Symptome oder Störungen sein. Die Angst, sich erneut den beruflichen Anforderungen zu stellen und evtl. zu scheitern, ist oft so stark, daß die betroffenen Männer bewußt oder unbewußt alles unternehmen, um sich einer beruflichen Wiedereingliederung zu widersetzen („Rentenneurose").

5.2 Spezifische Störungsbilder

- Ulcus duodeni (Häufigkeitsmaximum: 45. Lebensjahr; Männer sind doppelt so häufig betroffen wie Frauen),
- Schmerzkrankheit,
- Somatisierungsstörungen,
- Hypochondrie,
- Konversionsstörungen,
- Hypertonie,
- sexuelle Funktionsstörungen,
- Sucht,
- Angststörungen.

Fallbeispiel (Herzangstneurose): Der 52jährige Patient kommt wegen einer herzangstneurotischen Erkrankung mit verschiedenen Begleitsymptomen zur stat. Aufnahme. Neben häufigem Herzrasen und Druckgefühl über dem Herz klagt er über eine starke Abgeschlagenheit, Schlaflosigkeit, Angst, vegetative Störungen und Appetitlosigkeit. Er fühle sich völlig hilflos und habe das Gefühl, zu überhaupt nichts mehr fähig zu sein und er glaube auch nicht, daß ihm jemand helfen könne. Er leidet auch schon seit vielen Jahren an einer chronischen Prostatitis, weswegen er auch immer dicke Unterwäsche tragen müsse. Die Beschwerden verschlimmern sich, wenn er seelische Probleme habe.

Der Patient ist alleinstehend und lebt wieder bei seiner alten Mutter, die sich um den Patienten kümmert. Der Patient arbeitet seit vielen Jahren bei einer Versicherung, wobei es in letzter Zeit zu Umstellungen und Entlassungen gekommen ist.

6. Psychsomatische Störungen des späten Erwachsenenalters (60 Jahre und mehr)

6.1 Altersspezifische Konfliktkonstellationen

Das späte Erwachsenenalter ist in bezug auf psychosomatische Störungen schlecht untersucht, auch weil angenommen wurde und wird, daß im höheren Alter durch das vermehrte Auftreten „rein körperlicher Krankheiten" psychosomatische Störungen ihre Funktion (Sinn, Aufgabe) verlieren. Bei Vorliegen körperlicher Krankheiten wird auch das Vorhandensein einer psychischen und psychosozialen Problematik oft nicht wahrgenommen und nicht in den diagnostischen und therapeutischen Prozeß miteinbezogen. Auch sind die Ärzte trotz des Überwiegens älterer Patienten in ihrem Klientel nur ungenügend in gerontologischen Fragestellungen ausgebildet.

Das höhere Alter ist trotz des biologischen Alterns und des Eintritts in den beruflichen Ruhestand keine Ruhephase, sondern eine hochdynamische Lebensphase mit vielerlei Veränderungen in verschiedenen Lebensbereichen.

Besondere Veränderungen im späten Lebensalter:

- Verlusterlebnisse: Loslösung der Kinder, Krankheit oder Tod des Partners (der Partnerin), Pensionierung mit Verlust von sozialen Beziehungen.
- Kränkung des Selbstwertgefühls: Nachlassen der sexuellen Leistungsfähigkeit mit negativer Auswirkung auf die psychosexuelle Identität; körperliche Einschränkungen in vielen Bereichen (Nachlassen der Sinnesorgane und der Gedächtnisleistung) oft verbunden mit Pflegebedürftigkeit, Angewiesensein und Abhängigkeit von fremder Hilfe.
- Gesellschaftliche Aspekte: Zwiespältige bis häufig abschätzige Haltung in unserer Kultur den älteren Menschen gegenüber; Pensionierung verbunden mit finanziellen Einschränkungen und Standesverlust.

Diese Belastungen werden von den meisten reifen alten Menschen mit einer stabilen psychosexuellen und psychosozialen Identität auf Grund stabiler Bewältigungs- und Abwehrstrategien gut bewältigt, besonders dann, wenn eine ausreichende soziale Unterstützung gegeben ist. Andererseits kann es auch auf Grund einer verminderten Spannkraft, einer abnehmenden Toleranz gegenüber Belastungen aller Art, der Involution verschiedener Organe und Systeme und bei mangelhafter sozialer Unterstützung in Belastungssituationen zu körperlichen Funktionsstörungen kommen.

6.2 Spezifische Störungsbilder

- Schlafstörungen,
- sexuelle Funktionsstörungen,
- Schmerzsyndrome (vor allem Kopf-, Rückenschmerzen),
- abdominelle Störungen (z.B. Obstipation, Sodbrennen),
- Wetterfühligkeit.

Fallbeispiel (sexuelle Dysfunktion): Der 72jährige Mann wird wegen einer Erektionsstörung von der Gefäßchirurgie an die Psychosomatische Amb. zugewiesen. Bei der organischen Untersuchung ergaben sich gering- bis mäßiggrade vaskuläre Störungen der Penisdurchblutung.

Die Erektionsstörung belastete den Mann sehr stark, da er vor einigen Monaten eine mehr als 20 Jahre jüngere Frau kennengelernt hat, nachdem vor ca. 1 Jahr seine Ehefrau gestorben ist. In den Gesprächen zeigten sich starke sexuelle Erwartungs- und Versagensängste, wobei er auch Angst hatte, diese Frau wieder zu verlieren, wenn er sexuell nicht potent sei. Andererseits ließen sich deutliche Schuldgefühle gegenüber seiner toten Ehefrau eruieren, da er schon einige Monate nach deren Tod die neue Frau kennengelernt hatte.

Prüfungsfragen

1. Nennen Sie typische psychosomatische Störungen und Konfliktbereiche in der Adoleszenz.
2. Welche psychosozialen Belastungsfaktoren findet man gehäuft vor Ausbruch psychosomatischer Störungen?

Literatur

1. DSM-III-R (1989) Diagnostisches und statistisches Manual psychischer Störungen. Beltz, Weinheim Basel
2. ICD-10 (1991) Internationale Klassifikation psychischer Störungen. H Huber, Bern Göttingen Toronto
3. Mangold B (1987) Psychosomatische Erkrankungen in der Pubertät und Adoleszenz. Praxis der Kinderpsychologie und Kinderpsychiatrie 36: 262–266
4. Overbeck G (1984) Krankheit als Anpassung. Suhrkamp TB 953, Frankfurt
5. Steinhausen HC (1989) Zur Klassifikation und Epidemiologie „psychosomatischer" Störungen im Kindes- und Jugendalter. Praxis der Kinderpsychologie und Kinderpsychiatrie 38: 195–200
6. Weiner H (1977) Psychobiology and human disease. Elsevier, New York
7. Weizsäcker V v (1950) Diesseits und jenseits der Medizin. Hippokrates, Stuttgart

Weiterführende Literatur

1. Bürgin D (1993) Psychosomatik im Kindes- und Jugendalter. Fischer, Stuttgart Jena New York
2. Engel GL (1976) Psychisches Verhalten in Gesundheit und Krankheit. Huber, Bern Stuttgart Wien
3. Uexküll Th v (1990) Psychosomatische Medizin, 4. Aufl. Urban & Schwarzenberg, München Wien Baltimore

III. Psychologische Modelle der menschlichen Entwicklung

Kapitel 1

Psychoanalytische Entwicklungspsychologie

M. Springer-Kremser

> **Lehrziele**
>
> Die Verzahnung der Entwicklungslinien des Trieblebens mit der Entwicklung der Objektbeziehungen, welche späteren Charaktereigenschaften sind mit bestimmten Entwicklungsphasen in Zusammenhang zu bringen; wo gibt es Fixierungs- und Regressionsmöglichkeiten. Die Adoleszenz als zweite Individuationsphase sowie die Mißerfolge der Anpassung an die Realität des Erwachsenen.

1. Die symbiotische Phase

1959 hat Margaret Mahler begonnen, im Masters Children Center in New York Kinder zu beobachten, und ihre Forschungsergebnisse wurden von ihr und ihren Mitarbeitern in zahlreichen Veröffentlichungen beschrieben (zusammenfassend in: Mahler et al. [1975] The psychological birth of the human infant). Mahler fragte sich, wie normale Säuglinge ein Gefühl der Getrenntheit und Individualität aus der behüteten Gegenwart des primären Liebesobjektes, in der Regel der Mutter, überhaupt entwickeln können. Es wurde die Hypothese von einem symbiotischen Ursprung der menschlichen Existenz aufgestellt, nach welcher Mutter und Säugling eine Doppeleinheit bilden, aus welcher der Säugling sich allmählich durch eine Anzahl von Schritten ablöst und ein individuelles menschliches Wesen mit einem inneren Sinn von Selbst und Objektkonstanz wird. Mahler stellt die These auf, daß die Sehnsucht nach der symbiotischen Mutter, die ein Teil des Selbst war und in der Vergangenheit Sicherheit und Wohlsein verbürgen konnte, einen existentiellen Aspekt des menschlichen Lebens darstellt und daß diese Sehnsucht nach der „guten Mutter vor der Trennung" während des ganzen Lebens bestehen bleibt.

In dieser Zeit der Symbiose kann aber ein 3 Wochen altes Kind bereits transmodal wahrnehmen. Das heißt, es kann sehen, hören oder tasten miteinander koordinieren. Kinder können z.B. ein sprechendes Gesicht, das mit einem falschen akustischen Laut dargeboten wird, von einem Gesicht unterscheiden, bei dem Lippenbewegung und Laut übereinstimmen. Es gibt eine angeborene Verdrahtung zwischen einzelnen Sinneswahrnehmungen und das könnte, wie D. Stern (1985) hingewiesen hat, auch bedeuten, daß sich, wenn ein mit dem Auge wahrgenommenes Objekt auch betastet wird, eine Art „Aha-Erlebnis" einstellt.

Ein weiterer Beweis für die Wahrnehmungsfähigkeit sehr junger Säuglinge ist ihre Fähigkeit zu imitieren. 3 Tage alte Kinder imitieren einen Erwachsenen, der die Stirne runzelt oder Überraschung zeigt. Es werden also in dieser Zeit bis zum zweiten Lebensmonat nicht nur qualitativ unterschiedliche Affekte wahrgenommen, es wird auch die zeitliche Kontur von Bewegung wahrgenommen, z.B. die Intensität, die Dauer, der Rhythmus, Takt und eine globale Gestalt. Diese abstrakten Inkodierungen können eine Organisation schaffen, deren Vorteile für das Kind auf der Hand liegen: Die Art wie die Mutter zu dem Kind spricht, es streichelt, das Kind bewegt – all das hilft dem Kind, hinter der streichelnden, sprechenden, tragenden Mutter die gleiche Person zu entdecken.

Ab ungefähr der 6. Lebenswoche werden Mutter und Kind einander den Blick zuwenden: Die Augen treffen sich, begleitet von Mimik, stimmlichen Äußerungen und Körperbewegungen auf Seiten der Mutter. Der Gipfel der Zuwendung ist das Sich-gegenseitig-Anlächeln. Es spielt sich also bereits ein Dialog zwischen Mutter und Kind ab. Diese Unterhaltung mit dazwischengeschalteten Pausen kann auch als Vorläufer des sprachlichen Dialogs von Erwachsenen angesehen werden.

Ab dem 7. Lebensmonat läßt sich nach Daniel Stern ein Verhalten beobachten, das als Affekt-Attunement, als ein affektives, sich auf eine andere Person Einstellen bezeichnet werden kann. Das Kind beginnt zu begreifen, daß es ein inneres Erleben gibt, das hinter dem äußeren Verhalten liegt. Ein Beispiel dafür wäre die häufig zu beobachtende Tatsache, daß motorische Bewältigungsversuche eines Kindes, wie der Versuch, wo hinaufzuklettern, etwas mit ausgestreckten Armen zu erreichen, von Mutter oder Pflegepersonen mit Lauten der Aufmunterung oder ängstlicher Bestürzung begleitet werden. Das Kind erlebt eine nonverbale Analogie, eine nonverbale Metapher, die aber den gleichen Gefühlszustand beschreibt. Es wird also sozusagen der kindliche Gefühlszustand in eine andere Form gegossen. Es ergibt sich hier die Frage, was und wieviel vom subjektiven Erleben des Kindes von seinen wichtigen Bezugspersonen geteilt wird, also die Validierung der eigenen Wahrnehmung scheint für die Entwicklung eine ganz wichtige Rolle zu spielen. Die ganze Skala von mitmenschlicher Verbundenheit bis hin zu psychischer Isolation oder extremer Einsamkeit kann erlebt werden.

Zusammenfassung über die Wahrnehmung der Kinder vor dem Spracherwerb: Sie scheinen intensiv zu erleben, besonders Gestalten, Zeitmuster etc., aber was sie erleben, fließt alles in eins zusammen. Es geht um sensorische Qualitäten, es ist ein ganzheitliches Erleben. Handlung und Wahrnehmung sind noch keine trennbaren Kategorien. Diese differenzieren sich erst allmählich im Zusammenhang mit dem Spracherwerb.

Trennung – Individuation

Die Lockerung der Symbiose mit der Mutter beginnt, wenn der Säugling eine spezifische Bindung an die Mutter entwickelt hat aber den Wunsch zeigt, die Außenwelt, also die Nicht-Mutter-Welt, zu erforschen. Mit zunehmender motorischer Entwicklung, der Fähigkeit der selbständigen Fortbewegung im Alter von 8 bis 9 Monaten, vergrößert das Kind den Radius seiner Forschungsexpeditionen, indem es sich weiter hinaus wagt. Die Mutter ist aber immer noch Mittelpunkt seiner Welt und es muß darauf vertrauen können, daß sie für das Kind da ist, daß man zu ihr zurückkehren kann, um sich emotionell aufzutanken.

Für die *Übungssubphase* ist charakteristisch, daß der müde Säugling von dem kurzen körperlichen Kontakt mit der Mutter wieder belebt wird, neue Energien empfängt, sich mit Freude in die Welt wagt und seine Erfahrungen fortsetzt. Ab ca. dem 12. Lebensmonat tritt eine wichtige Änderung ein. Der Säugling, der jetzt ein Kleinkind ist, bemerkt mehr und mehr, daß es getrennt ist und sich daher oft auch alleine und machtlos fühlen kann. Die kognitiven und motorischen Fähigkeiten sind jetzt an einem Punkt angelangt, an dem die Einheitsillusion nicht mehr aufrecht erhalten werden kann. Gleichzeitig mit diesem Bewußtsein setzt auch Enttäuschung an der Mutter ein, die nicht mehr so automatische Lösungen anzubieten vermag wie vorher. Das Bedürfnis nach emotionellem Auftanken wird jetzt durch das Bedürfnis ersetzt, jede neue Leistung und Befriedigung mit der Mutter zu teilen. Gleichzeitig besteht aber auch ein Bedürfnis nach Selbständigkeit, das zur Zurückweisung der von der Mutter angebotenen Hilfe und Einmischung führt. Dieses Phänomen hat Mahler *Ambitendenz* genannt: Abwechselnd zu wünschen selbständig zu sein und über die Mutter für die Lösung von Problemen verfügen zu können, nur um diese dann, sobald sie angeboten werden, wieder zurückzuweisen. Dieses Verhalten findet seinen Höhepunkt in der *Reproachmentkrise* im Alter von ungefähr 15–18 Monaten, die durch teilweise Verinnerlichung und Identifizierung gelöst wird, sowie durch Annäherung an den Dritten, den Vater, der für das Kind zunehmend zur Verfügung steht, von ihm auch wahrgenommen wird.

Mit der Lösung der Reproachmentkrise wird partielle Objekt- und Selbstkonstanz erreicht, die es dem Kind ermöglicht, sich mehr getrennt zu fühlen und zu funktionieren. Eine wichtige, während der Reproachment-Subphase stattfindende Änderung ist eine Stimmungsänderung in der Richtung zu einer wenig zufriedenen und manchmal sogar niedergeschlagenen Stimmung, wie sie von Mahler (1966) beschrieben wurde.

2. Die orale Phase

In der psychoanalytischen Trieblehre wird damit eine Phase der Libidoorganisation bezeichnet, in welcher das Realitätsgefühl vorwiegend mit Hunger und Sättigung verbunden ist. Die erste Wahrnehmung ist, daß man etwas durch den Mund aufnehmen kann, und die erste Entscheidung, die von einem Kind gefällt wird, wird darüber gefällt, ob etwas eßbar ist oder nicht. Aus dem Bedürfnis nach Nahrung wird eine bestimmte Art von Erregung geschöpft, ebenso wie über Atmung und Hautkontakt. Das Ziel der oralen Lust ist zuerst die Reizung der Mundschleimhaut und dann die Einverleibung des Objektes, wobei das Objekt zumeist die mütterliche Brust, die Flasche ist. Daumenlutschen z.B. wird vom Kind als lustvoll beibehalten, auch wenn die Entscheidung gefällt wurde, daß es sich dabei nicht um etwas Eßbares handelt. Durch das Einverleiben der Nahrung, die in dieser Phase mit der fütternden oder spendenden Person gleichgesetzt wird, kommt es auch zu Phantasien über die Vereinigung mit diesem spendenden Objekt. Diese Vereinigung oder Introjektion ist ein wichtiger Aspekt der ersten Identifikation (Freud 1905; Abraham 1924). Umgekehrt ist auch die Möglichkeit des Ausspukkens (Ausscheidens) beim Auftreten unangenehmer, ekelerregender Empfindungen ein Vorbild für den psychischen Mechanismus der Projektion, der durch Hinausverlegung eines psychischen Reizes oder Triebabkömmlings aus der eigenen Person hinaus (indem dieser Impuls einer anderen Person zugeschrieben wird) das Auftreten von Unlust/Angst vermeiden helfen soll.

Mögliche Schwierigkeiten dieser Entwicklungsphase

Auch im magisch-mythischen Denken spielt die „orale Introjektion" eine wesentliche Rolle. Die magische Formel, dieselbe Substanz zu werden, wenn man das gleiche ißt oder das Blut mischt und dann trinkt, sodaß man dem Objekt, dessen Blut man verzehrt, ähnlich wird, ist Inhalt religiöser Rituale. Im Zusammenhang mit dem spezifischen Ziel, sich etwas einzuverleiben, findet man daher auch spezifische Ängste, wie z.B. die Angst, von einem mächtigen Objekt überwältigt zu werden oder Angst vor der eigenen Aggression, etwas selber mit dem Mund, mit den Zähnen zerstören zu können. Aus der kindlichen Erfahrung hat man gelernt, daß die Ziele der oralen Inkorporation oft auch sadistischen Charakter annehmen können, wobei der Sadismus, die Zerstörung, auch gegen die eigene Person gerichtet sein kann (wie dies bei Süchtigkeit der Fall ist).
Unglückliche äußere Bedingungen, wie z.B. eine Erkrankung der Mutter, welche es ihr unmöglich macht, das Kind so zu pflegen, sich ihm so zuzuwenden, wie sie es gerne möchte, kann zu Entwicklungsstörungen führen. Natürlich können auch pathologische Bedingungen von seiten des Kindes vorhanden sein, z.B. Schwierigkeiten mit einem Sinnesorgan, Entwicklungsstörungen, Erkrankungen des Zentralnervensystems usw. Diese kindliche Entwicklung kann an jedem Punkt unterbrochen oder irritiert sein. Folgen einer solchen Unterbrechung können *Fixierung und Regression* sein. Es ist daher notwendig, diese beiden Begriffe etwas ausführlicher zu beschreiben, weil sie sowohl im normalen Leben als auch bei klinischen Zustandsbildern immer wieder eine wichtige Rolle spielen.

Regression

Die Entwicklung zu einer höheren Stufe der Organisation des Trieblebens und der Objektbeziehungen, also der Beziehungen zu wichtigen anderen, ist nie ganz vollständig. Charakteristika der früheren Phase bleiben immer bestehen. Als Entwicklungsstörungen sind somit nicht nur Entwicklungsstop zu verstehen, sondern auch das Beibehalten von zu vielen Verhaltenskomponenten aus einer früheren Phase. Vor allem dann, wenn die Entwicklung Schwierigkeiten macht, folgt ein Sich-Zurückziehen auf eine weniger problematische Stufe, die als mehr erfolgreich erlebt wurde. Eine einschneidende Veränderung der kindlichen Lebenssituation, ein Krankenhausaufenthalt, die Geburt eines Geschwisters, können eine solche traumatische Situation darstellen, die zu einem Sich Zurückziehen auf eine weniger problematische Stufe führt. Dieses Zurückfallen oder Sich-Zurückziehen auf eine frühere Entwicklungsstufe kann etwas Flüchtiges und Vorübergehendes sein: Im Rahmen einer körperlichen Erkrankung verhalten sich oft auch Erwachsene so, wie man sich als Gesunder niemals verhalten würde. Gewisse Aktivitäten der Umwelt, die man sonst nicht braucht, werden plötzlich geschätzt, usw. Freud (1917) hat folgendes Beispiel gebracht: Eine Armee dringt in ein feindliches Land ein und hinterläßt an vielen Punkten Stützpunkte. Die Weiterführung der Truppen ist also geschwächt. Sie wird sich also bei einem Angriff des Feindes eher zurückziehen: also Regression.

Fixierung

Fixierung bedeutet ein Festhalten an diesem Rückzug, oft auch nur in einem kleinen Detail aus der früheren Entwicklungsphase. Verantwortlich für eine Fixierung sind entweder exzessive Befriedigung oder exzessive Versagung. Eine exzessive Befriedigung bringt ja keine Veranlassung, sich von einer so befriedigenden Phase zu lösen. Exzessive Frustration wiederum bringt einen Entwicklungsstop aus der Hoffnung heraus, daß vielleicht doch noch irgendwann einmal der Wunsch, den man als so dringend empfunden hat, erfüllt werden möge.

Ab dem 15. Lebensmonat tritt eine wichtige Änderung ein, dann, wenn das Kleinkind mehr und mehr bemerkt, daß es getrennt ist und sich oft allein und machtlos fühlt. Die Entwicklung des zentralen Nervensystems, die Denk- und Bewegungsmöglichkeiten sind an einem Punkt angelangt, an dem die Einheitsillusion nicht mehr aufrecht erhalten werden kann. Der Weg zur Individuation ist mit viel Angst verknüpft: Angst vor sowohl der totalen Isolation einerseits als auch Angst vor der Wiederverschmelzung mit der Mutter, d.h. vor dem Verlust der Autonomie andererseits. Extrem ambivalente Gefühle beherrschen das Kind zu dieser Zeit.

Förderlich für die Individuation sind biologische Reifungsprozesse, auch wenn sie mit reifungsbedingten Enttäuschungen an der Mutter (wie z.B. Abstillen) einhergehen. Eine gute Beziehung der Eltern untereinander hilft dem Kind, „einen Weg nach außen" zu finden und gleichzeitig eine „Brücke zurück zur Mutter" zu haben. Der Vater gibt ein Modell für Getrenntsein (er riecht anders, fühlt sich anders an) und gleichzeitig mit der Mutter zusammenbleiben. Mit Hilfe dieser dritten Person („Vater") kann das Kind die Ängste, die bei der Loslösung von der Mutter entstehen, verarbeiten und die ursprüngliche Zweierbeziehung zu einer Dreierbeziehung erweitern. Das Kind kann somit „gute innere Bilder" beider Eltern entwickeln und kann somit in der Wirklichkeit Mutter/Vater kurzfristig entbehren, ohne sich vollkommen verlassen zu fühlen.

3. Die anale (analerotische/sadistische) Phase

Darunter versteht man jene psychosexuelle Entwicklungsstufe, die, die orale Phase überlappend, diese langsam ablöst. Als erogene Zone fungiert jetzt die Afterregion, also die Darmöffnung, mit der Möglichkeit der Stimulierung der analen Schleimhaut bei der Defäkation oder in Verbindung mit analen Masturbationstätigkeiten.

Das primäre Ziel der Analerotik ist die Reizung der Schleimhaut des Enddarms und der daraus resultierende Genuß lustvoller Empfindungen bei der Defäkation. Dazu kommt auch die Erfahrung, daß durch Zurückhalten der Stuhlmassen die Lust gesteigert werden kann. Dieses lustvolle Zurückhalten kann eine besondere Bedeutung erlangen, wenn die Vorstellung vom Verlust von Körperinhalten mit großer Angst verknüpft ist. Oft sind es gerade erst diese Ängste, die zur Entdeckung von Retentionslust führen. (Beispiel: Ein Kind möchte nicht auf die Toilette gehen, weil es phantasiert: Aus dem Kanal kommt eine Schlange und zwickt micht in den Popo. – Es hat also Angst, daß ihm dort etwas weggenommen wird.) Die ersten analen Lusterlebnisse können ohne ein Objekt erzielt werden. Zunehmend aber werden die Ausscheidungsprodukte, also die Fäzes, zum Objekt analer Bestrebungen. Als Teil des eigenen Körpers, der sich zu diesem äußeren Objekt verwandelt, wird es für das Kind zum Vorbild von all dessen, was Besitz bedeuten kann: äußere Dinge, die nichtsdestotrotz auch Ich-Qualitäten haben. Am Umgang mit den Fäzes lernt das Kind einen weiteren wesentlichen sozialen Faktor kennen: den der sozialen Macht. Die Beherrschung des Schließmuskels ermöglicht dem Kind im Rahmen der Reinlichkeitserziehung, der Mutter, den Erziehungspersonen gegenüber, Widerstand zu leisten, zu „trotzen". Damit verbunden ist auch die Möglichkeit, die Ausscheidungsprodukte als Geschenk, Belohnung zu verwenden (Abraham 1920).

Charaktereigenschaften, die in dieser Entwicklungsphase wurzeln

Die anale Ambivalenz ist charakteristisch für die „anale" Einstellung dem Objekt (einer anderer Person) gegenüber: Die Ausscheidungsprodukte werden aus dem Körper herausgedrückt, mit Kraft, es ist also auch ein destruktiver sadistischer Akt oder aber sie können zurückgehalten werden, so, als wären sie ein Liebesobjekt. Die wichtigen Bezugspersonen können dann ebenso behandelt werden wie die Ausscheidungsprodukte – weggestoßen, fallengelassen, als schmutzig behandelt oder aber festgehalten werden, obwohl sie das Subjekt verletzen! Andererseits natürlich besteht die Angst, daß man selber auch so behandelt werden könnte – als Abfall. Eine strenge, das Kind überfordernde Reinlichkeitserziehung kann zu einer extremen Beherrschtheit führen: Die Angst, die Kontrolle zu verlieren, kann Hemmungen hervorrufen oder ein ausgeprägtes Bedürfnis, andere zu kontrollieren. Außerdem ist ein Kontrollverlust, bei dem Fäzes abgehen, eine beschämende Situation. Also Reaktionsbildungen, wie Scham und Ekel, haben auch ihre Wurzeln in dieser Phase. Die Reaktionsbildung besteht in einer Tendenz der Person, alles das, was als anstößig empfunden worden ist, im Bewußtsein durch sein Gegenteil zu ersetzen. Lust an Schmutz geht in Abscheu vor diesem und in Betonung von Sauberkeit und Ordentlichkeit über. Sparsamkeit und Eigensinn sind weitere anale Charaktereigenschaften. Dazu kommt noch die besondere Sorge um ein Objekt.

4. Die erste genitale Phase – die Entdeckung des Geschlechtsunterschiedes

Roiphe und Galenson (1973) konnten bei der Beobachtung von Kindern in einem Kindergarten-Setting Zusammenhänge zwischen der Triebentwicklung und der Entwicklung von Objektbeziehungen auf Basis unterschiedlicher Verhaltensmuster und Reaktionsweisen von Knaben und Mädchen herstellen. Dabei wird der Beobachtung der kindlichen Reaktionen auf den anatomischen Geschlechtsunterschied besondere Beachtung geschenkt.

Die wichtigste Aussage dieser Untersuchung ist: Zwischen dem 18. und 24. Lebensmonat ist eine regelmäßig auftretende genitale Phase zu beobachten. Der spezifisch dynamische Inhalt dieser Phase beschäftigt sich mit Fragen von Selbst- und Objektrepräsentanz und ist im wesentlichen frei von jeder ödipalen Resonanz. Trotzdem kann man annehmen, daß das, was hier geschieht, letztlich bedeutungsvolle Implikationen für die spätere genitale Phase hat. Das Gewahrwerden genitaler Erregungen, das z.B. durch den Prozeß der Sphinkterkontrolle beschleunigt wird, führt zu intensiveren genitalen Selbststimulierungen bei Buben und Mädchen, sowie indirekte Reizungen der Genitalregion durch Schaukeln, Zusammenpressen der Oberschenkel, usw. Diese Selbststimulierung kann bei Knaben mit einer Erektion einhergehen, bei Mädchen wird auch das Einbeziehen der Vagina gelegentlich beobachtet: z.B. durch Einführen von kleinen Spielzeuggegenständen. Auch unbelebte Objekte, Stofftiere, Leintuchzipfel, also Übergangsobjekte, werden bei den masturbatorischen Tätigkeiten benützt. Beide Geschlechter zeigen ein eindeutiges Vergnügen an exhibitionistischem Vehalten.

Auffallend ist nun, daß Mädchen wie Buben unterschiedlich auf die Beobachtung des Geschlechtsunterschiedes reagieren: Beiden gemeinsam ist eine ausgeprägte präödipale Kastrationsangst, in dem Alter besser als Verstümmelungsangst zu bezeichnen, die sich aber bei Mädchen und Buben unterschiedlich abbildet. Kleine Mädchen reagieren auf die Feststellung, daß ihnen „etwas fehlt", nämlich das Mehr am Körper des kleinen Buben, mit der Entwicklung von Neid (Penisneid). Dieser Neid, der unter ungünstigeren Umständen auch zu einem wichtigen Charakterzug werden kann, ist immer auch mit einer Idealisierung verbunden. Das, was das Mädchen nicht hat, bekommt einen besonderen Wert. Es werden ihm unwirkliche Attribute zugeschrieben (Chasseguet-Smirgel 1974).

Buben reagieren zum Unterschied von den Mädchen mit einem deutlichen Anstieg ihrer motorischen Aktivitäten. Das Masturbationsverhalten bleibt weiterhin aufrecht. Mädchen hingegen reagieren mit einer Verstärkung ihrer Symbolisierungsfähigkeit: Sie entwickeln mehr Phantasie im spielerischen Gestalten als gleichaltrige Buben (Galenson und Roiphe 1971).

Verletzungen der körperlichen Integrität in dieser Phase stellen für beide Geschlechter eine massive Bedrohung dar: Schmerzen, Fieber, Krämpfe können vor allem deswegen problematisch sein, weil die Kastrationsangst in dieser Phase noch mit Vernichtungsangst unlöslich verbunden ist.

5. Die phallische Phase – ödipale Triangulierung

Der oben beschriebene Neid des kleinen Mädchens auf den Penis verschwindet in der normalen Entwicklung umso eher, je eindeutiger das Mädchen sich als solches akzeptiert und wertgeschätzt fühlt.

Diese erste genitale Phase geht über die Analität zwischen dem 2. und 5. Lebensjahr in die phallische Phase über, die den Höhepunkt der infantilen Sexualentwicklung darstellt. Jetzt ist alle sexuelle Erregung auf die Genitalien konzentriert. Die infantile Masturbation wird zur sexuellen Hauptbetätigung des Kindes, eine Art genitaler Orgasmus kann vorkommen. In der Regel beschreiben die Kinder ihre Lustempfindung jedoch anders, z.B. „Es kitzelt im Bauch". In dieser Entwicklungsphase sind, im Gegensatz zu den vorherigen, die masturbatorischen Aktivitäten von Phantasien begleitet. Diese Phantasien sind um die Inhalte des Ödipuskomplexes zentriert. Das Kind wählt also zum ersten Mal ein umschriebenes Sexualobjekt, d.h. seine sexuellen Empfindungen sind auf eine bestimmte Person ausgerichtet. Im Unterschied also zu der Masturbation der ersten genitalen Phase gegen Ende des zweiten Lebensjahres ist die ödipale Phase eine objektorientierte Konstellation. Der vollständige Ödipuskomplex besteht aus einer positiven Form und einer negativen. Der positive Ödipuskomplex beschreibt eine Organisationsform der Liebes- und Haßregungen des ödipalen Kindes seinen Eltern gegenüber mit folgendem Inhalt: Das Kind empfindet heftige, leidenschaftliche sexuelle Wünsche dem gegengeschlechtlichen Elternteil gegenüber, während der gleichgeschlechtliche Elternteil als Rivale empfunden und auch gehaßt wird. Der negative Ödipuskomplex umfaßt die Liebesempfindungen dem gleichgeschlechtlichen Elternteil gegenüber, während die Haßregungen dem gegengeschlechtlichen gelten. Die Bezeichnung „Ödipuskomplex" geht auf Sigmund Freud zurück. Er schreibt in einem Brief an Wilhelm Fliess vom 15. 10. 1897: „... Ich habe die Verliebtheit in die Mutter und die Eifersucht gegen den Vater auch bei mir gefunden ... Wenn das so ist, so versteht man die packende Macht des König Ödipus, trotz aller Einwendungen, die der Verstand gegen Fatumsvoraussetzungen erhebt und versteht, warum das spätere Schicksalsdrama so elend scheitern mußte ... Jeder der Hörer war einmal im Keim und in der Phantasie ein solcher Ödipus und von der hier in die Realität gezogenen Traumerfüllung schaudert jeder zurück, mit dem ganzen Betrag der Verdrängung, der seinen infantilen Zustand von seinem heutigen trennt." Natürlich ist die individuelle Ausprägung des Ödipuskomplexes von den realen, individuellen Gegebenheiten, der Familiensituation, dem sozialen Netz usw. determiniert. Die Leidenschaftlichkeit des kindlichen Gefühlslebens kann aber zu schweren Konflikten Anlaß geben. Der Umgang mit diesen Wünschen und die Ergebnisse der Abwehrkämpfe geben Aufschluß darüber, wie das spätere Sexualleben und die Objektbeziehungen eines Individuums sich abbilden, ob ernstere psychische Störungen auftreten werden.

Die Beendigung dieser ödipalen Triangulierung sieht bei Knaben und Mädchen unterschiedlich aus. Beim Knaben geht der Ödipuskomplex relativ abrupt an der Kastrationsangst zugrunde, d.h. der Knabe verzichtet auf die Erfüllung seiner Wünsche der Mutter gegenüber, um seinen Penis zu retten. In seinen Phantasien und Tagträumen leben aber getarnte Abwandlungen der ursprünglichen Wünsche fort und haben einen entscheidenden Einfluß auf die weitere psychische Entwicklung.

Der Untergang des Ödipuskomplexes beim Mädchen vollzieht sich typischerweise weniger dramatisch und weniger vollständig. Nicht die Kastrationsdrohung, die beim Mädchen den Ödipuskomplex erst einleitet, indem sie den Wechsel von der Mutter als wichtiges Beziehungsobjekt zum Vater ermöglicht, sondern vielmehr die Angst vor Liebesverlust oder Enttäuschung in ihren kindlichen Wünschen durch den Vater, leitet den Untergang des Ödipuskomplexes ein.

Um die verpönten und gefährlichen Strebungen des Ödipuskomplexes in den Griff zu bekommen, benötigen Kinder beiderlei Geschlechts ein gestärktes Über-Ich, also ein gestärkte moralische Instanz, die sie sich quasi von den Eltern leihen (Freud 1924).

Folgende Errungenschaften psychischer Natur sind die Folge des Unterganges des Ödipuskomplexes:

- Angst verwandelt sich teilweise in Schuldgefühle.
- Objektverlust, Liebesverlust und Kastrationsangst sind nicht mehr die vorrangigen Gefahren, die das Ich fürchtet, sondern diese Gefahren werden durch eine neue innere Gefahr, nämlich durch Angst vor Bestrafung durch das Über-Ich, also Angst vor einem strengen Über-Ich abgelöst oder teilweise auch ersetzt. Das narzißtische Gleichgewicht

ist nicht mehr ausschließlich von äußerer Zufuhr abhängig, Selbstlob und Selbstliebe sind die Konsequenz der Einhaltung moralischer Wertvorstellungen, also verinnerlichter Wertvorstellungen.
- Es gibt eine innere Stimme des Gewissens.
- Es gibt eine kritische Selbstbeobachtung.
- Selbstbestrafungstendenzen verlangen nach Wiedergutmachung und Reue, wenn man glaubt, Unrechtes getan zu haben.

Daraus sind die Schwierigkeiten dieser Entwicklungsphase ableitbar: Schuldgefühle jenem Elternteil gegenüber, mit dem konkurriert wird und daraus resultierende Hemmungen; die Angst zurückgewiesen zu werden. Das spätere Liebesleben kann beeinflußt sein z.B. durch die Fixierung an eine väterliche Figur, welche das Zentrum der Wünsche des kleinen Mädchens war. Wenn diese Figur immer unerreichbar war, wurden diese Wünsche nach Zärtlichkeit, Ernst-genommen-Werden, nie erfüllt. Auch das Gegenteil kann das Seelenleben des kleinen Mädchens stark beeinflussen: nämlich ein Vater, für den das kleine Kind auch der Mittelpunkt seiner Wünsche war. Eine solche väterliche Einstellung kann durch eine unglückliche oder unbefriedigende sexuelle Beziehung des Vaters gefördert worden sein.

6. Latenzperiode

Wenn wir das Kontinuum der Entwicklung weiterverfolgen, so tritt das Kind nun in die „Latenzphase". Es ist dies die Zeit zwischen dem 6. und 10. Lebensjahr. Latenzphase oder -periode heißt: In der psychosexuellen Entwicklung ereignet sich nichts Neues. Alte Masturbationsgewohnheiten werden beibehalten und vor allem auch die begleitenden Phantasien.

Der Übergang von der Latenz in die Präadoleszenz wird durch folgende Errungenschaften erleichtert:

Tabelle 1. Errungenschaften der Latenzperiode (nach Blos 1973)

Qualität	Fähigkeit
Intelligenz	Primär- und Sekundärdenkvorgänge scharf voneinander getrennt
Soziales Verständnis	stabilisiert
Einfühlungsvermögen	
Altruistische Gefühle	
Urteilsfähigkeit	Widerstandsfähigkeit gegen Regression und Auflösung
Realitätssinn	
In Alternativen denken	
Sekundäre Autonomie (Pünktlichkeit, Ordentlichkeit)	
Physisch	partielle Unabhängigkeit und Umgebungsbeherrschung

7. Präadoleszenz und Adoleszenz

Definition von Adoleszenz: Die Adoleszenz dauert ungefähr 7–9 Jahre und kann als die Summe aller Anpassungsversuche des Jugendlichen an die veränderten körperlichen und psychischen Gegebenheiten der Pubertät definiert werden. Der Beginn der Adoleszenz kann mit dem Beginn der sexuellen Reife angesetzt werden: Für Mädchen mit der Menarche und für Buben mit der ersten Ejakulation. Das Ende der Adoleszenz hingegen ist viel schwieriger zu definieren: Die Adoleszenz kann als abgeschlossen betrachtet werden, wenn sich sowohl die sexuelle Identität einer Person als auch die Fähigkeit, inneren Streß und Angst zu tolerieren, stabilisiert hat. Die Adoleszenz ist in Mitteleuropa ungefähr vom 12. bis zum 20. Lebensjahr anzusetzen. Die psychische Entwicklung muß als auf einem Kontinuum liegend gesehen werden, auf welchem jede Entwicklungsphase eine wichtige Rolle für die Art und Weise spielt, in welcher die folgende Entwicklungsphase abläuft.

Entsprechend dem psychoanalytischen Verständnis wird die Adoleszenz in 4 Perioden unterteilt: in die Präadoleszenz, die frühe Adoleszenz, die eigentliche Adoleszenz und die Spätadoleszenz.

Die Präadoleszenz und frühe Adoleszenz

Die Präadoleszenz (ungefähr vom 9. bis zum 11. Lebensjahr) ist charakterisiert durch eine allgemeine Steigerung der Triebaktivität, und zwar sowohl der sexuellen als auch der aggressiven Triebe. Das präadoleszente Kind wird hungriger, neidiger, ekelhafter, schmutziger, neugieriger und egoistischer, als es jemals vorher war. Wüstes Verhalten, obszönes Vokabular, Anfälle, hemmungslose Freßsucht, Grausamkeit usw. sind Zeichen davon. Dieses Ansteigen der Triebintensität tritt auf, noch bevor körperliche Veränderungen merkbar sind und damit werden alte Wünsche, Affekte, Konflikte und Phantasien von kindlichen Erfahrungen wieder lebendig.

Weiters ist die Präadoleszenz gekennzeichnet durch eine Veränderung im Identifikationsmuster. Die alten Identifikationen mit der Familie werden schwächer, während neue Identifikationen mit Gleichaltrigen, deren Wertsysteme wichtiger werden, hinzukommen. Die Kinder befinden sich in einem Loyalitätskonflikt einerseits gegenüber ihren Eltern, andererseits gegenüber der Gruppe der Gleichaltrigen.

Die gleichgeschlechtlichen Gruppen bieten Sicherheit. In diesen Gangs wird Mut und Tapferkeit gegen den Feind bewiesen, üblicherweise identifiziert als die „Erwachsenen" schlechthin, die Eltern im besonderen, gelegentlich auch das andere Geschlecht. Kommunikation mit den Erwachsenen ist üblicherweise obsolet, außer in Phasen extremer Belastung, wenn das provokatorische Verhalten schmilzt und dem präadoleszenten Jugendlichen es erlaubt, sich wieder um Unterstützung an die Eltern zu wenden.

Es gibt ganz bestimmte geschlechtstypische Verhaltensmuster. Die Knaben demonstrieren eine massive Regression in ihrer ängstlichen

Abwendung von den Mädchen und der sehr verächtlichen Behandlung derselben. Die Verachtung wird generell auf alles traditionell Weibliche ausgedehnt.

Das präadoleszente Mädchen zeigt eine weniger tiefe Regression, ihr Abwehrmuster soll vor allem die Abhängigkeit von der Mutter verleugnen. Dies geschieht durch gesteigerte Aktivität, sogenanntes Tomboy-Verhalten und vorgegebenen Identifikationen mit dem Vater.

Einerseits kommt es also zu einer Intensivierung der Triebwünsche, andererseits aber stößt die direkte Triebbefriedigung gewöhnlich auf ein mißbilligendes Über-Ich, die strukturelle Bezeichnung für Gewissen. In diesem Konflikt flüchtet das Ich, also die Person, in viele wohlbekannte Lösungen: die Abwehrmechanismen. Abwehrmechanismen sind konzipiert als Reaktionen oder Verhaltensweisen, die aus dem Unbewußten kommende Wünsche, welche das Ich und die Person bedrohen, unschädlich machen sollen. Derartige Abwehrmechanismen sind Verdrängen, Verleugnen, Reaktionsbildungen (Scham, Ekel). Ein besonders gegen die sexuellen Impulse gerichteter Abwehrmechanismus ist z.B. auffällig asketisches Verhalten der Jugendlichen. Die Kastrationsangst, die die ödipale Phase beim Knaben zum Abklingen bringt, taucht mit dem Einsetzen der Adoleszenz wieder auf. Ein typisches Abwehrverhalten gegen diese, vor allem in der Präadoleszenz beim Knaben, liegt auch dem Gruppenverhalten zugrunde, also dem Zusammenschluß in Peer-groups oder Banden (A. Freud 1936).

Im Zusammenhang mit der Loslösungsproblematik von den Eltern gewinnen die gleichgeschlechtlichen Freundschaften eine besondere Bedeutung. Die Objektwahl der frühen Adoleszenz erfolgt nach dem narzißtischen Schema, das heißt, man sucht sich eine Freundin oder einen Freund nach dem Bild der eigenen Person oder nach dem Wunschbild von der eigenen Person, also wie man gerne wäre oder wie man selber einmal war und auf jeden Fall wird das geliebte Objekt idealisiert.

Ein wesentlicher Punkt der frühen Adoleszentenentwicklung ist die Fähigkeit zum logischen Denken. Die Jugendlichen erwerben jetzt die Fähigkeit, Hypothesen zu diskutieren. Dies kann große Fortschritte in der Erziehung, vor allem im Wissenserwerb mit sich bringen, gleichzeitig auch die Fähigkeit zu sozialer Integration. Jetzt beginnt auch die In-

Tabelle 2. Themen der Präadoleszenz: Kampf zwischen Triebansprüchen „Es" und „Ich"

Teilerfolge des Es	Teilerfolge des Ich
Steigerung der Fantasietätigkeit	Angst
Perverse sexuelle Betätigung	Asketische Züge
Aggressivität	Hemmungen
Dissozialität	Depression
Knaben:	Mädchen:
Verachten die Mädchen	„Tomboy"-Verhalten, Aktivitätsschub

Frage-Stellung von ethischen Werten, von Wissenschaft und Religion. Der Jugendliche beginnt seine Stellung in der Gesellschaft wahrzunehmen, interessiert sich für Organisationen, gesellschaftliche Systeme und Generationenwechsel.

8. Die eigentliche Adoleszenz

Die nächste Periode (vom 14. bis 17. Lebensjahr), die eigentliche Adoleszenz, wird auch als der zweite Individuationsprozeß definiert, wobei der erste Individuationsprozeß gegen Ende des dritten Lebensjahres mit der Erreichung der Objektkonstanz als abgeschlossen angesehen wird und die Ablösung von der Herkunftsfamilie, die Lockerung der kindlichen Objektbeziehungen, verglichen werden mit der Lösung der Symbiose von der Mutter und der Fähigkeit, ein in seinen motorischen Funktionen unabhängiges Kleinkind zu werden.

Die ständigen Veränderungen, denen der Körper in der Adoleszenz ausgesetzt ist, die Schwankungen in der Intensität der Triebwünsche gehen mit beträchtlichen Schwankungen des Selbstwertgefühls einher. Es wechseln phantastische Vorstellungen der eigenen Großartigkeit mit dem Gefühl der absoluten Nichtigkeit ab. Entsprechend schwankt auch die Stimmungslage des Jugendlichen. Im wesentlichen entspricht das Wechseln zwischen Objekt-Besetzen und Abziehen von Besetzung, der Sequenz von Sich-Verlieben und Trauern, das heißt der Aufgabe eines Objekts und dem Gewinn eines neuen Objekts. Schwankungen des Selbstwertgefühls, vor allem seine Steigerung, sind immer wieder mit einer heftigen Phantasietätigkeit verbunden, ebenso mit Veränderungen der Wahrnehmung und des Wirklichkeitssinns. Andererseits wissen wir, daß eine sehr enge Beziehung zwischen dem Körperschema und der Entwicklung einzelner Ich-Funktionen, nämlich besonders der Wahrnehmung und des Wirklichkeitssinns besteht (Laufer 1968).

Für die Anpassungsschwierigkeiten an das veränderte Körperschema ist das Über-Ich (die strukturelle Bezeichnung für Gewissen) verantwortlich. Beim Mädchen wacht das Über-Ich darüber, daß das Identifikationsmuster mit der Mutter eingehalten wird – diese Identifikationsmöglichkeit bringt dem kleinen Mädchen ja einen Gewinn: Ich bin wie meine Mutter, so groß, so mächtig etc. Das allmähliche Loslösen aus dieser Identifikation ist eine der Leistungen des Ablösungsprozesses von der Herkunftsfamilie.

Alle diese Verwirrungen können dazu führen, daß Adoleszente ihren Körper zu hassen beginnen. Schließlich führen ja auch die stark sexuell und aggressiv gefärbten Inhalte der Phantasien zu heftigen Schuldgefühlen. Veränderungen des Körpers, von welchen die Jugendlichen überrascht werden, wie z.B. von der Menarche, können als Strafe interpretiert werden. Daß Jugendliche ihren Körper hassen, ist daher nichts Besonderes. Dies kann auch eine Abwehrreaktion gegen positive ödipale Wünsche oder aggressiv Impulse dem gleichgeschlechtlichen Elternteil gegenüber sein, die in der Adoleszenz aktiviert werden können und als sehr bedrohlich erlebt werden, weil sie eng mit der Aktivierung des Triebgeschehens und den körperlichen Veränderungen, wie z.B. der Menarche, dem Wachsen der Brüste usw. verbunden sind. Typisch für diese Phase ist reiche Phantasietätigkeit und Experimentieren. Experimentiert werden kann mit Drogen, Jobs, anderen Personen oder mit der eigenen Person.

Wechselseitiges Geben und Nehmen ist eine der Errungenschaften der eigentlichen Adoleszenz. Dies bedeutet auch, daß zärtliche Liebe und Sexualität nicht mehr voneinander getrennt sind, und die Sexualität verliert vieles von der analen Qualität, also vieles von den Phantasieverbindungen „schmutzig".

Die wichtigsten Errungenschaften der eigentlichen Adoleszenz sind also:

- die Lösung der alten Konflikte, speziell der ödipalen Konflikte;
- die Ablösung von der Herkunftsfamilie;
- das Etablieren von stabilen Beziehungen außerhalb der Familie und
- die Beendigung des sexuellen Identifikationsprozesses.

Die Entfremdung, die man als Jugendliche in bezug auf die vertrauten Objekte seiner Kindheit erlebt, diese Entfremdung führt zu einem Gefühl der Isolation, dem Gefühl, die Herrschaft über die Objektbeziehungen zu verlieren, was zu Angst und Panik Anlaß geben kann. Wie nahe dieses durchaus normale Stadium der Adoleszenz einer psychotischen Entwicklung ist, erkennt man an der Bezeichnung „Jugendirrsinn" für bestimmte Formen der schizophrenen Psychosen, die in dieser Altersgruppe die erste Manifestation zeigen.

9. Die Spätadoleszenz

Diese entspricht der Spanne der Jahre von 17 bis 20. Während dieser Zeit sollen sich die Errungenschaften der vorangegangenen Phase stabilisieren, die Frustrationstoleranz steigen und vor allem der Wirklichkeitssinn sich gefestigt haben. Die sexuelle Neigungsrichtung soll sich stabilisiert haben, ebenso wie die sexuelle Identität, also die Vorstellung, „ich bin und werde immer die/der ... sein". Auch gegenüber Angstspannung soll sich eine gewisse Toleranz entwickelt haben, so daß Angst in einem bestimmten Ausmaß ertragen werden kann.

Fragen

1. Welche Charaktereigenschaften sind auf Fixierungen in der oralen Phase, analen Phase, phallischen Phase rückführbar?
2. Welche sind die unterschiedlichen Reaktionen von Mädchen und Knaben auf das Wahrnehmen des Geschlechtsunterschiedes in der ersten genitalen Phase (18. bis 24. Lebensmonat)?
3. Welche sind die Errungenschaften der Latenzperiode?

4. Was versteht man unter Reproachmentkrise?
5. Welche sind die wichtigsten Themen der Präadoleszenz?
6. Welche sind die Errungenschaften der eigentlichen Adoleszenz?

Literatur

1. Abraham K (1920) Zur narzißtischen Bewertung der Exkretionsvorgänge in Traum und Neurose. Int Zeitschrift für Psychoanalyse 6: 64–67
2. Abraham K (1924) Versuch einer Entwicklungsgeschichte der Libido aufgrund der Psychoanalyse seelischer Störungen. Internationaler Psychoanalytischer Verlag 1–96
3. Blos P (1973) Adoleszenz. Klett-Cotta, Stuttgart
4. Chasseguet-Smirgel J (1974) Psychoanalyse der weiblichen Sexualität. Suhrkamp, Frankfurt
5. Freud S (1897, 1962) Briefe an W. Fliess aus den Jahren 1887–1902. Fischer, Frankfurt
6. Freud S (1905) Drei Abhandlungen zur Sexualtheorie. Ges W, Bd 5., S 27–145
7. Freud S (1917) Vorlesungen zur Einführung in die Psychoanalyse. Ges W, Bd 11.
8. Freud S (1924) Der Untergang des Ödipuskomples. Ges W, Bd 13., S. 393–402
9. Freud A (1936) Das Ich und die Abwehrmechanismen. Kindler, München
10. Galenson E, Roiphe H (1971) The impact of early sexual discovery on mood, defensive organisation and symbolisation. Psychoanal Study Child 26: 195–216
11. Laufer M (1968) The body image, the function of masturbation and adolescence. Psychoanal Study Child 23: 114–137
12. Mahler M (1966) Notes on the development of basic moods: the depressive affect. In: Loewenstein RN, Newmann L, Schur M, Solnit AJ (eds) Psychoanalysis – a general psychology. International University Press, New York
13. Mahler M, Pine F, Bergman A (1975) The psychological birth of the human infant. Symbiosis and individuation. Basic Books, New York
14. Roiphe H, Galenson E (1973) Object loss and early sexual development. Psychoanal Q 42: 73–90
15. Stern DN (1985) The interpersonal world of the infant. A view from psychoanalysis and developmental psychology. Basic Books, New York

Kapitel 2

Empirische Säuglingsforschung

M. Hexel

> **Lehrziele**
> In diesem Bericht werden Forschungsarbeiten auf dem Gebiet der Säuglingsforschung vorgestellt. Sie sollen den Leser anregen, sich Gedanken über die physische, psychische und soziale Entwicklung des Menschen zu machen und seine eigene Vorstellung vom Entwicklungsgeschehen zu erweitern. Diese Ergebnisse sollen zu einer Verbesserung im Umgang mit Säuglingen und Kleinkindern beitragen und einen Beitrag zur Prophylaxe körperlicher und psychischer Erkrankungen leisten. Gleichzeitig bieten sie auch ein größeres Verständnis für Ursachen von pathologischen Fehlentwicklungen.

Einleitung

Die empirische Säuglingsforschung (baby-observation) hat sich in den letzten Jahren zu einer eigenen Wissenschaft entwickelt, die durch die Zusammenarbeit mehrerer Fachdisziplinen entstanden ist.

Der Schwerpunkt der Forschung, in der vor allem Säuglinge mit ihren primären Bezugspersonen – meist der Mutter – in vielfältigen Interaktionen beobachtet werden, richtet sich vor allem auf die **natürlichen** Entwicklungsprozesse der Säuglinge und nicht nur auf die **pathologischen** Entwicklungen mit ihren Resultaten. Damit kann ein besserer Einblick in die angeborenen Bedürfnisse von Menschen erreicht werden.

Geschichte und Entwicklung

Es ist beinahe 100 Jahre her, daß Freud Theorien für die psychische Entwicklung des Kindes aufgestellt hat. Diese Erkenntnisse stammten aus Analysen von Erwachsenen, bei denen Erinnerungen an Kindheitserlebnisse zutage kamen. Diese Annahmen über die frühe Kindheit entstammten aus einer Auseinandersetzung mit der Psychopathologie Erwachsener. Erst im Laufe der weiteren Forschung wurde eine Entwicklungspsychologie entwickelt, die nicht nur pathologische sondern auch natürliche Entwicklungslinien mit einbezieht.

Rene Spitz und Margaret Mahler begannen in den vierziger Jahren mit direkten Beobachtungen von Säuglingen und Kleinkindern und erweiterten damit die tiefenpsychologische Theorie der Entwicklung des Kindes. Spitz führte seine Untersuchungen vorwiegend in Frauengefängnissen und Säuglingsheimen durch, wo er die schädlichen Auswirkungen des Fehlens mütterlicher Fürsorge untersuchte.

Er stellte u.a. fest, daß Kinder, die die ersten sechs Monate ihres Lebens bei ihren Müttern verbracht und sich gut entwickelt hatten, nach der Trennung folgende Symptome aufwiesen:

„Erster Monat: Die Kinder werden weinerlich, anspruchsvoll und klammern sich gern an den Beobachter, sobald es ihm gelungen ist, den Kontakt mit ihnen herzustellen.

Zweiter Monat: Das Weinen geht oft in Schreien über. Es kommt zu Gewichtsverlusten. Der Entwicklungsquotient steigt nicht mehr.

Dritter Monat: Diese Kinder verweigern den Kontakt. Sie liegen meistens in ihrem Bettchen auf dem Bauch. Beginn der Schlaflosigkeit; weitere Gewichtsverluste. Es besteht eine Anfälligkeit für hinzutretende Erkrankungen; die motorische Verlangsamung wird allgemein. Erstes Auftreten des starren Gesichtsausdrucks.

Nach dem dritten Monat: Der starre Gesichtsausdruck wird zur Dauererscheinung. Das Weinen hört auf und wird durch Wimmern ersetzt. Die motorische Verlangsamung nimmt zu und mündet in Lethargie. Der Entwicklungsquotient fängt an zu sinken." (Spitz)

Da die Symptome und der Gesichtsausdruck dieser Kinder stark der Symptomatik Erwachsener ähnelt, die an Depressionen leiden, bezeichnete Spitz diese Symptomatik der Kinder als **„anaklitische Depression"**.

Weiters beobachtete Spitz sehr eigentümliche Verhaltensweisen, die bei Kindern auftraten, welche längere Zeit nicht genügend affektive Zufuhr erhalten hatten.

„Sobald eine Person (mit Ausnahme der Schwestern, wenn diese zu den Mahlzeiten mit der Nahrung kamen) sich den Kindern näherte, begann eine Anzahl von ihnen den Kopf in der horizontalen Ebene um die sagittale Achse der Wirbelsäule hin- und herzuwenden ... Wenn diese Kinder allein und ungestört waren, verhielten sie sich nur allzu ruhig. Sie lagen auf dem Rücken; entweder sie lagen ganz still, oder sie vollführten merkwürdig bizarre Fingerbewegungen. Sie konnten diesen ihren Fingerbewegungen lange Zeit, mitunter stundenlang zuschauen. ... Im fortgeschrittenen Stadium versanken die Kinder in Lethargie, lagen ohne Bewegung, ohne einen Laut da und starrten apathisch vor sich hin. Abgesehen vom Kommen der Pflegerinnen zu den Essenszeiten erweckte jede Annäherung nur Zeichen von Unlust. ... Je fortgeschrittener der Entbehrungszustand war, um so geschwächter schien die Energie und umso unmittelbarer die Kontaktverweigerung. Und diese Ablehnung hatte ein durchgängiges Element: das Kopfwenden um die sagittale Achse. In frühen Stadien war es gelegentlich mit Schreien verbunden, in späteren Stadium ging das Schreien in dünnes Greinen über, ... in den fortgeschrittensten Stadien hörte man nur noch ein Wimmern." (Spitz 1978)

Je stärker nun das Kind dem Entzug affektiver Zufuhr ausgesetzt ist, dementsprechend stark ist auch die Pathologie. Werden Kinder im ersten Lebensjahr länger als fünf Monate von affektiven Kontakten ferngehalten, so zeigen sie die Symptome eines zunehmend schweren Verfalls, der zum Teil irreversibel ist (**Hospitalismus**) und, daß fehlende Bemutterung bei den Säuglingen nicht nur zu emotionalen Schäden führt sondern daß ein großer Teil auch zu Marasmus und Tod verurteilt ist.

Mahler beobachtete die Interaktion zwischen Kleinkindern und ihren Müttern in einem speziellen Kindergarten-Setting, wo sie und ihre Mitarbeiter vor allem das Augenmerk auf die Reaktion des Kindes auf die Abwesenheit der Mutter legten und daraus auf die Entwicklung frühkindlicher Psychosen schlossen.

Zu erwähnen ist auch D. W. Winnicott (1896–1971), der ebenfalls bereits 1941 Schwerpunkt auf „Die Beobachtung von Säuglingen in einer vorgegebenen Situation" gelegt hat. In seinen Beobachtungen unterstreicht er immer die Wichtigkeit einer funktionierenden Mutter-Kind-Beziehung, die er als die zentrale Erfahrung des Kindes für dessen weiteres Leben ansieht. Dabei betont er immer wieder, daß für eine optimale Entwicklung eine fördernde Umwelt gegeben sein muß.

Das Bild vom Säugling, mit seinen Fähigkeiten und seinen Bedürfnissen hat sich im Laufe der Jahrzehnte, je nach dem Wissenstand darüber, einem Wandel vollzogen. Erst die letzten zwanzig Jahre bringen ein neues, revidiertes Bild von Säuglingen zutage.

Ergebnisse der empirischen Säuglingsforschung

Babys sind von Anfang ihres Lebens an, trotz Unreife des Gehirns, mehr als bisher angenommen, zu einer großen Anzahl von Wahrnehmungen fähig und suchen den Kontakt zur Umwelt. Früher wurde angenommen, daß Säuglinge nur reflexartige Wesen seien, die auf Reize reagieren. Tatsache ist, daß auch die fünf Sinne bei Neugeborenen bereits hoch differenziert sind, und damit einen besseren Umgang und eine bessere Anpassung an die Umwelt ermöglichen. Diese Fähigkeiten sind zu einem großen Teil genetisch determiniert, sie können sich aber nur dann optimal weiterentwickeln, wenn die Förderung den individuellen Bedürfnissen und dem Reifungsplan entsprechend erfolgt.

Fähigkeiten des jungen Säuglings

Visuelle Wahrnehmung

Die Säuglingsforschung hat zutage gebracht, daß schon sehr junge Säuglinge eine Vorliebe für das Betrachten von Gesichtern haben und daß sie ovale Objekte mit dargestellten Augen in der Größe eines menschlichen Gesichtes bevorzugen. Das Interesse steigert sich, wenn es dreidimensional dargestellt wird.

Glänzende Augen, der Mund sowie die Umrisse des Gesichts sind die visuellen Reize, auf die Neugeborene am stärksten ansprechen.

Sie schauen auch längere Zeit auf Strichzeichnungen menschlicher Gesichter als auf Punkte.

Babys fixieren also nicht nur intensiv eine dem menschlichen Gesicht ähnelnde Zeichnung, sondern verfolgen diese auch mit den Augen, indem sie den Kopf bis zu 180 Grad drehen, um sie im Blickfeld zu behalten.

Die Vorliebe des Neugeborenen für ein reaktionsbereites, lebendiges Erwachsenengesicht zeigt sich in der zunehmenden Erregung, mit der das Baby dieses Gesicht im Kreißsaal hin und her oder sogar auf und ab verfolgt. Man kann in der Tat beobachten, daß der Blick eines gerade geborenen Babys sich verfinstert und es sein Gesicht abwendet, wenn man es ernst und ausdruckslos ansieht.

Wie wichtig es einem Neugeborenen ist, unmittelbar nach der Geburt zu sehen, wurde durch ein interessantes, wenn auch ethisch fragwürdiges Experiment von Lauren Adamson (1977) durchgeführt. Beim Verdecken der Augen eines wachen Babys mit einer undurchsichtigen Plastikabschirmung schlug es verzweifelt gegen diese und versuchte energisch, sie wegzuschieben. Es beruhigte sich erst, sobald diese entfernt wurde. Wurde ihm eine klarsichtige Abschirmung vorgegeben, sah es ganz ruhig hindurch.

Bereits in der zweiten Lebenswoche betrachten Babys das Gesicht der Mutter länger als das anderer Personen und sie unterbrechen ihre Nahrungsaufnahme, um ihre Augen nach oben zu wenden und das etwa 20 cm entfernte Gesicht der Mutter anzuschauen.

Auditive Wahrnehmung

Neugeborene zeigen eine deutliche Vorliebe für die weibliche Stimme, wobei sich ihr Gesicht erhellt. Sie wenden sich ihr eher zu als einer männlichen Stimme.

Wenige Wochen alte Säuglinge reagieren mit Erschrecken und Schmerz, wenn man sie in einem Experiment mit dem Gesicht der Mutter, das mit einer fremden Stimme ausgestattet ist, konfrontiert.

Die Stimme der Mutter löst beim Säugling synchrone Bewegungen aus. Die Babys gleichen ihre Bewegungen dem Rhythmus der Stimme der Mutter an.

Olfaktorische Wahrnehmung

Auch der Geruchssinn bei Neugeborenen ist bereits hochentwickelt. Sieben Tage alte Babies können bereits zwischen dem Geruch der Stilleinlagen ihrer eigenen Mutter und denen anderer stillender Frauen unterscheiden.

Geschmackswahrnehmung

Säuglinge können Brustmilch von anderer Nahrung unterscheiden und verändern auch entsprechend ihr Trinkverhalten. Bei Vorgabe von Brustmilch trinken sie konzentriert, unterbrochen durch häufige und regelmäßige Pausen. Eine z.B. mit Kuhmilch zubereitete Nahrung wird mit unregelmäßigeren Pausen getrunken.

Interaktion und Verhaltenszustände

Freud (1905) beschrieb den Säugling noch als ein „polymorph-perverses Triebbündel", das darauf bedacht sei, sich seiner Triebspannungen zu entledigen und den Nirwanazustand zu erreichen. Er meinte, daß das Neugeborene ein passives Bündel von Reflexen sei, das am Anfang seines Lebens den Rückzug sucht und während der ersten Lebensmonate durch einen „Reizschutz" (Freud 1920) oder eine Reizschranke gegen äußere Reize geschützt ist.

In Untersuchungen über den Neugeborenenschlaf wurde festgestellt, daß dieser eine sehr aktive Tätigkeit ist. Neugeborene verbringen 50% ihres Schlafes in einem neuronal aktiven Zustand, nämlich dem REM-Schlaf (Rapid Eye Movements, die die Traumaktivität begleiten). Dieser aktive Schlafzustand sinkt bis Ende des ersten Lebensjahres auf 30% und ist beim Erwachsenen noch ca. 20%.

Ein verlängerter ruhiger Nicht-REM-Schlaf, wo keine Traumaktivität stattfindet, wird bei Säuglingen z.B nach Operationen beobachtet und als pathologische Streßreaktion verstanden.

Daraus entstand die Annahme, daß junge Säuglinge nicht auf Stimulationsvermeidung programmiert sind, sondern daß Stimulation für das neuronale Wachstum notwendig ist.

Es ist bereits für sehr junge Säuglinge wichtig, daß sie aktiv in eine Auseinandersetzung mit der Umwelt eintreten können, mit dem Ziel, diese zu erkunden und zu beeinflussen.

Dies wird als **Kompetenzlust** (Papousek 1969) bezeichnet und durch folgende Untersuchung belegt:

Säuglingen zwischen dem 3. und 4. Monat wurde eine Lichtquelle aus bunten Farben, die nach einiger Zeit wieder erlischt, angeboten. Die kleinen Kinder vollführten beim Ausschalten des Lichtes motorische Aktivitäten. Dies ließ den Schluß zu, daß diese Aktivitäten nicht bloß leeres Agieren sind, sondern das Ziel beinhalten, das Licht wieder einzuschalten. Die experimentelle Anordnung wurde dahingehend verändert, daß es den Kindern ermöglicht wurde, die Lichtquelle vorübergehend wieder einzuschalten, wenn z.B. innerhalb einer bestimmten Zeit der Kopf dreimal um 30 Grad in eine bestimmte Richtung gedreht wurde. Wenn dies den Säuglingen gelungen war, wenn sie also herausgefunden hatten, daß durch eigene Aktivität die Lichtquelle wieder anzustellen sei, veränderte sich ihr Verhalten grundlegend. Die Orientierungsreaktion der Säuglinge nahm an Intensität zu. Sie machten ihr Möglichstes, damit der Lichtreiz immer wieder aus ihrer eigenen Initiative eingeschaltet wurde. Dabei zeigten sie bei Erfolg in Stimme und Verhalten Anzeichen von Vergnügen und beim Mißlingen Zeichen von Unlust und Mißmut.

Aber nicht der Lichtreiz war es, dem sie bei Erfolg ihre Aufmerksamkeit schenkten, sondern vielmehr die Freude darüber scheint eher von der Fähigkeit, durch eigene Betätigung auf die Umwelt verändernd einzuwirken, abzuhängen.

Wie erlebt ein Säugling die Welt?

Reize, die von unseren Sinnesorganen registriert werden und Einwirkungen auf unseren Organismus haben, können sowohl von außen (Umwelt) als auch von innen (Körper) kommen. Sie lösen je nach Qualität und Intensität affektive Reaktionsmuster aus. Bereits Säuglinge zeigen klare, unvermischte Affektausdrücke, sie haben autonome Reaktionen wie Erwachsene.

Wir wissen heute, daß es **angeborene distinkte Affekte** gibt. Es sind dies: **Interesse, Freude, Distreß, Traurigkeit, Wut, Ekel und Überraschung.**

Sie korrelieren mit bestimmten mimischen Muskelbewegungen und mit bestimmten Reaktionsmustern des autonomen Nervensystems, wie z.B. Pulsrate, Atemgeschwindigkeit, elektrischen Hautwiderstand.

Erst durch die neurophysiologische Reifung ändert sich auch die affektive Reaktionsweise, sodaß der mimische Ausdruck von Furcht sich erst mit etwa sechs Monaten beobachten läßt.

Ab etwa dem achtzehnten Lebensmonat ist das Kind in der Lage, sich mittels Vorstellung ein „inneres Bild" zu schaffen. Diese Zeit wird auch als Übergang vom Säuglingsalter zur Kindheit angesehen.

Mittels Imaginationen können nun Vorstellungen und Erinnerungen ins Gedächtnis gerufen werden. Diese Erinnerungen an frühere Erfahrungen lösen die dazugehörigen Affekte aus. Diese Affekte stammen aber nicht mehr von Reizen, die von außen auf den Organismus eintreffen, sondern die Erinnerung stimuliert das limbische System und löst den Affekt aus. Die Erfahrung von früheren Erlebnissen bestimmt wiederum unsere Vorstellungswelt von neuen Erfahrungen und begleitet sie mit den dazugehörigen erlebten Affekten.

Wenn Erinnerungen mittels Vorstellung ins Gedächtnis gebracht werden können, ist das Kind auch in der Lage zu abstrahieren, indem es dazu immaterielle Dinge wie z.B. Geister, gute und böse Feen, Drachen etc. dazu erschafft. Diese Fähigkeit wird auch **Symbolisierung** genannt. Frühere Erfahrungen mit dem dazugehörenden Affekt drücken sich dann oft im späteren Leben in symbolischen Repräsentanzen mit eben diesen Affekt aus. Dieser Affekt ist dann oft der bewußten emotionalen Wahrnehmung nicht zugänglich.

Das affektive Zusammenspiel zwischen Mutter und Kind

Was sind die Voraussetzungen für eine optimale Entwicklung?

Um eine optimale Entwicklung zu ermöglichen, müssen die Signale, die ein Säugling schon ganz früh setzt, von den Bezugspersonen beachtet und dementsprechend beantwortet werden.

Stimulation versus Rückzug

Studien (Stern 1985) belegen, daß jeder Säugling ein optimales Erregungsniveau hat, das er als angenehm empfindet. Oberhalb dieses Niveaus wird das Erleben unangenehm und der Säugling versucht, dieser Stimulation auszuweichen und sich zurückzuziehen.

Wird dieses Niveau unterschritten, dann wird das Erleben uninteressant und nicht mehr als lustvoll empfunden. Es beginnt die Reizsuche, die Suche nach Stimulation.

Nach jeder Stimulation besteht aber für das Kind die Notwendigkeit des Rückzuges, damit diese Außenreize verarbeitet werden können. Der Rhythmus von Stimulierung und Rückzug muß den angeborenen individuellen und reifungsbedingten Bedürfnissen des Säuglings gerecht werden.

Dazu sei eine experimentelle Untersuchung von Brazelton et al. (1974) angeführt, die die komplexen Vorgänge über die Interaktion von Mutter und Kind aufzeigen.

> Mutter und Kind sitzen einander gegenüber und werden mit Hilfe von Videotechnik von vorne aufgenommen und auf einen gemeinsamen Bildschirm projiziert. Damit kann in graphischen Darstellungen festgehalten werden, wenn Säugling und Mutter einander zuwenden, die Mutter die Interaktion anregt, indem sie ihr Baby anlacht und mit ihm scherzt, es anspricht, seine Arme und Beine berührt etc. Das Kind reagiert seinerseits darauf mit Lachen, dem Ausstoßen von freudigen Lauten, Strampeln, zyklischen Bewegungen etc. Dieses Verhalten erreicht einen bestimmten Höhepunkt und nimmt darauf zunehmend ab, bis der Säugling sich völlig abwendet und damit das Ende der Interaktion anzeigt. Im allgemeinen folgt die Mutter seinem Beispiel und wendet den Blick schließlich ab und zwar knapp bevor der Säugling dies tut. Dieses Phänomen des Zuwendens und Abwendens verläuft gewöhnlich in Zyklen, sodaß im Verlauf von einer Minute im Mittel 4,4 solcher Wiederholungen zustande kommen. Dieser Verhaltensablauf ist am auffallendsten im dritten bis vierten Monat ausgeprägt, kann jedoch schon mit vier Wochen beobachtet werden.

Das Sich-Abwenden und Sich-Zurückziehen des Kleinkindes ist nicht etwa nur eine Ermüdungserscheinung, sondern es drückt das Bedürfnis aus, diese Reize zu verarbeiten. Der Säugling zieht sich in seine Welt zurück, „tankt auf" und holt sich neue Kräfte, um neue Außenreize aufnehmen zu können. Solche kurzen Zyklen von Zuwendung und Rückzug sind die Grundlage für spätere langdauernde Interaktionen.

Dieses rhythmische Ineinandergehen der „Runden" bei Mutter und Kind kann auch als Vorläufer des Erwachsenendialogs (Köhler 1990) angesehen werden.

Wenn nun die frühe Bezugsperson diesen Rückzug nicht akzeptiert, so kommt es für den Säugling zu einer Überstimulierung und er muß zu Bewältigungs- und Abwehrmaßnahmen greifen. Diese Überstimulierung von seiten der Bezugspersonen kann vielfältiger Natur sein. Es können Schuldgefühle und/oder Unsicherheit im Spiel sein, wenn die Mutter z.B. meint, das Kind wende sich ab, weil sie falsch reagiert hätte. Es ist dies meist ein Konflikt auf unbewußter Ebene und das Kind wird hier seiner wichtigsten Selbstregulierungsmechanismen (Stern 1985) beraubt, die es in die Lage versetzen, sich der Stärke des aufzunehmenden Reizes anzupassen.

Dazu sei ein Beispiel einer Studie (Stern 1976) von zweieiigen Zwillingen angeführt. Bei diesen 3 1/2 Monate alten Buben Mark und Fred erfolgte die Interaktion zwischen Mutter und Kindern in völlig unterschiedlicher Weise. Bei Mark und der Mutter gelingt die Interaktion in zufriedenstellender Weise. Sie beenden im gleichem Rhythmus und mit gleicher Häufigkeit den Kontakt. Anders gestaltet sich allerdings die Interaktion bei Fred und seiner Mutter. Wendet er seinen Kopf oder Blick ab, um in Ruhe gelassen zu werden, dann versucht sie umso eindringlicher, den Kontakt wiederherzustellen. Wendet sie dann aber ihren Blick ab, versucht das Kind die Mutter durch Blickkontakt wieder zu erreichen und die unbefriedigende Interaktion für das Kind wiederholt sich von vorne. Die Beobachtungen lassen den Schluß zu, daß die Abwendung des Kindes bei der Mutter Angst auslöst.

Bei einer Nachuntersuchung nach einem Jahr wird Fred als sehr ängstliches und von der Mutter abhängiges Kind beschrieben. In tiefenpsychologisch geführten Gesprächen stellte sich heraus, daß die Mutter mit ihrem Mann in Scheidung lebte. Durch die äußere Ähnlichkeit Freds mit seinem Vater projizierte die Mutter die schlechten Eigenschaften auf ihn. Die Aggressionen, die sie ihrem Mann gegenüber hatte und die sie auf ihr Kind projizierte, lösten wiederum bei ihr unbewußte Schuldgefühle aus, die sich in einem überbesorgten und intrusiven Verhalten zeigten. Freds Abwendung wurde von ihr als Strafe für Aggression gedeutet.

Unbewußte Phantasien der Bezugspersonen, die auf die Kinder projiziert werden, sind oft verantwortlich für mißlungene Interaktion. Sind die Rhythmen von Mutter und Kind aufeinander abgestimmt, d.h. wenn ein Säugling die Erfahrung macht, ein Verhalten in Gegenwart der Mutter beenden zu können, so bekommt er das Gefühl, selbst die Umwelt aktiv gestalten zu können. Im anderen Fall wird das Gefühl fremdbestimmt, ausgeliefert zu sein, überwiegen. Das Kind wird sich an die Außenwelt anpassen müssen und sich dabei zugleich von seiner psychischen Realität entfernen.

Diese Vorgänge erinnern an Winnicotts Beschreibung aus psychoanalytischer Sicht (1960), wenn er von Störung in Form von Übergriffen oder Einmischungen von Seiten der Umwelt in das Leben des Säugling spricht und das den Aufbau eines „falschen Selbst" zur Folge hat.

Das Zusammenspiel zwischen Mutter und Kind erfolgt aber nicht nur im Blickkontakt. Ebenso wichtig ist es, daß die Bezugsperson erkennt, welche alterentsprechenden Bedürfnisse ihr Kind hat. Das bezieht sich auf Essen ebenso wie z.B. auf Schlaf. Ist das Zusammenspiel den Bedürfnissen des Kindes angepaßt, so sprechen wir von **Konkordanz**, ist es nicht, dann von **Diskordanz**.

Wenn z.B. das Kind schläft, die Mutter es aber aufweckt oder aufwecken muß, liegt eine Diskordanz vor. Die Mutter zwingt in diesem Falle dem Kind ihren Willen auf. Ähnliches gilt z.B. auch auch für Essen. Erkennt eine Mutter, wieviel Nahrung ihr Kind tatsächlich braucht oder bestimmt sich selbst in uneinfühlsamer Weise die Menge.

Ist das Mutter-Kind-System angepaßt, dann „treffen" sich Mutter und Kind in ihren Intentionen. Dieses Treffen, Ineinandergreifen, in Englisch auch „Fit" oder „Match" genannt, ist für eine ausgewogene Entwicklung von größter Bedeutung. Auf diese Erfahrung aufbauend bildet sich die *Grundlage für Vertrauen* (Köhler 1990).

„Treffen" Mutter und Kind einander nicht in ihren Bedürfnissen, läuft das Kind Gefahr, einer „anerlernten" Realität unterworfen zu werden, sodaß es leicht manipuliert werden kann. Dies wird auch als die Grundlage jener Neurosen angesehen, bei denen das aktive Handeln beeinträchtigt ist.

Der Umgang mit den Affekten von Interesse und Neugier

Dies sei hier anhand von Untersuchungen (Demos und Kaplan 1985) an Säuglingen verdeutlicht, die zeigen, wie der positive Affekt von Interesse und die negativen Affekte von Distress und Wut in der Mutter-Kind-Beziehung sozialisiert werden.

Kathi und Donna waren eher ruhige Kinder, die wenig lächelten. Kathi fing jeden Austausch mit der Mutter mit mäßigem Interesse und Freude an. Wenn immer Kathi ihre Mutter anschaute, ohne dabei zu lächeln, legte die Mutter dieses ruhige Interesse als Langeweile aus. Sie ging aus dem Gesichtsfeld von Kathi und hielt ihr statt dessen ein Spielzeug hin. Das Kind machte die Erfahrung, daß sein affektiver Zustand von Freude und Interesse bei der Bezugsperson gar nicht oder zu wenig aufgegriffen wurde, daß es keine Quelle nennenswerten Interesses für seine Mutter war. Wechselseitige Kontakte konnten nicht von ihm eingeleitet, verlängert oder beendet werden, es besitzt keine Kontrolle über diese Vorgänge, da ihm das feed-back der Mutter fehlt.

Mit 3 1/2 bis 7 Monaten bewegte sich Kathi nur relativ wenig. Es gab kurze Augenblicke der Freude und lange Phasen, wo sie in die Gegend starrte. Sie spielte nur mit geringem Interesse, ihre Explorationen waren von Daumenlutschen begleitet. Sie fing von sich aus keinen sozialen Austausch an und war ein passiver Beobachter.

Gleichzeitig bekam Kathi auch keine Chance, auch nur milden Distress oder Wut zu erleben. Beim ersten Anzeichen von Unbehagen wurde sie gestillt. Sie konnte daher auch nicht lernen, etwas gegen Mißbehagen zu tun, selbst ein regulierendes Verhalten aufzubauen. Neben Schlafstörungen entwickelte sich bei dem Kind eine ausgeprägte Fremdenangst.

Das zweite Kind, Donna, das die Forscher auch nicht als „Lächelbaby" bezeichneten, entwickelte sich in eine andere Richtung. Die Mutter förderte das Interesse des Kindes, sie hielt die Blickperioden fest und machte sich ihrerseits für das Kind interessant. Wenn Donna aber aufhörte, hörte auch die Mutter auf. Es kam daher auch zu keiner Überstimulierung. Das Kind konnte auch milden Distress erleben und lernte auch, diesen differenziert auszudrücken. Die Mutter schien zu spüren, was das Kind aushalten konnte. Das Kind machte so die Erfahrung, daß es selbst etwas tun kann und wenn es nötig ist, ihm auch geholfen wird. Im Alter von 11 Monaten schien sie ein ausgeglichenes Kind, ihre Fremdenangst war auch weniger ausgeprägt als bei Kathi.

Interaktionsstörungen konnten auch bei schwer depressiven Müttern mit ihren Säuglingen beobachtet werden. Durch die gehemmte Aufmerksamkeit ist die Empfänglichkeit für die Signale des Babys reduziert und damit ist es nicht mehr möglich, einfühlsam zu reagieren. Durch die Verarmung des mimischen Ausdrucks, der Sprache und der übrigen Gebärden der Mutter leiden diese Kinder unter einem Reizmangel.

Zusammenfassung

Säuglingsbeobachtungen sollen einen besseren Einblick in die Welt von sehr jungen Menschen ermöglichen. Sie dienen auch dazu, pathologische Verhaltenszustände besser zu verstehen. Findet dieses Wissen Einzug in medizinisches und helfendes Personal und werden unterstützende Maßnahmen gesetzt so könnte dies helfen, gravierende Fehler zu vermeiden, die allzu leicht in einer Beziehung entstehen, wo Abhängigkeiten vorherrschen. Die Medizin sollte sich diese Erkenntnisse zunutze machen, indem sie auf eine Verbesserung der Lebens- und Entwicklungsbedingungen von Säuglingen und Kleinkindern hinarbeitet und damit einen weiteren Beitrag zur Prophylaxe von Störungen und Krankheiten leistet. Diese Ergebnisse zeigen auch schonungslos auf, wie kompliziert die Aufzucht einer so hoch entwickelten Spezies, wie des Menschen, sich gestaltet. „Liebe" allein genügt nicht, die ein Kind zu einem ausgeglichenen, zufriedenen Wesen macht, welches mit sich und der Welt in Beziehung treten kann, sondern es bedarf einer differenzierten Vielfalt von Handlungen, die die angeborenen Bedürfnisse eines neugeborenen Menschen befriedigen und die es ermöglichen, diesen Menschen optimal gedeihen zu lassen.

Prüfungsfragen

1. Wahrnehmungsfähigkeiten des Säuglings.
2. Was bedeutet Konkordanz bzw. Diskordanz in der frühen Interaktion?
3. Interaktion und Verhaltenszustände des Säuglings.
4. Was wird unter „Kompetenzlust" des Säuglings verstanden?
5. Was versteht man unter „Symbolisierung"?
6. Was wissen Sie über das affektive Zusammenspiel zwischen Säugling und Bezugsperson?
7. Was bedeutet „anaklitische Depression"?
8. Was bedeutet „Hospitalismus"?

Literatur

1. Adamson L (1977) Defensive reactions to visual and tactile barriers during early infancy. In: Brazelton TB, Cramer BG (Hrsg) (1989) Die frühe Bindung. Die erste Beziehung zwischen dem Baby und seinen Eltern. Klett-Cotta, Stuttgart
2. Köhler L (1990) Neuere Ergebnisse der Kleinkindforschung. Forum der Psychoanalyse. Springer
3. Papousek H (1969) Individual variabilty in learned responses in human infants. In: Stork J (Hrsg) Neue Wege im Verständnis der allerfrühesten Entwicklung des Kindes. Frommann-holzbog, Stuttgart Bad Carmstadt
4. Spitz RA (1978) Nein und Ja. Die Ursprünge der menschlichen Kommunikation. Klett-Cotta, Stuttgart
5. Spitz RA (1980) Vom Säugling zum Kleinkind. Klett-Cotta, Stuttgart
6. Stork J (1986) Zur Psychologie und Psychopathologie des Säuglings. Frommann-holzbog, Stuttgart Bad Carmstadt
7. Winnicott DW (1985) Von der Kinderheilkunde zur Psychoanalyse. Fischer, Frankfurt/Main

Weiterführende Literatur

1. Brazelton TB, Cramer BG (1989) Die frühe Bindung. Die erste Beziehung zwischen dem Baby und seinen Eltern. Klett-Cotta, Stuttgart

2. Dornes M (1993) Der kompetente Säugling. Die präverbale Entwicklung des Menschen. Fischer Tb, Frankfurt/Main
3. Stern D (1992) Die Lebenserfahrung des Säuglings. Klett-Cotta, Stuttgart
4. Stork J (1990) Neue Wege im Verständnis der allerfrühesten Entwicklung des Kindes. Frommann-holzbog, Stuttgart Bad Carmstadt
5. Stork J (1991) Wege der Individuation. Verlag Int Psychoanalyse, Weinheim

Kapitel 3

Psychoanalytische Neurosenlehre

Dynamische, ökonomische und strukturelle Aspekte des Seelenlebens – Das topographische Modell und die Strukturtheorie

M. Springer-Kremser und P. Schuster

> **Lehrziele**
>
> Verständnis für die dynamischen, strukturellen und ökonomischen Aspekte des Seelenlebens.
> – Die Triebtheorie inklusive der Triebschicksale;
> – das Konzept des psychischen Konflikts im topographischen und strukturellen Modell;
> – die Definition der Abwehrmechanismen und ihre Rolle im psychischen Konflikt.

A. Allgemeine Neurosenlehre

1. Das topographische Modell des Seelenlebens

Die Psychoanalyse als Psychologie vom Menschen ist ein spezielles Verfahren zur Untersuchung seelischer Vorgänge, die sonst kaum zugänglich sind.

Sigmund Freud (wieder-) entdeckte, daß wesentliche Anteile seelischer Vorgänge nicht bewußt sind. Bei näherer Untersuchung dieser Phänomene fand er heraus, daß es sich dabei nicht um die Auswirkung eines krankhaften Vorgangs handelt, sondern daß er damit ein signifikantes Merkmal psychischer Funktionen beschrieben hatte. Unbewußt wird unter zwei Gesichtspunkten verwendet: Einmal wird damit deskriptiv festgestellt, ob ein seelisches Element zu einem bestimmten Zeitpunkt im Bewußtsein ist oder nicht; zum anderen wird ein dynamischer Aspekt berücksichtigt, d.h., es soll das psychische Kräfteverhältnis, das dafür verantwortlich ist, daß ein bestimmtes seelisches Element bewußt werden kann oder nicht, in die Begriffsbestimmung eingehen:

- Bewußtheit ist eine augenblickliche psychische Qualität, die innere und äußere Wahrnehmungen auszeichnen kann, wenn sich diese Vorstellungen mit Wortresten assoziieren lassen und in Form von Aufmerksamkeitszuwendung übersetzt werden.

„Bewußt" werden dann jene seelischen Elemente genannt, die zu einem bestimmten Zeitpunkt im Bewußtsein anzutreffen sind.

- „Vorbewußt" heißen die Elemente, die zwar prinzipiell bewußtseinsfähig sind, aber zu einem bestimmten Zeitpunkt nicht im Bewußtsein vorhanden sind, mit Hinwendung der Aufmerksamkeit jedoch leicht ins Bewußtsein gerückt werden können.

- (Dynamisch) „unbewußt" sind dann lediglich jene Elemente zu nennen, die auch unter noch so großen seelischen Anstrengungen zu einem bestimmten Zeitpunkt nicht ins Bewußtsein gehoben werden können. Das psychische System, das die dynamisch unbewußten seelischen Elemente enthält, wird von der Psychoanalyse „das Unbewußte" genannt. Das Substantiv „Das Unbewußte" bezeichnet also ein psychisches System, das sich aus dynamisch unbewußten, d.h. aus von vornherein gar nicht zum Bewußtsein zugelassenen oder verdrängten psychischen Inhalten zusammensetzt.

1.1 Die Triebtheorie

Das Unbewußte ist das System, in welchem die Triebe psychische Repräsentanz annehmen.

Definition von Trieb: Ein von einem inneren Drang ausgehender psychischer Vorgang, der das Individuum auf ein Ziel hinstreben läßt. Am Trieb unterscheidet man den Ausgangspunkt = die Triebquelle, weiters das Triebziel, die Aufhebung des herrschenden Spannungszustandes und schließlich das Triebobjekt, an welchem oder mit Hilfe dieses Objektes kann der Trieb sein Ziel, die Triebbefriedigung, erreichen. Unter Trieb versteht man letztlich die psychische Repräsentanz einer innersomatischen kontinuierlichen Reizquelle, im Unterschied zum Reiz, der durch vereinzelte von außen kommende Erregungen hergestellt wird. Wichtig ist noch die Abgrenzung des Triebbegriffes vom Begriff „Instinkt", der Ethnologie, da letzterer wesentlich stärker das Angeborene von Reaktionsmustern betont.

Die ursprüngliche Konzeptualisierung der Triebtheorie unterschied zwischen Sexualtrieb und Selbsterhaltungstrieb (Ich-Triebe). Ab 1920 wurde zwischen Lebens- (Eros) und Todestrieben (Thanatos) unterschieden. Die Triebenergie der Sexualtriebe erhielt den Namen Libido, auf eine verbindliche Bezeichnung der den aggressiven Trieben innewohnende Triebenergie konnte man sich bis heute nicht einigen – der Begriff Destrudo setzte sich nicht allgemein durch.

Partialtriebe: Unter Partialtrieben versteht man einzelne Triebkomponenten (der Libido), die sich entwicklungsgeschichtlich unterscheiden, die im

Laufe der frühkindlichen Entwicklung unterschiedliche Betonung erkennen lassen (orale, anale, phallische Triebregungen, siehe Entwicklungspsychologie) und die schlußendlich, indem sie sich verbinden und organisieren, den voll entwickelten Trieb ausmachen und gestalten.

Triebquelle: Die Quelle eines Triebes ist ein Erregungsvorgang in einem Organ. Von einem Körperorgan können zwei Arten von Erregung ausgehen. Die eine bezeichnen wir als die spezifisch sexuelle und das betreffende Organ als die erogene Zone des von ihm ausgehenden Partialtriebes.

Erogene Zonen: Eine erogene Zone ist eine Haut oder Schleimhautstelle, an der bestimmte Reizungen eine Lustempfindung von bestimmter Qualität auslösen können. Obwohl jede beliebige Schleimhautstelle die Funktion einer erogenen Zone annehmen kann und dann auch als solche bezeichnet werden muß, sind doch bestimmte Körperzonen dazu besonders geeignet: Solche zur Erotisierung prädestinierte Zonen sind die orale, anale, uraetrale und genitale Zone.

Triebziel: Das Ziel eines Triebes ist die Befriedigung, die nur durch das Aufheben des Reizzustandes an der Triebquelle erreicht werden kann. Das Ziel kann am eigenen Körper erreicht werden, üblicherweise jedoch wird ein äußeres Objekt zur Erreichung dieses auch äußeren Triebzieles benötigt. Das innere Triebziel jedoch bleibt jedesmal die als Befriedigung empfundene Körperveränderung. Das Sexualziel des Kindes besteht in der Befriedigung, die durch die Reizung der erogenen Zonen hervorgerufen wird, auch wenn es dabei nicht um die Reizung der Genitalzone geht, sodaß diese Aktivitäten sehr stark an die Sexualäußerungen bei den Perversionen Erwachsener erinnern. Deshalb wird die kindliche Sexualität auch als „polymorph-pervers" gekennzeichnet.

Als normales Sexualziel des Erwachsenen wird unter Berücksichtigung jüngerer Forschungsergebnisse auch die Qualität der Partnerbeziehung gesehen, und eine Partnerbeziehung wird dann als nicht pathologisch angesehen, wenn in ihr ein Interaktionsstil gefunden wurde, der beiden Partnern eine angemessene und wechselseitige sexuelle Befriedigung ermöglicht und den Äußerungsformen der Partialtriebe ein entsprechender Platz eingeräumt werden kann, in Gegenseitigkeit und Rücksichtnahme auf den Partner und ohne Gefahr, daß das Primat der genitalen oder orgastischen Befriedigung auf Dauer verlassen wird.

Dementsprechend wird als Perversion angesehen, wenn die Erwachsenensexualbetätigung darin von normalem Sexualverhalten abweicht, daß sie orgastische Triebbefriedigung ausschließlich an unangemessenen Objekten erreicht. Pädophilie, Sodomie etc. Oder und daß Befriedigung ausschließlich aus dem Erreichen anderer Triebziele als den beim Koitus im Vordergrund stehenden Zielen gewonnen wird (z.B. der Orgasmus ist zwingend an bestimmte äußere Bedingungen geknüpft: Fetischismus, Transvestitismus, Voyeurismus, Exhibitionismus, Sadismus). Das bedeutet, das Genitale des Partners spielt keine Rolle.

Das Triebobjekt: Der Begriff „Objekt" hat in der Psychoanalyse verschiedene, nicht immer klar voneinander abgegrenzte Bedeutungen. Freud selbst verwendet ihn zumindest in zwei verschiedenen Sinnzusammenhängen: Einmal, um ein „Triebobjekt" zu bezeichnen, also ein Objekt, an welchem ein Trieb befriedigt werden kann. Grundsätzlich ist das Objekt das variabelste am Trieb. Es muß nicht notwendig ein fremder Gegenstand, sondern es kann auch ein Teil des eigenen Körpers sein. Auch kann das Triebobjekt, insbesondere das Sexualobjekt, im Laufe der Lebensschicksale beliebig oft gewechselt werden.

Zum anderen wird der Begriff „Objekt" auch synonym für den Begriff „Liebesobjekt" verwendet.

Die Art der Beziehung zum Liebesobjekt durchläuft verschiedene Stufen. Die symbiotische Beziehung am Beginn des Lebens wird gefolgt von der Liebe eines Anlehnungsbedürfnis im Sinne einer Vorstufe einer Objektbeziehung, denn hier wird das Objekt ja nur in seiner bedürfnisbefriedigenden Funktion wahrgenommen. In der anal-sadistischen Phase ist die Objektbeziehung eine äußerst ambivalente. Das ödipale Beziehungsmuster ist Ausdruck der „Frühblüte des infantilen Sexuallebens". Die reife Objektbeziehung des Erwachsenen schließlich bedeutet ein Begehren gegenüber einem in seiner Gesamtheit wahrgenommenen Objekt; sie schließt die neu in der Pubertät hinzukommenden sinnlichen Strömungen ein.

Triebschicksale: Die Triebschicksale wurden an den besser bekannten Sexualtrieben untersucht und als folgende definiert:

- die Verkehrung ins Gegenteil,
- die Wendung gegen die eigene Person,
- die Verdrängung,
- die Sublimierung.

ad Verkehrung ins Gegenteil

Definition: Ein Vorgang, durch den das Ziel eines Triebes beim Übergang von der Aktivität zur Passivität sich in sein Gegenteil verwandelt. Aktivität und Passivität bezieht sich im Zusammenhang mit dem Triebziel auf das relative Vorherrschen aktiver oder passiver Wünsche dem Triebobjekt – in der Regel dem Sexualobjekt gegenüber.

Bei den Gegensatzpaaren Sadismus–Masochismus und Voyeurismus–Exhibitionismus ist die Verkehrung der Triebziele besonders deutlich: Für das aktive Ziel des Quälens bzw. Beschauens wird das Passive des Gequältwerdens bzw. des Beschautwerdens eingesetzt.

ad Sadismus–Masochismus

Definition: Sadismus ist eine sexuelle Perversion, wobei die sexuelle Befriedigung an das dem anderen zugefügte Leiden oder an dessen Demütigung gebunden ist. Masochismus ist eine sexuelle Perversion, bei der die sexuelle Befriedigung an das Leiden oder die Demütigung des Subjekts (der eigenen Person) geknüpft ist.

Analog sind die Vorgänge beim Voyeurismus–Exhibitionismus zu sehen.

ad Wendung gegen die eigene Person

Definition: Vorgang, durch welchen der Trieb bei unverändertem Ziel das Objekt wechselt und an dessen Stelle das eigene Ich (die eigene Person) setzt. Der Masochismus ist ein gegen das eigene Ich gewendeter Sadismus, die Exhibition schließt das Beschauen des eigenen Körpers mit ein: Der Masochist wütet gegen die eigene Person, der Exhibitionist genießt das Entblößen derselben.

Wendung gegen die eigene Person und Verkehrung ins Gegenteil treten aber in der Regel gemeinsam auf, wenn das Vollbild einer Perversion gegeben ist.

ad Sublimierung

Definition: Von der Sublimierung eines Triebes spricht man, wenn er auf ein neues, nicht sexuelles Ziel abgelenkt wurde und sich auf ein neues, nicht sexuelles Objekt richtet. Die Sublimierung bezieht sich vor allem auf diejenigen Partialtriebe, die sich in die endgültige Gestaltung des erwachsenen genitalen Sexuallebens nicht integrieren lassen (also vorwiegend der als pervers zu klassifzierenden Anteile) und leistet durch deren Befriedigung auch einen entscheidenden Beitrag zur psychischen Stabilität des Erwachsenen.

ad Verdrängung

Definition: Die Verdrängung ist ein psychischer Vorgang, durch den mit einem Trieb zusammenhängende Vorstellungen (Gedanken, Erinnerungen, Phantasien etc.) in einen unbewußten Zustand zurückgestoßen oder in einem solchen festgehalten werden.

Die Befriedigung eines Triebanspruches wäre prinzipiell möglich und damit auch jedesmal an sich lustvoll, widerspricht jedoch anderen gleichzeitig psychisch wirksamen Ansprüchen oder ist unvereinbar mit bestimmten Vorsätzen oder Bildern betreffend die eigene Person. Die Befriedigung dieser Triebregung würde also in diesem Moment auf der einen Seite Lust, auf der anderen Unlust hervorrufen.

Als Bedingung der Verdrängung muß vorausgesetzt werden, daß die Unlust stärker ist als die zu erwartende Befriedigungslust.

Ein Trieb wird prinzipiell im Bewußtsein als Wunsch wahrgenommen.

1.2 Der „psychische Apparat"

Entsprechend dieser ersten „Topographie" des Psychischen werden psychische Vorgänge je nachdem, ob sie bewußt sind oder nicht, den folgenden psychischen Systemen zugeordnet: dem psychischen System „Unbewußt", dessen Erregungen grundsätzlich nicht bewußtseinsfähig sind; dem psychischen System „Vorbewußt", dessen psychische Inhalte durch Anspannung der Aufmerksamkeit bewußt werden können, im Augenblick jedoch nicht bewußt sind; und dem psychischen System „Bewußtsein", dessen Vorgänge durch die Qualität des Bewußtsein gekennzeichnet sind.

Das System „Unbewußt": Die Inhalte des Unbewußten bestehen aus den Triebrepräsentanzen und dem Verdrängten. Das System ist dadurch gekennzeichnet, daß

1. seine Elemente nicht bewußtseinsfähig sind,
2. das Lustprinzip alle Abläufe dominiert,
3. dementsprechend jegliche andere seelische Tätigkeit als das Wünschen ausgeschlossen bleibt;
4. dieses Wünschen als ein unmittelbarer Ausdruck der Triebe angesehen werden muß;
5. dieses Wünschen im allgemeinen an Wünsche aus der Kindheit anschließt,
6. das die zur Verfügung stehenden Erinnerungsspuren nicht an Wortvorstellungen gebunden sind und
7. eine bestimmte Funktionsweise, nämlich der Primärprozeß, bestimmend ist.

Der Primärprozeß: Der Primärprozeß oder Primärvorgang stellt eine Funktionsweise des psychischen Apparates dar, die auf das zeitliche Auftreten dieser Funktionsweise bezug nimmt: „Primär" heißt soviel wie zeitlich zuerst, also in der Kindheit zuerst auftretend, während der Sekundärvorgang eine Funktionsweise des psychischen Apparates darstellt, die erst „sekundär", also später hinzukommt, sich erst mit den Erfahrungen des Kindes in der Auseinandersetzung mit der Realität zu entwickeln beginnt.

Der Primärprozeß oder Primärvorgang beschreibt also Erfahrensweisen, wie sie bei kleinen Kindern am unverfälschtesten zu beobachten sind, nämlich:

- die Unaufschiebbarkeit der Triebansprüche;
- die Beweglichkeit der Triebenergien;
- die Verschiebung, d.h. eine Idee oder Vorstellung kann durch eine andere, die mit ihr assoziativ verknüpft ist, ersetzt werden. Ein Spezialfall der Verschiebung ist z.B. die Darstellung eines Teiles durch das Ganze;
- die Verdichtung: mehrere Ideen oder Vorstellungen werden durch ein einziges psychisches Vorstellungselement (ein Wort, ein Bild oder Teile davon) dargestellt;
- die Verwendung von Symbolen im psychoanalytischen Sinn.

Die sich entwickelnde kindliche Psyche ist beherrscht von der Tendenz, Lust zu erlangen – d.h. Wünsche möglichst unmittelbar zu befriedigen – oder wenigstens Unlust zu vermeiden; eine wesentliche zeitliche Verzögerung (Aufschub der Befriedigung von Wünschen) wird nicht toleriert. Dieses Charakteristikum wird als das „Lustprinzip" bezeichnet und bleibt für das Unbewußte als ein Drang nach Wunscherfüllung das gesamte Leben über bestimmend.

Das System „Vorbewußt" ist gekennzeichnet dadurch, daß:

- es jene psychischen Elemente enthält, die prinzipiell bewußtseinsfähig sind, da sie an Wortvorstellungen gebundene Erinnerungsreste sind;
- es sich im Laufe des Kindesalters entwickelt und durch diese Entwicklung in der Auseinandersetzung mit der Wirklichkeit auch dem Wirklichkeitsprinzip folgt;
- es schon auch eine Zensurfunktion ausübt, die für den Entzug einer Wortbesetzung und dadurch für den Vorgang der Verdrängung verantwortlich ist.

Das System „Bewußtsein": Das System Wahrnehmungsbewußtsein liegt an der Oberfläche des psychischen Apparates und erfüllt zwei Aufgabenstellungen:

- die Wahrnehmung dessen, was innerhalb und außerhalb der Seele vor sich geht und
- die Steuerung der willkürlichen Bewegungsabläufe.

Im Gegensatz zum System „Unbewußt" und „Vorbewußt" enthält es keine Erinnerungsspuren, enthält daher frei verfügbare Energie, die willkürlich die seelischen Elemente besetzen kann (Mechanismus der Aufmerksamkeit).

1.3 Das Konzept des psychischen Konflikts innerhalb des topographischen Modells

Ein seelischer Konflikt wird an der Grenze zwischen den Systemen „Unbewußt" und „Vorbewußt" lokalisiert, indem ein dem Bewußtsein unzugänglicher sexueller Wunsch aus dem Unbewußten und ein aus der Realität orientierter moralischer Maßstab aus dem System Vorbewußt aufeinandertreffen. Mittels dieser Zensur versucht das Vorbewußte diesen anstößigen Wunsch zu verdrängen. Ist es erfolgreich, wird dieser Wunsch zu einem Teil des Unbewußten, d.h. er wird verdrängt; der Konflikt ist somit vorläufig beigelegt.

Schlägt die Verdrängung jedoch fehl, bringt der Wunsch trotz des Widerstandes von seiten des Vorbewußten in Form eines neurotischen Symptoms durch und erzwingt sich quasi gewaltsam Einlaß ins Bewußtsein.

Die dabei entstehende neurotische Angst (im Gegensatz zur realitätsorientierten, die durch eine äußere Gefahr hervorgerufen wird) wird auf die mißglückte Verdrängung zurückgeführt, sodaß die Verdrängung als der neurotischen Angst vorausgehend angenommen wird, als ein Phänomen, welches erst die Voraussetzung für die Entwicklung neurotischer Ängste schafft.

Es gab aber klinische Erfahrungen, die sich in den Rahmen dieser Modellvorstellung der Topographie nicht ohne weiteres einfügen ließen. Diese Erfahrungen verhalfen zu der Konzeption eines zweiten topischen Modells, der Strukturtheorie.

2. Die Strukturtheorie

Definition: Freuds zweites topisches Modell des psychischen Apparates, das durch die drei psychischen Instanzen Es, Ich und Über-Ich charakterisiert wird.

2.1 Das Modell der psychischen Instanzen

Das Es: Definition: Das Es stellt in Freuds zweiter Theorie des psychischen Apparates den Triebpol der Persönlichkeit dar. Die Inhalte teils erblich und angeboren, teils erworben und verdrängt, setzen sich aus psychischen Repräsentanzen der Triebe zusammen und sind unbewußt.

Das Es ist gekennzeichnet durch:

- psychische Repräsentanzen aggressiver und libidinöser Triebregungen, die üblicherweise miteinander vermischt auftreten (d.h. jeder noch so aggressive Wunsch enthält auch einen erotischen Wunsch und umgekehrt);
- den Ursprung aller psychischen Energie;
- eine chaotische Organisationsform – das Es funktioniert nach dem Prinzip des Primärprozesses durch die Verwendung von Verschiebung, Verdichtung, Verlangen nach unmittelbarer Befriedigung.

Das Ich: Definition: Das Ich ist in Freuds zweiter Theorie jene Instanz, die eine Mittelrolle zwischen den Triebansprüchen (dem Es), den moralischen Ge- und Verboten (dem Über-Ich) und den Ansprüchen der Realität übernimmt und im Falle eines psychischen Konflikts den Abwehrpol der Persönlichkeit darstellt.

Die Charakteristika des Ich sind:

• Seine Entstehung: ausgehend von den Sinneswahrnehmungen entwickelt sich das Ich aus dem Es, gleichsam als der Teil der Seele, der mit der Außenwelt Kontakt aufnimmt. In diesen Anfängen, also beim Kleinstkind, ist das Ich nichts anderes als das Ausführungsorgan des Es, das dessen Wünschen zur Befriedigung verhelfen soll.

Die Entwicklung des Ich ist ganz wesentlich bestimmt von den frühen Beziehungen zu den Objekten (also den wichtigen anderen: in der Regel der Mutter), an welchen das Kind Befriedigung und Enttäuschung erfährt.

Die Identifizierungen sind Niederschläge im Ich aus diesen ersten Beziehungen zu den Objekten, die das Ich insofern tiefgreifend verändern, indem sie das Ich nach dem Vorbild des Objekts umwandeln. Diese Identifizierungen ermöglichen Entwicklungen von zunehmend differenzierten Organisationsformen und Funktionen, wie z.B. das Steuern der Befriedigung der Triebwünsche, Aufschieben und schließlich mit dem Spracherwerb die Fähigkeit zum Probehandeln in Form des sprachgebundenen Denkens.

• Weiters ist das Ich definiert durch seine Rolle im psychischen Konflikt: Das Ich ist jene Instanz, wie schon erwähnt, die die Rolle der Abwehrtätigkeit gegen unliebsame Triebansprüche übernommen hat. Der entscheidende Faktor, der das Ich dazu in der Lage versetzt, den Triebansprüchen Widerstand entgegenzusetzen, ist die Entwicklung der Signalangst.

- Die Ich-Funktionen: Die wichtigsten seien hervorgehoben: Realitätsprüfung, Urteilsfunktion, Denken, Gedächtnis, Sprache, Bewußtsein, Wahrnehmung von Triebwünschen, Abwehrmechanismen, Art der Beziehungen zu wichtigen anderen, Beherrschung der Motorik etc.

Das Über-Ich: Definition: Das Über-Ich ist in Freuds zweiter Theorie des psychischen Apparates jene Instanz der Persönlichkeit, die dem Ich gegenüber die moralischen und ethischen Ge- und Verbote sowie die handlungsleitenden Ideale vertritt.

Das Über-Ich entsteht aus Identifizierungen mit den Elternfiguren und den ethischen und moralischen Einstellungen. Diese Identifizierungen entstehen ganz wesentlich am Ende der ödipalen Phase in Folge Verinnerlichung dieser elterlichen Einstellung und bilden den organisierten Kern des Über-Ichs, um den herum sich dann weitere Identifizierungen, insbesondere die der Adoleszenz, ablagern.

2.2 Das Konzept des psychischen Konflikts innerhalb der Strukturtheorie

Im Rahmen der Strukturtheorie kann „Konflikt" immer auf einen Konflikt zwischen den Instanzen Es, Ich und Über-Ich reduziert werden. Die allgemeine Formel für den psychischen Konflikt lautet demnach: Der Konflikt findet zwischen Trieb und Triebhemmung statt, d. h. zwischen dem Es und dem Ich. Mit der Ausbildung des Über-Ichs ist dieses großteils dafür verantwortlich, welche Triebwünsche zur Befriedigung zugelassen werden und welche nicht. Das Ich handelt also auf Befehl des Über-Ichs: Immer dann, wenn nicht nur bloße Angst, sondern auch Schuldgefühle in einem psychischen Konflikt eine Rolle spielen, handelt es sich um ein Bündnis von Ich und Über-Ich gegen das Es. Aber andererseits kann das Ich auch gegen Schuldgefühle und andere Ansprüche des Über-Ichs (Verlangen nach Buße, Wiedergutmachung, Verlangen nach Strafe) Abwehrstrategien entwickeln, welche genauso wie die Abwehrmaßnahmen gegen die Triebwünsche durchbrochen werden und zu Symptombildungen Anlaß geben können. In solchen Fällen hat sich das Über-Ich mit dem Es gegen das Ich verbündet. Die Auswirkungen und Konsequenzen eines Konflikts sind vielfältig und reichen von den normalen „Kompromißbildungen" bis zu Symptomen und Charakterveränderungen. Diese Kompromißbildungen werden auch als neurotische Symptombildungen bezeichnet und sind objektiv häufig als unangemessene Reaktionen auf Umweltreize zu beurteilen und werden subjektiv als Leidenszustand erlebt. In der Symptombildung hat das Ich eine – wenn auch entstellte – Befriedigung zugelassen und mit dieser Triebabfuhr das Entstehen traumatischer Spannungszustände kurzfristig zu verhindern versucht. Daher auch der Ausdruck „Kompromißbildung".

3. Die Affektlehre

Definition: Affekte sind komplexe (zusammengesetzte) psychische Phänomene, die

1. Empfindungen von Lust, Unlust oder beides und
2. Vorstellungen umfassen.

Empfindungen (Lust/Unlustempfindungen) und Vorstellungen konstituieren also gemeinsam das psychische Phänomen eines Affekts. Diese psychischen Bildungen werden auf der körperlichen Ebene regelmäßig von vegetativen und sensomotorischen Erscheinungen begleitet (Erröten, Schwitzen, Weinen, Muskelanspannungen etc.), wobei die Affektäußerungen offenbar stark durch kulturelle Bedingungen beeinflußt sind. Der Vorstellungsinhalt eines Affekts umfaßt psychische Repräsentanzen von Objekten (Objektrepräsentanzen) und psychische Repräsentanzen des Ich (Selbstrepräsentanzen), wobei der Affekt diese beiden Repräsentationen miteinander verbindet.

Der wichtigste Affekt ist zweifellos Angst. Angst als Affektsignal soll helfen, eine innere oder äußere Gefahrensituation zu erkennen. Das wesentliche daran ist eine Unlustqualität, die das Ich befähigt, sich gegen andrängende Triebimpulse zur Wehr zu setzen. Moderne Affekttheorien gehen davon aus, daß es nicht nur eine einzige solche Affektqualität (nämlich Angst), sondern grundsätzlich zwei geben müsse, die der Regulation der Triebe zugrundeliegen: den Affekt Angst und den depressiven Affekt.

Angst bedeutet Unlust plus Vorstellung von einer in der Zukunft zu erwartenden Katastrophe. Depression bedeutet Unlust plus der Erinnerung an eine Katastrophe in der Vergangenheit, also einer Katastrophe, die sich bereits ereignet hat.

Weitere wichtige Affekte sind: Trauer, Freude, Wut, Neugier, Interesse, Ekel, Scham.

Wie schon erwähnt, entsteht ein psychischer Konflikt immer dann, wenn eine angestrebte Triebbefriedigung einen hinreichend starken unlustvollen Affekt hervorruft. Dieser unlustvolle Affekt tritt in Form von Angst (Angstsignal) oder als depressiver Affekt auf und ist mit Vorstellungen von psychischen Katastrophen verknüpft, die entweder Objektverlust, Liebesverlust, Kastration oder Verlust der stützenden Funktionen des Über-Ichs bedeuten. Anders ausgedrückt: angesichts einer Gefahr, die vom Ich als solche wahrgenommen wird, entwickelt das Ich eine Phantasievorstellung einer traumatischen Situation, die es schon einmal erlebt hat; diese Phantasie und der sie begleitende Effekt macht das Erlebnis „Signalangst" aus. Es ist wichtig, nicht zu vergessen, daß beide, sowohl die Phantasievorstellung wie das Angstsignal, unbewußt sein können und meist auch sind.

Diese Katastrophen oder typischen Gefahrensituationen, wie sie nacheinander in der Entwicklung auftreten, sind folgende:

– Trennung von einem Menschen, der für das Kleinkind Quelle der Befriedigung bedeutet: Objektverlust oder Verlust des geliebten Ob-

jekts. Diese Gefahrensituation ist die zeitlich als erste auftretende und charakteristisch für die frühesten Entwicklungsstufen des Ichs, also bis zum Alter von 1 bis 1 1/2 Jahren.
- Verlust der Liebe eines Menschen, sobald das Kind in der Lage ist, zwischen Anwesenheit einer Person und der Gefühlseinstellung derselben zu unterscheiden, also eine Zeit, in der es Sehnsucht und Trauer wahrnehmen kann. „Verlust der Liebe eines Objekts" beginnt im 2. Lebensjahr eine Rolle zu spielen.
- Die Kastrationsangst bezieht sich zwar auf eine Genitalverletzung, steht aber letztlich symbolisch für ein Trauma, das den kindlichen Körper ganz allgemein trifft, also eine Verletzung, eine schwere Erkrankung etc., charakteristisch für das 2. bis 5. Lebensjahr.
- Der Verlust der stützenden Funktion des Über-Ichs bedeutet Verlust der inneren Sicherheit und des Selbstwertgefühls, Gefahr des Überflutetseins von Schuldgefühl, der Mißbilligung und Strafe durch das Ich ausgesetzt sein. Tritt etwa ab dem 5., 6. Lebensjahr auf.

Alle diese Gefahrenmomente bleiben jedoch das ganze Leben über unbewußt aufrecht und bestimmen in unterschiedlich hohem Ausmaß die unbewußten Einschätzungen von dem, was als Gefahr anzusehen ist. Menschen mit psychischen Schwierigkeiten, also „neurotische Personen" werden in ihrem Bemühen, ihr Triebleben zu regulieren und die Wirklichkeit dabei entsprechend zu berücksichtigen, besonders stark durch diese frühkindlichen Gefahren beeinflußt, sodaß sie dadurch nicht in der Lage zu sein scheinen, ihr aktuelles Leben wirklich zu leben und daraus auch Befriedigung zu schöpfen. Sie werden – wie Freud dies ausdrückte – immer in der falschen Zeit leben und nicht arbeits- und nicht liebesfähig sein. Um ein erstes Verständnis dafür zu entwickeln, was die Ursache für diese scheinbar selbst auferlegten Einschränkungen sein könnte, ist es wichtig herauszufinden, wovor sich der Betroffene hauptsächlich unbewußt fürchtet.

4. Die Rolle der Angst im psychischen Konflikt – die Abwehrmechanismen

Im Rahmen der intrapsychischen Regulierungsvorgänge bedient sich das Ich automatisierter Regelvorgänge, wobei zwei Alternativen zur Auswahl stehen:

Entweder wird vom Ich einer Triebbefriedigung zugestimmt (Über-Ich-Forderungen und Außenwelt sind mit den Es-Ansprüchen in Einklang zu bringen), und vom Ich werden entsprechende Schritte eingeleitet;
oder aber es erfolgt ein Einspruch durch das Über-Ich oder Unmöglichkeit der Befriedigung eines bestimmten Triebimpulses wegen einer ungünstigen Situation in der Außenwelt, und das Ich muß sich einem andrängenden Trieb (Es-Impuls) entgegenstellen, diesen Impuls abwehren.

In dieser Situation kann sich das Ich aller nur möglichen psychischen Elemente bedienen, um diese Triebansprüche in Schach zu halten: Jede

Wahrnehmung, jedes Gefühl, jede Einstellung oder etwa die Veränderung der Aufmerksamkeit oder des Bewußtseinsgrades können vom Ich zu Abwehrzwecken verwendet werden.

4.1 Abwehrmechanismen

Die wichtigsten Abwehrmechanismen, wie diese psychischen Vorgänge, die häufig zu Abwehrzwecken gebraucht werden, von Anna Freud 1936 in ihrer Monographie „Das Ich und die Abwehrmechanismen" bezeichnet wurden, sollen im folgenden angeführt werden, ergänzt durch die Konzepte von Paulina Kernberg (1992).

4.1.1 Verdrängung: Definition: Die Verdrängung stellt jene Tätigkeit des Ich dar, die den mit einem unerwünschten Trieb zusammenhängenden Wünschen, den wunscherfüllenden Phantasien, Gedanken, Erinnerungen und Affekten (also den entsprechenden Triebabkömmlingen) den Zugang zum Bewußtsein zu versperren bzw. diese Vorstellung ins Unbewußte zurückzustoßen und dort festzuhalten versucht.

Verdrängte Vorstellungen existieren im bewußten Erleben nicht. Verdrängung ist nicht ein einmaliger psychischer Akt; das verdrängte Material muß mit einem ständigen Kraftaufwand in einem unbewußten Zustand gehalten werden. Diese andauernde Abwehrtätigkeit des Ichs wird unter dem Begriff der Gegenbesetzung zusammengefaßt, die für die gesamte psychische Energie steht, die notwendig ist, um den Zustand der Verdrängung aufrechtzuerhalten.

4.1.2 Regression: Definition: Ein psychischer Vorgang, in dessen Verlauf eine bereits erreichte Entwicklungsstufe (Triebregression, wenn es sich um eine Regression auf der Triebebene handelt; Ich-Regression, wenn das Ich in diesen Prozeß einbezogen wird, z.B. auf der Ebene der Objektbeziehungen; Über-Ich-Regression, wenn die erwachsene Moral durch kindliche Moralvorstellungen ersetzt wird) zugunsten einer früheren Entwicklungsebene aufgegeben wird, um damit die Entstehung von Angst zu vermeiden.

Beispiel: Eine Vierjährige beginnt bei der Geburt ihres kleinen Geschwisters Verhaltensweisen zu zeigen, die eher einem Säugling entsprechen, sie verliert die bereits gesichert erscheinende Kontrolle über die Ausscheidungsfunktionen, d.h. sie beginnt nächtens oder tagsüber einzunässen; sie verliert auch in anderen Bereichen ihre Selbständigkeit, verlangt nach dem Fläschchen etc.

4.1.3 Wendung gegen die eigene Person: Definition: Vorgang, durch welchen ein Triebobjekt durch die eigene Person ersetzt wird.

Beispiel: Bei jedem Selbstmordversuch ist unbewußt auch immer der Versuch beteiligt, durch diese Handlung jemand anderem Leid zuzufügen.

4.1.4 Reaktionsbildung: Definition: Die Reaktionsbildung besteht in einer vereinzelten (z.B. als Symptombildung) oder generalisierten (z.B. als Charakterzug) Einstellung des Ichs, durch die das Gegenteil dessen, was als anstößig vom Ich empfunden oder beurteilt worden ist, im Bewußtsein erhalten geblieben und das Anstößige durch diesen Gegenpol völlig ersetzt wird.

Beispiel: Häufige Gegensatzpaare sind Liebe–Haß, Grausamkeit–Sanftmut, Lust am Schmutz – Sauberkeit und Ordentlichkeit etc.

4.1.5 Isolierung: Definition: Isolierung eines Affekts: ein psychischer (Vorstellungs-)Inhalt kann leichter ins Bewußtsein vordringen, wenn der ihm zugehörige Affekt nicht ins Bewußtsein dringt.

Eine belastende Erinnerung wird leichter erinnert, wenn die damit verbundenen Emotionen ausgeklammert werden können. Bei Generalisierung dieser Abwehrtätigkeit kann es zu einem völligen Fehlen jeglicher affektiver Tönung kommen.

Beispiel: Bei Zwangsneurotikern kann die Gefühlsisolierung gelegentlich so weit gehen, daß sie gar keiner spontanen direkten und echten Gefühlen mehr fähig sind.

4.1.6 Ungeschehen machen: Definition: Psychische Aktion, durch welche die betroffene Person sich glauben machen will, daß bestimmte Gedanken, Worte, Gesten oder andere bereits stattgefundene Handlungen nicht geschehen wären. Dazu werden Gedanken, Worte, Gesten oder Handlungen mit entgegengesetzter Bedeutung benützt.

Beispiel: Waschzwang bei Zwangsneurotikern. Mit der Geste des Waschens wird eine vorausgehende Beschmutzung ungeschehen gemacht, ob diese in der Realität oder Phantasie stattgefunden hat. Häufig handelt es sich bei einer solchen Beschmutzung um eine Masturbation etc.

4.1.7 Verleugnung: Definition: Tendenz, ein unangenehmes oder unerwünschtes Stück der äußeren Realität in seiner traumatischen Bedeutung nicht wahrzunehmen, also Sinneseindrücke zu blockieren und mit Hilfe einer wunscherfüllenden Phantasie oder durch äußeres Verhalten zu unterdrücken.

Beispiel: Verleugnung von der schmerzlichen Wirklichkeit in der Kindheit spielt eine große Rolle, ist unmittelbar aus der Wirksamkeit des Lustprinzips ableitbar und somit nicht Zeichen einer Pathologie. Mit zunehmender Fähigkeit zur Realitätsprüfung und mit dem Einsetzen des Realitätsprinzips werden Ansätze zur Verleugnung immer seltener. Eine Verleugnung mit schwerwiegenden Folgen ist die Verleugnung einer schweren körperlichen Erkrankung, denn damit werden auch notwendige medizinische oder andere Konsequenzen nicht ergriffen.

4.1.8 Konversion: Definition: Durch Konversion finden konflikthafte unbewußte Phantasien in körperlichen Veränderungen (somatische, motorische oder sensible Symptome) szenisch und symbolisch ihren Ausdruck.

Beispiel: Hysterische Störungen der Sinneswahrnehmungen (Blindheit, Taubheit) stellen Zurückweisungen von erregenden Sinneseindrücken dar.

4.1.9 Sublimierung: Definition: Bei der Sublimierung wird der Trieb auf ein neues, nicht sexuelles Ziel (zwecks Befriedigung) abgelenkt und richtet sich auch auf ein neues, nicht sexuelles Objekt.
Beispiel: Sublimierung exhibitionistischer Impulse bei Schauspielern.

4.1.10 Verkehrung ins Gegenteil: Definition: Die Verkehrung ins Gegenteil bezeichnet jene psychischen Vorgänge, durch die das Ziel eines Triebimpulses beim Übergang von der Aktivität zur Passivität in sein entsprechendes Gegenteil verwandelt wird. Als Gegensatzpaare werden Sadismus–Masochismus und Voyeurismus–Exhibitionismus verstanden.

4.1.11 Projektion: Definition: Psychischer Abwehrvorgang, in dessen Verlauf Gefühle, Wünsche oder sogar innere Objekte, die Anstoß erregen, aus dem subjektiven psychischen Raum eines Menschen und damit aus seinem Bewußtsein ausgeschlossen werden, um dann einer anderen Person oder einem nicht belebten Objekt der Außenwelt zugeschrieben zu werden.
Beispiel: a) In der frühen Kindheit sehr häufig: „Nicht ich habe das getan, mein Teddy war es." b) Als Beeinträchtigung der Realitätsprüfung und Grundlage von Wahnbildungen.

4.1.12 Introjektion und Identifizierung: Definition: Jener psychische Vorgang, durch den ein Mensch eine Eigenschaft oder eine Einstellung eines anderen zu seiner eigenen macht und sich so ganz oder teilweise in das Vorbild verwandelt.
Beispiel: Identifizierung mit dem Angreifer: Spezieller Abwehrmechanismus in der Adoleszenz, der Angreifer (Lehrer, Erzieher) wird unschädlich gemacht, indem der Adoleszente ein verzerrtes, aber doch deutlich kennbares Abbild des Verhaltens dieser Person selber bietet.

4.1.13 Spaltung: Definition: Unter Spaltung ist das aktive Auseinanderhalten von gegensätzlichen Introjektionen und Identifizierungen (also das Selbst und die Objektrepräsentanzen) zu verstehen. Die Bezeichnung „konträr" bezieht sich hier auf die Affektdisposition. Die daraus resultierenden Vorstellungen von einem selbst und anderen erinnern somit stark an Schwarz-Weiß-Malerei der Märchen. Insbesondere werden die Gefühlsqualitäten Gut oder Böse zwingend auseinandergehalten.
Spaltung kommt nicht als isolierter Abwehrmechanismus vor, sondern ist regelmäßig mit anderen Abwehrmechanismen verknüpft: mit primitiven Idealisierungen, projektiven Identifizierungen und Entwertungen.

Die Abwehrmechanismen 1 bis 10 werden als neurotische Abwehrmechanismen bezeichnet, während die Abwehrmechanismen 11 bis 13 bei schwereren psychischen Erkrankungen, insbesondere den Borderline-Persönlichkeitsorganisationen, vorkommen.

B. Spezielle Neurosenlehre

Der Neurosebegriff hat sich im Laufe der Zeit gewandelt; wie dies von J. Laplanche und J. B. Pontalis in „Das Wörterbuch der Psychoanalyse" (1973) zusammenfassend dargestellt ist. Heute wird der Neurosebegriff nur noch für die folgenden klinischen Formen psychogener Affektionen verwandt:

- für die Angstneurose und Phobie,
- die Hysterie,
- die Zwangsneurose.

1. Angstneurose

Der Angstaffekt wird vom Ich als Mittel der Regulierung unerwünschter Triebansprüche eingesetzt. Als Symptom Angst oder Angstanfall oder Panikzustand ohne Inhalt stellt dieses Symptom die einfachste Kompromißbildung zwischen Trieb und Abwehr dar: der abzuwehrende Trieb hat sich Zugang zum Bewußtsein in Form eines Affektzustandes verschafft (und damit auch ein gewisses Maß an Spannungsabfuhr erreicht). Die Abwehrtätigkeit wiederum war insofern erfolgreich, als die begleitenden Vorstellungsinhalte – die Auslöser der Angst – verdrängt und unbewußt bleiben.

Bei der Angstneurose ist neben der Verstärkung des Angstaffektes bei der Symptombildung zusätzlich eine chronische Angstbereitschaft als Ausdruck überhandnehmender innerer Spannung vorhanden.

1.1 Phänomenologie des generalisierten Angstsyndroms

Man kann drei Gruppen von Symptomen unterscheiden:

1.1.1 Symptome als Ausdruck zunehmender innerer Spannung und dadurch relativer Insuffizienz der normalen Kontrolle psychischer Vorgänge durch das Ich:

a) Motorische Spannungen: Aufgeregtheit, Sprunghaftigkeit, Zittern, Anspannung, Unmöglichkeit sich zu entspannen, Ermüdbarkeit, Unruhe, Schreckhaftigkeit.
b) Vegetative Hyperaktivität: Schwitzen, Herzklopfen, feuchte Hände, Diarrhöen etc.
c) Kognitiv: Steigerung der Aufmerksamkeit, Konzentrationsstörungen, Gefühl „ständig auf dem Sprung zu sein", Einschlafstörungen.
d) Ängstliche Erwartungsspannung: Sorge, Befürchtungen von bevorstehenden Katastrophen für sich selbst und andere.

1.1.2 Angstanfälle ohne spezifischen Inhalten: Panikattacken, freiflotierende Ängste, angstäquivalente, das sind vegetative Symptome wie Zittern, Erstickungs-, Beklemmungsgefühle, Herzsensationen, nächtliches Aufschrecken.

1.1.3 Störungen von Körperfunktionen als Ausdruck von Hemmungen:

a) Passagäre Impotenz und Frigidität,
b) Hemmungen der Partialtriebe (Eßstörungen, Obstipation),
c) Aggressionshemmung: Blockierung (bestimmter) Aktivitäten,
d) Hemmung sexualisierter Funktionen: Denkhemmungen, Sprech- und Arbeitshemmungen.

1.2 Phobie

Definition: Bei der Phobie wird der Versuch unternommen, die Angst an eine besondere Situation zu binden, welche den neurotischen Konflikt symbolisiert (im Unterschied zur Angstneurose, bei welcher sich die innerpsychische Konfliktsituation auf die zum Teil pathologischen Versuche der Spannungsregulierung in Form freiflotierender Ängste und anderer klinischer Symptome, welche die allgemeine Angstbereitschaft zeigen, beschränkt.

Durch die Mechanismen der Verschiebung und der Projektion wird eine innere Gefahrensituation zu einer bedrohlichen Situation der Außenwelt umgestaltet und dadurch als Triebgefahr dem Bewußtsein entzogen. Nicht der eigene Triebanspruch wird jetzt gefürchtet, sondern die Gefahr geht von einem Gegenstand, einem Tier, einer Situation der Außenwelt aus.

Der unmittelbare Vorteil liegt in der Möglichkeit der Vermeidung dieser Angstauslöser. Phobische Symptombildungen sind überaus häufig, von einer Neurose sollte aber erst dann gesprochen werden, wenn durch die phobische Angstsituation nennenswerte Einschränkungen des Alltags oder ein beträchtlicher Leidenszustand erzwungen werden.

Man unterscheidet einfache Phobien, deren Hauptmerkmal eine anhaltende irrationale Angst vor bestimmten Situationen oder Objekten ist. Die phobischen Stimuli sind meist Tiere und phobische Situationen wie große Höhen (Akrophobie) oder geschlossene Räume (Klaustrophobie).

Bei der Agoraphobie hat der Betroffene eine ausgeprägte Furcht vor bestimmten Situationen und vermeidet sie deshalb, z.B. allein oder in der Öffentlichkeit dort zu sein, wo Flucht schwer möglich ist oder keine Hilfe im Fall plötzlicher Hilflosigkeit verfügbar wäre: Menschenmenge (Kino, Supermarkt), Tunnels, Brücken etc.

Unter sozialer Phobie versteht man eine anhaltende irrationale Furcht vor einer Situation, in welcher der Betroffene kritischer Prüfung durch andere Menschen ausgesetzt wäre und fürchtet in demütigender oder peinlicher Weise zu reagieren, die Prüfung nicht bestehen zu können.

2. Hysterische Persönlichkeit/hysterische Neurose

Definition: Unter hysterischer Persönlichkeit versteht man einen Persönlichkeitsstil, der nicht notwendigerweise eine Psychopathologie impliziert.

Hysterie oder hysterische Neurose bezieht sich auf einen neurotischen Konflikt innerhalb einer hysterischen Persönlichkeit.

Hysterische Charakterstörung bezieht sich auf eine hysterische Persönlichkeit, eingeschlossen in einen neurotischen Konflikt, dessen Erscheinungsbild aber Ich-synton ist und sich in vielen Bereichen zeigt.

„Hysterisch" wiederum beschreibt eine Konstellation von Charakterzügen und psychologischen Prozessen einschließlich der Ich-Funktionen wie Beziehungsstil, Umgang mit Trieben, Affekten und Impulsen, Denkprozesses usw.

„Hysterie" bezieht sich also auf milde bis mittelschwere psychopathologische Reaktionen und schließt eine massive Psychopathologie aus, ebenso sind schwere Störungen des Wirklichkeitssinns ausgeschlossen sowie Verlust der Triebkontrolle.

Die Symptomatik der hysterischen Persönlichkeit: Diese beschreibt man am besten anhand der Natur des Ichs. Diese Ich-Qualitäten sind:

– Eine Neigung zur Unterdrückung von Vorstellungsinhalten.
– Ein allgemeiner kognitiver Stil, in welchem eine vage und sehr allgemeine Erfahrung der Wirklichkeit vorherrscht, ein Sich-Abwenden vom Speziellen und vom Detail, insbesondere in affektiven und sexuell getönten Situation.
– Die Erfahrung der Wirklichkeit ist kontinuierlich überschattet von zwar verdrängten, aber hoch aktiven unbewußten Wünschen, die Wahrnehmung des Selbst und anderer Objekte wird von Phantasietätigkeit überschattet.
– Denkprozesse sind eher impressionistisch und von starken Gefühlen getönt, hingegen weniger logisch deduktiv und gerichtet.
– In Belastungssituationen kann Bewußtsein und Aufmerksamkeit verändert sein, was zu blockierenden, milden Dissoziationen und leichten Vernebelungen von inneren Erfahrungen sowie Wahrnehmungsverzerrungen der äußeren Umwelt führen kann.

Differentialdiagnose: Hysterie unterscheidet sich sehr wohl von multiplen Persönlichkeitsstörungen und Borderline-Persönlichkeitsorganisationen, wie sie Kernberg beschreibt.

Zur Natur des intrapsychischen Konflikts: Die intrapsychischen Konflikte sind auf der phallisch-ödipalen Stufe organisiert. Mitunter gibt es Regressionen zur Oralität, aber diese sind in der Regel vorübergehend und flüchtig. Bei weiblichen hysterischen Persönlichkeiten besteht ein ungelöster Ödipuskonflikt, welcher in einem Wunsch nach einem mächtigen Vater mit möglichen Konsequenzen resultiert. Die Identifikation mit der Mutter ist nicht vollständig, die Wünsche, die auf den Vater gerichtet sind, sind aber verdrängt. Bei männlichen hysterischen Persönlichkeiten besteht eher eine negative ödipale Konstellation, d.h. Angst vor dem Vater und ein defensiver Wunsch, ihn zu entwaffnen und zu beschwichtigen.

Es muß aber betont werden, daß dieses Trends sind. Die spezifische Natur des ödipalen Konflikts kann von einem Individuum zum anderen sehr unterschiedlich sein. Wichtig ist, daß diese Konflikte ursprünglich triangulär sind und nicht dyadisch.

Niemals sollte die Definition einer Hysterie auf der Anwesenheit eines Konversionssymptoms basieren. Konversionssymptome können klinisch-manifest sein, müssen es aber keineswegs.

Art und Qualität der Objektbeziehungen sind charakterisiert durch eine Idealisierung des Partners, einer starken Identifikation und Romantisierung. Hysterische Persönlichkeiten können starke intensive Bindungen aufbauen. Das Aufrechterhalten von wunscherfüllenden Illusionen spielt auch bei der Wahl des Liebesobjekts eine große Rolle.

Die Bezeichnung von Alan Krohn (1978) „Hysteria as an ellusive", also eine „trügerische" Neurose, scheint für diese schillernde Persönlichkeitskonstellation sehr treffend.

3. Zwangsneurose

Die Symptome und Merkwürdigkeiten des Zwangsneurotikers spielen sich ausschließlich auf psychischem Gebiet ab. Die Analysen von Zwangsinhalten zeigen aber, daß die Themen von Zwangshandlungen und Gedanken eine gewisse kulturelle Einbettung zeigen (Bsp. Religiosität).

Zwangsneurosen sind ein extrem komplexes Phänomen. Das Zitat von Sigmund Freud aus „Hemmung, Symptom und Angst" (1921): „Die Zwangsneurose ist noch nicht bezwungen" kann auch heute noch als gültig angesehen werden.

Die diagnostischen Kriterien sind im DSM-III-R als Untergruppe der Angststörungen festgelegt (1989).

3.1 Zur Zwangssymptomatik

Man unterscheidet prinzipiell zwischen

- Zwangshandlungen als stereotyp ablaufende Verhaltensmuster und
- Zwangsgedanken als Bewußtseinsinhalte, die sich dem Patienten aufdrängen und die Unruhe, Erregung und Angst auslösen können. Als Hauptthemen der gedanklichen Beschäftigung sind Schuld, Versündigung, Beschmutzung, Aggressivität und sexuelle Themen zu nennen. Spezielle Varianten der Zwangsgedanken sind Zweifeln, impulshafte Gedanken (z.B. Patienten, welche glauben, ein herumliegendes Messer aufnehmen zu müssen, um jemanden damit verletzen zu können) und Vorstellungen und Bilder als lebhafte sehr unangenehme Gedanken (z.B. Patienten, welche sich vorstellen, ein Kind vom Balkon stürzen zu sehen etc.).

Übersicht über die Zwangssymptomatik im allgemeinen:

- Verschiebung auf Banalitäten;
- Zweizeitigkeit: Zwei widersprechende Handlungen werden hintereinander ausgeführt;
- die Nähe der Symptomatik zur Masturbation;

- grausame und anale Züge und Reaktionsbildungen gegen diese, z.B. überkompensierende Güte, Gerechtigkeitssinn, Ordentlichkeit, Freundlichkeit;
- Charakterzüge wie Zweifeln, Grübeln, Aberglaube.

3.2 Die Rolle der Regression in der psychoanalytischen Theorie der Zwangsneurose

Die Zwangssymptomatik reaktiviert eine primitive Denkform: Allmacht der Gedanken. Aber nur ein Teil des Patienten glaubt daran, nicht der gesamte Patient, d.h. die Realitätskontrolle ist erhalten: Diese ist ein wichtiges differentialdiagnostisches Merkmal gegenüber der Schizophrenie.

Als Erklärung für diese massive Regression nimmt man an, daß eine starke prägenitale Fixierung besteht, sei es, daß diese erzieherisch bedingt sei oder auch konstitutionell und diese starke Fixierung bedeutet, daß die phallische Organisation schwach ist und daher leicht aufgegeben wird zugunsten einer prägenitalen.

Die starke prägenitale (anale) Fixierung ist dafür verantwortlich, daß sich der Triebkonflikt in der Zwangsneurose immer zwischen dem Es und dem Über-Ich abspielt.

3.3 Die charakteristischen Abwehrmechanismen der Zwangsneurose

Isolierung und Ungeschehen-Machen, beides eher magische Abwehrmechanismen, sind für die Zwangsneurose charakteristisch. Sie sollen daher an dieser Stelle kurz wiederholt werden.

Isolierung: Es gibt zwei Spielarten der Isolierung:

a) Die Affektlehre: Dabei wird ein Vorstellungsinhalt vom begleitenden Affektbetrag vollkommen getrennt. Dieser Affektbetrag ist also unbewußt.
b) Isolierung gegenüber dem Über-Ich-Anspruch: Viele Zwangsneurotiker haben extreme Schuldgefühle, können aber keinen Anlaß dafür angeben oder nur Banalitäten. Isolierung kennen wir alle durch den Vorgang des konzentrierten Denkens. Auch hier werden andere Inhalte aus dem Bewußtsein isoliert. Die zwangsneurotische Symptomatik stellt somit auch eine Karikatur des Denkens dar. Daher können Zwangsneurotiker auch nicht assoziieren, was eine Schwierigkeit bei der analytischen Behandlung bedeutet. Sie brauchen Ordnung, Systematik, Programm.

Ungeschehen machen: Dieser Abwehrmechanismus zeigt sich in den Symptomen mit Bußbedeutung: Durch die Wiederholung einer Handlung soll die vorangegangene Handlung aufgehoben werden. Dieses Ungeschehen-Machen muß aber natürlich ununterbrochen mißlingen, daher aber immer wieder wiederholt werden, ist somit für den Wiederholungscharakter der Symptomatik verantwortlich. Auch Charakterzüge wie Skrupel und Zweifel gehören hierher. Skrupel und Zweifel schieben sich zwischen den Triebanspruch, also das Es und dem Überwiegen des Über-Ichs, der Reue. Dies kann bei schwerer Zwangssymptomatik zu einer vollkommenen Lebensunfähigkeit führen (z.B.: Patienten, deren Zwangsrituale es ihnen unmöglich machen, das Haus zu verlassen, einem normalen Tagesablauf, einer Berufstätigkeit nachzugehen).

Für spezielle Fragen der Zwangsneurose, detaillierte Beschreibungen der Ätiologie, Symptomatik und des Verlaufes siehe O. Fenichel (1975).

Zusammenfassung

Die sehr kursorische Darstellung der psychoanalytischen Neurosenlehre enthält die wichtigsten Aspekte des topographischen Modells und der Strukturtheorie, die Trieb- und Affektlehre sowie die Abwehrmechanismen, als Basis für eine psychoanalytische Krankheitslehre der Neurosen. Die Angstneurose, die Hysterie und die Zwangsneurose werden definiert und die wichtigste Symptomatik dargestellt.

Die im Anschluß angeführte Literatur ist nicht immer im Text vorzufinden. Sie ist auch als weiterführende Literatur gedacht und enthält daher sowohl Primärliteratur (A. und S. Freud) als auch den Hinweis auf O. Fenichel als den wichtigsten Theoretiker der psychoanalytischen Neurosenlehre.

Prüfungsfragen

Allgemeine Neurosenlehre

1. Nennen Sie die beiden topischen Modelle des psychischen Apparates.
2. Was kann am Trieb unterschieden werden?
3. Welches sind die vier Triebschicksale? Geben Sie Definitionen der Triebschicksale.
4. Welches sind die Kennzeichen des Systems (a) unbewußt, (b) bewußt, (c) vorbewußt?
5. Wodurch ist jeweils die psychische Instanz „Es", „Ich" und „Über-Ich" gekennzeichnet?
6. Geben Sie eine Definition des Begriffes „Affekt" im psychoanalytischen Sinn.
7. Nennen Sie die „vier kindlichen Katastrophen".
8. Definition der im Text angeführten Abwehrmechanismen.

Spezielle Neurosenlehre

1. Welche drei Gruppen von Symptomen sind im Rahmen des generalisierten Angstsyndroms zu unterscheiden?
2. Was ist eine Panikattacke?

3. Definition des Begriffes „Phobie".
4. Was versteht man unter Hysterie oder hysterischer Neurose?
5. Nennen Sie mindestens drei Ich-Qualitäten der hysterischen Persönlichkeit.
6. Auf welcher Entwicklungsstufe ist der intrapsychische Konflikt bei hysterischen Persönlichkeiten organisiert?
7. Welches sind die Hauptthemen der Gedanken Zwangskranker?
8. Wodurch ist die Zwangssymptomatik charakterisiert? Nennen Sie vier Punkte.
9. Welches sind die charakteristischen Abwehrmechanismen der Zwangsneurose? Definieren Sie diese.

Literatur

1. Brenner Ch (1986) Elemente des seelischen Konflikts. Fischer, Frankfurt/M
2. Fenichel O (1975) Psychoanalytische Neurosenlehre, Bd II. Walter, Olten
3. Freud A (1936) Das Ich und die Abwehrmechanismen. Kindler, München
4. Freud S (1905/1969) Dora Bruchstück einer Hysterianalyse. GW, Bd V. Fischer, Frankfurt/M
5. Freud S (1905/1969) Drei Abhandlungen zur Sexualtheorie. GW, Bd V. Fischer, Frankfurt/M
6. Freud S (1915/1969) Die Verdrängung. GW, Bd X. Fischer, Frankfurt/M
7. Freud S (1915/1969) Das Unbewußte. GW, Bd X. Fischer, Frankfurt/M
8. Freud S (1923/1969) Das Ich und das Es. GW, Bd XIII. Fischer, Frankfurt/M
9. Freud S (1924/1969) Wirklichkeitsverlust in Neurose und Psychose. GW, Bd XIII. Fischer, Frankfurt/M
10. Freud S (1926/1969) Hemmung, Symptom und Angst. GW, Bd. XIV. Fischer, Frankfurt/M
11. Kernberg P (1992) Aktuelle Perspektiven über Abwehrmechanismen. Bulletin der Wiener Psychoanalytischen Vereinigung 1: 1992
12. Kernberg OF (1978) Borderline-Persönlichkeitsstörungen und pathologischer Narzißmus. Suhrkamp, Frankfurt/M
13. Krohn A (1978) Hysteria, the ellusive neurosis. International University Press, New York
14. Laplanche J, Pontalis JB (1972) Das Vokabular der Psychoanalyse. Suhrkamp, Frankfurt/M
15. Schuster P, Springer-Kremser M (1992) Bausteine der Psychoanalyse. WUV-Verlag, Wien
16. Wittchen HU, Saß H, Zaudig M, Koehler K (1989) Diagnostisches und Statistisches Manual psychischer Störungen. DSM-III-R. Beltz, Weinheim

Kapitel 4

Psychologie des männlichen Lebenszyklus

J. Kinzl und W. Biebl

> **Lehrziele**
> 1. Sie werden erklären können, welche Bedeutung das Verhalten der Mutter und des Vaters für eine gesunde psychische Entwicklung des Knaben haben.
> 2. Sie werden verstehen können, welche Entwicklungsschritte und Verhaltensweisen für die verschiedenen Perioden des männlichen Lebenszyklus typisch sind.

Einleitung

Bei der Beschreibung der Entwicklungsschritte des Mannes in den einzelnen Lebenszyklen ist zu berücksichtigen, daß

- große individuelle und kulturelle Unterschiede bestehen,
- die Übergänge zwischen den einzelnen Perioden fließend sind, und
- keine scharfen Grenzen zwischen normal und pathologisch bestehen.

Manche Entwicklungsschritte laufen beim männlichen Geschlecht gleich wie beim weiblichen Geschlecht, in manchem unterscheiden sie sich.

Ziel dieses Artikels ist es, typische Entwicklungsbedingungen des Mannes aufzuzeigen, wobei nur bedingt auf Störmöglichkeiten und den entsprechenden späteren Störungen eingegangen werden kann.

Einteilung

1.	Orale Phase	(1. Lebensjahr)
2.	Anale Phase	(2. und 3. Lebensjahr)
3.	Phallisch-ödipale Phase	(4. bis 5. Lebensjahr)
4.	Latenzphase	(6. bis 11. Lebensjahr)
5.	Adoleszenz	(12. bis 20. Lebensjahr)
6.	Erwachsenenalter	
	a) frühes Erwachsenenalter	(21. bis 40. Lebensjahr)
	b) mittleres Erwachsenenalter	(41. bis 60. Lebensjahr)
	c) spätes Erwachsenenalter	(61 und mehr Jahre)

Die männliche Geschlechtsidentität stellt das Erleben gefühlshafter Gewißheit dar, daß man männliche Anteile in sich zu einer harmonischen Ganzheit gebracht hat.

Die einzelnen Komponenten der Geschlechtsidentität entwickeln sich durch folgende Einflüsse (Mertens):

– Körperempfindungen und psychosexuelle Erfahrungen:
  Die Geschlechtsidentität entsteht gleichsam endogen-biologisch durch die körperlich-triebhaften Reifungsvorgänge.
– Interaktion mit Mutter und Vater:
  Dabei handelt es sich um die elterliche Vermittlung ihrer bewußten und unbewußten Erwartungen bzgl. der männlichen Geschlechtsidentität ihres Sohnes.
– Identifizierung mit Mutter und Vater:
  Dabei handelt es sich um die Aneignung begehrter, für die Selbstregulierung dringend benötigter elterlicher Verhaltensweisen und Einstellungen.
– Lernen der Geschlechtsrolle.
– Selbstkategorisierungsprozesse.

Die Lebenslaufforschung (Erikson) konnte aufzeigen, daß zur Prägung der Persönlichkeitsstruktur nicht nur Beziehungserfahrungen in der Kindheit beitragen, sondern einem hohen Ausmaß auch Erfahrungen in der sensiblen Phase der Adoleszenz und auch des gesamten Erwachsenenalters. Je gestörter die vorangegangene Entwicklung war, desto schlechter sind die Voraussetzungen, die Anforderungen der nachfolgenden Phasen zu bewältigen und umso eher wird der Betroffene zu früheren Befriedigungs- und Konfliktlösungsmustern zurückkehren (Hoffmann).

Beschreibung der einzelnen Entwicklungsphasen

1. Orale Phase

Das 1. Lebensjahr ist beim Menschen – im Gegensatz zu vielen Säugetieren – durch eine vollständige Abhängigkeit des Säuglings von seiner primären

Bezugsperson, meist der Mutter, abhängig, wobei diese symbiotische Abhängigkeit eine gegenseitige ist. Die Beziehung zur Mutter ist im wesentlichen gekennzeichnet durch die Bedeutung des Essens und der konstanten mütterlichen Verfügbarkeit.

Das Verhalten des Neugeborenen ist zunächst weniger von äußeren Faktoren bestimmt als von inneren konstitutionellen Bedingungen. Aber schon sehr bald nimmt die wechselseitige Verständigung zwischen der Mutter und dem Kind zu. Die Fähigkeit der Mutter, die individuellen spezifischen Eigenheiten des Kindes sensibel wahrzunehmen und adäquat zu beantworten, scheint von wesentlicher Bedeutung für die Entwicklung von Urvertrauen zu sein.

Die adäquate Befriedigung der körperlichen und seelischen Bedürfnisse des Kindes durch die Bezugsperson(en) sind für die Entwicklung des gesunden Selbstbildes und des Körperbildes von großer Bedeutung. Eine desinteressierte oder zurückweisende Umwelt vermittelt dem Kind unzureichende Möglichkeiten der Entwicklung eines stabilen Selbst. Das abgelehnte Kind kann schon im 1. Lebensjahr charakteristische Ernährungs- und andere Störungen oder im späteren Leben eine ausgeprägte Ich-Schwäche („frühe Störung") zeigen, die häufig als Persönlichkeitsstörungen imponieren (Hoffmann). Durch positive Beziehungserfahrungen im späteren Leben sind jedoch Nachreifungen möglich.

2. Anale Phase (2. und 3. Lebensjahr)

Diese Phase ist durch eine zunehmende motorische Aktivität und Neugierverhalten für den eigenen Körper und die nähere Umwelt gekennzeichnet. Die zunehmende Beherrschung des neuromuskulären Apparates, das vom Kind als lustvoll empfunden wird, führt gelegentlich zu leichteren Verletzungen. Dieses aktive Neugierverhalten wird bei Buben durch die primären Bezugspersonen – trotz Angst – meist unterstützt und gefördert, da die aktive Eroberung und Beherrschung der Welt als männlich und dadurch wünschenswert angesehen wird. Das Bewältigen von Schwierigkeiten freut den Buben und die Eltern. Auf allen Gebieten der Entwicklung beeinflussen besonders auch in dieser Periode die bewußten und unbewußten Erwartungen der Eltern in bezug auf die Eigenschaften und das Verhalten des Buben die Beziehung zwischen den Eltern und dem Kind.

„Trotz" ist ein typisches Verhalten des Kindes im 2. und 3. Lebensjahr und ein Zeichen zunehmender Autonomie. Das Verhalten ist stark vom Lustprinzip dominiert, d.h., das Kind strebt nach dem, was angenehm ist, und vermeidet, was Schmerz oder Unlust schafft.

Dem elterlichen Umgang mit den Ausscheidungsfunktionen, den aggressiven Bedürfnissen und dem zunehmenden Autonomiestreben des Kindes kommt eine hohe Bedeutung dafür zu, wie der Knabe später Empfindungen der Geborgenheit und Bedürfnisse der Eigenständigkeit in seine Gesamtpersönlichkeit integrieren kann.

Störungen in dieser Phase imponieren im späteren Leben oft entweder als anankastische Persönlichkeitsstruktur (Pedanterie, Sparsamkeit,

Hartnäckigkeit) oder als diffuse Zwangs- oder Angstsyndrome (z.B. Vernichtungsängste, Trennungs- und Verschmelzungsängste, Kontrollverlustängste).

3. Phallisch-ödipale Phase

Die Entwicklung des Selbstwertgefühls und die Identität des Buben ist wesentlich durch die Entdeckung des Penis geprägt. Der „kleine" Unterschied (zum Mädchen) der nicht nur in unserer westlichen Kultur große soziale Unterschiede bewirkt, verleiht ihm das Gefühl von Besitz, Macht und Überlegenheit.

In dieser Phase empfindet der Knabe zu seiner Mutter intensive Liebesgefühle, während dem Vater gegenüber Haß- und Eifersuchtsgefühle entwickelt werden (Ödipus-Komplex). Grundsätzlich kann aber davon ausgegangen werden, daß der Knabe beide Elternteile liebt und von beiden geliebt werden möchte, er aber die Mutter allein für sich haben möchte. Vor allem bei Ablehnung durch den Vater können erhebliche Ängste für den Knaben daraus resultieren, die als Kastrationsängste bezeichnet werden.

Im Gegensatz zum Mädchen muß der Bub die Identifikation mit dem mütterlichen Objekt wenigstens teilweise aufgeben, und sich mit einer gleichgeschlechtlichen männlichen Person identifizieren, wenn er eine männliche Geschlechtsidentität werden will. Diese Identifizierung des Buben mit dem Vater oder einer anderen männlichen Bezugsperson kann von der Mutter gefördert werden, wenn sie z.B. ihre Freude über die männlichen Eigenschaften und Fähigkeiten des Buben verleiht. Wenn eine väterliche Identifikationsfigur fehlt und/oder eine Mutter vorhanden ist, die die Entwicklung von Autonomie und Männlichkeit behindert, kann es später zu einer „ödipalen Fixierung" kommen (z.B. anhaltende überstarke Bindung an die Mutter und/oder andauernde Rivalität mit dem Vater, verbunden mit einer Ablösungsproblematik).

Eine wichtige Voraussetzung für die Entwicklung einer stabilen männlichen Identität und einer weitgehend angstfreien Beziehungs- und Liebesfähigkeit ist das Erleben einer „sicheren familiären Basis" oder „sicheren Bindung" (Bowlby) während der Aufwuchsphase. Unter „Bindung" versteht man die Neigung menschlicher Wesen, starke gefühlsmäßige Beziehungen zu anderen Menschen zu entwickeln. Sie sind mit einem grundlegenden Gefühl der Sicherheit in der sozialen Welt verbunden. Wenngleich das Bindungsverhalten während der Kindheit besonders deutlich sichtbar ist, wird angenommen, daß es für den Menschen von der Wiege bis zum Grabe charakteristisch ist. Die Bindungsverhaltensmuster eines Mannes, die sich beim Erwachsenen besonders zeigen, wenn er unglücklich, krank oder ängstlich ist, hängen zum Teil von seinem Alter, den Umständen und den Erfahrungen ab, die er mit seinen früheren Bindungsfiguren bisher gemacht hat.

Bindungsstörungen können sich in einer erhöhten Vulnerabilität gegenüber Trennungen und in einer Beeinträchtigung des Bindungsverhaltens äußern, sie können in emotionalen Verstimmungen (z.B. Ängstlichkeit, Verlassenheitsgefühle) bestehen, und sie können zu späteren Problemen bei der Partnersuche, Partnerwahl und Beziehungsregulation führen (Kruse).

4. Latenzphase (6.–11. Lebensjahr)

Erikson nannte die Latenzzeit „psychosoziale Stundung" oder „Schule des Lebens". Voraussetzungen dafür sind die höher entwickelten kognitiven Fähigkeiten, die die Anpassung an die neuen Lebensaufgaben (z.B. Schulbesuch) und Kontrolle von Triebimpulsen ermöglichen. Auch ist der Knabe besonders bei sicheren Bindungserfahrungen und daraus resultierender stabilerer Identität in der Lage, familiäre Objektbeziehungen zugunsten von Beziehungen und Identifizierungen außerhalb der Familie zurückzunehmen. Die Meinung von gleichgeschlechtlichen Mitgliedern der Peer-Group oder von Lehrern, Trainern usw. wird wichtiger.

In der Latenzzeit erfährt der Bub eine Verfestigung seiner Geschlechtsrolle besonders dann, wenn der Vater eine ausreichende Identifikationsfigur darstellte, und durch zunehmende Identifikation mit gleichgeschlechtlichen Gleichaltrigen und Erwachsenen. Es gibt viele Hinweise, daß ein erreichbarer, liebevoller und unterstützender Vater als Identifikationsobjekt eine sehr hohe Bedeutung für die Entwicklung einer sicheren männlichen Identität, für die Entfaltung eines positiven stabilen Selbstwertgefühls und für die heterosexuelle Beziehungs- und Liebesfähigkeit hat.

Die Latenzphase ist durch die zunehmende Bedeutung des Ichs und die Entwicklung außerfamiliärer sozialer Beziehung gekennzeichnet. Die Sexualität tritt in dieser Phase – kulturell stark unterstützt – zurück, und wird nur versteckt („latent") gelebt, wie z.B. Masturbation, „homosexuelle Aktivitäten", Doktorspiel usw. Auch der moralische Charakter wird in der Latenzphase stark geformt.

Die sozialen Kontakte des Buben sind in dieser Phase homoerotisch, idealisierend und rivalisierend. Der Zusammenschluß mit anderen Buben zu einer „Bande" verleiht dem Buben ein Gefühl von Stärke und Unverletzlichkeit, und es erfolgt ein starkes Abgrenzen gegen die Mädchen und gegenüber Erwachsenen. Diese Suche nach Halt in einer Bubenbande oder in einer Clique scheint umso stärker zu sein, je weniger Stabilität und Sicherheit die Familie verleiht. Buben, bei denen die Familie eine „sichere Basis" darstellt und die ein größeres Selbstvertrauen entwickelt haben, beziehen auch in dieser Phase Befriedigung und Stärke eher aus sozial akzeptierten Verhaltensweisen wie schulischer Leistung, sportlichen Wettkämpfen usw. als Buben, die unter instabilen Familienstrukturen aufgewachsen sind und ein unsicheres Bindungsverhalten aufweisen. Diese finden oft Halt in starren Banden oder Cliquen, zeigen eher ein aggressiv destruktives Verhalten und eine besonders hohe Intoleranz gegenüber Schwachen, Außenstehenden, Behinderten usw.

Im Normalfall erlaubt die motorische und psychische Entwicklung des Kindes eine allmähliche Trennung von der Ursprungsfamilie. Wenn jedoch die Mutterliebe zu mächtig, zu befriedigend ist, dann hat das Kind

Schwierigkeiten, sich aus dieser „köstlichen Zweiheit" zu lösen. Andererseits wird ein Kind, wenn diese vollkommene Liebe nicht erwidert wird, den Rest seines Lebens voller Schmerz danach suchen.

Je unsicherer die männliche Identität ist, desto stärker wird das typisch männliche Verhalten betont wie Aggressivität, Aktivität, Abgrenzung, Abwendung des Weiblichen an sich usw. Schon im Vorschulalter suchen die Buben zunehmend und fast ausschließlich Kontakt zu Kindern des gleichen Geschlechts. Diese „homosexuellen" Freundschaften, die bis in die Pubertät hinein andauern, dienen der Verfestigung der sexuellen Identität. Die Spiele sind im Vergleich zu denen der Mädchen eher rauh, zum Teil brutal und körperbetont und häufig eingebettet in eine Bubenbande dienen sie der Abgrenzung vom Weiblichen und der Sicherung der noch sehr brüchigen männlichen psychosexuellen Identität. Sportliche Aktivitäten, vor allem Mannschaftssportarten, die sich durch Härte und Kampf auszeichnen, dienen dem gleichen Ziel.

5. Adoleszenz (12. bis 20. Lebensjahr)

Die Adoleszenz stellt keinen Zeitraum eines einheitlichen Entwicklungsgeschehens dar, sondern einen sehr wechselhaften, turbulenten Lebensabschnitt.

Die Adoleszenz als psychische Entwicklungsstufe beginnt etwa mit dem Einsetzen der körperlichen und sexuellen Reife.

Die Pubertät (12. bis 14. Lebensjahr) ist die Zeit der Entwicklung der sekundären Geschlechtsmerkmale (deutlichere Ausprägung der sekundären Geschlechtsmerkmale, Stimmbruch). Diese körperlichen Veränderungen, die durch integrative Strukturen im zentralen Nervensystem in Gang gesetzt werden, und die Produktion von Samen und die ersten Samenergüsse sind Ereignisse, die das Körpererleben und das seelische Erleben stark betreffen. Dabei dient am Anfang der Adoleszenz das Onanieren eher einer unspezifischen Spannungsabfuhr und ist noch nicht beziehungsgerichtet. Die starken körperlichen Veränderungen und die intensiven erotischen und sexuellen Bedürfnisse führen auch bei Buben zu großen Verunsicherungen und zum ständigen Beschäftigtsein mit dem eigenen Körper und dem Aussehen.

Der Verlauf der Adoleszenz ist durch eine zunehmende soziale Unabhängigkeit gekennzeichnet, die aber in der heutigen Zeit durch die Verlagerung der Ausbildung häufig nur bedingt gegeben ist. Im Verlaufe der Adoleszenz kommt es zu einer wesentlichen Umgestaltung der Objektbeziehungen, die durch eine zunehmende Distanzierung im Sinne einer Loslösung von einer primären Bezugsperson gekennzeichnet ist. Die Freundschaftsbeziehungen sind durch eine hohe Intensität gekennzeichnet. Die Buben schließen sich häufig in Banden oder Cliquen zusammen, entwickeln eine starke Gruppenidentität mit den gleichaltrigen Gruppenmitgliedern und unternehmen viele gemeinsame Aktivitäten. Erst wenn die Buben eine gewisse männliche Identität entwickelt haben, gehen sie erste heterosexuelle Beziehungen ein.

Die Adoleszenz stellt als Zwischenstadium zwischen Kindsein und Erwachsensein eine Zeit erhöhter emotionaler Verletzbarkeit dar. Das Selbstwertgefühl ist auf Grund der Veränderungen im körperlichen, kognitiven, seelischen und sozialen Bereich in keiner anderen Lebensphase ähnlich starken Schwankungen unterworfen, wobei Phasen von Melancholie und Trauer mit solchen in Form von Euphorie rasch wechseln können. Das labile Selbstwertgefühl zeigt sich einerseits in einer Selbstüberschätzung (Prahlen über die eigenen Leistungen) und andererseits in Minderwertigkeitsgefühlen (z.B. schamhaften Erröten vor Mädchen). Viele Erfahrungen in dieser Zeit (Schule, Freundschaften, Liebe) beeinflussen die Umstrukturierung der sozialen und emotionalen Bezüge des Knaben und können zur Stabilisierung, aber auch zur Destabilisierung des brüchigen seelischen Gleichgewichtes beitragen. Die Fähigkeit zum Eingehen von Bindungen hängt auch stark von den bisherigen Bindungserfahrungen mit den Eltern ab. Die Beziehungen Mädchen gegenüber haben vornehmlich einen narzißtischen Charakter. Die Beziehungen gehen meist mit einem intensiven Gefühl des Verliebtseins und einem starken Erhöhung des Selbstwertgefühls einher. Die Beziehungen, die durch eine hohe Idealisierung und Treue gekennzeichnet sind, sind unkompliziert und dienen der gegenseitigen Bestätigung, vor allem aber dem eigenen Selbstwertgefühl. Trennungen werden einerseits intensiv schmerzlich bis hin zu einem völligen Zusammenbruch erlebt, andererseits ist der Jugendliche in der Lage, sich sehr rasch wieder zu verlieben.

Trotz der oft demonstrativ zur Schau gestellten Abgrenzung und Autonomie gegenüber den Eltern ist der adoleszente Knabe zur Entwicklung seiner Fähigkeiten und zur zunehmenden Rollenübernahme stark auf Unterstützung, Anerkennung und Wertschätzung durch Personen um ihn herum, besonders auf seine Eltern, angewiesen. Eine Untersuchung von Grinker an erfolgreichen Studenten hat gezeigt, daß diese männlichen Jugendlichen und Erwachsenen in Familien aufgewachsen sind, in denen beide Eltern verfügbar waren, Interesse an der Entwicklung des Knaben gezeigt haben und der Vater eine stabile männliche Identifikationsfigur darstellte.

Die zunehmende selbstreflektive kognitive Fähigkeit führt auch zu einem starken Interesse an abstrakten Themen mit einer Tendenz zu Über-Intellektualisierung und zum (Pseudo-) Philosophieren. Verbunden mit narzißtischen Größenideen führen diese Selbstüberschätzungen einerseits zu einer Idealisierung der eigenen Ideen, andererseits zur in Fragestellung und Abwertung bestehender politischer, kultureller und sozialer Strukturen (Schule, Kirche).

Trotz allem ist der typische Jugendliche der Gegenwart aber kein von Selbstzweifeln gepeinigter, von der Familie entfremdeter, in seiner Identität verunsicherter, intellektualisierender und realitätsferner Idealist, und auch kein amoralischer, sich rücksichtslos über Grenzen und soziale Verantwortlichkeit hinwegsetzender delinquenter Rebell (Steinhausen). Der Prozeß der Individuation und Ablösung scheint also weniger konflikthaft und krisenbeladen zu sein wie oft angenommen wird.

Die bei vielen Jugendlichen langen Ausbildungszeiten führen zu einer verlängerten Adoleszenz, in der es erst im Verlaufe des dritten Lebensjahrzehntes zu einer Stabilisierung der Identität, der sozialen Rolle und der inneren und äußeren Abnabelung von den Eltern kommt.

Das Ende der Adoleszenz ist dann erreicht, wenn eine psychosexuelle männliche Identität und eine weitgehende Fixierung im Umgang mit Belastungen erreicht wurde.

6. Erwachsenenalter

Das Erwachsenenalter ist durch das Erreichen einer weitgehenden körperlichen Reife und einer einigermaßen stabilen männlichen Identität gegeben. Das charakteristische Merkmal des erwachsenen psychischen Apparates ist die relative Vorherrschaft und Autonomie des Ichs. Kennzeichen sind (Engel):

- gute Fähigkeit, Handlungen aufzuschieben;
- klares Verständnis eigener, aber auch der Bedürfnisse anderer;
- Fähigkeit zur Realitätsprüfung;
- Fähigkeit, Spannungen und Unbehagen ertragen zu können;
- bessere Kontrolle der Triebe;
- flexible und realitätsorientierte Abwehrmechanismen.

Der reife erwachsene Mann fördert seine Objektsbeziehungen in mehreren Bereichen. Auf Grund der Bewältigung vieler konflikthafter Anteile in der Beziehung zu den früheren Bezugspersonen kann er eine befriedigende Beziehung zu seiner Ursprungsfamilie herstellen (Schopenhauer: Reife ist, wenn man trotzdem macht, auch wenn es die Eltern sagen.) Auch ist es dem psychisch stabilen Erwachsenen auf Grund einer sicheren Identität möglich, nicht nur eine Partnerbeziehung einzugehen, sondern sich auch von der Partnerin bemuttern zu lassen, ohne Angst vor Gefährdung des Erwachsenenanteils. Geben, Nehmen und Teilen von Verantwortung und weniger Angewiesensein auf Rollenklischees des Mann-Seins charakterisiert den reifen erwachsenen Mann.

Das Erwachsenenalter ist kein abgeschlossener Prozeß, sondern erfaßt eine Reihe von Entwicklungsprozessen, in denen es vielfältige Aufgaben zu lösen gilt. Der erwachsene Mann hat sich verschiedenen Anforderungen in verschiedenen Lebensbereichen zu stellen, deren befriedigende Bewältigung ein hohes Ausmaß von seelischer Gesundheit (Beziehungsfähigkeit, Liebes- oder Genußfähigkeit, Arbeitsfähigkeit) zur Voraussetzung haben.

a) Frühes Erwachsenenalter (21 bis 40 Jahre)

Diese Periode ist die Zeit höchster Tatkraft. Am Beginn dieses Zeitraumes hat der Mann meist seine Berufsausbildung beendet oder schließt sie ab, wobei der Berufseintritt, das Sich-Behaupten und das Sich-Durchsetzen im Beruf, einen sehr wichtigen Teil der männlichen Identität und Wertschätzung darstellt.

Das Eingehen von Liebesbeziehungen, die im Vergleich zur Adoleszenz ernsterer Natur sind, mehr dauerhaften Charakter haben und weniger nur der eigenen Bedürfnisbefriedigung dienen, führt zu einer weiteren Förderung des Selbstwertgefühls und der Identitätsbildung. Die Intensität einer solchen Beziehung zu einer Frau führt häufig zu einer Heirat oder nicht-ehelichen fixen Partnerschaft. Viele bewußte und unbewußte Motive lassen den Mann den Wunsch nach Vaterschaft und Familiengründung entstehen, wobei in der heutigen Zeit das Kinderkriegen z.B. aus Karrieregründen oft längere Zeit hinausgeschoben wird. Die Geburt eines Kindes stellt meistens eine weitere Selbstwertstabilisierung dar. Auf Grund der Anforderungen können auch ungelöste Konflikte wieder auftreten und zu Anpassungsstörungen führen.

b) Mittleres Erwachsenenalter (41 bis 60 Jahre)

Trotz einer verhältnismäßigen Stabilisierung ist auch diese Periode durch zahlreiche Entwicklungsschritte und notwendige Anpassungsprozesse gekennzeichnet, die ein – bisher schlecht untersuchtes – erhöhtes Risiko von Anpassungsstörungen mit sich bringen.

Im beruflichen Bereich wird einerseits meist eine stabile Position erreicht, andererseits ist diese Position heutzutage durch andauernde Neuanforderungen und durch nachdrängende Jüngere gefährdet. Berufliche Mißerfolge oder Veränderungen können bei geringer sozialer Unterstützung die verminderte Spannkraft und Vitalität offenbaren und eine „narzißtische" Krise auslösen, die sich in Ängsten, Selbstwertproblemen, Depressionen, psychosomatischen Störungen, sozialem Rückzug oder Berufsunfähigkeit äußern kann. Die beginnende Abnahme der körperlichen und sexuellen Leistungsfähigkeit können eine Gefährdung des männlichen Selbstwertgefühles darstellen. Das Heranwachsen der eigenen Kinder und deren Loslösung bedeuten für den selbstsicheren Mann eine Quelle von Stolz, genauso könnte die Trennung von den Kindern zu Labilisierungen führen.

c) Spätes Erwachsenenalter (61 Jahre und mehr)

Diese Periode biologischen Alterns ist eine hochdynamische Lebensphase, in der sich in vielen Lebensbereichen ständig Veränderungen vollziehen, wobei die meisten Veränderungen als Verlusterlebnisse imponieren. Solche Verlusterlebnisse sind Verminderung der Spannkraft und der körperlichen, geistigen und sexuellen Leistungsfähigkeit, genauso das Auftreten von körperlichen Krankheiten und Pflegebedürftigkeit, Krankheit oder Tod der Partnerin, Weggang der Kinder und Pensionierung. Der Ruhestand kann aber auch wieder ein Stück Unabhängigkeit (von beruflichen Verpflichtungen) und die Übernahme neuer befriedigender Aufgaben (z.B. Großvater) bedeuten.

In diesem Abschnitt zeigt sich – wie auch in den meisten anderen Lebensabschnitten –, daß die Reaktion auf und die Bewältigung der Lebensaufgaben von der Persönlichkeitsstruktur, dem Ausmaß an sozialer

Unterstützung und der Lebenssituation abhängig sind, und daß ungelöste frühere Konflikte im höheren Lebensalter zu Unzufriedenheit und Verstimmung führen können.

Prüfungsfragen

1. Welche Entwicklungsschritte und Verhaltensweisen sind für den männlichen Adoleszenten typisch?
2. Welche Bedeutung hat ein erreichbarer, interessierter Vater für die Entwicklung des Knaben?
3. Was versteht man unter „sicherer familiärer Basis" in der Kindheit und wie äußern sich beim Mann Bindungsstörungen im Jugend- und Erwachsenenalter?

Literatur

1. Bowlby J (1975) Bindung. Kindler, München
2. Erikson EH (1966) Identität und Lebenszyklus. Suhrkamp, Frankfurt
3. Erikson EH (1968) Kindheit und Gesellschaft. Klett, Stuttgart
4. Grinker RR (1962) Mentally healthy young males. Arch Gen Psychiatry 6: 445–453
5. Hoffmann SO, Hochapfel G (1987) Einführung in die Neurosenlehre und Psychosomatische Medizin. Schattauer, Stuttgart New York
6. Kruse O (1991) Emotionsentwicklung und Neurosenentstehung. Enke, Stuttgart
7. Steinhausen HCh (1987) Das Jugendalter – eine normative psychologische Krise? Praxis der Kinderpsychologie und Kinderpsychiatrie 36: 39–49

Weiterführende Literatur

1. Engel GL (1976) Psychisches Verhalten in Gesundheit und Krankheit. Huber, Bern Stuttgart Wien
2. Mertens W (1992,1994) Entwicklung der Psychosexualität und der Geschlechtsidentität. Bd 1 und 2. Kohlhammer, Stuttgart Berlin Köln

Kapitel 5

Psychologie des Lernens

V. Günther

> **Lehrziel**
> Der vorliegende Beitrag gibt einen Einblick in die Lerntheorien und zeigt anhand eines Beispiels deren Einfluß auf Problemverhaltensweisen. Vertraut mit diesen Modellvorstellungen, soll es dem Leser ermöglicht werden, erlernte Anteile von problematischen Verhaltensweisen zu erkennen.

1. Einführung

Für den Ausdruck „Lernen" gibt es eine Reihe verschiedener Definitionen, eine annähernd zufriedenstellende lautet wie folgt: Lernen umfaßt alle *Verhaltensänderungen*, die aufgrund von *Erfahrungen* zustandekommen. Die Psychologie des Lernens befaßt sich somit mit Verhaltensbeobachtungen und Verhaltensänderungen, wobei diese sowohl *innerlich* (z.B. auf der Einstellungsebene) als auch *äußerlich* (im sichtbaren Verhalten) ablaufen können. Äußere als auch innere Aktivität wird als erlernbar und damit auch veränderbar angenommen. Veränderungen, die aufgrund von Reifevorgängen (genetisch vorbestimmte Änderungen) stattfinden oder beispielsweise künstlich induziert werden (Drogen) sind damit nicht gemeint (Lefrancois 1986, S 3ff).

Lerntheorien (synonym auch Verhaltenstheorien genannt) versuchen, Kenntnisse über das Lernen zu systematisieren und zusammenzufassen. Somit beschreiben Lerntheorien die Bedingungen, unter welchen sich Lernprozesse vollziehen können. Lerntheoretiker, die eher das direkt beobachtbare Verhalten ins Zentrum ihres Interesses stellen, werden *Behavioristen* genannt, Lerntheoretiker, die sich eher mit der Ebene der Einstellungen und Gedanken, also dem „inneren Monolog" befassen, heißen *Kognitivisten*.

Ein Beispiel: Ein junger Mann sollte zur Pathologieprüfung antreten. Aufgrund vermehrtem Versagen bereits in der Schule und bei früheren Prüfungen leidet er unter einer extremen Prüfungsangst. Die Angst wurde also durch traumatische Erfahrungen gelernt. Ein Behaviorist würde v.a. das beobachtbare Angstverhalten zum Gegenstand der therapeutischen Intervention machen, nämlich die motorische Ebene (beispielsweise Unruhe), die physiologische Ebene (z.B. Schweißausbrüche) und die verbale Ebene (damit sind die Angstäußerungen gemeint). Ein Kognitivist würde sich v.a. für den inneren Monolog des Studenten interessieren (z.B.: „Ich werde wieder durchfallen; was ist, wenn der Prüfer heute schlecht aufgelegt ist ...").

Der Begriff des „Behaviorismus" ist eng mit dem Amerikaner John Broadus Watson (1878–1958) verknüpft, der einen sehr extremen Umweltdeterminismus vertrat (der Mensch ist das Produkt seiner Umwelt und somit geprägt durch Lernerfahrungen und nicht genetisch determiniert).

Watson baute seine Überlegungen und Experimente auf der Klassischen Konditionierung auf, also den Arbeiten des russischen Physiologen Ivan Petrowitsch Pawlow (1849–1936).

1.1 Das Phänomen der klassischen Konditionierung – der Pawlow'sche Hund

Pawlow beobachtete, daß ein Hund *reflexartig* beim Anblick von Futter (unkonditionierter Reiz) eine Speichelabsonderung zeigte (unkonditionierte Reaktion). Pawlow koppelte das Futter mit einem Glockenton (neutralen Reiz), wobei erwartungsgemäß die Speichelabsonderung erfolgte. Schlußendlich reichte die Darbietung vom Glockenton allein (jetzt wird dieser konditionierter Stimulus genannt), um den Speichelfluß (nun konditionierte Reaktion) auszulösen.

Ein ursprünglich neutrales Signal (Glocke) bekommt also Auslösefunktion für eine Reaktion (Speichelfluß), die zuvor immer nur auf einen biologischen Reiz (Futter) auftrat.

Eine Besonderheit der klassischen Konditionierung ist das Phänomen der *„Generalisierung"*. Darunter wird die Tendenz verstanden, auch auf Reize, die dem konditionierten Reiz ähnlich sind, zu reagieren. Nicht nur der konditionierte Glockenton, sondern auch Töne höherer und niedriger Frequenzen lösen dann den Speichelfluß aus.

In der Regel sind klassische Konditionierungen sehr *löschungsresistent*, man verlernt sie also schwer. Wird allerdings der ursprüngliche echte Reiz (das Futter) nie mehr – sozusagen zur Auffrischung – mit dem Ton gekoppelt, so wird der Ton seine Auslösefunktion für die Speichelabsonderung mit der Zeit verlieren. Besonders löschungsresistent ist eine unregelmäßige Abfolge von Futter und Ton gemeinsam und Ton alleine, die Speichelabsonderung wird so am dauerhaftesten aufrechterhalten werden.

Watson gelang durch sein berühmtes, wenn auch nach den heutigen Normen ethisch nicht mehr vertretbarem Experiment am *„Kleinen Albert"* der experimentelle Nachweis, daß auch Emotionen, wie beispielsweise Ängste über den Weg der Klassischen Konditionierung erworben werden können.

- Der elf Monate alte Albert spielte gern mit einer Ratte (neutraler Stimulus), ohne daß er dabei Furcht zeigte.
- Während eines Spiels erfolgte Klopfen auf ein Metallrohr (Angstreiz, unkonditionierter Reiz); Albert zog sich sitzend in eine Ecke zurück.
- Der angstbesetzte Ton wurde beim Spielen mit der Ratte nun mehrmals dargeboten: durch klassische Konditionierung wurde die ursprüngliche Angst vor dem Lärm auf die Ratte übertragen;
- so ergab sich eine konditionierte emotionale Reaktion; ein ursprünglich neutraler Reiz (Ratte), der mit einem aversiven Reiz (Metallgeräusch) gekoppelt wurde, übernimmt Auslösefunktion für das unangenehme Gefühl der Angst.
- Im weiteren trat eine Generalisierung auf: Albert zeigte Angst nicht nur vor Ratten, sondern auch vor allem Pelzartigem und Flauschigem.

Bei der klassischen Konditionierung geht es also im besonderen um die Paarung von Reizen (Futter mit Ton oder Ratte mit Geräusch). Daß diese Theorie nur einen geringen Teil unserer mannigfachen Verhaltensweisen erklären kann, wurde in der Folge besonders von Burrhus Frederic Skinner (1904–1992) bestätigt, die Lerntheorien wurden von ihm ergänzt, nämlich durch das sog.

1.2 Lernen am Erfolg – operantes Lernen

Diese Form des Lernens basiert auf dem *Gesetz des Effekts* (Edward Lee Thorndike, 1874–1949), Lernen wird dabei durch die *Konsequenzen* bestimmt, die einem Verhalten folgen.

- Ein Verhalten, auf das für den Organismus *befriedigende* Konsequenzen folgen, wird ausgewählt, eingeprägt und in Zukunft immer öfters gezeigt.
- Ein Verhalten, das nachteilige oder *unangenehme* Folgen hat, wird in Zukunft abnehmen.

Diese – an und für sich einfache – Grundannahme erklärt extrem viele unserer täglichen Verhaltensweisen (wir arbeiten, weil wir dafür gelobt werden, weil wir dafür honoriert werden, weil wir Erfolg haben). Verhaltensweisen, die nie positive Konsequenzen erfahren, werden mit der Zeit von uns nicht mehr gezeigt werden.

Während also beim *klassischen Konditionieren* das *zufällige Zusammenfallen* vor einem *Auslösereiz* und einem *neutralen Reiz* vorhanden ist und somit eine Reaktion an den neutralen Reiz gekoppelt wird, ist für das *Lernen am Erfolg* die *Konsequenz*, die auf ein Verhalten folgt, ausschlaggebend.

Die positiv zugeführten Elemente wie Belohnung werden in der Verhaltenstherapie „*Verstärker*" genannt, die negativen Elemente „*Bestrafung*".
Man unterscheidet die sogenannte

- *positive Verstärkung* = Darbietung einer angenehmen Konsequenz; dies führt zu erhöhtem Reagieren.

Ein Beispiel: Wenn sich ein Student endlich überwindet, während einer Vorlesung im vollbesetzten Hörsaal eine Frage zu stellen und der Vortragende diese durch eine anerkennende Äußerung honoriert, dann wird sich der Student von nun an vermehrt getrauen, öffentlich Fragen zu stellen.

- *negative Verstärkung* = Entfernen einer unangenehmen Konsequenz; dies führt zu erhöhtem Reagieren.

Ein Beispiel: Nachdem seine Freundin eine Woche aufgrund eines Disputes den Kontakt abbrach, versuchte unser Student durch besonders originelle Briefe, den Kontakt wieder herzustellen – mit Erfolg. Von nun an wird er zum regelmäßigen Briefschreiber werden!

- *positive Bestrafung* = Darbietung einer unangenehmen Konsequenz; dies führt zu abnehmendem Reagieren.

Ein Beispiel: Unser Student erzählt einer jungen Frau langatmig über seine Reise durch Südamerika. Als ein Bekannter vorbeikommt, wendet sich die Frau sichtbar erleichtert, das Gespräch beenden zu können, dem Bekannten zu. Dabei murmelte sie: „Reiseberichte haben mich noch nie interessiert."

- *negative Bestrafung* = Entfernen einer angenehmen Konsequenz; dies führt zu abnehmendem Reagieren.

Ein Beispiel: Nachdem unser Student vermehrt versucht hat, eine junge Dame zu küssen und dabei die Zuwendung, die sie ihm sonst gibt, sofort verliert, wird er vielleicht diese Versuche, Körperkontakt herzustellen, irgendwann unterlassen.

Achtung!

Mit Bestrafung muß *extrem vorsichtig* umgegangen werden! Eine der Hauptgründe, die gegen Bestrafung sprechen, ist der, daß aus Bestrafung letztendlich keine konstruktiven Verhaltensweisen folgen, sie also nicht zum Aufbau neuer positiver Verhaltensweisen beiträgt, sondern lediglich negative Verhaltensweisen (meist nur kurzfristig) unterbrochen werden können.

Will man eine Verhaltensweise durch Verstärkung ausformen, so sollte zuerst jeder kleine Aspekt, der sich dem Zielverhalten nähert, belohnt werden. Ist das Zielverhalten erreicht, sollte nicht mehr jede Handlung belohnt werden, sondern *intermittierend* verstärkt werden: d.h., daß nicht jede Verhaltensweise belohnt wird, sondern z.B. im Schnitt jede dritte. Der Grund dafür ist, daß zuviel und dauernde Verstärkung ab einer gewissen Zeit an Wirkung verlieren kann, es kommt dann zur sog. *„Sättigung"*.

Ein Beispiel: Wenden wir uns noch einmal unserem Studenten, der sich in der Vorlesung zu Wort meldet, zu. Wie erwähnt, erfährt er durch den Professor Zuwendung (auch wenn die Äußerung vielleicht gar nicht sehr gescheit war und sehr leise und stotternd vorgebracht wurde). Der Student wird sich also vermehrt an der Diskussion beteiligen. Um dieses Verhalten möglichst effizient aufrechtzuerhalten (sollte dies der Professor überhaupt beabsichtigen), müßte der Professor ab einer gewissen Zeit nur mehr im Schnitt beispielsweise jede 3. Äußerung loben (also einmal die 4., dann wieder die 2.).

Geht dem Professor die Fragerei langsam auf den Nerv, sollte er die Verstärkung völlig beenden und das Verhalten somit durch negative Bestrafung löschen.

1.3 Die kognitive Wende

Sowohl das Klassische Konditionieren als auch das operante Konditionieren werden Reiz-Reaktions-Modelle genannt; dahinter steht die Annahme, daß es sich beim Organismus letztendlich um eine *„black box"* handelt.

Mit der kognitiven Wende wurde die Bedeutung gedanklicher Abläufe erkannt. Dabei wird davon ausgegangen, daß *innere* Zustände wie beispielsweise Gedanken, Vorstellungen – die sogenannten *Kognitionen* – den gleichen Gesetzmäßigkeiten folgen wie direkt beobachtbares Verhalten. Die „inner events" werden als verdeckte Reaktionen auf äußere Reize betrachtet, lösen dann aber ihrerseits wieder offene Reaktionen aus (Deutsche Gesellschaft für Verhaltenstherapie 1986, S. 5 ff).

Ein Beispiel: Ein Student sieht ein hübsches Mädchen (äußerer Reiz), denkt sich: „Gott, ist die attraktiv" (inner event, Kognition) und fragt sie in der Universitätsbibliothek, ob sie ihm für den Kaffeeautomaten Geld wechseln könnte (offen beobachtbare Reaktion).

Eine endgültige Veränderung der kognitiven Lerngesetze resultierte jedoch zuletzt aus der Theorie, daß Kognitionen nicht nur *vermittelnde* Ereignisse in eben erklärter Form darstellen, sondern selbst als *strukturierende und steuernde Komponenten* für emotionale, motivationale und motorische sowie physiologische Vorgänge gesehen werden. Diese Ansätze, die den Kognitionen einen sehr hohen Stellenwert einräumen, wurden v.a. von Albert Ellis (1977) und Aaron T. Beck (1988) entwickelt. Besonders im Zusammenhang mit depressiven Verstimmungen sieht Beck die negativen Kognitionen als dominierend an. In seinem Konzept beschreibt er v.a. die sog. *kognitiven Fehler.* Dabei handelt es sich um relativ stabile negative Gedanken, die letztendlich dazu führen, daß viele unserer Erfahrungen entsprechend dieser kognitiven Fehler wiederum negativ bewertet werden.

Ein Beispiel: Unser Student hatte vielleicht mit seiner Anbandelungstaktik kein Glück. Vielleicht hatte er überhaupt in letzte Zeit in der Kontaktaufnahme zum anderen Geschlecht einige Mißerfolge erleben müssen. Nun kann es passieren, daß er aus diesen letzten Erlebnissen für sich zu dem Schluß kommt: „Ich werde nie eine Frau bekommen; ich bin unfähig, eine Beziehung anzuknüpfen oder zu halten ..." Der kognitive Fehler, der jetzt zur Wirkung kommt, wird nach Beck *„Übergeneralisierung"* genannt. Es wird dabei von einigen wenigen Erfahrungen fast automatisch auf das ganze Leben geschlossen. Beck beschreibt in seinem Buch noch eine Reihe weiterer kognitiver Fehler. Er sieht sie als maßgeblich für das negative Denken und das daraus resultierende depressive Verhalten an. Nach seiner Meinung steuern diese kognitiven Fehler alle Ebenen des depressiven Verhaltens. Das sind neben der verbalen Ebene auch die emotionale, die motivationale, die motorische und physiologische Ebene.

So könnte unser Student durch den kognitiven Fehler der Übergeneralisierung seine Selbstsicherheit verlieren (emotionale Komponente) und sich nicht mehr problemlos getrauen, Frauen anzusprechen (motivationale Komponente). Er könnte in Gegenwart von Frauen unruhig herumlaufen (motorische Komponente) und mit Schweißausbrüchen (physiologische Komponente) reagieren.

Eng verbunden mit der „Kognitiven Wende" ist auch der Name Michael J. Mahoney (1977). Er bemühte sich um eine Integration der kognitiven mit den behavioristischen Ansätzen, wobei auch er die Meinung vertritt, daß menschliches Lernen zum Großteil kognitiv vermittelt wird und der menschliche Organismus eher auf seine innere Repräsentation der Umgebung reagiert als auf die Umgebung selbst.

1.4 Soziales Lernen – Modellernen

Lernen ist ein zentraler Bestandteil unserer Sozialisation. Soziales Lernen ermöglicht es, sich in sozial akzeptierter Weise zu verhalten.

Paul Bandura (1977) stellte in diesem Zusammenhang eine Theorie auf, die sowohl klassisches Konditionieren und operantes Konditionieren, kognitive Prozesse sowie *Lernen durch Nachahmung (Imitation)* berücksichtigt. *Modelle*, denen nachgeahmt wird, sind nicht nur andere Menschen, sondern auch sog. *symbolische Modelle* (z.B. Bücher, verbale Instruktionen und verschiedene Richtlinien, Lefrancois 1986, S. 205). Modellernen läuft dabei in unterschiedlicher Art und Weise ab. So kann eine Person sich eine Verhaltensweise deshalb aneignen, weil sie beobachtet, wie ein anderer Mensch zufällig für die gleiche Verhaltensweise belohnt wird. Verstärkung des Modells ist also eine ganz wichtige Funktion für die Übernahme des Verhaltens. Wird eine Person Zeuge davon, wie ein Modell in gewissen Situationen emotionale Effekte erlebt, so wird sie die gleichen Emotionen entwickeln, obwohl sie sich selbst in einer völlig anderen Situation befindet; dies kann man an sich selbst erleben, beispielsweise, wenn man während eines Begräbnisses von einem Menschen, der einem nicht nahegestanden ist, den man vielleicht kaum kannte, heftig zu weinen beginnt.

Auch beim Modellernen spielen Kognitionen eine zentrale Rolle insofern, als die am Modell beobachteten Verhaltensweisen innerlich kodiert werden und diese gespeicherte Information bei einer geeigneten Gelegenheit zu Ausführung des früher beobachteten Verhaltens führt.

Zum Beispiel: Vielleicht hat unser Student einmal an einem Kollegen beobachtet, daß das Geldwechseln für den Kaffeeautomaten eine erfolgversprechende Methode ist, mit einer Frau in Kontakt zu kommen. Er kodiert innerlich: „gute Idee, muß ich mir merken" und führt dies bei der nächstbesten Gelegenheit aus.

2. Zur Demonstration des bisher Gelernten ein Fallbeispiel zum Abschluß

2.1 Anamnese

Der 22jährige Jus-Student, nennen wir ihn Harald, leidet unter massiven, v.a. rechtsseitigen Schweißausbrüchen beim Anblick oder Geruch von Zitrusfrüchten, Zitronentee, Orangensäften (dabei reicht bereits die Konfrontation mit einer geschlossenen Packung). Mitunter genügt sogar lediglich der Gedanke an eines der furchtbesetzten Objekte. Die Schweißausbrüche schwanken in ihrer Intensität, so sind sie weitaus am schlimmsten bei Geruch von scharfen oder besonders sauren Orangen. Für die Symptomatik ausschlaggebend ist jedoch die Anwesenheit von anderen Personen („ich geniere mich vor anderen so fürchterlich für mein starkes Schwitzen"). Dann rinnt der Schweiß in sichtbaren Perlen über das Gesicht, von den Händen hört man es auf den Boden tropfen, das Hemd ist „zum Auswringen". Am wenigsten ausgeprägt ist die Symptomatik, wenn sich Harald allein zuhause befindet, also in seinem geschützten Rahmen und ohne den Blicken anderer ausgesetzt zu sein. Auch bestehen leichte Unterschiede zwischen männlicher und weiblicher Gesellschaft. In Gegenwart von Mädchen ist der Schweißausbruch schlimmer. Die Symptomatik läßt sich also vorherrschend auf der physiologischen Ebene fassen. Aufgrund dieses Problems zieht sich Harald vollständig zurück, vermeidet jeden

Kaffeehausbesuch („am Nebentisch könnte ein Orangenjuice serviert werden") und schlägt Einladungen aus. Seinen Einkauf erledigt Harald nur mehr in Geschäften, in denen er dem Obststand und den Saftregalen ausweichen kann. Dafür nimmt er auch Umwege in Kauf. Der Verlust von Kontakten wiederum führt bei dem an sich extrovertierten Mann zu einer depressiven Verstimmung, welche sich aufgrund der damit einhergehenden Gedächtnis- und Konzentrationseinbußen wiederum negativ auf den Lern- und Studienerfolg auswirkt. Der Teufelskreis ist perfekt.

Versucht man nun, diese Symptomatik anhand der Lerngesetze zu erklären, so stellt sich zunächst die Frage nach einem auslösenden Ereignis. Zwei Ereignisse könnten den Weg zur Symptomatik maßgeblich gebahnt haben:

Mit etwa 14 Jahren war Harald an einer Grippe erkrankt, die auch mit starken Halsschmerzen verbunden war. Seine Mutter servierte ihm eine heiße Zitronenlimonade, wobei bereits der erste Schluck des sehr sauren Getränkes ein starkes Brennen im Hals verursachte, was einen massiven Schweißausbruch zur Folge hatte. Dieser wurde von Harald jedoch im Rahmen der fieberhaften Erkrankung als normale Reaktion angesehen. Circa ein halbes Jahr später bemerkte Harald neuerlich eine leichte Verkühlung, während er zu Besuch bei seinem Schulkollegen Fritz war. Die Mutter von Fritz bot ihm gutmeinend wiederum eine heiße Zitonenlimonade an, erneut verspürte Harald die Halsschmerzen verstärkt und er reagierte mit einem sichtbaren Schweißausbruch. Fritz machte sich ein bißchen über ihn lustig und meinte: „Na, du schwitzt ja fast so, wie nach einer schweren Bergtour." Harald erinnert sich, daß ihm diese Situation sehr peinlich war, besonders da es sich bei Fritz um einen sehr selbstsicheren jungen Burschen handelte, dem er sich manchmal etwas unterlegen fühlte.

Bei sonst unauffälliger Lebensgeschichte und Familienanamnese berichtet Harald, daß auch sein Vater häufig in Schweiß ausgebrochen sei, v.a. in Situationen, in denen er sich durch einen anderen Menschen genervt fühlte, sich aber nicht getraute, dies laut zu äußern (z.B. einem Gast gegenüber). Dem Vater seien seine Schweißausbrüche immer äußerst peinlich gewesen.

2.2 Wie würde nun der Behaviorist diese Symptomatik erklären?

Lerntheoretisch könnten für die Entstehung der Problematik Effekte der Klassischen Konditionierung mitgewirkt haben, etwa folgendermaßen (zum besseren Verständnis seien hier der Pawlow'sche Hund und unser Harald nebeneinandergestellt):

Darüberhinaus ist bei dieser Symptomatik der Effekt der Generalisierung deutlichst sichtbar. Denn nicht nur Zitrusfrüchte und deren Säfte, sondern auch die veschlossenen Saftpackungen sowie andere saure Nahrungsmittel wie Sauerkraut, ja selbst bereits der Gedanke an diese lösten die Schweißsymptomatik aus.

Auch Vertreter des operanten Konditionierens finden ihre Verstärkertheorie durchaus in dieser Symptomatik vertreten. So wird durch sie erklär-

Unkonditionierter Stimulus (= UCS-Knochen)	unkonditionierte Reaktion (= UCR-Speichelfluß)
Fieber	*Schwitzen*
UCS + Neutraler Reiz (Knochen + Ton)	unkonditionierte Reaktion (= UCR-Speichelfluß)
Fieber + Zitronensaft	*Schwitzen*
Konditionierter Stimulus (= CS-Glockenton)	konditionierte Reaktion (= CR-Speichelfluß)
Zitronensaft	*Schwitzen*

bar, warum sich die Symptomatik so hartnäckig manifestieren kann. Dies ist über den Weg der negativen Verstärkung nachvollziehbar. Harald begeht den großen Fehler, sich vor Zitrusfrüchten fernzuhalten, sich also nicht mehr mit den angstbesetzten Objekten zu konfrontieren. Durch dieses Vermeiden erfährt seine Angst kurzfristig eine Entlastung (im Sinne der negativen Verstärkung), das Vermeidungsverhalten wird also belohnt und somit weiter praktiziert. Damit erhöht sich rückwirkend jedoch die Angst vor Orangen und ähnlichem.

2.3 Wie würde der Kognitivist die Symptomatik betrachten?

Für die reinen Kognitivisten wäre im besonderen die gedankliche Ebene bei dieser Symptomatik von Interesse. Sie würden weniger den Schweißausbruch beachten, vielmehr würden sie die Bewertung, die Harald diesem gibt, näher ins Auge fassen. „Wenn ich schwitze, mag mich keiner; Frauen dürften das an mir sehr grausig empfinden; Schwitzen ist Zeichen von Schwäche; ich fange sicher zum Schwitzen an, wenn ich auf dieses Fest gehe, und das wird dann sehr negativ auffallen; alle werden über mich sprechen und sich über meine Schweißausbrüche wundern …"

2.4 Was findet sich bei dieser Symptomatik im Zusammenhang mit Lernen am Modell?

Nicht zuletzt dürfte auch diese Form des Lernens eine nicht unbeträchtliche Rolle in der Entstehung der Symptomatik spielen. So erlebte Harald an seinem Vater ebenfalls das Auftreten von Schweißausbrüchen in für diesen peinlichen Situationen.

Mit diesem Beispiel aus der klinisch-psychologischen Praxis sollte demonstriert werden, wie die Lerntheorien zur Erklärung von Problemverhalten herangezogen werden können. Es wird also davon ausgegangen, daß auffälliges Verhalten auf dieselbe Weise wie gesundes Verhalten erlernt wird.

Vor dem Hintergrund der Lerntheorien hat die Verhaltenstherapie letztendlich ihre Konzepte und Behandlungsmethoden entwickelt, welche im Kapitel VIII/16 dieses Lehrbuches näher dargestellt werden. Aus der Sicht eines Verhaltenstherapeuten wäre für die Behandlung von Haralds Zitrusphobie der Einsatz von Angstbewältigungstechniken wie beispielsweise eine Konfrontation in vivo durchaus indiziert, auch sollten die Kognitionen z.B. durch kognitive Techniken wie kogn. Umstrukturieren therapeutisch berücksichtigt werden. Die Aufschlüsselung der Problematik anhand der Lerngesetze, wie sie oben hier kurz versucht wurde, ist Hauptteil der sog. Verhaltensanalyse, welche den diagnostische Prozeß der verhaltenstherapeutischen Arbeit darstellt.

Prüfungsfragen

1. Wie läßt sich der Begriff „Lernen" am besten definieren?
2. Was unterscheidet die Behavioristen von den Kognitivisten?
3. Nennen Sie die wichtigsten Lerntheorien.
4. Erklären Sie das Phänomen der Klassischen Konditionierung.
5. Was versteht man unter operantem Lernen?
6. Was versteht man unter Modellernen?
7. Was bedeutet die „kognitive Wende" in der Verhaltenstherapie?
8. Erklären Sie die einzelnen Lerntheorien anhand eines praktischen Beispiels.

Literatur

1. Beck AT (1988) Kognitive Therapie der Depression. Urban & Schwarzenberg, München
2. Deutsche Gesellschaft für Verhaltenstherapie (Hrsg) (1986) Verhaltenstherapie – Theorien und Methoden, Forum für Verhaltenstherapie und psychosoziale Praxis, Bd 11. Steinbauer & Rau, München
3. Ellis A (1977) Die rational-emotive Therapie. Das innere Selbstgespräch bei seelischen Problemen und seine Veränderung. Pfeiffer, München
4. Lefrancois Guy R (1986) Psychologie des Lernens. Springer, Berlin
5. Mahoney MJ (1977) Kognitive Verhaltenstherapie. Neue Entwicklungen und Fortschritte. Pfeiffer, München

Kapitel 6

System- und Kommunikationstheorien

B. H. Juen und M. H. Walter

> **Lehrziele**
>
> Ziel des vorliegenden Abschnitts ist es, eine allgemeine Einführung in die gängigsten System-und Kommunikationstheorien zu geben. Dabei sollen die wichtigsten Grundbegriffe wie System, Autopoiesis, Homöostase, Rückkopplung, Sinn sowie die fünf Axiome zur Kommunikation erarbeitet werden.

I. Systemtheorien

1949 gründete der Biologieprofessor Ludwig von Bertalanffy die „Gesellschaft zur Förderung der allgemeinen Systemtheorie". In seinem Buch „Problems of life" befaßte er sich mit der Frage nach der Selbssteuerung von Systemen. Seiner Ansicht nach sind lebende Organismen offene Systeme, die mit ihrer Umwelt in Interaktion treten. So ist auch das Leben ein System, das sich auf immer höheren Ebenen der Differenzierung und organisierten Komplexität entfaltet.

Systemtheorien findet man mittlerweile in den verschiedensten Wissenschaftsbereichen. Neuere Systemtheorien, insbesondere der Ansatz von Niklas Luhmann, begreifen Systemtheorie vor allem als System-Umwelt-Theorie. Danach ist der Sinn von Systembildung vor allem darin zu sehen, daß Bereiche ausgegrenzt werden, die eine Reduktion der Komplexität des „input" ermöglichen. Die Interaktion zwischen System und Umwelt wird dadurch zu einem konstituierenden Faktor von Systemen.

Ein weiteres wesentliches Charakteristikum neuerer Systemtheorien ist die Zentrierung um die Frage nach der Selbstreferenz von Systemen. Ihre schärfste Zuspitzung erfuhr diese Frage in der Idee der Autopoiesis, die zuerst von H. Maturana und F. Varela formuliert wurde. Dabei geht es um die Annahme, daß Systeme in ihrer Tiefenstruktur operativ geschlossen und selbstreferentiell sind, d.h., daß sie sich aus ihren eigenen Elementen heraus selbst reproduzieren.

Kennzeichen und Definition von Systemen

Ganz allgemein bestehen **Systeme** aus Elementen, deren Zusammenhalt über die Beziehungen zwischen den einzelnen Elementen und deren Abgrenzung gegenüber einer Umwelt hergestellt wird. Das Ganze ist demnach mehr als die bloße Summe seiner Teile. Der Begriff der Komplexität von Systemen „bezeichnet den Grad der Vielschichtigkeit, Vernetzung und Folgelastigkeit eines Entscheidungsfeldes" (Willke 1987, S. 16).

Vielschichtigkeit meint in diesem Fall den Grad der funktionalen Differenzierung eines Systems, der darin besteht, daß das Ganze nicht mehr nur aus einer Vielzahl von ähnlichen Einheiten besteht, sondern aus unterschiedlich spezialisierten Teilen wie z.B. der menschliche Organismus aus unterschiedlichen Organen mit je spezifischen Funktionen besteht. Darüberhinaus wird der Grad der Vielschichtigkeit auch durch die bedeutsamen Ebenen bestimmt z.B.: Individuum, Gruppe, Organinisation oder: Zelle, Organ, Organismus. Vernetzung meint die Abhängigkeit zwischen den einzelnen Teilen, sowie zwischen Teil und Ganzem. Es ist die grundlegende Verknüpfung und gegenseitige Abhängigkeit aller Phänomene, d.h. die Beschäftigung mit rekursiven, rückbezüglichen, miteinander verflochtenen Prozessen.

Folgelastigkeit bezieht sich auf die Anzahl und die Bedeutsamkeit der Kausalketten, die durch bestimmte Entscheidungen in Gang gesetzt werden, z.B. die Folgewirkungen, die sich aus der Entscheidung zum Verzicht auf Medikamente bei bestimmten Erkrankungen ergeben können. Der Begriff Entscheidungsfeld schließlich besagt, daß es keine Komplexität schlechthin gibt, sondern daß es sie immer nur in Hinsicht auf bestimmte Problemstellungen für bestimmte Systeme gibt.

Willke (ebenda) schlägt vor, nur dann von komplexen Systemen zu sprechen, wenn das System vielfältige und gegenseitig voneinander abhängige Handlungs- und Entscheidungsmöglichkeiten gegenüber den wahrgenommenen Umweltbedingungen hat. Mit einer derartigen Sichtweise ist u.a. die Abkehr von linearen Ursachenzuschreibungen verbunden. Da alles mit allem zusammenhängt, ist es nicht mehr möglich, ein Phänomen als die Ursache eines anderen zu betrachten. Der gegenseitige Einfluß verläuft vielmehr nach dem Prinzip der **Rückkopplung**.

Kontingenz und Komplexität

Damit sind wir beim Begriff der **Kontingenz** angelangt, der die Entscheidungsmöglichkeit meint, mithin die Nichtfestgelegtheit z.B. des menschlichen Handelns. Der Begriff hängt eng mit dem der Komplexität zusammen. Letztere bestimmt das Entscheidungsfeld, in dem Umweltdaten selektiv aufgenommen werden.

Von psychischen oder sozialen Systemen wird die eigene Kontingenz als Freiheit, die der anderen als ein Problem mangelnder Erwartungssicherheit erlebt.

Ein Beispiel stellt ein hochorganisiertes bürokratisches System wie die Verwaltung eines Krankenhauses dar, das durch sehr hohe Komplexität bei niedriger Kontingenz gekennzeichnet ist.

Sinn

Input und output von Systemen unterliegen ebenso wie die interne Verarbeitung der Informationen einem übergreifenden Steuerungskriterium. Bei Tieren ist dieses Kriterium das Überleben, bei Maschinen eine von außen gegebene Funktion. Bei psychischen und sozialen Systemen ist das Steuerungskriterium der **Sinn**.

Laut Luhmann stellt Sinn eine selektive Beziehung zwischen System und Umwelt her und dient demnach der Ordnung sozialen Handelns (Luhmann 1987). Sinn dient dazu, die eigenen Erfahrungen in ein übergreifendes Weltbild zu integrieren und sie dadurch zu ordnen. Außerdem definiert das gemeinsam konstruierte Weltbild je nach System das, was jeweils als sinnvoll bzw. sinnlos betrachtet wird. In Psychologie und Soziologie verwendet man für derartige mehr oder weniger abgegrenzte Sinnzusammenhänge Begriffe wie Normen, Werte, Moral, symbolische Codes, Weltbild etc. Diese spezifischen Ordnungssysteme dienen dazu, Handlungszusammenhänge herzustellen und zu strukturieren.

Um den zu allgemeinen Begriff Sinn zu konkretisieren und gleichzeitig den vielen verschiedenen symbolischen Strukturen gerecht zu werden, schlägt Willke (ebenda, S. 31) den Terminus „Präferenzsystem" vor. Dieser Begriff bezeichnet die Gesamtheit der Regulationsmechanismen, die die Beziehungen zwischen System und Umwelt steuern. Diese Steuerung der Selektion von Umweltdaten ist eine Bedingung der Systembildung, da laut Luhmann die Erzeugung einer Differenz zwischen Umwelt und System das grundlegende Charakteristikum von Systemen ist. Systeme erzeugen demnach ständig Sinn und werden doch selbst erst durch diese Sinnproduktion erzeugt. Luhmann bezeichnet diesen Zusammenhang als Konstitution (Luhmann 1971, S. 30).

Mit dem Bewußtsein, daß das Festlegen eines bestimmten Sinns nur eine Auswahl von vielen Möglichkeiten und dennoch als Auswahl notwendig ist, ist die Erkenntnis verbunden, „daß Sinn immer nur in abgrenzbaren Zusammenhängen auftritt und daß er zugleich über den Zusammenhang, dem er angehört, hinausverweist, andere Möglichkeiten vorstellbar macht ..." (Luhmann, ebenda, S. 30).

Eine derartige Sichtweise von Systemen bezieht die jeweils für das System relevanten Umwelten direkt in die Theoriebildung mit ein. Es ist die Erkenntnis der prinzipiellen Unmöglichkeit einer Trennung von Natur und Mensch, Beobachter (Arzt) und zu beobachtendem Objekt (Patient), von Körper und Seele. Der Begriff der Systemgrenze erhält in diesem Zusammenhang entscheidende Bedeutung. Denn erst die Abgrenzung bestimmter Systeme von einer Umwelt ermöglicht diesen eine operative Geschlossenheit.

Autopoietische Systeme

Die Biologen H. Maturana und F. Varela entwickelten ein Konzept der **Autopoiesis**, das sich mit Systemen beschäftigt, die in der Lage sind, sich selbst zu erzeugen und zwar nicht im Sinn einer Vererbung an die nächste Generation, sondern im Sinn einer kontinuierlichen und gegenwärtigen Selbsterzeugung. Derartige Systeme erzeugen die Elemente, aus denen sie bestehen, mithilfe der Elemente, aus denen sie bestehen (Maturana 1982) Aus diesem Grund sind sie operativ geschlossen. So z.B. erzeugen eine Zelle oder ein Organismus beständig die Bestandteile, aus denen sie bestehen. Maturana und Varela bezeichneten diese Eigenschaft als basale Zirkularität. Eine Zelle, ein Organismus oder ein menschliches Nervensystem steuern das eigene Weiterleben ausschließlich über die eigenen Gesetzmäßigkeiten. Eine Steuerung von außen ist nicht möglich und würde das System zerstören. Zwar sind autopoietische Systeme in ihrer Oberflächenstruktur offen, das heißt, sie sind auf den Austausch von Information und Energie mit der Umwelt angewiesen, aber in ihrer Tiefenstruktur sind sie notwendigerweise geschlossen. Diese Geschlossenheit bezieht sich nur auf die basale Zirkularität der Selbststeuerung der eigenen Reproduktion. Personen z.B. können als autopoietische Systeme bezeichnet werden, weil das menschliche Nervensystem ein Bewußtsein erzeugt, das nicht mit den Abbildungen realer Außenwelteignisse arbeitet, sondern mittels neuronaler Beziehungssysteme. Umweltereignisse regen dabei neuronale Reaktionen an, ohne daß determiniert werden könnte, was mit diesen Anstößen im neuronalen System passiert. Es gibt keine Möglichkeit, Gedanken von außen in ein psychisches System einzubringen, ebensowenig gibt es „unmittelbaren Kontakt zwischen verschiedenen Bewußtseinssystemen" (Luhmann 1985, S. 404). Um den Kontakt zu ermöglichen, bedarf es der Kommunikation als Zwischenglied. Daraus resultiert die Annahme, daß soziale Systeme nicht aus Personen sondern aus Kommunikationen mit unterschiedlichen Mustern und Kommunikationsabläufen bestehen. Denn „psychische Systeme verarbeiten Sinn in Form von Gedanken und Vorstellungen; soziale Systeme dagegen prozessieren Sinn in Form sprachlich-symbolisch vermittelter Kommunikation" (Luhmann 1986, 1984). Soziale Systeme bilden sich demnach über Kommunikationen. Die Art der Umweltbeziehungen, die autopoietische Systeme eingehen, nennt Maturana strukturelle Koppelung. Kommunikation zwischen in diesem Sinne autonomen Systemen setzt Verstehen voraus und dieses ist notwendigerweise eine Operation des verstehenden Systems und damit an dessen spezifische innere Organisationsweise gebunden. Auf diese Weise können auch bestimmte pathologische Kommunikationsmuster erfaßt werden, die auf der Unfähigkeit der Partner beruhen, die Signale des je anderen in angemessener Weise wahrzunehmen und zu verarbeiten. Mit der Analyse der „Unwahrscheinlichkeit von Kommunikation" (Luhmann 1981, S. 26) haben sich vor allem P. Watzlawick, D. Jackson und H. Beavin befaßt. Aufgabe des Arztes wäre es, die Kommunikationsstörung zu berücksichtigen und in Diagnose und Therapie miteinzubauen.

II. Kommunikationstheorien

Für die Psychologie wurden die Systemtheorien von der „Palo Alto-Gruppe" um Paul Watzlawick entdeckt. Laut Watzlawick et al. (1969) kann auch Interaktion als System betrachtet werden, sodaß die allgemeine Systemtheorie auf Kommunikationsabläufe angewendet werden kann. Das besondere an den, auf den Erkenntnissen der Systemtheorien basierenden Kommunikationstheorien ist die Schwerpunktverlegung von der Sender-Empfänger- bzw. Zeichen-Empfänger-Relation zur Beziehung zwischen Sender und Empfänger auf der Basis der Kommunikation. Durch die besondere Betonung der Beziehung zwischen den Teilen wird der Versuch unternommen, einer substantivistischen Sichtweise der Dinge zu entgehen. Beispielsweise ist nach dieser Auffassung das Gedächtnis kein objektives Etwas, das ein System besitzt oder nicht besitzt, sondern es ist ein Begriff, den der Beobachter anwendet, um die Lücke zu füllen, die die Nichtbeobachtbarkeit des Systems verursacht (ebenda).

Gregory Bateson (zitiert nach Watzlawick, ebenda) veranschaulicht das mithilfe einer Schachpartie, bei der es zu jedem beliebigen Zeitpunkt des Spiels möglich ist, den Spielstand aus der momentanen Stellung der Figuren abzulesen, ohne daß dazu irgendeine Erinnerung an die vorangegangenen Züge notwendig wäre. Und selbst wenn man ein „Gedächtnis des Spiels" annehmen wollte, so wäre das doch nur ein auf die gegenwärtige Spiellage bezogener Begriff. Nicht Dinge sondern Funktionen (Beziehungen zwischen Elementen) machen das Wesen unserer Wahrnehmung aus (ebenda, S. 29).

Statt eines Modells, das das Zusammenspiel intrapsychischer Kräfte zu messen versucht, schlägt Watzlawick ein Modell vor, das die Wechselbeziehung zwischen Organismen und Umwelt nach Art des Informationsaustausches zu erfassen sucht. Dieser Informationsaustausch funktioniert wie ein Regelkreis, bei dem das Verhalten jedes einzelnen Individuums das Verhalten der anderen beeinflußt (**Prinzip der Rückkopplung**). Nach dieser Auffassung ist jedes Verhalten Kommunikation. Systeme mit Rückkopplung sind selbstregulativ im oben genannten Sinn. Daher tragen zwischenmenschliche Systeme (Ehepaare, Familien, Gruppen etc.) alle Merkmale der im vorhergehenden Abschnitt behandelten autopoietischen Systeme (Komplexität, Kontingenz, Sinn, Grenzziehung, Autopoiese).

Zwischenmenschliche Beziehungen funktionieren nach dem Prinzip der **Homöostase**, d.h. einmal gefundene Gleichgewichtsformen werden vorläufig beibehalten. Aus diesem Grund findet man in den zwischenmenschlichen Kommunikationsabläufen bestimmte relativ stabile und dennoch veränderbare Strukturen (Redundanz). Mit diesen Strukturen sind jedoch nicht die grammatikalischen Regeln (Syntax) und auch nicht die Bedeutungen der Wörter und Sätze (Semantik) gemeint, sondern sie beziehen sich auf den Akt des Sprechens selbst (Pragmatik). Die Kenntnis dieser Regeln entzieht sich jedoch unserem Bewußtsein. Wir brauchen, um sprechen zu können, nicht unbedingt ein linguistisches Wissen von der

Sprache ebensowenig wie ein guter Billardspieler die Gesetze der Mechanik kennen muß, um zu spielen. Wir sind allerdings auf dem Gebiet der Pragmatik der Kommunikation besonders empfindlich für Ungereimtheiten und tolerieren im allgemeinen grammatikalische Fehler eher als ein Verhalten, das beispielsweise im Widerspruch zu seinem Kontext steht. Was es allerdings so schwierig macht, die Ordnung zu erforschen, nach der die Pragmatik von Kommunikationsabläufen erfolgt, ist die Tatsache, daß sich diese unserem Bewußtsein noch mehr entzieht als beispielsweise die grammatikalischen Regeln oder die inhaltlichen Bedeutungen der Wörter. Bateson beschreibt diese Schwierigkeit wie folgt: „... die Tatsache, daß jemand sich gewohnheitsmäßig von anderen abhängig macht, ist für den Betreffenden unter Umständen viel schwerer zu begreifen als der Umstand, daß er bei einer bestimmten Gelegenheit Hilfe erhalten hat. Dies kann er vielleicht noch einsehen, aber seine noch komplexere Verhaltensform einzusehen, daß er nämlich, sobald er Hilfe erhält, meistens die Hand beißt, die ihn füttert, das kann sich seiner Wahrnehmungsfähigkeit völlig entziehen." (ebenda, S. 38)

Dieses Bewußtseinsproblem wird für den Untersucher zu einem methodischen Problem. Dennoch meint Watzlawick, aus der genauen Beobachtung von Kommunikationsabläufen die dahinterstehenden Regeln erschließen zu können. Er leitet daraus folgende vorläufigen „**pragmatischen Axiome**" ab:

1. Die Unmöglichkeit, nicht zu kommunizieren

Alles Verhalten hat in einer zwischenmenschlichen Situation Mitteilungscharakter. Man kann daher nicht nicht kommunizieren. Beispielsweise teilt der Mann, der in einem überfüllten Wartezimmer sitzt und auf den Boden starrt, den anderen mit, daß er nicht angesprochen werden möchte, auch wenn er gar nichts sagt.

2. Die Inhalts-und Beziehungsaspekte der Kommunikation

Jede Mitteilung enthält einen Inhalt. Daneben enthält sie jedoch einen Hinweis darauf, wie der Sender vom Empfänger verstanden werden möchte. Wenn beispielsweise eine Frau A auf die Halskette der Frau B deutet und fragt: „Sind das echte Perlen?", so bestimmen die Mimik, der Tonfall, der Kontext etc. die Bedeutung mit. Sie kann beispielsweise Neid, Bewunderung, Spott etc. ausdrücken und auf diese Weise die Beziehung zwischen ihr und Frau B definieren. Frau B kann diese Beziehungsdefinition dann annehmen oder ablehnen, aber sie kann auf keinen Fall nicht antworten, auch nicht durch Schweigen. Die Beziehungsdefinition erfolgt allerdings selten bewußt. Dennoch ist der Beziehungsaspekt der bestimmende bei der Kommunikation. Konflikte lassen sich nicht lösen, wenn nicht der Beziehungsaspekt vor dem Inhaltsaspekt geklärt ist. Vor allem in „kranken" Beziehungen tritt der Beziehungsaspekt in den Vordergrund und der Inhaltsaspekt verliert dementsprechend an Bedeutung.

3. Die Interpunktion von Ereignisfolgen

Dem Beobachter erscheint Kommunikation als eine ununterbrochene Folge von Mitteilungen. Bei näherer Beobachtung kann man jedoch eine Kette von triadischen Gliedern erkennen, von denen jedes einzelne eine Folge von Reiz, Reaktion und Verstärkung ist. So z.B. besteht die Kommunikation zwischen einem bestimmten Ehepaar aus folgenden Ereignisfolgen: der Ehemann zieht sich zurück, die Frau nörgelt, woraufhin er sich weiter zurückzieht etc. Je nachdem ob man die Interpunktion der Ehefrau: „er zieht sich zurück, deshalb nörgle ich", oder die des Ehemannes: „sie nörgelt, deshalb ziehe ich mich zurück", übernimmt, ergibt sich eine andere Beziehungsdefinition. Darüberhinaus ist jedoch auf diesem Weg keine Verständigung zu finden. Erst die Erkenntnis, daß es vor allem bei länger bestehenden Interaktionsfolgen keinen Anfang gibt, ermöglicht eine eventuelle Veränderung des Musters. So läßt sich das Axiom formulieren: „Die Natur einer Beziehung ist durch die Interpunktion der Kommunikationsabläufe seitens der Partner bedingt." (ebenda, S. 61)

4. Digitale und analoge Kommunikation

Vom Nervensystem werden Signale auf zwei Arten übermittelt: zum einen auf neuronalem Weg und zum anderen über innersekretorische Drüsen, d.h. über Hormone als Informationsträger im Blut. Beide ergänzen und durchdringen einander. Ebenso sieht Watzlawick die menschliche Kommunikationsübertragung als einerseits digital und andererseits analog. Erstere Form der Informationsübertragung enthält keinerlei inhaltliche Entsprechung zwischen Zeichen und Bezeichnetem, so wie z.B. keine Entsprechung besteht zwischen einem Sinnesreiz, der die Netzhaut trifft und dem über den Sehnerv übermittelten neurochemischen Reiz. Ebensowenig entspricht beispielsweise ein realer Baum dem Wort „Baum". Die analoge Form der Informationsübertragung ist hingegen auf eine inhaltliche Ähnlichkeit zwischen Zeichen und Bezeichnetem angewiesen, beispielsweise entspricht die Menge eines in das Blut ausgeschütteten Hormons der Intensität des auslösenden Reizes bzw. des ausgelösten Verhaltens. Ebenso basiert der Informationsgehalt von Zeichensprachen und Ausdrucksbewegungen, von Mimik, Gestik und Vokalisierung auf der Ähnlichkeit zwischen Zeichen und Bezeichneten. Menschliche Kommunikation enthält beide Aspekte, wobei der Beziehungsaspekt zum Großteil über analoge Formen der Kommunikation vermittelt wird während der Inhaltsaspekt vor allem digitale Informationsübetragung benutzt.

Der Vorteil der digitalen Modalität liegt in ihrer komplexen und vielseitigen logischen Syntax (Grammatik). Mit ihr lassen sich vor allem abstrakte und eindeutige Botschaften übermitteln (Alles-oder-Nichts-Prinzip). Der Vorteil der analogen Modalität hingegen liegt in ihrer Konkretheit und in ihrem größeren Ausdrucksreichtum vor allem, wenn der Uneindeutigkeit und Widersprüchlichkeit der Bedeutungen Rechnung getragen werden soll. Die Nachteile der digitalen Modalität liegen in ihrer geringeren Ausdruckskraft, die der analogen Modalität in der mangelhaften Eindeutigkeit und Abstraktheit.

5. Symmetrische und komplementäre Interaktionen

Die Unterscheidung symmetrischer und komplementärer Interaktionsformen stammt ursprünglich von Gregory Bateson (1958) und benennt zwei Extremformen von Beziehungen. Die eine besteht darin, daß ein Individuum, meist unterstützt durch gesellschaftliche Normen, ein Verhalten zeigt, das in der betreffenden Kultur als dominant gilt und von einem anderen Individuum Unterwerfung erwartet. Reagiert nun das Individuum B mit Unterwerfung wird das Individuum A in seinem dominanten Verhalten bestärkt und zeigt weiteres Dominanzverhalten, das auf der anderen Seite weitere Unterwerfung auslöst. In diesem Prozeß muß A zwangsläufig immer dominanter und B immer unterwürfiger werden, sofern nicht andere Faktoren diesem Mechanismus Grenzen setzen. Diese Form der Interaktion nennt Bateson „komplementäre Schismogenese". Eine zweite mögliche Beziehungsform zwischen Individuen oder Gruppen besteht darin, daß die Verhaltensweisen der Interaktionspartner sich gegenseitig verstärken, so z.B. wenn das Prahlen einer Gruppe zu einem Prahlen der Gegengruppe führt und sich dieser Prozeß fortsetzt. Im letzteren Fall ist das Verhalten der Partner spiegelbildlich, wobei es gleichgültig ist worin das Verhalten konkret besteht, ob aus Schwäche oder Stärke. Im ersteren Fall ist das Verhalten der Partner komplementär und darauf gerichtet, daß sich die Unterschiedlichkeiten ergänzen, also beispielsweise Schwäche und Stärke im Wechsel aufeinanderfolgen. Dabei geht es allerdings nicht um reale Schwäche oder Stärke sondern immer um kulturelle Normen. Was jeweils als stark bzw. als schwach definiert wird, hängt von kulturellen Normgebungen ab und wird meistens durch entsprechende Kontexte gestützt wie z.B. im Fall von Mutter und Kind, Arzt und Patient etc.

6. Der Begriff des „double-bind"

Ein weiterer Begriff, der besonders im klinischen Bereich große Bedeutung erlangt hat, ist der des „double bind", zu deutsch „Doppelbindung". Der Begriff stammt von Gregory Bateson (1972) und meint, daß eine Botschaft auf mindestens zwei Ebenen gegeben wird. Der Kontext oder die „Meta"-Botschaft der Äußerung machen die Botschaft ungültig. Die Metaebene der Kommunikation ist diejenige, die Watzlawick als den Beziehungsaspekt der Aussage bezeichnet und der vor allem analog, also mittels Tonfall, Gestik, Mimik und Kontext vermittelt wird. So z.B. kann eine Mutter dem Kind verbal vermitteln: „Geh schlafen, denn du bist müde" und dadurch Fürsorge zum Ausdruck bringen, während sie ihm in Tonfall und Mimik gleichzeitig zu verstehen geben kann, daß es ihr auf die Nerven geht und daß sie es loswerden möchte. Das Kind nimmt in dieser Situation beide Botschaften wahr und kann nicht entscheiden, ob die Mutter fürsorglich oder feindselig ist. Es hat dabei weder die Möglichkeit, die Metaebene anzusprechen, noch die Situation zu verlassen und ist somit zum Reagieren gezwungen. Wenn für das Kind die Beziehung zur Mutter auf dem Spiel steht, was wiederum abhängig ist vom sonstigen Verhalten der Mutter, wird es anfangen, seiner eigenen Wahrnehmung zu mißtrauen. In diesem Fall wird es die verbale Äußerung der Mutter als real annehmen und glauben, daß es müde ist. Wenn das Kind dennoch in seinem Verhalten zeigt, daß es die unterschwellige Feindseligkeit der Mutter wahrnimmt, indem es sich beispielsweise schwer trennen kann um schlafenzugehen, kann sich die Feindseligkeit der Mutter noch verstärken. Familiensituationen, in denen solche Interaktionsmuster dauerhaft vorherrschend sind, können beim Heranwachsenden laut Bateson zu schizophrenem Verhalten führen. Wenn jedoch, wie das im Normalfall geschieht, die „Doppelbotschaft": „Du bist müde, aber ich will auch schlafen und meine Ruhe haben" vor dem Hintergrund einer sicheren Bindung gegeben wird, kann sie dem Kind zu größerer Unabhängigkeit verhelfen. Die Verwirrung beim ersten Fall beruht darauf, welcher der zwei Botschaften der prinzipielle Vorzug gegeben werden soll, bzw. ob die prinzipielle Bereitschaft der Mutter, das Kind anzunehmen durch die momentane Überlastung der Mutter überlagert oder ob eine dauernde Überlastung durch momentane Fürsorge überspielt wird.

Prüfungsfragen

1. Was versteht man unter einem „System" und wie wird es gekennzeichnet?
2. Was versteht man unter „Autopoiesis"?
3. Was versteht man unter dem Prinzip der Homöostase?
4. Was versteht Luhmann unter „Sinn" und wozu dient er?
5. Beschreiben Sie das Prinzip der Rückkopplung.
6. Beschreiben Sie die fünf „pragmatischen Axiome" von P. Watzlawick.

Literatur

1. Bateson G (1972) Ökologie des Geistes. Suhrkamp, Frankfurt
2. Bateson G (1958) The new conceptional frames for behavioural research. Proceedings of the Sixth Annual Psychiatric Institute. The New Yearsey Neuro-Psychiatric Institute, Princeton, pp 54–71
3. Bertalanffy L v (1951) Problems of life. Harper and Row, New York
4. Luhmann N (1985) Die Autopoiese des Bewußtseins. Soziale Welt 36: 402–446
5. Luhmann N (1971) Sinn als Grundbegriff der Soziologie. In: Habermas J, Luhmann N (Hrsg) Theorie der Gesellschaft oder Sozialtechnologie? Suhrkamp, Frankfurt
6. Luhmann N (1987) Soziale Systeme. Suhrkamp, Frankfurt
7. Luhmann N (1984) Soziale Systeme, Grundriß einer allgemeinen Theorie. Suhrkamp Frankfurt
8. Luhmann N (1981) Soziologische Aufklärung 3. Westdeutscher Verlag, Opladen
9. Luhmann N (1986) Systeme verstehen Systeme. In: Luhmann N, Schorr K (Hrsg) Zwischen Intransparenz und Verstehen. Suhrkamp, Frankfurt

10. Maturana H (1982) Erkennen: Die Organisation und Verkörperung von Wirklichkeit. Vieweg, Braunschweig
11. Maturana H, Varela FJ (1984) Der Baum der Erkenntnis. Die biologischen Wurzeln des menschlichen Erkennens. Goldmann, München
12. Watzlawick P, Beavin JH, Jackson DD (1969) Menschliche Kommunikation, dt Ausgabe. Huber, Bern
13. Watzlawick P (Hrsg) (1985) Die erfundene Wirklichkeit. Piper, München
14. Willke H (1987) Systemtheorie. UTB, Stuttgart

Weiterführende Literatur

1. Luhmann N (1987) Soziale Systeme. Suhrkamp, Frankfurt
2. Maturana H (1982) Erkennen: Die Organisation und Verkörperung von Wirklichkeit. Vieweg, Braunschweig
3. Watzlawick P, Beavin JH, Jackson DD (1969) Menschliche Kommunikation, dt Ausgabe. Huber, Bern
4. Willke H (1987) Systemtheorie. UTB, Stuttgart

IV. Interaktion zwischen Arzt und Patient

Kapitel 1

Die Interaktion zwischen Arzt und Patient

B. Mark-Stemberger und W. Söllner

> **Lehrziele**
>
> Im folgenden Abschnitt soll die Komplexität der Arzt-Patient-Beziehung verdeutlicht werden. Zum einen soll damit einer isolierten, aus gesellschaftlichen, institutionellen, situativen und individuell-personspezifischen Zusammenhängen losgelösten Betrachtungsweise entgegengewirkt werden. Im Zuge dessen werden u.a. die Bedeutung der dem gesellschaftlichen Wandel unterworfenen Arztrolle und der Einfluß gegenseitiger Erwartungen auf die Arzt-Patient-Beziehung erörtert. Zum anderen sollen Vielschichtigkeit und Prozeßcharakter der Arzt-Patient-Beziehung erkennbar werden. So werden u.a. die unterschiedlichen Dimensionen der Arzt-Patient-Beziehung dargestellt. Des weiteren sollen Grundlagenwissen über Wahrnehmungsprozesse, Informationsebenen und unbewußte Beziehungsanteile vermittelt und mögliche Störungsquellen angedeutet werden.

1. Gegenseitige Erwartungen

Patienten erhoffen und erwarten sich vom Arzt im Fall von Krankheit oder befürchteter Krankheit Hilfe und Rat. Sie treten an ihn also als einen Experten für Krankheit und Gesundheit (siehe Abschnitt I) heran. Patienten suchen vor allem den Allgemeinarzt nicht nur wegen körperlicher und seelischer Störungen und Auffälligkeiten auf, sondern häufig auch wegen allgemeiner Lebensprobleme in Familie und Beruf.

Die Motive, weshalb Menschen zum Arzt gehen, beziehen sich nur zum Teil direkt auf körperliche oder seelische Störungen, wie Wahrnehmungen von Schmerzen, Mißempfindungen und Körperveränderungen, sowie von Leistungseinschränkungen, Stimmungsveränderungen und Verhaltensauffälligkeiten bei sich selbst oder bei Angehörigen. Patienten erwarten sich vom Arzt Hilfeleistung aufgrund seiner medizinischen Fachkenntnisse, Unterstützung bei der Wiederherstellung bzw. der Erhaltung ihrer Gesundheit, aber auch als kranke Menschen ernst genommen und beim Zurechtkommen mit ihrer Erkrankung unterstützt zu werden.

Häufig verbergen sich hinter der Präsentation körperlicher oder seelischer Symptome oder dem Wunsch nach einer Gesundenuntersuchung auch indirekte, dem Patienten bewußte oder nicht bewußte Motive, wie Ängste, Lebensprobleme oder -konflikte im Privat- oder im Berufsleben oder der Wunsch nach Entlastung durch Krankschreibung, Kuraufenthalte oder Berentung. Häufig werden solche indirekten Motive vom Arzt übersehen und die Behandlung der Präsentiersymptome bringt nicht den gewünschten dauerhaften Erfolg, weil ein dahinterliegendes Problem nicht erkannt wurde. Es besteht aber auch die Gefahr, daß der Arzt mit den indirekten Bedürfnissen des Patienten in eine unbewußte Kollusion („Zusammenspiel") gerät:

– etwa durch das Aufrechterhalten der Krankenrolle bei Patienten, die unbewußt glauben, nur geliebt zu werden, wenn sie krank sind,
– oder durch die Durchführung nicht sicher indizierter operativer Eingriffe bei Patienten mit ausgeprägtem Selbstbestrafungsbedürfnis (siehe Kapitel „Schmerz").

Ärzte erwarten von ihren Patienten häufig, daß sie ihnen gegenüber klar und offen sind, die Gründe, weshalb sie ihn aufsuchen, rational schildern und seine Behandlungsvorschläge akzeptieren und zuverlässig durchführen. Wenn nur die bewußte, rationale Seite des Patienten beachtet und indirekte, unbewußte Motive des Patienten nicht berücksichtigt werden, erscheint ein nicht-kooperativer Patient als unaufrichtig, störrisch oder uneinsichtig (siehe Kapitel „Der schwierige Patient").

Neben der Behandlung von Patienten, die freiwillig zum Arzt kommen, haben Ärzte (im besonderen Sprengelärzte, Schulärzte, Betriebsärzte oder Polizeiärzte) auch ihnen von der Gesellschaft auferlegte Aufgaben wie prophylaktische, hygienische und umweltbezogene, oder die zwangsweise Zuführung von sich selbst oder andere gefährdenden Personen zu einer medizinischen Behandlung (Parere). Hierbei gestaltet sich die Arzt-Patient-Beziehung natürlich in einer ganz anderen Weise, als wenn der Kontakt auf freiwilliger Basis erfolgt und sich Arzt und Patient zu einer Kooperation entscheiden können.

Patienten (mit Ausnahme von Kindern und Menschen mit Störungen des Bewußtseins) haben die Entscheidung zu treffen, ob sie ärztliche Hilfe suchen und einem Behandlungsvorschlag zustimmen. Dabei kommt es oft zu einer Verzögerung („delay") oder zu einem Vermeiden („arztaversives Verhalten") der Inanspruchnahme ärztlicher Hilfe. Das kann, etwa beim Mißachten von Frühzeichen bedrohlicher oder maligner Erkrankungen, welche in frühem Stadium noch gut behandelbar wären, negative Folgen haben. In diesem Zusammenhang erscheint es interessant, daß gerade Ärzte bei eigenen Krankheitssymptomen dazu neigen, diese zu bagatellisieren (Dominighetti und Bertoud 1984; Heim 1991).

Ärzte haben nur eingeschränkt die freie Entscheidung, ob sie einen

Patienten behandeln. Die Verpflichtung zu handeln, wenn Gefahr in Verzug ist, ist durch ethische (wie z.B. den hippokratischen Eid) oder gesetzliche Normen geregelt.

2. Dimensionen der Arzt-Patient-Beziehung

Wesiack (1987) unterscheidet drei Dimensionen der Arzt-Patient-Beziehung. Diese sollen anhand eines Beispiels erläutert werden.

Fallbeispiel. Frau W kommt an einem Montagmorgen in Begleitung ihrer Nachbarin in die Praxis ihres Hausarztes, Dr. D. Weil sie ein Druck- und Engegefühl in der Brust angibt und erschöpft wirkt, führt die Sprechstundenhilfe Frau W gleich ins Untersuchungszimmer. Dr. D erkennt Frau W, die bei seinem Eintreten schon auf der Untersuchungsliege liegt, als eine Patientin, die er einmal wegen akuter Kreuzschmerzen behandelt hatte und die hin und wieder wegen banaler Infekte ihrer Kinder in die Praxis gekommen ist. Ihm fällt die blasse Gesichtsfarbe und der ängstliche Blick von Frau W auf. Ihre Hände sind kalt und feucht. Dr. D ist beunruhigt. Auf seine Fragen gibt Frau W an, daß sie um vier Uhr morgens schweißbedeckt, mit Herzklopfen und diesem Druckgefühl unter dem Brustbein aufgewacht sei. Auch nachdem sie aufgestanden sei, sich in die Küche gesetzt – um ihren Mann und die Kinder nicht zu wecken – und einen Kräutertee getrunken habe, sei es nicht besser geworden. Sie habe sich schließlich wieder hingelegt, habe aber nicht mehr einschlafen können. Ihr Mann habe die Nachbarin gebeten, sie zum Arzt zu fahren. Nein, Übelkeit verspüre sie nicht, der Druck sei genau hier unter dem Brustbein (sie legt dabei die Hand auf diese Stelle).

Weil die Schilderung der Beschwerden an die Symptome eines Herzinfarkts erinnern, Dr. D am Montagmorgen schon wiederholt Infarkte diagnostizieren mußte und er Frau W als eine ruhige und nicht klagsame Patientin kennt, verschiebt er die ausführlichere Anamnese und beginnt mit der körperlichen Untersuchung. Die Pulsfrequenz ist deutlich erhöht, der Puls oberflächlich, die Herzgeräusche sind wegen der Tachykardie nicht sicher beurteilbar. Der Blutdruck ist mit 150/90 etwas erhöht. Das EKG zeigt außer der supraventrikulären Tachykardie keine pathologischen Auffälligkeiten.

Diese Befunde erleichtern Dr. D. Er versucht, die Patientin zu beruhigen, gibt ihr ein Medikament, das sie – „um das Herz zu entlasten" – zerbeißen soll und fordert sie auf, ein paar Minuten ruhig liegen zu bleiben. Frau W verspürt zwar weiterhin das Druckgefühl, hat auch die Beunruhigung von Dr. D wahrgenommen, fühlt sich aber sicher aufgehoben und weniger ängstlich. Dr. D gibt zusätzlich noch ein Beruhigungsmittel und empfiehlt ihr dringend, noch am selben Tag zu Dr. X, einem Kardiologen zu gehen, der weitere Untersuchungen durchführen könne.

2.1 Die kognitive Dimension

Zwei Personen, Arzt und Patient, nehmen den anderen (und sich selbst) mit Hilfe ihrer Sinnesorgane wahr (Beobachten, Hören, Riechen, Betasten), deuten dieses Wahrgenommene auf der Grundlage ihrer bisherigen Erfahrung sowie ihrer theoretischen (und weltanschaulichen) Grundannahmen und unterziehen diese Interpretation einer Realitätsprüfung, um eine ausreichende Grundlage für das bewußte Handeln zu erhalten.

Dr. D nimmt die blasse Hautfarbe und den unruhigen Blick von Frau W wahr und spürt ihre kühlen, feuchten Hände. Er interpretiert dies aufgrund seiner Erfahrung als Ängstlichkeit oder aber auch als Ausdruck einer akuten Kreislaufschwäche. Das theoretische Wissen und die praktische Erfahrung lassen Dr. D bei der geschilderten Symptomatik auch an eine akute Durchblutungsstörung am Herzen, eventuell sogar an einen Herzinfarkt denken. Es könnte natürlich auch eine Rhythmusstörung des Herzens oder eine somatische Reaktion im Rahmen einer Angstsymptomatik sein. Um mehr Sicherheit zu erlangen, führt er weitere diagnostische Untersuchungen durch, deren Ergebnisse er dahingehend interpretiert, daß kein akutes Infarktgeschehen und keine akut bedrohliche Situation vorliegen.

2.2 Die emotionale Dimension

Die subjektive Befindlichkeit eines anderen Menschen können wir nicht direkt wahrnehmen, sondern nur durch dessen Ausdruck und sein Verhalten und durch das, was er in uns auslöst, erschließen. Arzt und Patient erleben den jeweils anderen durch diese eigene affektive Resonanz, die – vereinfacht – wie die Reaktion eines Klangkörpers auf die Schwingung einer Saite zu verstehen ist.

Die Beunruhigung von Dr. D ist nicht nur Ausdruck seines Wissens, daß der Zustand von Frau W bedrohlich sein könnte, sondern vor allem auch Ausdruck dieser affektiven Resonanz auf die Angst von Frau W. Andererseits löst die Erleichterung von Dr. D, nachdem er den beruhigenden EKG-Befund gesehen hat, bei Frau W Beruhigung aus.

2.3 Die ethische Dimension

Die Beziehung zwischen Arzt und Patient erfordert wegen des besonderen Umgangs mit der Intimität und der schwerwiegenden Konsequenzen, die ärztliches Handeln oder Nicht-Handeln mit sich bringen kann, die Etablierung ethischer Normen.

Die kulturell übliche Intimitätsschranke wird vorübergehend erweitert, die jedem Menschen eigenen „äußeren Körpergrenzen" vorübergehend zurückgezogen; Eingriffe, die schmerzhaft (z.B. Injektionen) oder peinlich (z.B. Darmspiegelungen) sind bzw. die Körperintegrität verletzen (z.B. Operationen), werden zugelassen.

Ärztliches Handeln bewegt sich manchmal an der Grenze zwischen Leben und Tod. Die Entscheidung, eine bestimmte Untersuchung oder Behandlung durchzuführen oder nicht und die Art der Durchführung können zur Wiederherstellung der Gesundheit, aber auch zu weitreichenden Konsequenzen für die Lebensqualität des Betroffenen, Behinderung, Siechtum oder Tod führen.

In allen Kulturen wurden ethische Normen für das ärztliche Handeln entwickelt und in der ärztlichen Ausbildung tradiert. Diese Normen unterliegen einem gesellschaftlichen Wandel: Alte Normen werden neu – manchmal sehr kontroversiell – diskutiert und festgelegt (z.B. der Schwangerschaftsabbruch), neue Problemstellungen (z.B. die Möglichkeiten, die durch die Intensivmedizin, die Organtransplantation oder die Gentechnologie geschaffen wurden) erfordern neue ethische Richtlinien. Die Gesellschaft muß Rahmenbedingungen (Normen, Gesetze) dafür schaffen („Normethik"); wissenschaftliche, berufsständische und öffentliche Gremien (sog. Ethikkommissionen) müssen Antworten auf konkrete ethische Probleme im Einzelfall geben („Situationsethik"; siehe dazu auch Heim 1986).

3. Gesellschaft und Arztrolle

In allen Kulturen haben sich einzelne Mitglieder der Gemeinschaft darauf spezialisiert, der Bedrohung der Menschen durch Krankheit und Tod zu begegnen. Das vorherrschende gesellschaftliche Weltbild, die jeweilige Sichtweise von Gesundheit und Krankheit (siehe dazu auch Abschnitt I), Leben und Tod prägen die Rollenvorstellungen von Arzt und Patient.

In prähistorischen Kulturen, die noch keine Schrift und Wissenschaft entwickelten, wird im Rahmen eines magisch-animistischen Weltbildes Krankheit als Störung der Einheit von Mensch und Natur durch „böse Kräfte" betrachtet. Der Medizinmann oder Schamane versucht als Magier diese Einheit durch Rituale und „Gegenzauber" wiederherzustellen (animistische Medizin; siehe dazu Lévy-Bruhl 1959).

In Kulturen mit religiösem Weltbild (z.B. in den vorderasiatischen Hochkulturen), im Rahmen dessen Krankheit als von den Göttern „geschickt" interpretiert wird, übernehmen die Priester die Funktion der Heilkundigen. Durch Opfer und Gebet versuchen diese Priesterärzte die Götter zu besänftigen, um so der Krankheit entgegenzuwirken. Im Zuge der Entwicklung monotheistischer Religionen (wie der jüdischen) tritt die persönliche Verantwortung des Einzelindividuums in den Vordergrund und damit auch dessen Verantwortung (Schuld) für seine Erkrankung (Schipperges 1978).

Kulturen mit einem naturalistischen Weltbild (wie die hellenistische) betrachten Krankheit als physiologische bzw. psychische Störung. Der Arzt versucht als Gesundheitsexperte diese Störung mittels seiner Heilmittel zu beheben (wissenschaftliche Medizin) bzw. den Kranken als Freund zu unterstützen (philia, philantropische Medizin). Die Liebe zum Menschen (philantropie) war dabei der Liebe zur Heilkunst (philotechnia) immer übergeordnet (Lain-Entralgo, zit. n. Wesiack 1980).

Die Medizin im Mittelalter kombinierte wissenschaftliche und christlich-religiöse Sichtweisen. Der Arzt war naturheilkundlicher Behandler und Tröster (agape, caritas) des Kranken, das Gebet könnte man als eine frühe Form der Psychotherapie betrachten.

Im Zuge der Aufklärung und der rasanten Entwicklung der Naturwissenschaften wurde das religiöse Weltbild durch ein vorwiegend naturwissenschaftliches und technisches Weltbild abgelöst. Der Arzt wurde zum Fachmann und Lehrer. Als Gegenreaktion auf die spirituelle Interpretation und Behandlung von Krankheit setzte sich eine dualistische Sichtweise durch, bei welcher somatische und seelische Prozesse getrennt betrachtet wurden. Konsequenterweise betraf diese Spaltung auch die Heilkunst: Es entwickelten sich Ärzte, die für den Körper, und solche, die für die Seele zuständig waren.

Erst im Zuge der „postindustriellen Revolution" kann sich eine Strömung in der Gesellschaft und in der Medizin wieder mehr Gehör verschaffen, die diese dualistische Spaltung kritisiert und holistische Konzepte vertritt („bio-psycho-soziale Medizin"; siehe Kapitel 1 und 2).

Im Zuge dieser Diskussion und einer gesellschaftlichen Entwicklung, die zunehmend demokratische Strukturen fordert, wird auch das traditionelle Rollenbild und Rollenverständnis von Patient und Arzt in Frage gestellt. Trat der Arzt bisher als Fachmann und Lehrer, als Wissender und Aktiver dem unwissenden und passiven Patienten gegenüber und umgekehrt, so erfordert eine holistische Sichtweise ein partnerschaftliches Muster der Arzt-Patient-Beziehung, um die Selbstheilungskräfte des Kranken besser zur Entfaltung bringen zu können. Eine solche partnerschaftliche Sichtweise erfordert Aufrichtigkeit von beiden Seiten, mehr gegenseitige Verständigung („Dialog statt Monolog") und adäquate Rahmenbedingungen.

4. Einflußfaktoren auf die Arzt-Patient-Beziehung

Die Arzt-Patient-Beziehung in systemischer Sicht

In systemtheoretischer Betrachtungsweise (vgl. Kapitel 3.7) kann die Arzt-Patient-Beziehung als System, das seinerseits mit einer Reihe anderer Systeme vernetzt und in Systeme höherer Ordnung eingebettet ist, verstanden werden. Die Arzt-Patient-Beziehung unterliegt damit einem Geflecht von Einflußfaktoren und wirkt ihrerseits auf diese zurück. Das heißt mit anderen Worten: Die Arzt-Patient-Beziehung steht mit zahlreichen anderen Systemen in Wechselwirkung. Dies kann durch die untenstehende Graphik (Abb. 1) nur sehr unzulänglich verdeutlicht werden. Zugunsten besserer Überschaubarkeit und Verständlichkeit beinhalten Graphik und anschließende Erläuterungen einige Vereinfachungen:

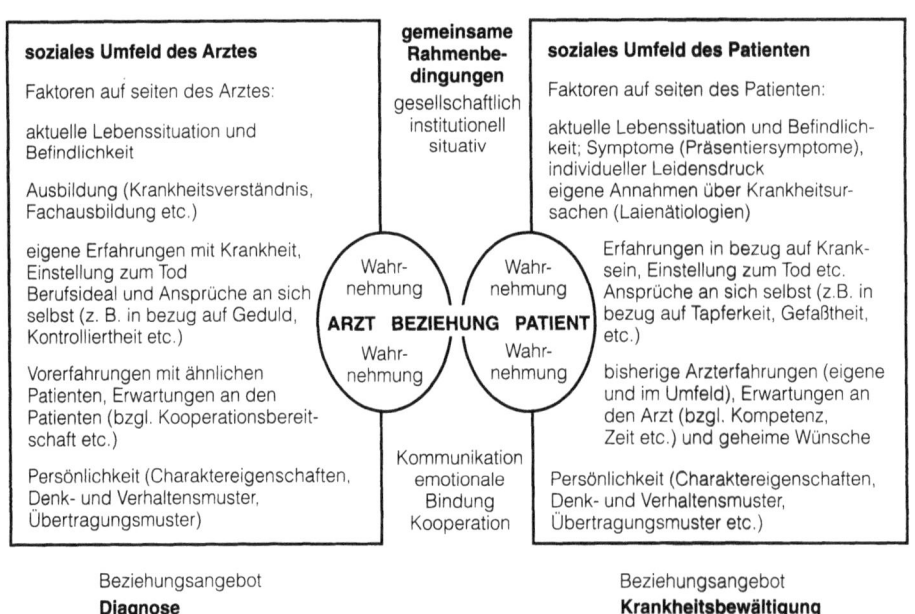

Abb. 1. Einflußfaktoren auf die Arzt-Patient-Beziehung

So werden wir unser Hauptaugenmerk zunächst auf die Frage lenken, durch welche Faktoren die Arzt-Patient-Beziehung beeinflußt wird und dabei die Frage nach den von dieser ausgehenden Rückwirkung auf andere Systeme vorderhand vernachlässigen.

Zweitens wird die Arzt-Patient-Beziehung als Zweierbeziehung (Dyade) dargestellt. Tatsächlich beinhaltet auch dies eine Vereinfachung, da der Patient in der Regel nicht nur mit dem Arzt, sondern auch mit anderen Personen aus dessen beruflichem Umfeld (AssistentInnen, Pflegepersonal, KollegInnen, in der Praxis mitarbeitenden Familienangehörigen des Arztes etc.) in Kontakt kommt. Tatsächlich ist also die Zweierbeziehung zwischen Arzt und Patient eine Fiktion.

Dies gilt auch in umgekehrter Hinsicht: So ist der Arzt in der einen oder anderen Form immer auch mit dem sozialen Umfeld, v.a. der Familie des Patienten konfrontiert – und sei es „nur" über den Einfluß, den die Angehörigen auf den Patienten (z.B. durch Unterstützung bei der Krankheitsbewältigung) ausüben. Auch wenn kein direkter Kontakt mit den Angehörigen des Patienten bzw. dem familiären Umfeld des Arztes und/oder Teilen seiner beruflichen Umgebung (z.B. Vorgesetzte oder konkurrierende Kollegen) stattfindet, so bestimmen auch diese Beziehungen des Patienten, wie die des Arztes, die Qualität der Arzt-Patient-Beziehung mit. Diese wiederum hat Auswirkungen auf die soziale Umgebung beider, wenn auch in der Regel in unterschiedlichem Ausmaß. Aufgrund der besonderen Bedeutung, die den Angehörigen des Patienten zukommt, wurde diesem Aspekt ein eigener Abschnitt gewidmet (siehe Kapitel IV/2).

Ein erweiterter Blickwinkel der Arzt-Patient-Beziehung schließt auch die Einbeziehung gesellschaftlicher, institutioneller und situativer Rahmenbedingungen, unter denen die Begegnung zwischen Arzt und Patient zustandekommt, mit ein. Diese Rahmenbedingungen legen den Spielraum fest, innerhalb dessen sich die Arzt-Patient-Beziehung enwickeln kann:

Auf gesellschaftlicher Ebene sind beispielsweise die allgemeine Einstellung gegenüber Gesundheit und Krankheit, gängige Rollenbilder, v.a. in bezug auf die Arzt- und die Patientenrolle, die Rechtslage bzgl. Patientenrechten oder die Beschaffenheit der Verträge der Ärzte mit den Kassen von Bedeutung.

Weiters spielen der institutionelle Kontext und damit die institutionseigenen Strukturen eine entscheidende Rolle: Es macht zweifellos einen Unterschied, ob Arzt und Patient in einem Ambulatorium, einer Kassenpraxis, einer Privatordination, einem Großkrankenhaus oder Sanatorium aufeinandertreffen. Zu berücksichtigen sind auch die Beschaffenheit allgemeiner Arbeitsabläufe, hierarchische Strukturen sowie die Stellung des jeweiligen Arztes innerhalb der Hierarchie, quantitative und qualitative Aspekte der personellen wie räumlichen Ausstattung und vieles mehr.

Nicht zuletzt prägen auch situative Faktoren wie z.B. momentaner Patientenandrang, Not- und Krisenfälle, urlaubsbedingte personelle Unterbesetzung oder Bettenbelegung auf Stationen die Arzt-Patient-Beziehung.

Die genannten Rahmenbedingungen, denen sowohl der Arzt als auch der Patient unterworfen sind, sind nur zunächst unabhängig von der Person des

Arztes und der Person des Patienten. Die Art und Weise, in der sich diese – wenn man so will, relativ „konstanten" Faktoren – auf die spezifische Arzt-Patient-Beziehung auswirken, hängt nämlich – innerhalb gewisser Grenzen – davon ab, wie jeder der beiden diese Gegebenheiten wahrnimmt, welche Bedeutung er ihnen zuschreibt und was er daraus macht; kurz: wie er damit umgeht.

Personspezifischen Faktoren auf beiden Seiten (wie sie in Abb. 1 – ohne Anspruch auf Vollständigkeit – aufgelistet werden) kommt eine weitreichende Bedeutung zu: Einstellungen, Werthaltungen, Erwartungen an sich selbst und an andere beeinflussen über individuelle Wahrnehmungs-, Denk- und Verhaltensmuster das jeweilige Beziehungsangebot, die Kommunikation zwischen Arzt und Patient, die emotionale Qualität ihrer Beziehung, das Ausmaß und die Art und Weise der Kooperation und somit auch die Krankheitsbewältigung des Patienten und seinen weiteren Krankheitsverlauf. Auf diese Weise gestalten auch das Berufsideal des Arztes, sein Welt- und sein Menschenbild, seine Diagnosekriterien und seine Behandlungskonzepte die Arzt-Patient-Beziehung mit.

Umgekehrt wirkt aber auch die Arzt-Patient-Beziehung zurück auf personspezifische Faktoren wie z.B. Einstellungen oder Charaktereigenschaften; sie kann diese verstärken oder mildern (man denke beispielsweise an eine mißtrauische Grundhaltung anderen Menschen gegenüber).

5. Wahrnehmung

5.1 Allgemeines

Wahrnehmungsprozesse sind für zwischenmenschliche Beziehungen – und damit auch für die Arzt-Patient-Beziehung – von zentraler Bedeutung: Die Art unserer Wahrnehmung bestimmt unsere Art, „in der Welt" zu sein und somit unsere Interaktionen mit anderen Menschen und umgekehrt.

Unter Wahrnehmung versteht man sowohl den Prozeß als auch das Ergebnis der Informationsverarbeitung und Bedeutungszuschreibung in einer bestimmten Situation. Organisation ist also Teil jeder Wahrnehmung (und nicht etwas, das später hinzugefügt wird, nachdem die Elemente erst einmal aufgenommen worden sind). Der Wahrnehmungprozeß ist sowohl durch Selektions-, als auch durch Strukturierungs- und Gestaltungsvorgänge gekennzeichnet: Sinnesreize werden vom Wahrnehmenden zu einem für ihn sinnvollen und stimmigen Ganzen organisiert. Seine im Gedächtnis gespeicherten bisherigen Erfahrungen bilden die Grundlage der Bedeutungszuschreibung, Interpretation und Strukturierung. Die meisten dieser Organisationsprozesse erfolgen spontaner und schneller als bei bewußter Strukturierung.

Infolgedessen hängt Wahrnehmung immer auch vom Wahrnehmenden selbst ab, ist also subjektiv. Von besonderer Bedeutung ist die (Vor-)Einstellung des Wahrnehmenden. Diese wird durch folgendes bestimmt:

– durch die vorangegangenen Erfahrungen (u.a. im Rahmen der beruflichen Sozialisation) und Vorinformationen des Betreffenden,

– durch seine spezifischen „kognitiven Strukturen", das sind relativ überdauernde Denkmuster, wie z.B. Werthaltungen,
– durch seine aktuellen Bedürfnisse und Gefühle.

Ein wesentlicher Aspekt wahrnehmungsmäßiger Einstellung besteht in der Aufmerksamkeit des Wahrnehmenden. Mit diesem Begriff wird ein (lebensnotwendiger) Prozeß der Selektion eines Teils der vorhandenen Reize umschrieben. Diese Auswahl findet immer statt, d.h. wir nehmen nur einen Ausschnitt unserer Umgebung wahr. Die Aufmerksamkeit kann willentlich gelenkt („willkürliche" Aufmerksamkeit) oder „unwillkürlich" sein. Außerhalb der Aufmerksamkeit liegende Reize entgehen unserer Wahrnehmung.

Für die Arzt-Patient-Beziehung bedeutet dies beispielsweise, daß eine durch Vorinformationen (z.B. bereits vorliegende Befunde) in eine bestimmte Richtung gelenkte Aufmerksamkeit des Arztes dazu führen kann, daß dieser von diesen abweichende Informationen nicht wahrnimmt. Das Risiko einer derartig verzerrten oder einseitigen Wahrnehmung kann lediglich dadurch reduziert werden, daß sich der Arzt in der konkreten Situation dieser Gefahr bewußt ist.

5.2 Die Personenwahrnehmung

Die Wahrnehmung von Personen ist in besonderem Maße für Täuschungen und Verzerrungen anfällig.

Dies liegt zum einen daran, daß sich das „Wahrnehmungsobjekt Person" durch besonders große Komplexität und Vielfältigkeit sowie durch ein besonders hohes Maß an Veränderung auszeichnet (allein schon dadurch, daß sich Menschen ständig irgendwie verhalten). Zum anderen ist bei der Wahrnehmung von Personen die Bedeutung von Gefühlen eine herausragende: Wie ein Mensch einen anderen wahrnimmt, hat zweifellos großen Einfluß darauf, wie er sich gefühlsmäßig zu ihm stellt. Gleichzeitig beeinflußt aber auch die gefühlsmäßige Einstellung zu einem Menschen stark die Wahrnehmung dieser Person.

In der Sozialpsychologie wurden zahlreiche Phänomene untersucht, die für das Zustandekommen ungenauer oder falscher Eindrücke in der Personenwahrnehmung verantwortlich sind, und unter Begriffen wie „Stereotypen", „Halo-Effekt", „Logischer Fehler" oder „Self-fulfilling prophecies" beschrieben. Insgesamt gehen all diese Phänomene auf das dem Menschen eigene Bedürfnis nach Vorhersagbarkeit und Kontrollierbarkeit seiner Umgebung zurück: In unserem Bestreben, in anderen Menschen eine beständige und damit vorhersagbare Struktur zu erkennen, tendieren wir dazu, ihnen Merkmale zuzuschreiben und diese auch in ihnen zu sehen, selbst wenn sie gar nicht vorhanden sind. Dieses Zuweisen von Merkmalen ermöglicht uns zudem eine Erklärung (ob zutreffend oder nicht) der Ursachen ihres Verhaltens und vermittelt uns so das Gefühl, Kontrolle über unsere Umwelt zu haben.

6. Die Informationsebenen der Kommunikation

Da der wohl bedeutendste kommunikationstheoretische Ansatz (Watzlawick et al. 1974) bereits im Kapitel III/6 dargestellt wurde, beschränken wir uns im folgenden auf die Frage, auf welchen Ebenen Informationsprozesse stattfinden. In der Arzt-Patient-Interaktion können in Anlehnung an Argelander (1970) drei Informationsebenen unterschieden werden, die im gesamten Interaktionsgeschehen eng miteinander verbunden sind:

- die Ebene der objektiven (d.h. objektivierbaren) Informationen: Lebensdaten (z.B. Alter, Beruf, Familienstand etc.), Befunde;
- die Ebene der subjektiven Informationen bzw. Bedeutungen: verbaler Ausdruck subjektiver Empfindungen und Bedeutungen (z.B. Schilderungen der Qualität von Schmerzen, geäußerte Annahmen über deren mögliche Hintergründe);
- die Ebene der szenischen Informationen: spezifisches Beziehungsangebot des Patienten als (unbewußter) Ausdruck seiner psychosozialen Situation v.a. nonverbale Signale in der Art der Kontaktaufnahme und -gestaltung (Umgangsstil).

Zurück zum Fallbeispiel. Eine Woche später kommt Frau W neuerlich in die Sprechstunde von Dr. D. Sie bringt die Befunde des Kardiologen mit, welche keinen Hinweis auf eine kardiologische Erkrankung enthalten. Beim zweiten Gespräch nimmt sich Dr. D mehr Zeit, um eine ausführlichere Anamnese durchzuführen. Dabei kommt die Patientin bald auf ihren Beruf zu sprechen: Wie der Arzt ja wisse, sei sie Akkordarbeiterin in einem Textilbetrieb (objektive Informationsebene). In letzter Zeit hätten sich unter dem Druck drohender Kündigungen die Anforderungen derart erhöht, daß die Grenze ihrer Belastbarkeit bereits erreicht sei. Zudem fühle sie sich durch die „Pubertätslaunen" und Schulschwierigkeiten ihres Sohnes, der ein Gymnasium besuche (worauf die Eltern sehr stolz seien) persönlich überfordert, da sie ihm dabei nicht weiterhelfen könne (subjektive Informationsebene).
Bereits zu Beginn des Gesprächs fallen dem Arzt abermals der ängstliche, hilfesuchende Blick und die Sitzhaltung der Patientin (sie sitzt quasi auf der Stuhlkante und wirkt dabei so, als sei sie ständig „am Sprung") auf. Dies steht im Widerspruch zur ruhigen Sprechweise der Patientin. Der Arzt verspürt den Drang, der Patientin zu einer Entlastung zu verhelfen (szenische Informationsebene). Angesichts ihres schlechten Allgemeinbefindens schlägt er der Patientin vor, sie trotz der negativen Befunde der kardiologischen Abklärung krank zu schreiben. Dies wird jedoch von Frau W unter Hinweis auf die drohenden Kündigungen abgelehnt. Auf die Frage, ob es nicht möglich wäre, daß der Ehemann mehr Aufgaben in der Familie (v.a bei der Erziehung des pubertierenden Sohnes) übernehmen könne, antwortet Frau W, daß sich „da nichts ändern lasse". Dr. D fühlt sich zunehmend unter Druck; Ratlosigkeit macht sich in ihm breit.

Auf der Ebene der objektiven Informationen geht es um jene Informationen, die zumindest grundsätzlich von anderen nachgeprüft werden können, wie v.a. Lebensdaten (Geburtsdatum, Familienstand, Beruf und dgl.) und Befunde. Die objektive Ebene entspricht also der sozialen Wirklichkeit des Patienten.

Untrennbar mit dieser verbunden ist die Ebene der subjektiven Informationen, die die individuelle Wirklichkeit des Patienten erfaßt. Somit bewegen wir uns hier auf der Ebene der subjektiven Bedeutungen, die beispielsweise Lebensdaten (wie etwa das eigene Alter) oder Befunde (z.B. ein erhöhter Cholesterinwert) für den Betreffenden haben. Auch Beschreibungen der Qualität von Beschwerden durch den Patienten oder dessen Annahmen über deren mögliche Ursachen und Hintergründe sind der subjektiven Informationsebene zuzuordnen.

Neben den erwähnten subjektiven Informationen bieten szenische Informationen (die vom Patienten meist nicht bewußt vermittelt werden) einen wesentlichen Zugang zur individuellen Wirklichkeit des Patienten. Aufgrund seiner psychosozialen Situation „inszeniert" der Patient sozusagen einen bestimmten Umgangsstil, ein spezifisches Beziehungsangebot dem Arzt gegenüber. Wichtige szenische Informationen bieten bereits die Umstände der Kontaktaufnahme zum Arzt (z.B. ob der Patient über Intervention Dritter oder von sich aus kommt) und die Art, in der der Patient sich im Kontakt mit diesem – v.a. in bezug auf nonverbale Signale (wie Körperhaltung, Sprechtempo, Tonfall, Gestik und Mimik) – verhält.

Zum Erschließen szenischer Informationen ist es hilfreich, sich folgende zwei Fragen zu stellen:

- Was macht der Patient mit mir, wie geht er mit mir um und was drückt er damit wohl aus?
- Wie reagiere ich auf den Patienten, welche Gefühle und Handlungsimpulse löst er bei mir aus und wie gehe ich (tatsächlich) mit ihm um?

Während in einer ausschließlich naturwissenschaftlich orientierten Medizin praktisch nur objektivierbare Daten erhoben werden (allenfalls werden auf sozialem Konsensus beruhende Bedeutungen, nicht aber individuelle Bedeutungen miteinbezogen), ist die bio-psycho-sozial orientierte Medizin bestrebt, nicht nur die soziale Wirklichkeit des Patienten, sondern auch seine individuelle Wirklichkeit zu erfassen. Somit rücken zusätzlich subjektive und szenische Informationen in den Blickpunkt des Interesses.

Wie an diesem Beispiel erkennbar wird, haben insbesondere szenische Informationen großen diagnostischen Stellenwert. Sie ermöglichen dem Arzt in kürzester Zeit (mittels Interpretation) Rückschlüsse auf die individuelle Wirklichkeit des Patienten.

Es versteht sich von selbst, daß diese Rückschlüsse hypothetischen Charakter haben, d.h. ständiger Überprüfung bedürfen. (So kann zum Beispiel der Umstand, daß ein 35jähriger Patient von seiner Mutter zur Konsultation angemeldet wird, einen wichtigen Hinweis in Richtung einer Ablösungsproblematik darstellen. Genauso ist es aber auch denkbar, daß der betreffende Patient gerade eine Kieferoperation hinter sich hat.) Diese Tatsache kann jedoch nicht als Argument gegen die Nutzung szenischer Informationen verwendet werden. Zum einen deshalb, weil auch sog. „objektive" Befunde falsch sein bzw. zu falschen Schlußfolgerungen führen können (man denke beispielsweise an erhöhte Blutdruck-Meßwerte, die durch große Angst und Aufregung des Patienten zustandekommen). Zum anderen ist zu betonen, daß szenische Informationen auch – und gerade dann im Sinne einer Störung der Arzt-Patient-Beziehung – wirksam werden, wenn sie nicht bewußt (sondern nur unterschwellig) wahrgenommen werden und so den Arzt zum unbewußten Mitagieren verleiten.

7. Unbewußte Beziehungsanteile: Kollusion, Übertragung und Gegenübertragung

7.1 Bewußte und unbewußte Interaktion

Es war das Verdienst von Freud (1911, 1912), die große Bedeutung unbewußter seelischer Prozesse für die menschliche Kommunikation erkannt und in seine Erforschung normaler und pathologischer seelischer Entwicklung miteinbezogen zu haben.

Zuerst erkannte er im Rahmen seiner Studien bei Patientinnen mit hysterischen Neurosen, deren Symptome und Verhalten weder mittels der Organpathologie noch mittels der kognitiven Psychologie rational erklärbar waren, daß die Annahme unbewußter seelischer Prozesse der Schlüssel zum Verständnis dieser Erkrankungen ist. Die weitaus größere und folgenschwerere Entdeckung aber war, daß sich unbewußte seelische Prozesse (Triebwünsche, unbewußte Vorstellungsinhalte, seelische Abwehrleistungen; siehe dazu Kapitel III/3) nicht nur im Fall neurotischer Erkrankung, sondern bei jedem seelischen Erleben eine Rolle spielen und sich hin und wieder bei jedem Menschen „bemerkbar" machen (in Fehlleistungen und Träumen, im Witz und bei kulturellen Leistungen; Zusammenfassung bei Freud 1917). Er bezeichnete das Bewußte als „die Spitze eines Eisbergs" des psychischen Systems und zog dadurch den Zorn vieler Wissenschaftler auf sich, die sich die Descarte'sche Devise „cogito ergo sum" für ihr Selbstbild zueigen gemacht hatten und sich durch die Vorstellung gekränkt fühlten, „nicht Herr im eigenen (psychischen) Haus" zu sein.

Kommunikation zwischen zwei Menschen kann – schematisch gesehen – auf drei Ebenen stattfinden:

a) Zwischen den beiden bewußten psychischen Anteilen (*bewußt – bewußt*): Dies ist die bewußte Kommunikation, zum Beispiel das „Arbeitsbündnis" zwischen Arzt und Patient.

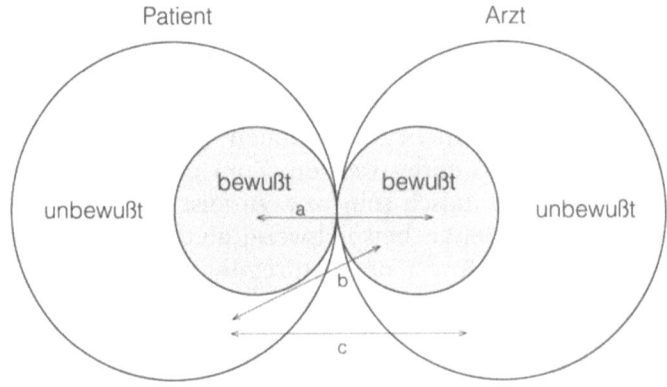

Abb. 2. Bewußte und unbewußte Interaktion zwischen Arzt und Patient

Im beschriebenen Fallbeispiel sucht Frau W Hilfe bei Dr. D, der ihr diese zuteil werden läßt und ihr einen Behandlungsvorschlag macht. Frau W schätzt die fachliche Kompetenz von Dr. D als seriös ein und akzeptiert dieses Therapieangebot.

b) Ein Partner nimmt bewußt unbewußte Anteile des anderen wahr (*bewußt – unbewußt*): Zum Beispiel kann Dr. D, wenn er darauf achtet und darin geschult ist, die szenische Ausgestaltung der Reaktion von Frau W auf ihre Beschwerden verstehen.

Die Tatsache, daß Frau W trotz sie beängstigender Beschwerden versucht hat, sich zunächst allein zu helfen, ohne ihren Mann zu wecken und daß dieser sie nicht selbst zum Arzt brachte, kann Hinweise auf die Persönlichkeit von Frau W, aber auch auf die Partnerbeziehung geben. Der szenisch geschilderte Wunsch, andere nicht zu stören und zu brauchen, kontrastiert mit dem non-verbalen Ausdruck von Ängstlichkeit in der Praxis des Arztes. Dies ist ein erster Hinweis auf einen möglichen inneren seelischen Konflikt von Frau W.

c) Zwei Menschen können auch mit ihren jeweils unbewußten Anteilen miteinander kommunizieren (*unbewußt – unbewußt*): Die affektive Resonanz ist eine solche unbewußte Kommunikation, zumindest bis sie bewußt wahrgenommen und reflektiert wird. Ein weiteres Beispiel für das „gemeinsame Unbewußte" ist das unbewußte „Zusammenspielen" im Verhalten zweier Menschen, die sog. Kollusion (Willi 1975).

Frau W erwartet sich keine Hilfe von ihrem Mann, wohl aber von Dr. D, den sie in seiner ruhigen und bestimmten Art idealisiert. Auf diese Idealisierung reagiert Dr. D – der es in seiner persönlichen Entwicklung „gelernt" hatte, daß er dann geliebt wurde, wenn er hilfreich zur Verfügung stand – mit freundlicher Zugewandtheit.

Viele Ärzte reagieren auf Patienten, die sich scheinbar nicht helfen lassen wollen und unkooperativ sind, ärgerlich und zurückweisend, und lösen in diesen Patienten (wieder einmal) die Überzeugung aus, daß ihnen – wie erwartet – niemand helfen wolle und könne.

7.2 *Übertragung und Gegenübertragung*

Freud hat bei der Psychoanalyse mit neurotischen Patienten die Erfahrung gemacht, daß diese Patienten manchmal auf ihn „unangemessen" reagieren, daß sie sich z.B. in ihn verlieben oder ihn heftig ablehnen und mit unverständlicher Wut auf kleine Anlässe reagieren. Die Erkenntnis, daß es sich dabei um die aktuelle Wiederbelebung „alter" verdrängter Gefühle und Phantasien handelt, die nun auf den Analytiker „übertragen" werden, führte zum entscheidenden Umschwung in der Psychotherapie der Neurosen.

Solche Übertragungsprozesse (Gefühle, Phantasien, Vorstellungen und Reaktionen) sind an sich nichts Pathologisches, sondern ein ubiquitäres Phänomen, das in jeder Beziehung – also auch in der Arzt-Patient-Beziehung – mehr oder weniger ausgeprägt zum Ausdruck kommt. Sie sind nur bei Patienten mit bestimmten neurotischen Störungen besonders heftig und hartnäckig.

Als Gegenübertragung verstand Freud zunächst die Reaktion (des Analytikers oder Arztes) auf die Übertragungsgefühle und -reaktionen des

Patienten. In der Folge beschrieben Psychoanalytiker, vor allem aber Psychoanalytikerinnen, daß die intuitive Reaktion des Analytikers durch zwei Momente bestimmt wird:

– einerseits durch seine unbewußte Reaktion auf die Übertragung des Patienten (eigentliche Gegenübertragung) und
– andererseits durch seine eigene unbewußte Gestaltung der Beziehung, welche aus seinen eigenen lebensgeschichtlichen Beziehungserfahrungen herrührt (Übertragung des Analytikers bzw. Arztes).

Übertragung = unbewußtes Erleben und szenische Gestaltung einer aktuellen Beziehung nach dem Muster früherer siginifikanter Beziehungen, in denen Konflikte nicht gelöst, sondern verdrängt wurden.

Gegenübertragung = unbewußte emotionale und/oder verhaltensmäßige Reaktion (des Arztes) auf Übertragungsgefühle und -reaktionen einer anderen Person. Unter Gegenübertragung werden häufig auch eigene Übertragungsgefühle und -reaktionen (des Arztes) verstanden. Wir ziehen es jedoch vor, im Sinne eines symmetrischen Übertragungs-Gegenübertragungs-Modells (Bauriedl 1988) im letzteren Fall von der Übertragung (des Arztes) zu sprechen (auf die der Patient wiederum mit einer Gegenübertragung reagieren kann).

Diese unbewußte Beziehungsgestaltung gilt für alle zwischenmenschlichen Beziehungen, also auch für die Arzt-Patient-Beziehung. Sie macht oft das „Eigentümliche" von Beziehungen aus und kann zu schweren Beziehungsstörungen führen. Dann ist es wichtig, daß diese unbewußten Beziehunganteile bewußt gemacht und reflektiert werden, was in der Regel nur durch Unterstützung von außen gelingt (im Alltag durch Freunde, die auf Beziehungsmuster, die einem selbst nicht bewußt sind, aufmerksam machen; oder auch im Rahmen einer Psychotherapie).

Zurück zu unserem Fallbeispiel. Es ist uns aufgefallen, daß Frau W an ihren Arzt konträr andere Erwartungen als an ihren Mann richtet. Dies hat uns zu der Vermutung veranlaßt, Frau W könne ihren Mann entwerten (oder sich enttäuscht von ihm abwenden) und Dr. D idealisieren. Ohne etwas vom lebensgeschichtlichen Hintergrund von Frau W zu kennen, muß es bei dieser Vermutung bleiben. Die beobachtete Interaktion macht uns höchstens darauf aufmerksam, daß auf die Idealisierung Abwertung folgen könne.

Die biographische Anamnese mit Frau W macht ihre Reaktion verständlicher: Sie war das einzige Mädchen unter vier Brüdern und hatte große Probleme, als Mädchen wahrgenommen zu werden und eigene Wünsche durchzusetzen. Sie fühlte sich dabei von ihrer Mutter wenig unterstützt, sondern hatte eher das Gefühl, die Mutter würde die Brüder bevorzugen. Obwohl der Vater, der im Betrieb und politisch sehr engagiert war, recht wenig Zeit für sie hatte, fühlte sie seine Zuneigung (oder sehnte diese herbei). Auch die Patientin begann sich später in der Gewerkschaft zu engagieren und kritisierte oft die „unpolitische Haltung" ihrer Brüder. Aus diesen wenigen biographischen Daten lassen sich erste Hypothesen für die Neigung der Patientin, ihren Arzt zu idealisieren und vom Ehemann enttäuscht zu sein, formulieren: Dr. D wird als „guter Vater" idealisiert, der Ehemann wie die Brüder abgewertet (daß der Partner Frau W nicht selbst zum Arzt bringt, kann sowohl ein Hinweis auf die Überlastung des Ehemanns als auch dafür sein, daß Herr W wenig aufmerksam und liebevoll mit seiner Frau umgeht oder daß zwischen beiden ein Rivalitätskonflikt besteht).

Analog zu Freuds Differenzierung des Traumgeschehens in den manifesten Trauminhalt (so wie er dem Träumer in Erinnerung ist) und in den latenten Trauminhalt (die „dahinterliegende" Bedeutung, die erst durch die Traumanalyse verständlich wird), könnte man von einem manifesten Beziehungsgehalt (= die aktuelle Arzt-Patient-Beziehung zwischen dem „erwachsenen Ich" des Arztes und dem „erwachsenen Ich" des Patienten) und von einem latenten Beziehungsgehalt (= die unbewußte Übertragungs-/Gegenübertragungsbeziehung, die sich auf die manifeste Beziehung „aufpropft") sprechen.

Bei der ärztlichen Tätigkeit hat die Beziehung zwischen Arzt und Patient ganz entscheidenden Einfluß auf die Qualität und den Erfolg des ärztlichen Handelns. Balint (1957) hat in diesem Zusammenhang von der „Droge Arzt" gesprochen und die Notwendigkeit der richtigen Anwendung dieser „Droge" verlangt, um unerwünschte „Nebenwirkungen" zu vermeiden. Gerade die unbewußten Beziehungsanteile sind häufig der Anlaß für eine Störung der Arzt-Patient-Beziehung: Man erlebt als Arzt einen Patienten als „schwierig" oder man „steht bei einem Patienten an", fühlt sich manchmal hilflos, wütend oder deprimiert.

Im zweiten Gespräch mit Frau W hat Dr. D einen von der Patientin ausgehenden Druck verspürt, ihr zu helfen, sie entlasten zu müssen. Seine Vorschläge wurden aber als nicht-realisierbar abgelehnt. Wenn Dr. D nun Gefühle der eigenen Hilflosigkeit oder des Ärgers, weil seine Hilfsangebote nicht angenommen werden, auf Frau W projiziert und sie nur mehr bei ihr als „Halsstarrigkeit" und Tendenz, sich „nicht helfen lassen zu wollen" wahrnimmt, wird er für die Patientin keine große Unterstützung sein können. Er wird nicht verstehen, daß die Patientin unbewußt ihre früher so stark erlebte und abgewehrte Enttäuschung wiederholt, nicht nur von der Mutter, sondern auch vom Vater nicht wirklich wahrgenommen zu werden (Übertragung der Patientin). Sein emotionaler Rückzug von Frau W wäre nicht nur eine Raktion auf ihre Übertragung, sondern möglicherweise auch seine eigene – schon als Kind modellhaft gelernte – Art zu reagieren, wenn seine Hilfsangebote nicht akzeptiert werden (Übertragung des Arztes).

Die Arzt-Patient-Beziehung ist sowohl beim Patienten, als auch beim Arzt durch eigene Bedürfnisse, Wünsche an den anderen, eigene Ängste und Befürchtungen, vom anderen manipuliert zu werden, bestimmt. Wenn die Angst zu groß oder die Wünsche zu verpönt sind, entwickeln Menschen (unbewußt) psychische Abwehrmechanismen. Eine häufige Form ist die sog. Ambivalenzspaltung, d.h. die verpönten Wünsche oder die gefürchtete Angst werden nur beim anderen wahrgenommen (auf den anderen projiziert).

Dies führt zu starren Rollenverteilungen, einer Unbeweglichkeit in der Regulierung von Nähe und Distanz in der Beziehung und einer Neigung, den anderen durch manipulatives Handeln zu einem bestimmten Verhalten zu drängen, anstatt sich mit ihm bewußt über die beidseitige Beziehung und ev. damit verbundene Probleme auseinanderzusetzen.

Besonders in solchen Fällen einer sich „schwierig" gestaltenden Arzt-Patient-Beziehung ist die Bewußtmachung und Reflexion von Übertragungs- und Gegenübertragungsprozessen für die ärztliche Tätigkeit von ausschlaggebender Bedeutung, um Patienten und sich selbst wieder besser verstehen und auf den anderen – mit all seinen Eigenheiten – wieder zugehen zu können. Diese Reflexion geschieht am besten mit Hilfe von sog. Balint-Gruppen (siehe Kapitel IV/7).

Prüfungsfragen

1. Beschreiben Sie die verschiedenen Dimensionen der Arzt-Patient-Beziehung.
2. Welche Ebenen der Kommunikation zwischen Arzt und Patient können Sie beschreiben?
3. Wie „objektiv" ist die ärztliche Wahrnehmung, und wodurch wird sie beeinflußt?
4. Welche wesentlichen Faktoren beeinflussen die Arzt-Patient-Interaktion?
5. Was verstehen Sie unter Übertragung und Gegenübertragung?
6. Was ist das symmetrische Konzept der Übertragung/Gegenübertragung?

Literatur

1. Argelander H (1970) Das Erstinterview in der Psychotherapie. Wissenschaftliche Buchgemeinschaft Darmstadt
2. Argelander H (1970) Die szenische Funktion des Ichs und ihr Anteil an der Symptom- und Charakterbildung. Psyche 24: 325
3. Balint M (1957) Der Arzt, sein Patient und die Krankheit. Klett, Stuttgart
4. Bauriedl Th (1980) Beziehungsanalyse. Suhrkamp, Frankfurt
5. Freud S (1911) Formulierungen über die zwei Prinzipien des psychischen Geschehens. Gesammelte Werke, Bd 8, S 230 ff. Fischer, Frankfurt
6. Freud S (1912) Einige Bemerkungen über den Begriff des Unbewußten in der Psychoanalyse. Gesammelte Werke, Bd 8. Fischer, Frankfurt, S 420 ff
7. Freud S (1917) Vorlesungen zur Einführung in die Psychoanalyse. Gesammelte Werke, Bd 11, S 7–13. Fischer, Frankfurt
8. Heim E (1986) Die Arzt-Patient-Beziehung. In: Heim E, Willi J (Hrsg) Psychosoziale Medizin. Bd 2, Klinik und Praxis. Springer, Berlin, S 444–501
9. Lévy-Bruhl L (1927) Die geistige Welt der Primitiven. Wissenschaftliche Buchgesellschaft Darmstadt und Diederichs, Düsseldorf Köln
10. Lorenzer A (1970) Sprachzerstörung und Rekonstruktion. Vorarbeiten zu einer Metatheorie der Psychoanalyse. Suhrkamp, Frankfurt
11. Schipperges H (1978, Hrsg) Krankheit, Heilkunst, Heilung, Historische Anthropologie. Alber Verlag, Freiburg München
12. Wesiack W (1980) Psychoanalyse und praktische Medizin. Klett-Cotta, Stuttgart
13. Wesiack W (1984) Psychosomatische Medizin in der ärztlichen Praxis. Probleme, Möglichkeiten, Grenzen. Urban & Schwarzenberg, München
14. Wesiack W (1987) Die Eröffnungsphase des Dialogs zwischen Arzt und Patient. In: Kiss A, Spiess K, Tönies H, Tönies E, Wesiack W (Hrsg) Die ersten Minuten der Arzt-Patient-Beziehung. Verlag Meducation Foundation, Wien, S 11–15
15. Willi J (1975) Die Zweierbeziehung. Rowohlt, Reinbek

Weiterführende Literatur

1. Balint M (1957) Der Arzt, sein Patient und die Krankheit. Klett, Stuttgart
2. Bauriedl Th (1994) Auch ohne Couch. Psychoanalyse als Beziehungstheorie und ihre Anwendungen. Verlag Internationale Psychoanalyse, Stuttgart
3. Kiss A, Spiess K, Tönies H, Tönies E, Wesiack W (1987) Die ersten Minuten der Arzt-Patient-Beziehung. Verlag Meducation Foundation, Wien

Kapitel 2

Beziehungen zwischen Arzt, Patient und Angehörigen – die systemische Sichtweise

S. Larcher und **M. E. Harrer**

> **Lehrziele**
>
> Das folgende Kapitel beschäftigt sich mit den wechselseitigen Zusammenhängen zwischen sozialem Bezugssystem (Familie) und Wohlbefinden, Gesundheit und Krankheit. *Ziele* sind:
>
> – der gewohnten Perspektive des „Spezialisten" eine neue, ergänzende Betrachtungsweise hinzuzufügen;
> – aufzuzeigen, wie das Wissen um das System, in dem der Patient lebt, im ärztlichen Handeln hilfreich eingesetzt werden kann;
> – aufzuzeigen, wann es sinnvoll sein kann, Angehörige im ärztlichen Gespräch miteinzubeziehen;
> – Hinweise zur Gestaltung dieses Gesprächs zu geben.

1. Einleitung

Im Medizinstudium lernt der Student, beginnend mit Anatomie und Sezierübungen und später in den Grundlagenfächern (Biologie, Physik, Mikroskopierübungen usw.) und den einzelnen Fachdisziplinen (Pathologie, Innere Medizin usw.), den menschlichen Körper in seine Einzelteile zerlegt kennen.

Im Idealfall gelingt es, den Menschen bis zum Studienende wieder „zusammenzubauen", beispielsweise das Zusammenspiel der verschiedenen Organsysteme zu erkennen und schließlich den Menschen als mehr als nur die Summe seiner Bausteine zu erfassen.

In der Phase der Spezialisierung zum Facharzt, z.B. für Hals-Nasen-Ohren-Heilkunde, Innere Medizin, Frauenheilkunde, Augen- oder Zahnheilkunde, kommt es zu einer neuerlichen „Zerteilung". Aber auch unsere Sprache verführt dazu, zwischen Psyche und Soma zu trennen.

In dieser zergliedernden Denkweise *geschult*, fällt der Zugang zu Konzepten einer ganzheitlichen, sozio-psycho-somatischen Medizin und deren Umsetzung in die Praxis oft schwer. Es ist ungewohnt, den einzelnen Menschen als ganzen, und ihn darüber hinaus auch in seinem sozialen Bezugssystem zu sehen, und dieses in diagnostisch-therapeutische Überlegungen miteinzubeziehen.

Im Praxisalltag werden häufig die Wechselwirkungen zwischen den Beziehungen, in denen ein Mensch lebt, und seinem Wohlbefinden bzw. Gesundheit und Krankheit deutlich. Auch in zahlreichen wissenschaftlichen Untersuchungen konnte nachgewiesen werden, daß diese *Beziehungen* einen großen Einfluß auf *Verhütung und Bewältigung*, aber auch die *Entstehung* von Krankheiten haben.

Beispiele zu verschiedenen Zusammenhängen:

Psychosoziale Belastungen, soziale Unterstützung – Krankheitsverlauf

Bei *diabeteskranken Kindern* führte emotionale Erregung in einem Interview zur Erhöhung der freien Fettsäuren im Blut (Indikatoren für eine drohende Ketoazidose). In einem Fallbeispiel war der zeitliche Zusammenhang ketoazidotischer Krisen mit belastenden Familiengesprächen unübersehbar. Langfristig konnten diese Krisen jedoch mit Familientherapie verhindert werden (Minuchin 1984).

Bei Frauen nach *Brustbiopsie* wirken unabhängig von der histologischen Diagnose folgende Variablen gesundheitsförderlich: familiäre Unterstützung, unbelastete Lebenssituation, Bedürfnisäußerung, Autonomie und Emotionalität (Wirsching et al. 1990).

Bei Patienten nach *Herzinfarkt* war die Antwort auf die Frage, ob sie mit dem Partner über wichtige Dinge sprechen können, ein signifikanter Prädiktor für ihre Gesundheit nach einem Jahr, gemessen an Rehospitalisierung, Tod, Schmerzen in der Brust und Selbsteinschätzung der Gesundheit (Helgeson 1991).

Höhere soziale Unterstützung korrelierte in einer Stichprobe an 1409 Erwachsenen im Alter zwischen 20 und 70 Jahren mit niedrigerem systolischem und diastolischem *Blutdruck* (Bland et al. 1991).

Schwere Erkrankungen – Gesundheit der Angehörigen

Pflegende *Angehörige* von Patienten mit *Morbus Alzheimer* hatten im Kontrollgruppenvergleich eine veränderte Prozentzahl an T-Lymphozyten im Blut und eine verminderte CD4/CD8-Ratio (Kiecolt-Glaser et al. 1987).

Pflegende Partner von dementen Patienten litten im Kontrollgruppenvergleich signifikant häufiger an Infektionen insbesondere des oberen Respirationstraktes und waren häufiger depressiv. Jene, die eine geringere soziale Unterstützung erlebten, zeigten auch die größere Beeinträchtigung immunologischer Funktionen (Kiecolt-Glaser et al. 1991).

Psychosoziale Faktoren – hormonelle und immunologische Größen

Sechs Wochen nach dem *Tod der Ehepartner* war die Lymphozytenstimulierbarkeit der Hinterbliebenen signifikant vermindert (Bartrop et al. 1977).

Psychiatrische Patienten, die sich selbst als *einsam* einschätzten, hatten einen signifikant erhöhten Cortisol-Spiegel im Urin, eine verminderte Aktivität der „Natürlichen Killer (NK) Zellen" und eine verminderte T-Lymphozyten-Stimulierbarkeit. (Kiecolt-Glaser et al. 1984)

Die Aktivität der NK-Zellen war in einer Gruppe von *Witwern* im Vergleich zu einer Kontrollgruppe vermindert (Irwin et al. 1987).

Das Ausmaß, in dem sich *Brustkrebs*-Patientinnen sozial unterstützt fühlten, korrelierte mit der Aktivität der NK-Zellen (Levy et al. 1990).

Diese Bedeutung des „sozialen Kontextes" ist auch theoretisch im Rahmen der Systemtheorie begründbar:

2. Theoretische Überlegungen und Begriffsklärungen

Der menschliche Organismus kann bezugnehmend auf das *„bio-psychosoziale Modell"* als ein *System* betrachtet werden, das aus hierarchisch geordneten Subsystemen aufgebaut und wiederum selbst Teil eines größeren Ganzen ist.

Definition des Begriffs „System":

Ludwig von Bertalanffy (1968) definiert ein System als ein „set" von Elementen, die miteinander in Beziehung stehen, wobei das Verhalten eines Elementes innerhalb dieser Beziehung sich vom Verhalten desselben Elementes, würde dieses in einer anderen Beziehung stehen, unterscheidet.

Nach von Bertalanffy könnte man die Elemente eines „Ganzen" z.B. nach folgenden drei Gesichtspunkten kategorisieren:

- Zahl der Elemente (number),
- spezifische Eigenschaften des Elements (species),
- die Beziehung der einzelnen Elemente zueinander (relation).

Beispiel *a)* und *b)* symbolisieren in dieser Graphik unterschiedliche Systeme:

```
1a) O O O        1b) O O O O

2a) O O O O      2b) O O ● ●

3a) O-O-O-O      3b) O O
                     O O
```

Im Fall 1 und 2 kann man das „Ganze" als Summe der isoliert betrachteten Elemente verstehen, im Fall 3 ist neben dem isoliert betrachteten Element, die Kenntnis von der Art der Beziehung die zwischen den Elementen besteht, von entscheidender Bedeutung.

Von Bertalanffy bezeichnet die Kriterien, die für Fall 1 und 2 gelten, als *summativ*, für Fall 3 als *constitutiv*. *Summative* Charakteristika eines Elements sind *innerhalb und außerhalb eines „Ganzen" gleich*, während *constitutive* Charakteristika *von der spezifischen Beziehung innerhalb* eines bestimmten Kontextes *abhängig sind*. Um constitutive Charakteristika zu verstehen, ist neben der Information über das Element die Information über den Kontext (Beziehungen), in dem es steht, unerläßlich.

Allen systemtheoretischen Überlegungen liegt die Erkenntnis zugrunde, daß sich ein System in seiner Ganzheit *qualitativ* neu und anders verhält, als die Summe seiner isoliert betrachteten Einzelteile (*Subsysteme*).

Um die Eigenschaften (das Verhalten) eines Subsystems vollständig erfassen zu können, ist es im Sinne der allgemeinen Systemtheorie nötig, das System, dessen Teil es ist, in die Betrachtungsweise miteinzubeziehen.

Daß „das Ganze größer als die Summe seiner Einzelteile" ist, versteht von Bertalanffy als Konsequenz des Informationsverlustes bei Nichtberücksichtigung constitutiver Charakteristika.

Den menschlichen Organismus beschreibt Ludwig von Bertalanffy in folgender Weise: „Der Organismus ist ein System aus *hierarchisch* geordneten offenen Systemen. Was als feste (enduring) Struktur auf einem Niveau dieser Hierarchie erscheint, wird durch andauernden Wechsel der Komponenten des nächstniedrigen Niveaus erhalten. So erhält sich der multizelluläre Organismus durch den Austausch seiner Zellen, die Zellen durch den Austausch von Zellbausteinen, diese durch den Austausch von chemischen Komponenten, etc."

Beziehen wir diese Erkenntnisse auf den Menschen, so bedeutet dies, daß wir erst durch die Erweiterung der „Untersuchungseinheit" (Zelle – Organ – Organsystem – Mensch – soziales Bezugssystem – Gesellschaft) den Menschen umfassender und vollständiger verstehen können.

Sowohl im Sinne unserer Alltagserfahrungen als auch eines bio-psychosozialen Modells erscheint also eine Betrachtungsweise sinnvoll, welche die Angehörigen des Patienten explizit mitberücksichtigt. So *erweitert* sich die *dyadische Arzt-Patientenbeziehung* zu einer *Arzt-Patienten-Angehörigen-Beziehung*.

3. Die Beziehungen zwischen Arzt, Patient und Angehörigen

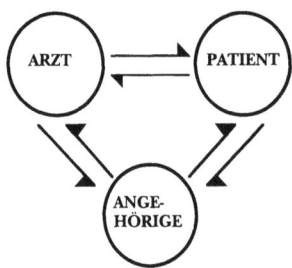

Krankheit kann nicht nur für den Betroffenen, sondern auch für seine Umgebung zu einschneidenden Veränderungen führen.

Auf den ersten Blick erscheinen manche dieser Veränderungen vielleicht banal, z.B. wenn es darum geht, den Tagesablauf neu zu strukturieren (Wer versorgt die Familie, wenn die Mutter erkrankt?). Auch Verschiebungen in unserer Aufmerksamkeit und Veränderungen der Wahrnehmung erscheinen uns als selbstverständlich, beispielsweise rücken für den Patienten seine Körperwahrnehmung und seine Symptome ins Zentrum der Aufmerksamkeit, für Angehörige wird oft die Beziehung zum Kranken, die vor der Erkrankung vielleicht vernachlässigt wurde, bedeutsamer.

Schwieriger ist es häufig, mit der Ungewißheit und den Ängsten, die Krankheiten auslösen, umzugehen, es stellen sich viele Fragen wie:

– Was ist los mit mir/ihm/ihr?
– Werde ich (wird er/sie) wieder gesund?
– Was ist die Ursache der Erkrankung?

- Wie gehen wir in dieser schwierigen Situation miteinander um?
- Weiß mein Partner um die Diagnose, ent- oder belastet es ihn, darüber zu sprechen? (abhängig von der Schwere der Erkrankung)
- Bin ich durch meine Erkrankung eine Belastung für meine Familie?

Der Kontext, in dem die Begegnung zwischen Arzt und Patient stattfindet, ist unter anderem von diesen Veränderungen im Leben des Patienten und seiner Angehörigen geprägt. So gehört es zu den Aufgaben des Arztes, einerseits das „System" des Patienten sowohl in *diagnostisch/ therapeutische Überlegungen* miteinzubeziehen, als auch sich mit den Bedürfnissen des Patienten *und* dessen Angehöriger auseinanderzusetzen, und Patienten und Angehörige in dieser *Phase der Veränderungen zu unterstützen*.

Im Krankenhaus findet ebenso wie in der Praxis des niedergelassenen Arztes der Erstkontakt zwischen Arzt und Patient meist *ohne* die Anwesenheit von Angehörigen statt.

Als selbstverständlichen Teil der Anamnese wird der Arzt, dem Krankheitsbild und der Situation entsprechend in unterschiedlichem Maße, Wert auf die *Familienanamnese* legen. Eine *umfassende* Familienanamnese ist dabei wesentlich weiter gefaßt als die üblichen Fragen nach Krankheiten in der Familie. Ihr Ziel ist es, nicht nur mögliche genetische, infektiöse und andere Belastungen zu erheben, sondern auch einen ersten Überblick über das „Familiensystem" des Patienten zu gewinnen.

Im Idealfall ergibt sich aus diesem Gespräch eine *„grobe Landkarte"* des Familiensystems, die unter anderem Informationen über folgende Bereiche enthält:

- Wer sind die nächsten Angehörigen? (Kernfamilie, Eltern, Geschwister)
- Aktuelle Partnerschaft (Wer lebt im gemeinsamen Haushalt?)
- Qualität der Beziehungen
- Einfluß der Erkrankung auf die familiäre Situation des Patienten
- Wer in der Familie zeigt sich besonders besorgt?
- Wer ist eher zuversichtlich?
- Mit wem fällt es dem Patienten schwerer/leichter über seine Erkrankung zu sprechen?
- Wessen Reaktionen machen ihn eher besorgt?
- Einfluß der familiären Situation auf die Erkrankung.

Wodurch werden nun die Beziehungen zwischen Arzt, Patient und Angehörigen geprägt, welches sind Einflußfaktoren, welche überhaupt das Zustandekommen und dann die Qualität der Beziehung aus der unterschiedlichen Sicht der einzelnen Beteiligten bestimmen? (s. Tabelle 1)

Ob und in welcher Form Kontakt auch zu den Angehörigen eines Patienten entsteht, hängt primär vom *Bedürfnis aller Beteiligten* – Arzt, Patient und Angehörigen (Eltern, Partner, Kinder) – ab.

Tabelle 1

ARZT	PATIENT	ANGEHÖRIGE

Gemeinsam: Persönlichkeit – aktuelles Krankheitsbild – Krankheitsverständnis (somatisch/psychosomatisch) – aktuelle Lebens-Beziehungssituation – Erfahrungen in der eigenen Familie, mit eigenen Angehörigen – Einstellung zum Tod

ARZT	PATIENT	ANGEHÖRIGE
AKTUELLE SITUATION	AKTUELLE SITUATION	AKTUELLE SITUATION
Ausbildung	aktuelle Symptomatik	Beziehung zum Patienten
Institutionelle Rahmenbedingungen	individueller Leidensdruck	Krankheitsbild
Zeitfaktor	aktuelle Situation in Familie bzw. Partnerschaft	Schwere der Erkrankung
aktuelle Befindlichkeit	Auswirkung der Krankheitssymptome auf die familiäre Situation	Einfluß auf familiäre Situation
aktuelle Beziehung zum Patienten ...	aktuelle Beziehung zum Arzt ...	Dauer der Erkrankung ...
VORERFAHRUNGEN	VORERFAHRUNGEN	VORERFAHRUNGEN
mit eigener Familie	mit Krankheit	mit dem behandelnden Arzt
mit Patienten und deren Angehörigen	mit dem behandelnden Arzt	mit anderen Ärzten
mit Krankheitsverlauf	mit anderen Ärzten	mit Erkrankungen in der Familie
mit Sterben, Tod ...	mit Familie und Krankheit ...	mit Reaktionen des Patienten
		bisherige Informationen ...

Die aktuelle Situation und Vorerfahrungen sind es auch, welche die Erwartungen, die jeder (Arzt, Patient, Angehöriger) an sich selbst und an die anderen stellt, sowie auch Ängste vor einem gemeinsamen Gespräch mitbedingen.

ARZT	PATIENT	ANGEHÖRIGE
ERWARTUNGEN	ERWARTUNGEN	ERWARTUNGEN
– an sich selbst	*– an sich selbst*	*– an sich selbst*
ich kann alles	ich muß das alleine durchstehen	ich muß meinen Partner schützen, möglichst gut betreuen
ich darf mir Unterstützung holen, wenn ich sie benötige ...	ich schaffe das nicht ...	ich muß es schaffen ...
– an den Patienten	*– an die Angehörigen*	*– an den Patienten*
wird Gespräche gemeinsam mit der Familie begrüßen/ablehnen ...	reagieren eher besorgt, gleichgültig	ist belastbar/nicht belastbar
	unterstützen	reagiert optimistisch / pessimistisch
– an die Angehörigen	brauchen Unterstützung	muß sich um sich selbst kümmern
können unterstützen	sind belastbar/nicht belastbar	ist hilflos
brauchen selbst Unterstützung	haben Angst, mit mir über die Krankheit zu sprechen	hat Angst, mit mir über die Krankheit zu sprechen
können Zusatzinformationen geben	sind offen für Gespräche ...	ist offen für Gespräche ...
vertrauen mir/sind eher feindlich eingestellt	*– an den Arzt*	*– an den Arzt*
belasten den Patienten mit eigenen Ängsten	ist offen für Gespräche	hat Angst, mit mir über die Krankheit zu sprechen
haben Angst, mit mir über die Krankheit zu sprechen	will mich schonen	ist offen für Gespräche
sind offen für Gespräche	sagt mir die Wahrheit	macht alles wieder gut
sind wichtig/wenig wichtig im Sinne von Diagnose/Therapie ...	kann ihm vertrauen	muß sich um alles kümmern
	hat Zeit für mich/ist überlastet	soll (nicht) aufklären
	weiß, was mir fehlt	soll schonen
	kann mich heilen	kennt den Patienten zu wenig
	ist überfordert	soll immer Zeit haben ...
	ist nur für körperliche Probleme zuständig ...	

4. Die Frage der Indikation: Wann ist das ärztliche Gespräch mit den Angehörigen besonders wichtig?

Von der ärztlichen Seite her ist es entscheidend, wichtige Bezugspersonen des Patienten dort zu einem (gemeinsamen) Gespräch einzuladen, wo dies im Sinne des Prozesses der Diagnosestellung und Therapie als sinnvoll erscheint. Grundsätzlich zu berücksichtigende *Kriterien* sind dabei:

- die Bereitschaft des Patienten,
- die Art und Schwere der Erkrankung,
- die bisherige Involviertheit von Angehörigen,
- das Ausmaß an Veränderung, das die Krankheit für das Familiensystem mit sich bringt, und
- die soziale Gesamtsituation des Patienten.

Aus der Praxis lassen sich folgende „Indikationen zum ärztlichen Gespräch mit Patient und Angehörigen" zusammenfassen (nach Rathner 1987).

4.1 Chronische Erkrankungen

Beispielsweise nach einem Herzinfarkt sieht sich der Patient wie seine Familie mit tiefgreifenden *Veränderungen* konfrontiert. Die Lebenserwartung des Infarktpatienten wird möglicherweise eng damit zusammenhängen, ob es gelingt, die Lebensgewohnheiten zu verändern (beginnend bei der Diät bis zu Veränderungen am Arbeitsplatz). Patient und Angehörige werden in unterschiedlicher Art auch mit ihren Ängsten (z.B. vor einem neuerlichem Infarkt, nicht mehr voll leistungsfähig zu sein und damit

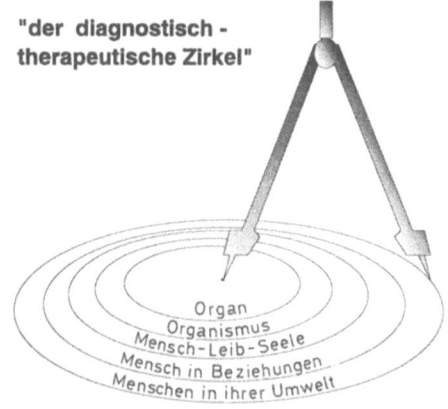

Abb. 1. Der „diagnostisch-therapeutische Zirkel" aus systemischer Sicht

vielleicht den Partner zu belasten) umgehen. Gemeinsame Gespräche könnten eine entscheidende Unterstützung und Motivation in diesem Veränderungsprozeß bedeuten.

Bei anderen Erkrankungen wie z.B. Diabetes, rheumatischen oder verschiedenen psychiatrischen Erkrankungen oder bei Mukoviszidose müssen Patient und Angehörige unterschiedlichste Einschränkungen und Veränderungen bewältigen.

Pflegende Angehörige pflegebedürftiger (oft älterer) Patienten sind meist in einem hohen Ausmaß belastet, ihre Gesundheit ist gefährdet (s.o.). Sie bedürfen daher auch einer Unterstützung durch den Arzt. Gemeinsame Gespräche können sie entlasten. Kooperation, eine gemeinsame Linie und Vertrauen zum behandelnden Arzt auch von seiten der Angehörigen sind wichtige Faktoren, die zu einer guten *Compliance* beitragen.

4.2 Lebensbedrohliche Erkrankungen

Die Konfrontation mit einer lebensbedrohlichen Erkrankung kann bei allen Betroffenen, dem Patienten, den Angehörigen aber auch beim Arzt *Angst* auslösen: Angst vor eigener Krankheit, dem eigenen Sterben, Angst, den Angehörigen zu verlieren, Angst, diese Bedrohung nicht verarbeiten zu können oder die Angst vor der Angst. Die größte Angst ist jedoch meist die vor dem Allein-Gelassen-Werden, der Isolation, dem „sozialen Tod".

„Offene Kommunikation" und Anteilnahme sind der beste Schutz gegen das Wahrwerden dieser Angst. Der Arzt hat im Umgang mit Informationen Modellcharakter, nach seinem Vorbild gestaltet sich häufig die Kommunikation innerhalb der Familie. Er vermittelt, ob Offenheit möglich ist, oder eine „Mauer des Schweigens" wächst, was in der Praxis häufig beobachtet werden kann:

Terminal krebskranke Ehemänner: Weniger als ein Drittel der Paare sprachen über die Möglichkeit des Sterbens (Vachon et al. 1977).

Von 41 Krebspatientinnen nach Brustoperation sprachen nahezu die Hälfte nach der Operation *nicht* mit ihrem Partner über die Erkrankung (Jamison et al. 1978).

94 Patienten im Terminalstadium: 46% der Patienten glaubten, die Familie wisse über ihren Zustand bescheid, faktisch waren 87% der Angehörigen darüber unterrichtet (Krant und Johnston 1978).

Grundsätzlich verbindet ein gleichsinniger Informationsstand, während ein unterschiedlicher als Ergebnis einer (u.U. falschverstandenen) „Schonung" Kommunikationsbarrieren errichtet und zu Isolation, Vertrauensverlust und Unsicherheit führen kann.

So hat sich ein *gemeinsames* „Diagnosemitteilungsgespräch" mit beiden Partnern oft bewährt. Damit ist die Gleichsinnigkeit der Information gewährleistet und Unterstützung für die Zeit unmittelbar nach dem Gespräch gegeben.

Auch in späteren Gesprächen ist es unter dem Schutz eines „neutralen" Dritten häufig leichter, offener über Gefühle, Ängste und Probleme zu sprechen. Ziel in der Betreuung chronisch Kranker sollte es auf jeden Fall sein, ein offenes Gesprächsklima zu schaffen, das diesen Austausch erlaubt.

Nach dem Tod eines Angehörigen kann die *Trauerbegleitung* eine ganz wichtige Aufgabe des Arztes sein. Wiederum vermittelt er der Familie, ob es ein „normaler" Vorgang ist, zu trauern und entsprechende, auch heftige Gefühle zu erleben und auszudrücken, oder aber er gibt zu erkennen, daß Trauer unerwünscht ist, z.B. durch unnötige Verschreibung eines Beruhigungsmittels oder durch vorschnelle Beruhigungsversuche. Eine akzeptierende, sichernde und stützende Haltung kann Trauer oft erst ermöglichen und damit verhindern, daß sich chronische Depressionen oder psychosomatische Reaktionen entwickeln. Trauerbegleitung ist nicht nur nach dem Tod bei chronischen Erkrankungen wichtig, sondern noch viel mehr bei plötzlichen und unerwarteten Todesfällen (z.B. durch Unfälle oder Gewaltverbrechen). Diese werden von den Hinterbliebenen in der Regel noch schwerer verarbeitet, weil sehr viel mehr Trauerarbeit *nach* dem Tod notwendig ist.

4.3 Psychosomatische Krankheiten im engeren Sinne

Verwiesen sei hier auch auf die „psychosomatischen Krankheiten im engeren Sinne". Hier kann ein *diagnostisches* Paar- oder Familiengespräch zur Erhebung von Streßfaktoren in der Familie oder am Arbeitsplatz notwendig werden. Die *„Funktion"* eines Symptoms kann oft erst in einem gemeinsamen Gespräch erkannt und verstanden werden. Dieses Gespräch könnte auch der Ausgangspunkt dafür werden, daß sich der „Indexpatient" bzw. die Familie neben der medizinischen zu einer zusätzlichen *Psychotherapie (Einzel-, Paar- oder Familientherapie)* entschließen kann. Dadurch soll auch verhindert werden, daß es zu einem intra- oder interindividuellen *„Symptom- oder Syndromshift"* kommt, das heißt, daß sich bei einem Individuum an Stelle eines Symptoms ein anderes entwickelt, oder aber ein anderes Familienmitglied krank wird.

4.4 Häufige Arztbesuche mit schlechtem Behandlungsergebnis und häufige Arztbesuche von verschiedenen Mitgliedern einer Familie

Wenn längerfristig *Behandlungsbemühungen* des Arztes *ohne Erfolg* bleiben und sich auf der individuellen Ebene dafür keine Erklärung finden läßt, ist es oft sinnvoll, den Blickwinkel auf die Familie bzw. das Umfeld zu erweitern. Häufig können dann auf der Beziehungsebene *krankheitsaufrechterhaltende Faktoren* gefunden werden (sekundärer Krankheitsgewinn). Manchmal machen die Veränderungen, die sich durch das Verschwinden der Symptome in der Beziehung oder für den Partner ergeben würden, so viel Angst, daß sie unbewußt aufrechterhalten werden.

Verschiedenste, insbesondere *funktionelle* Symptome (z.B. Müdigkeit, Schlafstörungen, verschiedene Arten von Schmerzen), die mehrere Mitglieder einer Familie zum Arzt führen, sind möglicherweise als Ausdruck einer besonderen familiären psychosozialen Belastung zu werten und können daher Anlaß für den Arzt sein, ein gemeinsames Gespräch anzubieten.

4.5 Wenn der Patient nicht für sich selbst entscheiden kann

Wenn Patienten nicht in der Lage sind, die Tragweite ihrer Erkrankung zu erkennen, entsprechend zu entscheiden und zu handeln, ist es nicht nur gesetzlich, sondern auch ethisch unumgänglich notwendig, Angehörige miteinzubeziehen. Dies betrifft vor allem Kinder, Patienten mit bestimmten Behinderungen oder Krankheiten mit Intelligenzdefiziten oder Störungen der Wahrnehmungs-, Merk- oder Kritikfähigkeit und bewußtlose Patienten.

Gerade auch bei der Entscheidung, im Terminalstadium eine Therapie fortzuführen oder zu beenden, müssen – falls der Patient nicht selbst für sich entscheiden kann – Angehörige zur Gesamtbeurteilung der Situation herangezogen werden. Es werden immer häufiger auch schriftliche Erklärungen abgefaßt, in denen Angehörigen oder wichtigen Bezugspersonen die Entscheidungsvollmacht für diesen Fall übertragen wird.

4.6 Familienkrisen und Veränderungen der Familienzusammensetzung

Verschiedene Ereignisse verändern massiv das Gesamtgefüge des Familiensystems. Dies betrifft das zeitweise oder endgültige Ausscheiden eines Familienmitglieds aus dem Familienverband z.B. durch Tod, durch Klinikaufenthalte oder Scheidung. Auch der Verlust des Arbeitsplatzes des Familienerhalters kann ein Familiensystem aus dem Gleichgewicht bringen und krankheitsförderlich wirken. Der Arzt kann dabei unterstützen, gemeinsame Bewältigungsmöglichkeiten zu finden.

4.7 Beratung vor und in wichtigen Phasen der Familienentwicklung

Im Rahmen von Übergangsphasen in der familiären Entwicklung kann eine Beratung durch den Arzt in gemeinsamen Gesprächen sinnvoll sein. Phasen in diesem Sinne stellen dar: Schwangerschaft, Geburt, Pubertät, Auszug der Kinder, Menopause, Pensionierung etc.

4.8 Behandlung von abhängigen Patienten

Bei abhängigen Patienten ist es meist notwendig, Partner bzw. Eltern in die Behandlung miteinzubeziehen. Süchtiges Verhalten wird häufig von Familienmitgliedern erst ermöglicht oder aufrechterhalten, sodaß man von *Co-Abhängigkeit* spricht. Andererseits stellt die Abhängigkeit mit ihren körperlichen und sozialen Folgen (z.B. bei einem alkoholkranken Partner oder drogenabhängigen Jugendlichen) oft eine große Belastung für die Angehörigen dar, die daher auch Unterstützung benötigen. Nur eine Lösung, die möglichst allen Beteiligten gerecht wird, kann langfristig erfolgreich sein. Paar- bzw. Familiengespräche sind nicht nur bei der Behandlung von substanzabhängigen Patienten meist notwendig sondern ebenso bei Eßstörungen und Spielsucht.

4.9 Gesundheitsvorsorge

Im Rahmen der Gesundheitsvorsorge sind Maßnahmen oder Beratungen häufig auch nur dann erfolgversprechend, wenn alle Betroffenen miteinbezogen werden. Die betrifft z.B. Veränderungen des Lebensstils, so wird eine Ernährungsberatung nur dann zu Veränderungen führen, wenn sie auch jene Person erreicht, welche die Speisen für die Familie zubereitet. Wenn Veränderungsbemühungen nur von einer Person getragen werden und gegen den Widerstand der restlichen Familie durchgesetzt werden müssen, sind sie oft zum Scheitern verurteilt.

5. Grundsätzliche Überlegungen zum Thema ärztliches Gespräch mit Paaren und Familien

Gemeinsame Gespräche zwischen Arzt, Patient und Angehörigen sind für alle Beteiligten zunächst oft *ungewohnt* und lösen häufig auch *Ängste* aus. Sie werden daher besonders in schwierigen Situationen von vielen Betroffenen vermieden, oft aus Angst zu verletzen, das Falsche zu sagen oder andere zu sehr zu belasten. Dabei ist es gerade die Bereitschaft und Möglichkeit zum offenem Gespräch, welche hilfreich und angstreduzierend wirken könnte. Stattgefundene Gespräche werden im nachhinein zumeist als entlastend erlebt.

Im folgenden werden in kurzer Form die Rahmenbedingungen eines Familiengesprächs und die innere Haltung des Gesprächsleiters beschrieben, und es soll verdeutlicht werden, wie den angesprochenen Ängsten begegnet werden kann.

Neben einem Querverweis auf die Kapitel Anamnese, ärztliche Gesprächsführung, und systemische Grundlagen sei an dieser Stelle auch die Möglichkeit erwähnt, *Familiengespräche gemeinsam mit* einem *Kollegen (Psychotherapeuten) zu führen*. Dies ermöglicht einerseits eine positive Lernsituation, der Arzt ist anders als bei Überweisung an einen Therapeuten selbst Teil des Veränderungsprozesses, weiß „wo sein Patient und dessen Angehörige stehen" und welche Themen sie bewegen. Darüber hinaus hat es sich grundsätzlich als durchaus hilfreich erwiesen, Gespräche mit Paaren und Familien in Co-Therapie (2 Therapeuten) zu führen.

5.1 Rahmenbedingungen (Setting)

Bestimmte äußere Rahmenbedingungen sind für Familiengespräche zu fordern: ein ruhiger Raum mit möglichst angenehmer Atmosphäre, genügend Zeit ev. außerhalb der Ambulanz oder normalen Sprechstundenzeit und eine Abschirmung von Störungen (Telefon etc.).

Im Idealfall hat der Arzt bereits in der Anamnese oder einem Nachfolgegespräch u.a. folgende wichtige Fragen mit dem Patienten besprochen:

- Wer sind überhaupt die relevanten Bezugspersonen? (Wer lebt im gemeinsamen Haushalt?)
- Ist der Patient damit einverstanden, daß der behandelnde Arzt Kontakt zu seinen Angehörigen aufnimmt?

- Falls von seiten des Patienten der Kontakt Arzt-Angehörige nicht erwünscht ist, oder unangenehm erscheint, so ist dies eine wichtige Information und kann zum Anlaß genommen werden, weitere Fragen zum Familiensystem zu stellen.
- Welche Informationen (persönliche Mitteilungen bis Diagnose) dürfen aus der Sicht des Patienten an seine Angehörigen (an wen genau) weitergegeben werden?
- Falls sich die Angehörigen eines Patienten direkt an den Arzt wenden sollten (beispielsweise im Krankenhaus, der Patient liegt auf Station, Verwandte kommen zu Besuch und möchten mit dem behandelnden Arzt sprechen) – will der Patient an diesem Gespräch teilnehmen?
- Wäre es aus der Sicht des Patienten hilfreich, ein gemeinsames Gespräch vielleicht mit Patient und dessen Partner bezüglich der Diagnose, Prognose, notwendigen Veränderungen des Alltags (z.B. Diätplan) etc. zu führen?

5.2 Verantwortungsvoller Umgang mit Information

Der verantwortungsvolle Umgang mit Information ist eine entscheidende Basis für das Vertrauensverhältnis zwischen Arzt, Patient und Angehörigen. Es genügt nicht, sich dieser Verantwortung bewußt zu sein, darüber hinaus ist es notwendig, daß der Arzt seine Regeln im Umgang mit Information gegenüber Patient und Angehörigen offen darlegt (Wer erhält welche Information? Was bleibt „Geheimnis" zwischen Arzt und Patient, zwischen Arzt und Angehörigen? usw.).

Eine wichtige Regel – die allzuoft nicht eingehalten wird – ist, im Zweiergespräch Mitgeteiltes *nicht* ohne Erlaubnis des Gesprächspartners an Angehörige weiterzugeben.

5.3 Grundhaltung: Neutralität

Ein- und dieselbe Situation erlaubt viele verschiedene Beschreibungen und Interpretationen. Auch unterschiedliche Betrachtungsweisen, unterschiedliche Beschreibungen einer Person und ihres Verhaltens werden als subjektive Sichtweisen, nicht als Wahrheiten gesehen.

Neutralität bedeutet, das Bild einer Situation oder Person, wie es der Einzelne beschreibt und seine Wahrnehmung zu *würdigen* und gleichzeitig als *sein* Erleben und *seine* subjektive (nicht einzig mögliche oder „wahre") Wirklichkeit anzunehmen.

Neutralität als Grundhaltung erlaubt dem Gesprächsleiter die Anliegen jedes Einzelnen ernst zu nehmen ohne dadurch ev. gegenteilige Anliegen und Bedürfnisse anderer abzuwerten.

5.4 Ressourcenorientierung versus Konflikt/Ursachenorientierung

Was immer Ziel und Aufgabe eines Gesprächs zwischen Arzt-Patient und Angehörigen ist, ob sein Ausgangspunkt nun in therapeutisch/diagnostischen Überlegungen des Arztes liegt, ob es sich um ein Informations- oder Aufklärungsgespräch handelt, immer wird es darum gehen, *gemeinsam neue Wege* zu finden, die Entwicklungsmöglichkeiten des Einzelnen wie der gesamten Familie zu erweitern und *positive Fähigkeiten und Eigenschaften der Familienmitglieder – ihre Ressourcen – zu betonen und zu verstärken.*

5.5 Zirkularität versus Schuldzuweisung

Es wird *fälschlicherweise* häufig angenommen, daß es in Familiengesprächen darum gehen könnte, herauszufinden, wer „schuld" an einem Problem ist. Die Angst vor dieser Situation hält Familien auch oft davon ab, gemeinsame Gespräche in Anspruch zu nehmen.

Daß es im Gesprächsprozeß nicht um Schuldzuweisung gehen kann, wird auch anhand einer theoretischen Überlegung deutlich: Schon in der allgemeinen Systemtheorie wurde formuliert, daß innerhalb eines Systems der Zustand jedes einzelnen Elementes in Abhängigkeit zum Zustand der anderen Elemente steht. Die Veränderungen eines Elementes haben somit Auswirkung auf den Zustand (Struktur-Verhalten) anderer Elemente bzw. auf das System als Ganzes (Zirkularität).

Wenn wir nun der Systemdefinition entsprechend Familienmitglieder als Elemente eines *Interaktionskreises* betrachten, so haben diese keinerlei Möglichkeit, nur in einer einzigen Richtung auf das Ganze zu wirken. *Jedes Familienmitglied beeinflußt die anderen und wird zugleich von den anderen beeinflußt.* Es ist daher epistemologisch gesehen unsinnig, das Verhalten eines Familienmitgliedes als *Ursache* des Verhaltens der anderen anzusehen.

Unter *zirkulärem Fragen* versteht man die Aufforderung an ein Familienmitglied, sich über Beziehungsaspekte zwischen zwei anderen Familienangehörigen zu äußern.

6. Zusammenfassend: die Aufgaben des „ärztlichen Familiengespräches" in Vorsorge, Diagnose und Therapie

Im diagnostischen Gespräch mit Indexpatient und Angehörigen steht für den Arzt zunächst die *Qualität der Beziehungen* (z.B. nahe, eng, innig, gespannt, besorgt) im Mittelpunkt. Dazu können z.B. folgende Fragen gestellt werden:

- Was verbindet die einzelnen Familienmitglieder?
- Wer fühlt sich wem besonders nahe?
- Wer hätte gerne mehr Freiheiten?
- Ist beispielsweise der Vater oder die Mutter besorgter?

Darüber hinaus ist die Entwicklung einer *Modellvorstellung (Hypothese) über die Bedeutung, „Funktion" einer Erkrankung „für"* den Patienten wie das Familiensystem besonders wichtig. Dazu ist es hilfreich, nach Veränderungen im Verhalten und den Beziehungen der einzelnen Familienmitglieder bei Auftreten und im Verlauf der Erkrankung zu fragen. Dies könnte sich konkret folgendermaßen gestalten:

- Steht beispielsweise der Vater der Mutter näher, seit die Tochter erkrankt ist?
- Haben sich die Eltern weiter von einander entfernt?
- Hat die Erkrankung des Mannes die Beziehung zwischen ihm und seiner Frau eher gefestigt, oder eher labilisiert?
- Wenn der 20jährige Sohn keine „Magenprobleme" hätte und keine Diät brauchen würde, würde er dann von zu Hause ausziehen, und wie würden seine Eltern darauf reagieren?

Im Sinne einer guten *Compliance* erweisen sich auch Fragen nach den *subjektiven Theorien*, die die einzelnen Familienmitglieder bezüglich der Erkrankung, ihrer Ursache und Behandlung entwickelt haben (subjektive Krankheitstheorien bzw. -modelle aller Beteiligten), als hilfreich. Diese könnten z.B. folgendermaßen erfragt werden:

- Was denken Sie, warum ihr Mann gerade zu diesem Zeitpunkt erkrankte?
- Haben Sie den Eindruck, daß sich, seit ihr Sohn regelmäßig die Medikamente einnimmt, sein Zustand verbessert hat?
- Was sind Ihre Erfahrungen, was für Ihre Partnerin hilfreich ist?

Das Ziel des Arztes in einem solchen Gespräch ist es auch, die Notwendigkeit abzuklären, den Patienten und/oder Patient und Familie zusätzlich zur medizinischen Betreuung an einen Psychotherapeuten zu *überweisen*. In diesem Falle ist das ärztliche Gespräch auch im Sinne einer *Motivationsarbeit* von besonderer Bedeutung.

Im primär *therapeutisch* orientierten Gespräch, bzw. bei gemeinsamer Diagnosebesprechung oder Behandlungsplanung wird für den Arzt wie für den Indexpatienten und seine Angehörigen die Krankheit, die Veränderungen, die die Erkrankung mit sich bringt, der Wunsch nach Information, die gemeinsame Erstellung eines Behandlungsplanes und Entlastungsmöglichkeiten für Patient und Angehörige im Vordergrund stehen.

Grundsätzlich verbindet und entlastet gleicher Informationsstand ebenso wie die Möglichkeit zum „offenen Gespräch", zum Austausch über Ängste, aber auch Hoffnungen und das Bewußtsein sich einer schwierigen Situation *gemeinsam* zu stellen.

Ressourcenorientiertes Arbeiten und eine *wertschätzende und neutrale Grundhaltung* sind die Voraussetzung dafür, ein *Gesprächsklima* zu schaffen, das den Einzelnen in seinem Bezugssystem stärkt. Zuvor Unaussprechliches wird aussprechbar und kann sogar „beziehungsstiftend" wirken.

Prüfungsfragen

1. Nennen Sie Beispiele für wissenschaftlich belegte Zusammenhänge zwischen psychosozialen Belastungen, sozialer Unterstützung und Gesundheit, Krankheit und Immunparametern.
2. Was verstehen Sie unter einem „System"?

3. Wie kann der menschliche Organismus aus systemischer Sicht beschrieben werden?
4. Welche Auswirkungen kann die Erkrankung eines Familienmitglieds auf die Angehörigen haben?
5. Welche Informationen erfragen Sie in einer umfassenden Familienanamnese?
6. Welche Faktoren kennen Sie, die die Arzt-Patient-Angehörigen-Beziehungen beeinflussen?
7. Welche Erwartungen können Patient/Angehörige/Ärzte aneinander haben?
8. Welche Indikationen zur Miteinbeziehung von Angehörigen in das ärztliche Gespräch kennen Sie?
9. Beschreiben Sie die Bedeutung der Einbeziehung der Angehörigen unter folgenden Bedingungen

   – chronische Erkrankungen,
   – lebensbedrohliche Erkrankungen,
   – psychosomatische Erkrankungen im engeren Sinne,
   – wenn der Patient nicht für sich selbst entscheiden kann und
   – abhängige Patienten.

10. Was ist im ärztlichen Gespräch mit Angehörigen von lebensbedrohlich Kranken besonders zu beachten?
11. Welches sind die notwendigen Rahmenbedingungen für ein Familiengespräch?
12. Was ist im Umgang mit Information zu beachten?
13. Was versteht man im Zusammenhang mit Familiengesprächen unter „Neutralität"?
14. Was versteht man unter „ressourcenorientierter Gesprächsführung"?
15. Was versteht man unter „Zirkularität" und wie ist deren Zusammenhang mit Schuldzuweisungen zu sehen?

Literatur

1. Bartrop RW et al (1977) Depressed lymphocyte function after bereavement. Lancet 1: 834–836
2. Bertalanffy L v (1968) General system theory. Braziller, New York
3. Bland SH et al (1991) Social network and blood pressure: a population study. Psychosom Med 53: 598–607
4. Helgeson VS (1991) The effects of masculinity and social support on recovery from myocardial infarction. Psychosom Med 53: 621–633
5. Irwin et al (1987) Impaired natural killer cell activity during bereavement brain. Behav Immun 1: 98–104
6. Jamison KR et al (1978) Psychosocial aspects of mastectomy. I: The women's perspective. Am J Psychiatry 134: 432–436
7. Kiecolt-Glaser JK et al (1984) Urinary cortisol levels, cellular immunocompetency, and loneliness in psychiatric inpatients. Psychosom Med 46: 15–23
8. Kiecolt-Glaser JK et al (1987) Chronic stress and immunity in family caregivers of Alzheimer's disease victims. Psychosom Med 49: 523–535

9. Kiecolt-Glaser JK et al (1991) Spousal caregivers of dementia victims: longitudinal changes in immunity and health. Psychosom Med 53: 345–362
10. Krant MJ, Johnston L (1978) Family members perceptions of communications in late stage cancer. Int J Psychiatry Med 8: 302–316
11. Levy SM et al (1990) Perceived social support and tumor estrogen/progesterone receptor status as predictors of natural killer cell activity in breast cancer patients. Psychosom Med 52: 73–85
12. Minuchin S (1984) Psychosomatische Krankheiten in der Familie. Klett-Cotta, Stuttgart
13. Rathner G (1987) Das Familiengespräch in der hausärztlichen Praxis. Allgemeinmedizin 16: 78–83
14. Vachon MLS et al (1977) The final illness in cancer: the widow's perspective. Canad Med Ass J 117: 1151–1154
15. Wirsching M et al (1990) Psychosoziale Faktoren der Gesunderhaltung? Psychother Med Psychol 40: 70–75

Weiterführende Literatur

1. Angermeyer MC, Freyberger H (1982) Chronisch kranke Erwachsene in der Familie. Enke, Stuttgart
2. Aymanns P (1992) Krebserkrankung und Familie. Huber, Bern
3. Badura B (Hrsg) (1981) Soziale Unterstützung und chronische Erkrankung. Suhrkamp, Frankfurt
4. Bosch M, Ullrich W (1989) Die entwicklungsorientierte Familientherapie nach Virginia Satir. Junfermann, Paderborn
5. Brentrup M (1990) Alkohol- und Medikamentenabhängigkeit aus systemischer Sicht. Familiendynamik 15: 346–362
6. Hoffman L (1984) Grundlagen der Familientherapie. ISKO-Press, Hamburg
7. Riehl-Emde A (1988) Wechselwirkungen zwischen Psychotherapie und Partnerschaft – Überlegungen zur Einbeziehung des Partners in die stationäre Psychotherapie. Psychother Med Psychol 38: 359–364
8. Satir V, Baldwin M (1991) Familientherapie in Aktion. Junfermann, Paderborn
9. Stierlin H (1985) Das erste Familiengespräch. Klett-Cotta, Stuttgart

Kapitel 3

Das Anamnesegespräch

A. Lampe, G. Purtscheller, B. Wurm und **G. Heel**

Lehrziele
- Verständnis des bio-psycho-sozialen Modells;
- Aufgaben, Technik und Inhalt der vertieften Anamnese;
- Bedeutung der Informationsebenen für das ärztliche Gespräch und die Arzt-Patient Beziehung;
- Verständnis des diagnostisch-therapeutischen Zirkels.

Anhand eines Fallbeispiels aus unserer psychosomatisch-psychotherapeutischen Ambulanz werden im folgenden Beitrag die Aufgaben der erweiterten Anamnese und die „Technik" der Anamneseerhebung beschrieben.

Diesen Ausführungen stellen wir eine kurze Erklärung des bio-psychosozialen Krankheits- bzw. Gesundheitsmodells, das zum Verständnis der erweiterten Anamnese notwendig ist, voran.

Wichtig: die theoretische Auseinandersetzung mit diesem Thema ist ein notwendiger Einstieg für die praktische Arbeit mit Patienten.

Die Möglichkeiten, die die erweiterte Anamnese Arzt und Patient bietet, kann jedoch nur in Gesprächen mit Patienten erlernt werden.

Fallgeschichte

Ein 44jähriger Mann, von Beruf Architekt, wird 2 Monate nach der operativen Entfernung eines Melanoms am Rücken (superficial spreading melanom, Level IV, Tumordicke 1,48 mm) von seiner Hausärztin an die psychotherapeutische Ambulanz überwiesen.

Die Zuweisung an die psychotherapeutische Ambulanz begründet die Hausärztin damit, daß sie sich durch die massive Angstsymptomatik und die depressive Reaktion des Patienten überfordert fühle. Der Patient brauche psychotherapeutische Hilfe zur Krankheitsverarbeitung.

Der Patient zeigt sich mit der Zuweisung einverstanden. Er kann sich allerdings nicht vorstellen, was ihn an einer psychotherapeutischen Ambulanz erwartet: „... ich weiß nicht, wie es mir helfen soll, aber ich möchte etwas tun, es ist mir so unerträglich, einfach nur zu warten."

Zusätzlich hat sich der Patient – auf Empfehlung der Hausärztin – in homöopathische Behandlung bei einer anderen Ärztin begeben. Hausärztin und Patient sind sich darin einig, daß „nichts unversucht bleiben soll".

Der Patient leidet außerdem seit 20 Jahren an einem Graphospasmus rechts. Alle bisherigen Behandlungsversuche (einschließlich einer Sympathektomie vor 12 Jahren) waren ergebnislos und führten nur zu einer weiteren Verschlechterung.

Im Erstgespräch erzählt der Patient, daß er Anfang des Jahres, durch eine Melanomerkrankung im Bekanntenkreis beunruhigt, zum Hautarzt gegangen sei, um ein „Muttermal am Rücken" anschauen zu lassen.

Nach der Untersuchung habe ihm der Arzt Vorwürfe gemacht: „... warum kommen Sie erst jetzt! ... das ist ein Melanom."

Sehr rasch erfolgte dann an der Hautklinik die Excision und, nach Vorliegen des Befundes, die Zweitoperation an der plastischen Chirurgie. Untersuchungen auf das Vorliegen blastomatöser Absiedlungen blieben negativ. Drei Wochen später wurde er in häusliche Pflege entlassen, die weitere Betreuung von seiner Hausärztin übernommen.

Mit seinen Ängsten und Sorgen bezüglich der Melanomerkrankung fühlt er sich sehr alleingelassen und unverstanden.

Die behandelnden männlichen Ärzte hätten ihn erschreckt mit Bemerkungen, wie „warum kommen Sie erst so spät!" (der niedergelassene Hautarzt), „das ist an der Grenze der Behandelbarkeit" (der operierende Chirurg).

Zu den behandelnden männlichen Ärzten gibt es viel versteckten, nur vorsichtig geäußerten Ärger. Sie haben ihm ja auch hinsichtlich seines Schreibkrampfes trotz zahlreicher (auch operativer) Interventionen nicht geholfen („... das war alles für die Katz ..."). An die behandelnden männlichen Ärzte knüpft er aber auch seine Hoffnungen.

Die betreuenden weiblichen Ärzte, die Hausärztin, die Homöopathin, sind die, bei denen er klagen darf, seine Ängste aussprechen darf, er fühlt sich beschützt und aufgehoben bei ihnen, hat aber wenig Vertrauen in ihre ärztliche Wirksamkeit hinsichtlich seiner Erkrankung. Er erlebt sie als verständnisvoll, teilnehmend, ihre spürbare Sorge um ihn beunruhigt ihn aber gleichzeitig. Daß sie seine Bedrohtheit so ernst nehmen, führt dazu, daß er sie als „zu negativ, zu pessimistisch" erlebt. Vor allem die Hausärztin habe er als „zu besorgt" erlebt. Sie habe ihn gleich in der Klinik besucht. Die Homöopathin habe ihn sogar aufgefordert, sich „mit der Möglichkeit des Sterbens auseinanderzusetzen". Hausärztin und Homöopathin seien zwar sehr bemüht, aber auch sehr „negativ" – dadurch hätten sich seine Ängste verstärkt.

Über seinen Beruf berichtet der Patient, daß ihm seine Arbeit sehr wichtig sei; er beschreibt sich als sehr sorgfältig, gewissenhaft, fast pedantisch. Umso mehr kränke es ihn, wenn er mit seiner Leistung nicht genügend anerkannt werde.

Der Patient ist unverheiratet, er lebt gemeinsam mit seiner Mutter und seiner älteren ledigen Schwester im eigenen Haus.

Beim Unterschreiben des Vertrages für den Grundkauf zu diesem Haus trat sein Schreibkrampf das erstemal auf. Das Geld für den Kauf kam vom Vater, im Plan waren Wohneinheiten für die Eltern, die ältere Schwester und den Patienten vorgesehen.

Eine jüngere Schwester ist im Alter von 9 Jahren an Kinderlähmung verstorben, der jüngste Bruder ist verheiratet.

1977 ist der Vater innerhalb von 3 Monaten, nach Auftreten der ersten Symptome, an einem Pankreaskarzinom verstorben. Damals war der Patient 30 Jahre alt. Der Tod des Vaters geht ihm heute noch nahe. Mit dem Vater sei vieles ungeklärt geblieben, er habe sich mit ihm nicht so gut verstanden, habe dem Vater gegenüber eine starke Rivalität verspürt. Die Mutter habe ihn immer gegenüber dem Vater beschützt.

Hinsichtlich Krankheit und Tod des Vaters habe der Patient aber das Gefühl, das Beste für den Vater getan zu haben.

Er habe bis zum Tod des Vaters versucht, diesem beizustehen, er habe es bis zum Schluß durchgehalten, dem Vater das wahre Ausmaß seiner Erkrankung zu verschweigen, den Vater anzulügen. So habe der Vater in Ruhe sterben können.

Gegenüber dem Hausarzt des Vaters erhebt der Patient vorsichtig Vorwürfe, dieser habe die frühen Symptome übersehen bzw. verkannt.

Seit dem Tod des Vaters fühlt er sich verantwortlich für die unverheiratete Schwester und die Mutter. Die Mutter sei einerseits sehr beschützend und fürsorglich, andererseits erlebe er sie als strafend und streng. Er müsse sich der Mutter immer „unterordnen". Über seine Erkrankung könne er zu Hause nicht sprechen. Von seiner Mutter sagt er: „Die kapiert das Ganze nicht mehr."

Die ledige Schwester reagiere bestürzt: „Jetzt hängt alles an mir." Seit dem Tod des Vaters sei ja er für Mutter und Schwester verantwortlich gewesen. Nun habe die Schwester wohl das Gefühl, allein mit allem fertigwerden zu müssen. Er glaubt zu spüren, daß die Schwester schon überfordert ist mit dem, was seine Erkrankung für ihr Leben bedeutet, daß er sie nicht damit belasten darf, was die Krankheit für ihn bedeutet („... die Schwester hat noch mehr Angst als ich").

Der Patient spricht **im Erstgespräch** viel über seine Angst und seine depressiven Gefühle in Zusammenhang mit der malignen Erkrankung. Zusätzlich wird schon im Erstgespräch eine weiter zurückliegende Lebensunzufriedenheit deutlich, die viel mit seiner Lebenssituation als „gehorsamer Sohn" und „verantwortlicher Bruder" zu tun haben scheint.

In der Beschreibung der Beziehung des Patienten zu seinen männlichen Ärzten, vor allem aber im Beziehungsgeschehen zwischen dem männlichen Psychotherapeuten und dem Patienten wird deutlich, daß der Patient auf der Suche nach einer starken männlichen Bezugsperson (Vaterfigur) ist, die ihn nicht zurückweist.

Der Patient wird zu einer weiteren **testpsychologischen Untersuchung** an die Ambulanz eingeladen.

Untersuchungsleiterin ist eine weibliche Psychotherapeutin. Die Haltung des Patienten der Untersuchungsleiterin gegenüber ist vordergründig äußerst kooperativ, auch devot, unterschwellig und unbewußt aber auch sehr aggressiv.

Die Testsituation gestaltet sich schwierig. Der Patient stellt in seinem aufrichtigen Bemühen, „ja alles richtig zu machen", viele Zusatzfragen zu den teils schriftlichen, teils mündlichen Testanweisungen. Den vielen Zusatzfragen kommt möglicherweise auch die Bedeutung zu, mit der Untersuchungsleiterin in Kontakt zu bleiben, nicht allein gelassen zu werden.

Weil ihm wegen des Schreibkrampfes Zeichnungen nicht gelingen, reagiert er übermäßig mit Scham und Verzweiflung. Er könne diese schlechten Zeichnungen nicht hergeben, er sei gewohnt, gute Arbeit abzuliefern, das sei aber schlechte Arbeit, er habe zu hohe Ansprüche an Perfektion, um sowas aus der Hand zu geben. An dieser Stelle beginnt der Patient heftig zu weinen, steht auf, zeigt auf seine verkrampfte Hand, auf die große, entstellende Narbe am rasch entblößten Rücken, und schreit (auf Hand und Rücken zeigend): „Und das da (Hand) und das da (Rücken), das hab ich jetzt davon, daß ich immer alles recht machen wollte."

Der Patient bietet also an dieser Stelle sein psychologisches Erklärungsmodell an: „ich bin krank, weil Ihr von mir Perfektion verlangt, die ich nicht bringen kann". Seine Aggression richtet sich situativ gegen die Testleiterin, der er „perfekte Arbeit abliefern und gehorchen muß".

Nach langsamer Beruhigung berichtet er, daß er nie habe heiraten können, „weil der Mutter und der Schwester nie eine recht war" und: „... ich kann mir nicht einmal ein Paar Socken kaufen ohne die Zustimmung von denen".

Sowohl in den Erzählungen des Patienten, als auch in der Art der Beziehung zur Testleiterin, wird die nicht gelungene Ablösung von der sehr dominierenden Mutter deutlich. Deutlich wird auch eine starke Aggressionshemmung (vordergründig kooperativ gegenüber der Therapeutin, gehorsam gegenüber der Mutter) bei sehr starker unterschwelliger Aggressivität (massive Anklagen an die Mutter und Schwester – es gelingt ihm, die Therapeutin durch seinen Ausbruch zu erschrecken).

Weiterer Verlauf: Mit dem Patienten werden analytisch orientierte Einzelgespräche vereinbart, Fokus der Therapie soll die Verarbeitung des Krankheitserlebnisses sein und eine Verbesserung der Lebensqualität durch Veränderung in Richtung größerer Autonomie. Nach 38 Stunden werden die Gespräche beendet.

Sechs Jahre später wendet sich der Patient neuerlich an die psychotherapeutisch-psychosomatische Ambulanz. Im wesentlichen ist er gesund. Beruflich hat er sich insofern verändert, als seine jetzige Tätigkeit leichter und weniger belastend ist, er ist jedoch immer noch unverheiratet und lebt nach wie vor gemeinsam mit seiner Mutter und der Schwester.

Das bio-psycho-soziale Modell

Obwohl die Bedeutung des Anamnesegespräches und der körperlichen Untersuchung in der Medizin für Diagnose und Therapie immer wieder betont wird, bestimmen Checklisten und technische Apparate die medizinische Praxis.

Arzt und Patient sehen sich einerseits mit einer Medizin konfrontiert, die immer technischer, differenzierter und spezifischer wird (z.B. Gentechnologie) und andererseits mit einer Strömung, in der versucht wird, Vernetzungen zu erkennen und die Gesamtheit zu verstehen. Innerhalb der Schulmedizin vertritt die Psychosomatische Medizin diese Sichtweise.

Hierzu Adler 1986, Seite 6: „Der Begriff ‚psychosomatisch‘ ist ein unglücklicher, weil er eine Kausalkette – psychische Ursache/somatische Folge – suggeriert und damit eine irreführende Vereinfachung der vielfältigen Beziehungen zwischen den biologischen, psychischen und sozialen Faktoren darstellt. Der Begriff ‚psychosomatisch‘ erinnert noch stark an das ‚biomedizinische‘ Konzept der Krankheit, das im Westen bis heute vorherrscht. Es ist reduktionistisch, weil es davon ausgeht, daß komplexe Vorgänge am besten verstanden werden, indem immer umschriebenere Prozesse herausgelöst und untersucht werden und durch Zusammensetzen der Einzelteile dann das Ganze begriffen werden kann. Es stellt sich den Menschen aus diskreten Untereinheiten mit linearen Ursache-Wirkungsmechanismen zusammengesetzt vor. Die Trennung in Seele und Körper hängt mit diesem Reduktionismus eng zusammen. Dieses Konzept schließt psychische und soziale Faktoren als unwissenschaftlich aus, denn diese Faktoren können in seiner Sprache nicht präzis genug beschrieben werden. Das ‚bio-psycho-soziale‘ Konzept hingegen sieht den Organismus aus hierarchischen Systemen aufgebaut, die von den Atomen, Molekülen, Zellen, Geweben, Organen, Organsystemen, dem Nervensystem, der Person, der Zwei-Personenbeziehung, der Familie, der Gemeinde bis zur Subkultur und Kultur reichen, wobei jedes System ein dynamisches Ganzes ist, das mit untergeordneten, parallel gelagerten und übergeordneten Systemen in Wechselbeziehung steht. Jedes übergeordnete System weist gegenüber den ihm untergeordneten, aus denen es aufgebaut ist, neue Eigenschaften auf. Störungen können in einem System beginnen und in ihm aufgefangen werden oder benachbarte, unter- und übergeordnete Systeme in Unordnung bringen, oder sogar in verschiedenen Systemen gleichzeitig beginnen."

Psychische und soziale Faktoren tragen zum Entstehen einer Krankheit bei. Sie sind mitbestimmend für den Zeitpunkt ihres Auftretens und beeinflussen die Reaktion eines Menschen auf körperliche Veränderungen ebenso wie sein Verhalten während der Krankheit. Sie sind bedeutsam für das Ausmaß und die Dauer der Genesung.

Die Erfassung der bio-psycho-sozialen Faktoren setzt somatische, psychologische und soziologische Kenntnisse voraus. Die Fertigkeit im Erheben bio-psycho-sozialer Daten muß erworben werden, wie andere Fertigkeiten auch.

Die Fähigkeit zur Selbstbeobachtung innerhalb der Arzt-Patient-Beziehung ist dabei ebenso unabdingbar wie einfühlendes Verstehen und Akzeptanz der individuellen Besonderheit des jeweiligen Patienten.

Das bio-psycho-soziale Modell – auf die Anamnese angewandt – erfordert, daß der Arzt den Patienten in seinen objektiven und subjektiven Aspekten erfaßt, dessen psychische, somatische und soziale Gegebenheiten erhebt, und deren wechselseitige Wirkungen in Diagnose und Therapie einbezieht.

Aufgaben der Anamnese

Die Anamnese hat drei Schwerpunkte:

1. Die *Herstellung eines Arbeitsbündnisses,*
2. die *Erhebung bio-psycho-sozialer Daten (Information)* und
3. die *Integration*, d.h. das, was zwischen Arzt und Patient passiert, zu reflektieren und zusammen mit den erhobenen Daten bei Diagnosestellung und Therapieplanung zu berücksichtigen.

Zwischen Arzt und Patient findet ein ständiger Informationsaustausch statt, der sich in Kreisprozessen vollzieht. Neue Informationen führen immer wieder zu neuen Erkenntnissen und neuen diagnostisch-therapeutischen Überlegungen, die ihrerseits wiederum zu weiterführenden Informationen, Einsichten und diagnostisch/therapeutischen Überlegungen führen ... usw. (Der diagnostisch-therapeutische Zirkel, Wesiack 1980, S. 186).

1. Herstellen eines Arbeitsbündnisses

Sind Arzt und Patient bereit *miteinander* zu reden, werden sie auch gemeinsam am diagnostischen und therapeutischen Prozeß arbeiten können.

Speziell die Therapie muß in Übereinstimmung mit den Wünschen, Bedürfnissen und Möglichkeiten des Patienten erfolgen. Ein Klima der gegenseitigen Wertschätzung ermöglicht es dem Patienten, offen über sein Befinden und sein Kranksein zu reden. Nur einem Arzt, der offen und möglichst unvoreingenommen seinem Patienten gegenübertritt, wird sich der Kranke im Gespräch öffnen. Geeigneter Ort und Zeit, ungeteilte Aufmerksamkeit des Arztes und aufmerksames Zuhören sind notwendige weitere Voraussetzungen für ein ärztliches Gespräch.

2. Informationen: Die Erhebung bio-psycho-sozialer Daten

Die auf S. 306 angeführten Informationsebenen sollen im Folgenden in ihrer Bedeutung für das Anamnesegespräch, das Beziehungsgeschehen, die Diagnosestellung und die Therapieplanung genauer beschrieben werden.

Die Ebene der objektiven Informationen

Hier geht es um die Informationen, die grundsätzlich nachprüfbar sind, z.B. biographische Daten (Geburtsdatum, Familienstand, Beruf, Wohnverhältnisse, soziale Daten) und bisher erhobene medizinische Befunde.

Die klassische naturwissenschaflich orientierte Medizin beschränkt sich in der Regel auf die Erhebung soziodemographischer Daten, versäumt es jedoch häufig, Informationen aus der Lebensgeschichte des Patienten mitzuerheben.

Objektive Daten aus unserem Fallbeispiel könnten sein: 44jähriger Mann, ledig, kinderlos, lebt mit Mutter und Schwester im gemeinsamen Haushalt, Architekt.

Diagnosen: Melanom (Level IV, Tumordicke 1,48 mm) – Excision und Nachresektion, Graphospasmus rechts seit 20 Jahren, deswegen mehrere Operationen, u.a. vor 12 Jahren Sympathektomie ohne Erfolg.

Erstmaliges Auftreten des Graphospasmus beim Unterschreiben des Vertrages zum Kauf eines Baugrundes, den der Vater des Patienten finanziert. Im Plan sind Wohneinheiten für die Eltern, die ältere Schwester des Patienten und den Patienten vorgesehen.

(Übung: Suchen Sie weitere ojektive Informationen aus dem auf S. 329 angeführten Fallbeispiel.)

Die Ebene der subjektiven Informationen

Sie erfaßt die individuelle Wirklichkeit des Patienten. Damit ist die Ebene der subjektiven Bedeutungen, die beispielsweise Lebensdaten oder Befunde (z.B erhöhter Cholesterinwert, Diagnose) für den Betreffenden haben, gemeint.

Auch, wie der Patient seine Beschwerden beschreibt, welche Ursachen und Hintergründe er annimmt sind der subjektiven Informationsebene zuzuordnen.

Sie erfaßt also das Erleben des Patienten und die Bedeutung, die der Patient dem Gesagten verleiht, und hilft dem Arzt, den Patienten in „seiner Welt" zu verstehen.

Subjektive Daten aus unserem Fallbeispiel könnten sein:

„Meine Arbeit ist für mich sehr wichtig. Ich bin sehr sorgfältig, gewissenhaft und pedantisch. Umsomehr kränkt es mich, wenn dann meine Leistung nicht genügend anerkannt wird."

„Ich hab viel zu hohe Ansprüche an Perfektion ... ich möchte immer alles gut machen und weiß nicht, ob es richtig ist wie ich es mache, das ist mein Krebsschaden."

„Wenn ich Angst habe, ist niemand für mich da ..."

„Die Schwester hat noch mehr Angst als ich."

„Ich hab Angst vor einem grausigen Sterben. Vorher bring ich mich lieber selber um." „Der Tod des Vaters geht mir immer noch nah."

Das Interesse des Interviewers an den psychischen und sozialen Aspekten des Leidens bringt weitere Schwierigkeiten (und Chancen) für seine

Aufgaben mit sich. Der Patient beginnt nämlich seine Empfindungen auszudrücken, beispielsweise seine Wut krank zu sein, seine durch das Leiden geförderten Abhängigkeitswünsche, seine Vorwürfe, sich Einschränkungen auferlegen lassen zu müssen, seine Trauer über den Verlust der Körperintegrität. Diese Empfindungen lassen den einfühlsamen Interviewer nicht unberührt. In ihm werden Wünsche, Ängste und Phantasien angeregt, diese sollen auch wach werden, aber nicht störend ins Interview eingreifen." (Adler 1986, S. 10).

Die Ebene der szenischen Informationen

Unter szenischer Information wird die meist unbewußte Gestaltung einer Situation oder Begegnung verstanden.

Neben den erwähnten, subjektiven Informationen bieten szenische Informationen einen wesentlichen Zugang zur individuellen Wirklichkeit des Patienten. Aufgrund seiner Persönlichkeit und seiner psychosozialen Situation „inszeniert" der Patient sozusagen einen bestimmten Umgangsstil, ein spezifisches Beziehungsangebot dem Arzt gegenüber.

Wichtige szenische Informationen bieten bereits die Umstände der Kontaktaufnahme zum Arzt (z.B. kommt der Patient selbst, wird er vermittelt, kommt er in Begleitung, gibt es Terminschwierigkeiten usw.). Auch die Art, wie sich der Patient im Kontakt verhält, seine Körperhaltung, sein Sprechtempo, sein Tonfall, seine Mimik, auffallende Diskrepanzen zwischen dem Inhalt der Unterhaltung und der Form der Mitteilung, sind wichtige szenische Informationen.

Zusätzlich ist es hilfreich, sich folgende Fragen zu stellen:

– Wie geht der Patient/die Patientin mit mir um? Welche Gefühle löst er/sie in mir aus? Was drückt er/sie damit wohl aus? Welches ist die vorwiegende Stimmung des Patienten/der Patientin? Wirkt der Patient/die Patientin hilflos, hoffnungslos, wütend, dominierend, gehemmt, aggressiv, kindlich, unsicher?
– Wie reagiere ich auf den Patienten? Welche Gefühle habe ich ihm gegenüber? Wie gehe ich mit dem Patienten um?

Fallbeispiel

1. Szenische Informationen, die dem Arzt durch den Patienten vermittelt werden, beschrieben an unserem Fallbeispiel:

Als dem Patienten bei der psychodiagnostischen Untersuchung wegen seines Schreibkrampfes Zeichnungen nicht gelingen, reagiert er übermäßig mit Scham und Verzweiflung. Er könne diese schlechten Zeichnungen nicht hergeben, er sei gewohnt, gute Arbeit abzuliefern, das sei aber schlechte Arbeit, er habe zu hohe Ansprüche an Perfektion, um sowas aus der Hand zu geben. An dieser Stelle beginnt der Patient heftig zu weinen, steht auf, zeigt auf seine verkrampfte Hand, auf die große, entstellende Narbe am rasch entblößten Rücken, und schreit (auf Hand und Rücken zeigend): „Und das da (Hand) und das da (Rücken), das hab ich jetzt davon, daß ich immer alles recht machen wollte." Nach langsamer Beruhigung berichtet er, daß er nie habe heiraten können, „weil der Mutter und der Schwester nie eine recht war" und: „... ich kann mir nicht einmal ein Paar Socken kaufen ohne die Zustimmung von denen."

Relevanz dieser szenischen Information: Der Patient steht unter einem inneren Perfektionsdruck; gut gemeinte und durchaus sinnvolle Verhaltensvorschläge an den Patienten wie: „Beobachten Sie Ihre Haut!" könnten bei diesem Patienten zu einer zwanghaften belastenden Selbstbeobachtung führen. Zusätzlich wird deutlich, unter welch großer innerer Anspannung der so ruhige, bemühte und angepaßte Patient steht. Auf diese Befindlichkeit muß Rücksicht genommen werden, der Patient braucht die Unterstützung von seiten des Arztes.

Der Patient bietet an dieser Stelle ein psychologisches Erklärungsmodell an: „ich bin krank, weil Ihr von mir Perfektion verlangt, die ich nicht bringen kann". Die psychodiagnostische Untersuchung löst beim Patienten ebenfalls Hilflosigkeit und Wut aus (er fühlt sich wieder überfordert). Seine Aggression richtet sich situativ gegen die Testleiterin, der er „perfekte Arbeit abliefern und gehorchen muß".

Alles, was vorangehend für den Patienten beschrieben wurde, gilt natürlich auch für den Arzt.

Auch Ärzte geben an den Patienten *objektive* Informationen (wie z.B. Alter, Geschlecht, praktischer Arzt oder Facharzt, Alternativmediziner, Klinik oder Praxis, etc.), *subjektive* Informationen (z.B. persönliche Bedeutung der Diagnose Krebs, Krankheitsverständnis, Vorerfahrungen mit dem Tod, Vorurteile z.B. Sucht, Hypochondrie, Sandler) und *szenische* Informationen (Gestaltung der Praxis, Art der Begrüßung, weißer Mantel etc.).

2. Szenische Informationen, die dem Patienten durch den Arzt vermittelt werden. Bedeutsam könnte sein:

- Die Hausärztin vermittelt den Patienten an die Hautklinik,
- zu einer homöopathisch orientierten Ärztin und
- an die psychotherapeutische Ambulanz.
- Außerdem besucht sie ihn bereits am ersten Tag seines Klinikaufenthaltes.

Die nicht alltägliche Weitervermittlung an Disziplinen im medizinischen Randbereich, vermitteln dem Patienten den Eindruck, „ein hoffnungsloser Fall" zu sein. Die ebenfalls nicht alltägliche Vorgangsweise der Hausärztin, ihn in der Klinik zu besuchen, macht zusätzlich Angst: „Die (Hausärztin) ist so negativ, so pessimistisch, so besorgt, da hab ich gleich das Schlimmste befürchtet."

3. Integration

Die Zusammenschau aller Daten soll dem Arzt eine möglichst umfassende vorläufige Diagnose ermöglichen, um daraus erste therapeutische Vorstellungen zu entwickeln. D.h. für einen Arzt, der sich dem bio-psycho-sozialen

Modell der Krankheit verpflichtet fühlt, daß er sich während der Erhebung der Anamnese den psychosozialen Daten zuwendet, die er in Zusammenhang mit anatomischen, pathophysiologischen und biochemischen Vorstellungen bringen soll. Die Fähigkeit zur Integration anatomischer, pathophysiologischer und biochemischer Vorstellungen hat der Arzt im Rahmen seines Studiums gelernt. Zusätzlich muß er sich Daten widmen, die menschliches Verhalten betreffen.

„... einer gerunzelten Stirn, einem Zittern der Hände, dem Erbleichen, dem Leiserwerden der Stimme – und verbalen Äußerungen, die er nicht nur nach dem Wortlaut aufnehmen darf, sondern nach verdeckten und verborgenen Bedeutungen erfassen sollte. Die Eigenschaften liegen diametral auseinander, einerseits logisch, abstrakt und distanziert zu denken und andererseits mitzufühlen, sich mit dem Patienten zu identifizieren und das Gesagte in Szenen und ganze Bilder zu übersetzen. Ihre Integration in einem einzelnen Menschen und während eines Arbeitsganges ist eine schwere Aufgabe, die nie endgültig gelöst ist, und die sich bei jeder einzelnen Anamneseerhebung von neuem stellt." (Adler 1986, S. 10ff).

Anamnesetechnik

Stufen der Anamneseerhebung

Da uns in der praktischen Arbeit mit Patienten und im Studentenunterricht die Stufen der Amamneseerhebung nach Engel (modifiziert nach Schüffler, Herrmann) sehr hilfreich erschienen, wollen wir sie im folgenden zum Großteil übernehmen und mit dem entsprechenden Fallbeispiel ergänzen. Die einzelnen Interviewschritte dienen als Orientierungsleitfaden durch die Fülle von Informationen im Anamnesegespräch.

1. Erster Schritt: Vorstellung

Der Arzt (Student) begrüßt den Patienten, stellt sich vor und definiert seine Rolle (z.B. Famulant, Turnusarzt usw.).

Ziel: Der erste Schritt dient dazu dem Patienten Klarheit zu verschaffen: Mit wem habe ich es zu tun, was kommt auf mich zu (Anamnese, Untersuchung, Blutabnahme ...), zeitlicher Rahmen.

Fallbeispiel: Hausärztin, Facharzt, Psychotherapeut, Homöopathin.

2. Zweiter Schritt: Zeigen aktiver ärztlicher Anteilnahme

Der Arzt bringt den z.B. bettlägrigen Patienten für die Anamnese in eine für ihn möglichst bequeme Lage. So wird zum Beispiel dem Patienten eine Kopfstütze gegeben; der Vorhang wird vor die Fenster gezogen, wenn die Sonne blendet, usw. Der Arzt achtet darauf, daß ein Blickkontakt mit dem Patienten möglich ist, und daß das Gespräch nicht zu einem für den Patienten störenden Zeitpunkt durchgeführt wird (zum Beispiel Essens-

oder Besuchszeit). Ebenso schaut der Arzt, daß das Gespräch möglichst ungestört (Mitpatienten, Telefonate) stattfinden kann.

Ziel: Der Arzt gestaltet eine Atmosphäre, die dem Patienten das Gefühl vermittelt mit seinen Beschwerden, Problemen und Fragen Platz zu finden.

Übung: Suchen Sie Beispiele dafür aus dem Fallbeispiel.

3. Dritter Schritt: Landkarte

Der Patient wird mit einer offenen, allgemein auffordernden Frage angeregt, alle seine Beschwerden und den Grund für das Aufsuchen des Arztes in seinen Worten zu schildern. Die Frage ist absichtlich weit gefaßt, etwa: „Wie geht es Ihnen im Moment" oder „Wie fühlen Sie sich jetzt?" oder „Wie fing das an, was Sie hierher brachte?".

Die Art dieser Frage nach dem jetzigen Zustand ist von entscheidender Bedeutung. Nur wenn sie offen genug gestellt wird, ist der Patient jetzt und im späteren Verlauf des Gesprächs in der Lage, über sich zu sprechen. Bereits hier – zu Beginn des Gesprächs – werden vielfach neben der eigentlichen Körpersymptomatik Gefühlszustände und soziale Bezüge erwähnt. Sie werden aber noch nicht aufgegriffen, sondern vermerkt, noch werden möglichst keine Detailfragen, keine geschlossenen Fragen gestellt.

Ziel: Im Übersichtsformat erhält der Untersucher sozusagen eine Landkarte der Probleme des Patienten, seiner Beschwerden und seiner biographischen Situation.

Fallbeispiel

In unserem Fallbeispiel ermöglicht die Frage nach dem jetzigen Zustand dem Patienten über seine Ängste, sein sich Alleinfühlen mit der Erkrankung, sein Mißtrauen gegenüber Ärzten, die erlebten Kränkungen im Laufe der vorangegangenen Untersuchungen zu sprechen.

In Zusammenhang mit seinem Schreibkrampf, wo er mehrfach erfolglos operiert wurde: „Das war alles für die Katz."

Bei der vorläufigen Diagnosestellung durch den Hautarzt: „... warum kommen Sie erst jetzt! ... das ist ein Melanom."

Der Chirurg: „Das ist an der Grenze der Behandelbarkeit."

Der Patient spricht viel über seine Angst und seine depressiven Gefühle in Zusammenhang mit der malignen Erkrankung. Zusätzlich wird schon im Erstgespräch eine weiter zurückliegende Lebensunzufriedenheit deutlich, die viel mit seiner Lebenssituation als „gehorsamer Sohn" und „verantwortlicher Bruder" zu tun zu haben scheint. (Seit dem Tod des Vaters vor 20 Jahren fühlt sich der Patient für Mutter und Schwester verantwortlich, lebt mit ihnen im gemeinsamen Haus.)

4. Vierter Schritt: Jetziges Leiden

Die vom Patient geäußerten Beschwerden werden genauer abgeklärt. Der Arzt (Student) wird spezifischer in seinen Fragen. Jede der vom Patienten geschilderten Symptome wird nach folgenden sieben Dimensionen (A bis G) erfragt:

- Dimension A: Zeitliches Auftreten. (Wann sind die Beschwerden aufgetreten, wann treten sie auf?)
- Dimension B: Qualität. (Wie, welcher Art sind die Beschwerden? Zum Beispiel brennender, stechender oder krampfartiger Schmerz.)
- Dimension C: Intensität. (Wie stark sind die Beschwerden? Ausprägungsgrad der Beschwerden: erträglich oder unerträglich.)
- Dimension D: Lokalisation und mögliche Ausstrahlung. (Wo werden die Beschwerden empfunden, und wohin strahlen sie aus?)
- Dimension E: Zusammenhang mit anderen Beschwerden. (Gibt es andere Beschwerden, die gleichzeitig auftreten?)
- Dimension F: Situationen, in denen die Beschwerden auftreten (zum Beispiel während körperlicher Belastung, bei Aufregungen oder nach den Mahlzeiten).
- Dimension G: Umstände, unter denen das Symptom erleichtert oder verstärkt wird (zum Beispiel Verschlechterung der Beschwerden bei Bewegung, Erleichterung bei ruhigem Liegen).

Schon zu diesem Zeitpunkt werden Verbindungen geknüpft zur Vorgeschichte, zur Familienanamnese und zur Sozialanamnese.

Ziel: a. Bei der Abklärung der Beschwerden wird die sogenannte Landkarte nun wie unter dem Vergrößerungsglas gesehen. Eine exakte Abklärung der Beschwerden wird angestrebt.

b. Bei der Verknüpfung mit den verschiedenen Abschnitten der weiteren Anamnese hat der Patient erlebt, daß es dem Arzt (Student) sowohl auf die *persönliche Bedeutung* seiner Beschwerden wie auf die genauen Angaben zum Symptombild ankommt.

Übung: Suchen Sie nach den Symptomen des Patienten und beschreiben Sie jedes Symptom genau nach den oben angeführten Dimensionen. Soweit möglich finden Sie die Verbindungen zur Vorgeschichte der Familien und Sozialanamnese. Zum Beispiel Graphospasmus rechts, diverse Behandlungsversuche, erstmaliges Auftreten und Verstärkung der Symptome etc.

5. Fünfter Schritt: Frühere Krankheiten

Der fünfte Schritt der Anamnese knüpft an Hinweise auf frühere Erkrankungen an und dient der Erfassung der gesundheitlichen Vorgeschichte.

Dabei ist es wichtig auf Erleben und Verarbeitungsweisen früherer Erkrankungen zu achten.

Ziel: Der Arzt erfährt, wie der Patient früher mit Krankheiten fertig wurde, wie ihm geholfen wurde und welche Erwartungen er jetzt an den Arzt hat.

Ein Beispiel aus dem Fall

Wie schon an anderer Stelle erwähnt, haben die mehrfachen vergeblichen Operationen in Zusammenhang mit dem Graphospasmus des Patienten dessen Vertrauen in die Ärzte gestört.

6. Sechster Schritt: Familienanamnese (Gesundheit und Krankheit der Angehörigen)

Es sollen die familiären Verhältnisse erfaßt werden. Häufig werden bis zu diesem Interviewschritt bereits Familienangehörige erwähnt.

Die Gesundheit der Angehörigen und für den Patienten wichtiger Mitmenschen soll erfragt werden.

Ziel: Nicht nur wichtig ist, zu wissen, daß und welche Angehörigen krank waren, sondern auch die Bedeutung dieser Erkrankung des Angehörigen für den Patienten.

Beispielhaft aus unserer Patientengeschichte

Eine jüngere Schwester des Patienten ist im Alter von 9 Jahren an Kinderlähmung verstorben, ihre Symptomatik begann an den Händen (Hinweis: Neurosenlehre [siehe Kapitel III/3], eventueller konversionsneurotischer Zusammenhang mit dem therapieresistenten Graphospasmus).

1977 Tod des Vaters: 3 Monate nach Auftreten der ersten Symptome an einem Pankreaskarzinom. Damals war der Patient 30 Jahre alt. Hinsichtlich Krankheit und Tod des Vaters habe der Patient aber das Gefühl, das Beste für den Vater getan zu haben: Er habe bis zum Tod des Vaters versucht, diesem beizustehen, er habe es bis zum Schluß durchgehalten, dem Vater das wahre Ausmaß seiner Erkrankung zu verschweigen, den Vater anzulügen. So habe der Vater in Ruhe sterben können.

Gegenüber dem Hausarzt des Vaters erhebt der Patient vorsichtig Vorwürfe, dieser habe die frühen Symptome übersehen bzw. verkannt.

7. Siebter Schritt: Persönliche Entwicklung

Zum Verständnis für Krankheitsverarbeitung (Coping), Krankheitsverhalten und gerade auch für die Einstellung anderer Menschen, zum Beispiel Ärzten, Pflegepersonal gegenüber (Compliance), ist die Frage nach der persönlichen Entwicklung des Patienten von besonderer Bedeutung. Wie hat er Kindheit und Jugendzeit erlebt, wie war die Beziehung zu den Eltern, zu Geschwistern, zu Freunden? Gab es viele Ortswechsel und damit verbundene Verlusterlebnisse usw.

Ziel: Durch die geschilderten familiären Beziehungen werden Übertragungs- und Gegenübertragungsbeziehungen (Hinweis: Übertragung und Gegenübertragung, siehe Kapitel IV/1) deutlich.

Fallbeispiel

Sowohl in den Erzählungen des Patienten über seine Eltern als auch in der Art seiner Beziehung zu seinen behandelnden Ärzten und Ärztinnen wird seine ambivalente Vaterbeziehung und die nicht gelungene Ablösung von der sehr dominierenden Mutter deutlich.

Bei den behandelnden Ärztinnen (Hausärztin, Homöopathin) fühlt er sich beschützt und aufgehoben, ihre spürbare Sorge beunruhigt ihn aber gleichzeitig.

Übung: Wie gestaltet sich die Beziehung des Patienten zu den weiblichen bzw. männlichen Behandler/innen.

8. Achter Schritt: Soziale Anamnese (soziale Situation und Lebensumstände)

Hier werden die soziale Situation (Arbeitsplatz, Arbeitsbedingungen, Arbeitslosigkeit, Doppelbelastung, finanzielle Verhältnisse, Wohnverhältnisse usw.) und offengebliebene Fragen zur eigenen und Herkunftsfamilie besprochen.

Ziel: Daraus ergeben sich Hinweise auf Probleme, Störungen und Schwierigkeiten, die sowohl für den Krankheitsausbruch als auch für den Therapieverlauf bestimmend sind.

Übung: Beschreiben Sie die psychosoziale Situation des Patienten genauer.

9. Neunter Schritt: Systemübersicht

Zusammenfassend werden die Symptome der gegenwärtigen Erkrankung und wesentliche psychosoziale Bereiche des Patienten herausgearbeitet und Fehlendes ergänzt.

Übung: Gestalten Sie eine zusammenfassende Systemübersicht des beschriebenen Patienten.

10. Zehnter Schritt: Beendigung, Stellungnahme

Zum Gesprächsende wird dem Patienten die Möglichkeit gegeben, noch nicht Besprochenes hinzuzufügen („Gibt es noch etwas, was wir bisher noch nicht besprochen haben und das wichtig wäre?") und selbst Fragen zu stellen („Möchten Sie noch etwas fragen?"). Soweit wie möglich wird dann das weitere Untersuchungs- und Behandlungsprogramm mit dem Patienten gemeinsam besprochen.

Abschließend möchten wir darauf hinweisen, daß das angeführte Schema so etwas wie einen inneren Leitfaden darstellen soll, der individuell variiert werden muß.

Zusammenfassendes Schema der Anamnesetechnik

1. Schritt: Vorstellung
2. Schritt: Zeigen aktiver ärztlicher Anteilnahme
3. Schritt: Landkarte
4. Schritt: Jetziges Leiden
   A. Zeitliches Auftreten
   B. Qualität
   C. Intensität
   D. Lokalisation und mögliche Ausstrahlung

E. Zusammenhang mit anderen Beschwerden
   F. Situation, in denen Beschwerden auftreten
   G. Umstände, unter denen das Symptom erleichtert oder verstärkt wird
5. Schritt: Frühere Krankheiten
6. Schritt: Familienanamnese (Gesundheit und Krankheit der Angehörigen)
7. Schritt: Persönliche Entwicklung
8. Schritt: Soziale Anamnese (soziale Situation und Lebensumstände)
9. Schritt: Systemübersicht
10. Schritt: Beendigung, Stellungnahme

Prüfungsfragen

1. Welche Informationsebenen kennen Sie und welche Bedeutung haben sie für die Arzt-Patient-Beziehung?
2. Erklären Sie das bio-psycho-soziale Modell.
3. Beschreiben Sie die Aufgaben der erweiterten Anamnese.
4. Was versteht man unter dem diagnostisch-therapeutischen Zirkel?
5. Welche Schritte der Anamnese kennen Sie und diskutieren Sie ihre Praktikabilität.

Literatur

1. Adler R, Hemmeler W (1986) Praxis und Theorie der Anamnese. Fischer, Stuttgart New York
2. Wesiack W (1980) Psychoanalyse und praktische Medizin. Klett-Cotta, Stuttgart

Kapitel 4

Kooperation und Compliance

R. Schoberberger und M. Kunze

> **Lehrziele**
> Mögliche Gründe für das Nicht-Einhalten von Empfehlungen im Sinne präventiver und kurativer Interventionen sollen erkannt und dargestellt werden können. Die Therapietreue (Compliance) hängt von verschiedenen Faktoren ab, die je nach Person, Erkrankungsart oder Therapeut unterschiedlich gewichtet sein können. „Health Beliefs" können darüber Auskunft geben, wie wahrscheinlich es ist, daß sich ein Klient an empfohlenen gesundheitlichen Aktionen beteiligt.

Einleitung

Das Compliance-Verhalten, die Bereitschaft eine medizinische Empfehlung durchzuführen, hat sowohl im präventiven wie auch im kurativen Bereich große Bedeutung.

Ob sich jemand im Sinne präventiver Maßnahmen compliant oder non-compliant verhält, zeichnet sich vor allem im persönlichen Gesundheitsverhalten und hier im besonderen in der Lebensführung, in der Einstellung zum medizinischen System und in der Bereitschaft sich regelmäßig Vorsorgeuntersuchungen zu unterziehen, ab.

Bei der Kurativ-Compliance geht es hauptsächlich um das Befolgen von Ratschlägen und Therapien bei vorliegenden Erkrankungen.

Unabhängig davon, ob es sich um präventive oder kurative Compliance handelt, ist es sinnvoll, drei Stufen des Verhaltens zu unterscheiden:

- Damit ein Compliance-Verhalten überhaupt eingeleitet wird, muß irgendein Anreiz, eine Motivation, ein „innerer" oder „äußerer" Antrieb vorhanden sein.
- Von der Bewertung und den Erwartungen der jeweiligen medizinischen Empfehlung wird es abhängen, ob man beginnt, sich compliant oder non-compliant zu verhalten.

- Die Aufrechterhaltung eines einmal eingeschlagenen Verhaltens – Compliance oder Non-Compliance – wird dann von den jeweiligen Konsequenzen, die das Verhalten nach sich zieht, abhängen.

Daß eine Empfehlung übernommen wird – mit dem Ziel, sie auch zu befolgen –, setzt voraus, daß sie dem jeweiligen Rezipienten als glaubwürdig und erfolgversprechend erscheint. Glaubwürdig werden Empfehlungen nur dann erscheinen, wenn sie von kompetenter Stelle kommen, also von einem „Fachmann" geäußert werden – im medizinischen Bereich wird dieser Fachmann in erster Linie der Arzt sein. Der Arzt wird aber nur dann Compliance bei seinen Patienten erreichen, wenn das Vertrauen zwischen den Patienten und ihm ausreichend ist. So fand Möntmann [6] einen deutlichen Zusammenhang zwischen Non-Compliance und geringem Vertrauensverhältnis des Patienten zu seinem behandelnden Arzt. Auch v. Schmädel [10] hält die distanzierte, kühle Behandlung, das systematische Befragen des Patienten ohne auf Gegenfragen einzugehen, und das Nicht-Betonen der Wichtigkeit einer Anordnung für einen entscheidenden Faktor der Non-Compliance.

Wenn ein Patient aufgrund verschiedener Faktoren zur Ansicht gekommen ist, das Befolgen einer medizinischen Empfehlung wäre für ihn von Vorteil, so hängt sein Aufrechterhalten der Compliance zum Teil davon ab, ob sich die Erwartungen erfüllen bzw. ob sich positive Auswirkungen zeigen und ob nicht etwa störende Nebenwirkungen auftreten. Positive Konsequenzen und somit Determinanten für Compliance-Verhalten wären etwa der Wegfall eines Leidensdrucks, die Reduktion eines Krankheitssymptoms oder auch nur das Wissen um eine gesundheitliche Verbesserung im Hinblick auf die Prävention von Erkrankungen. Negative Konsequenzen und somit Determinanten von Non-Compliance-Verhalten wären etwa das Auftreten unangenehmer Nebenwirkungen, der große Aufwand und die Lästigkeit einer Therapie oder auch die Angst vor Medikamentensucht bei einer medikamentösen Langzeit-Therapie. Compliance-Verhalten wird nur dann über einen längeren Zeitraum aufrechterhalten werden können, wenn die positiven Konsequenzen gegenüber den negativen überwiegen. Anderseits ist es auch denkbar, daß Personen, die aufgrund ihres Non-Compliance-Verhaltens immer mehr negative Auswirkungen verspüren, zu Compliance-Verhalten motiviert werden.

Compliance-Faktoren und Health Beliefs

Für die am Beispiel „Hypertonie" vielfach theoretisch beschriebenen Einflußvariablen auf die Compliance von Hochdruck-Patienten wurden mittels Faktorenanalyse fünf wesentliche Faktoren extrahiert [4]:

„Medikamenten-Dilemma" (verminderte Medikamenten-Compliance durch Verunsicherung der Patienten), „Mißachtete Selbstständigkeit und behinderte Eigenverantwortung des Patienten" (als Ursache unzureichender Information und Organisation), „Hypochondrische Ärztegläubigkeit" (Bereitschaft „sich behandeln zu lassen" ohne jedoch aktiv zur Besserung der Krankheit beizutragen vor allem bei vermuteter erhöhter Krankheitsanfälligkeit), „Rezepte-Schreiber-Mentalität" (übertriebene Medikamentengläubigkeit der Ärzte) und „Kognitive und emotionale Überforderung" (ungenügende Verständlichkeit und Merkbarkeit von Empfehlungen, zu viele Ratschläge auf einmal).

„Health Beliefs", persönliche Einschätzungen, entscheiden darüber, ob man sich an einer empfohlenen gesundheitlichen Aktion beteiligt oder nicht [9]. Nach einer Revision des „Health Belief Model" [1] werden folgende Health Beliefs für das Entstehen eines präventiven Compliance-Verhaltens verantwortlich gemacht:

A Einschätzung der Anfälligkeit gegenüber einer bestimmten Krankheit;
B Beurteilung des Schweregrades der Auswirkung einer Krankheit;
C Einstufung des möglichen Nutzens oder der Wirksamkeit einer Maßnahme;
D Annahme von möglichen Barrieren (physisch, psychisch, finanziell etc.);
E allgemeine gesundheitsbezogene Motivation;
F allgemeines Vertrauen in das medizinische System;
G Arzt-Patienten-Beziehung.

Wie prospektive Untersuchungen gezeigt haben, besteht zwischen den Health Beliefs zu Beginn einer Therapie und der späteren Compliance kein allzugroßer Zusammenhang, jedoch sind die Health Beliefs beim Aufrechterhalten eines eimal erworbenen Compliance-Verhaltens von Bedeutung [2].

Diese Korrelationen zwischen Health Beliefs und Compliance-Verhaltensweisen bieten einen guten Ansatz, mögliche Ursachen von Non-Compliance zu erklären und schaffen auch den wissenschaftlichen Hintergrund für Maßnahmen zur Verbesserung des Compliance-Verhaltens.

Compliance-Faktor 1: Medikamenten-Dilemma

Dieser Compliance-Faktor, der Ursache für eine nicht immer ausreichende Einhaltung medikamentöser Empfehlungen darstellt, weist Bezüge zu Health Beliefs B, C, und F auf.

Obwohl das Wissen über die Folgekrankheiten nicht direkt mit der Medikamenteneinnahme korreliert, besteht doch ein indirekter Zusammenhang. Handelt es sich um eine Gesundheitsstörung, die in der Regel keine Beschwerden verursacht, wie z.B. die Hypertonie oder die Hypercholesterinämie, wird der Schweregrad der Auswirkungen dieser Krankheiten offenbar unterschätzt und eine medikamentöse Therapieempfehlung möglicherweise mißachtet.

Der Nutzen oder die Wirksamkeit einer medikamentösen Therapie wird vor allem dann in Zweifel gestellt, wenn das Auftreten von Nebenwirkungen befürchtet wird, oder wenn bei Verordnung einer Dauermedikation die Angst besteht, medikamentenabhängig zu werden.

Verunsicherungen durch verschiedene Therapieempfehlungen aber auch durch Medienberichte, beeinflussen das allgemeine Vertrauen in das medizinische System.

Empfehlungen

Da die medikamentöse Therapie vielfach wesentlicher Bestandteil medizinischer Behandlung ist, sind Maßnahmen zur Verbesserung der Medikamenten-Compliance von entscheidender Bedeutung.

Der Arzt muß dabei berücksichtigen, daß Patienten in der Regel jedoch eine Medikamenteneinnahme – vor allem wenn sie über einen längeren Zeitraum zu geschehen hat – nur dann akzeptieren, wenn sie über die Wirkung des Präparates Bescheid wissen. Erst wenn ihnen der Nutzen des Tablettenkonsums bekannt ist und auch der Zusammenhang zwischen Nicht-Behandeln von Krankheiten und Auftreten von Folgeerkrankungen erklärt wurde, ist die Basis für Compliance-Verhalten geschaffen.

Da diese Aufklärungsarbeit viel Zeit in Anspruch nehmen würde, ist es sinnvoll, neben dem Einzelgespräch auch andere Formen der Informationsvermittlung in Erwägung zu ziehen.

Eine Möglichkeit besteht in der Betreuung von Patienten mit ähnlichem Krankheitsbild in Gruppen. So könnten Personen mit Bluthochdruck, Stoffwechselstörungen, rheumatischen Erkrankungen etc. regelmäßig an speziellen Gruppengesprächen teilnehmen, die neben dem informativen Charakter auch den Vorteil ökonomischer Kontrollen der Patienten bieten.

Inhalte, die beispielsweise während Hypertoniker-Gruppen zur Diskussion gestellt werden sollten, wären nach Wyka et al. [11] folgende:

- Symptomarmut der Hochdruck-Krankheit,
- Komplikationen bei Hypertonie,
- Wirkung, Dosis und Nebenwirkung einer medikamentösen Therapie,
- Diskussion über chronische Erkrankungen,
- Nachsorgeuntersuchungen,
- Charakteristika der Hochdruck-Krankheit,
- Ernährung,
- verschiedene Arten der Hypertonie,
- allgemeine Informationen über den Blutdruck, das Herz und den Kreislauf,
- Einflüsse des Rauchens auf den Blutdruck.

Ein probates Mittel zur Aufklärung über die Wirksamkeit und den sinnvollen Einsatz eines Medikaments stellen Informationsblätter dar. Eine Fragebogenerhebung mit 1 650 älteren Menschen, die gleichzeitig mit ihrem Antihypertonikum, ihrem Tranquillizer oder arthritischem Präparat solche Informationsblätter erhielten, zeigte folgende Ergebnisse [8]:

- 95% lesen diese Flugblätter,
- 76% halten sich an deren Empfehlungen
- und 56% diskutieren deren Inhalt mit anderen Personen.

Compliance-Faktor 2: Verminderte Selbständigkeit und behinderte Eigenverantwortung des Patienten

Die fehlende oder stark reduzierte Selbständigkeit und Eigenverantwortung des Patienten korrelieren mit Health Beliefs B, E, F und G.

Obwohl sich Patienten des Schweregrades der Auswirkungen über Krankheiten bewußt sind und auch im allgemeinen gesundheitsbezogene Motivation besteht, ist ihre Compliance nicht optimal, da die Arzt-Patienten-Beziehung als zu autoritär gesehen wird und das Vertrauen in das medizinische System durch zu viele unterschiedliche Behandlungsmethoden gestört ist.

Empfehlungen

Im Rahmen einer Studie zum Thema „Compliance und Hypertonie" wurden auch Einstellungen und Meinungen von Ärzten und Patienten einander gegenübergestellt. Aus diesen Ergebnissen lassen sich direkt einige Empfehlungen ableiten [4]:

- Der überwiegende Teil der Patienten wünscht sich vom Arzt mehr Partnerschaftlichkeit und weniger Autorität. Jedoch die Hälfte aller Ärzte zieht eine autoritäre Beziehung vor.
- Sind Praktiker und Internisten der Ansicht, Patienten würden viel eher eine medikamentöse Therapie einhalten als ihren Lebensstil ändern, so findet sich diese Bevorzugung der Medikamente bei den Hypertonikern weit seltener. Ein Viertel aller Hochdruckkranker würde sogar eine Lebensstiländerung einer Dauermedikation vorziehen, soferne dazu eine Möglichkeit bestünde.

Der Patient ist also durchaus bereit, Eigenverantwortung zu übernehmen und selbst aktiv bei seiner Krankheit mitzuwirken. Allerdings muß ihm vom Arzt ein gewisser Spielraum und auch die Möglichkeit dazu geboten werden.

Compliance-Faktor 3: Hypochondrische Ärztegläubigkeit

Die übertriebene Ärztegläubigkeit, vor allem bei Patienten, die sich als besonders krankheitsanfällig einschätzen, besteht darin, daß sich der Patient zwar bereitwillig „passiv" behandeln läßt, aber nicht „aktiv" an einer therapeutischen Maßnahme beteiligt sein will. Übertragen auf die „Health Beliefs" handelt es sich um eine eingeschränkte allgemeine gesundheitsbezogene Motivation (Health Belief E), obwohl die Anfälligkeit gegenüber der Krankheit angenommen wird (Health Belief A) und ausreichendes Vertrauen zum medizinischen System vorhanden ist (Health Belief F).

Empfehlungen

Der Arzt erkennt in diesem Compliance-Faktor vielfach keinen Nachteil. Da eine Reihe von Medizinern eine autoritäre Beziehung zum Patienten einer partnerschaftlichen vorzieht, erwarten sie auch, daß Patienten ohne lange Diskussion ihre Anweisungen akzeptieren und diese auch ohne Wissen über die Auswirkungen befolgen. Sehr oft handelt es sich bei solchen Maßnahmen um medikamentöse Therapien, die in Form des „sich behandeln lassen" akzeptiert werden. Der Arzt wird mit diesen Patienten zufrieden sein, sie dementsprechend loben und dadurch jenes Verhalten (hypochondrische Ärztegläubigkeit) noch zusätzlich verstärken.

Patienten, die darauf vertrauen, daß die Kunst der Ärzte sie zu heilen vermag, ohne sich selbst aktiv am Genesungsprozeß beteiligen zu müssen, sind nicht erstrebenswert. Wenngleich diese Patienten in der Regel bemüht sind, Kontrolluntersuchungen regelmäßig wahrzunehmen, ihre Medikamente nach Verordnung einzunehmen und auch Wartezeiten beim Arzt in Kauf zu nehmen, sind sie jedoch kaum bereit, etwa ihren Lebensstil etwas zu verändern, um so selbst aktiv einen Beitrag für die Gesundheit zu leisten.

Nach Kallinke [3] sollte der Arzt lernen, nicht nur Medikamente zu „verordnen", sondern den Patienten in einem persönlichen Gespräch über seine Situation aufzuklären und ihm zu erläutern, was er selbst für die Einhaltung seiner Gesundheit tun kann, um ihn sodann bei seinen Bemühungen zu bestärken, anstatt ihn für Versäumnisse zu tadeln. Ärzte müssen also lernen, die Eigenverantwortlichkeit der Patienten zu fördern, zur Selbstkontrolle zu ermutigen, indem sie beispielsweise alles, was der Patient zur Therapie beiträgt (wie etwa Protokolle über Blutdruckmessungen und Tabletteneinnahme) mit großer Aufmerksamkeit zur Kenntnis nehmen.

Compliance-Faktor 4: Rezepte-Schreiber-Mentalität

Der Arzt schätzt den Nutzen oder die Wirksamkeit der medikamentösen Therapie zu hoch ein (Health Belief C). Andere Maßnahmen kommen dadurch gar nicht zur Anwendung.

Möglicherweise hängt der Umstand dieser „übersteigerten Medikamentengläubigkeit" damit zusammen, daß der Arzt für über die Verordnung von Medikamenten hinausgehende Maßnahmen in seiner täglichen Praxis keine Zeit findet. Daß der Arzt mit der Medikamenteneinnahme seiner Patienten vielfach unzufrieden ist, wie der Faktor „Medikamenten-Dilemma" zeigt, liegt darin, daß Patienten weit weniger an die Wirksamkeit von Medikamenten glauben als die Mediziner, ihnen sogar oft negative Konsequenzen, wie z.B. die Gefahr von Medikamentensucht oder die Möglichkeit der Schädigung anderer Organe, zuschreiben und hinsichtlich einer Dauermedikation große Verunsicherung aufweisen.

Empfehlungen

Vielfach wird heute bei der Ausbildung des Mediziners noch zu wenig darauf Rücksicht genommen, daß der Arzt seinen Patienten auch zur Umstellung von Lebensgewohnheiten zu raten hat, aber ihm eigentlich keine Verfahren zur Verfügung stehen, mit denen diese Veränderung bewerkstelligt werden könnten. Der Arzt wird selbstverständlich seinem „Herz-Patienten" empfehlen, das Rauchen einzustellen, aber darüber hinaus kaum in der Lage sein, geeignete Methoden zur Raucherentwöhnung anzubieten.

Abgesehen davon, daß es für den Arzt absolut notwendig sein wird, mehr als bisher mit Institutionen oder Personen zusammenzuarbeiten, die etwa mit Methoden der Verhaltenstherapie Lebensstiländerungen mit gezielten Programmen durchführen können, hat der Mediziner bereits jetzt die Möglichkeit die Präventiv- wie auch die Kurativ-Compliance im Bereich der Lebensführung günstig zu beeinflussen. In diesem Zusammenhang wurden von der UICC (International Union Against Cancer) beispielsweise Richtlinien zur Raucherentwöhnung für den niedergelassenen Arzt ausgearbeitet [5]:

– alle Patienten über Rauchgewohnheiten befragen,
– Rauchgewohnheiten aller Patienten registrieren,
– allen Rauchern zur Entwöhnung raten,
– Verabreichen von Broschüren und/oder Durchführung von Raucherberatung,
– hinweisen, daß beim nächsten Besuch nach dem Erfolg gefragt wird,
– Anbringen von entsprechenden Postern in Warteräumen,
– Patienten an spezielle Beratungsstellen überweisen,
– Anbieten und Verschreiben von Nikotin-Kaugummi.

Gelingt es dem Arzt durch derartige Maßnahmen therapeutische Erfolge zu erzielen, wird sich zwangsläufig die Überbewertung der medikamentösen Behandlung verringern, was sich in einer Verbesserung des Compliance-Verhaltens niederschlagen würde.

Compliance-Faktor 5: Kognitive und emotionale Überforderung

Der Arzt sieht sowohl in der seiner Meinung nach geringen Aufnahmefähigkeit aber auch minimalen psychischen Belastbarkeit der Patienten nicht zu übersehende Barrieren für das Compliance-Verhalten (Health Belief D). Viele Empfehlungen werden vom Patienten gar nicht verstanden und können durch ihren Umfang nicht im Gedächtnis behalten werden. Neben dieser kognitiven Überforderung sehen sich Patienten häufig einem emotional unlösbaren Problem gegenübergestellt, nämlich dann, wenn etwa von ihnen verlangt wird, entscheidende Änderungen bei ihren Lebensgewohnheiten vorzunehmen. Der Patient beginnt daher – nach Ansicht des Arztes – Kompromisse zu schließen, indem etwa Einnahmeregeln von Medikamenten nicht exakt befolgt oder verschiedene sonstige Ratschläge negiert werden.

Empfehlungen

Während die kognitive Überforderung durch Aufklärung, verstärkte Information und Gedächtnishilfen (z.B. schriftliche Unterlagen oder Tonbandkassetten) relativ einfach zu umgehen wäre, stellt die emotionale Überforderung ein Problem dar, das einer langfristigen Intervention bedarf, um zufriedenstellend gelöst zu werden. Allerdings ist zu berücksichtigen, daß eine Fülle von Empfehlungen, die dem Patienten auf einmal und nicht schrittweise geboten werden, immer aversiv erlebt werden. Aufgrund von Habituationsmechanismen ist der Mensch bestrebt, seine Gewohnheiten weitgehend zu behalten und keine gravierenden Änderungen bei seinem Lebensstil vorzunehmen.

Auch der Inhalt und die Form der ärztlichen Anordnung ist von Bedeutung [10]: Je komplizierter die Anweisungen, je mehr der Arzt im „Fachjargon" spricht, und je mehr Empfehlungen der Patient einhalten soll, desto geringer ist die Compliance. Compliance kann nur dann gewährleistet werden, wenn die Anweisungen möglichst einfach, präzise, auf einen kurzen Zeitraum beschränkt und schriftlich erfolgen.

Morris et al. [7] haben sich mit der Problematik des „Vergessens" von medizinischen Empfehlungen auseinandergesetzt und kommen nach umfangreichem Literaturstudium zu dem Schluß, daß schriftliche Instruktionen dazu beitragen, den Wissensstand der Patienten in bezug auf ihre Therapien zu vergrößern. Die besten Effekte werden erzielt, wenn der Patient neben einer verbalen Empfehlung auch noch schriftliche Unterlagen bekommt.

Fragen zum Weiterdenken

Wie kann die Compliance positiv beeinflußt werden?

Welche Strukturen wirken sich günstig auf Compliance-Verhalten aus?

Welche Konsequenzen sollten bei offensichtlich vorliegender Non-Compliance gezogen werden?

Prüfungsfragen

1. Health Beliefs und ihre Auswirkungen auf das Gesundheitsverhalten.
2. Drei Stufen des Compliance-Verhaltens.
3. Compliance-Faktoren und die möglichen Auswirkungen auf die Gesundheit.
4. Möglichkeiten der Compliance-Verbesserung.

Literatur

1. Becker MH, Maimann LA (1975) Sociobehavioral determinants of compliance with health and medical care recommendations. Med Care 13: 11
2. Becker MH, Maimann LA, Kirscht JP, Haefner DP, Drachman RH, Taylor DW (1982) Wahrnehmungen des Patienten und Compliance: Neuere Untersuchungen zum „Health Belief Modell". In: Haynes RB, Taylor DW, Sackett DL (Hrsg) Compliance Handbuch. Oldenburg, München Wien

3. Kallinke D (1979) Psychologische Methoden zur Hochdrucktherapie. In: Bock KD, Haehn KD, Vaitl D (Hrsg) Arzt und Hypertoniker. Allgemeinärztliche Aspekte der Zusammenarbeit. Vieweg, Braunschweig Wiesbaden
4. Kunze M, Schoberberger R (1983) Faktoren-analytische Untersuchungen zur Non-Compliance. Münch Med Wochenschr 125: 378
5. Kunze M, Wood M (1984) UICC Guidelines on Smoking Cessation. UICC Technical Report Series, Geneva
6. Möntmann V (1977) Einstellungsmessungen zum Einnahmeverhalten. In: Weber E, Gundert-Remy U, Schrey A (Hrsg) Patienten Compliance. Witzstrock, Baden-Baden
7. Morris LA, Halperin JA (1979) Effects of written drug information on patient knowledge and compliance: a literature review. AJPH 69: 74
8. Morris LA, Olins NJ (1984) Utility of Drug Leaflets for elderly consumers. AJPH 74: 157
9. Rosenstock JM (1974) Historical origins of the health belief model. Health Educ Monogr 2: 328
10. Schmädel D v (1979) Nichtbefolgung ärztlicher Verordnungen. Ausmaß und Ursachen. In: Siegrist J, Hendel-Kramer A (Hrsg) Wege zum Arzt. Ergebnisse medizinsoziologischer Untersuchungen zur Arzt-Patient-Beziehung. Urban & Schwarzenberg, München
11. Wyka ChA, Levesque PG, Ryan SL, Mattea EJ (1980) Group education for the hypertensive. Cardio Vascular Nursing 16: 1

Kapitel 5

Diagnose und Diagnosevermittlung

A. Oppolzer

> **Lehrziele**
> Studenten soll Hilfestellung für die Diagnosefindung sowie deren Vermittlung gegeben werden. Dazu werden die Rahmenbedingungen, die dem eigentlichen Prozeß der Diagnosestellung vorangehen, und der Vorgang, wie Diagnosen gewonnen werden, dargestellt. Die Diagnosemitteilung und der Umgang damit wird anhand von Techniken und Möglichkeiten einer ausreichend guten Kommunikation erläutert..

1. Gliederung

Im Folgenden wird der Versuch unternommen, Inhalt und Gestalt jener, manchmal auch nur kurzen Begegnung zu beschreiben, die zwischen Spezialisten (Arzt, Psychologe, Psychotherapeut etc.) und Klient (später auch Patient) hergestellt wird und zur Erstellung und Mitteilung einer Diagnose führt. Schon in dem „hergestellt wird" liegt ein erster Hinweis darauf, daß nicht nur die handelnden Personen Form und Vorgangsweise bestimmen, sondern daß dieses Geschehen auch unbewußten Ritualen, Regeln und dem Einfluß außenstehender Personen verpflichtet ist. Diese langdauernde Overtüre der Diagnosestellung wird prinzipielle Auskunft darüber geben, wie das Gesamtstück (die Beziehung zwischen Heilkundigem und Patienten) verlaufen wird.

Dafür werden im 2. Abschnitt Hinweise auf prinzipielle Annahmen gegeben und auch jene Quellen genannt, die grundlegende Positionen erklären und erhellen.

Vom 3. bis zum 6. Abschnitt werden jene Entwicklungen dargestellt, die den *Prozeß der Diagnosefindung und Vermittlung* ausmachen. Es soll dabei überhaupt die Veranlassung entstehen, eigene Erfahrungen als Klient/Patient oder Diagnosestellender wieder zu erinnern und auch in ihren emotionalen Komponenten anklingen zu lassen. Es handelt sich dabei also um eine Prozeßbeschreibung, die nicht nur die Position und Handlungsmöglichkeiten der Spezialisten ausleuchtet, sondern auch der Erlebniswelt der Klienten nachgeht.

So wird also im 3. Abschnitt versucht werden, jene oft außerachtgelassenen Rahmenbedingungen zu skizzieren, die dem eigentlichen Prozeß der Diagnosestellung vorangehen.

Im 4. Abschnitt wird dann der Vorgang der Diagnosegewinnung im engeren Sinn dargestellt.

Der 5. Abschnitt ist dem spezifischen und ganz besonders gewichtigen Akt der Diagnosemitteilung gewidmet.

Der 6. Abschnitt beschreibt die Zeit nach der Diagnosemitteilung. Hier ist ein Exkurs beigefügt, der den Umgang der Sozietät mit Krankheitszuweisungen und Etikettierungen andeutet.

Im 7. Abschnitt werden Techniken und Möglichkeiten einer ausreichend guten Kommunikation in Anbetracht des Themas erwogen.

Und im abschließenden 8. Abschnitt wird eine Zusammenfassung des Kapitels erfolgen.

2. Allgemeines und Grundsätzliches

Diagnose bedeutet Entscheidung; auf das Medizinische bezogen: Erkennung und Benennung der Krankheiten; und noch spezifischer aus Ch. Müller/Lexikon der Psychiatrie: „Diagnose bedeutet heute wie damals das Ergebnis der Zuordnung von krankhaften Normabweichungen, die bei einem Individuum festgestellt wurden, zu Krankheitsbegriffen und damit Ihre Einordnung als „Ein Fall von ..." in ein nosologisches System (Nosologie = Krankheitslehre).

Die ethymologische Wurzel des Wortes Diagnose – entscheiden, aber auch erkennen und benennen – weist darauf hin, daß wir es mit einem ganz alltäglichen, gewöhnlichen Vorgang zu tun haben. Ein Vorgang, der uns das Leben und Überleben ermöglicht und daher als Grundprogramm der Wirklichkeitsverarbeitung in unserem ZNS-Apparat fest verankert ist. Dieses Grundprogramm (diese Apriori-Ausstattung) hat Rupert Riedl in seinem Buch „Begriff und Welt" sehr differenziert dargestellt. Darin belegt Riedl, daß wir über einen ratiomorphen Apparat verfügen. Auf dessen Basis gehen wir mit einem, in verschiedene Vektoren ausgerichteten, Wahrscheinlichkeitsgefühl an die uns erlebbaren Phänomene der Wirklichkeit heran und versuchen so, diese zu entschlüsseln und zu ordnen. In diesem Kalkül sind u.a. auch Modelle davon, „wie die Welt sein soll", enthalten. So nehmen wir z.B. an, daß in dem, was uns umgibt und bewegt, ein Prinzip der Kausalität im Sinn von Ursache und Wirkung enthalten ist, und zwar in übersichtlicher linearer Reihenfolge. Ebenso vermuten wir prinzipiell in uns wahrnehmbaren Ereignissen auch eine linear erkennbare Finalität, also einen Zweck. Auf das Kapitelthema bezogen heißt das, daß Arzt und Patient bei der Auseinandersetzung über Entstehen und Benennung von Krankheitsbildern stets auf der Suche nach möglichst eindeutigen, konkreten Ereignissen, Dingen oder Menschen sind. Sie lassen es daher bewenden, wenn sich in dieser Suche eine möglichst geradlinige Wirkungskette von einem Verursacher (am besten eine konkrete Person oder ein konkretes Ereignis), bis hin zu einem momentanen Phänomen (z.B. Krankheit) konstruieren und damit denken läßt. Komplexe Strukturen, wie redundante (sich selbst beeinflussende) Netzwerke von Bedingungen sind weit schwerer zu denken. Nichtsdestotrotz wird durch sie das Wirkungsgefüge der Wirklichkeit besser umschrieben.

Somit muß als Forderung, auch für den Diagnosegewinnenden, vorausgesetzt werden, daß anstelle der Erwartung linearer Wirkungsgefüge (Ursache, Wirkung und Finalität) ein beginnendes Verständnis für sich selbst beeinflussende, vernetzte Systeme erworben werden soll. Im Zusammenhang mit der systemischen Sichtweise und der Chaostheorie ist prinzipiell zu sagen, daß der Status des neutralen Beobachters (wie ihn die „objektive" Wissenschaft postuliert hat) eine antiquierte Fiktion ist. Anstelle des scheinbar objektiven, kalten Beobachters, der Diagnosen mit der Anmaßung von Gewißheiten definiert, müssen wir uns Beteiligte, sich ihrer Subjektivität bewußte Beobachter vorstellen. Diese wissen wiederum, daß die Art und Weise einer Diagnosestellung auch die Bedingungen und Gegebenheiten des jeweiligen Klienten nachhaltig und höchstpersönlich beeinflussen.

Banal und dennoch grundsätzlich ist der Verweis darauf, daß wir uns bei der Diagnosegewinnung und -vermittlung verschiedener Zeichensysteme bedienen. Die Bandbreite dieser Zeichensysteme geht von metaphorischen Zahlenwerte diverser Laborparameter (und der damit scheinbar verknüpften Objektivität) über die bildlichen Metaphern diverser Kurvenverläufe, über die bildgebenden Verfahren hin zum Hauptfeld der sprachlichen Zeichen und weiter zu dem oft vernachläßigten, großen Feld der mimischen und gestischen Zeichengaben. Es ist also für die am diagnostischen Dialog Beteiligten gut zu klären, welche Kommunikationsmittel gerade genutzt werden. Welche Vehikel werden bereitgestellt oder auch bevorzugt, um Information zwischen den Beteiligten auszutauschen? Die Möglichkeiten dieser Sprachspiele, besser noch Zeichenspiele, deren Verständnis oder Mißverständnis, spielen besonders im Bereich der Diagnosevermittlung eine entscheidende Rolle.

Überhaupt bedarf es eines besonderen Augenmerks, wo der Fokus der Aufmerksamkeit liegt. Oft geschieht es, daß „Nebenbühnen", auf denen durchaus bedeutsames geschieht, ausgeblendet werden. So könnte ich z.B. dadurch, daß ich auf der Handlungsebene tätig bin (also z.B. einen physikalischen, internistischen Befund erhebe) verleitet werden, meinen intrapsychischen Prozeß außerachtzulassen; oder, ich könnte durch die enge Zentrierung auf den sprachlichen Bereich mimische, gestische Informationen des Klienten übersehen. Dann kann es geschehen, daß der jeweilige Klient nur noch als Lieferant für Parameter dient; er ist quasi seiner Persönlichkeit entkernt und zu einem Kürzel reduziert. Neben der korrekten Erarbeitung von Information und der Sammlung diagnosedienlicher

Meßwerte habe ich also darauf zu achten, womit ich gerade mit meiner Wahrnehmung und Interpretation beschäftigt bin, und wie ich den Kontakt zum jeweiligen Klienten herzustellen imstande bin. Durch die Verwendung meiner persönlichen Zeichensysteme gestalte ich Kommunikation und transportiere dadurch unterschiedliche Information. Wobei ich als Spezialist einiges dafür tun kann, daß mein „Empfänger" nicht nur von meinen Botschaften erreicht wird, sondern diese auch versteht.

Lassen wir uns nun auf ein Gedankenexperiment ein. Nämlich auf jenes, wie eine Diagnose, also eine Erkennung nach Merkmalen, klassischerweise stattfinden soll.

„Klassische Diagnosestellung"

Ch. Müller beschreibt unter dem Stichwort Diagnose einen Algorithmus, also einen nach festen Regeln bestimmten Problemlösungsvorgang. Erstens wird auf Grund des „ersten Eindrucks" assoziativ eine heuristische Anhiebsdiagnose als Leitschiene für das Einholen weiterer Informationen gestellt (Verdachtsdiagnose). Zweitens werden die für die Diagnosestellung benötigten Informationen systematisch in Hinblick auf eine vorgegebene Folge von Krankheitsbildern abgefragt. Schrittweise werden dabei alle nicht in Frage kommenden Krankheitsbegriffe verworfen, bis der passende „per exklusionem", d.h. durch Ausschluß der anderen gefunden ist. Drittens: erst nach möglichst vollständiger Sammlung aller einschlägigen Information wird ein Vergleich der gefundenen Merkmalskonstellation mit den als Maßstab dienenden typischen Krankheitsbildern vorgenommen. Die Fülle der Informationen wird zu diesem Zweck verdichtet zu einer „Syndromdiagnose", d.h. die Einordnung des aktuellen klinischen Bildes in ein typisches Zustandsbild. Diese muß dann auf dem Hintergrund weiterer klinischer Zeichen sowie anamnestischer Angaben zu einem, für die eigentliche (nosologische) Diagnose ausreichenden Bild ergänzt werden. Dann erst wird unter den bekannten Krankheitsbildern dasjenige herausgesucht, mit dem ein möglichst hoher Grad von Übereinstimmung besteht.

Situationsdiagnose

Diese klassische Zusammenfassung jenes Problemlösungsvorganges, der schließlich zur Diagnosestellung führt, weist ein kühles, lineares Styling auf. T. v. Uexküll und W. Wesiack erläutern im Lehrbuch der psychosomatischen Medizin, daß diese Auffassung (in Anlehnung an das Klassifizierungssystem in der Botanik) viel zu kurz greift. Sie zitieren den umfassenden „hypokratischen" Diagnosebegriff (nach Richard Koch folgendermaßen zu definieren: „Die Diagnose ist ... ein Ausdruck für die Summe der Erkenntnis, die den Arzt zu seinem Handeln und Verhalten veranlaßt) und u.a. in Berufung darauf entwickeln sie einen diagnostisch-therapeutischen Zirkel. Sie gehen davon aus, daß sich (wie in jeder gesellschaftlichen Interaktion) zwischen Spezialisten und Klient eine „vis-à-vis-Situation" einstellt. In dieser Situation spielen zum einen vorgegebene Typisierungen und Schablonen, deren dauernde Veränderung und Ausrichtung am Gegenüber eine Rolle, zum anderen wird den *Partnern* die Möglichkeit zum Rollentausch und damit zu einem Zugang zu einer überindividuellen (sozialen) Wirklichkeit geboten. Auf dieser Basis postulieren sie: „Der Arzt hat die Aufgabe, alle diese Informationen, die über sehr verschiedene Kanäle laufen und von verschiedenen Persönlichkeits- und Organismusbereichen des Patienten ausgehen, auf sich wirken zu lassen. Jede Reaktion des Patienten auf die therapeutische Intervention des Arztes vermittelt diesem weitere Einblicke in die soziopsychophysische Pathodynamik des Patienten, erweitert also seine diagnostische Einsicht, wie umgekehrt jeder diagnostische Eingriff positive oder negative therapeutische Folgen hat. „Sowohl im Patienten als auch im Arzt laufen Kreisprozesse ab". Arzt wie Patient stehen sich jeweils als „Problemsituationen gegenüber, die sich durch *stets* weiterlaufende Bedeutungserteilungen und Bedeutungsverwertungen ändern. Sie verstehen unter „Situation" die Gesamtheit, d.h. ein System, das sich aus den Subsystemen „menschlicher Organismus", „individuelle Wirklichkeit des Patienten" (und des Arztes) und „soziale Realität in der menschlichen Mitwelt" und den vielfältigen Beziehungen zwischen diesen Subsystemen besteht. Somit ergibt sich aus diesem permanent im Austausch befindlichen Situationskreis eine „*Situationsdiagnose* und Situationstherapie".

Hier haben wir also einen Algorithmus, der durch Flexibilität und Vernetzung gekennzeichnet ist; im Endeffekt ein offenes System, an dem Arzt und Klient gleichermaßen (wenn auch in einem hierarchischen Gefälle befindlich) partizipieren.

Relativität der Diagnose

Wir erweitern diese beiden prinzipiellen Modelle noch um kritische inhaltliche Anmerkungen. Das im jeweiligen Algorithmus der Diagnose Erkannte und auch Benannte ist nur auf den ersten Blick von endgültiger und unverbrüchlicher Beschaffenheit! In einem klassischen Werk beschreibt Ludwig Fleck paradigmatisch anhand des Syphillisbegriffs und der Geschichte der Wassermannreaktion soziologische und erkenntnistheoretische Hintergründe, die zur Entstehung eines wissenschaftlichen Namens führen. Im Kapitel über die Beharrungstendenz der Meinungssysteme und die Harmonie der Täuschung, skizziert Fleck einige Regeln, die der „Inhaber" einer diagnostischen Anschauung immer berücksichtigen sollte. Denn erst durch diese „Spielregeln" wird (Schein-) Objektivität so überzeugend und unangreifbar:

1. Ein Widerspruch gegen das System erscheint undenkbar.
2. Was in das System nicht hineinpaßt, bleibt ungesehen, oder
3. es wird verschwiegen, auch wenn es bekannt ist, oder
4. es wird mittels großer Kraftanstrengung den Systemen nicht widersprechend erklärt.

5. Man sieht, beschreibt und bildet sogar Sachverhalte ab, die den herrschenden Anschauungen entsprechen, d.h. die sozusagen ihre Realisierung sind, *trotz aller Rechte widersprechender Anschauungen.*

Fleck sieht eine kollektive Weiterentwicklung des Denkstils im wissenschaftlichen Betrieb. Die Suchbewegung oder der Forschungsgang laufen eher in einer Zick-Zack-Linie von Zufällen, Irrwegen und Irrtümern ab. Der jeweilige Ausdruck des Denkstils (u.a. die diagnostische Rasterbildung) findet sich beständig in Ergänzung, Erweiterung oder – im Fall des Paradigmenwechsels – in einer gesamten Umwandlung. Alles das geht im Kollektiv der Wissenschaftler für das jeweilige Individuum unmerklich vor sich. Diese grundsätzliche Untersuchung läßt sich auch in der Betrachtung spezifischer Diagnosekategorien nachvollziehen.

Soziopolitische Dimension der Diagnosestellung

Diese relativierende Feststellung führt schließlich zu einem weiteren allgemeinen, kritischen Hinweis. Medizin und Psychologie weisen eine immense sozialpolitische Dimension auf. Dieses Wissen um die *Nützlichkeit und Verwendbarkeit* der medizinisch-psychologischen Strukturen im gesellschaftlichen Bereich hat zur Entwicklung der Labeling-Perspektive geführt. Der diagnostische Akt hat auf Grund dieser Erkenntnisse auch die Abgründigkeit der Etikettierung und Stigmatisierung an sich, wie sie Keupp, Dörner u. Goffmann beschrieben haben. Und Giovianni Jervis schreibt in seinem kritischen Handbuch der Psychiatrie: „Die psychiatrische Diagnose ist eine lediglich offiziellere, technischere und weniger verständlichere Art, über eine Person ein Urteil auszudrücken." ... „Schuld daran (an den sogar sehr ausgeprägten Diskrepanzen in den Diagnosen) sind nicht immer Irrtümer bei der Beurteilung, sondern viel mehr unterschiedliche Gesichtspunkte und Urteilskriterien, die oft mit Variablen ideologischer Art zusammenhängen". Also auch persönliche und allgemeine politische Dimension will (speziell im psychiatrischen Bereich) hinterfragt sein.

Es tut sich also für den Diagnostiker eine mehrdimensionale Spanne und Polarität auf. Sie reicht von der einfach erscheinenden und trockenen Interpretation diverser Laborbefunde, von der scheinbar einfach zu diagnostizierenden Fraktur eines Knochen (die sehr wohl wiederum eine narzißtische Kränkung des Klienten bedeuten kann) zur Funktionsbeeinträchtigung, zur Störung. Diese hat wiederum unterschiedliche Ausgangssituation und Gewichtung, sie kann alterstypisch sein; sie irritiert möglicherweise eine bis dahin blühende Vollfunktion oder betrifft aber einen Behinderten, dem man möglicherweise andere Zuschreibungen/Vorurteile entgegenbringt, als einem „Normalen". Und die Spanne erstreckt sich schließlich bis zu jenen von der Sozietät definierten Auffälligkeiten, die zum spezifischen Feld der Normabweichungen in der Psychiatrie gehören.

Lassen wir uns nach diesem unvollständigem Anreißen wichtiger Allgemeinbedingungen auf konkrete Gegebenheiten ein! Wir verlassen daher die Beobachterloge und versuchen uns in den szenischen Möglichkeiten und Rollen der Spezialisten-Patienten-Beziehung.

3. Rahmenbedingungen und Vorläufer

Bevor es überhaupt zum für die Diagnosestellungen notwendigen Kontakt zwischen dem Spezialisten und dem Klienten kommt, durchläuft insbesondere der Klient eine lange, für den Spezialisten meist verdeckte, Vorgeschichte. In der Geschichte des Klienten findet sich in mehr oder minder weit zurückliegenden Alltagserlebnissen jene Stelle, in dem eine Funktionsstörung bewußt wurde. Genau das ist jene Eintrittsstelle, die der Klient meist unversehens quert und die dann zur subsumierenden Feststellung führt: „Etwas ist mit mir nicht in Ordnung, etwas stimmt mit mir nicht." Natürlich gibt es auch jene Szenarien, wo schlagartig eine massive Irritation der Funktionen geschehen kann (z.B. im Sinne eines Unfalles) und es gibt auch die Möglichkeit, daß Dysfunktionalität von Außenstehenden erkannt und benannt wird (eben im Sinne der Deviation von der Norm des üblichen Verhaltens). Auf das Körperliche bezogen heißt das, daß Schmerz verspürt wird, daß eine Tätigkeit nur mehr erschwert durchgeführt werden kann, oder auch, daß die Stimmung in einen besonderen Bereich verschoben ist. Dörner nennt das die „Symptomerfahrung". Wenn diese Irritation ausgiebig und ausgeprägt genug ist, wird sich der Klient bemühen, eine Erklärung (im Sinne des Kausalitätsbedürfnisses) zu finden. Man bemüht also Erklärungsmuster, die dem Alltagsverständnis oder dem Common sense und auch der Frage: „warum" entspringen. Aus der Sicht des Laienwissens wird dem Geschehen ein Namen geben, Wertungen werden vorgenommen und Emotionen stellen sich ein. Bei Fortbestehen der Störung werden Ratschläge nahestehender Personen eingeholt. Schließlich stellt sich zögernd die Erkenntnis ein: „Ich brauche Hilfe, und zwar von einem Spezialisten." Dies ist die Schnittstelle, an der der zukünftige Patient aus der noch unverbindlichen Symptomerfahrung ins Stadium der unorganisierten Krankheit tritt (Balint). Möglicherweise kontaktiert der Klient die ihn umgebende Sozietät; diesmal mit der Frage: „Bei welchem Spezialisten kann Hilfe und Heilung für diese Funktionsstörung erhalten werden?" Schließlich, nach einem Vorspiel in vier Akten, versucht der Klient die Kontaktaufnahme mit dem ihm erreichbaren Spezialisten (Termin über Sprechstundenhilfe oder Anrufbeantworter). Der jetzt konsultierte Spezialist weiß zu diesem Zeitpunkt nichts von der bisherigen Entwicklung des Klienten. Er ist in seiner persönlichen Alltagssituation und in seiner beruflichen Routine eingebettet. Er ist abhängig von der jeweiligen Tagesverfassung und Tagesplanung. Also auch der Spezialist kommt mit einer spezifischen, subjektiven Voreinstellung zum Erstkontakt mit dem Klienten, wovon der Klient wiederum wenig oder gar nichts weiß.

4. Diagnosegewinnung

Im weiteren soll im Sinne eines anregenden Rollenspieles in der Ich-Form die unterschiedliche Position des Spezialisten und des Klienten Ausdruck finden. Wie sieht die übliche Realität des Klienten aus? Ich habe mich als

Patient bis in ein mir fremdes Wartezimmer bewegt; habe dort die mir ungewohnte Gruppensituation durchstanden und trete nun vor den Spezialisten. Ich stelle mich vor; ich beschreibe meine Dysfunktionalität; wenn mich der Spezialist reden läßt, versuche ich auch eine, meine, laienhafte Erklärung dafür zu geben. Ich habe irgendwo einen Platz im Behandlungszimmer zugewiesen bekommen. Ich „schaue irgendwie auf"; und in dem gesamten Vorgang der persönlichen Vorstellung weise ich dem Spezialisten auch vorläufig eine spezifische Kompetenz zu, d. h., daß ich ihm die Möglichkeit zubillige, meine Dysfunktionalität zu erklären, zu benennen und auch zu heilen. Zugleich stelle ich den Kontakt zu ihm/ihr her. Ich rede viel. Ich merke aber auch meine besondere Körperhaltung. Und schon beim Eintritt in das Zimmer hat sich innerhalb weniger Sekunden in mir ein rascher, binärer Entscheidungsprozeß vollzogen; eine primäre Antwort hat sich ergeben auf die Frage: „Er/sie ist in Ordnung, vertrauenswürdig, o.k. oder nicht!"

Steigen wir in die Rolle des Spezialisten; wir finden uns irgendwo in der Etappe eines üblichen Arbeitstages. Die Tür geht auf, vor mir liegt eine Kartei mit Grunddaten zur Person des Eintretenden; ich spüre intuitiv eine Annahme oder Abneigung des Patienten (meinerseits und seinerseits), gleich danach stelle ich erste grobe Raster zur Beurteilung des Klienten ein; vielleicht noch ohne ein Wort zu sagen, stelle ich eine Anhiebsdiagnose. Alles das geht sehr schnell. Zugleich nehme ich Kontakt mit dem Patienten auf, ich signalisiere ihm aber doch auch in dieser ersten Kontaktaufnahme ein gewisses hierarchisches Gefälle; denn er ist der Laie und Hilfesuchende. Ich hingegen bin der Wissende und ihm möglicherweise Heilung Verschaffende.

Entsprechend dieser Haltung beginne ich als Spezialist auch das Gespräch zu strukturieren, z.B. kann ich das dadurch tun, daß ich dem Klienten ausführlichen Raum zur Selbstdarstellung gebe. Dennoch bin ich der, die Gewichtung bezüglich der wünschenswerten Gesprächsinhalte vornimmt. Ich habe das Recht, das Gespräch zu unterbrechen, auch nachzufragen. Ich habe auch das Recht, das Gespräch als beendet zu erklären und eine körperliche Untersuchung anzusetzen. Wenn es mir notwendig erscheint, werde ich Zusatzuntersuchungen vorschlagen. Nebstbei mache ich eine grobe Einschätzung der psychischen Befindlichkeit des Klienten (entweder mit einem spezifisch differenzierten Raster oder mit meinem Alltagsverständnis).

Zurück zur Rolle des Patienten. Aus der Art, wie der Spezialist mit mir umgeht, sehe ich, daß meine Kompetenzzuweisung zurecht erfolgt ist. Auf Grund dieser Bestätigung gebe ich Informationen über meine Person; auch über mir eher unangenehme Intimbereiche. Ich akzeptiere das Gefälle zwischen dem Spezialisten und mir (als Hilfsbedürftigem). Ich unterziehe mich den Untersuchungen. Immer mehr empfinde ich ein angenehmes (?) Ausgeliefert-Sein an eine kenntnisreiche Maschinerie. Der Spezialist/Spezialistin wird für mich zum Hoffnungsträger/-trägerin. Die angstvollen Hypothesen bezüglich meiner Funktionsstörung reduzieren sich.

Wieder in der Rolle des Spezialisten. Zum Beispiel erhebe ich als Spezialist einen physikalisch-internistischen Befund, mit einiger Verzögerung erhalte ich Laborwerte zu mehreren Patienten; auf Grund meiner Aufzeichnungen, der klinischen Gegebenheiten und der Laborwerte kann ich verschieden mögliche Diagnosen ausschließen. Die Information und Werte gruppieren sich immer mehr; sie verdichten sich, sodaß die differentialdiagnostischen Erwägungen immer schärfer und eindeutiger formuliert werden können, bis es mir gelungen ist, eine endgültige Zuordnung der angebotenen Symptome zu einem Krankheitsbild durchzuführen. Wenn es sich um eine nosologische Diagnose handelt, so bin ich in der Lage, Ursache, Behandlung und möglichen Ausgang der Funktionsstörung genau zu definieren. Ich bestelle den Patienten neuerlich, um ihm seine Diagnose mitzuteilen.

Aus der Sicht des Klienten mangelt es mir an Information über die Einschätzung durch den von mir gewählten Spezialisten. Um dies auszugleichen wird mir jede (wenn auch noch so irrelevante) Kleinigkeit, jedes Fragment in der Begegnung mit dem Spezialisten wichtig und vorläufig erklärend. Ich warte auf die Diagnose, denn meine Funktionsstörung hat sich nicht verflüchtigt.

Wir sind nun an die Schwelle des Hauptereignisses herangetreten, nämlich die Diagnosemitteilung. Bevor wir diesen Angelpunkt der Arzt-Patienten-Beziehung durchleuchten, ist ein kurzer Exkurs notwendig.

4.1 Diagnoseerstellung in Teamstrukturen

In einem Team ist die patientenorientierte und erkenntnistheoretische Bemühung, die dem Diagnoseprozeß zugrunde liegt, ein gewichtiger Aspekt. Der zweite, ebenso gewichtige Teil dreht sich um die Frage, wer in diesem Team das Sagen hat, wer über die Option verfügt, Phänomene zu definieren und zuzuordnen. Denn wer in der jeweiligen Hierarchie eines Teams relativ hoch steht, zeichnet sich u.a. durch die Macht der Diagnosestellung aus. Sehr oft findet in Teams dann auch eine entsprechende Arbeitsteilung statt. Die subordinierten Teammitglieder machen quasi die „Knochenarbeit" der Diagnoseentwicklung; sie schaffen Detailinformation, die für die Diagnosen wichtig sind, herbei. Im psychiatrischen Bereich findet diese Arbeit z.B. Ausdruck in alltagssprachlich gehaltener Verhaltensbeobachtung. Die hierarchisch höher Stehenden fassen dann diese Detailinformation zusammen, transformieren sie in die wissenschaftlich gehaltene Spezialistensprache und setzen dann die Diagnose fest. Diese wiederum gehorcht den von Fleck beschriebenen Systembedingungen. Lovlands Anmerkung ist hier zu zitieren, der in diesem Zusammenhang meint, daß Experten, wie Psychologen oder Psychiater oft als „Spezialisten für die biographische Rekonstruktion" oder als „Zuschreibungs-Spezialisten" fungieren. Nur in gereiften Teams wird diese Machtposition relativiert durch die Kompetenz der jeweiligen Teammitgliedern und im nahezu idealen Team werden diese beiden Aspekte durch eine Patientenorientiertheit gerahmt. Üblicherweise teilt der hierarchisch am höchsten Stehende dem Klienten die Kerndiagnose mit, wobei sehr oft die Abspaltung der dazugehörigen Emotion zu beobachten ist. Gar nicht so selten kann es geschehen, daß Teammitglieder in der Omegaposition dann zur Diagnoseerläuterung und -ergänzung herangezogen werden, wenn die Prognose infaust ist, und somit keine Heilungsmöglichkeit besteht!

5. Diagnosemitteilung

Obwohl die Diagnosemitteilung – bezogen auf die langdauernde Vorarbeit – nur ein „punktueller" Akt ist, leitet sie einen radikalen Wandel ein. *Denn mit der Diagnosemitteilung wandelt sich für den Klienten die bis dahin unorganisierte Erkrankung zu einer organisierten Krankheit im Sinne Balints.*

Wir schlüpfen wieder in die Rolle des Arztes. Durch den Vorgang der Diagnosemitteilung übe ich als Arzt eine *apostolische Funktion* aus. In dem ich das Krankheitsgeschehen zu erkennen vermag (Fixierung als „ein Fall von ..."), in dem ich die Erkrankungszeichen zu benennen vermag, erweise ich mich der Kompetenzzuteilung würdig. Ich stelle dem Patienten eine Handlungsanleitung und somit eine Perspektive vor. Und ich verkündige ihm: wenn Sie meinen Anordnungen und Verschreibungen Folge leisten (Wenn Sie also keinen Fehler machen), dann wird eine Heilung (mehr oder minder) möglich sein". Dieser apostolische Akt mit zum Teil magischer, zukunftsschauender Geste hat neben der abgehobenen, geheimnisvollen Wissenschaftlichkeit das Klischee „Arzt ist gleich Gott in Weiß" aufgebaut.

In der Rolle des Patienten erlebe ich: Meine Vermutungen haben sich mehr oder minder bestätigt. Nun bin ich ein Fall von ... Ich verstehe die Diagnose in ihrer Fachsprache nur unzureichend. Ich muß daher nachfragen. Ich nehme aber in meiner Aufregung nur verzerrt wahr. Vielleicht nehme ich nur das wahr, was mir im Moment erträglich erscheint. Oder ich nehme nur das wahr, was zu meinen bisherigen allgemeinen Klischees und Rastern paßt. Eher emotional als kognitiv orte ich die Bedrohlichkeit der Diagnose. Ich nehme die Diagnose und die Verheißung durch den Arzt an. Ich weiß, daß ich damit auch in eine neue Rolle, nämlich die des „richtigen" Patientenverhaltens zu schlüpfen habe. Ab nun ist meine Krankheit (und ich mit ihr) organisiert.

6. Zeit nach der Diagnosemitteilung

In der Rolle des Arztes: Ich nehme dem Patienten gegenüber eine etwas distanziertere Haltung ein. Der Reiz einer offenen diagnostischen Frage ist vorbei; meine Wahrnehmungen sind sicherlich selektiver geworden, sie dienen im weiteren vor allem zur Bestätigung der Diagnose. Im übrigen bereite ich einen Rollenwechsel in Richtung Therapeut vor. Das diagnostische Thema steht für mich nunmehr nicht im Vordergrund, vielmehr fordere ich vom Patienten Compliance, also die möglichst lückenlose Befolgung meiner therapeutischen Anordnungen.

Betrachtung aus der Rolle des Patienten: Für mich hat seit der Diagnosemitteilung eine zunehmende Auseinandersetzung mit der Bedeutung der Diagnose begonnen. Die mir zugeordnete Krankheit hat eine soziale Wertigkeit (es ist ein gewaltiger Unterschied zwischen einem Beinbruch durch Schifahren, Herzinfarkt oder einer offenen Tuberkulose, AIDS oder Krebs). Wenn die Diagnose oder die daraus resultierende Handlungsanleitung für mich bedrohlich erscheint, wie z.B. risikoreiche Operationen, Malignome, chronische Erkrankungen oder auch die Zuweise einer psychogenen Erkrankung (!!), so kommen bei mir innere Prozesse in Gang. Emotionen kommen hoch, wie z.B. Wut; die Frage „Warum gerade ich" drängt sich auf. Irrationale Verhandlungsversuche mit dem Schicksal möchte ich inszinieren (ein Spezialist würde mir nun erklären, daß ich Abwehrmechanismen in Gang setze, um massive Irritationen meiner Persönlichkeitsstruktur hintanzuhalten). Ich kreise um das zugewiesene Krankheitszentrum. Ich habe ein starkes Kommunikationsbedürfnis und merke gleichzeitig, daß der Kontakt zum Arzt schwächer geworden ist. Ich wende mich an mir nahestehende Personen, falls ich stationär aufgenommen bin, an meine Mitpatienten.

Genau dieses Bedürfnis führt zu einem weiteren Exkurs.

6.1 Labeling-Perspektive und Stigmatisierung

Mit der Übernahme der Krankenrolle sind in Abhängigkeit von sozialen Ausgangsvoraussetzungen unterschiedliche Krankenkarrieren definiert. Die jeweilige Soziatät stellt spezifische, marginale Auffangräume zur Verfügung (siehe z.B. G. Devereux: Normal und anormal, Aufsätze zur allgemeinen Ethnopsychiatrie). In der Annahme des Behandlungskonzeptes unterwirft sich der Patient einem Regime, das meist nicht nur Medikamenteneinnahme bedeutet, sondern auch Veränderungen des Alltagsverhaltens. Laut Dörner gibt er damit fundamentale Attribute der Erwachsenenrolle auf, er regrediert. Der Patient wird ums eigene Selbst zentriert. Primäre Bedürfnisse (wie Essen, Schlafen, Stuhlgang) treten in den Vordergrund. Die Interessen verengen sich: Die Welt schrumpft für den Patienten auf das Unmittelbare zusammen.

Emotionale Abhängigkeit tritt auf und auch eine gewisse Hypochondrie. Alles das steigert sich noch, falls eine Einweisung ins Krankenhaus notwendig erscheint: der Körper als privatestes Eigentum wird der Manipulation durch Fremde ausgeliefert; man wird von den sozialen Symbolen seines bürgerlichen Selbst getrennt; gewohnte Hilfsmittel (Information, Geld etc.) werden kontrolliert, die Bewegung wird entweder verboten oder kontrolliert. Die emotionale Abhängigkeit steigert sich um ein weiteres und findet Angelpunkte im Arzt als Vater und der Krankenschwester als Mutterfigur – eben jenem Arzt, der auch das „Label" aufgestempelt hat und sich damit für die soziale Kontrolle des nunmehr geforderten Verhaltens in der Krankenrolle als zuständig erklärt hatte. Für die bisher Nahestehenden hat der Patient ein entweder sichtbares oder imaginäres Stigma verliehen bekommen. Und erst nach einem *rollenkonformen Verhalten wird dieses Stigma wiederum in einem offiziellen Akt durch den Arzt entfernt,* nämlich dann, wenn die Heilung bestätigt wird (weitgehend nach Dörner: Diagnose d. Psychiatrie).

Wir sind somit am Ende der zahlreichen Rollenwechsel angelangt. Dadurch ist nachvollziehbar dargestellt, daß Diagnoseerstellung und -mitteilung folgenreiche, vernetzte Vorgänge sind und wir wenden uns der Frage zu, mit welchen Gestaltungsmöglichkeiten eine ausreichend gute Arzt-Patienten-Beziehung etabliert werden kann.

7. Kommunikation

Eine ausreichend gute Arzt-Patienten-Beziehung findet ihren Ausdruck in einer ebenso ausreichend guten Kommunikation. Diese gestattet das Nützen der vielfältigen Zeichensysteme, über die wir verfügen. Dadurch wird wiederum ermöglicht, daß die Diagnosestellung ein umfassender, eben sämtliche Informationen einschließender, Prozeß wird. Der Heilkundige, der Spezialist, kann einiges dafür tun, daß die kommunikativen Mitteln ausgewogen zur Entfaltung kommen. So kann er sich um persönliche Grundhaltungen bemühen (wie sie z.B. in besonderer Form im Rahmen der Gesprächstherapie gelehrt werden), also um Empathie und Stimmigkeit; denn nichts verwirrt einen Klienten mehr, als die Mitteilung einer schwerwiegenden Diagnose in oberflächlicher oder gezwungen heiterer Haltung. Neben diesen grundlegenden Positionen, die Kontaktfähigkeit begründen, erscheint auch die Fähigkeit wichtig, sich auf das gegenwärtige Geschehen konzentrieren zu können; verbunden mit einem hohen Grad an Aufmerksamkeit für die eigene psychophysische Reaktion und die des Gegenübers. Eine Gruppe von Fähigkeiten dreht sich um das möglichst klare und direkte Mitteilen des eigenen Erlebens und die Fähigkeit, Daten und Interpretationen voneinander zu trennen. Nicht zu vergessen sind die Fähigkeiten zur prägnanten, bündigen Zusammenfassung und zur Anerkennung und Wertschätzung des Klienten und der Würdigung der eigenen kunstvollen Tätigkeit (NAVIS, Organisationsberatung).

Aus der kommunikationspsychologischen Sicht hat jede Nachricht nicht nur den Aspekt der Sachinformation – also das, was bei der Diagnosemitteilung als Benennung des Krankheitsgeschehens gesagt wird; sondern darunter, oft sehr gut verdeckt, wird auch ein Appell mitgeteilt, der könnte z.B. bei einer infausten Prognose u.a. heißen: Suchen sie woanders Hilfe! In der Information sind aber auch Teile einer Selbstoffenbarung enthalten, ein Aspekt, der dann besonders stark sein wird, wenn die Erkrankung des Klienten in ähnlicher Weise vom Arzt schon durchlebt wurde etc. Und als vierter Aspekt finden sich Botschaften der Beziehungsdefinition, somit eine Einschätzung meines Gegenübers und wie ich mit ihm zu tun haben will. Nach dem von Schulz v. Thun entwickelten Nachrichtenquadrat hat man dementsprechend auch mit vier Ohren zu hören!!! Erst dann gelingt es u.a. nicht nur den Sachinformationen verhaftet zu sein, sondern auch verdeckte Hilfsappelle wahrzunehmen.

Speziell im psychiatrisch/psychologischen Bereich wird es dabei oft um einfaches Fragen und aktives Zuhören gehen. Fratzer empfiehlt für viele Gesprächs- und Beratungssituationen eine offene, ungerichtete Bewußtheit (wie Inspektor Columbo in der gleichnahmigen Fernsehserie); d.h. der Spezialist läßt

1. die Welt auf sich zukommen,
2. wartet darauf, daß sich etwas zeigt,
3. untersucht unvoreingenommen,
4. sein Blickfeld bezieht möglichst viel der Peripherie mit ein,
5. ist naiv bezüglich dessen, wie die Dinge funktionieren und hofft, etwas Neues darüber herauszufinden,
6. hat einen rezeptiven Gebrauch der Sinnesmodalitäten,
7. Werte sind prozeßorientiert und tendieren dahin, frei von Inhalten zu sein.

Vor allem zeigt der Spezialist Werte, ohne das Klientensystem dadurch zu unterbrechen. Und er läßt dem Klienten Raum dafür, seine eigenen Handlungen auszuwählen. Damit ist der *prinzipielle* Respekt vor dem Klienten und dem System angesprochen.

Ein besonderes Augenmerk verdienen die Sprachspiele. Die tiefgehende, erkenntnistheoretisch relevante Frage, inwieweit Phänomene der Wirklichkeit, ausreichend sprachlich beschrieben werden können, kann hier nicht diskutiert werden. Unzweifelhaft ist, daß wir zum Austausch unserer Erfahrungen Zeichensysteme benützen müssen. Wir müssen dabei jedoch immer berücksichtigen, daß auch die exakteste Sprache nur eine Annäherung an die Phänomene darstellt und immer von einer spezifischen, subjektiven Beimischung geprägt ist. Verfänglich sind diesbezüglich sehr oft Spezialistensprachen. Sie bewirken meist Distanzierung zum Patienten und lassen gleichzeitig unter den Spezialisten das Gefühl der (Schein-)Übereinkunft aufkommen.

Vor allem ist auf den Gebrauch von *Stereotypen* Obacht zu geben. Sie sind die häufigste und gefährlichste Form der Nichtverarbeitung von Kommunikation. Sie stellen nämlich einen gefälligen, größeren, inhaltlichen Begriff dar, der einfach, *ohne daß seine Details analytisch untersucht werden müssen,* eine bestimmte Wirklichkeitsgültigkeit erfährt. Sehr oft sind Stereotypen mit abwertenden Tendenzen verbunden. Dies findet sich in der Vorarbeit der Diagnosestellung, z.B. in einem eindeutigen Übergewicht der negativen Verhaltensaspekte (mit beträchtlich differenzierter und kreativer Ausschmükkung) und gleichzeitig einer banalen, verflachten Darstellung der positiven Verhaltensanteile (Oppolzer, Das stigmatisierende Beurteilungssyndrom). Dabei ist zu berücksichtigen, daß die Verwendung stereotyper Begriffe und Denkgewohnheiten, *über die trügerische Methode einer scheinbaren Konkretisierung* oft weitgehend dem Bedürfnis der Helfenden entspricht, die Möglichkeit einer wirklich fundamentalen Betroffenheit oder Bedrohung des eigenen Selbst durch das Patientenschicksal zu leugnen.

Auf der Patientenseite wiederum spielt kommunikationstheoretisch eine Rolle, daß entsprechend der zentralnervösen „Ausschreibungsnorm" der Speicher nur spezifische Anteile der Information angenommen werden, bzw. wird sie so deformiert, daß sie in diese Speichernorm paßt. Földes und Semrau sprechen von der Key-hole-Struktur der Informationsspeicherung. Wahrnehmung und Speicherung werden in Krisenzeiten dermaßen modfiziert oder verzerrt, daß nur das, was für mich „wichtig und erträglich ist", aus der Fülle der Information herausgefiltert wird (Ego-Benefit-Prinzip).

8. Zusammenfassung

1. Man kann nicht nicht-kommunizieren (Watzlawick, Jackson und Beavin).

Will heißen, daß Diagnoseerstellung und Vermittlung eben nicht ein kaltes Glasperlenspiel im einsamen Hirn eines Spezialisten oder in irgendwelchen Elfenbeintürmen ist. Vielmehr handelt es sich um eine erkenntnisbereichernde, fließende, redundante Begegnung zweier oder mehrer Menschen. Für die ausgewogene Gestaltung dieses Diagnoseprozesses hat der Spezialist/Heilkundige vieles beizutragen.

2. Wenn Menschen eine Situation als real bezeichnen und begreifen, so wird diese Situation in der Folge real und wirksam (Thomas-Theorie). Nicht am Können fehlt es uns also, sondern am Nicht-können (Günther Anders).

Will heißen, daß die Intentionen und Vorurteile (die wir in uns tragen) sobald sie gedacht werden, einen machtvollen Zug zur Selbstverwirklichung ausüben. Deshalb auch im kommunikativen Akt ab und zu innehalten und lauschen. Überhaupt tut Ortung der Position im wissenschaftlichen Betrieb von Zeit zu Zeit not.

3. Es kommt auf die Kenntnis der Gelegenheiten an, die den Einzelnen an seine Krankheit binden. Die Krankheit bedeutet Geschichte und Geschick (Alexander Mitscherlich).

Will heißen, daß jedes Kranksein ein mehrdimensionales Ereignis ist (biographisch, historisch, sozial, situativ, organismisch etc.). Kenntnis erlangen hängt mit der Offenheit zwischen zwei Partnern zusammen. Um mit dem Du meines Gegenübers Kontakt aufnehmen zu können, muß ich doch persönliche Kenntnisse über mein Ich erlangt haben. Diesbezüglich empfiehlt es sich, Martin Buber (Ich und Du) zu lesen. Kenntniserlangen wird einem aber auch vom Gegenüber gestattet, vor allem dann, wenn ich die Gegebenheiten und Systembedingungen meines Partners würdige und respektiere!

4. Wenn wir anfangen, etwas zu glauben, so nicht einen einzelnen Satz, sondern ein ganzes System von Sätzen (das Licht geht nach und nach über das Ganze auf, Wittgenstein).

Will heißen, wenn wir uns den Phänomenen der Wirklichkeit annähern, so hat das oft mehr mit Glauben, als mit Wissen zu tun. Wenn das Licht jedoch nach und nach über das Ganze aufgeht, so ist das ein lustbringender Akt.

5. Die Wahrscheinlichkeit des Geschehens steht im umgekehrten Verhältnis zum Wunsch (Gumpersons Gesetz aus Murphy's Gesetze).

Will heißen, auch für den Diagnostiker ist dieser Warnung nichts hinzuzufügen.

Literatur

1. Anders G (1986) Die Antiquiertheit des Menschen. Beck, München
2. Balint M (1976) Der Arzt, sein Patient und die Krankheit. Klett, Stuttgart
3. Bloch A (1987) Gesammelte Gründe, warum alles schiefgeht, was schiefgehen kann. Goldmann, München
4. Buber M (1977) Ich und Du. Schneider, Heidelberg
5. Devereux G (1982) Normal und anormal. Suhrkamp, Frankfurt/M
6. Dörner K (1975) Diagnosen der Psychiatrie. Campus, Frankfurt/M
7. Dörner K, Plog U (1984) Irren ist menschlich. Psychiatrie-Verlag, Bonn
8. Fatzer G (Hrsg) (1991) Supervision und Beratung. Edition Humanistische Psychologie, Köln
9. Fleck L (1980) Entstehung und Entwicklung einer wissenschaftlichen Tatsache. Suhrkamp, Frankfurt/M
10. Földy R, Semrau E (1984) Kommunikationswissenschaft heute. Deutike, Wien
11. Goffmann E (1975) Stigma. Suhrkamp, Frankfurt/M
12. Jerus G (1978) Kritisches Handbuch der Psychiatrie. Syndikat, Frankfurt/M
13. Keupp H (1976) Abweichung und Alltagsroutine. Hoffmann und Campe, Hamburg
14. Lovland J (1969) Deviance and identity. Prentice Hall, Englewood Cliffs
15. Mitscherlich A (1977) Studien zur Psychosomatischen Medizin, 3 Bde. Suhrkamp, Hamburg
16. Müller Ch (Hrsg) (1986) Lexikon der Psychiatrie. Springer, Berlin Heidelberg New York
17. Nevis E (1988) Organisationsberatung. Edition Humanistische Psychologie, Köln
18. Oppolzer A (1987) Das stigmatisierende Beurteilungssyndrom. Psychiatrie und Praxis. Thieme, Stuttgart New York
19. Riedl R (1987) Begriff und Welt. Parey, Berlin Hamburg
20. Schulz von Thun F (1981) Miteinander reden. Bd 1 und 2. Rowohlt, Reinbek
21. Uexküll T v (Hrsg) (1979) Lehrbuch der psychosomatischen Medizin. Urban & Schwarzenberg, München Wien Baltimore
22. Watzlawick P, Beavin J, Jackson D (1980) Menschliche Kommunikation. Huber, Bern Stuttgart Wien
23. Wittgenstein L (1984) Übergewißheit. Suhrkamp, Frankfurt/M

Kapitel 6

Der „schwierige Patient"

C. Centurioni und M. E. Harrer

1. Einleitung und Lehrziele

Es soll hinterfragt werden, was manche Patienten zu sogenannten „schwierigen Patienten" macht.

Zunächst werden Eigenschaften aufgezählt, welche auf den ersten Blick dem Patienten zugeschrieben werden können. Anhand von Fallbeispielen aus eigenen Interviews soll eine interaktionelle Sichtweise eingeführt werden.

Es soll zur Selbstreflexion des Arztes auf verschiedenen Betrachtungsebenen angeregt werden, auf denen bei der Begegnung eines Arztes mit einem Patienten „Schwierigkeiten" entstehen können:

– Biographischer Hintergrund des Arztes
– Persönlichkeit und Grundhaltungen des Arztes
– Medizinisches Selbstverständnis und Wertvorstellungen des Arztes
– Aktuelle persönliche Situation und Problematik des Arztes
– Rahmenbedingungen der Arbeit des Arztes.

Möglichkeiten der Bewältigung dieser „Schwierigkeiten" sollen diskutiert werden.

2. Versuche, Kategorien sogenannter „schwieriger Patienten" zu bilden

Auf die Frage nach „schwierigen Patienten" antwortet die Mehrzahl der Ärzte mit bestimmten Patientenkategorien.

2.1 Beispiele aus der Literatur

In der Literatur finden sich einige Versuche, Kategorien von „schwierigen Patienten" zu bilden, zwei Beispiele seien hier angeführt:

Meerwein (1986) beschreibt vier Kategorien von „schwierigen Patienten":

- Die *„Abhängigen"* mit unstillbarem Hunger nach Aufmerksamkeit, zu denen die sogenannten „Vielredner" gehören.
- Die *„Forderer"*, die auf dem Standpunkt stehen, daß sie nicht die beste ihnen zustehende und dem Wert ihrer Persönlichkeit entsprechende Behandlung vom Arzt erhalten. Sie schüchtern oft ein, drohen mit gerichtlichen Klagen oder Suizid oder bezahlen Rechnungen nicht.
- Die *„Ablehner"*, die sich anscheinend ein gewisses Vergnügen daraus machen, zu glauben, daß keine Behandlung zu ihrem Ziel führen wird. Wenn ein Symptom behandelt und verschwunden ist, setzt sich ein anderes an seine Stelle.
- *„Selbstdestruktive Kranke"* haben alle Hoffnung auf die Erfüllung ihrer Lebenswünsche aufgegeben und sehen in der Selbstzerstörung den einzigen Weg zur Selbstbehauptung.

Nach Herschbach(1991) fühlten sich Ärzte und Ärztinnen u.a. durch folgende „unbequeme" Patienten belastet:
Vorwurfsvolle Patienten, aggressive Patienten, wenig motivierte Patienten, durch Patienten, die die therapeutischen Vereinbarungen nicht einhalten, verschlossene Patienten, ablehnende und überprüfende Patienten, durch Patienten, mit denen sich die sprachliche Verständigung schwierig gestaltet und durch Patienten, die weinten.
Auch mißtrauische oder ablehnende Angehörige wurden als Belastung erlebt.

2.2 Interviews der Autoren zum Thema „der schwierige Patient"

In Gesprächen mit Ärzten und Ärztinnen (Centurioni und Harrer 1993) ließen sich wiederum andere Merkmale bzw. Patientengruppen herausarbeiten, welche als schwierig erlebt wurden:

„Zeitfresser": Hiermit sind jene Patienten gemeint, die häufig (manchmal auch täglich) und zudem unangemeldet in die Ordination kommen, über Gebühr die Zeit des Arztes beanspruchen, und bei denen sich trotz Interventionen (z.B. mit Medikamenten) keinerlei Änderung in der Befindlichkeit und der Situation ergibt. Vielfach ändert sich auch das Beschwerdebild sehr rasch. – Oft sind diese Patienten sozial isoliert und der Gang zum Arzt ist die einzige Möglichkeit sozialen Kontakt und Aufmerksamkeit zu erhalten.
„Nicht-compliante Patienten": Sie befolgen die Anweisungen des Arztes nicht – nehmen zum Beispiel verordnete Medikamente nicht – oder ignorieren Zuweisungen zu anderen Ärzten.
„Besserwisser" (bzw. überkritisch-mißtrauische Patienten bzw. „Koryphäenkiller"): Diese Patienten haben unter Umständen schon fertige, nicht veränderbare Vorstellungen über Krankheit und Therapie, sind medizinisch interessiert und begegnen den Ärzten kritisch und überprüfend.

„Krebspatienten": Die Betreuung und Behandlung von Krebspatienten ist sicherlich eine der umfangreichsten und forderndsten ärztlichen Aufgaben.

„Psychosomatische Patienten": Nach dem Verständnis unseres Interviewpartners sind dies Patienten mit organischem Befund, bei deren Krankheitsbild psycho-soziale Faktoren eine große Rolle spielen, und bei denen der Arzt mit einem rein somatischen Verständnis gar nicht oder nur oberflächlich „heilend" wirken kann.

„Patienten mit Krankheitsgefühl, aber ohne organischem Befund": Patienten, die sich krank fühlen und den Arzt mit Beschwerden und meist großem Leidensdruck konsultieren, bei denen sich aber keine organischen Ursachen der Symptome finden lassen.

2.3 Gemeinsamkeiten dieser Zuschreibungen

Diesen Beschreibungen von „schwierigen Patienten" ist die Zentrierung der Aufmerksamkeit auf den Patienten mit seinem *Verhalten*, seiner *Persönlichkeit*, seiner *Krankheit* oder seinem *sozialen Umfeld* gemeinsam.

Die unterschiedlichen Aufzählungen und Bewertungen, was nun den „schwierigen Patienten" ausmacht, legen den Schluß nahe, daß diese auch durch den Arzt selbst mitdeterminiert sind. Was für den einen keine Schwierigkeit darstellt, wird für den anderen zum unüberwindlichen Hindernis. Es handelt sich also auch um eine *subjektive Bewertung durch den Arzt*.

Wir wollen im folgenden fünf unterschiedliche Betrachtungsebenen aufzeigen, aus denen sich Erklärungsansätze für solche Bewertungen ableiten lassen.

3. Betrachtungsebenen

3.1 Biographischer Hintergrund des Arztes

In den oben erwähnten Interviews befragten wir Ärzte und Ärztinnen, welcher Patient ihnen spontan einfällt, wenn sie den Ausdruck „der schwierige Patient" hören. Gegen Ende des Gesprächs fragten wir nach den Beziehungen der Interviewpartner zu deren Vater bzw. Mutter.

Fallbeispiel 1. Eine 35jährige praktische Ärztin erzählt über eine Patientin mit Mammakarzinom: „Sie probiert vieles aus, kommt immer wieder unangemeldet in die Sprechstunde, ist passiv fordernd, bedrängend; ich bin überfordert, es ist ganz schwierig, ihr etwas zu geben, weil sie unersättlich ist. Ich komme in die Rolle, daß ich etwas verweigern muß und werde aggressiv."
Im Gespräch fällt auf, daß die Ärztin mehrmals betont, daß sie darüber mit ihrer Patientin nicht sprechen kann. Später schildert die Ärztin die Beziehungsschwierigkeiten mit ihrer eigenen Mutter folgendermaßen: „... das unbedingte etwas Haben-Wollen, jetzt sofort und hier und gleich. Und auch das Nicht-Darüber-Sprechen-Können. Wenn das nicht passiert, was sie will, bin ich eine schlechte Tochter ..."
Abschließend meint die Ärztin: „Generell kann ich sagen, was für mich schwierig ist, das sind fordernde Patienten."

Der Zusammenhang liegt nahe, daß der Ärztin gerade jene Patienten schwierig erscheinen, bei denen die Beziehungsproblematik mit der Mutter wieder aktualisiert wird. Die Parallelen in der Gestaltung der Beziehungen liegen in der Schwierigkeit, daß die Ärztin ihre Patientin – so wie auch ihre Mutter – als fordernd erlebt, und daß ein Gespräch darüber nicht möglich ist.

Fallbeispiel 2. Ein 36jähriger praktischer Arzt erzählt von einer Patientin: „Ich bin der vierzehnte oder fünfzehnte in einer Reihe von Ärzten. Ich soll **ihm** (!) die Antwort geben, die ihr vorher schon vorschwebt und wenn ich das nicht tue, wechselt sie wahrscheinlich den Arzt. ... Das ist jemand, der mir nicht die Chance gibt, mich sein zu lassen in der therapeutischen Beziehung."

Über einen anderen Patienten, der sein Fachwissen in Frage stellt, meint er: „Bei der Gesundenuntersuchung stelle ich fest, daß keine weiteren Untersuchungen notwendig sind. Ich gehe davon aus, daß er mir (Anmerkung der Verfasser: gemeint sind wahrscheinlich sowohl Person als auch Wissen) vertraut."

Auf die Frage nach der Vaterbeziehung sagt der Arzt: „Ich habe überhaupt nie erfahren, was ein Vater ist, habe aber ein irrsinniges Bedürfnis, von ihm wahrgenommen zu werden ..." (Anmerkung der Verfasser: Vater verließ die Familie).

Später im Gespräch interpretierte der Arzt selbst, daß er vielleicht in der Arzt-Patient-Beziehung suche, was ihm in der Beziehung zum Vater vorenthalten wurde.

Für ihn sind „schwierige Patienten" solche, von denen er sich als Person oder in seiner ärztlichen Autorität nicht wahrgenommen und anerkannt fühlt, die offen oder verdeckt drohen, ihn zu verlassen und zu einem anderen Arzt zu wechseln. Der (fettgedruckte) Versprecher – das Verwechseln des Geschlechts – erhärtet die Hypothese, daß auch hier Zusammenhänge zwischen der Vater- und Patientenbeziehung bestehen.

Die theoretische Erklärung dazu bietet das Modell von Übertragung und Gegenübertragung (siehe Kapitel IV/1).

Ebenso wie beim Patienten kann es auch beim Arzt in der Begegnung mit seinem Patienten zu einer Aktualisierung der Beziehungserfahrungen aus seiner Ursprungsfamilie kommen.

3.2 Persönlichkeit und Grundhaltungen des Arztes

Im Berufsbild des Arztes besteht die Forderung, daß jeder Patient unabhängig von Alter, Geschlecht, sozialer Stellung, Nationalität, Religion usw. *gleich* behandelt wird. In der Realität gelingt es allerdings kaum, diesem Anspruch gerecht zu werden. Jeder Arzt weiß aus seiner Berufspraxis um Patienten, zu denen er sehr leicht Zugang findet, aber auch um solche, bei denen sich die Begegnung schwierig gestaltet.

Aus den oben genannten Interviews stammen auch – wenn nicht anders angegeben – die folgenden Fallbeispiele.

Fallbeispiel 3. Eine praktische Ärztin erzählt: „Zur Zeit besteht das Problem darin, daß die Patientin in Rente gehen will und ich will sie dazu überreden, zur zeitweiligen Berufsunfähigkeit zu stehen, die nur zeitlich begrenzt ist. Sie steht auf dem Standpunkt, daß sie genug gearbeitet hätte, und daß sie überhaupt nicht mehr arbeiten will. Die Krankheit gibt ihr die Legitimation, nun nicht mehr arbeiten zu müssen."

Im persönlichen Kontakt erscheint die Ärztin als leistungsorientierte Frau, bei der Arbeit und Beruf einen sehr hohen Wert haben. Wir vermuten daher, daß es ihr schwerfällt, das Verhalten einer Patientin, die es vorzieht, „einen leichteren Weg" zu gehen, zu tolerierern oder gar zu akzeptieren.

In diesem Fall stehen einander zwei Menschen mit sehr unterschiedlicher Persönlichkeitsstruktur gegenüber. Auf der einen Seite die „kämpferische" Ärztin, für die Arbeit nicht nur persönliche Befriedigung, sondern auch Pflichterfüllung darstellt, auf der anderen Seite die stoische Patientin, die zur Arbeit eine sehr „großzügige" Einstellung hat.

Es soll hier nicht darum gehen, Grundhaltungen und Persönlichkeitscharakteristika zu bewerten, sondern darauf hinzuweisen, daß sich die Definition „schwierig" aus einem „*Nichtzusammenpassen*" ergibt und es zu „Unverträglichkeitsreaktionen" kommen kann. Diese betreffen natürlich nicht nur den Bewältigungsstil und die Einstellung zur Arbeit, sondern beispielsweise auch die Einstellungen zu Leistung und zu anderen gesellschaftlichen oder persönlichen Werten, allen „Andersartigen, Nicht-Normalen, Außenseitern" gegenüber, und zu politischen, weltanschaulichen und religiösen Fragen.

Kommunikationsprobleme ergeben sich unter anderem auch durch unterschiedliche Sprache (Muttersprache, Dialekt oder Fachsprache), durch unterschiedliches persönliches Tempo oder durch verschiedene Denk- und Wahrnehmungspräferenzen (z.B. rational versus emotional betonte Grundhaltung oder visueller versus akustischer Typ).

Wenn die Persönlichkeitsstrukturen und individuellen Wertvorstellungen von Arzt und Patient zu unterschiedlich sind oder einander widersprechen, kann es für den Arzt schwierig werden, sich in den Patienten einzufühlen und ihn so zu akzeptieren, wie er ist. Meist werden diese „Unverträglichkeiten" auch für den Patienten spürbar und beeinträchtigen die Vertrauensbeziehung.

3.3 Medizinisches Selbstverständnis und Wertvorstellungen des Arztes

Das folgende Fallbeispiel stammt aus dem Interviewprotokoll von Studierenden der Erziehungswissenschaften (Dörler und Nagel 1993) und wurde im Rahmen einer Lehrveranstaltung erstellt:

Fallbeispiel 4. Ein 40jähriger praktischer Arzt erzählt von einem „psychosomatischen Patienten": „Schwierige Patienten sind jene, wo sich herausstellt, daß es eine psychosomatische Erkrankung ist, wo man sich von vornherein schwertut, weil sie einfach diffuse Beschwerden haben, ohne daß man etwas feststellen kann. Sei das labormäßig oder mit EKG, Röntgen, usw. Das ist für mich ein schwieriger Patient, weil ich ihm beibringen muß, daß er eigentlich organisch gesund ist, im Prinzip aber doch krank."

Das Problem des Arztes besteht darin, daß er mit einem rein somatischen Krankheitsverständnis diesem Patienten nicht gerecht werden kann und somit an seine Grenzen stößt. Der Patient wird auch deshalb als „schwierig" erlebt, weil der Arzt meint, keinerlei „Instrumentarium" in der Hand zu haben, mit dem er dem Patienten helfen kann.

Fallbeispiel 5. Ein niedergelassener praktischer Arzt erzählt von seiner Zeit im Krankenhaus – angesprochen auf Schwierigkeiten im Umgang mit Krebspatienten – sinngemäß folgendes: „Ich bin deshalb ungern ins Zimmer von Krebspatienten gegangen, weil ich wußte, wenn wir beginnen zu reden, dann dauert das so lange, daß mir die Zeit dann später fehlt und ich nicht fertig werde. Bei anderen Patienten war die Schwierigkeit die, daß sie vom Oberarzt ‚aufgeklärt' worden waren und ich nicht wußte, wie und wieweit sie informiert waren."

Krebspatienten werden aus verschiedenen Gründen häufig von ihren Ärzten als besonders „schwierig" erlebt.

Information: Wohl kaum eine andere Situation konfrontiert den Arzt in so hohem Maße mit Angst (der eigenen und der des Patienten) wie das Aufklärungsgespräch. Bodensohn (1987) fand, daß diese Angst des Arztes zu einem Vermeidungsverhalten führen kann: Ärzte mit größerer affektiver Abwehr und Ablehnung des Todes klärten ihre Patienten nach eigenen Angaben weniger häufig über deren Prognose auf und zögerten geplante Aufklärungsgespräche länger als beabsichtigt hinaus.

Im Stationsbetrieb kommt wie im Fallbeispiel erschwerend hinzu, daß Ärzte und Pflegepersonal sehr oft nicht ausreichend über den Informationsstand der Patienten bescheid wissen. Aus dieser zusätzlichen Unsicherheit heraus werden Fragen der Patienten oder schon die Möglichkeit, daß sie etwas fragen könnten, als besonders belastend erlebt. Dazu kommt, daß sich gerade Pflegepersonen, Famulanten und Turnusärzte als weder kompetent noch berechtigt fühlen, mit dem Patienten über die Krankheit zu sprechen und so versuchen auch sie, durch Vermeidungsverhalten den Fragen der Patienten zu „entkommen".

Konfrontation mit unaufhaltsamen, rasch progredienten Verläufen: In der Behandlung und Begleitung von Krebspatienten ist der Arzt mit dem vielfach sehr raschen körperlichen Verfall, emotional mit dem Schwanken der Gefühle des Patienten zwischen Resignation und Hoffnung konfrontiert.

Auseinandersetzung mit komplementären bzw. alternativen Therapiemethoden: Kaum eine andere Krankheit zwingt Ärzte in so intensivem Ausmaß zur Auseinandersetzung mit alternativ-medizinischen Konzepten, wie die Krebserkrankung. Der Großteil der Patienten wendet neben „schulmedizinischen" Behandlungen noch eine Palette anderer Behandlungsmethoden an (von Kräutern und Fastenkuren über „New-Age-Methoden" bis zu Besuchen bei „Heilern"). Ärzte, die mit ihren Patienten auch darüber im Gespräch bleiben wollen, sind gefordert, entsprechende Basisinformationen einzuholen und sich eine eigene Meinung zu bilden.

Einbeziehung der Angehörigen: Von vielen Ärzten wird es auch als besonders schwierig erlebt, sich mit den Angehörigen von Krebspatienten zusammen- bzw. auseinanderzusetzen, beispielsweise ihnen die Todesnachricht mitzuteilen, ihre starken Gefühle auszuhalten (z.B. Wut oder Schuldzuweisungen) oder sie gar in ihrem Trauerprozeß zu unterstützen. Letzteres ist in das ärztliche Selbstverständnis noch wenig als sinnvolle Aufgabe integriert, diese scheint mit dem Tod des Patienten vollendet.

„Helfen statt heilen": Gerade in der Behandlung Krebskranker stößt die Medizin auf Grenzen, in vielen Fällen ist Heilung im herkömmlichen Sinn

nicht mehr möglich. Für viele Ärzte wird die Situation dadurch „hoffnungslos", sie sehen für sich keine Aufgabe mehr und wenden sich vom Patienten ab. Für diesen ist aber zu diesem Zeitpunkt meist klar, daß es nicht mehr um Heilung geht, er wünscht sich aber von seinem Arzt weitere Begleitung und eine optimale palliative Therapie, insbesondere – wenn notwendig – eine suffiziente Schmerztherapie. Für den Arzt kann die Aufgabe nur dann befriedigend und sinnvoll sein, wenn er diese für sich vom unerfüllbaren „Heilen" in das weiter dringend benötigte „Helfen bzw. Lindern" umdefinieren kann.

An den beiden Beispielen, „psychosomatischer" Patient und „unheilbarer" Krebspatient wird deutlich, wie die Grenzen, an die jeder Arzt stößt, auch von seinem medizinischen Selbstverständnis und seinen Wertvorstellungen als Arzt mitbedingt sind. Inwieweit dann das Erreichen dieser Grenzen beispielsweise als persönliches Versagen und damit als extrem belastend erlebt wird, hängt auch von diesen Grundeinstellungen ab.

Nach Herschbach (1991) kann „auf der Basis klinischer Beobachtungen davon ausgegangen werden, daß Personen mit überhöhten Berufsidealen und solche, die die Kompensation privater Defizite von diesem Beruf erwarten, besonders im Sinne eines ‚Burnout' gefährdet sind".

3.4 Aktuelle persönliche Situation und Problematik des Arztes

Fallbeispiel 6. Eine 42jährige Ärztin erzählt in einem privaten Gespräch, daß sie derzeit gehäuft Patientinnen mit Partnerproblematik betreut. Die eigene Ehe steckt in einer Krise, die Ärztin hat aber beschlossen, sich zur Zeit nicht von ihrem Ehemann zu trennen und die Belastungen durchzustehen. Ihr fällt nun auf, daß es ihr schwerfällt, sich mit Ratschlägen zurückzuhalten und ihre Patientinnen nicht dahingehend zu beeinflussen, auch durchzuhalten und bei ihren Partnern zu bleiben.

Auf dem Hintergrund der eigenen aktuellen Problematik ist es für die Ärztin schwierig, unvoreingenommen und für andere – für die Betroffenen vielleicht adäquatere Bewältigungsstrategien – offen zu bleiben. Es liegt natürlich nahe, die selbstgewählte Strategie (bewußt und/oder unbewußt) auch bei anderen zu bevorzugen, vielleicht auch deshalb, weil andere Lösungsmöglichkeiten zu sehr den eigenen – oft schwer errungenen – Weg in Frage stellen könnten.

Die Reflexion (z.B. im Rahmen einer Supervision) der aktuellen persönlichen Lebenssituation und der gewählten Bewältigungsstrategien klären den Hintergrund, auf dem sich die Beratung des Patienten abspielt und eröffnen dem Arzt einen weiteren Handlungsspielraum.

Fallbeispiel 7. Eine junge Ärztin erzählt, daß sie besonders bei einer jungen krebskranken Mutter „mitgelitten" habe, die nach ihrem Tod zwei kleine Kinder zurückließ. Die Ärztin hat selbst ein Kind im gleichen Alter.

Wenn persönliche Problembereiche des Arztes oder die aktuelle persönliche Situation sich mit der Problematik des Patienten decken, kann es zu einer *Identifizierung* mit dem Patienten kommen. Das ganz „besondere" Verständnis, das der Arzt hier seinem Patienten entgegenbringt, kann ihm die emotionale *Abgrenzung* erschweren. Das Mitgefühl wird zum *Mitleid* – der Arzt leidet mit dem Patienten mit, und hält die Situation nur schwer aus.

Zum Thema „Mitleid" ließ Herschbach (1991) Ärzte und Ärztinnen in einer Fragebogenuntersuchung die Belastungsstärke auf einer Skala von 0 bis 5 einschätzen:

- Miterleben von langem Krankheitsprozeß (3,3)
- mangelnde Unterstützung durch Angehörige (3,0)
- unrealistische Heilungserwartungen (2,6)
- Tod mehrerer Patienten gleichzeitig (2,5)
- beim Einschlafen an Patientenprobleme denken (2,4)
- Betroffenheit durch weinende Patienten (2,4)
- klammernde Patienten (2,4)
- Tod eines Patienten in Abwesenheit (2,3)
- an Kinder unheilbar Kranker denken müssen (2,3)
- Fragen nach dem Nutzen der eigenen Arbeit (2,2)
- Enttäuschung über die Grenzen der Medizin (1,6)
- Patienten erinnern an nahestehende Personen (1,3)

Hypothese: „Schwierige Patienten" sind solche, zu denen der Arzt eine besondere emotionale Bindung fühlt, welche eine Abgrenzung erschwert. Mit welchen Patienten der Arzt eine solche Beziehung entwickelt, läßt sich als Identifizierung oder als „Resonanzphänomen" deuten, das sich wiederum nicht einer Person zuschreiben läßt, sondern das Ergebnis einer Interaktion zweier Personen ist.

Parallelen zwischen Arzt und Patient, welche die Biographie, persönlich bedeutsame Themen- und Problembereiche, Krankheiten oder Persönlichkeitsfaktoren betreffen, bergen einerseits Chancen, andererseits aber auch Gefahren in sich:

- Eine der *Chancen* liegt darin, daß es gerade diese Gemeinsamkeiten bedingen, daß sich der Arzt unter Umständen besonders gut in den Patienten einfühlen kann und maximale Empathie möglich ist. Der Patient fühlt sich dann sehr verstanden, was für sich gesehen schon einen heilenden Faktor darstellen kann.
- Er kann im Arzt auch ein Vorbild sehen, das die gleichen Probleme schon überwunden und gemeistert hat. So finden sich besonders unter den sogenannten „charismatischen" Arzt- oder Heilerpersönlichkeiten oft solche, die selbst eine schwere Krankheit durchgemacht haben, wie z.B. der bekannte Psychiater und Psychotherapeut *Milton H. Erickson*, der aufgrund einer Kinderlähmung an den Rollstuhl gefesselt war.

Es bestehen aber auch verschiedene *Gefahren:*

- Durch die schwerer mögliche Abgrenzung kann die emotionale Belastung des Arztes besonders groß werden, insbesondere dann, wenn der Krankheitsverlauf ungünstig ist, er nicht helfen kann oder Trennung, z.B. durch den Tod des Patienten, ansteht.

- Der Arzt kann (wie im Fallbeispiel 6) versucht sein, dem Patienten eigene Problemlösungsstrategien aufzudrängen. Es ist auch möglich, daß der Arzt durch besonderes Engagement einem Patienten hilft, dessen analoges Problem zu lösen, während seine eigene Problematik unbearbeitet und möglicherweise verdrängt bleibt.
- Die Parallelen können zu einer besonderen Klarheit der Wahrnehmung führen, häufiger aber bedingen sie „blinde Flecken". Was der Arzt an sich selbst nicht sehen will, wird er auch beim Patienten weniger wahrnehmen oder aber – wenn er es wahrnimmt – verurteilen.

Fallbeispiel 8. Zu einem überlasteten, älteren Arzt, der sich nichts sehnlicher wünscht, als endlich in Pension zu gehen, kommt ein Patient mit Rentenbegehren.

Der Arzt wird diesem nicht unvoreingenommen gegenübertreten. Auf bewußter oder unbewußter Ebene entstehen Gedanken und Gefühle, die seinen Zugang zum Patienten beeinflussen.

Zur aktuellen Situation gehören auch die jeweilige *momentane Befindlichkeit* und die *Gesamtbelastung,* welcher der Arzt ausgesetzt ist. Hier spielen private und berufliche Faktoren zusammen, können einander entweder verstärken, oder aber auch neutralisieren. Die Belastbarkeit des Arztes kann durch Übermüdung (z.B. nach einem oder mehreren Nachtdiensten), eigene Krankheit (z.B. Kopfschmerzen, Grippe), eigene Probleme oder durch ein beginnendes oder voll ausgeprägtes „Burnout Syndrom" vermindert sein.

Bei verminderter Belastbarkeit des Arztes und insbesondere im Vollbild des „Burnout Syndroms" werden von diesem mehr Patienten als besondere Belastung und als „schwierig" erlebt, als sonst.

3.5 Rahmenbedingungen der Arbeit des Arztes

Herschbach (1991) ließ Ärzte und Ärztinnen in einer Fragebogenuntersuchung die Belastungsstärke durch „Strukturelle Bedingungen" (auf einer Skala von 0 bis 5) einschätzen:

- zu viele Büroarbeiten (3,2)
- Zeitdruck (3,1)
- Telefon klingelt zu oft (3,0)
- zuwenig Zeit, um auf die Patienten einzugehen (2,9)
- Unterbrechung persönlicher Patientengespräche (2,9)
- kein Einzelzimmer für Sterbende (2,1)
- unangemessene Lebensverlängerung Sterbender (1,7)
- Unterbezahlung (1,7)
- Arbeit ist körperlich zu anstrengend (1,5)
- unklare Arbeitszuständigkeiten (1,4)
- beengte Verhältnisse in den Krankenzimmern (1,2)
- kein Raum für Gespräche mit Kollegen (1,1)
- Störung durch Besuche Angehöriger (1,0)
- kein Aufenthaltsraum für Patienten (0,9)

Räumliche und zeitliche Rahmenbedingungen: Bei dieser Aufzählung werden insbesondere eingeschränkte zeitliche und räumliche Möglichkeiten als belastend erlebt. Ungestörte, zeitlich den Erfordernissen entsprechende Patientengespräche in angenehmer (räumlicher) Atmosphäre sind im Krankenhausalltag selten. Es liegt nahe, daß sich dies auch auf die Arzt-Patienten-Beziehung auswirkt, indem einerseits Patienten unter jenen Ärzten, die zu wenig Zeit für sie aufbringen können, leiden, und daß andererseits Ärzte jene Patienten als schwierig erleben, bei denen sich dieses Defizit besonders auswirkt und zu einer beiderseitigen Unzufriedenheit führt.

Hypothese: „Schwierige Patienten" sind solche, die mehr Zeit brauchen, als der Arzt zur Verfügung hat.

Finanzielle Rahmenbedingungen: Im Gegensatz zur Situation im Krankenhaus spielt der Zusammenhang zwischen Zeit und *finanziellem* Gewinn bzw. Verlust in der Praxis des niedergelassenen Arztes eine größere Rolle. Hier kostet der Patient nicht nur viel Zeit, sondern indirekt auch Geld. Der Arzt muß im Konflikt zwischen einer optimalen Krankenbehandlung und unternehmerischen, finanziellen Überlegungen die ihm und seinen Patienten entsprechende Balance finden.

Rollenkonflikte: Probleme erwachsen aus Rollenkonflikten (Unvereinbarkeit verschiedener Anforderungen), aus Rollenambiguität (unklaren Anforderungen) und Rollenüberforderungen (zu hohe und/oder zu viele Anforderungen).

So finden sich zum Beispiel im Bereich von *Universitätskliniken* Rollenkonflikte zwischen zumindest drei Aufgabenbereichen: der Patientenversorgung, der Lehre und der Forschung.

Auch hier liegt nahe, daß diejenigen Patienten als schwierig erlebt werden, an denen dieser Konflikt deutlich wird. Beispielsweise solche, welche verweigern bei Lehrveranstaltungen mitzuwirken oder an wissenschaftlichen Untersuchungen teilzunehmen. Oder Patienten, bei denen der Arzt selbst in Konflikt kommt, den Richtlinien einer Studie oder den Interessen des Patienten zu folgen.

4. Möglichkeiten der Bewältigung

Welche Möglichkeiten gibt es nun, neue Wege im Umgang mit „schwierigen Patienten" zu finden bzw. Belastungen durch diese Patienten besser zu bewältigen?

Eine interaktionelle Sichtweise, die den Arzt miteinbezieht, wirft folgende Fragen auf, die sich jeder Arzt selbst stellen kann und mit denen sich neue Handlungsmöglichkeiten eröffnen:

4.1 Welches sind meine Anteile, welche die Beziehung schwierig gestalten?

Reflexion kann zur Distanzierung von Problemen verhelfen, was an sich schon entlastet. Sie kann aber auch helfen, neue Umgangsweisen oder Lösungen zu finden.

Möglichkeiten zur Reflexion sind:
- *Balint-Gruppen:* Bei der Fokussierung auf die Arzt-Patienten-Beziehung werden auch die Anteile des Arztes erkannt.
- *Fallsupervisionen* in oder *Fallbesprechungen* auf Stationen unter Miteinbeziehung des Pflegepersonals. Sie ermöglichen einen intensiven Austausch über Patienten und die Suche nach Entlastungsmöglichkeiten der einzelnen „Helfer". Verschiedene Informationen und Sichtweisen können zusammengetragen und integriert werden, schwierige Entscheidungen können gemeinsam getragen werden.
- In *Selbsterfahrungsgruppen* geht es auch um die Reflexion von Kommunikationsstil und Wertwelt und um persönliche Ressourcen und blinde Flecke.

Weiters können folgende Fragen hilfreich sein:
- Welches sind meine *Erwartungen und Ansprüche* an mich selbst?
- Sind diese im speziellen Fall berechtigt und erfüllbar oder aber überhöht?

4.2 Welchen Anteil haben die Rahmenbedingungen meiner Arbeit?

- Gibt es Möglichkeiten, zeitliche und/oder räumliche Rahmenbedingungen zu *verbessern*?
- Können Arbeiten *delegiert* oder *Prioritäten* anders gesetzt werden?
- Gibt es *Teamsupervisionen* oder *Teambesprechungen,* welche das aktive Bewältigen von Stations-Konflikten erleichtern und die Zufriedenheit und Arbeitsqualität am Arbeitsplatz Station fördern?
- Lassen sich *Rollenunklarheiten* klären?

4.3 Wie steht es um die eigene Lebensqualität?

- Was lenkt mich ab, hilft beim Abschalten?
- Bleibt genügend Zeit und Energie für ein Leben außerhalb des Berufs?
- Kann ich in meinem Leben verwirklichen, was mir wichtig ist und Prioritäten setzen?
- Wie steht es mit der „Balance" zwischen Arbeit und „Nicht-Arbeit"?
- Wie gestalte ich meine Freizeit und meine Beziehungen?

5. Zusammenfassung

Auf den ersten Blick erscheint es angemessen, von „schwierigen" Patienten zu sprechen.

Es wäre aber eine unvollständige Sichtweise, die Anteile des Arztes an der Interaktion außer acht zu lassen. Nicht der Patient als solcher ist schwierig, sondern die Arzt-Patient-Beziehung kann sich, wenn bestimmte Variablen aufeinandertreffen, schwierig gestalten.

Bei weiterer und differenzierterer Betrachtung wird deutlich, daß Biographie, Persönlichkeit und Grundhaltungen, Selbstverständnis, aktuelle Situation und Arbeitsbedingungen *des Arztes* bestimmte Patienten als schwierig erscheinen lassen.

6. Anregungen zum Weiterdenken

Welche „schwierigen Patienten" habe ich bisher erlebt?

Welche Zusammenhänge ergaben sich bei diesen mit

- meiner Biographie?
- meiner Wertwelt?
- meinem medizinischem Selbstverständnis?
- meiner damaligen aktuellen Situation?
- meinen Rahmenbedingungen der Arbeit (z.B. als Famulant)?

Was (Wer) ging mir bei der Arbeit im Krankenhaus emotional besonders nahe? Warum?

Wann kann ich als Arzt mit mir zufrieden sein?

Welches sind meine Bewältigungsstrategien in schwierigen Situationen?

Mit welchen Menschen komme ich gut zurecht, mit welchen weniger?

Welche Gemeinsamkeiten weisen sie auf?

Prüfungsfragen

1. Welche Kategorien „schwieriger Patienten" kennen Sie?
2. Warum ist die Zuschreibung „schwieriger Patient" problematisch?
3. Welche Faktoren auf seiten des Arztes können für seine Einschätzung eines Patienten als „schwierig" eine Rolle spielen?
4. Welche Auswirkungen auf die Einschätzung eines Patienten als „schwierig" haben

    - die Biographie des Arztes;
    - seine Persönlichkeit und Grundhaltungen;
    - sein medizinisches Selbstverständnis und seine Wertvorstellungen;
    - seine aktuelle persönliche Situation und Problematik;
    - die Rahmenbedingungen, in denen er arbeitet?

5. Welche Rolle spielen „Einfühlung und Abgrenzung" in der Arzt-Patient-Beziehung?
6. Welche Auswirkungen kann eine „Identifizierung" des Arztes mit seinem Patienten haben?
7. Welche Wechselwirkungen kann es zwischen einem „Burnout-Syndrom" und der Gestaltung der Beziehungen eines Arztes zu seinen Patienten geben?

Literatur

1. Bodensohn M (1987) Zur Todesfurcht und ihrem Einfluß auf ärztliches Verhalten gegenüber dem unheilbaren Patienten in Abhängigkeit von Kontrollüberzeugungen. Inauguraldissertation an der Universität Mainz
2. Centurioni C, Harrer M (1993) Interviews zum Thema „der schwierige Patient". Unveröffentlichtes Manuskript. Innsbruck
3. Dörler V, Nagel D (1993) Der Arzt am Tresen. Unveröffentlichtes Manuskript. Innsbruck
4. Herschbach P (1991) Streß im Krankenhaus – die Belastungen von Krankenpflegekräften und Ärzten/Ärztinnen. Psychother Psychosom Med Psychol 41: 176–186
5. Meerwein F (1986) Das ärztliche Gespräch, 3. Aufl. Huber, Bern Stuttgart Toronto

Weiterführende Literatur

1. Bochnik HJ et al (Hrsg) (1986) Schwierige Ärzte – schwierige Patienten. Deutscher Ärzte-Verlag, Köln
2. Heim E, Willi J (1986) Psychosoziale Medizin. 2. Bd. Springer, Berlin Heidelberg New York Tokyo

Kapitel 7

Die Bedeutung der Balint-Gruppenarbeit für die Aus- und Weiterbildung

W. Wesiack

> **Lehrziele**
>
> Der Student soll einen Einblick in die Balint-Gruppenarbeit bekommen, die wohl die effizienteste Methode ist, medizinpsychologische Gesichtspunkte in die praktisch-klinische ärztliche Tätigkeit zu integrieren.

Michael Balint hatte die, man kann schon sagen, geniale Idee, die ärztlich-naturwissenschaftliche und psychoanalytische Kompetenz in den heute nach ihm benannten Gruppen zur Zusammenarbeit anzuregen. Er ging von der zweifellos richtigen Überlegung aus, daß der fast ausschließlich naturwissenschaftlich ausgebildete Arzt den vielfältigen, insbesondere psychodynamischen und psychosozialen Problemen seiner Patienten kaum gerecht werden könne, und meinte, daß die Anwendung psychoanalytischer Methoden auf das Krankengut der allgemeinärztlichen Praxis einerseits zu neuen Erkenntnissen und andererseits zu besseren therapeutischen Ergebnissen führen müsse. Er war sich von Anfang an, im Gegensatz zu manchen anderen Psychoanalytikern, darüber im klaren, daß es sich dabei nicht einfach darum handeln könne, die klassische, von Freud entwickelte psychoanalytische Methode bei den Patienten des Allgemeinarztes zur Anwendung zu bringen, sondern daß aus dem theoretischen und praktischen Erfahrungsschatz der Psychoanalyse heraus neue, den Funktionsabläufen der ärztlichen Praxis angemessene diagnostische und therapeutische Methoden erst entwickelt werden müßten.

Um dieses Ziel zu erreichen und um als Psychoanalytiker, der er war, überhaupt erst die Probleme der ärztlichen Allgemeinpraxis kennenzulernen, schloß er sich mit einer Gruppe von motivierten und interessierten Allgemeinärzten zusammen. Von diesen Ärzten wollte er die Problemsituationen und Problemfälle der ärztlichen Praxis kennenlernen, um ihnen dann aufgrund seines psychoanalytischen Wissens und seiner psychoanalytischen Erfahrung zu helfen, neue Aspekte der Diagnose und der Therapie zu gewinnen. Als erfahrener Analytiker verfuhr er dabei jedoch nicht autoritär-belehrend, sondern, wie in der psychoanalytischen Therapie, assoziativ-deutend. Das heißt, er hielt sich zunächst nachdem ein Kollege einen Problemfall oder eine Problemsituation geschildert hatte, mit seiner Meinung zurück, ließ die anderen Ärzte, die ja alle über umfangreiche ähnliche eigene Erfahrungen verfügten, assoziativ ihre Einfälle, Meinungen und Gefühle zu der geschilderten Problemsituation bzw. dem geschilderten Problemfall äußern, um nur von Zeit zu Zeit, wie in der Psychoanalyse üblich, mit Deutungen einzugreifen, wenn Widerstände oder die letzte abschließende Klärung dies erforderlich machten.

Die Anwendung dieser (psychoanalytischen) Methode hatte – analog zur psychoanalytischen Therapie – zweierlei zur Folge. Zunächst stellten die an der Gruppenarbeit teilnehmenden Ärzte überrascht fest, daß sie eigentlich bereits viel mehr wußten und konnten, als sie sich selbst zutrauten. Indem der Gruppenleiter – wie in der Psychoanalyse – nicht die Rolle des Lehrers und Experten und damit die einer Autorität, der man sich unterwerfen muß, sondern die eines Geburtshelfers eigener Gedanken und Intentionen übernahm und damit zum Partner wurde, mit dem man gemeinsam Neues entwickelte, wuchs einerseits das Selbstvertrauen der Ärzte. Andererseits lernten sie damit eine Umgangs- bzw. Interaktionsform als außerordentlich wirkungsvoll kennen, die sich nicht mehr an der traditionellen autoritären Lehrer-Schüler-Beziehung orientierte, in der sie ja auch als Mediziner erzogen wurden, sondern sie ermutigte, auch im Umgang mit den eigenen Patienten neben dem erlernten „apostolisch"-autoritären auch einen mehr partnerschaftlichen Umgangs- und Behandlungsstil zu versuchen.

Außerdem hatte die Anwendung dieser Methode – wie in der psychoanalytischen Therapie – zur Folge, daß nun in erster Linie die emotional-unbewußten Aspekte der Problempatienten und der Problemsituationen sichtbar wurden. Dies führte jedoch zwangsläufig zu einem weiteren Bereich. Die emotionalen und die (weitgehend) unbewußten Probleme der Patienten und der Situationen sind immer auf Partner bezogen. Oder anders ausgedrückt, emotionale Probleme sind immer Beziehungsprobleme. Dies beinhaltet jedoch eine Konsequenz: Die Beziehungsprobleme, d.h. die Beziehungspathologie der Patienten, werden zwangsläufig in irgendeiner Form in der Beziehung zwischen Arzt und Patient wiederkehren. Damit eröffnet uns das Studium der Arzt-Patient-Beziehung, das alle die von der Psychoanalyse beschriebenen Übertraguns- und Gegenübertragungsphänomene enthält, den entscheidenden diagnostischen und in Konsequenz davon auch den späteren verbesserten (psycho-)therapeutischen Zugang zur Beziehungspathologie und damit zur Psychodynamik des Patienten.

Und noch eines darf nicht übersehen werden. Wenn aufgrund des eben Gesagten die Arzt-Patient-Beziehung das eigentliche Untersuchungsfeld der Balint-Gruppenarbeit darstellt, dann ist es unvermeidlich, daß außer dem einen Partner dieser Beziehung nämlich dem Patienten, auch der andere Partner, nämlich der Arzt, mit seinem Verhalten und seinen Emotionen und emotionalen Reaktionen in das Blickfeld des Interesses tritt. Da sich das Ziel der Balint-Gruppenarbeit, eine verbesserte (Psycho-) Diagnose und (Psycho-)Therapie des Patienten zu erreichen, nur mit Hilfe des Studiums der Arzt-Patient-Beziehung und insbesondere ihrer unbewußten Komponenten erreichen läßt, ist es unausweichlich, daß auch der Arzt selbst in diesen Erkenntnisprozeß miteinbezogen wird.

Man kann diesen Gedankengang auch etwas anders formulieren: Obwohl natürlich der Patient das Ziel der diagnostischen und therapeutischen Bemühungen ist und bleibt, ist es bei dieser Methode unvermeidlich, daß auch der Arzt selbst in diesen Erkenntnis- und Wandlungsprozeß einbezogen wird. Der Gewinn des Teilnehmers an einer Balint-Gruppe ist also ein dreifacher: Er bekommt erstens Hilfe für die Diagnostik und Therapie eigener Problempatienten und Problemsituationen, er erhält also eine Supervision; er lernt zweitens durch die Berichte anderer Gruppenmitglieder eine große Zahl von Problempatienten und Problemsituationen kennen und erweitert damit sein diagnostisches und therapeutisches Repertoire; und schließlich lernt er drittens sich selbst besser kennen, macht ein Stückchen Selbsterfahrung und damit auch einen eigenen (begrenzten) Wandlungsprozeß durch. Bedenkt man diesen dreifachen Gewinn, dann überrascht es nicht mehr, daß sich Balint-Gruppenarbeit immer größerer Beliebtheit als Aus-, Weiter- und Fortbildungsinstrument erfreut. Es ist aber auch nicht verwunderlich, daß bei diesem Ertrag die Balint-Gruppenarbeit nicht lange auf ihr ursprüngliches Arbeitsfeld, nämlich die ärztliche Allgemeinpraxis, beschränkt blieb, sondern sich auf allen Gebieten bewährt, wo Experten mit menschlichen Beziehungsstörungen befaßt sind und ihr Expertentum weiter zu verbessern trachten. Heute arbeiten nicht nur niedergelassene und in Krankenhäusern tätige Ärzte in verschiedensten Fachdisziplinen und verschiedener Alters- und Entwicklungsstufen in Balint-Gruppen, sondern diese Gruppen haben sich auch in der Ausbildung der Medizinstudenten sehr bewährt. Aber auch außerhalb des ärztlichen Bereichs erfreut sich Balint-Gruppenarbeit zunehmender Beliebtheit bei der Aus-, Weiter- und Fortbildung des ärztlichen Pflegepersonals, bei Sozialpädagogen, Lehrern, Pfarrern, Juristen, im Strafvollzug Tätigen und anderen.

Dabei zeigt sich ein hochinteressantes Phänomen, auf dem letztlich die ganze Fruchtbarkeit und Tiefe der Balint-Gruppenarbeit beruht: Es zeigt sich nämlich, daß sich die gesamte Beziehungsproblematik des Patienten in der konkreten und daher meist für den Arzt problematischen Interaktion zwischen ihm und seinem Patienten wiederfindet, wenn auch in einer durch die Persönlichkeit des Arztes mehr oder minder stark modifizierten Form. Indem nun der Arzt darüber in der Gruppe berichtet, vollzieht sich zwischen ihm und der Gruppe ähnliches. Das im Erleben und im Bericht des referierenden Arztes sich darstellende Beziehungsproblem des Patienten induziert einen Gruppenprozeß, der wiederum die Beziehungsproblematik des Patienten darstellt. Jetzt allerdings gebrochen und widergespiegelt durch das Erleben der einzelnen Gruppenteilnehmer, wodurch das Problem gewissermaßen prismatisch in viele Facetten der ursprünglichen Problematik aufgelöst und dadurch einerseits verbreitert und vertieft, andererseits aber auch durch zusätzliche Faktoren, nämlich die individuelle Psychodynamik und Erfahrung der einzelnen Gruppenmitglieder und durch den Gruppenprozeß kompliziert wird.

Für den Balint-Gruppenleiter stellt sich daher das Beziehungsproblem des Patienten auf mehreren Ebenen dar:

Durch den referierenden Arzt bekommt er zunächst eine Schilderung der Symptomatik und der „realen" Beziehungsproblematik des Patienten. In den Schwierigkeiten, die der Arzt mit seinem Patienten hat, erscheint das Beziehungsproblem in neuer Verarbeitung wieder, um schließlich im Gruppenprozeß nochmals und vervielfältigt aufgegriffen zu werden.

Diese gewiß sehr verkürzte und vereinfachte Darstellung dessen, was sich nach meiner Erfahrung in einer Balint-Gruppe abspielt, will ich noch durch die Skizze einer Gruppensitzung zu veranschaulichen suchen, die natürlich zwangsläufig wiederum stark verkürzt und vereinfacht hier wiedergegeben wird.

Eine sehr erfahrene Ärztin für Allgemeinmedizin berichtet von der Behandlung einer Bauernfamilie, die ihr große Schwierigkeiten bereitet.

Die Familie besteht aus dem, wie sie sich ausdrückt, „Jungbauern", der aber schon Anfang fünfzig ist, der Bäuerin, die Mitte vierzig ist, und der Altbäuerin, die um die achtzig und die Mutter des Bauern ist. Der Altbauer, der eine schwache Figur gewesen sein soll, ist bereits vor mehreren Jahren gestorben. Außerdem sind in der Familie noch mehrere Kinder, die aber für die referierende Ärztin nur eine untergeordnete Bedeutung haben, weil vor allem die eben geschilderten drei Personen wechselseitig ihre Patienten sind. Die Altbäuerin hat arthrotische und kreislaufbedingte Altersbeschwerden, der Bauer leidet an chronischen Magenbeschwerden und Zwölffingerdarmgeschwüren und die Bäuerin an Depressionen, die schon wiederholt stationäre Behandlung erforderten. Was die referierende Ärztin so irritiert und zur Verzweiflung bringt, ist die Tatsache, daß jedesmal, wenn sie einen der drei „wiederhergestellt und aus dem Sumpf gezogen" habe, ein anderes Familienmitglied „in einem Spiel ohne Ende erkrankt". Da ihr das Ziel vorschwebt, eine glückliche und zufriedene Familie vor sich zu haben, in der jeder seinen Lebensraum hat, ist sie ob ihrer vermeintlichen ärztlichen Insuffizienz verzweifelt, zumal sie sich um jedes einzelne Familienmitglied große Sorgen macht, wenn es, was meist der Fall ist, bedrohlich dekompensiert. Die Resonanz der Gruppenmitglieder ist nun keineswegs depressiv und besorgt, entsprechend der Stimmungslage der Referentin, sondern teilweise verärgert, aggressiv mit gelegentlich boshaften Bemerkungen. Schließlich wird der Gruppe und der Referentin klar, daß hier drei zutiefst unzufriedene und narzißtisch verunsicherte Menschen aneinander gekettet sind, die mit verteilten Rollen einerseits sich bekämpfen und miteinander rivalisieren, andererseits in depressiver Hoffnungslosigkeit versinken. In diesem triangulären Spannungs- und Kampffeld, das seit zwanzig Jahren besteht, muß die Ärztin ihre ursprüngliche narzißtische Größenphantasie, die große Friedensstifterin und Heilerin sein zu wollen, aufgeben und sich auf das Mögliche beschränken. Es besteht darin, dem System und allen Gliedern desselben Überlebenschancen zu sichern und den einzelnen Familienmitgliedern zu helfen, sich Lebensräume zu schaffen, in denen sie sich einigermaßen entfalten können. Dies wird jedoch nur möglich sein, wenn auch verbale Äußerungen von Aggressivität und Rivalisieren bzw. das Abgrenzen des eigenen Lebensbereiches stärker zugelassen werden als bisher. In der Familie herrschte nämlich unausgesprochen die Ideologie „wir wollen eine gute und friedfertige Familie sein und verabscheuen deshalb Streit und Rivalisieren".

In unbewußter, aber sehr folgenschwerer Weise war es zu diesem Zusammenspiel – einer Kollusion im Sinne von Willi – zwischen den Wunschvorstellungen der Ärztin und ihren

Patienten gekommen, das, solange es weiter bestand, die therapeutische Potenz der Ärztin vollständig paralysierte. Anstatt verstehen, nachdenken und dann sinnvoll handeln zu können, fühlte sich die Ärztin so sehr in die Psychodynamik dieser Familie hineingezogen, daß sie nur noch ihre eigene Zerrissenheit, Unzufriedenheit, Wut, Verzweiflung und Hilflosigkeit spürte. Erst im Verlauf der Gruppensitzung wurde den Gruppenmitgliedern und der Referentin klar, daß diese Gefühle sog. „Gegenübertragungsphänomene" sind, die wir einerseits zunächst benötigen, um überhaupt die Psychodynamik unserer Patienten zu verstehen, von denen wir uns dann aber befreien und distanzieren müssen, um rational handeln zu können.

Am Beispiel dieser Balint-Gruppensitzung, von der wir allerdings hier nur eine Haupteinsicht herausarbeiten konnten und all die vielen auch wichtigen Nebenlinien, zu denen uns die emotionalen Reaktionen und die kognitiven Einfälle der Gruppenmitglieder geführt haben, vernachlässigen mußten, wollen wir nun ohne Anspruch auf Vollständigkeit die wichtigsten Lernziele und Lerninhalte der Balint-Gruppenarbeit festhalten.

Während der angehende Arzt in seiner naturwissenschaftlich-klinischen Ausbildung lernt, den Patienten gewissermaßen als Objekt zu beobachten, um klinische Diagnosen stellen zu können – bei der Altbäuerin „degenerative Gelenkveränderungen und altersbedingte Herz- und Kreislaufschäden", beim Bauern ein „Zwölffingerdarmgeschwürleiden" und bei der Bäuerin eine „Depression" – führt ihn die Balint-Gruppenarbeit über die klinische Diagnose hinaus zu einer umfassenden Diagnose oder Gesamtdiagnose, die die Psychodynamik des Patienten und seine Beziehungspathologie miteinschließt. Jetzt wird uns nachfühlbar einsichtig, daß die Altbäuerin, der Bauer und die Bäuerin nicht nur verschiedene Erkrankungen „haben", sondern auch, wie es dazu gekommen ist, was sie für sie bedeuten, warum immer wieder abwechselnd ein Mitglied dieser Trias erkrankt und wie sie damit umgehen.

Um diese emotionale Seite des Krankheitsgeschehens in die Gesamtdiagnose zu integrieren, genügt jedoch keineswegs der Gebrauch der fünf Sinne und des Verstandes. Es muß ein Nacherleben und Einfühlen in die Situation der Patienten hinzukommen, wenn wir nicht bei der objektivierenden klinischen Diagnose stehenbleiben wollen. Erst das bewußte Wahrnehmen und diagnostische Verarbeiten der emotionalen Resonanz des Gruppenleiters, der referierenden Ärztin und der Gruppenmitglieder, eröffnete den Zugang zu dieser Dimension des Krankseins unserer Patienten.

Der Arzt lernt also gewissermaßen den Gebrauch eines sechsten Sinnes, seiner affektiven Resonanz oder – psychoanalytisch gesprochen – seiner Gegenübertragung, ohne die er nicht zu einer Gesamtdiagnose kommen kann.

Durch Einbeziehen seiner Emotionalität lernt er das, was man seit Balint treffend „Beziehungsdiagnose und Beziehungstherapie" genannt hat. Erst durch das Verstehen der Beziehungspathologie vermag er sinnvoll und gezielt in diese einzugreifen.

Er vermag jedoch die Beziehungspathologie seiner Patienten nur zu erfassen, wenn er sich – zumindest zunächst – in das Beziehungsgeflecht einbeziehen läßt. Er macht die Erfahrung, daß er zu einem wichtigen Element des Systems „Patient und seine Umwelt" geworden ist und daß ihn gerade dieses Elementsein, wenn es reflektiert wird, zu besonderer Wirkung befähigt. Dadurch wird die Tätigkeit des einzelnen Arztes sehr aufgewertet. Er ist nicht mehr, wie in der objektivierend-naturwissenschaftlichen Medizin, jederzeit durch einen beliebigen anderen Arzt austauschbar.

Dieses Einbeziehen der Emotionalität des Arztes und die Neubestimmung seiner Position in der Arzt-Patient-Beziehung vollzieht sich nicht ohne Selbsterfahrung. Obwohl diese in der Balint-Gruppe nicht direkt angesprochen wird, und die Psychodynamik des Patienten und seine Beziehungspathologie und nicht die persönliche Sphäre des Referenten Ziel der Balint-Gruppenarbeit sind, gewinnt jeder Teilnehmer durch seine emotionale Beteiligung auch ganz erheblich an Selbsterfahrung. „Warum reagiere ich so auf diesen Patienten und auf diese Situation?" Das sind Fragen, die sich fast jedes Gruppenmitglied immer wieder selbst insgeheim stellt und die es indirekt – wir betonen indirekt – auch beantwortet bekommt.

Durch diese allmähliche Änderung des Arbeitsstiles und des Erlebens des Arztes ändert sich auch zwangsläufig seine Theorie. Das erlernte linearmonokausale Denken, das meist mit einer apostolisch-autoritativen Haltung des Arztes einhergeht, wird allmählich durch ein rationales Denken in Beziehungssystemen ersetzt. Der Patient wird nicht nur in der Praxis, sondern auch in der Theorie zu einem Partner, mit dem gemeinsam nach den Gründen seines Krankseins und den Lösungen seiner Lebensprobleme gesucht wird. Objektiv identifizierbare Befunde müssen, so gesehen, erst in eine Gesamtdiagnose integriert werden. Gewissermaßen nebenher erlernt der Arzt die sog. „Technik" des guten diagnostisch-therapeutischen ärztlichen Gesprächs. Außerdem lernt er viele komplizierte Arzt-Patient-Situationen kennen, wodurch sich sein ärztlicher Gesichtswinkel und seine Möglichkeiten stark erweitern.

Schließlich – last but not least – erfährt der Arzt in der Balint-Gruppe auch eine emotionale Entlastung und Stützung.

Die referendierende Ärztin in unserem Fallbeispiel war zunächst verzweifelt und fühlte sich recht insuffizient. Nachdem sie diese Gefühle als ihre adäquate emotionale Resonanz auf die Situation ihrer Patienten erkannte und die Zusammenhänge besser durchschauen konnte, fühlte sie sich entlastet und fähig, diesen Patienten im Rahmen des Möglichen zu helfen. Die ursprünglichen Größen- und Kleinheitsphantasien wichen einer realistischen Beurteilung der Situation. In einer solchen emotionalen Entlastung, die fast immer in einer einigermaßen zufriedenstellend verlaufenden Balint-Gruppensitzung stattfindet, ist bereits eine ganz wesentliche emotionale Stützung enthalten, denn es wird deutlich, was der referierende Arzt, der sich subjektiv so insuffizient fühlt, doch bereits alles geleistet hat. Eine weitere wichtige Stützung besteht in der Erfahrung, daß die anderen Kollegen die gleichen oder zumindest sehr ähnliche Schwierigkeiten haben und daß die Gruppe einen emotionalen Rückhalt gegen viele Frustrationen des ärztlichen Alltags bietet, denen gerade all jene Ärzte ausgesetzt sind, die Tag für Tag – und nicht selten auch nachts – ihre schwere Pflicht tun, ohne jene Kompensation zu erhalten, die manchen Ärzten zuteil wird, die als sog. Koryphäen im Rampenlicht der Öffentlichkeit stehen. Es ist gut möglich, ja sogar wahrscheinlich, daß wir einige Lernziele und Lerninhalte, die durch die Balint-Gruppenarbeit vermittelt werden, nicht aufgezählt haben. Allein die aufgezählten, so meinen wir, rechtfertigen jedoch das Urteil, daß Balint-Gruppenarbeit für jeden, insbesondere aber für den niedergelassenen Arzt und für den Arzt für Allgemeinmedizin durch keine andere Aus- und Weiterbildungsmethode ersetzt werden kann und sich daher mit Recht zunehmender Beliebtheit erfreut. Sie vermag wie keine andere Methode den Arzt darauf vorzubereiten, seine Patienten im Sinne einer integrativen Psychosomatik zu beurteilen und zu behandeln.

Fragen zum Weiterdenken

Welchen Stellenwert sollte Ihrer Meinung nach Balint-Gruppenarbeit in der Forschung, in der Aus-, Weiter- und Fortbildung des Arztes haben?

Prüfungsfragen

1. Beschreiben Sie die Methode der Balint-Gruppenarbeit.
2. Was lernt der Arzt in der Balint-Gruppenarbeit?

Literatur

1. Balint M (1957) Der Arzt, sein Patient und die Krankheit. Klett, Stuttgart
2. Balint M (1957b) Psychotherapie und der praktische Arzt. In: Nedelmann C, Ferstel H (Hrsg) (1989) Klett, Stuttgart, S 122–132
3. Balint M (1965) Die therapeutische Funktion des Arztes. In: Nedelmann C, Ferstel H (Hrsg) (1989) Klett, Stuttgart, S 133–141
4. Luban-Plozza B, Dickhaut HH (Hrsg) (1984) Praxis der Balint-Gruppen. Beziehungsdiagnostik und Beziehungstherapie. Zweite, neu überarbeitete Auflage. Springer, Berlin Heidelberg New York Tokyo
5. Nedelmann C, Ferstel H (Hrsg) (1989) Die Methode der Balint-Gruppe. Klett-Cotta, Stuttgart

Kapitel 8

Supervision

B. Mark-Stemberger

> **Lehrziele**
>
> Im vorliegenden Abschnitt soll vermittelt werden, was Supervision ist (und was nicht), welchen Zielen sie dient und vor welchem Hintergrund sich diese durch Theorie- und Methodenvielfalt gekennzeichnete, und dennoch spezifische Beratungsform entwickelt hat. Weiters soll erkennbar werden, wie sehr Zustandekommen und Verlauf einer Supervision von gesellschaftlichen und institutionellen Rahmenbedingungen abhängen. Zudem werden die Bedeutung der Position und Qualifikation des Supervisors erörtert. Schließlich sollen grundlegende Supervisionsformen und wesentliche Elemente des Supervisionsprozesses am Beispiel von Teamsupervision dargestellt und so die Wirkungsweise von Supervision, aber auch deren Grenzen, erfaßbar werden.

1. Was ist Supervision?

1.1 Versuch einer Definition

In der Supervisionsliteratur wird nicht selten eine Definition von Supervision umgangen. Dies ist nicht zuletzt darauf zurückzuführen, daß die Beantwortung der Frage, was Supervision ist, keineswegs leichtfällt. Bevor erörtert wird, worin diese Schwierigkeit begründet ist, soll der Versuch unternommen werden, Supervision möglichst umfassend zu definieren:

Supervision ist eine spezifische, ursprünglich innerhalb der Psychotherapie entwickelte und in der Folge um die soziologische Dimension erweiterte, auf Reflexion ausgerichtete Beratungsform, die dazu dient, berufliche Themen der – vorwiegend in Sozialberufen tätigen – Supervisionsteilnehmer (= Supervisanden) zu bearbeiten. Dies geschieht im Rahmen der Beziehung zu Supervisor und Mitsupervisanden und unter Heranziehung des konzeptuellen Hintergrunds des Supervisors. Primäres Ziel dieser Reflexion ist die Kompetenzerweiterung der Supervisanden in psychosozialer Hinsicht, sekundär wird die Entlastung der Teilnehmer angestrebt.

Supervision soll also insbesondere Angehörige sozialer Berufe darin unterstützen, ihre Arbeit zu reflektieren. Gegenstand dieser Reflexion können sowohl die Arbeitsbeziehungen zwischen Patienten (Klienten, Schülern ...) und Professionisten sein als auch jene innerhalb eines Professionistenteams. Um der Komplexität der Realität dieser Beziehungen gerecht zu werden, müssen die institutionellen Gegebenheiten, die diese Beziehungen jeweils mitbestimmen, Berücksichtigung finden (vgl. u.a. Pühl 1986).

Im Sinne einer handlungsleitenden Perspektive orientiert sich Supervision immer am gesellschaftlichen Auftrag, den die betreffende Institution zu erfüllen hat[1]. Im Falle eines Krankenhauses ist dies beispielsweise die bestmögliche Versorgung der Patienten. Eine reibungslosere Gestaltung des Arbeitsablaufs oder ein angenehmeres Arbeitsklima werden beispielsweise in der Supervision nie zum Selbstzweck angestrebt, sondern nur dann, wenn damit gleichzeitig eine Hebung der Qualität der Patientenversorgung verbunden ist.

Jede Supervision steht in diesem Sinne im Schnittpunkt zwischen Persönlichkeit, Institution und Gesellschaft.

1.2 Ziele von Supervision

Ein vertieftes Verständnis von Supervision ist nur möglich, wenn folgender Zusammenhang Beachtung findet (Pühl und Schmidbauer 1991):

Supervision als spezieller Arbeitsansatz wurde erst entwickelt, nachdem sich die Sozialberufe als eigene Berufssparte etabliert hatten. Mit der Arbeitsteilung der Industriegesellschaft, die im ausgehenden 19. Jahrhundert ihren Anfang genommen hat und seither die Spezialisierung vorantreibt, ist auch das Helfen als Beruf auf breiter Basis entstanden. Die mit der Technisierung einhergehende einseitige Entwicklung von Fähigkeiten führte zu Defiziten, deren fatale Auswirkungen heute mehr und mehr diskutiert werden.

In diesem Zusammenhang betrachtet, ist Supervision ein Versuch, die Defizite der Spezialisierung rückgängig zu machen und zu einem ganzheitlicheren Verständnis des Menschen zurückzuführen. Als solcher stellt Supervision ein Paradoxon dar: die Tätigkeit einer hochspezialisierten Berufsgruppe, die darin besteht, Integrationsarbeit zu leisten und so der Spezialisierung und ihren negativen Folgen – sowohl für die Betreuer

---

[1] Im Unterschied zu Selbsterfahrungsgruppen oder psychotherapeutischen Gruppen findet im Rahmen einer Supervision eine Klärung der Beziehungen zwischen einzelnen Team- oder Gruppenmitgliedern nur insoweit statt, als dies im Hinblick auf die Arbeitsaufgabe notwendig ist. Hier ist also der Arbeitsauftrag der Orientierungspunkt, dort geht es um persönliche Entwicklung Einzelner und Entwicklung der Gruppe als Ganzes.

(z.B. Burnout-Syndrom) als auch für die Patienten/Klienten (man denke beispielsweise an typische „Patientenkarrieren" bei funktionellen Störungen) – entgegenzuwirken[2].

Supervision hat somit zwei Funktionen (vgl. Auckenthaler 1991): Einerseits dient sie dazu, die berufliche Praxis der Teilnehmer im Interesse ihrer Patienten/Klienten kritisch zu hinterfragen (kritische Funktion) und so die berufliche Kompetenz zu erweitern, andererseits soll sie zur Entlastung der Teilnehmer führen und damit deren Interessen dienen (Entlastungsfunktion). Beide Funktionen schließen sich keineswegs aus, sondern können einander durchaus ergänzen: Dauerhafte Entlastung wird durch Kompetenzerweiterung gefördert und ein gewisses Maß an Entlastung kann nicht selten erst ein Infragestellen der Praxisroutine und in der Folge einen angemesseneren Umgang mit Patienten ermöglichen. Anzustreben ist, innerhalb eines Supervisionsprozesses die Balance zwischen Kritik und Entlastung zu halten und beide Funktionen miteinander zu verbinden (Auckenthaler und Kleiber 1992).

Dies setzt allerdings voraus, daß es dem Supervisor gelingt, in der Supervision ein „fehlerfreundliches Klima" herzustellen (Auckenthaler und Kleiber, a.a.O.). Erst dadurch kann ein Lernprozeß auf der Basis eines kommunikativen Dialogs (Scobel 1989), d.h. eine frei fließende Kommunikation zwischen Teilnehmern und Supervisor sowie unter den Teilnehmern (und innerhalb jedes einzelnen Teilnehmers, könnte man ergänzen) in Gang kommen.

Ziel dieses Lernprozesses ist, Schwierigkeiten, Störungen und Konflikte des professionellen Helfens und deren Hintergründe individuell und interindividuell (durchaus auch in systemischem Sinn) ausfindig zu machen und zu bearbeiten (Scobel, a.a.O.). Dieses Herstellen von komplexen Zusammenhängen und das Erleben eigener und fremder Bedingtheit läßt eine realitätsgerechtere Sicht von sich selbst und anderen entstehen und führt so zu einer Verbesserung der beruflichen Kompetenz. Gleichzeitig verlieren Spannungen (zwischen Betreuern und Patienten, aber auch innerhalb des Betreuerteams) ihren bedrohlichen und ungreifbar-diffusen Charakter. Durch zunehmendes Verständnis für sich selbst und andere werden Konflikte einordenbar; die nicht wertende Haltung des Supervisors hat hierbei Modellcharakter. Entängstigung und Entlastung sind die Folge.

Das konstruktive Potential, das in Konflikten enthalten ist, kann so zum Suchen neuer Lösungen genützt werden. Der Supervisor hat dabei unterstützende und beratende Funktion (nicht aber die Aufgabe, das Lösen von Problemen zu übernehmen). Im Verlauf eines derartigen Prozesses gewinnt jeder Einzelne und die Gruppe als Ganzes bzw. das Team nicht zuletzt auch durch das Erkennen eigener Grenzen an Autonomie. Der vorhandene Handlungsspielraum kann besser genützt werden, selbständige und konstruktive Problemlösungen, die der Individualität des Patienten

---

[2] Dieser Widerspruch würde sich erst auflösen, wenn das Endziel einer Supervision erreicht wäre, nämlich überflüssig zu sein (Pühl und Schmidbauer 1991).

besser gerecht werden, nehmen zu. Auf diese Weise führt Supervision zu einer Hebung der Qualität der Patientenversorgung.

2. Supervision als Heterogenes Phänomen

2.1 Definitionsprobleme und ihre Ursachen

Als Gründe für die Schwierigkeit, Supervision bzw. deren Gegenstandsbereich zu definieren, scheinen v.a. folgende Umstände erwähnenswert:

Erstens präsentiert sich Supervision je nach Anwendungsfeld, äußeren Rahmenbedingungen, Zusammensetzung, Aufgabengebiet, aber auch Erwartungen der Teilnehmer, Person, Position und methodischer Ausrichtung des Supervisors und anderen Einflußfaktoren als heterogenes Arbeitsverfahren. So werden sich beispielsweise die Supervision von Altenbetreuerinnen eines Pflegeheims, die Supervision einer angehenden Psychotherapeutin, die Supervision einer Gruppe niedergelassener Praktischer Ärzte und Ärztinnen oder die Supervision an einer Intensivstation in mancherlei Hinsicht voneinander unterscheiden. Unterschiede finden sich u.a. auch in bezug auf Frequenz und Dauer der Supervisionssitzungen. Hier reicht die Bandbreite von wöchentlichen Sitzungen von dreiviertelstündiger oder eineinhalb Stunden Dauer bis hin zu tageweisen Blockveranstaltungen ein- oder zweimal pro Jahr. Bei berufsbegleitender Supervision haben sich vierzehntägige oder monatliche Sitzungen von eineinhalb Stunden Dauer bewährt.

Zweitens ist der Supervisionsprozess als solcher (ähnlich wie psychotherapeutische Prozesse oder Gruppenprozesse) hochkomplex und damit mit wissenschaftlichen Methoden nur schwer faßbar. Die Theorieentwicklung, aber auch die Evaluation von Supervision werden dadurch erheblich erschwert.

Drittens existiert bislang keine allgemein anerkannte, allgemeingültige Theorie der Supervision, ja nicht einmal Konsens über den Gegenstandsbereich von Supervision. Supervision wird – theoretisch wie methodisch – meist durch einen jeweils spezifischen Beratungsansatz, in der Regel aus jener psychotherapeutischen Richtung, der der betreffende Autor entstammt, fundiert. Entsprechend dem jeweiligen beruflichen, aber auch weltanschaulichen Hintergrund des betreffenden Autors existieren so in der einschlägigen Literatur naturgemäß unterschiedliche, zumindest aber nuancierte Auffassungen darüber, was unter Supervision zu verstehen ist. Dieser Umstand spiegelt die Theorie- und Methodenpluralität in der supervisorischen Praxis wider. Keiner dieser Ansätze kann für sich allein den Anspruch erheben, dem Interaktionsprozess zwischen Supervisor und Supervisionsteilnehmer(n) und erst recht der Arbeitssituation der Supervisanden in ihrer Komplexität gerecht zu werden. Versuche, unterschiedliche theoretische wie methodische Ansätze zu einem übergreifenden Ansatz zu integrieren (wie z.B. von Schreyögg 1991), scheinen hier wesentlich angebrachter als der Anspruch, mit einem einzigen Ansatz theoretisch wie methodisch alles abzudecken.

Als ein vierter Grund für die Schwierigkeit, Supervision zu definieren, sei genannt, daß sich der Gegenstandsbereich der Supervision im Verlaufe ihrer Entwicklung verlagert hat. Darauf soll anschließend etwas ausführlicher eingegangen werden, da die aktuellen, unterschiedlichen theoretischen Positionen, z.B. in bezug auf die sog. „Teamsupervision", zum Teil hier ihre Wurzeln haben.

2.2 Entwicklungsgeschichte der Supervision

Historisch gesehen (ausführlicher u.a. bei Schreyögg 1991 oder Schumacher 1993) fand Supervision erstmals in den 20er Jahren systematische Anwendung. Dies geschah, nachdem die Psychoanalyse in den USA Fuß gefaßt und breite Resonanz gefunden hatte. Schon damals waren in der psychoanalytischen Ausbildung des Berliner Instituts „Kontrollstunden" vorgeschrieben. Der Ausbilder fungierte zugleich als Supervisor des Ausbildungskandidaten (erst später wurde Supervision auch auf „fertige" Therapeuten ausgedehnt). Diese Form der Praxiskontrolle wurde im angloamerikanischen Raum sehr bald in die Sozialarbeit übernommen, und zwar dergestalt, daß die Kontrollstunden vom Vorgesetzten des Sozialarbeiters abgehalten wurden. Ziel dieser überwiegend kognitiv orientierten Fachberatung war die fachgerechte Korrektur des planmäßigen Umgangs mit den Klienten. Innerhalb dieser ersten Phase der Anwendung von Supervision in der Sozialarbeit wurde Supervision also als administrative Funktion begriffen.

Bis in die 60er Jahre war dieses Supervisionsmodell, in dem Kontrolle im Sinne eines Einbahnsystems – nämlich von oben nach unten – erfolgt, weit verbreitet. Gerade deshalb geriet Supervision als Instrument der Ausübung von Macht und Kontrolle immer mehr in Verruf. Zudem wurde – nicht zu Unrecht – auf die Gefahr des Mißbrauchs von Supervision als „unseliges Mittel der guten Anpassung an schlechte Bedingungen" (Pühl und Schmidbauer 1991, S. 15) hingewiesen. In diesem historischen Kontext läßt sich die Wortwahl des Begriffs „Supervision" erklären, der die Ausübung von Kontrolle in einem hierarchischen System zum Ausdruck bringt.

Als sich im Verlauf der 50er Jahre auch in der Sozialarbeit die Zielsetzung von Supervision dahingehend verschob, Persönlichkeitsveränderungen im Supervisanden zu erreichen (was innerhalb der psychotherapeutischen Supervision von Beginn an gegeben war), entstanden Zweifel darüber, inwieweit Vorgesetzte Supervisionsfunktionen übernehmen können. In der Folge dieser zweiten Phase, die als Phase der „Psychologisierung von Supervision" (Schreyögg 1991) gekennzeichnet werden kann, wurden eigens dafür Mitarbeiter angestellt oder auch freiberufliche oder nebenberufliche Supervisoren mit Supervisionsaufgaben betraut. Damit hat sich auch der Kontrollaspekt in der Supervision verändert; er steht nun in einem anderen Sinnzusammenhang.

Ende der 70er Jahre wurde in der Supervisionsliteratur zunehmend der institutionelle Kontext als Einflußfaktor beruflicher Praxis umfassend behandelt – ein Prozess, der gut zwanzig Jahre zuvor in der sozialarbeiterischen Supervisionsliteratur begonnen hatte. Überlegungen, wie der organisatorische Kontext von Verwaltungsapparaten die Praxis von Supervisanden, aber auch Supervisoren und ihre jeweilige Rollenstruktur mitbestimmt, erlangten zentrale Bedeutung. Diese dritte Phase der Gegenstandsentwicklung von Supervision kann als Phase der „Soziologisierung von Supervision" (Schreyögg 1991) umrissen werden.

Innerhalb der aktuellen Supervisionsliteratur sind in Form unterschiedlicher Strömungen alle drei genannten Phasen der Gegenstandsentwicklung von Supervision noch vertreten. Relative Einigkeit besteht hingegen in bezug auf das Verhältnis zwischen Supervision und Kontrolle:

Jede berufliche Tätigkeit ist in irgendeiner Form einer Kontrolle unterworfen. Da sich die Leistung von Helfern nur sehr bedingt an formalen Kriterien (wie Gewinn, etc.) ermitteln läßt, scheinen andere Formen von Kontrolle zielführender. Entscheidend ist, wie und zu welchem Zweck Kontrolle ausgeübt wird.

Supervision versteht sich als eine partnerschaftliche Form der Kontrolle, die darauf abzielt, durch Rückmeldung Impulse für eine Selbstreflexion der Teilnehmer zu geben und so Kurskorrekturen in der Arbeit zu ermöglichen. Damit Supervision in diesem Sinne wirksam werden kann, muß sie auf Freiwilligkeit beruhen.

Supervision in einem Arbeitsteam impliziert so eine ständige gegenseitige Überprüfung im Sinne eines fortlaufenden Austausches von Erfahrungen und (durchaus auch kritischen) Anregungen. Auf diese Weise wird die Arbeit der Helfer im Interesse der Patienten kontrolliert, d. h., die Reflexion darüber, inwieweit und wie sinnvoll der gesellschaftliche Auftrag erfüllt wird, findet idealerweise ständig im Team selbst (und in jedem einzelnen Teammitglied) statt. Solche Rückkoppelungsprozesse in Gang zu bringen und zu fördern, ist eine zentrale Aufgabe der Supervision.

3. Supervisionsformen

3.1 Supervisionsformen, Themen und Ziele

Grundsätzlich kann nach der Anzahl der Supervisanden zwischen Einzelsupervision und Mehrpersonensettings unterschieden werden. Letztere sind in bezug auf die Zusammensetzung der Supervisanden weiter zu differenzieren:

Besteht die Supervisionsgruppe aus Einzelpersonen, die derselben Berufsgruppe angehören, aber in ihrem Berufsalltag nicht bzw. zumindest nicht unmittelbar zusammenarbeiten, spricht man von Gruppensupervision. Die Teilnehmer sind hier also Mitglieder unterschiedlicher Arbeitsteams (Beispiel: Pflegerpersonal verschiedener Stationen, Sozialarbeiter, die an unterschiedlichen Kliniken arbeiten, niedergelassene Praktische Ärzte etc.).

Setzen sich – im Unterschied dazu – die Teilnehmer aus Mitgliedern ein und desselben Arbeitsteams, das auch unterschiedliche Berufsgruppen (z.B. Pflegepersonal und Ärzte einer Ambulanz) umfassen kann, zusammen, nennt man dies Teamsupervision.

Die Unterscheidung zwischen Gruppen- und Teamsupervision ist insofern von großer Bedeutung, als im letzteren Fall das Team den gemeinsamen Arbeitsplatz der Supervisanden repräsentiert (vgl. Buchinger 1991). Diese haben einen gemeinsamen Anstellungsträger, gemeinsame Vorgesetzte, sie sind an einem gemeinsamen Organisationsziel orientiert und arbeiten nicht selten mit denselben Klienten. Das Team stellt als Organisation oder Teilorganisation ein mehr oder weniger ausdifferenziertes arbeitsteiliges System dar, das oft hierarchisch gegliedert ist. Die Beziehungen zwischen den Supervisanden sind also formal vorgeregelt (vgl. Schreyögg 1991).

Die Zusammensetzung der Supervisanden bestimmt mit, welche Themen Gegenstand der Reflexion sein können:

In Einzelsupervisionen können naturgemäß lediglich die Beziehungen zwischen Patienten und dem jeweiligen Professionalisten bearbeitet werden.

In Gruppensupervisionen erweitert sich dies dahingehend, als darüberhinaus auch diesbezüglich kollektive (z.B. durch Rollenbilder geprägte) Muster herausgearbeitet werden können.

Im Rahmen von Teamsupervisionen kann neben den individuellen Beziehungen zwischen Professionalisten und Patienten in Form sog. „Fallbesprechungen" und kollektiven Beziehungsmustern zu Patienten auch an den Arbeitsbeziehungen der Teammitglieder gearbeitet werden. Da diese in hohem Maße durch die institutionseigenen Strukturen (Hierarchie, Arbeitsteilung etc.) geprägt sind, müssen in diesem Fall zwangsläufig die institutionellen Rahmenbedingungen berücksichtigt werden. Die (mehr oder weniger explizite) Bezugnahme auf institutionelle (wie auch gesellschaftliche) Rahmenbedingungen, die die Arbeit der Supervisanden prägen (z.B. die Arbeitsbedingungen von Sozialarbeitern an Krankenhäusern oder die Kassenverträge von Praktischen Ärzten etc.) mag in allen Supervisionsformen sinnvoll sein. In Teamsupervisionen, die Fragen der Kooperation fokussieren, ist dies jedoch unabdingbar. Kontrovers diskutiert wird allerdings die Frage, inwieweit dies geschehen soll. Auf die Gegenstandsdebatte in bezug auf Teamsupervision werden wir anschließend noch eingehen.

Der Vollständigkeit halber sei erwähnt, daß natürlich auch Themen, die sich aus der Supervision selbst ergeben (z.B. die Frage nach dem Verhältnis zum Supervisor) zum Zuge kommen können (vgl. Schreyögg 1991).

Die jeweilige Supervisionsform gibt auch den Zielradius vor:

Bei der sog. „Einzelsupervision" besteht das Ziel der Supervision (neben der Entlastung des Supervisanden) naturgemäß in der Entwicklung der beruflichen Kompetenz der betreffenden Einzelperson. Sinngemäß gilt dies auch für die sog. „(Berufs-) Gruppensupervision", da hier einzelne Angehörige ein und derselben Berufsgruppe, die nicht unmittelbar zusammenarbeiten, zusammenkommen.

Bei der sog. „Teamsupervision", bei der, wie erwähnt, die Teilnehmer ein Arbeitsteam bilden, erweitert sich dieses Ziel – der Kompetenzzuwachs der einzelnen Teilnehmer – um die Dimension der Kooperation: Wachsende Kompetenz im Hinblick darauf bedeutet, daß die Teammitglieder ihr berufliches Handeln so aufeinander abstimmen können, daß sie ihre Arbeitsaufgabe als Team zunehmend besser erfüllen[3].

Insgesamt haben Mehrpersonensettings gegenüber Einzelsupervision einige Vorteile. U.a. eröffnen sich hier die Möglichkeit mehrperspektivischer Arbeit und gegenseitiger Bereicherung, aber auch vielfältigen Erlebens menschlicher Verbundenheit wie die „Erfahrung solidarischer „Mühsal" oder gemeinsamer Entwicklung" (Schreyögg 1991, S. 420).

3.2 Die Gegenstandsdebatte in bezug auf Teamsupervision

Innerhalb der Supervisionsliteratur existieren – wie erwähnt – unterschiedliche Auffassungen von Teamsupervision. Die Bandbreite spiegelt die Gegenstandsentwicklung von Supervision in der Sozialarbeit (Supervision als administrative Funktion/Psychologisierung/Soziologisierung von Supervision) wider. Für den Leser ist es daher äußerst schwierig, sich in der Literatur zu orientieren und herauszufinden, was unter „Teamsupervision" zu verstehen ist. Dies gilt insbesondere in bezug auf die Frage, inwieweit der institutionelle Handlungskontext auch Gegenstand der Intervention sein kann und damit der Frage nach der Abgrenzung zwischen Teamsupervision und Organisationsberatung:

Einige Autoren (z.B. Gaertner 1982) fordern, daß sich Teamsupervision auf die Analyse des komplexen Beziehungsgeschehens zwischen den Mitarbeitern, zwischen Mitarbeitern und Klienten/Patienten und zwischen den Mitarbeitern und den institutionellen Instanzen *unterhalb der strukturellen Ebene* (Hervorhebung d. Verf.) zu konzentrieren hat. Die Sinnhaftigkeit dessen scheint allerdings – wie andere Autoren (z.B. Filsinger 1991) betonen – sehr zweifelhaft, da die Arbeitsbeziehungen der Mitarbeiter eines Teams als einem Teilsystem der Organisation durch die Organisation definiert sind. Und sind diese nicht in ausreichendem Maße (oder widersprüchlich) definiert, so ist gerade dieser Umstand in der Regel die Hauptquelle von Teamkonflikten, welche eine Teamsupervision erst erforderlich machen.

Eine Reihe weiterer Autoren (Wellendorf 1986; Rappe-Giesecke 1990 u.a.) erachtet es daher innerhalb einer Teamsupervision als notwendig, den institutionellen Handlungskontext im Rahmen einer „Institutionsanalyse" systematisch zu analysieren, betont aber, es sei nicht Ziel einer Teamsupervision, Einfluß auf die institutionellen Strukturen zu nehmen, d.h. Interventionen in Richtung auf deren Veränderung zu setzen.

Die durch Supervision angestrebte Kompetenzverbesserung der Supervisanden in psychosozialer Hinsicht beinhaltet wohl Veränderung im Umgang (!) mit institutionellen Rahmenbedingungen; Veränderungen der

---

[3] Einzel- wie Gruppensupervision können natürlich die Kooperationsfähigkeit eines einzelnen Teilnehmers in mancherlei Hinsicht erhöhen. Verfehlt wäre jedoch, mittels dieser Supervisionsformen die Kooperation in dessen Arbeitsteam verbessern zu wollen.

institutionellen Rahmenbedingungen als solche liegen hier hingegen außerhalb der „Reichweite" von Teamsupervision. Der Bearbeitung der Differenz zwischen Team und Organisation wird von Buchinger (1991) nicht zuletzt auch deshalb mit gutem Grund großer Stellenwert beigemessen.

Für den Fall, daß sich die von der Institution vorgegebenen Strukturen als für eine effektive Arbeit hinderlich erweisen, ist folglich ggfs. ein Settingwechsel, z.B. in Richtung einer Organisationsberatung oder Organisationsentwicklung, angezeigt.

Im Unterschied dazu plädiert beispielsweise Fatzer (1990, S. 259) für ein Selbstverständnis des Teamsupervisors als Institutionsberaters, indem er darauf hinweist, wie sehr Supervision die Wahrnehmungen, Einstellungen und Verhaltensweisen der Teammitglieder verändert und zu Recht davor warnt, daß „bei Nichteinbezug der Organisation in diesen Veränderungs- und Supervisionsprozeß" vielfältige Konflikte entstünden[4].

Wenngleich es im Sinne der Vermeidung derartiger Konflikte, aber auch der Effizienz wünschenswert wäre, daß Supervision als institutionelle Analyse und Organisationsberatung sich decken mögen, so sind jedoch aus unserer Sicht in der supervisorischen Praxis die dafür notwendigen Voraussetzungen häufig nicht gegeben. Umso wichtiger erscheint es uns daher, zwischen Teamsupervision einerseits und Organisationsberatung andererseits grundsätzlich zu unterscheiden. Aufschluß gibt hier die Frage nach dem jeweiligen Klienten und nach dem Auftrag. Die unterschiedlichen Antworten seien im folgenden in pointierter Form wiedergegeben:

a) Der Klient ist ein Team; es weiß das auch und ist damit einverstanden = Teamsupervision bzw. Teamberatung (siehe unten).
b) Der Klient ist die Institution; sie weiß das auch und ist damit einverstanden = Institutions- bzw. Organisationsberatung.
c) Der (eigentliche) Klient ist die Institution, aber sie weiß das nicht und wäre wohl auch kaum damit einverstanden = der zum Scheitern verurteilte Versuch einer Organisationsberatung, die als Supervision „verkauft" wird.
d) Der Klient ist ein Team/mehrere Teams, aber keiner weiß das zu Beginn so genau. Dennoch ist zumindest der „Auftraggeber Institution" damit einverstanden = Organisationsentwicklung.

Die obige Darstellung beinhaltet zweifellos eine grobe Vereinfachung. In der Praxis sind denn auch diese Fragen – wie die Frage nach der zu den Anliegen des Teams passenden Supervisionsform (Indikationsfrage) – oft nicht so leicht zu beantworten (vgl. Filsinger 1992).

---

[4] Z.B. dadurch, daß das Team anders arbeiten möchte, was Veränderungen im Organisationsablauf oder sogar bzgl. der Organisationsziele, welche in einem Widerspruch stehen, erforderlich machen würde. Konflikte ergeben sich zudem bereits dadurch, daß durch die im großen und ganzen auf das Team beschränkte Veränderung innerhalb der Institution Brüche entstehen und die Veränderung eines Subsystems innerhalb des Gesamtsystems Organisation auf dessen übrige Subsysteme einen destabilisierenden Einfluß hat (Fatzer, a.a.O.).

Die grundsätzliche Abgrenzung von Supervision und Organisationsberatung scheint uns aus einem weiteren Grund sinnvoll, und zwar insofern, als beide auf unterschiedlichen Konzepten beruhen und damit vom Supervisor bzw. Berater unterschiedliche Qualifikationen verlangen. Konsequenterweise bedeutet das, daß auch zwischen Teamsupervision und Teamberatung zu unterscheiden ist, wie beispielsweise Schaub (1994) es vorschlägt. Er verwendet den Begriff „Teamsupervision" nur dann, wenn der Fokus auf die Interaktion zwischen der Klientel und den Mitarbeitern gerichtet wird, d.h. für sog. „Fallarbeit" unter Berücksichtigung der Kooperation im Team. Soll im Gegensatz dazu der Fokus auf Anliegen, Fragen und Probleme der Leitung, Kooperation und Konzeption der Arbeit gelegt werden, so zieht Schaub es vor, von „Teamberatung" zu sprechen.

Damit werden Supervision als eine psychologische Methode und Beratung als eine soziologische Methode voneinander abgegrenzt, wobei in Abhängigkeit von verschiedenen Faktoren (Problemlage, Auftrag etc.) einmal die eine und ein andermal die andere Methode indiziert sein kann.

Schaub warnt jedoch zu Recht davor, etwa in Krankenhäusern und ähnlichen Einrichtungen Teamberatung ohne gleichzeitige bzw. nachfolgende Teamsupervision durchzuführen, da hierbei die Gefahr bestehe, daß der Arbeitsauftrag der Institution und damit der Patient/Klient zunehmend aus dem Blickfeld gerate.

Die ausschließliche Beschäftigung mit Fragen der Kooperation im Team kann zumindest genauso im Dienste der Abwehr gegen die (meist belastende) Konfrontation mit den Problemen von Patienten/Klienten stehen, wie die Konzentration auf letzteren Themenbereich von einem Team dazu benützt werden kann, der Auseinandersetzung mit Teamproblemen (und damit häufig institutionellen oder gesellschaftlichen Widersprüchen) auszuweichen. Eine Aufgabe des Supervisors besteht darin, die Funktion der Themenwahl zu erkennen.

4. Ausgangsbedingungen für Supervision

4.1 Gesellschaftliche Rahmenbedingungen

Auf gesellschaftliche Rahmenbedingungen für Supervision kann aus Platzgründen nur sehr oberflächlich und stichwortartig eingegangen werden:

Bereits in anderem Zusammenhang erwähnt wurde die Aufgabe der Supervision, angesichts der fortschreitenden Spezialisierung in unserer hochtechnisierten Zivilisation den damit verbundenen Defiziten entgegenzuarbeiten. Ein weiteres, damit zusammenhängendes und für Supervision relevantes Merkmal unserer Gesellschaft ist deren ausgesprochene Fehlerfeindlichkeit.

In extremer Form findet sich diese fehlerfeindliche Einstellung im Gesundheitswesen; hier wird häufig so getan, als ginge es immer und überall um Leben oder Tod. Umso schwieriger ist es natürlich, innerhalb der Supervision (z.B. an Krankenhäusern) ein „fehlerfreundliches Klima", das den Spielraum für eine kritische Reflexion sichert und so eine fruchtbare Supervision ermöglicht, zu erzeugen. Supervision wurde kennzeichnenderweise im Zusammenhang mit den Vorfällen in Lainz als (Allheil-) Mittel für Mißstände im Medizinsystem entdeckt. Damit hat man der Supervision letztlich keinen guten Dienst erwiesen, geraten doch tendenziell jene Schwestern, Pfleger und Ärzte, die wegen einer Supervision anfragen, in den Augen anderer (z.B. Klinikverwaltung, Kolleginnen und Kollegen) in die Nähe derartiger Mißstände.

Auf ein letztes, für die Supervision in Einrichtungen des Sozial- und Gesundheitswesens relevantes Merkmal unserer Gesellschaft, sei lediglich hingewiesen: Die Tendenz, v.a. Alte, Kranke und Sterbende abzuschieben, um so der Konfrontation mit den großen Tabuthemen unserer von der „Machbarkeitsphilosophie" beherrschten Zeit zu entgehen (vgl. Vogt 1989). Wenn man zudem bedenkt, wie gängig jene Werthaltungen sind, die etwa das Wahren des äußeren Scheins und „Funktionieren um jeden Preis" fordern, wird deutlich, auf welchem „Boden" die Einführung von Supervision (gerade in jenen Einrichtungen, in die Alte, Kranke und Sterbende abgeschoben werden) vollzogen werden muß.

4.2 Institutionelle Rahmenbedingungen

Die jeweils spezifischen Bedingungen, unter denen eine Supervision – v.a. in Institutionen – zustandekommt, sind wesentlich für die weitere Arbeit. Entscheidende Fragen sind beispielsweise: Wer ist der Auftraggeber? Sind Auftraggeber und Supervisanden identisch? Wer hat die Initiative dazu ergriffen? Wer bezahlt die Supervision? Wer bestimmt den Supervisor? Wie lautet der Auftrag?

All diese Fragen sind vor Beginn einer Supervision sehr sorgfältig zu klären. Mit all diesen Bedingungen sind Erwartungen verbunden, die oft nicht explizit formuliert werden, im weiteren jedoch eine maßgebliche Rolle für das Zustandekommen eines tragfähigen Arbeitsbündnisses und den weiteren Verlauf der Supervision spielen.

Idealerweise ist ein Supervisor eine Person, die von einer in einer Institution arbeitenden Gruppe in diese gerufen wird, weil das Bedürfnis besteht, die Zusammenarbeit untereinander und mit den Klienten bzw. Patienten zu verbessern. Hier sind Supervisanden und Auftraggeber identisch.

Häufig ist dies jedoch nicht gegeben. Dann kommen Abhängigkeiten in dem Dreieck Auftraggeber-Supervisor-Supervisanden ins Spiel, die – je nach Ausmaß – die Supervision von vornherein zum Scheitern verurteilen können.

Eine „von oben verordnete" Supervision wird beispielsweise als Kontrolle und Entmündigung erlebt. Der Supervisor kommt dabei in die Rolle eines „verlängerten Armes" des Vorgesetzten. So ist verständlich, daß diese Form der Supervision sehr Gefahr läuft, von den Supervisanden bewußt oder unbewußt boykottiert zu werden.

Allerdings kann sich nicht nur eine Abhängigkeit zwischen Auftraggeber und Supervisanden fatal auswirken, sondern – wie noch auszuführen sein wird – auch jene zwischen Auftraggeber und Supervisor.

Als Ergebnis der Klärung der eingangs erwähnten Fragen sollten vor Beginn der eigentlichen Supervision Vereinbarungen bzgl. des Settings (z.B. in bezug auf Dauer, Ort, Frequenz der Sitzungen, evtl. Begrenzung der Gesamtdauer der Supervision, Teilnehmer, Zahlungsmodus), aber auch bezüglich der Anliegen und Ziele der Supervisanden in Form eines schriftlichen „Vertrags" festgehalten werden.

4.3 Position des Supervisors

Die Position des Supervisors ist Ausdruck der institutionellen Struktur und Dynamik. Dennoch sei sie hier als eigener Punkt angeführt, da ihr eine wesentliche Bedeutung für die Effizienz der Supervision zukommt:

Die Position des Supervisors sollte erstens unbedingt durch Neutralität gekennzeichnet sein. Damit ist v.a. gemeint, daß der Supervisor keinesfalls zu Teilnehmern oder zu deren Vorgesetzten private wie berufliche Kontakte unterhalten sollte. Die Forderung nach der Neutralität des Supervisors ist u.a. deshalb von grundlegender Bedeutung, weil Verstrickungen jedweder Art den Supervisor seines (neben dem theoretischen Hintergrundwissen) wichtigsten Arbeitsinstruments beraubt: seiner möglichst unverzerrten Wahrnehmungen und Empfindungen in bezug auf die Art, in der von den/dem Supervisanden Beziehungen zu Patienten und innerhalb des Teams dargestellt werden.

Eine zweite Voraussetzung für das Gelingen der Supervision in Institutionen besteht in der weitgehenden Unabhängigkeit des Supervisors: Ein Supervisor, der an einer Institution tätig wird, sollte i.a. weder dort, noch an einer der Institution angeschlossenen extramuralen Einrichtung angestellt, noch existentiell vom freiberuflichen Einkommen aus der Tätigkeit an dieser Institution abhängig sein.

Große (öffentliche) Institutionen haben die Tendenz, sich Veränderungen gegenüber zu verschließen und nur noch einen reibungslosen Ablauf zu garantieren, wohingegen der ursprüngliche gesellschaftliche Auftrag in den Hintergrund gerät. Dieser Tendenz entspricht die Praxis, „Haussupervisoren" anzustellen, die aufgrund ihrer existentiellen Abhängigkeit zwangsläufig dazu tendieren, es allen recht zu machen. Supervision unter diesen Bedingungen bleibt in weiten Bereichen wirkungslos.

Die Forderung nach einem „externen" (also anstaltsfremden) Supervisor, der nicht der anstaltseigenen Hierarchie und Dynamik unterliegt, ist im Falle von Teamsupervision, die über reine „Fallbesprechungen" hinausgeht, aus einsichtigen Gründen absolut unerläßlich. V.a. im Klinikbereich gibt es allerdings Modelle, die „Fallbesprechungen" unter der Leitung anstaltsangehöriger (psychosomatisch ausgebildeter) Spezialisten (etwa im Rahmen sog. „Liaisondienste") vorsehen. Dies bringt häufig Vorteile in bezug auf die Akzeptanz von Supervisionsangeboten. Der Nachteil derartiger Modelle besteht in der Gefahr von Verstrickungen zwischen Supervisor und Team, die die Qualität der Supervision beeinträchtigen.

Im Falle externer Supervision an Institutionen präsentiert sich der Supervisor als eine von dieser weitgehend unabhängige Person, die sich –

gerade durch ihr Außerhalbstehen (sie ist quasi ein „unbeschriebenes Blatt") – als Projektionsfläche für die institutionseigene Struktur und Dynamik zur Verfügung stellt.

4.4 Qualifikation des Supervisors

Derzeit existieren in bezug auf die Qualifikation eines Supervisors noch keine diesbezüglich gesetzlichen Regelungen und es gibt auch keine allgemein anerkannte Ausbildung zum Supervisor/zur Supervisorin – ein Umstand, der u.a. auf die Methodenpluralität in der Supervision zurückzuführen ist.

Die Anforderungen an die Qualifikation des Supervisors hängen vom jeweiligen Supervisionsauftrag ab; insbesondere sind hier das Tätigkeitsfeld der Supervisanden, noch mehr aber die betreffende Supervisionsform und v.a. der jeweilige Fokus von entscheidender Bedeutung und zwar insofern als sie die Gewichtung der einzelnen Qualifikationserfordernisse bestimmen. In jedem Fall sollte ein Supervisor folgende Qualifikationen mitbringen:

- mehrjährige Erfahrung in der unmittelbaren (psychotherapeutischen und/oder beratenden) Arbeit mit Klienten/Patienten;
- Erfahrung in der Leitung von Gruppen und Kenntnisse in bezug auf Gruppendynamik (bei Mehrpersonensettings);
- abgeschlossene psychotherapeutische Ausbildung;
- eine auf die Supervisionstätigkeit zugeschnittene supervisorische Fortbildung, die zumindest den Besuch einschlägiger (Theorie- und Methodenkenntnisse vermittelnder) Seminare und eigene Supervisionstätigkeit unter Kontrollsupervision eines erfahrenen Supervisors miteinschließen sollte.

Ausmaß und Inhalt der zu fordernden supervisorischen Fortbildung hängen – wie erwähnt – insbesondere vom jeweiligen Fokus ab:

Wenngleich Basiskenntnisse über Organisationsstrukturen und institutionelle Dynamik immer von großem Vorteil sind, so haben doch diese für die Leitung von Teamsupervisionen, v.a. Teamberatungen i.S. Schaubs, eine herausragende Bedeutung. In letzterem Fall scheinen uns Kenntnisse der Systemtheorie und ihrer Interventionen sowie ein Spezialwissen in bezug auf organisationssoziologische Analysen und Interpretationen unverzichtbar (vgl. Weigand 1991). Je mehr also institutionelle Aspekte fokussiert werden sollen, desto stärker gehen die Anforderungen an den Supervisor in Richtung einer Ausbildung zum Organisationsberater.

Für „Fallsupervisionen" haben hingegen eine fundierte psychotherapeutische Ausbildung und langjährige Erfahrung einen vergleichsweise höheren Stellenwert.

Jene Formen von Teamsupervisionen, die sowohl die Arbeit an individuellen (wie kollektiven) Beziehungen (bzw. Beziehungsmustern) zu Patienten/Klienten als auch eine Reflexion der Kooperation im Team miteinschließen, stellen auch in bezug auf die Qualifikation des Supervisors eine „Zwischenform" zwischen Teamberatung und Fallsupervision dar.

Spezifische Methodenkenntnisse sind für Team- und Gruppensupervisionen unerläßlich. Für die Leitung von „Balintgruppen", einer spezifischen, psychoanalytisch orientierten Supervisionsform, der ein eigener Abschnitt gewidmet wird, ist eine spezielle Ausbildung zum Balintgruppenleiter erforderlich.

Abgesehen vom jeweiligen Ausbildungsweg des Supervisors ist ein gewisses Maß an „Feldkenntnissen" (d.h. Wissen über Tätigkeitsfeld und berufliche Praxis der Supervisanden) erforderlich. Trotz eines (zu fordernden) derartigen Basiswissens ist es für den Supervisor unerläßlich, detailliertere Informationen über den Arbeitsalltag der Supervisanden einzuholen.

5. Wesentliche Elemente des Supervisionsprozesses am Beispiel von Teamsupervision

Im folgenden sollen zentrale Elemente des Supervisionsprozesses am Beispiel von Teamsupervision aus psychoanalytischer Sicht dargestellt werden:

5.1 *Arbeitsinstrumente des Supervisors*

Ein wesentliches Arbeitsinstrument der Supervision ist die Beziehung zwischen der Gruppe und dem Supervisor.

Der Supervisor arbeitet mit seinen Wahrnehmungen und Empfindungen, die die Art und Weise, wie die Gruppe ihm begegnet und die Beziehung zu ihm gestaltet („Übertragung"), in ihm auslösen („Gegenübertragung").

Gleichzeitig hat er ein theoretisches Konzept im Hintergrund, das den psychoanalytischen Ansatz um die soziologische Dimension erweitert, und zwar u.a. insofern, als es neben der individuellen Ebene und der Gruppen- bzw. Teamebene auch die sogenannte institutionelle wie auch die gesellschaftliche Ebene berücksichtigt. Nur so kann der spezifischen Dynamik von Institutionen Rechnung getragen werden: Institutionen (wie z.B. Krankenhäuser) existieren nicht im „luftleeren Raum"; sie nehmen vielmehr gesellschaftliche Widersprüche auf und zwar insofern, als sich diese in ihren Strukturen niederschlagen. So spiegeln etwa die Strukturen sozialer Einrichtungen die in der Gesellschaft vorherrschenden (bewußten und unbewußten) Einstellungen gegenüber dem jeweiligen Klientel/der jeweiligen Patientengruppe (man denke beispielsweise an Alkoholkranke, onkologische Patienten oder Aidskranke) wider.

Im allgemeinen werden nun in Institutionen Widersprüche, die in der Struktur begründet sind, auf hierarchisch untergeordnete Ebenen verschoben und erst dort spürbar. In der Supervisionsliteratur finden sich zahlreiche Dokumentationen derartiger Phänomene (z.B. Scheer 1991). Dies bedeutet, daß z.B. Konflikte, die für den Supervisor (nur!) im Kontakt mit der Gruppe direkt erfahrbar werden, oft nicht auf dieser Ebene entstanden sind.

Dazu ein Beispiel: Unklarheiten über den Zuständigkeitsbereich auf der Führungsebene zweier Kliniken finden auf Teamebene (für den Supervisor erkennbar) u.U. in einem übermäßigen Konkurrenzverhalten der Mitarbeiter ihren Niederschlag. Gleichzeitig mag sich der Einzelne bei seiner Arbeit permanent überfordert, entwertet oder persönlich angegriffen fühlen.

Letztlich gehen vielleicht diese Phänomene auf institutioneller, Team- und individueller Ebene auf gesellschaftliche Veränderungen – wie z.B. die Entstehung neuer Fachrichtungen/Spezialdisziplinen in der Medizin – zurück, die sich gegen die benachbarten, bereits etablierten Disziplinen zu emanzipieren suchen.

Die Kenntnis derartiger Verschiebungsphänomene ist insofern von Bedeutung, als Konflikte stets nur auf jener Ebene lösbar sind, auf der sie entstanden sind. Diese zu orten, ist eine der Aufgaben des Supervisors.

5.2 Hypothesenbildung und -überprüfung

Der Supervisor arbeitet also doppelgleisig: einerseits mit seinen Wahrnehmungen und Empfindungen, die das Beziehungsangebot der Gruppe in ihm auslöst; andererseits mit dem theoretischen Wissen – u.a. um das Zusammenspiel der einzelnen Ebenen. Beides kann er der Gruppe gesondert im Sinne eines Denkanstoßes zur Verfügung stellen.

Seine Hauptaufgabe besteht jedoch darin, Verknüpfungen zwischen Prozeßerfahrung und theoretischem Kontext herzustellen und diese in Form von Hypothesen (in psychoanalytischer Terminologie „Deutungen") der Gruppe anzubieten.

Im obigen Beispiel könnte der Supervisor etwa das (beobachtbare) Konkurrenzverhalten und die Klagen einzelner Teammitglieder über permante Erschöpfung mit Unklarheiten auf der Leitungsebene der Kliniken – und diese wiederum mit den erwähnten Veränderungen innerhalb der Medizin – in Verbindung bringen.

Günstigenfalls greift die Gruppe eine Deutung auf und arbeitet damit, indem sie diese (ganz oder zum Teil) zurückweist, modifiziert oder direkt umsetzt. So entsteht ein wechselseitiger Prozeß der Hypothesenbildung und deren ständiger Überprüfung, in dem sich Supervisor und Gruppe allmählich eine gemeinsame Wirklichkeit erarbeiten.

Im Zuge dieses Prozesses entwickelt sich eine realitätsgerechtere Sicht der Dinge. Nicht selten wird dabei deutlich, daß zentrale Konflikte vom Team nicht gelöst werden können, da ihre Wurzeln auf hierarchisch übergeordneten Ebenen anzusiedeln sind. Dieses „Orten" entschärft die Konflikte und wirkt so in der Regel entlastend. Das damit einhergehende Erkennen eigener Grenzen muß keineswegs in Resignation münden. Vielmehr werden jene Energien produktiv nutzbar, die bislang an unlösbare Konflikte gebunden waren.

5.3 Nähe versus Distanz des Supervisors

Entscheidend dafür, daß Deutungen überhaupt konstruktiv verwertet werden können, ist, daß sie zum richtigen Zeitpunkt erfolgen.

Um diesen zu erspüren, muß sich der Supervisor soweit auf die Gruppe einlassen, daß es ihm möglich wird, die sich im Verlauf des Gruppenprozesses ändernde Aufnahmefähigkeit und Veränderungsbereitschaft der Gruppe zu erfassen. Gleichzeitig muß er Distanz wahren, um nicht seine Position als Außenstehender zu verlieren und sich so in die Dynamik verwickeln zu lassen.

Damit befindet sich der Supervisor in einem ständigen Balanceakt zwischen zuviel Nähe, die ihn blind und handlungsunfähig macht, und zuviel Distanz, die ihn infolge der Beziehungslosigkeit seines wichtigsten Instrumentariums, nämlich seiner Gefühlsreaktionen, beraubt.

Beide Positionen, sowohl zuviel Nähe als auch zuviel Distanz, sind institutionell vorgesehene Verführungen, die – wenn der Supervisor ihnen unterliegt – Veränderungen unmöglich machen und die Supervision zum Scheitern verurteilen.

Um nicht durch eigene „blinde Flecken" für derartige Verführungen anfällig zu sein und so in der institutionellen Dynamik mitzuagieren, empfiehlt es sich für den Supervisor, seinerseits in Kontrollsupervision zu gehen. Diese hilft ihm, seinen eigenen Standpunkt als „Grenzgänger" zu wahren. Nur so ist es ihm möglich, durch seine eigene Haltung ein für Veränderungen günstiges Klima zu schaffen.

5.4 Haltung des Supervisors und Umgang mit Widerstand

Der Supervisor bringt jedem einzelnen Teilnehmer eine durch Respekt und Achtung gekennzeichnete Haltung entgegen. Dies zeigt sich insbesondere in seinem nicht wertenden Aufzeigen der „Hier-und-Jetzt-Situation". Dem liegt die Überzeugung zugrunde, daß alle Beiträge aus dem Arbeitsteam ernst zu nehmen sind und konstruktiv verwendet werden können. Die insgesamt durch „echte", wohlwollende Akzeptanz gekennzeichnete Haltung des Supervisors führt weg von Schuldzuweisungen und gewinnt dadurch Modellcharakter für den künftigen Umgang mit Konflikten und Spannungen. Gelingt dies dem Supervisor, so kann allmählich ein Veränderungsprozeß in Gang kommen.

Veränderungen machen immer auch Angst, da sie verunsichern und bisherige Positionen oder Verhaltensweisen in Frage stellen. Um dies abzuwehren, entwickeln Institutionen, Gruppen und Individuen, aber auch „die" Gesellschaft, einen „Widerstand", der sich in verschiedenster Weise ausdrücken kann[5].

Dazu einige Beispiele: Die oben erwähnte Verführung des Supervisors zu zuviel Nähe oder zuviel Distanz kann ein Beispiel für institutionellen Widerstand sein. Dieser kann sich jedoch bereits zuvor in einer über das übliche, bürokratiebedingte Ausmaß hinausgehenden Verschleppung und Verzögerung bei der Einführung von Supervision offenbaren. Widerstand auf Gruppenebene kann sich etwa in einer Suche nach Sündenböcken oder Außenfeinden (auch in der Person des Supervisors) äußern („Der/die ... ist an allem schuld ..."). Als Ausdruck individuellen Widerstandes kann beispielsweise verstanden werden, wenn eine

---

[5] Widerstand entsteht so natürlich nicht nur innerhalb eines Supervisionsprozesses, um drohende Veränderungen abzuwehren. Bereits die Einführung von Supervision stellt an sich eine (häufig lediglich geringfügig anmutende) Veränderung dar.

bestimmte Person stets Sachzwänge, die jeder kleinsten Veränderung entgegenstehen, vorschiebt. Im Zuge des Supervisionsprozesses zeigt sich allerdings recht häufig, daß hier der Einzelne lediglich als „Träger" des Widerstandes fungiert, der es – als „Garant" der Kontinuität – den übrigen Teammitgliedern ermöglicht, „ungebremst" Veränderungen anzustreben.

Die behutsame und schrittweise Auflösung des Widerstandes mittels entsprechender Deutungen ist folglich ein wesentlicher Bestandteil der Arbeit in der Supervision. Geht der Supervisor dabei zu rasch vor, wird der gegenteilige Effekt erzielt, das heißt, der Widerstand wird verstärkt. Günstigenfalls kommt hingegen ein Prozeß in Gang, in dessen Verlauf durch zunehmende Einsicht bisherige Positionen in Frage gestellt werden können und Veränderungen in Gang kommen. Dieser Prozeß erfordert viel Geduld und Zeit.

5.5 Der Supervisor als Katalysator

Insgesamt läßt sich die Wirkungsweise des Supervisors am ehesten mit der eines Katalysators vergleichen, der Veränderungsprozesse in Gang bringt, sich dabei selbst nicht „verbraucht" und am Ende überflüssig wird (vgl. Wellendorf 1986).

Dies bedeutet, daß der Supervisor weder Problemlösungen anbietet, noch daß er der Träger von Veränderungswünschen ist oder daß Veränderungen von ihm initiiert werden (das wäre beispielsweise die Aufgabe eines Vorgesetzten). Er zeigt lediglich Phänomene auf. Durch seine „Weigerung" wird erst möglich, daß jeder Einzelne schrittweise Verantwortung für Veränderungen übernehmen kann. Dieses Verhalten des Supervisors entspricht im übrigen auch der Erfahrung, daß Veränderungen nur dann von Dauer sind, wenn sie von allen Betroffenen gemeinsam erarbeitet und getragen werden.

Langfristiges Ziel einer Supervision ist also der Autonomiegewinn eines Arbeitsteams, der es dazu befähigt, eigenständig und in einer für Mitarbeiter wie Patienten/Klienten zufriedenstellenden Weise mit den sich ändernden Anforderungen, die die Arbeit in einer Institution mit sich bringt, umzugehen.

5.6 Orientierung an der institutionellen Aufgabe

Wie bereits mehrfach erwähnt, ist der Bezugspunkt der Supervisionsarbeit die institutionelle Aufgabe.

„Diese wird niemals durch die Institution allein definiert, wenn auch in allen Institutionen die Tendenz zu beobachten ist, sie durch intern gesetzte Aufgaben zu substituieren (z. B. einen möglichst reibungslosen Ablauf). In ihrem Kern ist die institutionelle Aufgabe immer durch jene gesellschaftlichen Instanzen gesetzt, die an der Existenz der Institution interessiert sind. Die Institution kann (und muß) sie interpretieren und arbeitet unter Berücksichtigung des institutionellen Kontextes an ihrer Bewältigung." (Wellendorf 1986, S. 170).

Supervision unterstützt also die Institution bei der Interpretation und Bewältigung des gesellschaftlichen Auftrages, indem sie diesen stets als

Bezugspunkt im Hintergrund hat. Eine Institution, die sich auf eine Supervision einläßt, stellt sich damit auch der Auseinandersetzung mit ihren eigenen Schwierigkeiten und Konflikten. Das Aufdecken verborgener Struktur und Dynamik kann derart beunruhigend wirken, daß die Supervision abgebrochen oder boykottiert wird. Supervision kann aber auch zur Eröffnung neuer, letztlich für alle Beteiligten zufriedenstellenderer Möglichkeiten führen.

Prüfungsfragen

1. Was ist Supervision? (Versuch einer Definition)
2. Vor welchem Hintergrund ist Supervision entstanden und welchen Zielen dient sie?
3. In welchem Verhältnis stehen und standen Supervision und Kontrolle?
4. Beschreiben Sie unterschiedliche Supervisionsformen.
5. Inwiefern sind die institutionellen Rahmenbedingungen für die Effizienz von Supervision in Institutionen von Bedeutung?
6. Welche Voraussetzungen sollte ein Supervisor in bezug auf seine Position und Qualifikation erfüllen?
7. Beschreiben Sie wesentliche Elemente des Supervisionsprozesses am Beispiel von Teamsupervision.
8. Worin unterscheidet sich Supervision von psychotherapeutischen und Selbsterfahrungs-Gruppen?
9. Wo liegen die Grenzen von Supervision, d.h., was kann durch sie erreicht werden und was nicht?

Literatur

1. Auckenthaler A (1991) Dabeisein ist nicht alles. Anmerkungen zu den Grenzen von Supervision. Pro familia magazin 6: 14–16
2. Auckenthaler A, Kleiber D (1992) Supervision: Bedarf, Ansätze, Entwicklungen. In: Auckenthaler A, Kleiber D (Hrsg) Supervision in Handlungsfeldern psychosozialer Versorgung. Deutsche Gesellschaft für Verhaltenstherapie (DGTV-Verlag), Tübingen
3. Buchinger K (1991) Eine Organisation hält sich für eine Gruppe und ein anderer Irrtum des Supervisors. In: Brandau H (Hrsg) Supervision aus systemischer Sicht. Otto Müller, Salzburg
4. Fatzer G (1990) Teamsupervision als Organisationsentwicklung. In: Fatzer G (Hrsg) Supervision und Beratung. Ein Handbuch. Edition Humanistische Psychologie, Köln
5. Gaertner A (1982) Teamsupervision. Supervision 2: 38 ff
6. Pühl H (1986) Supervision in der Ausbildung: Bindeglied zwischen Theorie und Praxis. In: Pühl H, Schmidbauer W (Hrsg) Supervision und Psychoanalyse. Kösel, München
7. Pühl H, Schmidbauer W (1991) Helfen als Beruf, Entfremdung und Supervision. In: Pühl H, Schmidbauer W (Hrsg) Supervision und Psychoanalyse. Selbstreflexion für helfende Berufe. Geist und Psyche. Fischer, Frankfurt
8. Rappe-Giesecke K (1990) Theorie und Praxis der Gruppen- und Teamsupervision. Springer, Berlin Heidelberg New York
9. Schaub H-A (1994) Supervision und Beratung im Krankenhaus. Vortrag gehalten anläßlich der 9. Igler Tage für Psychosomatische Medizin am 12. 4. 1994 (in Druck)

10. Scheer P (1991) Armut schändet: Arme Supervision von armen Betreuern für arme Trinker. In Brandau H (Hrsg) Supervision aus systemischer Sicht. Otto Müller, Salzburg
11. Schreyögg A (1991) Supervision. Ein integratives Modell. Lehrbuch zu Theorie und Praxis. Junfermann, Paderborn
12. Schumacher M (1993) Mut zum aufrechten Gang! Supervision zwischen Gut und Böse? Forum Supervision 2: 35–46
13. Scobel WA (1989) Was ist Supervision? Vandenhoeck & Ruprecht, Göttingen
14. Vogt W (1989) Arm, Krank, Tot. Europa-Verlag GmbH, Wien Zürich
15. Wellendorf F (1986) Supervision als Institutionsanalyse. In: Pühl H, Schmidbauer W (Hrsg) Supervision und Psychoanalyse. Kösel, München

Weiterführende Literatur

1. Brandau H (Hrsg) (1991) Supervision aus systemischer Sicht. Otto Müller, Salzburg
2. Fatzer G (1990) Supervision und Beratung. Ein Handbuch. Edition Humanistische Psychologie, Köln
3. Pühl H, Schmidbauer W (1991) Supervision und Psychoanalyse. Selbstreflexion für helfende Berufe. Geist und Psyche. Fischer, Frankfurt
4. Rappe-Giesecke K (1990) Theorie und Praxis der Gruppen- und Teamsupervision. Springer, Berlin Heidelberg New York
5. Schreyögg A (1991) Supervision. Ein integratives Modell. Lehrbuch zu Theorie und Praxis. Junfermann, Paderborn
6. Scobel WA (1989) Was ist Supervision? Vandenhoeck & Ruprecht, Göttingen

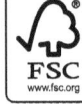

If you have any concerns about our products,
you can contact us on
ProductSafety@springernature.com

In case Publisher is established outside the EU,
the EU authorized representative is:
**Springer Nature Customer Service Center GmbH
Europaplatz 3, 69115 Heidelberg, Germany**

Printed by Libri Plureos GmbH
in Hamburg, Germany

Lehrbuch der Psychosozialen Medizin

Grundlagen der Medizinischen Psychologie,
Psychosomatik, Psychotherapie
und Medizinischen Soziologie

O. Frischenschlager
M. Hexel
W. Kantner-Rumplmair
M. Ringler
W. Söllner
U.V. Wisiak (Hrsg.)

Springer-Verlag Wien GmbH

Univ.-Doz. Dr. O. Frischenschlager
Dr. M. Hexel
Institut für Medizinische Psychologie, Universität Wien, Wien

Dr. W. Kantner-Rumplmair
Dr. W. Söllner
Universitätsklinik für Medizinische Psychologie und Psychotherapie, Innsbruck

Univ.-Prof. Dr. M. Ringler
Universitätsklinik für Tiefenpsychologie und Psychotherapie, Wien

Univ.-Doz. Dr. U. V. Wisiak
Universitätsklinik für Medizinische Psychologie und Psychotherapie, Graz

Das Werk ist urheberrechtlich geschützt.
Die dadurch begründeten Rechte, insbesondere die der Übersetzung, des Nachdruckes, der Entnahme von Abbildungen, der Funksendung, der Wiedergabe auf photomechanischem oder ähnlichem Wege und der Speicherung in Datenverarbeitungsanlagen, bleiben, auch bei nur auszugsweiser Verwertung, vorbehalten.

© 1995 Springer-Verlag Wien
Ursprünglich erschienen bei Springer-Verlag Wien New York 1995

Gedruckt auf säurefreiem, chlorfrei gebleichtem Papier – TCF

Mit 34 Abbildungen

Die Deutsche Bibliothek – CIP-Einheitsaufnahme

Lehrbuch der psychosozialen Medizin : Grundlagen der medizinischen Psychologie, Psychosomatik, Psychotherapie und medizinischen Soziologie / O. Frischenschlager ... (Hrsg.). – Wien ; New York : Springer, 1995
ISBN 978-3-211-82653-9   ISBN 978-3-7091-6602-4 (eBook)
DOI 10.1007/978-3-7091-6602-4
NE: Frischenschlager, Oskar [Hrsg.]

ISBN 978-3-211-82653-9

Vorwort

Lehrbücher entstehen in der Regel, wie sollte es anders sein, in engem Zusammenhang mit der Formierung eines Fachgebietes. So wurden in den späten 70er und frühen 80er Jahren in Deutschland zahlreiche Lehrbücher der Medizinischen Psychologie herausgegeben, abgestimmt auf den Gegenstandskatalog der Prüfungsordnung.

Österreich hat sich vergleichsweise spät entschlossen, Medizinische Psychologie als Pflichtfach dem Unterrichtsplan des Medizinstudiums einzugliedern. Obwohl in Österreich kein Lehrzielkatalog die Unterrichtsinhalte des Faches definiert, besteht weitgehende Übereinstimmung hinsichtlich der Lehrziele. Studierende der Medizin sollen, soweit dies in einem einstündigen Pflichtseminar während des zweiten Studienabschnittes möglich ist, über grundsätzliche Aspekte der Arzt-Patientbeziehung, der Gesprächsführung, der Krankheitsverarbeitung informiert werden.

Die Fächer Psychotherapie, Psychosomatik müssen zum Teil noch zusätzlich in diesem engen zeitlichen Rahmen untergebracht werden, teils (in Wien) werden sie im dritten Studienabschnitt, dann allerdings nicht mehr verpflichtend unterrichtet.

In den vergangenen 20 Jahren wurde in der Medizin den psychosozialen Aspekten des Krankseins zunehmend mehr Beachtung entgegengebracht. Ein Lehrbuch der Medizinischen Psychologie, das heute geschrieben wird, kann daher auf ungleich mehr Forschung aber auch auf fortgeschrittener praktischer Integration der Psychologie in die Medizin aufbauen als vor 10 oder 15 Jahren. Diese zunehmende Integration hat die Medizin bereits insgesamt verändert: Krankheitsbewältigung ist in vielen Bereichen kein Fremdwort mehr, Psychotherapie wird zunehmend akzeptiert, auch wenn standespolitische Auseinandersetzungen nicht ganz ausgestanden sind, psychosoziale Fächer sind im Medizinstudium zunehmend akzeptiert und nicht mehr in dem Maß Satellitenfächer, wie zur Zeit ihrer Einführung. Dieser Tendenz zur Integration will der Titel „Lehrbuch der Psychosozialen Medizin" entsprechen, was auch programmatisch für die weitere Entwicklung der Medizin zu verstehen ist. Denn außerhalb der Medizin hat in den letzten 10 bis 15 Jahren eine rasante gesundheitswissenschaftliche Entwicklung stattgefunden, die nur allmählich von dieser integriert wird.

Das Ziel dieses Lehrbuches ist darüber hinaus ein zweifaches. Einerseits wollen wir den Studierenden ein Buch zur Verfügung stellen, das die

Grundlagen aller psychosozialen Fächer in der Medizin darstellt. Des weiteren war es das Ziel der Herausgeber, so weit als möglich auch den Anspruch an ein Lehrbuch einzulösen.

Ein Lehrbuch der Psychosozialen Medizin soll, soweit das ein Buch kann, auf den professionellen Kontakt mit Kranken, auf bewußte und unbewußte Aspekte des Erlebens von Krankheit, aber auch des Zwischenmenschlichen vorbereiten.

Die Autoren wurden daher gebeten, so weit wie möglich auf Literaturangaben zu verzichten, die Nacherlebbarkeit des Geschriebenen vor Augen zu haben und daher auch, wo immer möglich, an einem Fallbeispiel die zu vermittelnden Inhalte zu erläutern. Ein Glossar soll zudem wichtige, im Text verwendete Fachausdrücke kurz erläutern. An den Anfang jedes Kapitels haben wir Lehrziele gestellt, um den Studierenden und auch uns selbst als Lehrenden deutlich zu machen, wozu die Inhalte vermittelt werden, was deren Praxisrelevanz ist. Die Prüfungsfragen und Anregungen am Kapitelende sind als Möglichkeit zur Wiederholung und Reflexion des Stoffes gedacht. Wir hoffen, mit diesen Vorgaben für die Textabfassung den Bedürfnissen der Studierenden entgegengekommen zu sein.

O. Frischenschlager
M. Hexel
W. Kantner-Rumplmair
M. Ringler
W. Söllner
U. V. Wisiak

Inhaltsverzeichnis

Autorenverzeichnis XI

I. Gesundheit und Krankheit

1 Frischenschlager, O.: Was ist Krankheit – was ist Gesundheit? ... 3
2 Freidl, W., Noack, R. H.: Soziale und verhaltensbezogene
  Einflüsse auf Gesundheit und Krankheit 15
3 Pieringer, W.: Streß und belastende Lebensereignisse 21
4 Mangold, B.: Krankheit im familiären und sozio-kulturellen
  Kontext – eine systemische Perspektive 29
5 Wesiack, W.: Gesundheitsentstehung – Konzepte zur
  Salutogenese 38
6 Egger, J.: Gesundheitspsychologie 47
7 Brömmel, B.: Lebensqualität 59
8 Gasser-Steiner, P., Freidl, W.: Soziale Netzwerke und soziale
  Unterstützung 69
9 Prinz, A.: Kranksein in fremden Kulturen 77

II. Psyche–Körper, Grundlagen der Psychosomatik

1 Frischenschlager, O.: Psyche–Körper, Historisches,
  Erkenntnistheoretisches 83
2 Hexel, M., Zeitlhofer, J.: Neurophysiologische Grundlagen
  psychischer Prozesse 88
3 Kropiunigg, U.: Psychoneuroimmunologie (PNI) 99
4 Pieringer, W.: Physiologische Stufen der Kreativität 113
5 Spiess, K.: Sinnlichkeit, Körper und Angst in der Medizin .. 126
6 Wesiack, W.: Grundlagen der psychosomatischen Medizin ... 139
7 Wesiack, W.: Funktionelle Syndrome 157
8 Söllner, W.: Schmerz und chronische Schmerzsyndrome 167
9 Titscher, G.: Psychosomatisches Kranksein am Beispiel des
  Myokardinfarkts 189
10 Walter, M. H., Juen, B. H.: Geschlechtsspezifische
   psychosomatische Probleme 197
11 Biebl, W., Kinzl, J.: Spezifische psychosomatische Probleme in
   Abhängigkeit vom Lebenszyklus 207

III. Psychologische Modelle der menschlichen Entwicklung

1 Springer-Kremser, M.: Psychoanalytische
  Entwicklungspsychologie 219
2 Hexel, M.: Empirische Säuglingsforschung 234
3 Springer-Kremser, M., Schuster, P.: Psychoanalytische
  Neurosenlehre 245
4 Kinzl, J., Biebl, W.: Psychologie des männlichen Lebenszyklus ... 266
5 Günther, V.: Psychologie des Lernens 276
6 Juen, B. H., Walter, M. H.: System- und Kommunikationstheorien 285

IV. Interaktion zwischen Arzt und Patient

1 Mark-Stemberger, B., Söllner, W.: Die Interaktion zwischen Arzt
  und Patient 297
2 Larcher, S., Harrer, M. E.: Beziehungen zwischen Arzt, Patient
  und Angehörigen – die systemische Sichtweise 313
3 Lampe, A., Purtscheller, G., Wurm, B., Heel, G.:
  Das Anamnesegespräch 329
4 Schoberberger, R., Kunze, M.: Kooperation und Compliance ... 344
5 Oppolzer, A.: Diagnose und Diagnosevermittlung 353
6 Centurioni, C., Harrer, M. E.: Der „schwierige Patient" 368
7 Wesiack, W.: Die Bedeutung der Balint-Gruppenarbeit für die
  Aus- und Weiterbildung 381
8 Mark-Stemberger, B.: Supervision 388

V. Erleben von Krankheit

1 Harrer, M.: Krankheitsverarbeitung (Coping) 409
2 Sonneck, G.: Der Patient in der Krise 427
3 Reinelt, T.: Behindertsein und Krankheit 438
4 Wisiak, U. V.: Schwerkrank sein 448
5 Wisiak, U. V.: Chronisches Kranksein 453
6 Wisiak, U. V.: Sterben und Tod 465

VI. Angewandte Medizinpsychologie

1 Langer, M.: Psychosoziale Medizin in Gynäkologie und
  Geburtshilfe 481
2 Resch, F., Koch, E.: Adoleszentenkrisen – Adoleszentenpsychosen 489
3 Springer, A.: Die stoffgebundene Abhängigkeit 502
4 Sonneck, G.: Umgang mit Suizidgefährdeten 516
5 Wisiak, U. V.: Angewandte Medizinpsychologie in Anästhesie
  und Intensivmedizin 546
6 Egger-Schödl, M.: Angewandte Medizinpsychologie in der
  Inneren Medizin am Beispiel der chronischen Hämodialyse 560
7 Titscher, G.: Literaturanalyse als Beispiel angewandter
  Medizinpsychologie 568

8 Dorfmüller, M.: Angewandte Medizinpsychologie in der
   Chirurgie incl. Transplantationschirurgie 576
9 Uher, E. M.: Angewandte Medizinpsychologie bei chronischen
   Erkrankungen am Beispiel der Multiplen Sklerose 587
10 Frischenschlager, O.: Psychoonkologie 601
11 Mangold, B.: Pädiatrische Psychoonkologie 612
12 Meise, U., Rössler, W.: Psychosoziale Aspekte schizophrener
   Störungen 622

VII. Prävention und psychosoziale Interventionsformen in der Medizin

1 Egger, J.: Verhaltensmedizin 639
2 Söllner, W.: Selbsthilfe 650
3 Schoberberger, R.: Gesundheitsförderung am Arbeitsplatz 660
4 Schoberberger, R.: Verhaltensänderung in der ärztlichen Praxis
   im Rahmen von Gruppenprogrammen 666
5 Söllner, W.: Integrative psychosomatische Modelle im
   Krankenhaus 677
6 Mangold, B.: Psychosomatik in der Kinderklinik 693
7 Hinterhuber, H., Meise, U.: Sozialpsychiatrie 702
8 Meise, U., Hinterhuber, H.: Psychiatrische Rehabilitation 717
9 Gerber, G.: Rehabilitationspädagogik 731

VIII. Grundlagen der Psychotherapie

1 Ringler, M.: Allgemeine Einführung in die Psychotherapie 743
2 Springer-Kremser, M.: Zur Geschichte der Psychotherapie 747
3 Ringler, M.: Das Setting in der Psychotherapie 758
4 Pieringer, W.: Die Methoden der Psychotherapie jenseits des
   Schulenstreites 761
5 Buchinger, K.: Wissenschaftstheoretische Grundlagen der
   Psychotherapie 775
6 Jandl-Jager, E.: Evaluation und Ergebnisforschung in der
   Psychotherapie 790
7 Ringler, M.: Ausbildung zum Psychotherapeuten 798
8 Ringler, M.: Kooperation mit Psychotherapeuten und
   psychotherapeutischen Institutionen 801
9 Ringler, M.: Psychotherapeutische Methoden 806
10 Ringler, M.: Psychoanalyse und psychoanalytische Psychotherapie 811
11 Datler, W.: Individualpsychologie 816
12 Skolek, R.: Analytische Psychologie C. G. Jungs 820
13 Hexel, M.: Katathym imaginative Psychotherapie (K.I.P.) 824
14 Hexel, M.: Autogenes Training 827
15 Bölcs, E.: Hypnose 831
16 Laireiter, A.-R., Egger, J.: Verhaltenstherapie
   („Empirisch-psychologische Psychotherapie") 835

17 Hutterer, R.: Rogerianische Psychotherapie 839
18 Leeb, W.: Psychodrama 843
19 Bolen, I., Zabransky, D.: Gestalttherapie 847
20 Kleibel-Arbeithuber, J., Wolf, F., Honsig, T.: Systemische
   Familientherapie 851
21 Adler, E. S., Margreiter, U.: Darstellung der Dynamischen
   Gruppenpsychotherapie 855
22 Längle, A.: Existenzanalyse und Logotherapie 859

IX. Grundlagen der Medizinsoziologie

1 Jandl-Jager, E.: Einführung in die Medizinsoziologie 865
2 Jandl-Jager, E.: Rahmenbedingungen der Einrichtungen des
  Gesundheitswesens 876
3 Grossmann, R.: Die Organisation Krankenhaus 883
4 Grossmann, R.: Teamarbeit im Krankenhaus 900
5 Kropiunigg, U.: Patientenkarrieren: Wege durch das
  medizinische Labyrinth 918
6 Rásky, É., Noack, R. H.: Gesundheitsbegriff, Public Health,
  Prävention, Gesundheitsförderung 927
7 Sonneck, G.: Visionen für eine Medizin der Zukunft 935

Glossar 939

Autorenverzeichnis

Dr. Eva Adler, Stiftgasse 21/22, A-1070 Wien

Univ.-Prof. Dr. Wilfried Biebl, Universitätsklinik für Psychiatrie, Abteilung für Psychosomatik und psychosoziale Psychiatrie, Anichstraße 35, A-6020 Innsbruck

Dr. Erik Bölcs, Zollergasse 9–11, A-1070 Wien

Dr. Inge Bolen, Waaggasse 5/15, A-1040 Wien

Dr. Bernhard Brömmel, Dittesgasse 13/11, A-1180 Wien

Univ.-Doz. Dr. Kurt Buchinger, Universitätsklinik für Tiefenpsychologie und Psychotherapie, Währinger Gürtel 18–20, A-1090 Wien

Dr. Christine Centurioni, Jahnstraße 18, A-6020 Innsbruck

Dr. Wilfried Datler, Institut für Erziehungswissenschaften, Garnisongasse 3/8, A-1090 Wien

Dr. Monika Dorfmüller, Städtisches Krankenhaus München-Bogenhausen, Akademisches Lehrkrankenhaus, Englschalkinger Straße 77, D-81925 München

Univ.-Prof. Dr. Josef Egger, Universitätsklinik für Medizinische Psychologie und Psychotherapie, Auenbruggerplatz 28/II, A-8036 Graz

Dr. Martina Egger-Schödl, Freyung 6/11/6, A-1010 Wien

Dr. Wolfgang Freidl, Institut für Sozialmedizin, Karl-Franzens-Universität, Universitätsstraße 6/I, A-8010 Graz

Univ.-Doz. Dr. Oskar Frischenschlager, Institut für Medizinische Psychologie, Severingasse 9, A-1090 Wien

Dr. Peter Gasser-Steiner, Institut für Sozialmedizin, Universität Graz, Universitätsplatz 4/III, A-8010 Graz

Dr. Gisela Gerber, Interfakultäres Institut für Sonder- und Heilpädagogik der Universität Wien, Garnisongasse 15, A-1096 Wien

Dr. Ralph Grossmann, Reisnerstraße 30/17, A-1030 Wien

Dr. Verena Günther, Universitätsklinik für Psychiatrie, Psychiatrische Abteilung, Anichstraße 35, A-6020 Innsbruck

Dr. Michael Harrer, Jahnstraße 18, A-6020 Innsbruck

Dr. Grete Heel, Universitätsklinik für Medizinische Psychologie und Psychotherapie, Sonnenburgstraße 16, A-6020 Innsbruck

Univ.-Prof. Dr. Hartmann Hinterhuber, Universitätsklinik für Psychiatrie, Anichstraße 35, A-6020 Innsbruck

Dr. Martina Hexel, Institut für Medizinische Psychologie, Severingasse 9, A-1090 Wien

Dr. Thomas Honsig, Psychotherapeut, Schillerstraße 4, A-4020 Linz

Dr. Robert Hutterer, Institut für Erziehungswissenschaften der Universität Wien, Garnisongasse 3, A-1090 Wien

Univ.-Doz. Dr. Elisabeth Jandl-Jager, Universitätsklinik für Tiefenpsychologie und Psychotherapie, Währinger Gürtel 18–20, A-1090 Wien

Dr. Barbara Juen, Institut für Psychologie, Bruno-Sander-Haus, Innrain 52, A-6020 Innsbruck

Dr. Wilhelm Kantner-Rumplmair, Universitätsklinik für Medizinische Psychologie und Psychothrapie, Sonnenburgstraße 16, A-6020 Innsbruck

Univ.-Doz. Dr. J. Kinzl, Universitätsklinik für Psychiatrie, Abteilung für Psychosomatik und psychosoziale Psychiatrie, Anichstraße 35, A-6020 Innsbruck

Dr. Juliane Kleibel-Arbeithuber, Psychotherapeutin, Ernest Thunstraße 11, A-5020 Salzburg

E. Koch, Wissenschaftlicher Assistent, Kinder- und Jugendpsychiatrie, Abteilung der Psychiatrischen Klinik, Blumenstraße 8, D-69115 Heidelberg

Univ.-Doz. Dr. Ulrich Kropiunigg, Institut für Medizinische Psychologie, Severingasse 9, A-1090 Wien

Univ.-Prof. Dr. Michael Kunze, Institut für Sozialmedizin der Universität Wien, Alser Straße 21/12, A-1080 Wien

Dr. Alfred Längle, Eduard-Sueß-Gasse 10, A-1150 Wien

Dr. Astrid Lampe, Universitätsklinik für Medizinische Psychologie und Psychotherapie, Sonnenburgstraße 16, A-6020 Innsbruck

Univ.-Doz. Dr. Martin Langer, Universitätsfrauenklinik, Spitalgasse 23, A-1090 Wien

Dr. Anton Lairaiter, Institut für Psychologie, Abteilung Klinische Psychologie, Universität Salzburg, Hellbrunnerstraße 34, A-5020 Salzburg

Dr. Sigrid Larcher, Universitätsklinik für Medizinische Psychologie und Psychotherapie, Sonnenburgstraße 16, A-6020 Innsbruck

Dr. Wilfried Leeb, Landesnervenklinik, II. Psychiatrische Abteilung, Ignaz-Harrer-Straße 79, A-5020 Salzburg

Univ.-Doz. Dr. Burkhart Mangold, Psychotherapeutische Abteilung der Universitäts-Kinderklinik, Anichstraße 35, A-6020 Innsbruck

Dr. Ursula Margreiter, Matrasgasse 6, A-1130 Wien

Dr. Barbara Mark-Stemberger, Universitätsklinik für Medizinische Psychologie und Psychotherapie, Sonnenburgstraße 16, A-6020 Innsbruck

Univ.-Doz. Dr. U. Meise, Universitätsklinik für Psychiatrie, Anichstraße 34, A-6020 Innsbruck

Univ.-Prof. DDr. Horst Noack, Institut für Sozialmedizin, Karl-Franzens-Universität, Universitätsstraße 6/I, A-8010 Graz

Dr. Alfred Oppolzer, Neurologische Abteilung für Kinder und Jugendliche, Neurologisches Krankenhaus Rosenhügel, Riedelgasse 5, A-1130 Wien

Univ.-Prof. Dr. Walter Pieringer, Universitätsklinik für Medizinische Psychologie und Psychotherapie, Karl-Franzens-Universität, Auenbruggerplatz 28/II, A-8036 Graz

Univ.-Doz. DDr. Armin Prinz, Institut für Geschichte der Medizin, Währinger Gürtel 25, A-1096 Wien

Dr. Gunhild Purtscheller, Universitätsklinik für Medizinische Psychologie und Psychotherapie, Sonnenburgstraße 16, A-6020 Innsbruck

Dr. Éva Rásky, Institut für Sozialmedizin, Universitätsstraße 6/I, A-8010 Graz

Univ.-Doz. Dr. Toni Reinelt, Interfakultäres Institut für Sonder- und Heilpädagogik der Universität Wien, Garnisongasse 15, A-1096 Wien

Univ.-Prof. Dr. Franz Resch, Klinikum der Universität Heidelberg, Kinder- und Jugendpsychiatrie, Abteilung der Psychiatrischen Klinik, Blumenstraße 8, D-69115 Heidelberg

Univ.-Prof. Dr. Marianne Ringler, Universitätsklinik für Tiefenpsychologie und Psychotherapie, Währinger Gürtel 18–20, A-1090 Wien

PD Dr. Dipl. Psych. Wulf Rössler, Zentralinstitut für Seelische Gesundheit, J 568159 Mannheim

Univ.-Doz. Dr. R. Schoberberger, Institut für Sozialmedizin der Universität Wien, Alser Straße 21, A-1080 Wien

Dr. Peter Schuster, Universitätsklinik für Tiefenpsychologie und Psychotherapie, Währinger Gürtel 18–20, A-1090 Wien

Dr. Wolfgang Söllner, Universitätsklinik für Medizinische Psychologie und Psychotherapie, Sonnenburgstraße 16, A-6020 Innsbruck

Dr. Reinhard Skolek, Hochmaisgasse 4/1/3, A-1130 Wien

Univ.-Prof. Dr. Gernot Sonneck, Institut für Medizinische Psychologie, Severingasse 9, A-1090 Wien

Dr. Klaus Spiess, Institut für Medizinische Psychologie, Severingasse 9, A-1090 Wien

Univ.-Prof. Dr. Alfred Springer, Ludwig Boltzmann-Institut für Suchtforschung, Mackgasse 7–9, A-1237 Wien

Univ.-Doz. Dr. Marianne Springer-Kremser, Universitätsklinik für Tiefenpsychologie und Psychotherapie, Währinger Gürtel 18–20, A-1090 Wien

Dr. Georg Titscher, Hanusch-Krankenhaus, Herzstation, Heinz Collinstraße 30, A-1140 Wien

Dr. Eva Uher, Universitätsklinik für Physikalische Medizin und Rehabilitation, Währinger Gürtel 18–20, A-1090 Wien

Dr. Maria Hildegard Walter, Institut für Psychologie, Bruno-Sander-Haus, Innrain 52, A-6020 Innsbruck

Univ.-Prof. (em.) Dr. Wolfgang Wesiack, Universitätsklinik für Medizinische Psychologie und Psychotherapie, Sonnenburgstraße 16, A-6020 Innsbruck

Univ.-Doz. Dr. Ursula V. Wisiak, Universitätsklinik für Medizinische Psychologie und Psychotherapie, Karl-Franzens-Universität Graz, Auenbruggerplatz 28/II, A-8036 Graz

Dr. Ferdinand Wolf, Amt für Jugend und Familie Wien, Psychologischer Dienst, Schottenring 24, A-1014 Wien

Dr. Brunhilde Wurm, Universitätsklinik für Medizinische Psychologie und Psychotherapie, Sonnenburgstraße 16, A-6020 Innsbruck

DDr. Dieter Zabransky, Abteilung für Klinische Psychologie, Allgemeines öffentliches Krankenhaus Horn, Spitalgasse 10, A-3580 Horn

Univ.-Prof. DDr. Josef Zeitlhofer, Universitätsklinik für Neurologie, Währinger Gürtel 18–20, A-1090 Wien

V. Erleben von Krankheit

Kapitel 1

Krankheitsverarbeitung (Coping)

M. Harrer

> **Lehrziele**
>
> Es soll ein Überblick gegeben werden über Anforderungen und Belastungen im Rahmen einer Krankheit und wie diese bewältigt werden können.
>
> Bei Patienten sollen erkannt werden können:
>
> – Krankheitsverarbeitungsstrategien und deren Veränderung im Verlauf der Erkrankung,
> – Faktoren, welche die Krankheitsverarbeitung beeinflussen,
> – individuelle Ziele der Krankheitsverarbeitung,
> – die Adaptivität der individuellen Krankheitsverarbeitung
> – und Zusammenhänge zwischen Krankheitsverarbeitung und Krankheitsverlauf.
>
> Krankheitsverarbeitung soll als Prozeß in einem größeren Kontext verstanden werden.
>
> Der Patient soll in seiner Krankheitsbewältigung unterstützt werden können.

1. Einleitung

Treten Symptome auf, die auf eine Erkrankung hindeuten, reagiert jeder Mensch auf seine individuelle Weise und versucht, die in der Folge mit der Krankheit zusammenhängenden Belastungen zu bewältigen. Die Coping-Forschung, jener Forschungsbereich, der die Prozesse der Krankheitsverarbeitung untersucht, hat inzwischen große Bedeutung erlangt und trägt dazu bei, diese besser zu verstehen. Ihr Ziel ist es, daß Ärzte nicht nur zur Heilung von Krankheiten beitragen, sondern daß sie sich auch vermehrt chronisch und lebensbedrohlich Kranken widmen, bei denen die Grenzen der Heilungsmöglichkeiten erreicht sind. Sie sollen ihre Patienten durch dieses Verständnis auf deren Weg *mit* der Krankheit besser begleiten und unterstützen können.

2. Definition

Unter *Krankheitsverarbeitung (Coping)* versteht man die Gesamtheit aller sich ständig verändernden Bemühungen, die im Rahmen einer Krankheit auftretenden inneren und/oder äußeren Belastungen zu bewältigen.

Die Bemühungen können innerpsychisch (kognitiv und/oder emotional) und/oder auf der Verhaltensebene erfolgen. Belastungen liegen vor, wenn Anforderungen aus der Sicht des Betroffenen dessen Ressourcen beanspruchen oder überschreiten.

Aus dieser Definition ergeben sich Fragen, die in diesem Kapitel beantwortet werden sollen:

– Welche Anforderungen und Belastungen können im Rahmen einer Krankheit auftreten?
– Welche Krankheitsverarbeitungsstrategien gibt es?
– Wie verändern sich die Bemühungen im Verlauf einer Erkrankung?
– Welche Faktoren beeinflussen die Krankheitsverarbeitung?
– Welches sind die Ziele der Krankheitsverarbeitung?

Außerdem werden folgende Themen behandelt:

– Adaptivität von Coping
– Zusammenhänge zwischen Krankheitsverarbeitung und Krankheitsverlauf
– Krankheitsverarbeitung im Kontext
– Möglichkeiten zur Unterstützung der Krankheitsbewältigung.

3. Anforderungen und Belastungen im Rahmen einer Krankheit

Im Rahmen einer Krankheit können sehr verschiedene, sich ständig verändernde Anforderungen und Belastungen auftreten. Diese werden entsprechend seiner „individuellen Wirklichkeit" von jedem Individuum unterschiedlich erlebt. Der Arzt soll Belastungen auf den verschiedenen Ebenen erkennen, um entsprechend darauf eingehen zu können.

1. Anforderungen und Belastungen auf körperlicher Ebene

– Schmerzen
– Beschwerden durch Krankheit, Diagnostik und Therapie
– Einschränkungen der körperlichen Leistungsfähigkeit
– Funktionsänderungen bzw. -einschränkungen einzelner Organsysteme

2. Anforderungen und Belastungen auf psychischer Ebene

- Störung des emotionalen Gleichgewichts durch innere und äußere Bedrohungen
- neue oder verstärkte Gefühle (z.B. Angst, Depression, Hilf- und Hoffnungslosigkeit, Trauer)
- Verminderung der psychischen Belastbarkeit
- Veränderungen der Wahrnehmung und des Denkens (z.B. Einschränkung auf Inhalte rund um die Krankheit)
- organisch bedingte psychische Veränderungen durch primäre Erkrankungen des Gehirns oder sekundäre Mitbeteiligung des Gehirns

3. Veränderungen in der Einstellung zu sich selbst und zum eigenen Körper

- Ungewißheit über die Zukunft bezüglich Krankheitsverlauf
- Veränderungen der Lebensgestaltung und Lebensplanung
- Autonomieverlust, neue Abhängigkeiten (von Ärzten, Pflege, Medikamenten, Maschinen)
- Selbstwertzweifel
- Veränderungen in der individuellen Werte-Hierarchie
- Veränderungen des Körperschemas (z.B. durch Organverlust, Mastektomie, Amputation)
- Kontrollverlust (z.B. über bestimmte Körperfunktionen, Inkontinenz, Lähmungen)

4. Veränderung in den Beziehungen zum sozialen Umfeld

- Nicht-Mehr-Erfüllen-Können von Rollenfunktionen in Familie, Freundeskreis und Beruf
- Verlusterlebnisse (z.B. Verlust der Arbeit, Berufswechsel, Scheidung)
- Kommunikationsprobleme (z.B. Unsicherheit auf allen Seiten, Nicht-(Mit-)Teilen-Können bestimmter belastender aber zentraler Bereiche, Verständnislosigkeit, Kommunikationsbarrieren bis hin zur Isolation)

5. Erforderliche Anpassung an neue Situationen

- neue Umgebung (z.B. Krankenhaus)
- neue Beziehungen (z.B. zu medizinischem Personal)
- Zurechtfinden in einer „fremden Welt" mit neuen Verhaltensregeln, Werten und einer neuen Fachsprache

6. Bedrohung des Lebens

- Angst vor Sterben und Tod
- Auseinandersetzung mit der Frage, wie die Angehörigen mit bzw. nach dem Tod zurecht kommen

4. Krankheitsverarbeitungsstrategien

Zwei im deutschsprachigen Raum entwickelte Klassifikationssysteme von Krankheitsverarbeitungsstrategien sind die von Heim und Muthny. Heim et al. (1989) unterscheiden folgende 30 Krankheitsverarbeitungsstrategien und nennen sie „Berner Bewältigungsformen" (BEFO):

1. Handlungsbezogene Bewältigungsstrategien

Ablenkendes Anpacken: Vertraute Tätigkeit im Sinne der Ablenkung einsetzen („Ich stürze mich in die Arbeit, um die Krankheit zu vergessen")
Altruismus: Eigene Bedürfnisse hinter jene von anderen zurückstellen; für andere etwas tun („Solange es mir möglich ist, will ich für meine Familie dasein")
Aktives Vermeiden: Notwendige medizinische Handlungen unterlassen: z.B. Arztbesuch, Medikamenteneinnahme, Diät-Befolgen („Ich möchte mich nicht schon wieder beim Arzt melden")
Kompensation: Ablenkende Wunscherfüllung: Kaufen, Essen, Alkohol, Tranquilizer, irgendetwas Lustvolles tun, auch Tagträume, Wunschdenken („Wenn es mir schlecht geht, kaufe ich mir etwas Schönes – auch wenn ich es eigentlich nicht benötige")
Konstruktive Aktivität: Etwas Aufbauendes tun, was (ev. schon lange) ein Bedürfnis war: z.B. Kreativität entfalten, eine Reise machen („Endlich nehme ich mir Zeit für mich")
Konzentrative Entspannung: Körperübungen (Autogenes Training, Yoga etc.) die durch innere Sammlung von Krankheit oder begleitenden Ängsten ablenken und zugleich Entspannung bringen („Wenn die Schmerzen mich verspannt machen, übe ich vermehrt Autogenes Training")
Rückzug (sozial): Allein mit sich selbst sein wollen, um aufzutanken, zu überdenken, anderen aus dem Weg gehen („Ich brauche meine Ruhe, will zu mir selbst finden")
Solidarisieren: Der Kontakt mit Personen, die von der gleichen oder einer ähnlichen Krankheit betroffen sind, wird als hilfreich erlebt („Ich fühle mich am besten von Menschen verstanden, welche mit dieser Krankheit ähnliches durchmachen müssen wie ich")
Zupacken: Krankheitsbezogene Informationssuche und/oder Inanspruchnahme von Hilfe, Kooperation in Abklärung und Therapie (auch in Alternativ-Medizin) („Was ich unternehme, wie ich mitmache, davon hängt jetzt vieles ab")
Zuwendung: Möglichkeit, sich auszusprechen, angehört zu werden, Beistand zu haben wird wahrgenommen und als hilfreich empfunden („Bisher hat es immer jemand gegeben, der mich angehört/verstanden hat")

2. Kognitionsbezogene Bewältigungsstrategien

Ablenken: Aufmerksamkeit weg von der Krankheit auf etwas anderes lenken („Das ist mir im Moment wichtiger als die Krankheit")

Aggravieren: Krankheits- und Behandlungsfolgen werden schlimmer eingeschätzt, als dies objektiv zu erwarten wäre (Einsicht kann vorhanden sein oder nicht) („Ich weiß, meine Krankheit ist gar nicht so bedrohlich, aber ich mache mich auf das Schlimmste gefaßt")

Akzeptieren, Stoizismus: Krankheit als schicksalhaft und unabänderlich hinnehmen, bewußt mit Fassung tragen („Es ist nun halt mal so, ich versuche, mich dreinzuschicken")

Dissimulieren: Krankheit herunterspielen, sie verleugnen, bagatellisieren, ignorieren („Es ist alles nur halb so schlimm, im Grunde geht es mir gut")

Haltung bewahren: Fassung oder (emotionale) Kontrolle vor anderen und sich selbst nicht verlieren („Ich muß mich zusammenreißen, niemand soll mir etwas anmerken")

Humor, Ironie: Durch humorvolles oder selbstironisches Überspielen wird die Bedeutung der Krankheitssituation relativiert („Besonders attraktiv ist diese Narbe nicht, für eine Schönheitskonkurrenz werde ich mich jedenfalls nicht mehr melden")

Problemanalyse: Kognitive Analyse der Krankheit und ihrer Folgen: erkennen, abwägen, entscheiden („Ich versuche mir zu erklären, was überhaupt los ist")

Relativieren: Mit anderen Menschen oder früheren eigenen Erfahrungen vergleichen; dadurch das eigene Leid herunterspielen („Mir geht es noch relativ gut im Vergleich zu anderen, die ein Bein abhaben")

Religiosität: Halt im Glauben; gottgewollt, dem Menschen auferlegt („Jedem schlägt seine Stunde, aber Gott steht mir bei")

Rumifizieren: Gedanklich sich in der Krankheit festkrallen, grübeln, Hin- und-Her-Überlegen („Ist es so, oder doch nicht so ..., ich komme nicht davon los")

Sinngebung: Der Krankheit einen Sinn geben, sie als Aufgabe, Chance sehen, durch sie die Lebenseinstellung, Werteinschätzung ändern („Durch die Krankheit habe ich zum wahren Selbst gefunden")

Valorisieren: Bewußtmachen der eigenen Werte, Erinnern erfolgreicher Erfahrungen, positives Einschätzen des eigenen (Krankheits-) Verhaltens („Mir ist schon anderes Wichtiges gelungen, eigentlich halte ich mich noch recht tapfer")

3. Emotionsbezogene Bewältigungsstrategien

Emotionale Entlastung: Entlastender Ausdruck der durch die Krankheit ausgelösten Gefühle: Trauer, Angst, Wut, Verzweiflung, Niedergeschlagenheit, evtl. auch Mut, Liebe, Hoffnung ... ausdrücken („Ich fühle mich so elend, wenigstens das Weinen hilft noch etwas")

Hadern, Selbstbedauern: Sich gegen die Krankheit und ihre Folgen auflehnen oder in Selbstbedauern ergehen. Mit dem Schicksal hadern, die Situation beklagen („Warum gerade ich?")

Isolieren, Unterdrücken: Nicht-Zulassen von situationsadäquaten Gefühlen („Das hat mich überhaupt nicht beunruhigt")

Optimismus: Zuversicht, daß die (momentane) Krise überwunden werden kann („Wenn ich nur daran glaube, wird sicher alles wieder gut")
Passive Kooperation: Sich anvertrauen: Im Wissen um gute Hilfe die Verantwortung an die Betreuer übergeben, sich in guten Händen wissen („Die wissen schon, was sie tun")
Resignation, Fatalismus: Aufgeben, sich ergeben, hoffnungslos sein („Ich glaube, es hat alles keinen Sinn mehr")
Schuld zuweisen, Wut: Gestaute Aggression ausdrücken oder projektiv auf andere richten: ungehalten, verärgert, reizbar sein („Auf diesen Doktor habe ich eine Riesenwut")
Selbstbeschuldigung: Sich selbst die Schuld an der Krankheit geben, Fehler bei sich selbst suchen, Schuld tilgen („Ich verdiene es nicht besser")

Muthny(1989) unterscheidet in seinem „Freiburger Fragebogen zur Krankheitsverarbeitung" folgende 12 Krankheitsverarbeitungsmodi:

Problemanalyse und Lösungsverhalten: aktive Informationssuche, nachdenken, planen
Depressive Verarbeitung: traurig, ängstlich, wütend, hilflos und ungehalten sein, grübeln, hadern
Hedonismus: sich etwas gönnen, genießen, bewußter leben, wiederentdecken, was im Leben wichtig ist
Religiosität und Sinnsuche: Halt im Glauben finden, in der Krankheit einen Sinn, eine Chance sehen
Mißtrauen und Pessimismus: mißtrauisch gegenüber Ärzten sein, sich hilflos ausgeliefert fühlen, sich auf das Schlimmste gefaßt machen, sich jemanden wünschen, der sagt, was zu tun ist
Kognitive Vermeidung und Dissimulation: vermeiden, was an die Krankheit erinnert, sich weigern, die Sache ernst zu nehmen, alles nicht glauben wollen, auf ein Wunder hoffen
Ablenkung und Selbstaufwertung: weitermachen, arbeiten, als wäre nichts geschehen, klarmachen, daß schon Wichtiges gelungen ist, versuchen, alles zu vergessen, Galgenhumor
Gefühlskontrolle und sozialer Rückzug: Gefühle bei sich behalten, alleine damit fertig werden, niemanden sehen wollen, sich zurückziehen
Regressive Tendenz: sich verwöhnen lassen, sich ausweinen, sich wünschen, schwach sein zu dürfen, nicht mehr so viel Rücksicht auf andere nehmen
Relativierung durch Vergleich: sich sagen, wieviel schlimmer alles sein könnte, daß es andere noch schlimmer getroffen hat, sich Mut machen lassen dadurch, daß es andere bewältigten
Compliance-Strategien und Arztvertrauen: sich an ärztliche Vorschriften halten, sich voller Vertrauen in die Hand der Ärzte begeben, auf den Fortschritt der Medizin vertrauen
Selbstermutigung: enschlossen sein, zu kämpfen, vom Erfolg der Behandlung überzeugt sein, Optimismus, Lebensmut

Exkurs: Coping und Abwehrmechanismen

Abwehrmechanismen werden in der Psychoanalyse beschrieben als habituelle, unbewußt ablaufende, intrapsychische Vorgänge, die darauf abzielen, unlustvolle Gefühle (z.B. Angst, seelischen Schmerz und Schuldgefühle), Affekte, Wahrnehmungen etc. vom Bewußtsein fernzuhalten bzw. sie „in Schach zu halten". Aus zunächst „normalen" Schutz- und Bewältigungsmechanismen können Abwehrmechanismen werden, die dysfunktional sind, weil sie die bewußte Erledigung eines Konflikts verhindern und zu immer intensiveren und komplizierteren „Abwehrmaßnahmen" zwingen, weil die aus dem Bewußtsein verdrängten Inhalte trotzdem aktiv bleiben (nach Mentzos 1984).

Copingprozesse (im engeren Sinne) werden dazu teilweise im Gegensatz definiert als vorwiegend bewußte, nicht automatisierte, intrapsychische und verhaltensmäßige Prozesse in Belastungssituationen. Umwelt und Selbst werden dabei weitgehend unverzerrt wahrgenommen.

In einer *umfassenderen Sichtweise* wird *Coping als übergeordneter Begriff* betrachtet, welcher die Gesamtheit aller Versuche umfaßt, mit belastenden Situationen fertig zu werden.

5. Krankheitsverarbeitung als Prozeß

Krankheitsverarbeitung verändert sich ständig, muß sich immer wieder neuen Gegebenheiten anpassen. Sie wird als Prozeß gesehen, bei dem sich folgende Schritte unterscheiden lassen:

1. Ein Krankheitszeichen in Form einer *körperlichen* oder *psychischen Veränderung* tritt auf.

2. Diese Veränderung wird entweder *real, verzerrt* oder *gar nicht wahrgenommen* (ignoriert).

Die Möglichkeiten unterschiedlicher Wahrnehmung lassen sich vergleichen mit einem Scheinwerfer, der entweder überhaupt ausgeschaltet bleibt, oder sein Licht mehr oder weniger fokussiert auf verschiedene Bereiche richtet und diese erhellt. Die Farbe seines Lichts beeinflußt das Aussehen des Beleuchteten. Sie kann auch verglichen werden mit einem Filter oder einer Brille, deren Beschaffenheit (Farbe, Lichtdurchlässigkeit, „blinde Flecken") bestimmt, welche Informationen durchgelassen werden.

3. Die wahrgenommene Veränderung wird auf ihre subjektive Bedeutung hin *bewertet*. Dies geschieht auf dem Hintergrund des subjektiven Krankheitsmodells, der Vorerfahrungen und der bestehenden Ressourcen.

Sie kann als *irrelevant, günstig-positiv* oder *belastend* eingeschätzt werden. Belastende Ereignisse bzw. Krankheit können gesehen werden als:
- Schädigung oder Verlust
- Bedrohung, d.h. als Erwartung von Schaden
- Herausforderung
- Bestrafung (gerecht oder ungerecht)
- Erleichterung.

4. Es werden *Bewältigungsstrategien* entwickelt und angewendet, die sich aus der Wahrnehmung, deren Bewertung und den persönlichen Ressourcen ergeben.

5. In *Feedbackschleifen* kommt es zu ständigen Neubewertungen
 – der (sich verändernden) Symptome
 – der situativen Anforderungen
 – des Erfolgs der bisherigen Bewältigungsbemühungen
 – der Verfügbarkeit entsprechender Ressourcen,

woraus sich Veränderungen der Krankheitsverarbeitungsstrategien ergeben können, was zu einem erneuten Durchlaufen der Feedbackschleifen führt.

Im Verlauf chronischer und/oder lebensbedrohlicher Erkrankungen lassen sich *Phasen* der Krankheitsverarbeitung unterscheiden. Idealtypisch seien die von Kübler-Ross (1971) beschriebenen Phasen des Sterbens genannt: *Schock mit Nicht-Wahrhaben-Wollen, Verleugnen, Isolieren – Zorn, Wut, Ärger – Verhandeln, „Feilschen" – Depression – Akzeptieren* (siehe auch Kapitel V/6).

Es muß jedoch betont werden, daß diese Phasen nicht linear nacheinander durchlaufen werden, sondern unter anderem zwischen den Polen Konfrontation und Verleugnung fluktuieren. Wichtig ist auch, ihnen keinen normativen Charakter zuzumessen d.h. nicht jeder Patient muß sie durchmachen oder gar das Stadium der Akzeptanz erreichen. Der Individualität jedes einzelnen Patienten ist Raum zu geben.

6. Einflüsse auf die Krankheitsverarbeitung

Auf welche Art und Weise eine Krankheit verarbeitet wird, hängt von individuellen, krankheitsspezifischen sowie von situativen und sozialen Faktoren ab, die einerseits belastend, andererseits aber auch unterstützende Ressourcen sein können.

1. Individuelle, persönlichkeitsspezifische Faktoren bzw. Ressourcen des Erkrankten
 – Geschlecht
 – Alter bzw. Lebensphase, damit zusammenhängend Verwirklichung wesentlicher Lebensziele zum Zeitpunkt der Erkrankung
 – Entwicklungsstand, kognitive und emotionale Ressourcen
 – Grundsätzliche Lebenseinstellungen, weltanschauliche und spirituell/religiöse Haltung
 – frühere Erfahrungen mit Erkrankungen, Krisensituationen und Verlusterlebnissen und deren Bewältigung (eigene Erfahrungen und miterlebte Erfahrungen anderer)
 – physische Variablen: Körperliche Leistungsvoraussetzungen wie sonstige Gesundheit, und die Abwesenheit von zusätzlichen Erkrankungen und körperlichen Belastungen
 – psychische Variablen: momentane emotionale Verfassung, psychische Belastbarkeit, Erleben von Hilf- und Hoffnungslosigkeit, Fähigkeit, Hilfe annehmen zu können, ohne dies als selbstwertmindernd zu erleben
 – subjektives Krankheitsmodell und Kausalattributionen
 – Kontrollüberzeugungen.

Exkurs: Kontrollüberzeugungen

Unter *Kontrollüberzeugungen* versteht man die generalisierte Erwartungshaltung eines Individuums darüber, ob es durch sein eigenes Verhalten wichtige Ereignisse in seinem Leben beeinflussen kann *(internale Kontrolle)* oder nicht *(externale Kontrolle)*. Bei der externalen Kontrollüberzeugung kann die Kontrolle entweder anderen Personen oder dem Glück, Zufall oder Schicksal zugeschrieben werden *(fatalistische Einstellung)*.

Es lassen sich unterschiedliche Arten der Kontrolle beschreiben:
- Verhaltensmäßige Kontrolle beinhaltet die Möglichkeit, ein Ereignis direkt zu beeinflussen
- Kognitive Kontrolle läßt eine Situation weniger bedrohlich erscheinen, indem diese anders definiert wird
- Entscheidungsbezogene Kontrolle bezeichnet die Möglichkeit, zwischen zwei oder mehreren Alternativen wählen zu können.

Folgende persönlichkeitsspezifischen Faktoren gelten als *günstig:*

- hohes Selbstwertgefühl
- Selbstvertrauen bzw. „Selbstwirksamkeit" (self-efficacy), d.h. die Überzeugung, eine Belastungssituation bewältigen zu können (nach Bandura 1977)
- Optimismus
- „Hardiness", definiert als Bindung an bestimmte Zielsetzungen oder Aufgaben, internale Kontrollüberzeugung und Einschätzung der Belastung als Herausforderung (nach Kobasa et al. 1985)
- Vertrauen in andere Menschen
- Inanspruchnahme aktiver Copingstrategien
- positive Vorerfahrungen in der Bewältigung belastender Lebensereignisse
- ausgeprägte Ich-Funktionen wie Intelligenz, Ich-Stärke, Problemlösungsfähigkeiten, soziale Kompetenz, Selbstbehauptung und Frustrationstoleranz.

Als *ungünstig* können sich u.a. auswirken:

- Fatalismus
- Hilflosigkeit und Hoffnungslosigkeit.

2. Krankheitsspezifische bzw. situative Faktoren

- Art und Stadium der Erkrankung
- Prognose bzw. Ausmaß der Bedrohung
- Schmerzen
- Belastungsgrad durch diagnostische und therapeutische Maßnahmen
- Entscheidungskonflikte (z.B. Behandlungsart)
- Einschränkungen von Körperfunktionen und Möglichkeiten und daraus folgende Veränderungen von Selbstkonzept und Zukunftsvisionen
- Grad der Erwünschtheit bzw. Unerwünschtheit der Veränderungen
- Grad der Eindeutigkeit bestimmter Symptome, Ungewißheit, Warten auf Befunde, Befundunsicherheit
- Grad der Vorhersagbarkeit des Krankheitsverlaufes bzw. bestimmter Ereignisse

- Umgebungsveränderung (Isolation durch Krankenhausaufenthalt, Besuchsregelungen, Infektionsstation mit Kontaktbeschränkungen und extrem unter „life-island"-Bedingungen)
- Grad der Kontrollierbarkeit der Erkrankung bzw. einzelner Symptome.

Exkurs: Kontrollierbarkeit

Kontrollierbarkeit liegt dann vor, wenn das Individuum durch sein Verhalten die Wahrscheinlichkeit des Auftretens eines Ereignisses beeinflussen kann.

Objektive Kontrolle ist gegeben, wenn eine Person einen Stressor durch bestimmte Verhaltensweisen beseitigen, reduzieren oder sein Auftreten verhindern oder verzögern kann.

Subjektive Kontrolle liegt vor, wenn die Person glaubt, über Kontrolle zu verfügen oder kognitive Kontrolle im Sinne einer Neubewertung ausübt.

Streßsituationen, die weder objektiv noch subjektiv kontrollierbar sind, werden in der Regel umso belastender erlebt, je stärker die Erfolglosigkeit der Kontrolle erwartet wird, und je eindeutiger die Mißerfolge bei der Ausübung der Kontrolle der eigenen Inkompetenz zugeschrieben werden.

Die wiederholte Erfahrung der Nicht-Kontrollierbarkeit kann zur Einstellung der *„erlernten Hilflosigkeit"* (Seligman, 1979) führen.

3. Soziale Faktoren bzw. Ressourcen

- Familienstand, familiäre Situation
- Beziehung zur Partnerin/zum Partner, kommunikative Fähigkeiten
- Belastbarkeit bzw. Reaktion der Partnerin/des Partners auf die Erkrankung
- berufliche Situation
- finanzielle Situation (Schulden, Rente)
- Wohnsituation (z.B. allein oder betreut, Erreichbarkeit für den Betroffenen über Lift etc., Entfernung Wohnort – Behandlungsort)
- Beziehung und Vertrauen zu den behandelnden Ärzten bzw. zum Pflegepersonal
- soziale Unterstützung, soziales Netzwerk.

Exkurs: Soziale Unterstützung, soziales Netzwerk

Unter *„sozialer Unterstützung"* („social support") versteht man Fremdhilfen, die dem einzelnen durch Beziehungen und Kontakte mit seiner Umwelt zugänglich sind und die dazu beitragen, Gesundheit zu erhalten, bzw. Krankheit zu vermeiden, psychische und körperliche Belastungen ohne Schaden für die Gesundheit zu überstehen und Folgen von Krankheit zu bewältigen. Sie kann auch definiert werden als Information, welche der Person die Überzeugung gibt, daß für sie gesorgt wird, sie geliebt, wertgeschätzt und geachtet wird und daß sie einem Netzwerk von Kommunikation und gegenseitiger Verpflichtung angehört.

Soziale Unterstützung kann sich äußern

- emotional (Vertrauen, Empathie, Zuneigung)
- instrumentell (praktische Hilfen)
- informativ (Rat, Information, Orientierung)
- evaluativ (Feedback, Anerkennung, Wertschätzung).

„Soziales Netzwerk": Alle sozialen Kontakte, die einer Person zur Verfügung stehen.

7. Ziele der Krankheitsverarbeitung

Die Frage der Effektivität bzw. Adaptivität der Krankheitsverarbeitung hängt von den Zielen ab, die angestrebt werden. Diese Ziele können aus unterschiedlichen Perspektiven definiert werden:

1. Kurz-, mittel- oder langfristige Ziele

Beispielsweise kann durch aktives Vermeiden einer belastenden therapeutischen Maßnahme kurzfristig Erleichterung erreicht werden, langfristig können sich negative Auswirkungen auf den Krankheitsverlauf ergeben.

2. Ziele, die bestimmte Lebensbereiche betreffen

Bestimmte Krankheitsverarbeitungsstrategien können sich in einem Lebensbereich positiv auswirken und gleichzeitig in einem anderen negative Folgen haben (z.B. kann eine Pensionierung einerseits zu finanziellen Einbußen und Verlusten wichtiger sozialer Beziehungen aber andererseits auch zu physischer und psychischer Entlastung bei Überforderung durch die Arbeit führen).

Als Lebensbereiche sind zu nennen:

- Allgemeine Lebenszufriedenheit, psychisches Wohlbefinden
- Überleben, physischer Zustand und allgemeine Aktivität
- Familiäre Beziehungen, sexuelle Aktivität
- Beruflicher Status, Finanzielles
- Aktivitäten im Sozial- und Freizeitbereich
- Gesundheitsverhalten, Compliance.

3. Ziele aus der Sicht des Betroffenen

- Bewahren einer emotionalen Balance, Verringerung von Angst und Depression
- subjektive hohe Kompetenz im Umgang mit der Krankheit
- optimale Lebensqualität/Lebenszufriedenheit
- offene Kommunikation
- maximale Überlebenszeit
- optimale Anpassung an neue Situationen
- Durchstehen unentrinnbarer existentieller Bedrohung.

4. Ziele aus der Sicht des Umfelds (Familie, Freunde, Arbeitskollegen, Vorgesetzte u.a.)

- Erfüllung der jeweiligen Rollenfunktionen
- Erhaltung des Gleichgewichts des Systems
- Aufrechterhaltung der Beziehungsfähigkeit und der Kommunikation.

5. Ziele aus der Sicht der Behandler (Arzt, Pflegepersonal)

- Optimale Compliance in Diagnostik und Therapie

- Ertragen von schmerzhaften und unangenehmen diagnostischen Verfahren und von belastenden therapeutischen Eingriffen
- Anpassung an die im jeweiligen Kontext geltenden sozialen Regeln (z.B. im Krankenhaus)
- keine zu intensive Äußerung von Gefühlen.

8. Adaptivität von Coping

Die Frage, ob eine Copingstrategie effektiv und adaptiv, d.h. anpassungsförderlich, also hilfreich ist, oder sie ineffektiv oder gar in irgendeiner Weise schädlich ist, kann für jeden Menschen nur individuell, für ein bestimmtes Problem, zu einem bestimmten Zeitpunkt und in einem bestimmten Kontext beantwortet werden. Wenn der Arzt vor der Aufgabe steht, eine bestimmte Copingstrategie als adaptiv oder maladaptiv d.h. der Anpassung hinderlich einzuschätzen, so kann er sich gemeinsam mit dem Patienten folgende Fragen stellen:

- Welches sind die wesentlichen subjektiven Belastungen, die es zu bewältigen gilt?
- Welches sind die erwünschten Ziele (individuell und im Kontext)?
- Gibt es innerhalb dieser Ziele Widersprüchlichkeiten?
- Welches sind die eingesetzten Bewältigungsformen?
- Führen diese Bemühungen zum gewünschten Erfolg?
- In welcher Phase der Krankheit bzw. ihrer Verarbeitung befindet sich der Patient (eine Strategie, z.B. Verleugnung, kann zu einem Zeitpunkt vor einem emotionalen Zusammenbruch retten, zu einem anderen lebensbedrohlich sein) ?
- Welche alternativen Strategien stehen dem Individuum oder dem System zur Verfügung?

Der Frage, ob es grundsätzlich „geeignetes und ungeeignetes" Coping gibt, versucht Heim (1988) anhand von 15 Studien an *Karzinompatienten* nachzugehen. Darin werden als *geeignet* eingeschätzt:

- aktives, zupackendes Verhalten, das auch Zuwendung aus dem sozialen Umfeld auslöst
- Problemanalyse
- zuversichtlich-optimistische, zeitweise rebellierende emotionale Grundhaltung
- grundsätzlich flexibler Einsatz einer Vielzahl von Strategien.

Als *ungeeignet* werden eingeschätzt:

- passive-resignative Grundhaltung mit unangemessenem Dissimulieren des Krankheitsprozesses
- soziales Rückzugsverhalten
- grüblerisches Hin- und Herwälzen
- Unterdrückung von jeglichem Gefühlsausdruck
- grundsätzlich rigider Einsatz weniger (nur einer) Strategien.

9. Zusammenhänge zwischen Krankheitsverarbeitung und Krankheitsverlauf

Die Art und Weise der Krankheitsverarbeitung kann sich über folgende Wege auch auf den Verlauf einer Erkrankung auswirken:

1. Informationssuche, Inanspruchnahme medizinischer Hilfe, Compliance

Vermeidungsstrategien, Dissimulieren und Resignation können den Zeitpunkt des Erkennens von Krankheitszeichen und die Inanspruchnahme ärztlicher Hilfe wesentlich verzögern oder gar verhindern (z.B. wird der Arzt erst bei sehr fortgeschrittener Erkrankung aufgesucht, was die Prognose meist verschlechtert).

Problemanalyse, Zupacken und Compliancestrategien verbessern die Kooperation bei einer vorgeschlagenen, unter Umständen belastenden Therapie (z.B. Diät bei Diabetes mellitus, Chemotherapie bei malignen Erkrankungen).

Vertrauen in den Behandler ist eine wesentliche Basis jeder Therapie, fehlendes Vertrauen oder der Glaube an die Erfolglosigkeit der Maßnahmen führt oft dazu, daß der Arzt gar nicht aufgesucht wird.

2. Aufrechterhaltung und/oder Entwicklung von gesundheitsschädigendem Verhalten

So kann z.B. im Rahmen von „ablenkender Wunscherfüllung" ein gesundheitsschädigendes Verhalten wie Rauchen, Alkohol-, Medikamenten- oder Drogenmißbrauch, oder ein schädigendes Eßverhalten aufrechterhalten, entwickelt oder verstärkt werden oder aber durch „Resignation, Fatalismus" eine Veränderung dieser Verhaltensweisen verhindert werden.

3. Direkter Einfluß auf den Krankheitsverlauf

Psychosoziale Faktoren wie Streß, Depression und Hilflosigkeit zeigen Einflüsse auf hormonelle und immunologische Größen (siehe Kapitel II/3, Psycho-Neuro-Immunologie). Wenn diese durch Krankheitsverarbeitungsstrategien verstärkt oder verringert werden, so kann dies Auswirkungen auf den Krankheitsverlauf allgemein, die Überlebenszeit und das Auftreten von Rezidiven oder sog. „Spontanheilungen" haben.

Beispielhaft seien Faktoren aufgeführt, denen (nach Ziegler 1989) ein günstiger Einfluß auf den *Verlauf von Krebserkrankungen* zugeschrieben wird:

- Fähigkeit zur Äußerung der mit der Erkrankung verbundenen Gefühle, auch von Feindseligkeit und Aggression
- Fortbestand von intakten Sozialbeziehungen und den damit verbundenen sozialen Ressourcen
- erfolgreiche Verarbeitung von krankheitsbedingten Problemen und der psychischen Reaktionen auf die Erkrankung
- aktive Mitarbeit bei der Therapie (hohe Compliance)

- positives Verhältnis zu den behandelnden Ärzten
- realistische Einschätzung der zur Krankheitsverarbeitung erforderlichen psychischen Strategien und Mechanismen.

10. Krankheitsverarbeitung im Kontext

Schwere und chronische Krankheiten stellen nicht nur eine Belastung für den Kranken selbst, sondern auch für seine unmittelbare Umgebung dar. So muß nicht nur er, sondern das ganze System auf die Anforderungen reagieren und diese bewältigen. Bei vielen der beschriebenen Krankheitsverarbeitungsstrategien (z.B. Altruismus, Zuwendung, emotionale Entlastung) ist der Betroffene außerdem auf Interaktionspartner angewiesen. Auch lassen sich Besonderheiten und Probleme bei der Krankheitsverarbeitung häufig nur bei Beachtung des Kontexts verstehen. Die zwei wichtigsten Systeme in diesem Zusammenhang sind das der *Familie* und das der *Behandler*.

Interpersonales Coping

Verhaltensweisen, Eigenschaften oder Reaktionen eines Interaktionspartners können bestimmte Bewältigungsformen des Betroffenen überhaupt erst ermöglichen, fördern oder stabilisieren, wobei es über Feedbackprozesse zu gegenseitiger Beeinflussung kommt.
Die Rollen können symmetrisch oder komplementär verteilt sein.

Beispiele: symmetrisch: Beide Partner sagen, „ich muß den anderen schonen, da sprechen wir besser nicht darüber"; komplementär: Ein Partner sagt, „er/sie reagiert so emotional, da muß ich ja einen kühlen Kopf bewahren"; starker Helfer – schwacher Hilfsbedürftiger.

Institutionalisiertes Coping

Durch die Kontakte mit Institutionen des Gesundheitssystems haben auch die dort eingesetzten Bewältigungsstrategien einen Einfluß auf den einzelnen Betroffenen. So geschehen durch den dort erlebten Umgang mit Information, mit mehr oder weniger offener Kommunikation, mit Gefühlen oder mit Leid und Sterben überhaupt, erste wesentliche Weichenstellungen für die weitere Krankheitsverarbeitung des Patienten und seiner Angehörigen.

Der Alltag in Gesundheitseinrichtungen ist nicht nur von den Bedürfnissen der Patienten, sondern ebenso von jenen der dort Arbeitenden geprägt. Auch diese haben ihre Strategien, mit den Belastungen, denen sie ausgesetzt sind, fertigzuwerden. Hier lassen sich individuelle Muster erkennen, aber auch Mechanismen, welche generell, gleichsam „institutionell" eingesetzt werden. Dazu gehören als Entlastungsmöglichkeiten für Ärzte bei belastender Konfrontation mit intensivem Leid beispielsweise Techniken zur *emotionalen Distanzierung.* Dies sind unter anderem die Versachlichung oder Verkindlichung von Personen, die Richtung der Aufmerksamkeit auf technisch-apparative Aspekte, Nicht-Beachten nonverbaler Signale, die Vermeidung direkter Gesprächskontakte, Flucht in Überaktivität oder Delegation emotionaler Aspekte an das Pflegepersonal oder den Psychiater.

Die institutionalisierten Copingformen stehen in Wechselwirkungen mit den jeweiligen Wert-Systemen und Rollenfunktionen und finden ihren strukturellen Niederschlag u.a. in Organisationsabläufen (z.B. Visitensituation, Arbeitsteilung) und räumlichen Gegebenheiten (z.B. Raumschaffung für Apparate, aber keine Räume für ungestörte Gespräche). Sie sind einerseits auch aus den individuellen Bedürfnissen erwachsen, und wirken andererseits wiederum auf die Individuen zurück und entwickeln ihre Eigendynamik.

11. Möglichkeiten zur Unterstützung bei der Krankheitsbewältigung

1. Unterstützung durch den Arzt

Aus dem oben Erwähnten wird deutlich, daß sich der Arzt seines Einflusses auf die Krankheitsverarbeitung des Patienten gar nicht entziehen kann. Entscheidend ist aber, ob er dies *bewußt* im Sinne des Patienten – oder was unter Umständen auch legitim sein kann, zu seinem eigenen Schutz – tut, oder aber *unreflektiert* seine eigenen Strategien verfolgt und damit diese dem Patienten aufdrängt.

Beispiel: Die Äußerung einer Patientin *„Ich möchte jetzt nichts mehr über meine Krankheit hören, ich möchte nur noch schlafen"* kann je nach Gesamtsituation ganz unterschiedlich interpretiert werden und dementsprechend verschiedene Reaktionen als sinnvoll erscheinen lassen. Sie kann Ausdruck sein von

– aktiver Vermeidung von Inhalten, die mit der Krankheit zusammenhängen
– Nicht-weiter-nachdenken-Wollen nach erfolgter Auseinandersetzung mit der Krankheit
– Schonung des Gesprächspartners („interpersonales Coping")
– Zurückweisung eines (z.B. zeitlich oder personell) als unpassend und unannehmbar erlebten Gesprächsangebotes
– Resignation und Hoffnungslosigkeit (z.B. beim Glauben, es sei keine Hilfe möglich)
– depressivem Rückzug
– Müdigkeit, krankheitsbedingt oder als Medikamenten-(Neben-)wirkung.

Der reflektierende Arzt wird versuchen, durch Einholen weiterer Informationen herauszufinden, welche dieser Möglichkeiten zutrifft bzw. auch noch für andere Interpretationen offen sein und dann entsprechend darauf eingehen. Er wird sich auch fragen, inwieweit die Äußerung durch sein Verhalten mitbedingt ist. Entscheidend ist jedenfalls, auf die „individuelle

Wirklichkeit" der Patientin einzugehen und sich von der eigenen Sichtweise (z.B. eigene Resignation und Hoffnungslosigkeit, Verleugnung oder Überforderung) nicht zu sehr einengen zu lassen oder gar diese der Patientin bewußt oder unbewußt aufzudrängen.

Um Patienten bei der Verarbeitung ihrer Krankheit zu unterstützen, kann sich der Arzt gemeinsam mit ihnen folgende Fragen stellen:

- Welches sind überhaupt die eingesetzten Krankheitsverarbeitungsstrategien? (Erstellen eines „Copingprofils")
- Führen die eingesetzten Krankheitsverarbeitungsstrategien zu den gewünschten Erfolgen, sind sie also adaptiv oder maladaptiv? Sind sie nicht erfolgreich, also maladaptiv: Sind die Ziele unerreichbar, gilt es also, an einer realistischeren Zielsetzung zu arbeiten? Oder gilt es, den Patienten zu neuen Bewältigungsformen zu ermutigen bzw. zu mehr Flexibilität anzuregen?
- Wie ist das subjektive Krankheitsmodell des Patienten beschaffen, sind die Diskrepanzen zum Modell des Arztes zu groß, ist es für die Verarbeitung dysfunktional, gilt es daher, an seiner Veränderung zu arbeiten?
- Welche Rolle spielt das Umfeld, ist eine Einbeziehung z.B. des Partners notwendig?
- Welche Rolle spielt der Arzt selbst bei der Krankheitsverarbeitung?
- Kann der Arzt den Patienten genügend unterstützen oder ist eine zusätzliche Inanspruchnahme eines Psychotherapeuten oder Psychiaters notwendig?

Die Unterstützung durch den Arzt ist wieder als Prozeß zu sehen, daher müssen auch seine Interventionen immer wieder hinterfragt und durch Feedbackschleifen auf ihre Wirksamkeit hin überprüft und gegebenenfalls wiederholt oder modifiziert werden.

Welche konkreten Hilfen kann der Arzt anbieten:

- Information
- gemeinsames, ressourcenorientiertes „Durchdenken" von Möglichkeiten
- emotionale Unterstützung
- Stärkung von Autonomie und Eigenverantwortlichkeit, wo immer möglich
- Vertretung einer gemeinsamen Linie der Behandler, Vermeidung oder zumindest Klärung widersprüchlicher Aussagen.

2. Unterstützung durch den Psychotherapeuten/Psychiater

Kann der behandelnde Arzt den Patienten nicht ausreichend unterstützen, ist die Überweisung an eine entsprechend kompetente weitere Hilfe notwendig. Zur Annahme dieses Angebots ist die Art und Weise der Überweisung wesentlich. Diese soll nicht als Abweisung, Aufzeigen eines Defizits und damit selbstwertmindernd und kränkend erlebt werden, sondern als positive Möglichkeit, die Krankheit besser zu bewältigen.

Welche therapeutischen Möglichkeiten stehen nun Psychotherapeuten bzw. Psychiater zur Verfügung:

- Krisenintervention (siehe Kapitel V/2)
- Einbeziehung von Angehörigen (Paar- oder Familiengespräche bzw. -therapie)
- begleitende/stützende Gespräche
- Kurz- oder seltener Langzeittherapien z.B. in Form von
  - Gesprächstherapien
  - kognitiven und verhaltensorientierten Therapieansätzen
    - zur Schmerzbewältigung
    - gegen antizipatorische Übelkeit bei Zytostatikagabe
    - zur Operationsvorbereitung
    häufig in Kombination mit dem Erlernen einer Entspannungsmethode
  - imaginativen Therapieverfahren
- Psychopharmakologische (z.B. angstmindernde oder antidepressive) Behandlung.

3. Selbsthilfe

Ein wesentliches Ziel aller therapeutischer Maßnahmen ist die Aktivierung von vorhandenem Selbsthilfe- bzw. Selbstheilungpotential.

Im sozialen und Gesundheitsbereich kann dies auch durch sogenannte „Selbsthilfegruppen" geschehen. Dies sind Gemeinschaften von Personen mit ähnlichen Problemen, welche für manche Patienten eine wesentliche Hilfe in der Unterstützung der Krankheitsbewältigung darstellen (z.B. BEFO „solidarisieren").

Wirkprinzipien in Selbsthilfegruppen sind unter anderem das Gefühl, mit einem Problem nicht allein zu sein, die gegenseitige emotionale Unterstützung, das Erleben, daß andere die Schwierigkeiten gemeistert haben und der Ausdruck von sonst oft unerwünschten Emotionen.

Die Rolle des Arztes kann sein

- (nach jeweiliger Rücksprache) ein Treffen zwischen zwei ähnlich Betroffenen anzuregen bzw. zu organisieren
- auf das Vorhandensein von entsprechenden Selbsthilfegruppen hinzuweisen und Kontakte herzustellen
- die Gründung von Selbsthilfegruppen mitzuinitiieren und ihnen als Berater zur Verfügung zu stehen (siehe auch Kapitel VII/2, „Selbsthilfe")

Prüfungsfragen

1. Was versteht man unter Krankheitsbewältigung?
2. Welche Belastungen müssen im Rahmen von Krankheiten verarbeitet werden?
3. Wodurch wird die Art und Weise der Krankheitsverarbeitung beeinflußt?
4. Welche Krankheitsverarbeitungsstrategien kennen Sie?

5. Wie kann der Arzt den Patienten in der Krankheitsverarbeitung unterstützen?
6. Wie können Bewältigungsstrategien von Arzt und Patient einander gegenseitig beeinflussen?
7. Welche Rolle spielt die Familie bei der Krankheitsverarbeitung?

Anregung zur Selbstreflexion

- Welche Verarbeitungsstrategien wende ich in Belastungssituationen an?
- Wovon hängt es ab, welche Strategie ich einsetze?
- Wie erfolgreich sind meine Strategien?
- Was waren die wichtigsten Belastungen bei eigenen Krankheiten?
- Welche Strategien habe ich zu deren Bewältigung eingesetzt?
- Wie ist meine Familie damit umgegangen?
- Wie habe ich Ärzte und Pflegepersonal im Umgang mit meinen und ihren Belastungen erlebt?
- Wie habe ich (z.B. bei einem Pflegepraktikum oder bei der Famulatur) auf das Leiden von Patienten reagiert, welche Verarbeitungsstrategien habe ich in diesem Zusammenhang eingesetzt?
- Wie haben sich diese Strategien auf die Beziehung zu den Patienten ausgewirkt?

Zitierte Literatur

1. Bandura A (1977) Self-efficacy: toward a unifying theory of behavioral change. Psychol Rev 84: 191–215
2. Heim E (1988) Coping und Adaptivität: gibt es geeignetes oder ungeeignetes Coping? Psychother Med Psychol 38: 8–18
3. Heim E (1988) Unterstützen der Krankheitsbewältigung in der ärztlichen Praxis. Therapeutische Umschau 45: 251–257
4. Heim E et al (1989) Fremd-Ratingform zur Erfassung der Berner Bewältigungsformen, Version 8.0.
5. Kobasa SCO et al (1985) Effectiveness of hardiness, exercise and social support as ressources against illness. J Psychosom Res 29: 525–533
6. Muthny FA (1989) Freiburger Fragebogen zur Krankheitsverarbeitung FKV. Beltz, Weinheim

Weiterführende Literatur

1. Beutel M (1988) Bewältigungsprozesse bei chronischen Erkrankungen. edition medizin. VCH Verlagsgesellschaft, Weinheim
2. Gaus E, Köhle K (1990) Psychische Anpassungs- und Abwehrprozesse bei körperlichen Erkrankungen. In: Uexküll Th v et al (Hrsg) Psychosomatische Medizin, 4. Aufl. Urban & Schwarzenberg, München Wien Baltimore
3. Kübler-Ross E (1971) Interviews mit Sterbenden. Kreuz, Stuttgart
4. Mentzos S (1977) Interpersonale und institutionalisierte Abwehr. Suhrkamp, Frankfurt
5. Mentzos S (1984) Neurotische Konfliktverarbeitung. Fischer TB, Frankfurt
6. Seligman MEP (1979) Erlernte Hilflosigkeit. Urban & Schwarzenberg, München
7. Ziegler G et al (1989) Krankheitsverarbeitung bei Tumorpatienten. Enke, Stuttgart

Kapitel 2

Der Patient in der Krise

G. Sonneck

„Jede Krise ist eine Gefahr, jede Krise ist auch eine Chance."

> **Lehrziele**
>
> Im folgenden Beitrag sollen die Studierenden auf die Bedeutung von Krisen in der menschlichen Entwicklung hingewiesen werden. Die Nichtbewältigung von Krisen ist ein bedeutsamer Faktor in der Pathogenese zahlreicher Krankheiten, Störungen bis hin zum Suizid. Daraus leitet sich die Notwendigkeit ab, Krisen zu erkennen, oftmals von außen eine Bewältigungshilfe (Krisenintervention) anzubieten. Deren Konzepte und der Umgang mit Patienten in Krisen werden dargestellt.

1. Krisenbegriffe

1.1 Entwicklungskrisen

entstehen in Abschnitten der persönlichen Entwicklung, in denen im Zusammenhang mit einem weiteren Reifungsschritt Verunsicherung auftritt: Altes wird fragwürdig, Neues ist noch nicht sicher erworben. Dem entspricht der psychische und somit auch körperliche Zustand mit Schwankungen des Befindens – oft von heftiger und erschreckender Intensität – über einen längeren Zeitraum hinweg.

1.2 Akute Krisen

werden *immer* durch ein bestimmtes *Ereignis* oder eine bestimmte *Situation* ausgelöst und entwickeln sich schlagartig (traumatische Krisen) bzw. über einen Zeitraum von maximal 6 Wochen (Lebensveränderungskrisen), wobei das Befinden relativ bald nach dem Ereignis seinen affektiven Tiefpunkt erreicht bzw. sich innerhalb kurzer Zeit *zunehmend* verschlechtert und zuspitzt. Die solcherart ausgelösten physischen und psychischen Symptome – Ausdruck sowohl von *Reaktion* wie auch von *Verarbeitungsbestrebungen* – gipfeln häufig in Gefühlen des Nichts-mehr-weiter-Wissens, Am-Ende-Seins, Es-nicht-länger-ertragen-Könnens.

1.3 Chronisch protrahierte Krisen

sind gekennzeichnet durch einen längere bis lange Zeit bestehenden Zustand mit subdepressiver Stimmung, massiv ausgeprägtem Vermeidungs- und Klageverhalten sowie körperlichem Unbehagen. Sie können aus nicht bewältigten akuten Krisen entstehen. In *Beziehungen* (Paare, Familien, Teams u.ä.) entwickeln sie sich meist dadurch, daß Konflikte (aus z.B. Bedürfnis-Interessens-Wertdifferenzen) über lange Zeit anstehen und nicht bereinigt werden, sich aber atmosphärisch äußern (typische Aussagen: „nicht miteinander reden können", „vergiftet", „dicke Luft", „lähmendes Schweigen" etc.). Sie können immer wieder dramatisch eskalieren und imponieren in solchen Momenten wie eine akute Krise. Daher sind

a) die *Dauer* der Probleme und Konflikte und
b) die *Häufigkeit* bestimmter Szenen und Ereignisse (z.B. Mißhandlungen, Tätlichkeiten, Trennungen u.ä.)

besonders *wichtig*, um nicht zu gravierende Fehleinschätzungen hinsichtlich der angemessenen Interventionen zu kommen.

1.4 Traumatische Krisen

Als Krisenanlässe bei traumatischen Krisen gelten plötzliche, meist unvorhergesehene Schicksalsschläge, wie z.B. Krankheit oder Invalidität, Tod eines Nahestehenden, Trennung, Kündigung etc. Die erste Reaktion auf den Krisenanlaß ist der sogenannte *Krisenschock*, der wenige Sekunden bis etwa 24 Stunden dauern kann. Dieser wird durch die *Reaktionsphase* abgelöst, eine Tage bis Wochen dauernde Periode, in der affektive Turbulenz mit Apathie abwechselt, tiefste Verzweiflung, Depressivität, Hoffnungslosigkeit, Hilflosigkeit, Feindseligkeit und Aggression, Wut und Trauer und oft schwere körperliche Begleitsymptomatik den Menschen belasten. Hier

Tabelle 1. „Traumatische" Krise (Cullberg 1978)

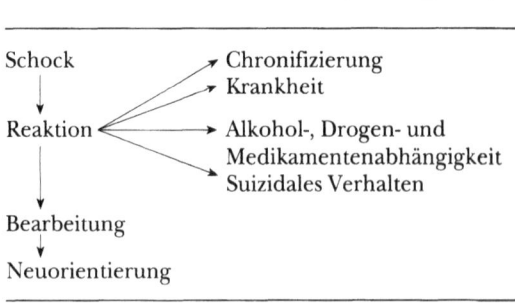

ist das diagnostische Geschick ganz besonders gefordert, da zeitraubende und ängstigende Untersuchungsgänge den Chancenaspekt der Krise ungenützt verstreichen lassen und nicht so selten zur iatrogenen Fixierung (Chronifizierung) führen (Strotzka 1973). Andererseits wäre es aber ebenso fatal, neben der psychosozialen Hilfe die körperlich-biologische Ebene nicht ausreichend zu berücksichtigen und lege artis zu behandeln. Dieses Stadium besteht allerdings nicht kontinuierlich sondern schließt (z.B. durch entsprechende Intervention) durchaus auch Zeiten der Entlastung ein, in denen dann Bearbeitung und Neuorientierung möglich sind. Immer wieder jedoch muß zumindest im Verlauf der ersten Wochen und Monate mit dem neuerlichen Auftreten der Reaktionssymptomatik gerechnet werden und damit der wiederkehrenden Gefahr einer Fehlanpassung wie Chronifizierung oder Alkohol- und Medikamentenmißbrauch, dem Ausbruch einer Erkrankung oder eines psychischen Zusammenbruchs und dem Auftreten von Suizidalität. Ebenso kann in Zusammenhang mit psychosozialen Krisen eine körperliche Erkrankung plötzlich auftreten, eine bereits bestehende sich akut verschlechtern oder manifest werden. Die notwendige Behandlung dieser Erkrankung läßt oft die ursprüngliche Krise vergessen und bleibt somit unbearbeitet; ähnliches gilt dann, wenn der Krisenanlaß eine plötzliche (schwerwiegende) Erkrankung ist. Krankheit und Krise stehen nämlich in mehrfachem Zusammenhang, zumal wenn noch mitbedacht wird, daß Krankheit die Krisenanfälligkeit drastisch erhöhen kann. Bei günstigen Voraussetzungen kann durch die *Bearbeitung* des Krisenanlasses und seiner Konsequenzen die Phase der *Neurorientierung* erreicht werden, in der die innovative Chance der Krise genützt werden kann.

1.5 Veränderungskrisen

nehmen nicht diesen eigengesetzlichen Verlauf, wie er bei traumatischen Krisen unausweichlich ist, sondern können bis zur dritten Phase, die sich oft erst im Laufe von Wochen entwickelt, unterbrochen werden: Nach einer *Konfrontation* mit der Veränderung kommt es, sofern diese nicht in das Leben integriert werden kann, zu dem Gefühl des *Versagens*, zum Ansteigen von Druck und innerer Spannung und, wenn jetzt keine Hilfe einsetzt, zum *Mobilisieren* innerer und äußerer Hilfsmöglichkeiten. Dieser

Tabelle 2. Veränderungskrise (G. Caplan 1964)

Konfrontation

Versagen

Mobilisierung ⟶ Bewältigung
⟶ Rückzug – Resignation
⟶ Chronifizierung

↓

Vollbild der Krise

Zeitpunkt stellt eine große Chance für den Arzt dar, da hier seitens des Betroffenen aus starker innerer Not große Bereitschaft besteht, Hilfe anzunehmen. Ist die Hilfe adäquat, kommt es zur Bewältigung und damit auch zur Beendigung dieser eben erst beginnenden Veränderungskrise, ist die Hilfe inadäquat, kann es zu Rückzug und Resignation kommen, allenfalls auch zu Chronifizierung. Ebenso jedoch kann sich auch ein *Vollbild der Krise entwickeln*, das ähnlich aussieht, wie die Reaktionsphase der traumatischen Krise und ab hier auch den gleichen Verlauf nehmen kann: Einerseits Chronifizierung oder Krankheit, Alkohol-, Drogen- oder Medikamentenabhängigkeit bzw. suizidales Verhalten, im günstigsten Fall jedoch wiederum Bearbeitung und Neuorientierung. Als entsprechende Krisenanlässe können Verlassen des Elternhauses, Heirat, Geburt, Umzug und ähnliches angeführt werden, aber natürlich auch solche Veränderungen wie sie z.B. in der Pubertät im psychischen, sozialen und biologischen Bereich auftreten oder z.B. zum Zeitpunkt der Pensionierung. Wenn auch neuere Feldforschungen zeigen, daß die Midlife-crisis nicht zur üblichen Bewältigungsstrategie der Lebensmitte gehört, so muß man doch gelegentlich mit deren Auftreten rechnen. Lebensveränderungen gehören gleichsam zum „normalen" Lebenslauf, eine Vorbereitung darauf ist relativ gut möglich, während traumatische Krisenanlässe, die meist überraschend kommen, schwerer vorzubereiten sind und daher leichter zu Krisen führen (Goll und Sonneck 1991).

Der Krisenbegriff steht nicht auf der Basis der traditionellen psychiatrischen Diagnostik und stellt auch keine eigene Krankheitseinheit dar, er beruht vielmehr auf der Akuität des Zustandsbildes, wenn also therapeutisches Handeln im weitesten Sinn unverzüglich einsetzen muß, um irreversible Schäden, z.B. Chronifizierungen oder Krankheiten oder Suizide zu verhindern. Daher ist es auch schwierig, eine diagnostische Indikationsliste zu erstellen: Wenn man ursprünglich unter Krisen nur „psychogene" Störungen verstand, so zeigt sich in den letzten 15 Jahren eine sehr deutliche und durchaus praktikable Tendenz, Krise als akuten Zustand im Verlauf verschiedener auch psychischer Erkrankungen zu bestimmen (Gabriel et al. 1977). Damit kommt allerdings der an sich schon vage definierte Krisenbegriff sehr in die Nähe des akut psychiatrischen Notfalls.

Von besonderer Bedeutung für die Krisenintervention ist (Tabelle 3) die Kenntnis des Krisenanlasses (Lebensveränderungskrise oder traumatische Krise) in seiner jeweiligen subjektiven Bedeutung, also in der Berück-

Tabelle 3. Aspekte von Krisen

- Krisenanlaß
- Subjektive Bedeutung
- Krisenanfälligkeit
- Reaktion der Umwelt
- Krisenverlauf

sichtigung des jeweils persönlichen Stellenwerts des Betroffenen. Die individuelle Krisenanfälligkeit ist abhängig von dieser inneren Bedeutung des Krisenanlasses und der Fähigkeit, sich damit auseinanderzusetzen, sowie von dem Maß der sozialen Integration und früherer Lernerfahrungen. Es besteht Einigkeit darüber, daß z.B. psychische Erkrankungen bzw. unverarbeitete frühere Krisen die Krisenanfälligkeit drastisch erhöhen. Die Reaktion der Umwelt ist nicht nur für das Entstehen von Krisen von großer Bedeutung, sondern auch für den Verlauf.

2. Krisenintervention

2.1 Ziel der Krisenintervention

Tabelle 4. Ziel der Krisenintervention

Hilfe zur Selbsthilfe,		
zu	aktiver konstruktiver innovativer	Bewältigung,
zu	selbständiger kompetenter	Entscheidungs- und Handlungsfähigkeit

2.2 Interventionskonzept

Krisenintervention ist ein Verfahren, das lediglich bei *akuten* Krisen erfolgreich angewendet werden kann, allerdings auch bei akuten Krisen mit hoher Suizidgefahr. Dieses Verfahren bewährt sich nicht bei chronisch protrahierten Krisen bzw. chronischer Suizidalität (Henseler 1981) oder bei psychiatrischen Notfällen wie akuten Psychosen, Bewußtseinsstörungen etc.

Zu den allgemeinen Prinzipien der Krisenintervention (Tabelle 5) gehören der rasche Beginn, die Aktivität des Helfers (die jedoch immer die Gefahr der Abhängigkeit in sich birgt) und die Methodenflexibilität (Hilfe

Tabelle 5. Allgemeine Prinzipien der Krisenintervention

- Rascher Beginn
- Aktivität
- Methodenflexibilität
- Fokus: Aktuelle Situation/Ereignis
- Einbeziehung der Umwelt
- Entlastung
- Zusammenarbeit

im sozialen, psychologischen aber auch biologisch-medikamentösen Bereich). Der Fokus ist die aktuelle Situation. Die Einbeziehung der Umwelt für Ressourcen aus dem sozialen Kontext, die adäquate Entlastung von emotionalem Druck (jedoch nur bis zu einem solchen Maß, daß der Wunsch nach Veränderung nicht erlahmt!) sowie die interprofessionelle Zusammenarbeit sind weitere wichtige Prinzipien. Tabelle 6 gibt ein allgemeines Interventionskonzept (Sonneck 1995).

a) Wie arbeitet man an der *Beziehung* (Kulessa 1985)? Den anderen annehmen, wie er ist, und nicht so, wie man glaubt, daß er sein sollte. Dort anfangen, wo der andere steht, also die primäre Konzentration auf die *aktuelle Situation*, die aber natürlich im psychodynamischen Zusammenhang gesehen werden muß, ist doch gerade die Krisenanfälligkeit, häufig die starke Kränkbarkeit des suizidalen Menschen, ein wichtiger Faktor für das Entstehen der Krise. Deutlich machen, daß man *Kontakt* aufnehmen will, also Aktivität in der Zuwendung zu dem anderen. Eine der größten Gefahren in der Intervention ist das argumentierende Diskutieren, wodurch der Betroffene mehr und mehr dazu verführt wird, noch gravierendere Argumente für seine unmittelbare Situation zu suchen, anstatt an der konstruktiven Bewältigung zu arbeiten. Das *Wahrnehmen der eigenen Gefühle* in der Krisenintervention erleichtert nicht nur die Gegenübertragung zu handhaben, sondern gibt auch Hinweise darauf, wie der Betroffene mit seiner Umwelt umgeht. Die subjektive Wertigkeit, der *subjektive Stellenwert*, den der Betroffene dem Krisenanlaß und seinen Konsequenzen beimißt, steht ebenso im Vordergrund wie seine Bedürfnisse, nach denen sich der Helfer primär orientiert. Da eine tragfähige Beziehung nur symmetrisch möglich ist, arbeitet man an Partnerschaft, versucht also die Abhängigkeit des Betroffenen, die stark an die Aktivität des Helfers gekoppelt ist, so gering wie möglich zu halten, ohne daß dadurch die Stütze, die aus der Autorität und Kompetenz des Arztes erwächst, dem Betroffenen entzogen wird, denn in der Krise ist der Mensch abhängiger von der Hilfe von außen als zu allen anderen Situationen seines Lebens.

b) *Aktueller Anlaß:* Im Focus steht der Krisenanlaß und die Frage, wer davon unmittelbar betroffen ist, die derzeitige Lebenssituation des Patien-

Tabelle 6. Allgemeines Interventionskonzept

- Beziehung
- Emotionale Situation
- Aktueller Anlaß
- Spezifische Gefahren/Suizidalität
- Soziale Situation
- Vorhandene Hilfsmöglichkeiten einbeziehen
- Weiteres Vorgehen erarbeiten

ten – auch die Situation hier und jetzt – sowie mögliche Veränderungen und bereits angewandte Lösungsstrategien. Die Vergangenheit interessiert hauptsächlich hinsichtlich der Dauer der Krise und der Fragen nach Bewältigung früherer, vielleicht ähnlicher Schwierigkeiten und einer eventuellen Vorbelastung (Krisenanfälligkeit).

c) Eingehen auf die *emotionale Situation* des Patienten und auf die körperliche Begleitsymptomatik, Einschätzung des Ausmaßes von Panik und Depression sowie deren mögliche Konsequenzen, wobei insbesondere das Suizidrisiko erhellt werden muß.

Wie wird man auf Suizidgefährdung aufmerksam? (s.a. Kapitel VI/4, Umgang mit Suizidgefährdeten)

Der sicherste Indikator dafür ist sicherlich der direkte oder indirekte *Suizidhinweis*. Das Wahrnehmen dieser Ankündigung, das Verstehen dieser Ankündigung als Notsignal und das vorurteilslose Gespräch über die Suizidtendenz sowie eine tragfähige Beziehung (s.o.) sind die wichtigsten primären suizidpräventiven Interventionen (Abb. 1).

Zur Beurteilung der Suizidgefährdung kann folgendes Schema (Abb. 1) dienen: Bei einer Suizidankündigung wird zunächst abgeklärt, ob der Betroffene einer *Risikogruppe* angehört, ob er sich in einer *Krise* befindet, in welchem Stadium der *suizidalen Entwicklung* er steht und ob sich Hinweise auf affektive Einengung (*Präsuizidales Syndrom* Ringel 1969) finden. Gehört er z.B. einer oder mehrerer Risikogruppen an, befindet er sich in der Reaktionsphase einer Krise, in der Phase des Entschlusses der suizidalen Entwicklung und ist keine affektive Resonanz, kein affektiver Rapport herstellbar, so besteht zweifellos akute Suizidgefährdung. Die Suizidgefährdung wird als

		Suizidhinweis — Suizidankündigung			
Selbstmord-Risikogruppe?	Krise?		Suizidale Entwicklung?	Präsuizidales Syndrom?
		Konfrontation		
Alkohol-, Drogen- und Medikamenten-abhängige	Schock	Scheitern	Erwägung	Einengung – dynamische – affektive
Depressive	Reaktion	Mobilisieren	Abwägung	
		Vollbild		
Alte und Vereinsamte	Bearbeitung			Suizidgedanken
Suizidankündigung	Neuorientierung		Entschluß	Einengung Wertwelt – zwischenmenschliche Beziehungen
Suizidversuch				
Wilkins	Cullberg	Caplan	Pöldinger	Ringel

Abb. 1. Schema zur Beurteilung der Suizidgefahr

gering, gelegentlich sogar als ganz fehlend einzuschätzen sein, wenn keine akute Krise vorhanden ist, der Betroffene den Suizid lediglich als eine von mehreren Möglichkeiten mit in Erwägung zieht und keine affektive Einengung festzustellen ist. Zwischen diesen beiden Polen ist die jeweils individuelle Suizidgefährdung anzusiedeln (Sonneck 1995).

Wenn schwere Depressionen oder übergroße Angst (Panik) nicht durch Entlastung, wie z.B. Gefühle äußern, Chaotisches ordnen, Zusammenhänge verstehen, und durch Entspannung (Atemübungen und Muskelentspannungsübungen) entscheidend vermindert werden können, bedarf es auch medikamentöser Hilfe, insbesondere bei hoher Suizidgefahr, Entscheidungsunfähigkeit oder Unfähigkeit zu sinnvoller Zusammenarbeit. Die medikamentöse Therapie wird aber immer nur eine (bei psychischen Erkrankungen, die als erhöhte Krisenanfälligkeit bezeichnet werden müssen, allerdings dringend nötige) Unterstützung sein.

d) *Bestehende Hilfssysteme* des Patienten (Angehörige, Freunde, Nachbarn etc.) sollen von ihm unterstützend miteinbezogen werden, im Notfall wird der Arzt diese selbst aktivieren bzw. heranziehen. Entsprechend der Notwendigkeit und den Möglichkeiten werden natürlich auch anderen Hilfen der Gemeinschaft herangezogen (Sozialhilfeorganisationen, Clubs, Selbsthilfegruppen etc.).

e) Abklären des genauen *Settings* für weitere Kontakte mit dem Patienten (Anzahl der teilnehmenden Personen, Zeit, Anzahl der Kontakte, Intervalle) im Abstimmen seiner und des Helfers Möglichkeiten, Wünsche und Zielvorstellungen. In den Folgegesprächen wird immer wieder der Bezug zwischen der Anfangssituation, der jetzigen Situation (auch der Gesprächssituation) und den konkreten Zielvorstellungen hergestellt, bzw. werden letztere erarbeitet oder modifiziert unter Mithilfe und Einbeziehung der Gefühlsebene.

3. Falldarstellung

M.P.: 52jähriger Mann, selbständig, der vor einem Jahr seine Frau verloren hatte, neuerlich heiratete und plötzlich und unerwartet Konkurs anmelden mußte: „... 6 Wochen vor meinem Konkurs hatte ich das Empfinden, selbst unheilbar krank zu sein. Mein ganzer Organismus war in heller Aufregung. Körperlich fühlbare Schauer durchliefen mich, und meine Unheilbarkeit war für mich offensichtlich. Geistig fühlte ich die Ausweglosigkeit, eine Flucht in die Psychiatrie erschien mir ein realer Ausweg. Eine lebenslange Aufnahme in einer geschlossenen Anstalt als nunmehr erstrebenswertes Lebensziel. Eine Woche später, als ich die Unabwendbarkeit des Konkurses erstmals begriff, setzten sich Selbstmordgedanken fest. Heimlich, still und leise. Niemand wußte davon, und niemand sollte auch davon erfahren. Ich bereitete alles gedanklich vor. Ort, Zeit, Art und Weise etc., ich entwickelte eine richtige Selbstmordstrategie. Von der Tat trennten mich nur noch wenige Tage, wenn nicht sogar nur Stunden. Meine Frau schrieb mir indessen täglich seitenlange Liebesbriefe, die ich las, aber ohne Reflexion. Niemand wußte von meinen Absichten, auch sie nicht. Aber niemand half mir sonst, wahrscheinlich auch deshalb nicht, weil ich unfähig war mich zu artikulieren. Und artikulieren konnte ich mich nur vor einer freundschaftlichen, aber fachspezifischen Kompetenz. Sie lief mir in Gestalt des emeritierten Professor Dr. M. über den Weg. Eine Empfehlung an seinen guten Freund war eine Sache von Sekunden, mein Entschluß, seiner inständigen väterlichen Bitte zu entsprechen, stand fest. Nichts wollte ich unversucht lassen. Ich würde schon fertig werden mit seinen psychologischen Tricks, ich brauchte keinen Psychologen, ein Psychologe war ich selber, ich brauchte echte Hilfe ... Nachdem ich ihm klargemacht habe, daß er mir nicht helfen könne, meinte er, ich nicht, aber ich habe etwas, das Ihnen helfen kann. 10 Minuten von hier gehen Sie ins Kriseninterventionszentrum, ich rufe inzwischen dort an. Und dann stand ich dort, ohne Termin und ohne Anmeldung als sogenannter akuter Fall mit hoher Selbstmordgefährdung ..."

Als Herr M.P. kam, war er so unruhig, daß er während des Erstgesprächs über eine Stunde rastlos auf und ab ging. Es zeigte sich sehr bald, daß er bezüglich des Konkurses schwerste Insuffizienz- und Schuldgefühle hatte und diese starke Schuldgefühle seiner verstorbenen Frau gegenüber aktivierten, und daß er gefühlsmäßig außerordentlich stark blockiert war. Dieses waren die Therapieziele der ersten Sitzungen, wobei er jedoch gleich den dritten Termin nicht mehr wahrnahm. Er wurde dann von uns kontaktiert, was offenbar sein Vertrauen soweit stärkte, daß er bereits vor dem ausgemachten nächsten Termin kam. Er pendelte zwischen Schuldgefühlen und Nichtverantwortlichsein. Nach etwa 10 Interventionen, die innerhalb von 3 Wochen durchgeführt wurden, war er deutlich strukturierter und konkreter und entwickelte Zukunftspläne. Er war in der Lage, sich auch Unterstützung von anderen Personen zu holen, bekam ein konkretes Berufsangebot, der Konkurs konnte in einen Zwangsausgleich umgewandelt werden. Ein neuerlicher Kontakt nach einer Pause von etwa zwei Monaten zeigte, daß es ihm gut geht, die Krisenintervention wird beendet. Nachkontakt 3 Jahre später: Nach wir vor kommt Herr M.P. gut zurecht, er wurde nochmals Vater und ist beruflich und privat tüchtig.

Wie erlebte Herr M.P. unsere Arbeitsweise? (Stark gekürzte Zitate aus einer Selbstdarstellung von M.P.)

Rascher Beginn: „... nachdem ich ihm klargemacht habe, daß er mir nicht helfen könne, meinte er: ich nicht; aber ich habe etwas, das Ihnen helfen kann. 10 Minuten von hier in der Spitalgasse 11 im 3. Stock ... ich gehe dort hin. Wer steht mir gegenüber? Ein Sozialarbeiter, Psychiater? Egal, mit dem werde ich schon fertig. Er spricht: Bitte kommen Sie weiter, bitte nehmen Sie Platz. Das konnte er gerade noch sagen ..."

Aktivität des Helfers, Beziehung: „... was ich anfangs als Zeichen der Inkompetenz deutete, wuchs ihm aber mit zunehmendem Engagement für mich und meine schwerverletzte Seele als besondere Kompetenz zu, viele Wochen hindurch ..."

Methodenflexibilität, Entlastung: „... ein aufmerksamer Zuhörer, ein Aktivator und Regenerator meines völlig zusammengebrochenen Ichs. Da war gerade noch der sprichwörtliche Lebensfunke vorhanden, und in den mußte man nun mühevoll hineinblasen, bis mehrere Funken entstehen. Es war wie das Aufladen eines leeren Akkumulators ... Der Glaube an die fachliche Kompetenz scheint auch deshalb notwendig, weil sie vom Hilfesuchenden erwartet wird ... Meine tiefsten Geheimnisse konnte ich niemandem sonst anvertrauen ..."

Zusammenarbeit und Einbeziehung der Umwelt: „Zweitwichtigste Person war meine junge Frau ... Die drittwichtigste Person war mein Freund ... Das war ein echtes Hilfsangebot, das in einer konzertierten Aktion zu wirken begonnen hatte, das es mir immer schwerer machte, meine Selbstmordgedanken mit Konsequenz zu verfolgen ..."

Aktive Bewältigung: „... habe ich erlebt, daß es an einem selbst und an den Helfern liegt, ob man in aktiver Arbeit die Verletzungen überwinden kann oder ob das bestenfalls vernarbt oder ob man ganz passiv wird ..."

4. Zusammenfassung

Krisenintervention ist ganz besonders durch Methodenflexibilität geprägt. Die Anwendung ist jedoch nicht wahllos, sondern nur situations- und persönlichkeitsgerecht angezeigt. Das Arbeiten an der Beziehung, die Auseinandersetzung mit der Suizidalität, das Arbeiten am aktuellen Bedingungsgefüge und mit dem sozialen Umfeld sind dabei die wesentlichen Aktivitäten. Das *Wie* wird sich jedoch an den aktuellen Gegebenheiten orientieren müssen, und das wird entsprechend der Vielfalt menschlicher Entwicklungen, menschlicher Krisen und der Krisenanlässe ebenso vielfältig sein müssen.

Prüfungsfragen

1. Wie sind Krisen zu definieren?
2. Nennen Sie Krisenverläufe.
3. Beschreiben Sie Konzepte und Ziele der Krisenintervention.

Literatur

1. Caplan G (1964) Principles of preventive psychiatry. Tavistock, London
2. Cullberg J (1978) Krisen und Krisentherapie. Psychiatrische Praxis 5: 25–34
3. Gabriel E, Reiter L, Springer A (1977) Krisenintervention in der Psychiatrie. Psychiatria Clin 10: 140–157
4. Goll H, Sonneck G (1991) Was sind psychosoziale Krisen? In: Sonneck G (Hrsg) Krisenintervention und Suizidverhütung, 2. Aufl. Facultas, Wien, S 11–20
5. Henseler H (1981) Probleme bei der Behandlung chronisch-suizidaler Patienten. In: Henseler H, Reimer E (Hrsg) Selbstmordgefährdung – zur Psychodynamik und Psychotherapie. Frommann-Holzboog, Stuttgart
6. Kulessa Ch (1985) Gesprächsführung mit Suizidpatienten im Rahmen der Krisenintervention. In: Wedler H (Hrsg) Umgang mit Suizidpatienten im Allgemeinkrankenhaus. Roderer, Regensburg
7. Pöldinger W (1968) Die Abschätzung der Suizidalität. Huber, Bern
8. Reimer Ch (1987) Prävention und Therapie der Suizidalität. In: Kisker KP et al (Hrsg) Psychiatrie der Gegenwart 2: Krisenintervention, Suizid, Konsiliarpsychiatrie. Springer, Berlin Heidelberg New York Tokyo
9. Ringel E (1969) Selbstmordverhütung. Huber, Bern

10. Sonneck G (1995) Krisenintervention und Suizidverhütung, 3. Aufl. Facultas, Wien
11. Strotzka H (1973) Neurose, Charakter, soziale Umwelt. Kindler, München
12. Wilkins J (1967) Suicidal behaviour. Am Soc Rev 32: 286–297

Weiterführende Literatur

1. Kisker KP (Hrsg) (1986) Psychiatrie der Gegenwart 2: Krisenintervention, Suizid, Konsiliarpsychiatrie. Springer, Berlin Heidelberg New York Tokyo

Kapitel 3

Behindertsein und Krankheit

T. Reinelt

> **Lehrziele**
> In diesem Kapitel werden vornehmlich Aspekte des Erlebens von Behindertsein und Krankheit mit folgenden Lernzielen abgehandelt.
> 1. Die Sensibilisierung für das Erleben von Krankheit und Behinderung.
> 2. Die Vermittlung, daß Mitteilungen des Patienten/Behinderten über das Erleben ihrer Krankheit/Behinderung und deren Auswirkungen und Folgen angehört und ernstgenommen werden müssen und
> 3. daß das einfühlend-verstehende Eingehen auf die Mitteilungen des Patienten durch den Arzt zum ärztlichen Behandeln gehören.

Ich möchte mich vorerst drei Fragen zuwenden, die auf das engste mit unserem Thema verknüpft sind. Die erste Frage lautet:

1. Was ist Erleben?

„Es schmerzt mein Bauch." „Ich habe Angst." „Seit ich blind bin, ist alles so hoffnungslos."

Das eigene Erleben ist uns unmittelbar evident. Der Schmerz, die Angst, die Hoffnungslosigkeit, sind unser Schmerz, unsere Angst und unsere Hoffnungslosigkeit. Dorsch et al. (1991) definieren Erleben als „jegliches Innewerden von etwas, jedes Haben mehr oder weniger bewußter subjektiver seelischer Inhalte, jeder Vorgang im Bewußtsein" (S. 186). Damit verweisen sie Erleben als Untersuchungsgegenstand in den Bereich der Psychologie. Denn diese ist die Wissenschaft vom *Erleben* und Verhalten. Was ich erlebe, das erlebe immer nur ich. Das heißt aber nicht, daß ich damit in einem seelischen Ghetto hause und vereinzelt und isoliert bleiben muß. Denn Erleben ist

1. ein Vorgang, der allen Menschen zukommt und
2. etwas, was (potentiell) mitteilbar ist.

Auch wenn ich postuliere, daß Erleben allen Menschen zukommt, variiert dieser seelische Vorgang inhaltlich, qualitativ und in seiner Intensität von Mensch zu Mensch. Aber indem Erleben eine psychische Aktivität ist, die bei allen Menschen auftritt und diese (potentiell) mitteilbar ist, eröffnet sich die tröstliche Hoffnung, daß es eine Brücke zu anderen Menschen gibt. Eine solche Brücke ist jene des *Mitfühlens*, des *Verstehens* und des *Mitteilens*. Dieses verbindet den Menschen, der an seiner Krankheit und Behinderung leidet, mit jenen, die sich ihm zuwenden.

Manchmal sind Menschen allerdings nur begrenzt oder gar nicht in der Lage, sich sprachlich mitzuteilen. Art und Inhalt ihres Erlebens müssen erspürt oder erfühlt werden, damit sich uns etwas mitteilt.

Mitteilen heißt im ureigentlichen, althergebrachten Sinn des mittelhochdeutschen *„Mite teilen"*: „Etwas mit jemandem teilen, einem etwas zukommen lassen." (Drosdowski 1989, S. 739). Den Schmerz, die Angst, die Verzweiflung mit (jemandem) teilen, hilft, diese leichter zu ertragen. Das kann auch dann der Fall sein, wenn sich einem anderen etwas mitteilt, ohne daß wir eine entsprechende Mitteilung machen konnten oder wollten. Wenn er/sie einfühlend auf unser Erleben eingeht und wir uns verstanden fühlen, wird das den Schmerz, die Angst und Verzweiflung lindern.

Erleben ist also ein psychischer Vorgang. Allerdings ist dieser psychische Vorgang Teilaspekt einer umfassenderen leibseelischen Aktivität. Dorsch et al. haben in ihrer Definition des Erlebens vom „Haben mehr oder weniger bewußter seelischer Inhalte", von jedem „Vorgang im Bewußtsein" geschrieben (1991, S. 186). Nun postuliert aber G. E. Müller (1896) bereits im ersten seiner fünf psycho-physischen Axiome: „Jedem Zustand des Bewußtseins liegt ein materieller Vorgang, ein sogenannter psycho-physischer Prozeß zugrunde, an dessen Stattfinden das Vorhandensein des Bewußtseinszustandes geknüpft ist." (Zit. n. Hofstätter 1966, S. 189).

Damit also Erleben auftritt, muß notwendigerweise ein materieller Vorgang, ein psycho-physischer Prozeß vonstatten gehen. Erleben ohne Bezüge zu körperlichen Vorgängen ist demnach schwerlich denkbar. Wir können es aber, und ich weiche damit von der materialistischen Position G. E. Müller's ab, als einen *übergreifenden biopsychischen Vorgang* bezeichnen, der körperliche und seelische Aktivitäten einbindet. „Es schmerzt, ich habe Angst, in bin hoffnungslos" sind die erlebbare Seite komplexer, das Somatische und Psychische übergreifende Vorgänge und Prozesse. Erleben als psychisches Phänomen ist also immer auch psychosomatische Aktivität.

Ich möchte nun die zweite Frage anschneiden:

2. Was ist Krankheit? Was ist Gesundheit?

Dorsch et al. (1991) definieren Krankheit als „Beeinträchtigung des physischen oder psychischen Gleichgewichts ... und somit als Störung der normalen Funktionen der Organe und Organsysteme" (S. 359). Die Beeinträchtigung des physischen und psychischen Gleichgewichts wird hier auf organische Funktionsstörungen zurückgeführt. Das Erleben des Kranken findet in dieser Definition keine explizite Erwähnung.

Neben der „kausal-objektiven" Betrachtungsweise des Phänomens Krankheit innerhalb der Medizin, wird nun aber auch das Subjekt (und damit das persönliche Erleben) zunehmend beachtet. Ein wichtiger Anteil an dieser Entwicklung kommt Viktor von Weizsäcker, dem Begründer einer *Anthropologischen Medizin*, zu, der sich der Dimension des Subjektiven und damit dem Leiden des je Einzelnen zugewandt hat. Das ist nur allzu natürlich, wenn man bedenkt, daß bereits im Wort Patient das Lateinische patiens (leidend) steckt. Krankheit wird erlebt, häufig erlitten.

Die Erlebensdimension ist auch im Zusammenhang mit der Frage danach, was unter Gesundheit zu verstehen ist, zum zentralen Kriterium einer Definition geworden: Gesundheit ist demgemäß ein Zustand vollkommenen körperlichen, geistigen und sozialen Wohlbefindens und nicht allein das Fehlen von Krankheit und Gebrechen (siehe dazu Wintersberger 1991, S. 23). Welche Probleme sich mit einer derartigen Bestimmung von Gesundheit allerdings auch verknüpfen, kann hier nicht weiter erörtert werden.

Auch in der Definition des Österreichischen Psychotherapiegesetzes wird dem Leiden als einer spezifischen Form des Erlebens eine wichtige Rolle zugemessen: „... Psychotherapie ... ist ... die ... Behandlung von psychosozial oder auch psychosomatisch bedingten Verhaltensstörungen und *Leidenszuständen* ..." (Bundesgesetzblatt Nr. 361, 1990; Hervorhebung durch den Autor).

Auch wenn Erlebensdimensionen, wie *Wohlbefinden* und *Leiden*, bei der Auseinandersetzung mit Krankheit und Gesundheit eine zunehmend bedeutsame Rolle spielen und das Kranksein „vermenschlichen", reichen sie meist nicht aus, um jemand aufgrund derartiger Erlebensweisen als gesund oder krank einzustufen. Es muß also noch etwas dazukommen. Nach Grond (1984, S. 28a) hängt es von folgenden drei Faktoren ab, ob jemand als krank erklärt wird: vom *Krankheitsgefühl*, vom *ärztlichen Befund* und von den *Normen der Gruppe*. Demgemäß wird die Diagnose einer Erkrankung durch Einbeziehung von subjektiven und objektiven Kriterien erstellt.

Ich möchte mich nun der dritten, eingangs gestellten, Frage zuwenden:

3. Was ist Behinderung?

Das (Deutsche) Bundessozialhilfegesetz (§ 124 [4]) definiert Behinderung als „eine nicht nur vorübergehende erhebliche Beeinträchtigung der Bewegungsfähigkeit, ... der Seh-, Hör- und Sprachfähigkeit ..., der geistigen oder seelischen Kräfte ..." (Zit. nach Bach 1986, S. 14).

Das Erleben von Behinderung hat in dieser und anderen Definitionen keinen Eingang gefunden. Was hingegen in jüngerer Zeit zunehmend mehr bei der Betrachtung des Phänomens Behinderung in den Vordergrund rückt, das ist die Beziehung des Behinderten zu seiner Umwelt: „Behinderung ist in ihrem Wesen nach keine Eigenschaft, sondern eine Relation zwischen individualen und außerindividualen Gegebenheiten." (Bach 1986, S. 14). Das Problem Behinderung kristallisiert sich demnach vornehmlich in der Auseinandersetzung zwischen dem Behinderten und seiner Umwelt. In der Begegnung mit dieser wird Behinderung und ihre Folgen mehr oder weniger deutlich erlebbar. Somit manifestiert sich Behinderung für die Betroffenen vor allem in ihrem auf die Umwelt bezogenen Erleben und Verhalten.

Ähnlich wie bei einer Erkrankung ist das subjektive Gefühl des Behindertseins kein ausreichendes Kriterium, um einen Menschen als behindert einzustufen. Neben den gesellschaftlichen Normen spielen hier die ärztlichen und psychologischen Untersuchungsbefunde für den Sozialversicherungsträger, die Schule und andere Institutionen eine wesentliche Rolle zur Feststellung des Vorliegens einer Behinderung und ihres Ausmaßes.

4. Gemeinsamkeiten von Krankheit und Behinderung

Eine Krankheit ist etwas anderes als eine Behinderung. Trotzdem lassen sich bedeutsame Gemeinsamkeiten ausmachen:

1. Beide Phänomene werden üblicherweise (aber nicht immer) auch bewußt erlebt. Das Erleben ist oft (aber nicht immer) schmerzlich.
2. Beide Phänomene besitzen eine körperliche, psychische und umweltbezogene Dimension.
3. Beide Phänomene beeinflußen die Gestaltung und Organisation der Individuum-Umwelt-Beziehung.
4. Beide Phänomene sind verknüpft mit gesellschaftlichen Vorstellungen von Krankheit und Behinderung. Sie unterliegen damit auch einem gesellschaftlichen Wandel.
5. Das subjektive Gefühl des Krankseins oder Behindertseins ist kein ausreichendes Kriterium, um einen Menschen als krank oder behindert einzustufen.

5. Erleben im Zusammenhang mit Krankheit und Behinderung

Ich habe Erleben als eine *biopsychische Aktivität* bezeichnet. Desweiteren ist Erleben ein Vorgang, der einerseits bei allen Menschen vorkommt und andererseits eine individuelle Ausgestaltung erfährt. Das eben ist die subjektive Dimension unserer Existenz. Das Erleben meiner Krankheit ist das Erleben *meiner* Krankheit und das Erleben meiner Behinderung ist das Erleben *meiner* Behinderung. Alfred Adler hat einmal einen Satz von Seneca verwendet, um die Rolle des Subjekts in unserer Lebensgestaltung herauszustreichen: „Omnia ex opinone suspensa sunt ..."; das heißt sinngemäß: Alles hängt von der Meinung ab (Adler 1990, S. 30). Das ist es, was unser Denken, Fühlen und Handeln bewegt. So haben wir zu fragen, welche Bedeutung geben wir unseren Krankheiten oder Behinderungen? Wie existentiell bedrohlich erleben wir diese? Wie weit entspricht die Qualität und Intensität unseres Erlebens dem Schweregrad medizinischer Befunde? Ich möchte den Einfluß der Bedeutungsgebung an einem Fallbeispiel dokumentieren (Reinelt und Gerber 1991, S. 127 f):

„Bei dem Patienten handelt es sich um einen jungen Mann, der wegen eines Asthmas, welches seit dem zweiten Lebensjahr besteht (tägliche Anfälle), zur Behandlung kommt ... Als er sich in der 38. Stunde mit Achtsamkeit und innerer Beteiligung der Wahrnehmung der rhythmischen Bewegtheit in der Ruhe überläßt, wird erstmals haut- und bewegungssinnlich spürbar, daß er die Phase des Ausatmens nicht von selbst enden lassen kann, und er begründet das: ‚Ich habe Angst, nicht mehr zurückzukommen.' Wenn er also das Ausatmen nicht vorzeitig abbricht, schafft er das Einatmen nicht mehr und muß sterben. An dieser Stelle eröffne ich eine andere und neue Verstehensvariante. Ich frage ihn, ob nicht das Los-Lassen im Ausatmen bis zum natürlichen Ende auch Leben bedeuten kann. Um dies erlebbar werden zu lassen, begleite ich den Rhythmus mit meinen Händen am unteren Rippenbogen. Das ist Verlockung, sich dort mehr in der Abwärts-Einwärtsbewegung zu den Händen hin gehen zu lassen. Die Deutung ‚Loslassen heißt auch Leben' und die begleitenden Hände geben genügend Vertrauen, es zu wagen."

Die Unterschiede im Erleben von Menschen hängen von verschiedenen Faktoren ab. Da ist einmal der Zeitpunkt, zu dem eine Behinderung oder Krankheit eintritt. Für ein kleines Kind, welches wegen einer Krankheit ins Spital muß, kann die Bedrohung ein unerträgliches Ausmaß erreichen. Diese Bedrohung im Erleben des Kindes wird oft nicht so sehr von der Krankheit selbst kommen, sondern mit der Trennung vom Elternhaus zusammenhängen. Für einen alten Menschen mag die existentielle Bedrohung in der Krankheit selbst liegen, weil er deren Schweregrad erkennen kann und um die Begrenztheit seiner Lebensspanne weiß. Angst, Verzweiflung, Hoffnung, Vertrauen als Erlebensformen, die mit Kranksein oder Behindertsein verbunden sind, erfahren einen entwicklungsabhängigen Wandel. Der körperliche, psychische, geistige und soziale Entwicklungsstand beeinflussen die Organisation des Erlebens und der Bewältigungs-, Verarbeitungs- und Ausdrucksformen von Behinderung und Krankheit.

Mit der psychischen Entwicklung verknüpft sind jene, die Wahrnehmung organisierenden Vorgänge, die in der Tiefenpsychologie als **Abwehrmechanismen** bezeichnet werden. Sie blenden Unannehmbares teilweise oder gänzlich aus dem Erleben aus. Sie schützen vor dem Unerträglichen. Die Bedrohung durch die Krankheit oder Behinderung wird entkräftet. Zwei Beispiele mögen das verdeutlichen.

Ein mir freundschaftlich verbundener Mann ist vor einigen Jahren an einer Krebserkrankung gestorben. Fast bis zum Ende hat er die Wahrheit der todbringenden Krankheit verdrängt und geleugnet. Neben diesen ihm nicht bewußten Verdrängungs- und Verleugnungsvorgängen hat er sich auch ganz bewußt der Tatsache, unheilbar krank zu sein, verschlossen. Er hat allen vermittelt, ich will nicht wissen, was ich eigentlich weiß und doch nicht weiß.

Die Mutter von Anita erzählte uns vom guten Fortkommen ihres Kindes in der Schule und von ihren Problemen in sozialen Beziehungen. Die Tatsache der intellektuellen Behinderung ihres Kindes konnte sie nicht annehmen. Sie wurde vor sich und den anderen (wenn auch nur unzureichend) verleugnet.

Die Ausblendung von dem, was nicht wahrgenommen werden soll oder darf, kann auch im Kollektiv stattfinden. Siechtum, Altersgebrechen, Behinderung und Tod können einen gesellschaftlichen Verdrängungs-, Verleugnungs- und Spaltungsprozeß unterliegen. Die Radikalität, mit der derselbe stattfindet, zeigt indirekt das Ausmaß der Angst, welches mit derartigen Phänomenen verbunden ist. Verdrängung, Verleugnung und Spaltung verunmöglichen die emotionale und intellektuelle Verarbeitung und Bewältigung dieser „Schattenseiten" menschlichen Lebens. Das somit unvertraut und fremd Bleibende trifft aber hart und unerbittlich, wenn es nicht mehr verleugnet werden kann. In solchen Stunden ist es wichtig, was man mitbringt. Ich denke dabei an jenen Lebens- und Sterbensmut, der eng verknüpft ist mit jener basalen Lebensqualität, die Erikson (1961) mit **Urvertrauen** benannt hat. Das ist jenes innerste, kernhafte Vertrauen in sich und andere Menschen, welches mit einer frühen Lebenssituation korrespondiert, die „Rhythmus, Konstanz und Wärme" (Bartl 1990, S. 381) vermittelt. Eine solche vertrauende Grundhaltung läßt Behinderungen, Krankheiten und Tod in einem anderen Licht erscheinen als Mißtrauen und Lebensfeindlichkeit.

Hier stoßen wir wieder auf die subjektive Bedeutungsgebung, die ich schon weiter oben erwähnt habe. Welchen Bedeutungsgebungen durch andere Menschen begegnet nun jene des Kranken oder Behinderten? Wirken diese seinen Ängsten, seiner Verzweiflung und seiner Wut entgegen oder verstärken derartige Gefühle noch?

Jedenfalls kann unsere Bedeutung eines Ereignisses durch jene eines anderen relativiert werden. Vor vielen Jahren hatte ich eine Begegnung mit einer alten Dame, die mir die Rolle der Bedeutungsgebung nachdrücklich vor Augen führte. Wir kamen im Laufe unserer Unterhaltung auf den Tod zu sprechen. Als ich sie fragte, ob es danach weitergehe, meinte sie: „Ja, ich weiß nicht, was dann ist" und mit einer kleinen Pause: „aber muß ich es denn wissen?" Sie sagte das in einem Tonfall, den ich schriftlich nicht wiedergeben kann. Aber die Art, wie sie es sagte, hatte die Bedeutung: Ich weiß um den Tod, ich akzeptiere ihn und ich vertraue dem, was dann kommt. Das hat mich beeindruckt und etwas von der Bedeutung, die ich bislang dem Tod gegeben hatte, verändert. Von ihr, einer Psychologin und Psychotherapeutin, weiß ich, daß sie kein „hilfloser Helfer" (Schmidbauer 1986) war. Sie war teil-habend und teil-nehmend, ohne vom Schmerz, der Trauer und Resignation des Patienten oder Behinderten übermannt zu werden. Sie versuchte aber nicht nur diese zu verstehen sondern auch die Entstehung und Verläufe von Krankheiten oder Behinderungen zu erklären.

6. Verstehen und Erklären

Verstehen und Erklären sind zwei verschiedene Zugänge zum Patienten oder behinderten Menschen. Verstehen werde ich dann am ehesten, wenn ich mit den Worten Alfred Adler's: Mit den Augen eines anderen sehe, mit den Ohren eines anderen höre und mit dem Herzen eines anderen fühle (siehe dazu Brunner et al. 1985, S. 163). Verstehen bezieht sich also auf das subjektive Erleben eines anderen Menschen. In einem wissenschaftlicheren Jargon als jener trefflichen Adler'schen Definition ist es die „... bewußte, ordnende, in den Bedeutungszusammenhang der Erfahrung einordnende Aufnahme eines Erlebnis- oder Wahrnehmungsinhaltes" (Dorsch et al. 1991, S. 185). Allerdings frage ich mich, ob dieser Vorgang immer bewußt erfolgt. In der Begegnung mit einem anderen Menschen kann ein Bedeutungszusammenhang evident werden, ohne daß ordnende psychische Vorgänge bewußt werden.

Dorsch et al. (1991, S. 735) unterscheiden vier Varianten des Verstehens:

1. das einfühlende Erfassen von Motiven und Begründungen menschlicher Handlungsweisen;
2. Verstehen als Evidenz, als Begreifen von Zusammenhängen;
3. Verstehen als Einsicht in die Bedeutung von (sprachlichen und anderen) Zeichen;
4. Verstehen als wissenschaftliche Erkenntnismethode (Hermeneutik), als die Deutung von Sachverhalten und Texten aus der Einmaligkeit ihres Entstehenszusammenhangs und aus der Typik ihrer Erscheinungsformen.

In Abwandlung des berühmten Buchtitels von Bettelheim (1991) „Liebe allein genügt nicht", meine ich: Verstehen allein genügt nicht, um den Problemen und Nöten des kranken und behinderten Menschen gerecht zu werden. Ich suche auch nach Erklärungsmodellen für Prozesse des Krankens, des Siechens und des Sterbens. Es geht um das „Einordnen der uns entgegentretenden, zunächst nur einfach festgestellten Tatsachen, in allgemeine Zusammenhänge" (Banvik 1954, zit. nach Dorsch 1991, S. 185). Hier handelt es sich um eine Sachlogik, um das Suchen und Finden kausaler Zusammenhänge, von Interdependenzen, von Faktoren in Systemen etc. Die Sinnfrage bleibt dabei ausgeklammert. Die mit dem Erleben verknüpfte Subjektivität weicht der Objektivität der Verallgemeinerung, auch dann, wenn das Erleben selbst zum Gegenstand der wissenschaftlichen Untersuchung gemacht wird. Aufgrund der Kenntnisse über die Entstehung von Behinderungen und Krankheiten und deren Verläufe wird es möglich, Hypothesen über Ursache und Verlauf einer Krankheit bei einem bestimmten Menschen zu erstellen. So gehört es zu unserem gesicherten Wissen, daß ein Kind, das nicht hört, (ohne spezielle Hilfen) die Sprache nicht erlernen wird. Ebenso haben wir gelernt, daß die Entfernung einer Brust bei einer krebskranken Frau ihr Leben retten kann. Daß sind nüchterne, die Erlebensdimension ausklammernde Feststellungen.

Wir können nun darüber hinausgehend fragen, was es bedeutet, von der „*zwischenmenschlichen Brücke*" des Sprechens und Hörens ausgeschlossen oder mit der Abnahme der eigenen Brust konfrontiert zu sein? Hier geht es um tiefgreifende Dimensionen des Erlebens, um die „pathische Existenz" (V. v. Weizsäcker 1973, S. 181f) des Menschseins. Neben sachlogische Zusammenhänge treten lebensgeschichtlich gewordene und aktuelle Bedeutungszusammenhänge. Indem wir beide Zugänge – das Verstehen und Erklären – in unsere Arbeit einbeziehen, können wir zu einem erweiterten und besseren Verständnis für kranke und behinderte Menschen kommen.

7. Die Bedeutungs- und Sinnfindung

Die Konfrontation mit Krankheit, Siechtum, Behinderung und Tod führt unvermeidlich zur Frage nach dem Sinn derartiger Phänomene. Es erscheint hilfreich zu sein, weniger nach dem Sinn der Behinderung oder Krankheit zu fragen, sondern nach dem Sinn des Lebens schlechthin. „Der Sinn des Lebens", so hat Alfred Adler (1933) seine letzte umfangreiche Schrift genannt. Zum einen bringt er die Sinngebung mit der gestaltenden Aktivität des Menschen in Zusammenhang (das ist der „subjektive Anteil" der Sinngebung) und zum anderen mit den gemeinschaftlichen Erfordernissen (das ist der „objektive Anteil" der Sinnfindung). Das Ahnen oder auch bewußte Erkennen einer Bedeutung für die Gemeinschaft, die belebte und/oder unbelebte Natur ergibt den Sinn. Das ist keine einseitige Aktivität des Individuums und im besonderen Falle des Kranken oder Behinderten. Hier ist ebenso von Bedeutung, was die Gemeinschaft vermittelt. Achtet, respektiert und anerkennt sie den Behinderten oder Kranken, bleibt er auch im Siechtum ein integrales Mitglied der Gesellschaft oder bestehen Ausstoßungs- und Isolierungstendenzen. Wie soll der sich nützlich finden, der von anderen für nutzlos befunden wird? Sinnfindung und Sinngebung sind somit eine immerwährende Aufgabe für den Einzelnen und die Gesellschaft.

8. Die Bedeutung des Mitteilens

Ich habe auf die etymologischen Wurzeln des Mitteilens, welches in seiner ursprünglichsten Bedeutung, etwas mit jemandem teilen meint, hingewiesen. Das Mite teilen stellt eine Verbindung, eine Brücke, zwischen den Menschen dar. Sich mitteilen, bedeutet die Vereinzelung überbrücken. Dabei ist es wichtig, Gehör zu finden. Es gibt eine Vielfalt an Möglichkeiten, sich mitzuteilen. Die Sprache ist eine davon. Aber auch Krankheiten, organische Funktionsstörungen etc. können Mitteilungen sein. Sie sind eine verschlüsselte Art des Sprechens. Adler hat diese Art des Mitteilens „Organdialekt" oder „Organjargon" genannt (Adler 1973, S. 144 ff). Das unterstreicht die Subjektivität der Mitteilung. Gleichzeitig verweist die Organsprache auch auf Defizite der Selbstwahrnehmung und des Sich-ausdrücken-Könnens. In einem solchen Fall ist es wichtig, eine andere Form des Mitteilens zu finden, die die Organsprache ersetzt. Das kann die „Sprache" des Malens, des Gestaltens oder der Worte sein. So kann etwas von dem, was kränkend im Sinne von krankmachend wirkt oder im Zusammenhang mit einer Erkrankung oder Behinderung an belastendem Erleben entsteht, losgelassen werden. Finden die Signale der Not den rechten Adressaten, dann entfaltet der Akt des Mitteilens und Gehört-werdens heilsame oder lindernde Wirkung.

Prüfungsfragen

1. Wie läßt sich Erleben definieren?
2. Welche Faktoren sind für die Diagnose einer Erkrankung zu berücksichtigen?
3. Wie läßt sich Behinderung definieren?
4. In welchem Lebensbereich manifestieren sich Behinderungen am deutlichsten und schmerzlichsten?
5. Gemeinsamkeiten der Phänomene Krankheit und Behinderung?
6. Faktoren, die das Erleben von Krankheit und Behinderung beeinflussen?
7. Unterschiede zwischen Verstehen und Erklären?
8. Die Bedeutung des Mitteilens in der Auseinandersetzung mit Krankheit und Behinderung?

Literatur

1. Adler A (1912, 1990) Über den nervösen Charakter. Fischer Taschenbuch Verlag, Frankfurt a. Main
2. Adler A (1914, 1973) Organdialekt. In: Adler A, Furtmüller C (Hrsg) Heilen und Bilden. Fischer Taschenbuch Verlag, Frankfurt a. Main, S 114–122
3. Adler A (1933) Der Sinn des Lebens. Passer, Wien Leipzig
4. Bach H (1986) Die Psychologie in der Rehabilitation behinderter Menschen – Grundlagen, Aufgabenbereiche, Probleme. In: Wiedl KH (Hrsg) Rehabilitationspsychologie. Kohlhammer, Stuttgart Berlin Köln Mainz, S 13–32
5. Bartl G (1990) Überlegungen und Anregungen zu aktiveren Vorgehensweisen in der KB-Behandlung psychosomatischer Patienten. In: Wilke E, Leuner H (Hrsg) Das katathyme Bilderleben in der Psychosomatischen Medizin. Huber, Bern Stuttgart Toronto, S 281–292
6. Bettelheim B (1991) Liebe allein genügt nicht. Klett Cotta, Stuttgart
7. Brunner R, Kausen R, Titze M (Hrsg) (1985) Wörterbuch der Individualpsychologie. Reinhardt, München Basel
8. Bundesgesetz vom 7. Juni 1990 über die Ausübung der Psychotherapie (Psychotherapiegesetz). Bundesgesetzblatt 151. Stück, Nr. 361, 29. 6. 1990, S 2736–2744

9. Dorsch F, Häcker H, Stapf KH (Hrsg) (1991) Dorsch Psychologisches Wörterbuch. Huber, Bern Stuttgart Toronto
10. Drosdowski G (1989) Duden Bd 7: Etymologie. Dudenverlag, Mannheim Wien Zürich
11. Erikson E (1961) Kindheit und Gesellschaft. Klett, Stuttgart
12. Gröschke D (1989) Praxiskonzepte der Heilpädagogik. Reinhardt, München Basel
13. Grond E (1984) Sozialmedizin, Bd 1 und 2. Verlag Modernes Lernen, Dortmund
14. Hofstätter PR (Hrsg) (1966) Psychologie. Fischer, Frankfurt/M Hamburg
15. Reinelt T, Gerber G (1991) Der Beitrag der Funktionellen Entspannung zur Analyse und zum Wandel des Lebensstils. Z Individualpsychol 16: 125–129
16. Schmidtbauer W (1986) Die hilflosen Helfer. Über die seelische Problematik der helfenden Berufe. Rowohlt, Reinbek b. Hamburg
17. Weizsäcker V v (1986) Der Gestaltkreis. Theorie der Einheit von Wahrnehmen und Bewegen. Thieme, Stuttgart New York, S 181–190
18. Wintersberger B (1991) „Gesundheit für alle bis zum Jahr 2000" und das Gesundheitsförderungskonzept. In: Wintersberger B (Hrsg) Ist Gesundheit erlernbar? WUV Universitätsverlag, Wien, S 17–55

Weiterführende Literatur

1. Bundschuh K (1992) Heilpädagogische Psychologie. Reinhardt, München Basel
2. Eicke D (1973) Der Körper als Partner. Plädoyer für eine psychosomatische Krankheitslehre. Kindler, München
3. Kobi E (1983) Grundfragen der Heilpädagogik. Haupt, Bern Stuttgart
4. Speck O (1987) System Heilpädagogik. Reinhardt, München Basel
5. Wyss D (1987) Der psychosomatisch Kranke zwischen Krisen und Scheitern. Vandenhoeck & Rupprecht, Göttingen

Kapitel 4

Schwerkrank sein

U. V. Wisiak

> **Lehrziele**
> Allgemeine Einführung in das Phänomen unter Berücksichtigung eines biopsychosozialen Modells. Kennenlernen von Belastungsmomenten für den Betroffenen und das therapeutische Team sowie Grundlagen für den Umgang mit Schwerkranken.

1. Schwerkrank sein – medizinpsychologische Überlegungen

Krankheit kann als somatischer Zustand, als ärztliche Interpretation und als Bewußtseinszustand des Kranken gesehen werden. Meist steht das subjektive Erleben von Krankheit im Vordergrund. Objektive und somit allgemein gültige Kriterien hinsichtlich des Schweregrades sind nicht möglich, sodaß hier eine künstliche Trennung erfolgt. In der subjektiven Gestaltung und Darstellung von Krankheit werden wir dabei Phänomene finden, die in jeder Krankheit und in jedem Krankheitsprozess Platz haben. Die folgenden Ausführungen sollen daher ganz allgemein in den medizinpsychologischen Prozeß von Krankheit einführen und werden in verschiedenen Abschnitten des Buches weiterbehandelt.

Phänomenologisch stellt sich die Krankheit im Leiden und in einem Gefühl der Schwäche dar. Dazu kommen noch Fragen hinsichtlich den Folgen, Angst vor der Möglichkeit von Komplikationen, nach neuen Leiden und möglichen Schädigungen bis zum Tode. Diagnose und Prognose haben zwei gegensätzliche Funktionen, da sie für den Kranken eine Gefahr darstellen. Es kann dadurch ihr Krankheitszustand bestätigt werden, aber sie bedeuten auch gleichzeitig Hoffnung, weil ihm Hilfe zuteil wird. Je nach der Lösung dieser Konfliktsituation wird ein Mensch die Rolle des Patient annehmen oder ablehnen, d.h. er wird in die ärztliche Praxis gehen oder nicht. Akzeptiert ein Mensch seine Krankheit, so konsultiert er den Arzt.

Es gibt kaum objektive Daten über die Häufigkeit verschiedener Reaktionstypen von Kranken nach ärztlicher Diagnosestellung. Die Art der Reaktion wird primär von der Laienäthiologie abhängen, ganz allgemein ist die Krankheit durch drei Momente gekennzeichnet:

1. den Rückzug von der Außenwelt,
2. einer egozentrischen Einengung,
3. eine aus Beherrschungsansprüchen und -abhängigkeit gemischte Handlung.

Im wesentlichen handelt es sich um regressives Verhalten. Je nach Persönlichkeit ist die Abhängigkeit des geschwächten und hilfsbedürftigen Kranken in der Intensität und Art verschieden, weiters hängt sie von der Art der Erkrankung sowie vom Arzt ab. Eine Krankenhauseinweisung ist ein einschneidendes Erlebnis, wo man eine Anzahl starker emotionaler und psychosozialer Erfahrungen mitbringt. Im allgemeinen ist die Eingliederung in die Realität des Krankenhauses eine Problemsituation, da das Individuum in seiner Sozialisierung darauf nicht hinreichend vorbereitet wurde. Das Krankenhaus ist eine formale und komplexe Organisation, die der Bewältigung von Krankheit dient. Es haben sich im Krankenhaus fünf Handlungssysteme herausgegliedert:

1. Diagnose,
2. Isolierung,
3. Pflege,
4. Therapie,
5. Rehabilitation.

Damit diese Handlungen vollstreckt werden können, braucht man medizinisches, pflegerisches und Verwaltungspersonal. Jeder dieser Funktionsbereiche ist wiederum in sich vertikal gegliedert. Dies führt beim Beteiligten, sprich Kranken, zu einer großen Unübersichtlichkeit. Gerade der Verwaltungsbereich führt zu einer Uniformität und Reglementierung der Lebenssituation des Patienten. Der Patient ist in einem festgelegten Tagesablauf mit ganz bestimmten räumlichen Situationen, festgelegten Zeiten für die einzelnen Arbeitsabläufe beschränkten Möglichkeiten der Freizeitgestaltung sowie eine Vielzahl von Regeln auf die er aktiv keinen Einfluß nehmen kann. Soziologen vergleichen die Institution Krankenhaus oft mit denen von Kasernen, Klöstern oder Internaten.

Schwerstkranke sind im allgemeinen nicht darauf eingestellt, daß

- es zu vermehrter körperlicher und psychischer Ermüdung kommt;
- immer wieder Autoaggressionsphantasien auftreten;
- es hilflose Reaktionen besonders seitens der Familienmitglieder gibt;
- es andauernde und nicht leicht vergängliche Angst gibt;
- das eigene körperliche Selbstwertgefühl verletzt ist;
- vermehrt Neid- und Haßgefühle gegenüber Gesunden auftreten können und
- eine allgemeine verunsichernde und isolierende Gesamtsituation herrscht.

2. Therapeutisches Team

Die Aufgaben sind vielfältig, so kann es Dolmetscher zwischen den einzelnen Berufsgruppen und dem Patienten sein, es unterstützt den Patienten in der Wiederherstellung seines Gleichgewichts und versucht Hilfe zu geben beim Reintegrieren in das soziale Feld. Somit wird deutlich, daß dem Personal in der Unterstützung der Krankheitsprozesse eine wichtige Rolle zukommt. Im Arbeitsfeld selbst gibt es eine große Gruppe von psychosozialen Belastungsmomenten. Diese Belastungen werden oft mit dem Begriff des Burn out Syndrom zusammengefaßt. Aus der Fülle von Belastungen seien die wichtigsten erwähnt:

1. Sorgen um das soziale Umfeld

Hier stehen besonders Sorgen um die Familie im Vordergrund. Die Dauer der Erkrankung und eine mögliche Verschlechterung des Krankheitsbildes spielen eine Rolle.

2. Spannungen im sozialen Umfeld ganz besonders in Hinsicht auf Patient und Personal

Verschiedene Verhaltensweisen wie Fordern, aggressives Verhalten von Patienten können Aggressionen auch beim Personal auslösen. Spannungen entstehen aber auch durch die zeitweilig ganz stark vorhandene Ambivalenz von Sicherheits- und Abhängigkeitsbedürfnissen neben Unabhängigkeitsbestrebungen. In Realität wird der Patient bis zu einem gewissen Ausmaß durch seine Krankheit bedingt immer in realer Abhängigkeit zum Personal stehen.

3. Therapie und Pflege

Fragen des Weitertherapierens, der noch weiteren Durchführung aggressiver Maßnahmen sowie Sinn der Therapie und Pflege im allgemeinen sind von Wichtigkeit.

4. Die schwere Krankheit

Im Unterschied, wo Krankheit und Tod Tabuthema sind, sind sie hier an der Tagesordnung; es bleibt nicht viel Platz für Trauer und Verlustarbeit.

5. Belastungen durch die Institution

6. Spannungen und Konflikte im Team

Persönliche Konflikte aber auch Konflikte aufgrund der Institution und unterschiedlichster Arbeitsbedingungen führen zu zusätzlichen Belastungen.

3. Zum Umgang mit Schwerkranken

Existentielle Krise bedeutet auch Loslassen und Verlieren; dies impliziert sehr wohl den zunehmenden Verlust von Körperfunktionen als auch Lebensaktivitäten und Beziehungen zur äußeren Welt. Daher wird es notwendig sein mit solchen Patienten auf ihre innere Welt, sprich auch Bereiche der Phantasie, zu achten. In der Betreuung und Psychotherapie mit existentiell Erkrankten geht es

- um den Aufbau und Stärkung von Objektbeziehungen,
- die kontinuierliche Pflege eines tragenden Kontaktes,
- die Erteilung und Erarbeitung von Strategien zwecks Stützung und Ermutigung
- sowie um die ständige potentielle Verfügbarkeit des Helfers.

Ganz allgemein kann man davon ausgehen, daß es notwendig ist,

- Ich-Funktionen zu stabilisieren,
- regressive Einflüsse zu vermeiden,
- eine patientzentrierte gezielte Aussprache zu ermöglichen und
- Beziehung in einem adäquaten Zeitausmaß und Kooperation aufzubauen.

Die Gespräche müssen Aspekte

- um den verlorenen Bereich der Autonomie,
- die vermehrt abhängige Notwendigkeit,
- den Umgang mit einem verändernden Körperbild und
- dem Verlust von Körperfunktionen und Beweglichkeiten beinhalten.

Nach Wisiak sind für den Umgang mit Patienten in existentiellen Krisen folgende sechs Aspekte zu beachten:

1. Kompetenz

Neben einer fachlichen Kompetenz ist es notwendig sich auch Themen aus der Medizinpsychologie und Soziologie zuzuwenden um hier neben dem entsprechenden Wissen sein Verhalten und seine Einstellungen patientorientiert zu modifizieren.

2. Anteilnahme

Empathie bedeutet, sich in die Situation des anderen hineinversetzen zu können, ohne daß es in der Beziehung zu einem reinen Mit- und Erleiden der Situation kommt.

3. Kommunikation

Oft wird in der existentiellen Krise aus Angst, nicht passende Worte zu finden, wenig Kontakt geübt bzw. gepflegt. Neben verbalen Kommunikationswegen müssen alle Möglichkeiten der nonverbalen Interaktion eingesetzt werden; auch auf technische Hilfsmittel darf nicht verzichtet werden.

4. Soziales Bezugssystem

Die Gegenwart einer Bezugsperson ist Quelle psychischer Stabilität, diese Person muß permanent für den existentiell Erkrankten erreichbar werden. Hinsichtlich des Transfers und der Entlassung ist dafür zu sorgen, daß alle Aspekte des sozialmedizinischen Raumes ausgenutzt werden (Essen auf Rädern, Pflegegeld, Selbsthilfegruppen etc.).

5. Atmosphäre

Es bedarf mehr Individualität am Krankenbett und im Krankenzimmer. Hierbei ist es günstig, wenn aus psychohygienischen Maßnahmen auch Alltagsgegenstände des Patienten in die sterile Krankenhausatmosphäre gebracht werden.

6. Aktivitäten

Eine überbetonte Schonung sowie Passivität und Unfähigkeit des Patienten wird den Patienten vermehrt in der Regression halten. Daher sollte geachtet werden, soweit wie möglich, pflegerische und therapeutische Schritte sehr früh, wenn auch nur bedingt in die Hände des Kranken zurückzugeben.

Fragen

1. Ganz allgemeine Überlegungen zum Phänomen des Schwerkranksein.
2. Worauf sind Schwerkranke im allgemeinen nicht eingestellt?
3. Nennen Sie Belastungsmomente für das Personal im Umgang mit Schwerkranken.
4. Skizzieren Sie die sechs Aspekte im Umgang mit Patienten in existentiellen Krisen.

Literatur

1. Beckmann D, Scheer JW (1976) Sozialpsychologie der Arzt-Patienten-Beziehung. Urban & Schwarzenberg
2. Heim E, Willi J (1986) Psychosoziale Medizin, Bd 2. Springer, Berlin
3. Kochen MM (1992) Allgemeinmedizin. Hippokrates, Stuttgart
4. Wisiak UV (1991) Psychologie in der Intensivmedizin. Habilschrift, KFU Graz

Kapitel 5

Chronisches Kranksein

U. V. Wisiak

> **Lehrziel**
> Für das Entstehen einer chronischen Erkrankung wird heute ein multifaktorielles Wirken angenommen. Dabei kann es als sicher gelten, daß neben somatischpathogenetischen Faktoren auch Persönlichkeitsfaktoren sowie Verhaltens- und Umweltbedingungen für das Entstehen und das Aufrechterhalten der Erkrankung von Bedeutung sind. Gerade in der Therapie mit chronisch Kranken wird jedes medizinische Versorgungssystem immer wieder an Grenzen stoßen. Für die Betreuung und Hilfestellung bei der Bewältigung chronischer Krankheit sind daher nicht nur gute Kenntnisse aktueller und möglicher somatischer Belastungen und Veränderungen nötig, sondern es sind auch psychosoziale Probleme und Bewältigungsstrategien zu beachten. Chronische Krankheit ist kein punktuelles, einmaliges Geschehen sondern es gibt Phasen unterschiedlicher Krankheitsaktivität, Besserungen und Verschlechterungen, die schwer vorhersehbar sind. Neben einer allgemein reduzierten körperlichen Leistungsfähigkeit wird auch die körperliche Integrität von der Krankheit selbst und den Therapien mitbetroffen.

1. Biopsychosoziale Aspekte des chronisch Krankseins

Der Fortschritt in der Medizin führt zu einer Zunahme von chronisch Kranken, die durch bessere Therapiemöglichkeiten länger und besser leben können. Als die am häufigst auftretenden chronischen Krankheiten werden in der Literatur Krebs, Herzinfarkt, Niereninsuffizienz, Apoplex, Rheuma und Diabetes mellitus genannt.

Diabetes mellitus Typ I ist die häufigste endokrinologische Erkrankung im Kindes- und Jugendalter. Bis jetzt ist eine lebenslange exogene Insulinzufuhr nötig, weiters in einem gewissen Ausmaß Diät und körperliche Bewegung. Neben diesen drei Aspekten kommen noch Schulung und psychologische Betreuung als Maßnahmen der Therapie dieser chronischen Erkrankung hinzu. Regelmäßige Arztbesuche mit Laborkontrollen, neben der Substitutionstherapie, Diätbeschränkungen und Bewegungsmaßnahmen bergen eine Vielzahl somatischer und psychischer Probleme in sich. Dank des Fortschritts medizinischer Meßmethoden (HbA1c-Werte) ist es dem Arzt möglich, das Durchführen der verordneten Therapiemaßnahmen über einen längeren Zeitraum hinweg zu überprüfen. Hier werden sehr wohl Fehler oder Mängel in der Therapieführung aufgezeigt, deren Ursachen, Folgen und Konsequenzen ganzheitlich betrachtet werden müssen.

So kann z.B. ein 17jähriger Bursch, der bis jetzt eher vorbildhaft seine therapeutischen Maßnahmen selbständig durchgeführt hat, durch unerwartet hohe Laborwerte auffallen. Aufgrund der täglich durchgeführten häuslichen Kontrolluntersuchungen weiß der Jugendliche um seine schlechte Stoffwechseleinstellung.

Vereinfachte Analyse der Situation aus der Sicht des Arztes

Mögliche Ursachen: Diätfehler (Naschen), Insulindosierungsfehler, Infektionen, zuwenig Bewegung.

Folgen: Schlechte Stoffwechsellage, schlechter körperlicher Zustand des Patienten.

Konsequenzen: Korrektur des Diätfehlers und Insulingabe, mehr Bewegung, Abklärung von Krankheiten.

Vereinfachte Analyse der Situation aus der Sicht des Jugendlichen

Mögliche Ursachen: Zu den oben genannten Punkten kommt die subjektive Bedeutung dieser hinzu. Ursachen kann es dafür auf physischer, psychischer und sozialer Ebene geben. Der Patient kann aus Gusto naschen oder dies ist eine als Protesthaltung, da er in die Gemeinschaft integriert sein möchte, etc.

Folgen: siehe oben

Konsequenzen: Körperliches Unbehagen, Schuldgefühle, Forderungen und Handlungen von Ärzten, Eltern, etc.

Dieses einfache Beispiel soll die einzelnen Bedingungen der Situation ein wenig durchleuchten, wobei hier sehr deutlich wird, daß eine rein sachliche Analyse zu kurz kommen muß. Es geht darum, die entsprechende Ursache mit der persönlichen emotionalen Bedeutung für den Jugendlichen herauszufinden.

Bestehen objektive oder subjektive Abweichungen vom normalen Gesundheitszustand über Monate oder Jahre hinweg, so spricht man im allgemeinen von einer chronischen Krankheit. Diese kann völlig symptomlos verlaufen (z.B. Hypertonie), oder kann von Beginn von heftigen Schmerzen begleitet sein (Rheuma).

Als Charakteristika chronischer Krankheiten können aufgezählt werden:

1. langwieriger Verlauf,
2. Complianceprobleme,
3. Bedeutung des psychosozialen Umfeldes,
4. Herausforderung an die Ärzte,
5. Multimorbidität,
6. vage und unsichere Diagnose,
7. Copingprobleme,
8. hohe Kosten.

Jede Krankheit, aber umsomehr jede chronische Krankheit, wird einen individuellen Verlauf nehmen; trotzdem finden sich ähnliche Probleme bei den chronischen Krankheiten. So können Konsequenzen im Hinblick auf die Zukunft eines Patienten mit einer Krebserkrankung und Metastasen nicht verglichen werden mit denen eines nierenkranken Patienten, der gut dialysiert wird. Oder die Auswirkungen eines Herzinfarktes sind nicht ident mit den Auswirkungen einer chronischen Polyarthritis.

Ganz allgemein kann man sagen, daß der Patient durch die Erkrankung aus dem normalen Lebensrhythmus herausgerissen wird, und daß diese Krankheit, da sie nicht geheilt werden kann, ihn wahrscheinlich bis zu seinem Tode begleiten wird. Dadurch sind Veränderungen in der Lebensführung, aber auch im Selbstbild, im zwischenmenschlichen Kontakt, in der Freizeitgestaltung und möglicherweise im Berufsalltag gegeben. Jeder Patient wird sich über die Krankheitsentstehung und Therapie Gedanken machen.

Neben krankheitsspezifischen Belastungen gibt es Probleme und Konflikte, die sich krankheitsübergreifend beschreiben lassen. Ganz allgemein kann gesagt werden, daß es sich hier nicht um ein punktuelles Geschehen, sondern um einen irreversiblen Prozeß handelt; in diesem werden unterschiedliche Phasen auftreten, die teilweise vorhersagbar sind. So können wir als Belastungsdimensionen nennen:

1. die Antizipationsdauer, dies ist jener Zeitraum vom Auftreten der Symptome bis zur Diagnosestellung;
2. die Lebensgefährdung, wobei am ehesten bei rheumatischen Erkrankungen das Thema Tod und Sterben nicht direkt konfrontiert;
3. die Behandlung in ihrer Art, in ihrer Dauer und in ihren Auswirkungen, erinnert sei an eher aggressive Verfahren, wie Chemo- oder Strahlentherapie;
4. die Krankheitsfolgen, die in direktem oder indirektem Zusammenhang mit der Erkrankung stehen. Hervorgehoben werden: Bewegungseinschränkungen, vermehrte Schmerzzustände, psychovegetative Störungen und sichtbare körperliche Beeinträchtigungen.

Sehr häufig werden folgende Reaktionen und die daraus resultierenden psychosozialen Konsequenzen beobachtet:

1. Vorübergehende oder anhaltende Störung der Befindlichkeit (wie z.B. vermehrte Aggression, Ängstlichkeit, Labilität);

2. Absinken des Selbstwertgefühls und Selbstvertrauens;
3. Belastungen für Partnerschaft und Familie;
4. mit der Länge der Dauer ist eher eine Abnahme der Compliance in Hinblick auf das Einhalten und Durchführen notwendiger therapeutischer Maßnahmen festzustellen;
5. soziale Einengung;
6. Aufgabe des Berufes verbunden mit Status- und Einkommensverlusten.

2. Kurze Überlegungen zur Krankheitsverarbeitung

Die Abwehrkonzepte wurden 1894 von Sigmund Freud eingeführt. Abwehrprozesse sind unbewußte kognitiv erlebnisorientierte Prozesse, die dazu dienen Angst zu vermindern oder bedrohliche Effekte zu eliminieren. Die intersubjektive Realität, die Selbstwahrnehmung wird dabei verzerrt. Als wichtigster Verarbeitungsmechanismus chronisch Kranker wird die Verleugnung angesehen. Das aus der Streßforschung bekannte Copingkonzept stellt das „Wie" in den Mittelpunkt der Frage von Belastungen. Hier spielt sozusagen die Frage eine Rolle, wie eine Person eine Belastung wahrnimmt, und wie sie sie aktiv bewältigen kann. Dies ist entscheidend für die Befindlichkeit, aber auch für die physische und psychische Gesundheit. Erwähnenswert ist, daß es sich hier um einen kontinuierlich wechselseitigen Prozeß der Auseinandersetzung handelt, wo sich die Bewältigungsversuche der Problemsituation ändern und auch Veränderungen der Situation eine Rolle spielen. Somit werden emotionale Reaktionen und Bewältigungsversuche entscheidend durch Bewertungen beeinflußt, die sich im Laufe der Auseinandersetzung mit der Belastung zusätzlich verändern. Wichtig ist hierbei

1. die Bedeutung eines Ereignisses;
2. die Einschätzung der möglichen Ressourcen, sich mit dieser Situation auseinanderzusetzen und
3. die Neubewertung der Auseinandersetzung mit der Belastungssituation, die dann Rückmeldung gibt über Erfolg oder Mißerfolg.

Gerade die Copingforschung hat dazu beigetragen, daß sich die Sichtweise des Umgangs mit chronischer Krankheit in den letzten Jahren verändert hat. Der Schwerpunkt wurde auf den Prozeß der Verarbeitung oder auf die Auseinandersetzung mit der chronischen Krankheit gesetzt und nicht so sehr auf Intensität oder Häufigkeit von Belastungen. Der chronisch Kranke kann dadurch aktiv seine Situation mitgestalten und sich immer wieder an die Bedingungen, die aus der Krankheit selbst, aus der Therapie und dem sozialen Umfeld resultieren, anpassen. Für die Bewältigung chronischer Krankheiten sind u.a. Persönlichkeitsvariablen von Bedeutung. So können ein hohes Selbstwertgefühl, Selbstvertrauen, aktive Bewältigungsorientierung und soziale Kompetenz hilfreich sein. Weiters spielen soziodemographische Faktoren wie Alter, Geschlecht oder sozioökonomischer Status eine Rolle. Für das Leben mit einer schwerwiegenden chronischen Erkrankung hat die soziale Unterstützung eine wichtige Funktion. Wir können unterscheiden zwischen emotionaler, informativer, instrumenteller und evaluativer Unterstützung. Gerade in der institutionalisierten Medizin ist die soziale Stützung in Richtung Aktivierung von Selbsthilfepotential von großer Bedeutung. Unter Umständen kann aber auch soziale Unterstützung negative Auswirkungen haben; erinnert sei an eine überprotektive Haltung, wodurch noch mehr Abhängigkeit und Vorsorge entsteht, die für die Bewältigung der Krankheit nicht notwendig wäre. Für eine adäquate Krankheitsverarbeitung ist von Bedeutung:

- das Krankheitsgeschehen zu verstehen oder zu erklären;
- die Bedeutung der Erkrankung mit den Folgen und Hilfsmöglichkeiten einzuschätzen und somit das Krankheitsgeschehen mit den Folgen zu kontrollieren.

In Studien zur subjektiven Krankheitstheorie konnte gezeigt werden, daß Rheumakranke, Herz- und Krebskranke in der Ursache ihrer Erkrankung häufig auch allgemeinen Lebensstreß oder Verlustereignisse als Ursache anerkennen, hingegen Patienten mit chronischer Niereninsuffizienz viel häufiger somatische Prozesse dafür verantwortlich sehen. Wenn Menschen der Überzeugung sind, daß sie wichtige Aspekte im eigenen Leben selbst kontrollieren können (internale Kontrollübertragung) so zeigt sich, daß sie aktiver sich bemühen die Situation zu bewältigen, es zu einer höheren Lebenszufriedenheit kommt, sich eine bessere Compliance zeigt, und sie sich auch einer besseren psychischen Befindlichkeit erfreuen. Weiters ist es günstig, wenn der Betroffene seiner Krankheit positive Seiten abgewinnen kann, es bedeutet mit der Krankheit und nicht für die Krankheit zu leben.

Nach Koch, Lucius-Hoene und Stegie (1988) lassen sich fünf Grundformen des Umgangs mit chronischer Erkrankung beim Patienten feststellen:

1. Versuch, Krankheit zu verdrängen oder zu verleugnen. Hier bleibt Krankheit etwas Negatives.
2. Trotz objektiv nicht weiter durchführbarer oder sinnvoller Therapien wird die Krankheit weiterbekämpft.
3. Krankheit wird zum Mittelpunkt des Lebens, Strafe oder als Schicksal erlebt.
4. Die Krankheit wird in das Leben integriert, und es findet eine aktive Bewältigung, je nach notwendiger Belastungssituation statt.
5. Krankheit ist zerstörerisch gegen die es keine Chance gibt. Als Folge kann Depression oder Suizid eintreten.

Eine totale und somit entgültige Überwindung aller Belastungen, die direkt und indirekt mit einer Krankheit verbunden sind, oft verbunden mit Rezidiven, die eine Verschlechterung des Symptomatik mit sich bringen, wird nicht möglich sein. Die Auseinandersetzung wird einem Adaptationsprozeß gleichen, der unterschiedlich verlaufen wird. Neben der realistischen Einschätzung wird entsprechend der Rehabilitation und Nutzung vielfältiger Kompensationswege das Leben mit der Krankheit erleichtert.

Ob ein Coping Versuch adäquat war, kann nur an den Auswirkungen auf die tägliche Lebensqualität gesehen werden. Sich in das Schicksal zu finden oder extrem abzuwehren, kann in einer bestimmten Situation die einzige Überlebensmöglichkeit sein, langfristig ist eine solche Strategie von weitem negativen Ausmaß.

Hat sich ein Kranker eine Hypothese über seine Krankheitsentstehung gemacht, so ist es sehr wahrscheinlich, daß er sich selektiv in Richtung auf das Vorhandensein bestätigender Informationen, verhält. Er besitzt ein Gedankensystem für einen pathophysiologischen Prozeß, den er selbst schwer beeinflussen kann und der durch verschiedene Bedingungen (z.B. Umwelt) beeinflußt wird. Aufgabe ist es daher, nicht nur das Symptom zu entschlüsseln, sondern darin auch einen Lernprozeß zu verstehen, der die Beschwerden in Gang gebracht hat und diesen Prozeß aufrecht hält. Neben dem somatischen Krankheitsprozeß kann sich auch das Krankheitsverhalten chronifizieren, wobei nach Wooley et al. (1978) folgende Verhaltensweisen auftreten können:

- vermehrtes Fordern von Fürsorge und Aufmerksamkeit, mehr Therapiemaßnahmen;
- Präsentation von Hilflosigkeit, Untätigkeit, Nichtannehmen von Lösungsschritten bei Problemen;
- Unterwerfung und Fügsamkeit dem Arzt gegenüber – verdeckte Feindseligkeit;
- verdeckte und offene Autoaggression;
- Streitlust, Ausspielen von professionellen Helfern – unangepaßtes kindliches Verhalten.

3. Zum Umgang mit chronisch Kranken

Psychosoziale Betreuung kann nicht nur alleine in den Händen von Professionisten liegen, sondern muß sehr wohl auch diejenigen miteinschließen, die tagtäglich mit dem Kranken und seiner notwendigen Therapie konfrontiert sind.

Wie mit moribunden Patienten ist es auch bei chronisch Erkrankten notwendig ihnen entsprechende Aufklärung und Information zukommen zu lassen. Auch geht es bei chronisch Kranken sehr oft um eine Verhinderung von Schaden und Leid. Einen chronisch Kranken zu begleiten bedeutet, die zunächst von ihm gewählten Umgangsformen zu akzeptieren und entsprechend den Kenntnissen der medizinischen Möglichkeiten und des Verlaufs der Erkrankung auf neue adäquate Umgangsformen hinzuweisen. Gerade chronisch kranke Patienten müssen auch in der Terminalphase begleitet und betreut werden. Hier wird es nicht nur um psychische Stützung gehen, sondern es ist auch auf Probleme und Schwierigkeiten der Therapie und Pflege hinzuweisen (z.B. Decubitus-Prophylaxe). Die Literatur und eigene Erfahrungen zeigen immer wieder, daß viele chronisch Kranke in ihrem eher aussichtslosen Kampf auch auf alternative Methoden zurückgreifen. Stehen sie nicht in Kontraindikation mit den üblichen therapeutischen Maßnahmen, so können sie im Sinne einer Placebowirkung von großer Wichtigkeit werden.

Eine notwendige Beendigung des Arbeitsprozesses kann beim Patienten zu schweren Identitätskrisen führen. Ist ein Patient eher ein Kämpfertyp, so ist es im allgemeinen günstiger, ihn im Arbeitsprozeß zu lassen, oder wenn dies nicht möglich ist, ihn zumindest nur kurzfristig aus dem Arbeitsprozeß herauszunehmen.

Im allgemeinen benötigt ein chronisch kranker Mensch die kontinuierliche Betreuung durch einen Arzt sowie häufig auch neben der notwendigen Therapie eine vermehrte Pflege. Subjektive Beschwerden (Schmerzen, Unwohlsein etc.) und objektive Fakten (Blutdruck, Blutzucker) bestimmen die Häufigkeit der Praxisbesuche. Viele der sogenannten ärztlich angeordneten Kontrollen sollen primär vom Patienten selbst durchgeführt werden und nicht immer nur an eine Fachperson delegiert werden. Es zeigt sich, daß viele Patienten nicht nur an einer sondern an mehreren Krankheiten gleichzeitig leiden.

Wird ein Patient an verschiedene Spezialisten überwiesen und erhält dadurch verschiedenste notwendige therapeutische Maßnahmen, so bedarf dies einer entsprechenden Koordination, um zum richtigen Zeitpunkt die entsprechende Handlung zu setzen. Im allgemeinen kommen solche Aufgaben dann primär einem Hausarzt zu.

Kranksein bedeutet, sich mit der Krankheit auseinanderzusetzen, sich mit ihr zu arrangieren und mit ihr zu leben.

Eine Verschlechterung der Situation kann es im Terminalstadium geben. Die Belastungen für den Patienten lassen sich charakterisieren durch:

1. Einschränkung des Wohlbefindens und der körperlichen Integrität;
2. Vorhandensein von realer Abhängigkeit und Hilflosigkeit;
3. Neuanpassung durch Veränderung von vertrauten Rollen und Aktivitäten;
4. Änderung von Zukunftsplänen und Selbstkonzept;
5. Auftreten von emotionalen Labilitäten bzw. Drohung der Instabilität.

Auch der Arzt, der mit chronisch Kranken zu tun hat, wird tagtäglich sein eigenes Versagen erleben müssen, da in unserem Kulturkreis primär medizinisches Handeln auf Heilen und Lebensverlängerung ausgerichtet ist. Somit wird bei jeder lebensbedrohlich chronischen Erkrankung der Arzt verunsichert, da der Krankheitsverlauf schwer vorhersagbar ist. Hierbei werden auch beim Arzt oder bei den Betreuern selbst Ängste, gerade in Hinblick auf den Tod, aktiviert.

3.1 Familie und Krankheit

Die meisten chronisch Kranken werden in der Familie von engen Angehörigen betreut, große psychische, ökonomische und soziale Belastungen ergeben sich für das ganze Familiensystem. Eine sehr anschauliche Analyse der Alltagssituation mit Möglichkeiten der Bewältigung zeigt R. Welter-

Enderlin (1989) bei Familien mit chronischer Polyarthritis. Bei den interviewten Familien verfügt jedes befragte Familienmitglied über eine Laientheorie, die eine Erklärung zur Entstehung der Erkrankung gerade zu diesem Zeitpunkt unter bestimmten Bedingungen beinhaltet. Diese Laienannahmen sind für den Umgang mit der Krankheit und dem Alltag von großer Wichtigkeit, da sie auch eine Art Orientierungshilfe (Weizsäcker) sind.

Je konkreter und handlungsorientierter Familienmitglieder sind, desto eher lenken sie in Zeitpunkten, wo es beim betroffenen Erkrankten um existentielle Themen geht, auf konkrete Hilfsanbote, die sie ihnen auch im Falle von Krankheitsverschlechterungen geben.

Für Eltern von chronisch kranken Kindern ist es oft eine sehr belastende Frage, ob, wann und wie sie mit der sozialen Umwelt über die Krankheit sprechen sollen. Freunde, Schule und Freizeitpartner benötigen entsprechende Erklärungen und auch Hilfestellungen, um einer sozialen Isolierung vorzubeugen und dem kranken Kind Chancen und Wege zu öffnen. Doch innerhalb der Familie können zuviel Verantwortung, Bevorzugung des Kranken bei gleichzeitig geringer Beachtung der anderen gesunden Geschwister zu Schuldgefühlen und Spannungen führen. Die oft beobachtete überprotektive Haltung kann als Versuch gesehen werden, mit der veränderten Situation umzugehen. Die traditionelle Geschlechterrolle kann zu einer engen Bindung zwischen Kind und Mutter führen, wobei der Vater immer weiter ausgegrenzt wird. Einige Autoren sprechen hier von einem eher generellen Merkmal von Familien mit chronisch kranken Kindern.

Die engen Bezugspersonen sollen stützen und helfen, sie bedürfen gerade bei Diagnosestellung in den Anfangszeiten selbst psychischer Stützung um sich der neuen Situation anzupassen und daraus entsprechende Hilfe dem kranken Angehörigen angedeihen lassen.

3.2 Psychologische Beratung und Psychotherapie

Die Beratung braucht auch die Auseinandersetzung mit konkreten gegenwärtigen und zukünftigen Alltagsproblemen. In der Psychotherapie wird oft primär die symbolisch emotionale Auseinandersetzung mit den beiden Polen Krankheitsverständnis und Coping (Reiss 1981) gefördert und die konkrete Auseinandersetzung peripher beachtet. Hier ist die konkrete Ebene mit Schwerpunkttätigkeiten in den Vordergrund zu schieben auf Kosten des Verbalisierens von Befindlichkeiten. Dies sollte nicht die Zukunft und Emotionen ausschließen, sondern neben dem Konfrontieren mit dem Alltag und den dort auftretenden Problemen, zum Finden von konkreten Lösungen und Verbesserungen der Hier- und Jetztsituation führen und auch das Sprechen über Ängste, Hoffnungslosigkeit, Zukunft und Tod beinhalten. Dies wird sehr anschaulich in dem Satz aus Maxi Wanders (1981) „Leben wäre eine prima Alternative" deutlich, der lautet: „Ich will nicht ständig an meine Angst denken, wie ich auch nicht ständig an den Tod denke."

Falldarstellung. Im Rahmen eines Schulungswochenendes mit verschiedenen Schwerpunkten in der modernen Diabetestherapie kam im psychologischen Bereich auch das Thema „Umgang mit der Erkrankung" vor. Zu dieser Gesprächsrunde fand sich ein Ehepaar mit ihrer 9jährigen Tochter ein. Vom Äußeren war bereits die sehr gepflegte und teure Kleidung der einzelnen Familienmitglieder auffallend, auch wurde ein Sitzplatz in der Nähe der Psychotherapeutin seitens der Mutter gewählt, Vater und Tochter folgten eher der Aufforderung der Mutter. Während des Gesprächs beteiligte sich die Frau sehr tief, war bereit, vieles zu reflektieren und Persönliches den anderen, meist unbekannten Eltern und Kindern, mitzuteilen. Sie berichtete von dem anfänglichen Schock (teilweise von sichtbarer, emotionaler Berührung begleitet) und dem sehr rasch gefaßten notwendigen Entschluß, daß es um ein Handeln, Informiertsein und aktives Bewältigen geht. Sie selbst hat noch während des stationären Aufenthaltes neben der entsprechenden Routineschulung viel Literatur besorgt, um ausreichend informiert zu sein.

Auch heute noch nach 3 Jahren lasse sie keine Schulung oder Veranstaltung, die das Thema „Juveniler Diabetes" beinhaltet, aus. Wobei aufgrund ihres sehr guten finanziellen Hintergrunds sie auch keine Anfahrtswege und damit verbundenen Kosten scheute. Vom Wissen her hat sie sich zu einem Laienprofi für dieses Fachgebiet entwickelt; ihre Erkenntnisse umfaßten einen ganzheitlichen Sinn der Medizin. Sie hatte, bevor die Tochter noch aus der stationären Behandlung entlassen wurde, einen mehrmonatigen Speiseplan unter Berücksichtigung neuester ernährungswissenschaftlicher Erkenntnisse ohne Hilfe einer Diätassistentin erstellt. Für die meisten galt diese Frau als Vorbild, und auch in den Gruppensitzungen bekam sie viel positives Feedback. Neben ihrer persönlichen äußeren Attraktivität verfügte sie über ein sehr gewandtes soziales Geschick. Der Gatte nahm eher passiv an dem Geschehen teil und beantwortete nur direkt an ihn gerichtete Fragen. Die Tochter zeigte sich eher verschlossen, und wenn sie sprach, so war dies sehr leise. Die jedem Schulungsteilnehmer gebotene Gelegenheit der persönlichen Aussprache bzw. Terminvereinbarung nutzte diese Familie und bat um einen Termin an unserer Klinik. Hier war auch eher die Frau sprechdominant, wobei der Mann aktiv eingriff und bald mitteilte, daß er aufgrund seiner beruflichen Verpflichtungen die Obhut seiner Kinder der Ehefrau übergab. Er komme an die Klinik zur Beratung, wenn es notwendig sei. Um nicht zuviel Schulzeit der Tochter in Anspruch zu nehmen, achtete die Mutter sehr genau, daß eine Koordinierung der psychologischen Beratung mit der Routineuntersuchung an der Kinderklinik möglich war. Die Tochter, direkt angesprochen auf ihren persönlichen Umgang mit dem Diabetes mellitus, antwortete hier im kleinen Rahmen frei und meint, daß es ihr ganz gut gehe. In der ersten Beratung an unserer Klinik stellte die Mutter sehr deutlich fest, daß es sich hier nicht um eine Therapie im engeren Sinne handelt. Die Mutter hatte immer wieder Ängste, ob die Tochter wohl richtig mit der Spritze umginge. Obwohl sie dies beherrschte und die Mutter täglich kontrollierte, war es ihr noch nicht möglich, dies ganz in die Hände ihrer Tochter zu geben. Nach kurzen gemeinsamen Überlegungen bezüglich selbständiger therapeutischer Schritte wurde diese Behandlung beendet und die Familie, respektive die Frau, meldete sich telefonisch nach ungefähr einem halben Jahr wieder. Sie wirkte schon am Telefon etwas zerstört und machte einen Termin aus. Der behandelnde Diabetologe hat der Mutter vorgeschlagen, die Tochter doch in ein Schulungs- und Ferienlager für diabetische Kinder zu schicken. Ihr selbst fiel es sehr schwer, ihr Kind dort hinfahren zu lassen, da sie meinte, es könnte doch etwas passieren. In einem kurzen Beratungsgespräch gewann die Frau die Überzeugung, daß die Tochter fahren sollte. Nach einiger Zeit meldete sich die Mutter und teilte mit, daß sie eher depressiv sei, da die Tochter ja auf Ferienlager sei, sie hätte für sich selbst größere Probleme und leide vermehrt unter Einschlafstörungen. In einer Krisenintervention wurde mit ihr der Aspekt des Loslassens und der Selbständigkeit ihrer Tochter besprochen. Auffallend war, daß sie ihr gesundes Kind, einen Buben, der eineinhalb Jahre jünger ist, vollkommen aus dem Beratungsgespräch herausgelassen hat. Sie selbst konnte sich nach der Krisenintervention gut in den Alltag integrieren und die Tochter konnte hinsichtlich des Diabetes und ihrer Entwicklung mehr Freiräume gewinnen.

In einer Katamnese nach 1 1/2 Jahren konnte festgestellt werden, daß keinerlei Symptome aus der damaligen Krise sich wieder gezeigt haben.

Eine wichtige Quelle für psychische und physische Integrität ist eine positive Grundstimmung, die hilft, die tiefen Wogen des Alltags mit unvorhersehbaren Krankheitsverläufen zu überwinden. Patienten und Angehörigen gibt Welter-Enderlin folgende thesenartige Aufforderungen:

1. weder immer über die Krankheit reden noch sie verschweigen;
2. die guten Zeiten nutzen;
3. durch Informationen Unsicherheiten abbauen;
4. der Isolation entgegenwirken;
5. selbständig bleiben.

Professionellen Helfern gegenüber werden folgende Empfehlungen gegeben:

1. Patient und Angehörige haben ein Recht auf klare und vollständige Information.
2. Laientheorien sind als Hilfe zum Leben mit der Krankheit und als Handlungsgrundlage ernst zu nehmen.
3. Laienmodelle sind Teil des Bewältigungsprozesses.
4. Vorsicht hinsichtlich „Psychotherapiebedürftigkeit".
5. Angehörigen Platz geben und lassen.
6. Das Lernen lernen.
7. Adäquate Beratungsmodelle entwickeln.

Die Aufgabe des Therapeuten ist trotz Verschiedenheit der Patienten und der Probleme im wesentlichen in allen Fällen dieselbe: der Therapeut soll helfen, im Rahmen der chronischen Erkrankung die bestmögliche Lebensqualität zu erlangen. Neben den physischen Beeinträchtigungen können als Folge auch Störungen unter anderem im kognitiven, sensorischen und motorischen Bereich auftreten. Daher bedarf es einer multidisziplinären Zusammenarbeit verschiedener Berufsgruppen, deren Aufgabe es ist, die einzelnen Teilziele zu verwirklichen, um dem Gesamtziel, nämlich eine gute Lebensqualität zu erreichen, näher zu kommen.

Daher ist in der Behandlung darauf zu achten, daß selbständiges Verhalten gefördert wird und Vermeidungstendenzen eliminiert werden. Sturm und Zielke (1988) haben folgende Ziele der verhaltensmedizinischen Behandlung chronischer Erkrankungen aufgeführt:

1. Aufbau von Selbsthilfemöglichkeiten im Umgang mit der Krankheit;
2. gezielte Inanspruchnahme medizinisch notwendiger Maßnahmen und Förderung der Selbstverantwortung und Selbstkontrolle bei Abbau von unnötigen Wiederholungsuntersuchungen bzw. Medikamentenmißbrauch;
3. nach fachlicher Beratung eigenständige Änderungsaktivität;
4. Verzicht auf Aufmerksamkeit und Fürsorge durch bekannte Rollen;
5. Selbstverantwortung und Aufbau positiver Konsequenzen für eine Besserung.

Das häufigste und schwierigste Problem mit dem Therapeuten immer wieder konfrontiert sind, ist die geringe Motivation des Patienten. Der Kranke ist ja tagtäglich mit seiner Krankheit konfrontiert und hat die therapeutischen Maßnahmen durchzuführen. Daher ist die Kooperation des Patienten absolut nötig; es gibt viele Gründe für eine geringe Motivation, erwähnt seien unter anderem

- keine wirklich bedeutsame Verbesserung der Situation sondern vielmehr Gleichbleiben einer Verschlechterung;
- die Therapie und der sich damit einstellende Erfolg sind langsam, schwierig, bisweilen mit Schmerzen verbunden;
- die Behandlungsmaßnahmen sind aversiv und haben unangenehme Begleitsymptome;
- der Kranke muß Dinge, die er vorher beherrscht hat, jetzt mühsam wieder erlernen.

4. Zusammenfassung

Die Erkrankung erfordert ganz bestimmte Fertigkeiten und Tätigkeiten, die kontinuierlich durchgeführt werden müssen, damit eine bestimmte Lebensqualität aufrechterhalten wird und soweit wie möglich Verschlechterungen und weitere Komplikationen ausgeschlossen sind.

Es ist Aufgabe der Rehabilitation in interdisziplinärer Zusammenarbeit Sorge dafür zu tragen, daß Verluste kompensiert werden, und daß der Kranke notwendige neue Fertigkeiten sich aneignet. Dies kann nicht als ein punktuelles Geschehen verstanden werden, sondern bedarf einer prozeßhaften Ansicht.

Anfangs ist es sicherlich nötig die vorhandene Kapazität des chronisch Kranken zu beurteilen, um daran kompensatorische Möglichkeiten zu erarbeiten, damit der Patient wieder zu einem möglichst unabhängigen Leben mit bestmöglicher Qualität kommt. Oft müssen Motivationsprobleme, auch wenn eine gute Rehabilitation erfolgt ist, bearbeitet werden. Erinnert sei an die neuen notwendigen therapeutischen Maßnahmen, die der chronisch Kranke tagtäglich alleine mehrmals durchführen muß, die nur langsam verbunden mit Unannehmlichkeiten wirken. Sie sind für ihn belastend und motivieren eher zu Meidungsverhalten.

Fragen

1. Wie heißen die häufigsten chronischen Krankheiten und wodurch sind sie charakterisiert?
2. Zum Umgang mit chronisch Kranken.
3. Ziele und Wege psychotherapeutischen Handels bei chronisch Kranken.

Literatur

1. Freud S (1970) Psychologische Schriften. Fischer, Frankfurt
2. Koch U, Locius-Hoene G, Stegie R (Hrsg) (1988) Handbuch der Rehabilitationspsychologie. Springer, Berlin

3. Reiss D (1981) The family's construction of reality. Harvard University Press, Cambridge
4. Sturm J, Zielke M (1988) Chronische Krankheitsverhalten – die klinische Entwicklung eines neuen Krankheitsparadigmas. Praxis der Klinischen Verhaltensmedizin und Rehabilitation 1: 17–27
5. Wander M (1980) Leben wär' eine prima Alternative. Leichterhand, Neuwied
6. Weizsäcker V v (1950) Der Gestaltkreis. Thieme, Stuttgart
7. Welter-Enderlin R (1989) Krankheitsverständnis und Alltagsbewältigung. Psychologie Verlags-Union, München
8. Wooley SC, Blackwell B, Winget C (1978) A learning theory model of chronic illness behavior: theory, treatment, and research. Psychosomatic Medicine 40: 379–401

Weiterführende Literatur

1. Angermayer MC, Döhner O (Hrsg) (1981) Chronisch kranke Kinder und Jugendliche in der Familie. Enke, Stuttgart
2. Broda M, Muthny F (1990) Umgang mit chronisch Kranken. Thieme, Stuttgart

Kapitel 6

Sterben und Tod

U. V. Wisiak

> **Lehrziel**
> Im Erwachsenenalter wird man sich gedanklich mit Sterben und Tod in unterschiedlicher Intensität auseinandersetzen. Die Konfrontation mit dem fremden sowie dem eigenen Tod, Beschwerden, unheilbare Erkrankung und Alterungsprozess werden immer wieder zum Daseinsthema werden. Aufgabe soll es sein, unter Bewahrung der Identität seine eigene Sterblichkeit zu akzeptieren. Dies kann nur aus einem Entwicklungsprozeß heraus verstanden werden, indem sich jeder einzelne aktiv darum bemüht. Die Einstellung zum Tod und Sterben hängt im wesentlichen von einer im Rückblick positiven Lebensbilanz ab. Sie kann für einen Menschen ein neues und persönliches Ereignis sein und soll nicht verallgemeinert oder abstrakt gesehen werden. Die folgenden Ausführungen können die persönliche Auseinandersetzung mit diesem existentiellen Thema nicht ersetzen.

1. Entwicklung des Fachgebietes

Über Jahrhunderte hinweg finden wir in der Literatur und darstellenden Kunst eine Bearbeitung des Themas Tod und Sterben. War es bis zur Zeit des letzten Weltkrieges Sitte, daß Verstorbene im Kreise ihrer Familie aufgebahrt wurden und man Rituale wie Totenwache und Gebet neben dem Leichnam vollzog, so ist hierfür am Ende des 20. Jahrhunderts kein Platz mehr. Tod und Sterben haben ebensowenig Platz in der Familie wie die Geburt; diese Ereignisse werden aus familiären Bezugssystemen herausgenommen, indem man Menschen zum Sterben und zur Geburt in das Krankenhaus schickt. Obwohl Tod und Sterben sich tagtäglich ereignen, sind sie zum Tabu geworden. Sieht man sich z.B. Todesanzeigen durch, so wird der Tod als solcher eher nicht genannt und man nimmt gebräuch-

liche Formulierungen wie Heimgang, Dahinscheiden, Entschlafen, etc. ...
In den Massenmedien wird tagtäglich über Sterben und Tod berichtet,
ohne daß dies zu einem unmittelbar erfahrbaren Leiden wird. In Spezialeinrichtungen und mit Spezialisten wird versucht diesem Thema zu begegnen; es müssen Hospize eingerichtet werden mit eigens ausgebildeten
Fachleuten oder Laien, die sich dieses Themas annehmen.

Für eine wissenschaftlich-psychologische Beschäftigung mit der Todesthematik, wie sie seit der zweiten Hälfte unseres Jahrhunderts stattfindet,
sind folgende Punkte von Bedeutung:

1. Trotz moderner medizinischer Behandlungsmöglichkeiten steigt die Zahl alter, kranker und pflegebedürftiger Menschen. Somit treten vermehrt psychosoziale Probleme auf,
2. ganz besonders von unheilbar Kranken und Sterbenden (HIV-Virus).
3. Dies hat zu viel Kritik geführt und unterschiedliche Bewegungen im Umgang mit Schwerstkranken und Sterbenden (Sterbebeistand, Sterbebeihilfe, Hospizbewegung etc.) in Gang gesetzt.

Im Jahre 1896 hat Scott ein anthropologisch orientiertes Referat über das Thema Sterben vorgelegt, wo auch die Ergebnisse einer Fragebogenuntersuchung mitgeteilt werden. Hier können die ersten empirischen Beiträge zur Thanatopsychologie trotz methodischer Fehler gesehen werden. Im Behaviorismus war das Thema Tod und Sterben nicht aktuell. Auch in der Psychoanalyse werden nur Impulse zur Beschäftigung der Todesthematik geliefert. So gelang es den tiefenpsychologisch orientierten Forschern nicht mit ihren Arbeiten über den Todestrieb große Bedeutung zu gewinnen. Durch die sogenannte kognitive Wende der Sozialpsychologie wurde dem Thema Tod und Sterben mehr Raum gegeben. Sicherlich sind viele der Anstöße aufgrund der notwendigen Frage der praktischen Relevanz entstanden, auch hat man in dieser Zeit begonnen, sich mit Fragen des Alterns und Altseins auseinanderzusetzen. Nach Beendigung des II. Weltkrieges wurde in Amerika die Veteranenversorgung zu einer Hauptaufgabe klinischer Institutionen. Hier gab es Menschen, die betreut werden sollten, die sehr wohl mit Tod und Sterben bei sich selbst, aber auch bei anderen konfrontiert waren. Weiters war bedeutsam, daß im amerikanischen Magazin „Time" die Arbeit der Psychoanalytikern Elisabeth Kübler-Ross über Krebskranke vorgestellt wurde. Zu Beginn der 70er Jahre sind dann erstmals entsprechende Monographien erschienen (Kastenbaum und Aisenberg 1972; Kastenbaum und Costa 1977), im deutschsprachigen Raum seien Wittkowski, Ochsmann, Spiegel-Rösing genannt.

2. Definition des Gebietes und wichtige Begriffe

Für die Psychologie des Todes müssen verschiedene Menschenbilder und Wissenschaftskonzepte herangezogen werden. Grundsätzlich unterscheidet sich das Erleben und Verhalten gegenüber Sterben und Tod einschließlich des Sterbeprozesses nicht von anderen Modalitäten menschlichen Erlebens und Verhaltens. Das Gebiet der Sterbepsychologie wird von Wittkowski wie folgt definiert:

„Die Thanatopsychologie hat das Verhalten und Erleben des Menschen zum Gegenstand, das einerseits durch das Wissen um die eigene Endlichkeit und die Begegnung mit Sterben und Tod ausgelöst wird, und das andererseits durch somatische Veränderungen in der Endphase des Lebens bestimmt ist."

2.1 Zum Begriff „Sterben und Tod"

Die Begriffe Sterben und Tod müssen auseinandergehalten werden, beide kann man auch in bezug auf die eigene Person oder auf andere Personen hin unterscheiden. Im Alltag werden die Begriffe Sterben und Tod angeblich auseinandergehalten. Sprechen wir von einem schönen Tod des Menschen, so meinen wir eigentlich ein schönes und ruhiges Sterben dieses. Der Prozeß des Sterbens, der ja noch Teil des Lebens ist, ist abzugrenzen vom Tod im Sinne eines nach dem Sterben.

Die thanatopsychologische Forschung befaßt sich sowohl mit dem Menschen in der Endphase des Lebens, als auch mit den von seinem Tod noch weit entfernten Menschen. Sie beschäftigt sich darüber hinaus auch mit dem nur mittelbar von Tod und Sterben betroffenen Menschen, etwa Angehörigen von Sterbenden.

2.2 Forschung und Thanatopsychologie

Die Thanatopsychologie unterscheidet sich von den meisten anderen anwendungsbezogenen Teilgebieten der Psychologie durch:

- den Forschungsgegenstand an sich,
- den Entwicklungsstand als wissenschaftliche Disziplin und
- den Stellenwert ethischer Fragen.

Jedoch ist empirische Forschung in der Thanatopsychologie nicht leicht, da sich hier sehr wohl moralisch, ethische Fragen stellen. Die Thanatopsychologie ist ein Gebiet, wo Grundlagenforschung betrieben werden soll. Es geht um folgende Fragen:

1. Welche Theorien gibt es zur Thanatopsychologie?
2. Wie entwickelt sich bei Kindern eine Todesvorstellung?
3. Von welchem Alter an können Kinder Angst vor dem Tod haben?
4. Wie erlebt ein alter Mensch seinen bevorstehenden Tod?

2.3 Todeskonzept

Ein Todeskonzept bezeichnet die Gesamtheit aller kognitiven Bewußtseinsinhalte, die einem Menschen zur Beschreibung und Erklärung des Todes zur Verfügung stehen. Somit beinhaltet es eine kognitive Komponente, an der Wahrnehmung und Denken beteiligt sind, und eine emotionale Komponente. Anhand eines Beispiels wird das Erleben des Todes bei Kindern in einem mehrdimensionalen Konzept dargestellt.

Die Erforschung der Entwicklung des kindlichen Todeskonzeptes hat in den letzten 10 Jahren einen breiten Aufschub erlebt. Sicherlich ist es hier primär darum gegangen pädagogischen Interessen nachzukommen. Wenn wir über das Todeskonzept bei einem gesunden Kind Bescheid wissen, so können wir dies sinnvoll in der Betreuung unheilbar kranker und sterbender Kinder einsetzen. Ein Todeskonzept kann die Gesamtheit aller kognitiver Bewußtseinsinhalte (Vorstellungen, Begriffsbild) beinhalten, die zur Beschreibung und Erklärung des Todes zur Verfügung stehen. Bereits Ende der 30er Jahre hatte Silvia Anthony ein Buch vorgestellt, in dem sie 128 Kinder im Alter zwischen 3–16 Jahren untersucht hat. In ihrer Untersuchung ging es einerseits um die Definition des Wortes Tod, andererseits um Geschichtenanfänge, die laut vorgelesen wurden und vollendet werden mußten. Folgende Kategorien für das Wort Tod wurden gemacht:

1. Offenkundiges Nichtverstehen des Wortes.
2. Interesse an dem Wort, jedoch die Verbindung mit falschen oder eingeschränkten Konzepten.
3. Verstehen des Wortes, möglicherweise mit Zusammenhängen, die nicht logisch oder biologisch bedeutsam sind oder auch nicht spezifisch für Menschen sind.
4. Zutreffende Kennzeichnung wesentlicher Aspekte, die jedoch nicht umfassend sind.
5. Allgemein logisch-biologisch richtige und allumfassende Definition.

Allgemein läßt sich zu den Ergebnissen sagen, daß sich das Konzept vom Tod in einer Weise verändert, die von 1–5 schrittweise erfolgt. Auch war eine positive Beziehung zwischen chronologischem Alter des Kindes und Reifegrad des Todeskonzeptes erkennbar. Beim Geschichtenvollenden zeigt sich, daß häufig totbezogene Inhalte kommen, wobei der Tod entweder als Trennung oder als Einsamkeit gesehen wird, aber auch als Folge aggressiver Gewalteinwirkung. Auch findet man sehr oft Äußerungen bei Kindern, die vom magischen Denken geprägt sind.

Eine weitere wichtige Arbeit stammt von Maria Nagy aus dem Jahre 1948. Die Ergebnisse hat die Autorin in drei Stufen dem Alter entsprechend zusammengefaßt; auf Stufe eins 3–5jährige; diese sehen den Tod als Fortsetzung des Lebens auf einem niedrigen Niveau bzw. als reduziertes Leben. In der Stufe zwei (5–9 Jahre) wurde der Tod personifiziert und als von außerhalb vom Organismus herwirkende Kraft gesehen, der nicht alle Menschen unterworfen sind. Stufe drei (9–10 Jahre) sehen den Tod universell, unvermeidlich und endgültig.

Es ist sinnvoll, sich das Todeskonzept als ein mehrdimensionales Konzept vorzustellen und differenzierte Aussagen über Entwicklungsprozesse zu machen. So hat z.B. Kane (1979) folgende 10 Komponenten aufgezählt:

1. Verständnis
2. Trennung
3. Immobilität
4. Irreversibilität

5. Kausalität
6. Dysfunktionalität
7. Universalität
8. Insensitivität
9. Aussehen
10. Personifizierung.

Zieht man verschiedene Subkomponenten und das biologische Alter in Betracht, zeigt sich, daß bei jüngeren Kindern zwischen dem 3.–5. Lebensjahr ein Verständnis eines reifen Todeskonzeptes fehlt. Bevor Kinder verstehen, daß der Tod unvermeidlich und universell ist, denken sie, daß der Tod durch bestimmte Verhaltensweisen vermieden werden kann, oder auch, daß bestimmte Menschen nicht von ihm betroffen werden. Es kann heute als sicher gelten, daß die meisten Kinder zwischen dem 3.–5. Lebensjahr verstehen, daß einige Menschen (gerade Alte) sterben müssen. Im Alter zwischen 6–8 vollzieht sich dann ein weiterer Schritt in der Entwicklung. Hier zeigt sich schon ein eher reifes Todeskonzept. Im Alter zwischen 9 und mehr Jahren verfügen die meisten Kinder über ein richtiges Todeskonzept, d.h. sie können logische und biologische Kennzeichen der einzelnen Subkonzepte des Todeskonzeptes angeben. Das Konzept Tod mit Blick auf den Mensch über das Tier kann früher verstanden werden als Tod mit Blick auf Pflanzen oder unbelebte Objekte, am schwersten für ein Kind zu begreifen scheint der Tod mit Blick auf unbewegliche, unbelebte Objekte zu sein.

2.4 Angst vor Tod und Sterben

Einen guten Überblick über die Entwicklung emotionaler Aspekte des Todeskonzeptes zu geben, ist kaum möglich. Vieles weist darauf hin, daß Angst mit zunehmendem Alter bzw. kognitivem Entwicklungsstand stärker mit Tod und Sterben verknüpft wird.

Wir unterscheiden zwischen Todesangst und Angst vor dem Tod. Todesangst ist eine subjektiv erlebte aktuelle Bedrohung des eigenen Lebens (wie z.B. bei drohendem Flugzeugabsturz, Zusammenprall zweier Autos oder Hinrichtung). Bei der Angst vor dem Tod handelt es sich um die antizipierende Auseinandersetzung mit der Bedrohung des Lebens ohne akute Gefährdung. So kann der Tod eines Angehörigen das Bewußtsein der eigenen Endlichkeit intensivieren und Angst vor dem eigenen Tod und/oder dem eigenen Sterben auslösen. Diese Angst vor dem Sterben und/oder dem Tod richtet sich auf einen noch nicht bestimmbaren Zeitpunkt. Todesangst ist auch mit einem sehr viel höheren Erregungsniveau verbunden als die Angst vor dem Tod. Erstere kann man eher als Zustand (state), letztere eher als zeitlich stabiles und daher überdauerndes Merkmal im Sinne eines trait Merkmals verstehen. Untersuchungen zeigen, daß es sich bei der Angst vor Tod und Sterben um eine zeitlich stabile Disposition handelt, die durch aktuelle Stimulation kaum beinflußbar ist. Bei der Angst vor Tod und Sterben handelt es sich letztlich um ein multidimensionales Konstrukt.

Theoretisch denkbare Dimensionen der Angst vor Tod und Sterben sind:
1. Angst vor dem körperlichen Leiden,
2. Angst vor dem Verlust der persönlichen Würde,
3. Angst vor Demütigung und Erniedrigung,
4. Angst vor Einsamkeit,
5. Angst, wichtige Ziele aufgeben zu müssen,
6. Angst vor den Folgen, die der eigene Tod für den nächsten Angehörigen hat,
7. Angst vor Bestrafung,
8. Angst vor dem Sterben anderer Menschen,
9. Angst vor dem Nichtsein bzw. Unbekanntem,
10. Angst vor Vernichtung des eigenen Körpers,
11. Angst vor dem Tod anderer Menschen,
12. Angst vor Toten bzw. den Merkmalen eines Leichnams.

2.5 Sterbeprozeß

Die Übergangsphase vom Leben zum Tod nennt man Sterbevorgang. Phasen des Sterbens können dem Leben zugeordnet werden, sie sind Teil des Lebensprozesses. Wie gut oder schlecht sich jemand in dieser Phase seines Lebens verhält, und sie für sich lösen kann, hängt von seinen persönlichen Lebens- und Lerngeschichten ab. Je älter man wird, desto mehr Möglichkeiten und Notwendigkeiten ergeben sich, sich von Orten, von Freunden und anderen Menschen zu verabschieden. Auch in jungen Jahren lernt man bereits Schmerz und Verlust kennen. Je bewußter jemand in seinem Leben Abschiednehmen erlebt und verarbeitet hat, umso eher und umso besser wird er auf diesen Lebensabschnitt vorbereitet sein.

Als Kennzeichen für den Beginn des Sterbeprozesses kann nach Kastenbaum gelten:
1. das Erkennen der Fakten durch den Arzt;
2. die Mitteilung der erkannten Fakten an den Betroffenen;
3. das Erkennen und Akzeptieren der Mitteilung durch den Betroffenen;
4. die Unmöglichkeit, das Leben zu erhalten.

Wird die begriffliche Kennzeichnung des Sterbenden nicht ausschließlich auf Patienten bezogen, sondern möglichst weit gefaßt, so kann folgendes ausgesagt werden: aus medizinpsychologischer Sicht ist ein Mensch dann als Sterbender zu bezeichnen, wenn er objektiv vom Tod bedroht und sich dieser Todesdrohung soweit bewußt ist, daß es sein Erleben und Verhalten bestimmt. Erkenntnisse über die Befindlichkeit Sterbender lassen sich den Phasenlehren des Sterbens entnehmen.

Das bekannteste Modell, den Prozeß des Sterbens einzuteilen, ist das Modell von Elisabeth Kübler-Ross. Dabei ist darauf zu achten, daß die Individualität des Sterbenden nicht in ein Schema gepreßt wird, sondern versucht wird diesen Prozeß in Phasen und Zyklen darzustellen. Der Sterbevorgang an sich kann bei manchen Menschen sehr lange dauern, beim anderen fast völlig fehlen, erinnert sei an Unfall, Herz- oder Gehirnschlag.

1. Phase des Nichtwahrhabenwollens und der Isolierung

Nachdem die Diagnose mitgeteilt wurde, reagiert der Betroffene mit dem Abwehrmechanismus der Verdrängung.

Verhalten: Neue ungünstige Informationen werden nicht zur Kenntnis genommen, Zukunftspläne werden geschmiedet, Ausreden gesucht. Der Betroffene isoliert sich immer mehr, je mehr ihm die Unabänderlichkeit des Todes zur Gewißheit werden kann.

Hilfe: Dem Betroffenen nicht mit rationalen Argumenten die Irrationalität seines Verhaltens vor Augen führen, um nicht Angst und Abwehrverhalten zu steigern. In dieser Phase bedarf es eben einer gewissen Verdrängung, um die Situation langsam akzeptieren zu lernen.

2. Phase des Zorns

Es ist eine aggressive Auseinandersetzung mit dem Schicksal, gegen das man verzweifelt ankämpft.

Verhalten: Aggressive Handlungen, verbale aggressive Äußerungen, Vorwürfe.

Hilfe: Angehörige und professionelle Helfer sollen diese Aggressionen nicht persönlich nehmen oder sogar mit Gegenaggression reagieren. Man soll dies als Ausdruck der Auseinandersetzung des Sterbenden mit seinem Schicksal akzeptieren.

3. Phase des Verhandelns

Der Betroffene findet sich noch nicht mit dem Schicksal ab und versucht mit Versprechungen, Gelöbnissen eine günstige Wende herbeizuführen.

Verhalten: Besondere Beteiligung bei therapeutischen Maßnahmen, Versprechen, Gelübde, Hoffnung auf Wundermittel.

Hilfe: Professionelle Helfer dürfen sich nicht aktiv in dieses Handelsgeschäft einlassen, da diese Rechnungen nicht ausgehen werden.

4. Phase der Depression

Die Verarbeitungsmöglichkeiten der Unerträglichkeit ist nicht mehr vorhanden, es kommt zu Trauer, Niedergeschlagenheit und Einsicht. Depressive Reaktionen sind eine normale Folge der gedanklichen Auseinandersetzung mit dem Vorgang der Trennung.

Verhalten: Rückzug auf die eigene Gedankenwelt, Schweigen.

Hilfe: Kein oberflächliches Aufmuntern, sondern versuchen, Verständnis für die Situation zu signalisieren.

5. Phase der Zustimmung

Der Sterbende stimmt seinem Schicksal zu und willigt ein. Er ist fast frei von Emotionen, es kann zu einer physischen Erschöpfung kommen, das Sterben wird als Erlösung betrachtet.

Verhalten: Der Sterbende beginnt sich langsam von sozialen Bindungen zu lösen.

Hilfe: Das Loslösen des Sterbenden von seinen sozialen Bindungen soll akzeptiert werden, gleichzeitig muß man aber auch immer wieder für ihn dasein.

2.6 Theorien über Tod und Sterben

Bis heute fehlen in der Thanatopsychologie entsprechende Theorien. Wir finden einige theoretische Konzepte um die Psychologie des Todes; jedoch sind diese eher als ein Zustand von Theorielosigkeit (im Sinne von Wittkowsky [1978]) zu sehen.

Das Phänomen, auf welches sich Freud bei der Einführung des Todestriebes beruft, ist der Wiederholungszwang. Weiters stützt er diese Annahme auf der Tatsache, daß anorganische Materie der organischen in der Entwicklungsgeschichte vorausgegangen ist.

Somit meint Freud, daß die Annahme des Todestriebes berechtigt ist, da der Todestrieb darauf abzielt, alles Lebende wieder in den ursprünglichen Zustand des Unbelebten zurückzubringen. Wird Thanatopsychologie empirisch betrachtet und betrieben, so kann die Lehre vom Todestrieb nach Freud keine Bedeutung haben. In den Studien von Kelly wurde die einzige Persönlichkeitstheorie im größeren Umfang und Systematik mit dem Bereich von Tod und Sterben betrachtet. Nach Kelly ist der Mensch ein auf die Zukunft ausgerichtetes Wesen; es versucht durch gedankliche Beschäftigung mit zukünftigen Ereignissen sich an diese möglichst gut anzupassen. Auf der Basis der Theorie der persönlichen Konstrukte wurde der sogenannte Threat-Index zur Messung erlebter Todesbedrohung entwickelt. Anhand dieses Index lassen sich Aussagen treffen, inwieweit eine Person die Konzepte „Selbst" und „Tod" in gegensätzlichen Begriffen interpretiert. Studien an Ärzten zeigten, daß solche mit ausgeprägter Angst vor Tod und Sterben durch den Tod eines Patienten weniger berührt sind als ärztliche Kollegen mit geringer Angst vor Tod und Sterben. Weiters sahen ältere Personen ihr eigenes Selbst mit dem Tod als Einheit. Kranke beschäftigen sich gedanklich mehr mit dem Tod als Gesunde und innerhalb der Gruppe der Kranken gibt es die stärkste Beschäftigung mit dem Tod, wenn Menschen unmittelbar vor einem chirurgischem Eingriff standen und sich im Krankenhaus aufhielten.

2.7 Zum Phänomen des Trauerns

Die folgenden Ausführungen sollen dazu beitragen, das Phänomen des schmerzlichen Verlustes besser zu verstehen und den Helfern Möglichkeiten aufzeigen, wie sie Trauernden helfen können. Verschiedene Studien weisen darauf hin, daß es einen Zusammenhang zwischen schmerzlichem Verlust und dem Auftreten von körperlichen und psychischen Symptomen gibt. Die Schlußfolgerungen aus diesen verschiedenen Arten von Untersuchungen sind verschieden und teilweise wiederspruchsvoll. Dennoch zeigen die meisten, daß durch den schmerzvollen Verlust Betroffene im ersten Jahr mehr unter depressiven Symptomen leiden können als nicht davon betroffene Kontrollpersonen. Weiters findet sich, daß junge Menschen, die einen schmerzlichen Verlust erlitten haben, mehr körperliche Symptome entwickeln und mehr Medikamente zwecks Linderung der Symptome nehmen. Witwen und Witwer im ersten Jahr des Partnerverlustes leiden signifikant häufiger unter depressiven Symptomen. In Studien über den Zusammenhang von Partnerverlust und Mortalität gibt es auch Studien, die versuchen zu belegen, daß bei Frauen im ersten Verlustjahr keine Zunahme der Mortalität festzustellen sei, hingegen bei Männern, speziell bei älteren, eine erhöhte Mortalität in den ersten sechs Verlustmonaten nicht auszuschließen sei (Clayton 1979). Weiters zeigt sich, daß Männer, die wieder heirateten, weniger gesundheitlich gefährdet waren als Männer, die ledig blieben.

Verlustleid gibt es schon immer. Warum heute eher professionelle Helfer notwendig sind, damit Betroffene lernen, mit dem Verlustleid entsprechend umzugehen, liegt sicherlich darin, daß einerseits früher Hinterbliebene sich eher in religiösen Institutionen gefunden haben und auch darin, daß das Phänomen der Großfamilie mit Gemeinschaftsgefühlen und gegenseitiger sofortiger Unterstützung nicht mehr zur Verfügung steht. Schmerzlicher Verlust ist ein komplexes Problem, und jeder versucht diesen Kummer auf verschiedene Weise zu erleben und zu verarbeiten. Um das Phänomen Verlust zu verstehen, bedarf es einer kurzen Abklärung des Begriffs Bindung. Einer der Haupttheorien zu diesem Thema wurde von John Bowlby geleistet. Nach Bowlby entsteht eine Bindung aus einem Schutz- und Sicherheitsbedürfnis heraus, welche sich im Laufe des Lebens entwickelt und im allgemeinen auf einige wenige spezifische Individuen gerichtet ist, sodaß diese Bindungen auch zum Großteil einen ganzen Lebenszyklus hindurch erhalten bleiben. Sowohl Kindern als auch Erwachsenen kann es gelingen, Bindungen an andere wichtige Personen herzustellen. Bindungsverhalten hat Überlebenswert, am Tier und kleinen Kind läßt sich am schönsten Bindungsverhalten verdeutlichen. Verschwindet die Bindungsfigur oder wird sie bedroht, reagiert das Kind oder auch das Tier mit intensiver Angst und starkem emotionalen Protest. Ziel des Bindungsverhaltens ist die Aufrechterhaltung einer affektiven Bindung. Situationen, die diese Bindung gefährden, rufen bestimmte spezifische Reaktionen hervor, die stark und vielfältig sein können, je nachdem, was zu verlieren ist. Bleibt Gefahr bestehen für diese Bindung, so folgt ein Rückzug, eine Apathie und Verzweiflung. Bowlby meint, daß auf jede Trennung automatisch und instinktiv mit aggressivem Verhalten reagiert wird. Im Unterschied zum Tierreich weist der Verlustkummer des Menschen ganz bestimmte Merkmale auf. Engel sieht im Verlustkummer eine Abweichung vom Zustand des Gesundseins und Wohlbefindens und setzt den Prozeß des Trauerns einem Prozeß der Heilung gleich, wie wir ihn im somatischen

Bereich finden. Trauern ist nach Engel auch ein Vorgang, bei dem die Wiederherstellung der Funktionsfähigkeit Zeit braucht. Menschen sind unterschiedlich stark vom Verlust betroffen, nach diesem müssen bestimmte Traueraufgaben vollzogen werden, um ins Gleichgewicht zu kommen und den Trauerprozeß zum Abschluß zu bringen.

2.8 Trauerarbeit und Traueraufgaben

Nach Worden gibt es vier Aufgaben, die der Trauernde erledigen muß, damit die Trauerarbeit vollendet ist:

1. Verlust als Realität akzeptieren

Dies bedeutet, die Überzeugung zu haben, daß ein Wiedersehen mit dem Verstorbenen zumindest in diesem Leben nicht mehr möglich ist. Viele Menschen, die einen schmerzvollen Verlust erlitten hatten, haben die vollkommene Realität nicht akzeptiert. Es kommt dabei zu einem Suchverhalten nach der verstorbenen Person oder zu Fehlidentifikationen. Manche wollen die Realität nicht wahrhaben und leugnen sie. Dies zeigt sich in verschiedenen Verhaltens- und Erlebnisweisen; so kann jemand die hinterbliebene Person als Leichnam tagelang im Haus behalten oder Gegenstände, Besitztümer, Gewohnheiten oder Rituale, die immer mit dem Verstorbenen vollzogen worden sind, werden noch immer vollzogen (ein Tisch wird z.B. für 2 Personen gedeckt). Auch kann die Bedeutung des Verlustes geleugnet werden in Form einer Erleichterung, wenn man z.B. sagt „mir fehlt er nicht" oder „er war sowieso keine gute Person".

2. Trauerschmerz erfahren

Das Spektrum ist relativ weit, es kann sich um psychischen und physischen Schmerz handeln. Der Schmerz muß anerkannt und durchgearbeitet werden, sonst wird er in einem Symptom oder in eine Form abweichenden Verhaltens wiederauftreten. Empfindungslosigkeit kann diese zweite Aufgabe erschweren. Viele Menschen beeinflussen den Prozeß mit Art Gedankenstoppmethoden und bewahren sich dadurch vor einer erdrückenden Stimmung oder stimulieren sich für erfreuliche Gedanken.

3. Sich an die neue Situation anpassen

Oft wird dem Hinterbliebenen nach dem Verlust bewußt, welche der Rollen der Verstorbene zu Lebzeiten innehatte. Gerade ältere Frauen müssen sich erstmals um finanzielle Möglichkeiten und um den Haushalt im weiteren Sinn kümmern.

4. Neue Beziehungen

Gerade beim Verlust eines Ehepartners kommt es oft zu der Annahme, daß das Eingehen einer neuen Bindung oder Beziehung nicht möglich sei, entweder aus religiösen Gründen oder auch aufgrund von vermeintlichen Konflikten mit eigenen Kindern, Verwandten und Bekannten.

Das Ende der Trauerarbeit kann nicht zeitlich einheitlich limitiert werden. Ganz allgemein könnte man sagen, Trauer ist dann beendet, wenn die Traueraufgaben bewältigt sind. Rufen Gedanken an Verstorbene keinen Schmerz mehr hervor, so kann man davon ausgehen, daß die Trauerreaktion beendet ist.

2.9 Trauerreaktionen

Normale Trauer umfaßt ein großes Spektrum von Gefühlen und Verhaltensweisen. Lindemann hat als erster versucht normale Trauerreaktionen systematisch zu betrachten. An Beobachtungen von 101 Patienten definiert er ein Muster, indem er Merkmale der normalen oder akuten Trauer beschreibt. Es sind dies:

1. irgendeine Art von Pein;
2. ständige Beschäftigung mit der Vorstellung des Verstorbenen;
3. Schuldgefühle in bezug auf den Verstorbenen oder die Umstände des Todes;
4. feindselige Reaktionen;
5. nicht mehr so zu funktionieren wie vor dem Verlust.
6. Hinterbliebene entwickeln dem Verhalten des Verstorbenen ähnliche Wesenszüge.

Normale Trauer manifestiert sich in Gefühlen, körperlichen Empfindungen, Wahrnehmung und Verhaltensweisen.

Zu den Gefühlen zählen unter anderem: Traurigkeit, Zorn, Schuld, Angst, Verlassenheit und Einsamkeit, Müdigkeit, Hilflosigkeit, Schock, Sehnsucht, Befreiung, Erleichterung, Betäubung.

Zu den körperliche Empfindungen gehören: Leeregefühl im Magen, Brustbeklemmung, Zugeschnürtsein in der Kehle, Überempfindlichkeit bei Lärm, Gefühle der Depersonalisation, Atemlosigkeit, Muskelschwäche, Energiemangel, Mundtrockenheit. Hinsichtlich der Wahrnehmung zeigen sich Gedankenstörungen, Unglaube und Nichtwahrhabenwollen. Manche Patienten sind verwirrt oder beschäftigen sich intensiv mit dem Toten, haben ein Gefühl der Anwesenheit des Verstorbenen oder leiden unter Halluzinationen.

Es gibt einen weiten Bereich von Verhaltensweisen, die bei normalen Trauerreaktionen auftreten können; die wichtigsten seien genannt: Schlafstörungen, Appetitstörungen, geistesabwesendes Verhalten, sozialer Rückzug, Träumen von verstorbenen Menschen, Suchverhalten nach verstorbenen Menschen, Seufzen, rastlose Überaktivität, vermehrtes Weinen, Aufsuchen und Bewahren von Erinnerungen des Verstorbenen.

3. Überlegungen zum Umgang

Erlebensmöglichkeiten und Verhaltensweisen des Sterbenden hängen vom psychischen Befinden, vom Lebensalter und äußeren Rahmenbedingungen ab. Auch hier können nur eher globale Aussagen über die psychische

Situation von Sterbenden getroffen werden, wobei man sich ein Bild machen soll, welche Bedürfnisse Sterbende haben können. Eine Menge an Bedürfnissen resultieren aus den körperlichen Beschwerden: Schmerzen, Müdigkeit, Erschöpfung, Atemnot und Beklemmung, Durst und steigende Transpiration. Als psychische Bedürfnisse seien mehr Kontakt oder Regelung von praktischen Angelegenheiten genannt.

Die Gesprächsführung mit Sterbenden hat sich unter Bedacht der Grundregeln menschlicher Kommunikation an den Bedürfnissen von Sterbenden zu orientieren. Der Helfer als Person kann dabei nicht draußen bleiben, sondern soll auch Familienangehörigen zur Seite stehen. Hinsichtlich der Handhabung der Wahrheit können keine eindeutigen Regeln gegeben werden. Sicherlich bedarf es einer patientenzentrierten Lösung, wobei auch hier aus medizinisch-psychologischer Sicht Überlegungen anzustellen sind, inwieweit denn Aufklärung (wo nicht primär medizinische Aspekte gefragt sind) nur Sache des Arztes alleine sein kann. Gerade Pflegepersonen, die lange Kontakt zum Patienten gehabt haben, werden immer wieder konfrontiert mit solchen Fragen, auf die sie auch antworten sollen. Die meisten Menschen wollen über ihre tatsächliche Situation aufgeklärt werden, allerdings nicht mit rein sachlicher Argumentation, die keinen Hoffnungsspielraum mehr läßt. Aufklärung ist kein punktuelles Ereignis, sondern ein schrittweiser Prozeß, deren Ablauf sich an der individuellen Persönlichkeit des sterbenden Menschen orientiert und ein normaler Bestandteil der tagtäglichen Interaktion sein soll. Professionelle Helfer sollen dabei verbale und nonverbale Zeichen des Sterbenden verstehen und entsprechend auf sie eingehen.

Um einen Trauernden zu verstehen, muß man wissen, wer der Verstorbene war, sich ein Bild über den Charakter der Bindung machen, Auskunft haben über die Art und Weise des Todes, Einblick in frühere einschlägige Erfahrungen mit Trennungen und Tod, weiters Persönlichkeitsvariablen beachten und auch soziale Variablen.

In der Trauerarbeit muß es Ziel sein, die Realität als solche zu akzeptieren; dies bedeutet sehr oft, nochmals die Realität des Verlustes zu verstärken, um diesen Prozeß zu ermöglichen. Auch sollen latente Affekte ausgedrückt werden, um entsprechend handhabbar zu werden. Dem Hinterbliebenen sollen Hilfen angeboten werden, um sich an sein Leben neu anzupassen und den Verlust zu überwinden. Daneben bedarf es einer emotionalen Ablösung von dem Verstorbenen und die Einbringung dieser freigewordenen Emotionen in andere Beziehungen und Bindungen. Trauerarbeit bedeutet sich Zeit zu lassen.

Abnorme Trauer kann viele Formen haben. So sprechen wir von pathologischer Trauer, unbewältigter Trauer, komplizierter Trauer, chronischer Trauer, verzögerter Trauer und übertriebener Trauer.

Bestimmte Todesarten oder auch Todesumstände führen zu ganz bestimmten Problemen, auf die man sehr spezifisch eingehen muß. Erwähnt seien nur Tod durch Selbstmord, plötzlicher Tod, plötzlicher Kindestod, Fehlgeburt, Todgeburt oder Abortus.

Sterbehilfe soll in unserem Sinn als Sterbebegleitung in medizinisch-psychologischer Sicht verstanden werden. Obwohl es Patienten körperlich sehr schlecht gehen kann, gibt es immer wieder viele, die noch genügend Willen zum Leben haben, um den Tod zu bekämpfen. In unserer Erziehung in der es einen Mangel an Triebverzicht gibt, ist es schwer möglich, sich dem Tod hinzugeben und ihn als etwas Naturgegebenes anzunehmen. Viel mehr wird in unserem Kulturbereich immer wieder von einer Art Todeskampf gesprochen. Religion und Weltanschauung, ganz besonders Leistungsdenken unserer Zeit, haben dazu geführt, daß der Kampf und die Konkurrenz bis zum letzen Augenblick bleibt. In Religion und Weltanschauungen werden sehr oft dem Leiden positive Aspekte zugetragen.

Fragen

1. Nennen Sie wichtige Arbeiten für die Entwicklung der Thanatopsychologie.
2. Was versteht man unter einem Todeskonzept?
3. Zum Phänomen des Trauerns.
4. Welche Aufgaben muß Trauerarbeit erfüllen?
5. Allgemeine Überlegungen zum Umgang mit sterbenden Menschen.

Literatur

1. Anthony S (1940) The child's discovery of death. Routledge & Kegan Paul, London
2. Bowlby J (1972) Mutterliebe und kindliche Entwicklung. Reinhard, München
3. Engel GL (1970) Psychisches Verhalten in Gesundheit und Krankheit. Huber, Bern
4. Freud S (1896) Gesammelte Werke. Imago, London
5. Kane B (1979) Children's concepts of death. J Genet Psychol 134: 141–153
6. Kastenbaum R, Aisenberg R (1972) The psychology of death. Springer, New York
7. Kastenbaum R, Costa PT (1977) Psychological perspectives of death. Ann Rev Psychol 28: 249–255
8. Kelly GA (1955) The psychology of personal constructs. Norton, New York
9. Lindemann E (1944) Symptomatology and mangement of acute grief. Am J Psychol 101: 141–148
10. Nagy M (1948) The child's theories concerning death. J Genet Psychol 73: 3–27
11. Ochsmann R (1984) Belief in afterlife as a moderator of fear of death? Eur J Soc Psychol 14: 53–67
12. Schulz R (1978) The psychology of death dying and bereavement. Addison Wesley, Reading
13. Schulz R, Aderman D (1974) Clinican research and the stages of dying. Omega. The Journal of Death and Dying 5: 137–143
14. Scott CA (1896) Old age and death. Am J Psychol 8: 67–122
15. Spiegel-Rösing I (1980) Thanatotherapie und Thanatologie. Integrative Therapie 2: 3–10
16. Wittkowski J (1978) Tod und Sterben – Ergebnisse der Thanatopsychologie. Quelle und Meyer, Heidelberg
17. Worden JW (1982) Grief counselling and grief therapy. Springer, Cambridge

VI. Angewandte Medizinpsychologie

Kapitel 1

Psychosoziale Medizin in Gynäkologie und Geburtshilfe

M. Langer

> **Lehrziele**
> Gynäkologische Erkrankungen sollen anhand des bio-psycho-sozialen Modells betrachtet werden. Die Leser sollen angeregt werden, sich Gedanken über die gynäkologische Untersuchung, die von vielen Frauen mit Ängsten, Scham oder zumindest mit einem unangenehmen Gefühl von Ausgeliefertsein verbunden ist, zu machen.

1. Einleitung

Psychosoziale Anteile haben in der Gynäkologie und Geburtshilfe eine besondere Bedeutung. Gynäkologische Erkrankungen und Vorgänge lassen sich ohne das bio-psycho-soziale Modell, d.h. die Vorstellung, daß bei jeder Erkrankung immer biologische, psychische und soziale Aspekte beteiligt sind, überhaupt nicht verstehen oder behandeln. Diese Annahme gründet sich darauf, daß bei jeder Fragestellung in der Gynäkologie einer der Problemkreise Sexualität, Generativität oder eine psychosoziale Reifungskrise im engeren oder weiteren Sinn involviert ist. Mit anderen Worten:

- Die Aufgabe der Gynäkologie ist die Behandlung von Frauen mit Erkrankungen der Geschlechtsorgane. Diese bilden einen wesentlichen Teil des Körperbildes und der Identität als Frau. Die intensiven Emotionen, die an Sexualorgane und deren physiologische und/oder gestörte Funktionen geknüpft sind, sind somit integrativer Bestandteil aller Vorgänge in dem Fachbereich Gynäkologie/Geburtshilfe.
- Unter Generativität versteht man alle zur Fortpflanzung gehörigen Funktionen und Erlebensmöglichkeiten. Ein gesundes Kind empfangen und gebären zu können, bedeutet für viele Frauen einen zentralen Wert und ist stark mit positivem Selbstwertgefühl verbunden. Störungen der Generativität sind dementsprechend schwerwiegende Beeinträchtigungen.

- Jene Lebensbereiche, die Gegenstand der Gynäkologie und Geburtshilfe darstellen, sind zumindest ebenso stark von psychischen und soziokulturellen Einflüssen geprägt wie von somatischen. Dazu gehören insbesondere Schwangerschaft und Geburt, Kinderwunsch und Empfängnisverhütung, Partnerschaft und Sexualität, bedrohliche Erkrankung und Schmerz, Verlust und Tod.

Die Begriffe „psychosoziale" bzw. „psychosomatische" Gynäkologie sind nicht einheitlich und verbindlich definiert. In erster Näherung kann man nach Lipowski Psychosomatik durch 2 verschiedene Zugangswege operationalisieren: Psychosomatik ist

1. eine Grundhaltung sowie Richtlinien für einen ganzheitlichen Zugang zur Ausübung der Medizin;
2. eine wissenschaftliche Disziplin, die die Verhältnisse und Wechselwirkungen biologischer, psychologischer und sozialer Determinanten von Gesundheit und Krankheit untersucht („Krankheitslehre").

2. Grundhaltung

Eine psychosoziale Sichtweise/Haltung ist nicht reserviert für speziell ausgebildete Psychosomatik-Spezialisten oder für die Behandlung besonders „schwieriger" oder „nervöser" Patientinnen mit seltenen Psycho-Krankheiten. Sie sollte vielmehr selbstverständliche, wenn auch zu erarbeitende Grundeinstellung aller ÄrztInnen bei allen Patientinnen sein. Die theoretischen und praktischen Konsequenzen einer derartigen Haltung sollen an den Beispielen der gynäkologischen Routineuntersuchung und der drei „Reifungs- und Entwicklungskrisen im weiblichen Lebenszusammenhang" (Menarche, Schwangerschaft, Menopause) dargestellt werden.

2.1 Die gynäkologische Untersuchung

Die Untersuchung am gynäkologischen Stuhl (Spekulum-, Tast-, Brustuntersuchung) ist die häufigste Arzt-Patientinnen-Interaktion in diesem Fach und kann als beispielhafte Grundstruktur für andere Situationen gesehen werden. Die Patientin muß es bei der Untersuchung zulassen, daß ein Anderer (meist ein Mann) ihre Genitalien sieht, in sie eindringt, und dabei möglicherweise eine Krankheit, eine Anomalie, eine Schwangerschaft oder Anzeichen stattgefundener Sexualität entdeckt. Die Untersuchung ist daher für viele Frauen mit Ängsten, Scham oder zumindest einem unangenehmen Gefühl von Ausgeliefertsein verbunden. Dabei spielen die Vorstellungen und Phantasien der Patientin vom Aussehen und der Funktion ihrer eigenen Genitalien ebenso wie die Reaktion des/der Untersucher/in und die äußeren Rahmenbedingungen eine wesentliche Rolle.

Betrachtet man nämlich eine körperliche Untersuchung als psychosoziale Interaktion und nicht als „objektives" Beurteilen durch einen unbeteiligten Beobachter, muß auch die Person des Arztes/Ärztin thematisiert werden. Das Untersuchen der Genitalien eines anderen Menschen involviert die sexuelle Identität des Untersuchers, auch wenn er/sie sich dessen nicht (immer) bewußt ist. Vermutlich sind manche Reaktionsbildungen, wie Grobheit, Schweigen oder dauerndes Sprechen, demonstrative Kälte oder plumpe Vertraulichkeit, Zeichen der durch die Untersuchungssituation ausgelösten Gefühle und der Belastung des Arztes/Ärztin.

Welche Bedingungen sollten daher gegeben sein, damit eine gynäkologische Untersuchung die wesentlichen Anliegen der Patientin erfüllen kann? Diese lauten etwa: ausreichend Zeit für Gespräch, sachkundige Untersuchung, Finden der richtigen Distanz (weder zu vertraulich noch zu kühl), verständliche Informationsvermittlung. Der Arzt/Ärztin wird seine eigenen Grundeinstellungen zu Gesundheit und Krankheit, zu Sexualität, Generativität, Kontrazeption, und zu Schwangerschaft und Geburt, etwa im Rahmen einer Balint-Gruppe, klären müssen. (Dies gilt für Männer und Frauen in gleichem Maß!)

Als Minimal-Rahmenbedingung muß ein „ungestörtes Gespräch zweier angekleideter Erwachsener" vor der Untersuchung stattfinden, um eine ausreichende Arbeitsbeziehung zwischen Arzt/Ärztin und Patientin aufzubauen. Während der eigentlichen Untersuchung sollten ausschließlich die erhobenen Befunde in verständlicher Sprache kommentiert werden. Zusammenfassung und Interpretation des Befundes sowie die Therapieempfehlung sollten nach dem Wiederankleiden der Patientin stattfinden.

Diese Überlegungen gelten grundsätzlich für Untersuchungen bei allen Frauen. Manche besondere Umstände erleichtern vielleicht das Verständnis für ihre Notwendigkeit, erfordern vom Untersucher aber auch ein besonderes Maß von Empathie und vorheriger Planung. Dazu zählen z.B. die erste gynäkologische Untersuchung bei jungen Mädchen, sowie diejenigen bei ausländischen Frauen oder Frauen mit Genitalfehlbildungen. Bei diesen Patientinnen sind Selbstwert und Körperbild oft besonders labil und vulnerabel, und die gynäkologische Untersuchung kann dazu beitragen, sie zu stärken oder auch langfristig zu schädigen.

2.2 Reifungs- und Entwicklungskrisen

Der weibliche Lebensablauf gliedert sich – weit deutlicher als der männliche – in Abschnitte, die durch krisenhafte Durchgangsphasen voneinander getrennt sind: Pubertät und Menarche, (insbesondere erste) Schwangerschaft und Geburt sowie Menopause. In diesen Reifungs- und Entwicklungskrisen verändern sich in kurzer Zeit, unumkehrbar und für die Betroffene unbeeinflußbar, eine Fülle von zentralen Lebensbereichen. Dazu gehören der eigene Körper und dessen psychische Repräsentation, das Körperbild, weiters Gefühle, die Beziehungen zu wichtigen Personen (eigene Eltern, Partner, Kinder) sowie soziale Rollen und Ansprüche.

Die Geschwindigkeit, die Tiefe und die Wichtigkeit der Veränderungen kann auch bei psychisch stabilen Frauen und unter günstigen äußeren Bedingungen zu Ausnahme- und Krisenreaktionen führen. Diese werden durch die Umwelt oft noch dadurch verstärkt, daß die Ambivalenz (Zwiespältigkeit) der mit der Krise verbundenen Gefühle nicht zugelassen, sondern eine eindeutig positive Reaktion, z.B. von Schwangeren, geradezu gefordert wird.

Aus diesem Verständnis der Entwicklungskrisen folgt, daß im Erleben der betroffenen Frau Ängste und Zweifel an den eigenen Fähigkeiten ebenso integrativer Bestandteil des Erlebens sind wie Stolz, Vertrauen und „Macht". Ein/eine psychosozial orientierte/r Betreuer/in wird eine Gesprächsatmosphäre schaffen, in der beide Anteile zur Sprache kommen können. Im Rahmen eines Geburtsvorbereitungskurses etwa sollte realistisch und nicht beschönigend über Schmerz und Anstrengung bei der Geburt gesprochen werden können, gleichzeitig aber das Selbstvertrauen in den eigenen Körper unterstützt werden, mit dem die Anforderungen gemeistert werden können.

Abschließend soll noch darauf hingewiesen werden, daß in allen drei Reifungskrisen es Übergänge von situationsadäquaten Krisenreaktionen zu schweren, affektiven Störungen gibt, wobei die betroffenen Frauen Betreuungsbedarf haben; Beispiele dafür wären etwa die Hyperemesis gravidarum oder schwere postpartale Depression und „Psychose".

3. Krankheitslehre

Neben dem allgemeinen Zugang bietet die psychosoziale Medizin ein Ätiologieverständnis für eine Fülle von Krankheiten an, das über das somatische, anatomisch-physiologische hinausgeht. Dabei genügt es nicht, nur generell von bio-psycho-sozialer Bedingtheit zu sprechen, sondern gefordert sind zumindest grundlegende Kausalitätsbeschreibungen, die sich auch in der Praxis bewähren. Um die Vielfalt von Problemen zu ordnen, ist eine Kategorisierung notwendig. Die hier verwendete geht von einer Dichotomisierung in „Psychogen verursachte Symptome" und „Krankheitsverarbeitung körperlicher Erkrankungen" aus, wobei in der klinischen Realität vielfache Überschneidungen existieren.

3.1 Psychosomatische Symptome

Zur Bildung eines Symptoms in diesem Sinne kann es kommen, wenn die Patientin eine Kompromißlösung zwischen einem bewußtseins**un**fähigen Wunsch und den inneren und äußeren Normen, die es verhindern, daß dieser Wunsch bewußt wird, in symbolischer Weise auf der körperlichen Ebene ausdrückt. Dieses sogenannte Konversionsmodell bildet eine Grundstruktur, die im Einzelfall immer auch von anderen Faktoren modifiziert wird; dazu zählen u.a. prädisponierende biologische Faktoren („somatisches Entgegenkommen") und psychosoziale Lebensereignisse. Man kann also davon ausgehen, daß das Symptom im Rahmen der Biographie und der Persönlichkeit der Patientin „Sinn macht" und eine Funktion erfüllt. Oft stellt die Symptombildung darüberhinaus eine kreative Leistung insoferne dar, daß mehrere Konfliktbereiche symbolisch durch **ein** Symptom ausgedrückt werden. Ein derart mehrfach determiniertes Symptom bietet der Patientin solche Vorteile der Kompromißlösung („Krankheitsgewinn"), daß es therapeutisch oft schwierig aufzulösen ist.

Zwar kann grundsätzlich jede körperliche Region und jede Funktion Symptomcharakter annehmen, und in der Arzt-Patientenbeziehung muß immer die je individuelle Bedeutung herausgearbeitet werden. Es gibt aber für den gynäkologischen Bereich typische, ausschließlich oder vorwiegend psychogene Symptome. Zu diesen „Leitsymptomen" gehören

- Zyklusstörungen: (sekundäre) Amenorrhoe, die Metrorrhagie (Zwischenblutung) u.ä.;
- Schmerz- und Entzündungssymptomatik: chronic pelvic pain (chronischer Unterbauchschmerz), der chronische Fluor und/oder Pruritus vaginalis;
- nonpuerperale Galaktorrhoe (Milchfluß außerhalb von Schwangerschaft/Stillzeit), Urge-Inkontinenz;
- psychosexuelle Störungen: Dyspareunie, Anorgasmie bei der Frau, erektile Dysfunktion, Ejakulatio praecox beim Mann;
- psychogene Sterilität (habitueller Abortus?);
- Anorexia nervosa und anorektales Syndrom (unter der Einschränkung, daß die begleitende Amenorrhoe meist weit weniger Bedeutung hat als die übrige, komplexe psychische Dynamik, in der Konflikte wie z.B. Kontrolle von Triebansprüchen vs. Kontrollverlust, Autonomie vs. Fremdbestimmtheit eine wichtige Rolle spielen);
- Hyperemesis gravidarum, postpartale Depression.

Stellt sich eine Patientin mit einem der oben genannten Symptome beim Arzt vor, so bedeutet das Erkennen, daß es sich um ein psychogen (mit)bedingtes Krankheitsbild handelt, bereits den wichtigsten Schritt der Behandlung. Je nach Ausbildung des Arztes/Ärztin kann dieser entweder mit der Patientin darüber sprechen, ihr seine Vermutung mitteilen, sie nach ihren eigenen Krankheitstheorien fragen und sie dann zu einer gemeinsamen Therapie an eine geeignete Stelle überweisen; oder er/sie kann selbst eine integrierte somatisch-psychosomatische Therapie zumindest koordinieren. Die Unvereinbarkeit zwischen körperlicher Untersuchung und Psychotherapie im engeren Sinne sollte jedoch gerade in der Gynäkologie sehr streng ausgelegt werden.

Wegen der Verschiedenheit der einzelnen Symptome sind keine allgemeinen Prinzipien anzugeben. Beispielhaft für andere soll die Sterilität aus Gründen der Quantität, der Qualität und des möglichen Doppelcharakters als psychosomatisches Symptom oder als körperliche Erkrankung, die intensive Verarbeitung benötigt, näher besprochen werden.

Bei Patientinnen mit psychogener Sterilität, die bis zu 30% aller Sterilitäten ausmachen (und immer noch verschleiernd „idiopathisch" oder „unexplained" genannt werden), tragen häufig Motive aus unterschiedlichen Bereichen zur Bildung des Symptoms bei. Individuelle Anteile wie Angst vor den Veränderungen der Schwangerschaft, Zweifel an den eigenen körperlichen Fähigkeiten, ungelöste Konflikte aus der Kindheit, wie z.B. aus der Mutter-Tochter-Beziehung, Partnerschaftskonflikte und vieles mehr. Die sehr zeit- und energieaufwendige Teilnahme an den Techniken der Sterilitätsabklärung und -therapie bedeutet für manche Frauen eine Konfliktlösung insoferne, als sie, eben weil sie alles tun, um schwanger zu werden, das Symptom Sterilität beibehalten können.

Ungewollte Kinderlosigkeit aus somatischen Gründen, die 10–15% aller Paare betrifft, verursacht massive Belastungen. Das Selbstwertgefühl und die sexuelle und generative Identität als Mann oder Frau leidet meist stark darunter; es kommt in vielen Fällen zu reaktiven Depressionen und zu sozialem Rückzug. Die notwendigen Konsequenzen der Sterilitätsbehandlung, wie z.B. Sexualität nach der „Ovulationsuhr" führen oft zu funktionellen Sexualstörungen und Partnerschaftskrisen. Eine psychosomatisch orientierte Behandlung steriler Paare hat beide Aspekte zu berücksichtigen und vor allem, daß diese in vielen Fällen untrennbar miteinander verwoben sind. Für die Praxis bedeutet dies, daß der/die betreuende ÄrztIn bei jeder Sterilitätsabklärung von Anfang an psychische und somatische Bereiche gleichwertig betrachten und untersuchen/befragen sollte. Für diese ersten Schritte ist nicht unbedingt eine spezielle psychotherapeutische Ausbildung notwendig, sondern vielmehr Reflexion über die Auswirkungen der Erkrankung auf die betroffenen Paare sowie die eigenen Einstellungen dazu. Für die eigentliche begleitende Betreuung steriler Paare oder in spezielle Fertilitätsambulanzen ist allerdings die obligate Einbindung klinischer Psychologen in Sterilitätstherapie zu fordern.

3.2 Somatopsychische Reaktionen

Unter diesem Sammelbegriff versteht man das Erleben und Verarbeiten von somatisch verursachten Erkrankungen und von medizinischen Eingriffen. Es sind dies grundsätzlich situationsangepaßte Reaktionen von psychisch Gesunden, die der Wiedererlangung eines neuen Gleichgewichts nach einer Krise dienen.

Zur Beschreibung der Strategien, die eine Erkrankte anwendet, um mit den Auswirkungen der Erkrankung umzugehen, wurden 2 Konzepte entwickelt, die einander durchaus ergänzen können: das psychoanalytisch fundierte Abwehr- und das kognitiv orientierte Bewältigungskonzept (s. Kapitel III/3 und V/1).

Nahezu alle PatientInnen mit emotional bedeutsamen Erkrankungen bilden sogenannte subjektive Krankheitstheorien über die Ursachen ihrer Erkrankung. Diese enthalten meistens auch Kontrollüberzeugungen, d.h. Vorstellungen, durch welche Maßnahmen des eigenen Verhaltens die Krankheit beeinflußt oder gebessert werden kann.

Die folgenden Krankheiten lösen bei den betroffenen Frauen meist intensive emotionale Begleitreaktionen aus und erfordern umfassende, anstrengende Bewältigungsarbeit:

- Krebs der Genitalorgane oder der Brust;
- Verlust von Organen oder deren Funktion, z.B. bei Hysterektomie, Ovarektomie, Mastektomie; Tubensterilisation;
- Verlust eines Kindes durch Abortus oder perinatalen Todesfall; medizinisch indizierte Interruptio bei schweren kindlichen Mißbildungen oder genetischen Aberrationen; Geburt eines Kindes mit einer fetalen Mißbildung;
- Genitalmißbildungen, wie z.B. Scheidenaplasie (Mayer-Rokitansky-Küster-Syndrom), Virilisierung (Adreno-genitales Syndrom);
- diagnostische und therapeutische medizinische Interventionen, v.a. in der Schwangerschaft (Ultraschall, Amniozentese, Chorionsampling, Chordozentese; Sectio caesarea; Methoden der assistierten Reproduktion wie In-vitro-Fertilisation);
- Vergewaltigung und sexueller Mißbrauch.

Diese unterschiedlichen Gruppen von Erkrankungen haben wichtige Gemeinsamkeiten: sie betreffen und beeinträchtigen immer die wichtigen Bereiche weibliche Identität und Körperbild, generative Potenz und die (frühe) Mutter-Kind-Beziehung.

Bei der Geburt eines Kindes mit einer fetalen Mißbildung zum Beispiel leidet die betroffene Frau (und auch der Partner) an einer schweren Kränkung des Selbstwertgefühles, weil sie das scheinbar „Natürlichste, was jede Frau kann", nämlich ein gesundes Kind zu gebären, nicht leisten konnte. Ihr Vertrauen, mit ihrem Körper etwas Gutes zu schaffen, ist erschüttert und kann sich in Wut darüber verwandeln, daß sie ihr Körper „so im Stich gelassen hat". Daneben kann sie Schuldgefühle entwickeln, die sich auf ein vermeintliches Fehlverhalten in der Schwangerschaft beziehen, Ekel und Scham angesichts des mißgebildeten Kindes, oder es können auch Partnerschaftsprobleme mit gegenseitigen Schuldzuweisungen auftreten.

Bei diesem Sturm intensivster Gefühle wird die betroffene Frau von Angehörigen des medizinischen Personals betreut, die meist selbst mit ihren Reaktionen zu kämpfen haben. Diese empfinden möglicherweise das Ereignis als ihr eigenes Versagen, und haben oft die Tendenz, die Tränen und den Grund dafür möglichst rasch zu beseitigen. Dadurch wird aber die notwendige Trauer erschwert und die Auseinandersetzung mit dem Geschehen verhindert.

Die begleitende Betreuung von Frauen mit somatopsychischen Reaktionen sollte daher vielmehr folgende Grundsätze berücksichtigen: Anerkennen des Verlustes (kein Ungeschehenmachen oder Bagatellisierung), Zulassen der Trauer, Nützen der eigenen Verarbeitungsressourcen der Frau, zeitliches, örtliches und personelles Strukturieren aller Abläufe und Interventionen, Eingehen auf subjektive Krankheitstheorien bei gleichzeitiger medizinischer Information. Mit diesen Strategien können verschiedene Ziele erreicht werden: Frauen/Paare können von einem realen Kind Abschied nehmen, sie können ev. vorhandene falsche kausale Vorstellungen korrigieren, sie können von Schuldgefühlen entlastet werden.

Prüfungsfragen

1. Was verstehen sie unter Generativität?
2. In welcher Weise kann Psychosomatik operationalisiert werden?
3. Welche spezifischen Belastungen kann eine gynäkologische Untersuchung für eine Frau bedeuten?
4. Welche Bedingungen sollten bei einer gynäkologischen Untersuchung unbedingt eingehalten werden?
5. Wodurch ist eine „Reifungs- und Entwicklungskrise" gekennzeichnet?
6. Erklären sie die grundlegenden Vorgänge der Symptombildung nach dem „Konversionsmodell"?
7. Nennen sie einige typische vorwiegend psychogen verursachten Symptome im gynäkologischen Bereich?
8. Beschreiben sie typische Belastungen bei psychogener und/oder somatisch verursachter Sterilität.
9. Nennen sie einige typische körperlich verursachte Erkrankungen, die eine wesentliche Krankheitsverarbeitung nach sich ziehen?

Literatur

1. Langer M (1990) Somatopsychische Gynäkologie. Grundlagen, Krankheitsverarbeitung, Betreuung. Springer, Wien Heidelberg
2. Ringler M (1985) Psychologie der Geburt im Krankenhaus. Beltz, Weinheim
3. Springer-Kremser M (1983) Psychosexualität und Gynäkologie. Deuticke, Wien
4. Uexküll Th v et al (Hrsg) (1990) Psychosomatische Medizin. Urban & Schwarzenberg, Wien

Kapitel 2

Adoleszentenkrisen – Adoleszentenpsychosen

F. Resch und E. Koch

> **Lehrziel**
>
> Es sollte zu den verschiedenen Entwicklungsebenen, Entwicklungsaufgaben und den möglichen krisenhaften Verläufen der Adoleszenz Stellung genommen werden können.
> Es sollte zur Differentialdiagnose von Adoleszentenkrise und Adoleszentenpsychose Stellung genommen werden können.
> Es sollte zur Entstehung, Psychopathologie, Verlauf und Therapie der Adoleszentenpsychosen Stellung genommen werden können.

Adoleszentenkrisen

Zwischen den Lebenswelten der Kindheit und des Erwachsenendaseins kennt jede Kultur eine deutliche Unterscheidung, wobei in manchen Kulturen die heikle Übergangszeit durch besondere Riten markiert wird. Aus heutiger Sicht bilden Pubertät und Adoleszenz den Übergang zwischen beiden Lebensphasen. Pubertät wird als die körperliche Entwicklung der sekundären Geschlechtsmerkmale und biologische Reifung definiert, Adoleszenz als die seelische Auseinandersetzung mit den körperlichen und sozialen Veränderungen an der Schwelle zum Erwachsenwerden.

Unsere Hochzivilisation kennt das Phänomen der *verlängerten Adoleszenz* im Sinne einer protrahierten Auseinandersetzung mit und Einübung von künftigen Rollen des Erwachsenenlebens. In der Zusammenfassung der Ergebnisse mehrerer Studien können folgende Gründe gefunden werden (s. Übersicht bei Kapfhammer 1993):

Das hochkomplexe Fachwissen, das in der Arbeitswelt heute gefordert wird, verlangt entsprechende Ausbildungswege und -zeiten.

Im Wettbewerb um die knapp bemessenen Arbeitsplätze können Jugendliche trotz hoher Qualifikation oft an einem unmittelbaren Übertritt ins Erwerbsleben gehindert werden. Solche entweder arbeitslosen oder unterdotiert beschäftigten Jugendlichen treten dann oft in Umschulungs- und Zusatzausbildungsprozesse ein.

Eine spezielle Freizeitkultur, die Allzeit-Verfügbarkeit von Massenmedien und Utensilien einer reichen Konsumwelt ermöglichen eine Bedürfnisbefriedigung ohne feste Bindung und Verantwortlichkeit. Leider wird dieser Genuß oft durch sekundäre Abhängigkeiten und Passivität erkauft und birgt außerdem die Gefahr eines Abrutschens in eine Vergnügungsnebenrealität in sich.

Die gelegentlich bis in die 30er-Altersstufe hinein andauernde ökonomische Abhängigkeit vom Elternhaus kann den Ablösungsprozeß erschweren.

Die gesellschaftliche Pluralität und Diversifizierung kennt sich verselbständigende Jugendszenen und Subkulturen, die oft im Kontrast zu heutigen Erwachsenenlebensformen stehen. Auch in solchen Subkulturen genießt der Jugendliche eine Scheinfreiheit und bleibt auf die Duldung und Unterstützung durch die etablierte Macht angewiesen.

Folgende Entwicklungsebenen kennzeichnen die Adoleszenzentwicklung:

Biologische Ebene: Die Entwicklung sekundärer Geschlechtsmerkmale, der Wachstumsschub und die darauf beruhenden körperlichen Veränderungen haben eine massive Einwirkung auf das körperliche Selbstverständnis. Das Körperschema muß sich anpassen. Ein in diesem Zusammenhang wichtiges Phänomen ist die *Akzeleration,* die als Diskrepanz zwischen einer beschleunigten körperlichen Entwicklung und einer meist noch verlangsamten psychosozialen und emotionalen Entwicklung gekennzeichnet ist. Diese Diskrepanz führt dazu, daß Jugendliche entgegen ihren kindlichen emotionalen Bedürfnissen und Erwartungen wie Erwachsene angesehen und behandelt werden, auch erste sexuelle Erlebnisse können durch die Diskrepanz zwischen körperlicher Entwicklung und emotionaler Bedürftigkeit negativ geprägt werden.

Auf der *kognitiven Ebene* kommt es in der Adoleszenz nach Piagét zur Ablösung des konkret anschaulichen Denkens durch das Denken in formalen Operationen. Dadurch entsteht die Fähigkeit zu abstraktem Denken, zu Hypothesenbildung, zum Denken in Konzepten und zum Erwerb einer Fähigkeit, Lösungswege für Probleme in Schritten zu entwickeln. Veränderungen von Bewertungs- und Orientierungssystemen, eine zunehmende Fähigkeit zu Introspektion und Selbstreflexion ermöglichen eine existentielle Sichtweise und persönliche Stellungnahme zur Welt. Der Jugendliche entwickelt ein individuelles Weltbild, löst sich von Vertrautem und stellt mit zunehmender Kritikfähigkeit die Wertewelt seiner Elterngeneration in Frage. Dies führt zu einer Verkomplizierung des Eltern-Kind-Verhältnisses, weil Wertsysteme und Autoritäten nicht mehr unhinterfragt übernommen werden.

In moralischer Hinsicht kommt es zum Übergang in eine Phase, in der die *moralische Handlungsfähigkeit* durch Einsicht in ihre Sinnhaftigkeit erfolgen soll. In diesem Alter kann es zu *Wertekrisen* und Konflikten kommen, wenn Jugendliche Wertesysteme in unterschiedlichen Lebensbereichen der Familie, der Gleichaltrigengruppe, der Schule, der Berufsausbildung und der Freizeitkultur miteinander vergleichen und ihre Inkompatibilität entlarven. Dies kann zum Festhalten an einem hohen, letztlich unlebbaren Werteideal führen, an dem alle anderen Menschen (oft auch die Betreffenden selbst) nur abgewertet werden können, oder auch zur Entwicklung einer „no future"-Perspektive und einer nihilistischen Grundhaltung bezüglich ethischer Werte Anlaß geben.

Auf der *sozialen Schiene* kommt es zu einer Erweiterung der Schauplätze des Alltagslebens, neue Rollen des Erwachsenenalters werden noch vorläufig übernommen, zunehmd wird die Notwendigkeit zur Verantwortlichkeit erkannt. Im Adoleszentenalter geschieht eine besondere Weichenstellung der Ausbildung und persönlichen Karriere, so daß ein seelisches Versagen in dieser Zeit zu schweren Entwicklungsstörungen führen kann, wenn viele Ausbildungs- und Entfaltungsmöglichkeiten durch ein protrahiertes Versagen ausfallen.

All die bisher genannten Veränderungen auf den einzelnen Entwicklungsebenen haben einen massiven Einfluß auf die Selbstentwicklung, wobei folgende Entwicklungsaufgaben besonders hervorzuheben sind:

Entwicklungsaufgaben der Adoleszenz:

– Identität,
– Identifikation und Rollenübernahme,
– Selbstwertregulation (physiologischer Narzißmus),
– Individualität,
– Intimität.

Adoleszentenkrisen können als Versagenssituation im Rahmen der Entwicklungsaufgaben zur Selbstentwicklung gesehen werden.

Identitätsentwicklung und Identitätskrisen

Die Entwicklung von Identität ist auf psychosexueller und psychosozialer Ebene zu veranschaulichen. Störungen der psychosexuellen Entwicklung können sich in exzessiver Onanie, vorübergehender adoleszenter Homosexualität und Promiskuität äußern oder als Impotenz in den ersten Sexualerfahrungen und als Rückzug und Askesephänomene bemerkbar machen. Ursächlich dynamisierend wirken dabei ungenügende Aufklärung, Ängste, die durch die Problematik der Ausbreitung von Aidserkrankungen neue Aktualität erhalten, Zunahme des Leistungsdrucks in sexueller Hinsicht und Beargwöhnung der eigenen Geschlechtsorgane im Vergleich mit anderen.

Identität in psychosozialer Hinsicht ist die zeitliche Kontinuität erlebter Einheitlichkeit im sozialen Verband. Nach Scharfetter sind fünf Ich-Erfahrungen zur Aufrechterhaltung des Ich-Bewußtseins notwendig: Die Ich-Identität als Kontinuitätserfahrung, die Ich-Demarkation als die Erfahrung, von anderen abgegrenzt zu sein, die Konsistenzerfahrung als Erfahrung der aktuellen Einheitlichkeit – auch bei unterschiedlichen emotionalen Zuständen, die Ich-Aktivität als Erfahrung der Eigenbestimmung im Handeln und die Ich-Vitalität als Erfahrung des Lebendigseins.

Schwere Störungen der Ich-Identität zeigen in allen Dimensionen eine Beeinträchtigung, leichtere Störungen lassen die Erfahrung der Vitalität und Eigenbestimmung im Handeln noch unbeeinträchtigt.

Rollenübernahme und Störungen des Identitätserwerbs

Ein wichtiger Mechanismus zum Identitätserwerb in der Adoleszenz ist die Identifikation. Die Rollenübernahme geschieht nicht wie das Anziehen eines Mantels oder Kostüms, sondern entweder durch Zuweisung durch die Umgebung und/oder identifikatorische Prozesse: Der Gefühlsbezug, die Faszination, die eine Person in einer bestimmten Rolle ausstrahlt, macht aus, daß man sich für die Sache, die diese Person vertritt und wie sie sie vertritt, erwärmt. Viele Lebensentscheidungen in Richtung Erwachsenenwelt werden nicht durch vernünftige Rollenübernahme, sondern über emotionale Prozesse getroffen. Nach Marcia kann man zwischen Exploration und Entscheidung in der Identitätsbildung unterscheiden. Exploration wäre die Suche nach psychosozialen Experimentierfeldern, sozialen Rollen, Werten und Idealen. Der Entscheidungsprozeß wäre die subjektiv verbindliche Übernahme einer sozialen Rolle. Jugendliche ohne Exploration und ohne Entscheidung hätten eine Identitätsdiffusion. Nicht zu wissen, wer man ist, wo der Platz im Leben ist, gepaart mit der Angst vor Zerfall oder Zerstörung der eigenen Person. Protrahierte Exploration ohne Entscheidung wird von Marcia als Moratorium bezeichnet. Ein zu lange andauerndes Moratorium kann zu einem Aufgehen in verschiedenen Rollen mit Entwicklung einer multiplen Persönlichkeit führen. Zu kurze Exploration mit zu früher Entscheidung würde als übernommene Identität bezeichnet. Im Rahmen solcher übernommener Identitäten kann es zu einer Diskrepanz zwischen der öffentlichen Fassade und einem völlig anders gearteten privaten Selbst kommen. Eine klare Rollenübernahme nach ausreichender Exploration wäre die ideale erworbene Identität.

Wenn zwischen unterschiedlichen Selbstanteilen eine so große Diskrepanz auftritt, daß Selbstentfremdung und emotional widersprüchliche nicht miteinander vereinbare Selbsterfahrungen die Folge sind, spricht man von Depersonalisation. Beispiele: „Manchmal fühle ich mich regelrecht fremd in meiner Haut; ich höre dann meine eigene Stimme nicht so wie normal, sondern anders, und meine Bewegungen erscheinen mir mechanisch und automatisch. Wir wissen, daß im Rahmen vieler Eßstörungen, Psychosen, aber auch bei Selbstverletzungs- und Drogenpatienten eine dissoziative Abspaltung von Selbsterleben faßbar ist, wobei die biographische Anamnese in vielen dieser Fälle Mißbrauchs- und Mißhandlungserlebnisse im Vorfeld enthüllen kann.

Selbstwert und Selbstwertprobleme

Der Selbstwert eines Menschen entwickelt sich aus Erfahrungen der Kompetenz und Akzeptanz. Kognitive Fertigkeiten, Problemlösefähigkeit, körperliche Attribute wie Stärke und Attraktivität, aber auch energetische

Valenzen wie Temperament, Initiative und Durchhaltekraft können nur zum Selbstwert beitragen, wenn sie in eine soziale Akzeptanz eingebettet sind. Die Fähigkeit, die soziale Akzeptanz zu sichern bzw. zu erhöhen, nennt man soziale Kompetenz. Eigene Kompetenzen und Valenzen müssen in die Gruppe eingebracht werden können. Fähigkeiten müssen einem Menschen auch zugeschrieben werden, sie einfach zu besitzen, genügt nicht, ein Spielraum zur Entfaltung der eigenen Kompetenzen muß gewährt werden. Kompetenz und Akzeptanz stehen so in einem Wechselverhältnis, denn die Fertigkeiten des Kindes und Jugendlichen entwickeln sich nur in einem Klima der emotionalen Einbettung. In diesem Zusammenhang spricht man physiologischerweise von einer narzißtischen Periode der Adoleszenz, in der ein fragiles Selbsterleben mit relativer Selbstüberschätzung, hochfliegenden Ambitionen, Kränkbarkeit, Wuterleben, Abwertungen und Idealisierungen verknüpft ist (Lapsley 1993). Wir können davon ausgehen, daß dieser Narzißmus physiologisch notwendig ist. Die normale Entwicklung eines Menschen kann nur durch Konzepte und Ambitionen vonstatten gehen, die über die Person hinausführen, an denen die Person wachsen kann und durch die sie gefordert ist. Ein Verlust der narzißtischen Überschätzung kann zu einem Verlust des Prinzips Hoffnung führen und in Depressivität mit Krankheitscharakter, Inaktivität und Zukunftslosigkeit enden. Eine Übertreibung narzißtischer Selbstschutzmaßnahmen kann zu chamäleonartigen, rücksichtslosen, sich nur in Selbstschutzmaßnahmen ergehenden jugendlichen Lebensformen und Persönlichkeitszügen führen – wobei nach der Übereinkunft der internationalen Klassifikation für psychische Erkrankungen (ICD 10) Persönlichkeitsstörungen im Sinne einer narzißtischen Persönlichkeit nicht vor dem 16.–18. Lebensjahr diagnostiziert werden sollten!

Individualität/Individualisierung und Ablösungskrisen

Verselbständigung und Eigenständigkeit entwickeln sich im Spannungsfeld zwischen Autonomiestreben und Bindung. Stierlin nennt das Kunststück einer Synthese beider Bestrebungen „bezogene Individuation". Das Gelingen derselben ist stark an einen guten Selbstwert und eine gelungene Identitätsbildung gebunden. Die Ablösungsaufgabe kann Jugendliche, die bisher im Einklang mit ihrer Familie im Gleichgewicht standen, aus dem Lot bringen, z. B. können Kinder mit niedrigem Selbstwert an ihre Eltern gut gebunden sein und trotz großer Defizite in der Anerkennung durch die Gleichaltrigengruppe eine relativ gute Anpassung zeigen. Im Rahmen der Ablösungsaufgabe kann es dann zur Dekompensation kommen. Auch Jugendpsychosen zeitigen oft in den ersten Schritten zur Autonomie eine negative Erfahrung, so daß am Beginn der Jugendpsychose in der Regel ein mißglückter Abschied aus der Familie steht, wobei der Druck auf die Individuen durch die Gleichaltrigengruppe in Richtung Ablösung mit zunehmendem Alter steigt. Ein zu früher Abschied von den Eltern, z. B. bei Kindern mit „broken-home"-Situation, kann als eine zu frühe Verselbständigung unter Verlust von Bindungen zu Störungen der Identität und Selbstwertbildung führen.

Entwicklung von Intimität und ihre Störungen

Die Intimitätsentwicklung führt vom selbstfokussierten Niveau von Beziehungen über ein rollenfokussiertes Niveau im Sinne von Mann-Frau-Klischees zu einem individuationsbezogenen Niveau mit Selbstöffnung, Initiative, Dialogfähigkeit, integrierter Sexualität und Fähigkeit zur Abstimmung von Bedürfnissen mit dem Partner. Zur Entwicklung von Intimität gehört immer auch ein Stück Machtverzicht und Vertrauensvorschuß-Geben. Auch hier sind wieder die gelungene Identitätsentwicklung, ein guter Selbstwert und die gelungene Individuation Voraussetzungen zur Grenzöffnung und der Fähigkeit zur partiellen Verschmelzung mit einem Du. Das Kind lebt noch in selbstbezogener Öffentlichkeit, glaubt, daß die eigene Sicht universal, allgemein zugänglich und gültig ist (Piagét 1954). Der Jugendliche nimmt sich zurück, grenzt sich ab, gewinnt erst einen individuellen Standpunkt und löst schließlich im Sinne von Intimität unter bestimmten Bedingungen seine Grenzen gegenüber einem anderen Menschen umschrieben auf. Störungen der Intimitätsentwicklung können letztlich die Kontaktfähigkeit und Fähigkeit zur Partnerschaft gravierend beeinträchtigen.

Die Symptomatologie der Adoleszentenkrisen kann vielgestaltig sein und den ganzen Katalog seelischer Störungen von Schlafstörungen bis zu komplexen Zwangssyndromen, von Eßstörungen bis zu Adoleszentenpsychosen umfassen.

Von Adoleszentenkrisen im engeren Sinne spricht man nur dann, wenn in einem – oder mehreren – Bereich(en) von Entwicklungsaufgaben Beeinträchtigungen zu fassen sind und keine klare Zuordnung zu definierbaren klinisch-nosologischen Syndromen gelingt. Adoleszentenkrisen im weiteren Sinne sind seelische Störungen, die als psychiatrische Syndrome eindeutig diagnostizierbar sind und in ihrer Pathogenese einen Zusammenhang mit Entwicklungsaufgaben erkennen lassen!

Zur *Therapie* der Adoleszentenkrise im engeren Sinne ist Psychotherapie das Mittel der Wahl, bei klar umschriebenen psychiatrischen Syndromen (z.B. juveniler Depression) können mehrdimensionale Therapiemodelle unter Einschluß von psychotherapeutischen, sozialtherapeutischen und pharmakotherapeutischen Maßnahmen in Zusammenarbeit mit Kinder- und Jugendpsychiatern angezeigt sein.

Adoleszentenpsychosen

Definition und Klassifikation

Unabhängig von der Entstehungsgeschichte (Ätiologie) verstehen wir unter psychotischem Erleben eine Störung des Denkens, der Affektivität und des Antriebs, verbunden mit einer tiefgreifenden Störung des Realitätsbezugs und dem (nicht obligaten) Auftreten von sogenannten produktiven Symptomen wie Wahnideen und Halluzinationen.

Wir unterscheiden in dieser Krankheitsgruppe die schizophrenen, die affektiven (Depression, Manie, manisch-depressive Erkrankung) sowie die exogenen, körperlich begründbaren organischen Psychosen. Die schizophrenen und affektiven Psychosen werden als endogen (von innen her entstanden, anlagebedingt) bezeichnet.

Schon K. Schneider postulierte, daß die Psychose mit dem Material der Persönlichkeit arbeitet. So wird verständlich, daß die klinischen Manifestationen schizophrener Psychosen im Kindes- und Jugendalter entwicklungsbedingte Charakteristika aufweisen, so daß eine Einteilung entsprechend Alter und Entwicklungsstand sinnvoll erscheint. In diesem Sinne lassen sich die Schizophrenien des Kindes- und Jugendalters in kindliche (bis zum 10. Lebensjahr) und nach Eggers (1973) in präpubertäre (10. bis 14. Lebensjahr) und adoleszente Manifestationsformen unterteilen.

Die endogenen Psychosen der Adoleszenz entsprechen in ihrer phänomenologischen Ausformung weitgehend den Psychosen des Erwachsenenalters. Die eingangs erwähnte Einteilung in affektive und schizophrene Erkrankungen (Kraepelin 1903) stößt bei Adoleszenten jedoch an eine deutliche Grenze. Die Adoleszentenpsychosen entsprechen nicht allein den Kriterien der Schizophrenien, sondern tragen auch in wechselndem Ausmaß akzentuierte affektive Züge (Resch 1992).

Symptomatologie

Auf der Grundlage empirischer Untersuchungen beschrieb Klosterkötter (1988) die psychotische Symptomatik als Übergangsreihe. Er stellte fest, daß subjektive Irritationszeichen, sogenannte Basissymptome, die Ausdruck einer morphologisch faßbaren Vulnerabilität sein können und als Spurensymptome des bereits beginnenden psychotischen Entwicklungsprozesses aufzufassen sind, in zunehmende Irritation und durch die Erhöhung der affektiven Spannung schließlich in eine Psychose, d. h. Symptome mit Halluzinationen und Wahnideen übergehen können. Basissymptome der Stufe 1 können als Erschöpfbarkeit, Konzentrationsschwäche, Lärmempfindlichkeit, Schlafstörungen und hypochondrische Beschwerden imponieren. Diese gehen bei zunehmender Irritation in schizophrenie-charakteristische Basissymptome der Stufe 2 über, wie formale Denkstörungen, Gedankenblockaden, Wahrnehmungsstörungen, Störungen des Handlungsablaufs oder Körpermißempfindungen. Schließlich kommt es zum Auftreten von Depersonalisationserscheinungen, die als Irritationsstufe bezeichnet werden. Bei weiterer affektiver Spannungserhöhung kann es in der Folge zu Erstrangsymptomen kommen.

Betrachtet man die Besonderheiten psychopathologischer Phänomene bei den juvenilen Psychosen, so finden sich häufig

- unspezifische *kognitive Wahrnehmungsstörungen*;
- *Coenästhesien*, d. h. Leibempfindungsstörungen (Beispiel: „Wenn mich jemand ärgert oder beleidigt, spüre ich ein sekundenlanges Reißen im Körper wie ein elektrischer Schlag, ein Gefühl wie ein Kurzschluß im Kopf.");

– *motorische Störungen* wie Automatismenverluste oder Bannungszustände;
– *formale Denkstörungen* wie Sperrung, gedankliche Zwangsphänomene („Leitverlust der Gedanken") und Nicht-abschalten-Können („Gedankenkreisen");
– *Depersonalisationserscheinungen,* die durch ihre Beschwerdeeigenartigkeit („Fremdsein") als irritierend, fremd, andersartig, neu und unheimlich erlebt werden;
– *Wahnwahrnehmungen:* das Alltägliche erscheint gemacht, gestellt. Erlebnissen wird eine abnorme Bedeutung beigemessen (Apophänie; Conrad, 1958);
– *akustische Halluzinationen* von zumeist kommentierendem Charakter („Stimmen, die das eigene Tun mit Bemerkungen begleiten") herrschen vor;
– *Beeinflussungserlebnisse* betreffen nicht nur die motorischen Bewegungen, den Körper als solchen, sondern erstrecken sich auch auf situative Gegebenheiten in der menschlichen Interaktion. Das Gefühl, im Umgang mit anderen Menschen keine Entscheidungsfreiheit zu besitzen, das Gefühl des Ausgeliefertseins und die Gewißheit, von anderen Personen im kommunikativen Kontext gelenkt zu werden, zeigen noch den unmittelbaren Bezug zu den realen Ausgangssituationen, mit denen ein irritierter Adoleszenter in seinem Alltag konfrontiert ist.

Man könnte diesen Komplex der Beschwerden die subjektive Gewißheit einer „Außengelenktheit" nennen.
Erstrangsymptome nach K. Schneider wie Gedankenentzug, Gedankeneingebung und Gedankenausbreitung sind ebenso wie organisierte Wahnsymptome im Vergleich zum Erwachsenenalter bei Jugendlichen selten zu finden.
Das Stadium der Konkretisierung, die Ausgestaltung und Deutung seiner Erlebnisinhalte auf einer *neuen* Ebene des Weltbezugs erscheint in der Regel beim jungen Psychotiker noch nicht erreicht. Der Juvenile hat zwar in Bezug auf die – meist bedrohlich – erlebte Wandlung der Person, der Welt und der Bezüge Gewißheit gewonnen, eine neue Klarheit oder Pseudoklarheit auf dem Niveau der psychotischen Interpretation jedoch nicht. Die subjektive Gewißheit im Sinne Jaspers (1913), die unkorrigierbar bleibt, ist das Erleben, daß es mit ihm nicht „mit rechten Dingen zugeht", daß andere Menschen ihn absichtlich beeinträchtigen oder in ihr „Spiel" auf eigenartige Weise einbeziehen. Für diese Gewißheit einer veränderten Lebenswelt, in der sich der Patient mit seinen Wahrnehmungen und seinem abnormen Bedeutungsbewußtsein immer wieder durch Zeichen bestätigt fühlt, liegt aber eine Fülle von möglichen, mehr oder minder sicheren Deutungsvarianten vor.
Jugendpsychosen unterscheiden sich von den Erwachsenenpsychosen dadurch, daß sie produktive Symptome quasi in statu nascendi aufweisen, denen unverkennbar die Spur der sie auslösenden Irritation noch anhaftet (Resch 1992).

Ätiologische Überlegungen

Das gängigste Entwicklungsschema für die Entstehung schizophrener Psychosen ist das von Zubin und Ciompi formulierte und von anderen, z.B. Lempp, Klosterkötter, Spiel, Friedrich weiterentwickelte *Vulnerabilitätskonzept*. Es besagt, daß pränatale Faktoren (z.B. ein genetischer Faktor oder eine intrauterin erworbene cerebrale Strukturanomalie) im Laufe der ontologischen Entwicklung durch Wechselwirkung mit biologischen und psychosozialen Einflüssen (z.B. Verlusterlebnissen, Kommunikationsstörungen) schließlich zu einer Vulnerabilität des Adoleszenten führen, die unter entsprechenden Auslösebedingungen wie irritierenden Umwelteinflüssen (Streß) zum Auftreten einer schizophrenen Psychose Anlaß geben können.

Neben der Tatsache, daß das Vulnerabilitätskonzept zu einer Fülle von bisher noch nicht beantworteten Fragen Anlaß gibt, besteht heute jedoch in folgenden Punkten weitgehende Übereinstimmung:

– Es gibt ein genetisches Übertragungsmuster der Schizophrenie. Das Risiko in der Normalbevölkerung beträgt etwa 1%, für Kinder mit einem schizophrenen Elternteil liegt das Risiko, selbst zu erkranken, bei etwa 13%. Es steigt bei zwei schizophrenen Elternteilen auf über 46% an.
– Kinder mit erhöhtem perinatalem Risiko – Geburtskomplikationen werden bei Patienten mit schizophrenen Erkrankungen in erhöhtem Prozentsatz berichtet – weisen auch eine erhöhte Umweltempfindlichkeit auf.
– Ebenso ist der Stil negativer Affektäußerungen und Kommunikationsstörungen mit einer Erhöhung des Erkrankungsrisikos verbunden. Kinder mit genetischer Belastung, die von ihren Eltern getrennt und in Institutionen aufgezogen werden, haben ein besonders hohes Schizophrenierisiko. Aber auch psychopathologische Instabilität der Mutter und Beziehungsstörungen unter den Eltern erhöhen das Schizophrenierisiko bei Kindern mit genetischer Belastung.

Wir finden also immer wieder eine Wechselwirkung zwischen genetischen Faktoren, unspezifischen cerebralen Traumen und psycho-sozialen Einflüssen. Die vulnerable Entwicklung entgleist im Spannungsfeld zwischen Entwicklungsaufgaben und Lebensschicksal. Betrachten wir den Entgleistungsprozeß, so finden wir in Anlehnung an Matussek „mückenstichartige" Auslöser, die als Versagenserlebnisse, als Verlust einer öffentlichen Fassade, als Verlust einer krampfhaft festgehaltenen Rolle faßbar werden; diese Auslöser fallen somit auch in den Rahmen ungelöster adoleszenztypischer Entwicklungsaufgaben in den Bereichen der Identität, Individualität, Intimität und Selbstwertentwicklung.

Psychose ist immer ein innerer Wandel, ein Anpassungs- und Erklärungsversuch, und sie entsteht aus der Erkenntnis einer Inkongruenz zwischen dem momentanen Erlebnis und all dem, was man bisher von sich selbst und von möglichen Einwirkungen der Außenwelt in Erfahrung gebracht hat.

Therapie und Rehabilitation

Es gibt einen allgemeinen wissenschaftlichen Konsens darüber, daß Psychopharmaka einen unverzichtbaren Bestandteil des therapeutischen Gesamtkonzepts der Adoleszentenpsychosen darstellen (Nissen 1983; Martinius 1988; Eggers 1990). Der Stellenwert im Behandlungsplan kann je nach Schulmeinung jedoch variieren. Aus klinischer Sicht haben sich für den Einsatz von Neuroleptika folgende Differentialindikationen herauskristallisiert:

- Akut produktiv-paranoid-halluzinatorische Syndrome mit ausgeprägten Irritationszeichen und Denkstörungen werden mit hochpotenten Neuroleptika behandelt. Klinisch etabliert haben sich Butyrophenone (z. B. Haloperidol) sowie die Phenothiazine Perazin (Taxilan), Flughenazin (Dapotum, Lyogen) und Chlorprothixen (Truxal).
- Patienten, bei denen psychomotorische Erregung, Anspannung und Unruhe sowie eine starke affektive Tönung der Symptomatik im Vordergrund stehen, können mit dämpfenden, niederpotenten Neuroleptika wie Levopromazin (Neurocil) behandelt werden. Auch sind Kombinationen von hoch- und niederpotenten Neuroleptika häufig sinnvoll.

Neben pharmakotherapeutischen Maßnahmen sollten *immer* auch psychotherapeutische Interventionen in Abstimmung mit rehabilitativen Anstrengungen erfolgen, um letztlich eine Verbesserung der Kontakt- und Anpassungsfähigkeit des Adoleszenten zu ermöglichen. Langfristige Einzelpsychotherapie, die in ein Gesamtkonzept zur Verbesserung der sozialen Fertigkeiten eingebunden wird, verspricht mehr Aussicht auf Heilung (Gunderson und Carrol 1985).

Zusammenfassend können drei Phasen des therapeutischen Prozesses abgegrenzt werden:

- Die Phase der Annäherung: Dabei ist erstes therapeutisches Ziel das Aufbrechen der Isolationsschale des Patienten. Ein Verständnis für schizophrene Denk- und Verhaltensweisen kann sich dabei als hilfreich erweisen. Ziel dieser ersten Phase ist die Etablierung einer stabilen emotionalen Beziehung, die haltgebend wirkt.
- Der zweite Abschnitt hat nun zum Ziel, in „dialogischer Positivierung" (Benedetti 1987) das negative, selbstzerstörerische und weltängstliche Erleben des Adoleszenten vorsichtig so umgestalten zu helfen, daß der Jugendliche wieder ein positives, kommunizierendes Selbst aufbauen kann.

Die Intensität der Wahrnehmungsevidenzen und paranormalen Wahrnehmungen nimmt im Therapieverlauf durch pharmakologische Desaktualisierung, beruhigende und sichernde Milieueffekte sowie durch die therapeutische Beziehung parallel zu dem Abklingen der Irritation ab.

- Im dritten Abschnitt sollte für den Patienten klar werden, daß jene Realität, die der Therapeut vertritt und in deren Richtung sich der

Jugendliche bewegt, einen freien Platz mit Entfaltungsmöglichkeiten bietet. Der Überstieg in ein anderes Weltbild kann immer nur durch identifikatorische Prozesse, nie durch logische Überzeugung erreicht werden (Resch 1992).

Es muß immer zu einer Abstimmung der realen Möglichkeiten mit den Fähigkeiten des Patienten kommen, rehabilitative Maßnahmen zur sozialen Integration werden eingeleitet. Es beginnt die Erarbeitung des Anlasses und die Wiederherstellung einer Sinnkontinuität.

Die Bearbeitung von familiären und Entwicklungskonflikten gewinnt nun Vorrang. Eine Stärkung der Realitätskontrolle in Zusammenarbeit mit der Ergotherapie, der Physiotherapie und dem stationären Team soll dem Aufbau eines Selbstbezuges im kommunikativen Kontext dienen. Der Übergang in ein ambulantes Setting und der langzeitlich angelegte Nachsorgeprozeß können beginnen.

Der therapeutische Prozeß sollte es dem Jugendlichen ermöglichen, zuletzt für sich folgende Fragen beantworten zu können:

– Wie gehe ich mit meiner Sensibilität um?
– Wie kann ich inmitten der anderen meinen Platz finden und behaupten?
– Wie kann ich in meiner Art, die Welt zu erleben, die anderen Menschen verstehen, ohne mich bedroht zu fühlen, da ich sonst auf der Flucht vor den anderen mir selbst entfremdet werde?

Prüfungsfragen

1. Welche Entwicklungsebenen der Adoleszenz kennen Sie?
2. Welcher Wandel vollzieht sich auf der kognitiven Ebene der Adoleszenzentwicklung nach Piagét?
3. Welche Entwicklungsaufgaben der Adoleszenz kennen Sie, und wie erklären Sie mögliche krisenhafte Verläufe?
4. Beschreiben Sie die Entwicklung des Identitätsgefühls.
5. Beschreiben Sie den Aufbau des Selbstwertes, und nennen Sie mögliche Störfaktoren.
6. Beschreiben Sie die Entwicklung von Selbst- und Eigenständigkeit.
7. Wann sprechen wir von Adoleszentenkrisen im engeren Sinne?
8. Welche Therapieformen kennen Sie bei den Adoleszentenkrisen und welche bei den Adoleszentenpsychosen?
9. Welche Einteilungen kennen Sie bei den Adoleszentenpsychosen?
10. Beschreiben Sie die Symptomatologie der Adoleszentenpsychosen anhand des Übergangsreihenmodells.
11. Welche psychopathologischen Symptome findet man bei juvenilen Psychosen besonders häufig?
12. Was besagt das Vulnerabilitätskonzept hinsichtlich der Entstehung von schizophrenen Psychosen?

13. Welche medikamentösen Behandlungsformen kennen Sie bei den Adoleszenten-Psychosen?
14. Benennen Sie die drei Phasen des therapeutischen Prozesses bei den endogenen Psychosen.

Literatur

1. Bateson G (1961) The biosocial integration of behavior in the schizophrenic family. In: Ackermann N, Beatman F, Sherman S (eds) Exploring the base of family therapy. Basic Books, New York
2. Benedetti G, Piacentini TC, D'Alfonso L, Elia C, Medri G, Saviotti M (1983) Psychosentherapie. Hippokrates, Stuttgart
3. Blos P (1962) On adolescence: A psychoanalytic interpretation. Free Press, New York
4. Ciompi L (1989) Zur Dynamik komplexer biologisch-psychosozialer Systeme: Vier fundamentale Mediatoren in der Langzeitentwicklung der Schizophrenie. In: Böker W, Brenner HD (Hrsg) Schizophrenie als systemische Störung. Huber, Bern Stuttgart Toronto, S 27–38
5. Colarusso CA, Nemiroff RA (1981) Adult development. A new dimension in psychodynamic theory and practice. Plenum Press, New York London
6. Conrad K (1987) Die beginnende Schizophrenie. Versuch einer Gestaltanalyse des Wahns (1. Aufl 1958) 5. unveränderte Aufl. Thieme, Stuttgart New York
7. Eggers C (1973) Verlaufsweisen kindlicher und präpubertärer Schizophrenien. Springer, Berlin (Monographien aus dem Gesamtgebiet der Psychiatrie, Bd 9)
8. Eggers C (1991) Schizophrenia in Youth. Springer, Berlin Heidelberg New York
9. Erikson EH (1968) Identity, youth and crisis. Norton, New York
10. Friedrich MH (1983) Adoleszentenpsychosen. Pathoplastische und psychopathologische Kriterien. Karger, Basel (Bibliotheca Psychiatrica, Bd 163)
11. Gattaz WF, Kohlmeyer K, Gasser T (1987) Structural brain abnormalities in schizophrenia: an integrative model. In: Häfner H, Gattaz WF, Janzarik W (eds) Search for the cause of schizophrenia. Springer, Berlin Heidelberg New York Tokyo, pp 250–259
12. Gross G, Huber G, Klosterkötter J, Linz M (1987) Bonner Skala für die Beurteilung von Basissymptomen (BSABS). Springer, Berlin Heidelberg
13. Gunderson JG, Singer MP (1975) Defining borderline patients: an overview. Am J Psychiatry 132: 1–10
14. Janzarik W (1968) Schizophrene Verläufe. Eine strukturdynamische Interpretation. Springer, Berlin Heidelberg New York
15. Jaspers K (1973) Allgemeine Psychopathologie (1. Aufl 1913), 9. unveränderte Aufl. Springer, Berlin Heidelberg New York
16. Josselson RL, Greenberger E, McConochie D (1977a) Phenomenological aspects of psychosocial maturity in adolescence. Part I: Boys J Youth Adolescence 6: 25–56
17. Kapfhammer HP, Neumeier R, Scherer J (1993a) Selbstkonzeptbildung im Übergang vom Jugend- zum Erwachsenenalter. Eine empirische Vergleichsstudie bei psychiatrischen Patienten und gesunden Kontrollprobanden. Z Kinder Jugendpsychiatr
18. Klosterkötter J (1988) Basissymptome und Endphänomene der Schizophrenie. Springer, Berlin Heidelberg New York Tokio
19. Kraepelin E (1903) Psychiatrie. Ein Lehrbuch für Studierende und Ärzte, 7. Aufl. Barth, Leipzig
20. Lapsley DK (1993) Toward an integrated theory of adolescent ego development: the „new look" at adolescent egocentrism. Am J Orthopsychiatry 63 (4): 562–571
21. Lempp R (1973) Psychosen im Kindes- und Jugendalter – eine Realitätsbezugsstörung. Huber, Bern Stuttgart Wien
22. Martinius J (1988) Medikamentöse Therapie. In: Kisker KP, Lauter H, Meyer JE, Müller C, Strömgren E (Hrsg) Psychiatrie der Gegenwart, Bd. 7: Kinder- und Jugendpsychiatrie. Springer, Berlin Heidelberg New York Tokio
23. Matussek P (1976) Psychotherapie schizophrener Psychosen. Reader, Hoffmann und Kampe, Hamburg

24. Matussek P (1985) Herstellung von Übertragung in der Psychoanalyse von Schizophrenen. In: Stierlin H, Wynne LC, Wirsching M (Hrsg) Psychotherapie und Sozialtherapie der Schizophrenie. Springer, Berlin Heidelberg New York, S 185–193
25. Offer D, Ostrov E, Howard I (1981) The adolescent: a psychological self-portrait. Basic Books, New York
26. Piaget J (1954) Das moralische Urteil beim Kind. Rascher, Zürich
27. Remschmidt H (1988) Schizophrene Psychosen im Kindesalter. In: Kisker KP, Lauter M, Meyer JE, Strömgren E (Hrsg) Psychiatrie der Gegenwart, 3. Aufl, Bd VII (Kinder- und Jugendpsychiatrie). Springer, Berlin
28. Resch F (1992) Therapie der Adoleszentenpsychosen (Monographie). Thieme-Copythek, Stuttgart New York
29. Spiel W (1961) Die endogenen Psychosen des Kindes- und Jugendalters. Karger, Basel
30. Steinhausen HC (1987) Das Jugendalter – eine normative psychologische Krise? Prax Kinderpsychol Kinderpsychiatr 36: 39–49
31. Stierlin H (1977) Eltern und Kinder. Das Drama von Trennung und Versöhnung im Jugendalter. Suhrkamp, Frankfurt/M
32. Waterman AS (1985) Identity in the context of adolescent psychology. In: Waterman AS (ed) Identity in adolescence: processes and contents. Jossey-Bass, San Francisco, pp 5–24
33. Wynne LC (1972) Family research on the prognosis of schizophrenia: intermediate variables in the study of families at a high risk. In: Sager CJ, Caplan HS (eds) The progress in group and family therapy. Basic Books, New York
34. Zubin J, Spring B (1977) Vulnerability: a new view of schizophrenia. J Abnorm Psychol 86: 103–123

Kapitel 3

Die stoffgebundene Abhängigkeit

A. Springer

> **Lehrziel**
> Vermittlung eines Grundwissens über die verschiedenen Teilbereiche der Problematik, die aus dem individuellen und kulturellen Umgang mit psychoaktiven Stoffen erwächst. Zu diesem Zweck werden die in diesem Problemfeld gültigen Definitionen vermittelt und wird ein Überblick über theoretische Vorstellungen bezüglich der Ursachen der Abhängigkeit und über Zielvorstellungen und Methodik, die der Prophylaxe des Drogengebrauches und der Drogenabhängigkeit und der Behandlung der Abhängigkeit immanent sind, geboten.

1. Einleitung – Definitionen

Von der Weltgesundheitsbehörde wurde eine Reihe von Definitionen geschaffen, die ein gemeinsames Grundverständnis für verschiedene Aspekte der Drogenproblematik und des Suchtphänomens absichern sollen.

Droge: Jede Substanz, die, wird sie in einen lebenden Organismus eingebracht, eine oder mehrere Funktionen dieses Organismus verändern kann.

Abhängigkeit erzeugende Droge: Eine Substanz, die die Fähigkeit aufweist, mit einem lebenden Organismus in Wechselwirkung zu treten und einen Zustand von seelischer oder körperlicher Abhängigkeit – beziehungsweise sowohl seelischer als auch körperlicher Abhängigkeit – zu bewirken. Eine derartige Substanz kann prinzipiell auch medizinisch und außermedizinisch gebraucht werden, ohne notwendigerweise Abhängigkeit herzustellen.

Drogenabhängigkeit: Ein seelischer und unter Umständen auch körperlicher Zustand, der aus der Wechselwirkung eines lebenden Organismus mit einer Droge entsteht und gekennzeichnet ist durch verhaltensmäßige und andere Reaktionen, die regelmäßig den zwanghaften Drang einschließen, die Droge regelmäßig oder periodisch einzunehmen, um die psychischen Effekte zu erleben und unter Umständen auch, um die Unannehmlichkeiten, die die Abwesenheit des Drogeneffektes bewirkt, zu bekämpfen. Dem Drogeneffekt gegenüber kann Toleranz eintreten; diese ist aber nicht zwangsläufig an die Abhängigkeit gebunden. Ein und dieselbe Person kann auch von mehr als einer Droge abhängig sein.

Körperliche Abhängigkeit: Ein Anpassungsvorgang des Organismus, der dadurch erkennbar wird, daß intensiv erlebte körperliche Beschwerden auftreten, wenn eine bestimmte Droge nach gewohnheitsmäßiger Einnahme nicht verabreicht wird oder wenn ihre Wirkung durch ein speziell wirksames Gegenmittel aufgehoben wird. Diese Beschwerden nennt man „akutes Entzugssyndrom". Das klinische Erscheinungsbild dieses Syndroms hängt davon ab, welche Substanz in abhängiger Weise gebraucht wird. Vereinfachend kann man sagen, daß das Entzugssyndrom aus dem Negativ der Substanzwirkung und einem unspezifischen Erregungszustand des vegetativen Nervensystems besteht. Der Entzug kann jederzeit durch die Einnahme der Substanz, von der Abhängigkeit besteht oder einer Substanz mit pharmakologisch vegleichbarer Wirkung beendet werden. Bei regelmäßiger und ausreichend dosierter Einnahme tritt kein Entzugssyndrom auf. Die körperliche (physische) Abhängigkeit verstärkt jenes Phänomen, das wir „seelische (psychische) Abhängigkeit" nennen.

Seelische Abhängigkeit: Eine Situation, die dadurch gekennzeichnet ist, daß das heftige Verlangen besteht, sich zeitweilig oder regelmäßig eine Droge zuzuführen, um sich ein Lustgefühl zu bereiten oder um Unlustgefühle auszuschalten. Dieses Verlangen ist so stark, daß es die sozialen Regeln durchbricht. Der psychisch Abhängige ist bereit, auch illegale Mittel zu ergreifen, um in den Besitz der Droge zu gelangen und schreckt dabei nicht vor Handlungen zurück, die ihn selbst und/oder andere schädigen.

Soziale Abhängigkeit: Drogengebrauch spielt sich im sozialen Raum ab und gewinnt für den einzelnen Konsumenten und seine Gruppe eine Fülle von symbolischen und kommunikativen Bedeutungen. Diese wieder bedingen für viele Konsumenten starke Anreize den Drogengebrauch fortzusetzen. Soziale und psychische Abhängigkeit treten miteinander in Verschränkung.

1. Merksatz: Sämtliche Stoffe, die in der Klassifikation der Weltgesundheitsbehörde, internationalen Vertragswerken und im Österreichischen Suchtgiftgesetz als Auslöser von Abhängigkeitsprozessen aufgeführt sind, bewirken seelische Abhängigkeit. Zusätzliche körperliche Abhängigkeit hingegen tritt nach derzeitigem Wissen ausschließlich nach gewohnheitsmäßigem und regelmäßigem Gebrauch von Alkohol, Schlafmitteln vom Barbiturattyp und vergleichbaren Hypnotika, Tranquilizern verschiedener chemischer Zusammensetzung und von Opiaten auf. Hinsichtlich der Hanfdrogen (Cannabis: Haschisch, Marihuana) besteht in dieser Frage eine noch offene wissenschaftliche Auseinandersetzung.

2. *Merksatz* (modifiziert nach Lippert 1959): An der individuellen Gestaltung der psychischen Wirkung einer Droge sind zumindest 6 Faktoren beteiligt:

- der Charakter des Konsumenten, einschließlich Lebensgeschichte und Motivationen;
- die zur Zeit der Drogeneinnahme bestehende seelische Verfassung;
- Umwelteinflüsse, zu denen auch umweltbedingte Erwartungen bezüglich des Drogeneffektes zählen;
- körperliche Angriffsweise und Angriffsorte der Droge;
- Dosierung unter Berücksichtigung der Applikationsart und der individuell verschiedenen Empfindlichkeit der Konsumenten;
- körperliche Wirkungsdauer der Droge.

2. Theorien

In den letzten Jahrzehnten kam es bezüglich des Drogengebrauches und der stoffgebundenen Abhängigkeit zu einer wahren Flut von Theoriebildungen, die helfen sollten, ursächliche Zusammenhänge zu begreifen. Bereits 1980 konnte ein Autor, der sich die Mühe machte, die bestehenden Systematisierungsversuche kritisch zu revidieren, 43 verschiedene Theorien finden, wobei er noch dazu selektiv vorgegangen war und solche, die auf psychosozialem Verständnis aufbauten, bevorzugt berücksichtigt hatte. Derartige Konzeptualisierungen stammen aus den verschiedensten Bereichen aller wissenschaftlichen Disziplinen. Das abstrakte Niveau all dieser Theorien ist leider recht niedrig. In Wirklichkeit sind sie zumeist Subtheorien, die das Phänomen „stoffgebundene Abhängigkeit" vom Standpunkt einer bereits bestehenden umfassenderen Theorie aus erklären wollen. Im allgemeinen folgen sie einem begrenzten Ansatz und berücksichtigen im Erklärungsversuch isoliert entweder biologisch/medizinische, psychologische oder soziologische Modellvorstellungen. Erst in letzter Zeit kommt es zu Versuchen in Richtung umfassenderer Theoriebildung. Bislang allerdings existiert keine Theorie, die eine plausible Erklärung aller Aspekte der Drogenabhängigkeit umfaßt. Wie komplex eine derartige Modellvorstellung sein müßte, geht aus einem Bezugssystem für die Entwicklung einer interaktionellen Theorie des Drogengebrauches hervor, das Huba, Wingard und Bentler ebenfalls bereits 1980 konzipierten. In dieser Systematisierung wurde versucht, der Multikausalität, auf der Sucht im aktuellen Sinn nun einmal beruht, gerecht zu werden und die wechselhaften und mannigfaltigen Beziehungen aufzuzeigen, die zwischen Einflüssen von seiten der biologischen, der intraindividuellen und interpersonellen Ebenen innerhalb des soziokulturellen Raumes, der selbst ebenfalls Einflußfaktoren bereitstellt, bestehen (Abb. 1).

Kann das aktuelle Niveau der Suchttheorien bereits Anforderungen hinsichtlich des Erklärungswertes nicht ausreichend befriedigen, ist es um den Voraussagewert der geläufigen psychologischen und soziologischen Theo-

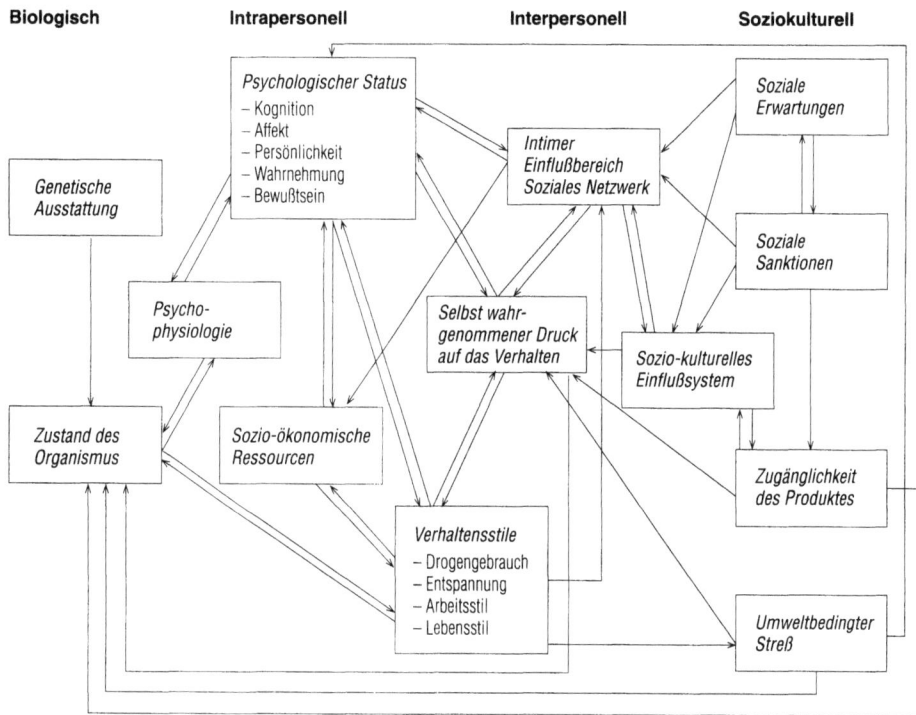

Abb. 1. Bezugsrahmen für eine Theorie des Drogengebrauches nach Huba, Wingard und Bentler (1980)

rien noch schlechter bestellt. Dies ist eine Folge davon, daß die Theorien im allgemeinen aus Erkenntnissen an begrenzten Gruppen abgeleitet und dann generalisiert werden, die bestimmte Merkmale aufweisen und aus bestimmten soziokulturellen Verhältnissen stammen. Das heißt, daß auf ihrer Grundlage getroffene Voraussagen letztlich nur für Kollektive gelten, die in wesentlichen Merkmalen und hinsichtlich ihrer soziokulturellen Einbettung jenen entsprechen, an denen die Beobachtungen gemacht wurden. Es ist daher zum Beispiel kaum möglich, in den USA entwickelte Theorien über Drogengebrauch für Prognosen im Europäischen Raum heranzuziehen. Diese Problematik gilt aber auch für kleinere geographische Räume.

In der Folge soll versucht werden, die geläufigsten und interessant erscheinenden theoretischen Vorstellungen bei aller Begrenztheit ihrer Bedeutung und unter Berücksichtigung der vorhin eingebrachten Einwände kurz vorzustellen. Eine genauere Explikation ist in der gedrängten Darstellung, die die Gestalt dieser Publikation erfordert, nicht möglich. Zum vertieften Studium muß auf die im Literaturverzeichnis aufgelisteten Werke zurückgegriffen werden.

2.1 Biologische Theoriebildung

Die biologische Theoriebildung versucht, stoffgebundene Abhängigkeit auf biologische Prozesse und Gesetzmäßigkeiten zurückzuführen und dadurch erklärbar zu machen. Zu diesem Zweck werden vor allem genetische Verhältnisse und physiologische Funktionen und ihre biochemische Basis untersucht. Des weiteren versucht im biologistischen Kontext pharmakologische Forschung abhängige Gebrauchsmuster der psychoaktiven Substanzen an deren spezifische Zusammensetzung und an pharmakologisch meßbare Effekte zu binden. Die meisten Versuche zur Theoriebildung liegen derzeit immer noch hinsichtlich des Alkoholismus – sowohl aus dem genetischen wie auch aus dem physiologischen Forschungsbereich – vor (siehe z.B. die Forschungsergebnisse von Cloninger, 1981, und Goodwin, 1973). In den letzten Jahren jedoch kam es auch zu einer Zunahme entsprechender Versuche bezüglich anderer Substanzen. So entwickelte Goldstein bereits 1976, aufbauend auf den Ergebnissen der modernen Endorphinforschung (siehe Herz 1985) eine erwähnenswerte pharmakologische Modellvorstellung hinsichtlich der biologischen Ursache der Morphinabhängigkeit. Zum vertieften Studium dieses Bereiches empfehlen sich die Sammelbände, die Keup (1985) und Feuerlein (1988) herausgegeben haben.

2.2 Psychologische Theorien

Eine alte These, nach der süchtiges Verhalten Ausdruck einer dazu prädisponierten Persönlichkeitsstruktur – einer „Suchtpersönlichkeit" eben – sei, gilt heute als obsolet. In den vergangenen Jahrzehnten wurden im wissenschaftlichen Bereich der Psychologie jedoch viele Theorien entwickelt, die selbst wieder den verschiedensten Konzepten der Psychologie entstammen: der Persönlichkeitstheorie (z.B. Cloninger 1987), der Entwicklungspsychologie (z.B. D. B. Kandel 1980), der Psychoanalytischen Theorie (Rado 1926, 1933; Glover 1932; Wurmser 1978; Blaine und Julius 1977; Khantzian 1977, 1980; Krystal und Raskin 1970; Kohut 1977; der Überblicksartikel von Springer 1986), der Verhaltenstheorie (z.B. das komplexe Modell der „Drogenbindung" von Lennertz 1974) und der systemischen Theorie (siehe Feselmayer und Beigelböck 1991).

In der psychopathologischen Forschung der späten 80er und frühen 90er Jahre intensivierte sich außerdem als neuer Schwerpunkt des Erkenntnisinteresses, die Suche nach einer der Abhängigkeit zugrunde liegenden „Grundstörung" und nach Bedingungen der Komorbidität zwischen Sucht und anderen psychopathologischen Phänomenen und Syndromen (vgl. Wanke und Bühringer 1991; Belfer 1993). Da weiters die Neigung eines bestimmten Anteiles der Jugendlichen und jungen Erwachsenen zu Drogen zu greifen als Problem von hoher gesellschaftlicher Relevanz erkannt wird, bestehen Bemühungen Zusammenhänge zwischen für diese Altersgruppe spezifischen Bedingungen individueller und soziokultureller Art und dem Drogengebrauch aufzuspüren (Springer 1980).

2.3 Soziologische Theoriebildung

Während psychologische Theorien die Ursachen des Drogengebrauches und der Drogenabhängigkeit im Individuum suchen und zumeist auf bestimmte Defekte in der Persönlichkeitsstruktur, der Trieb- und Abwehrstruktur oder der Affektregulation zurückführen, rückt die soziologische und soziokulturelle Theoriebildung Gemeinsamkeiten in der Beteiligung gesellschaftlicher und lebensweltlicher Einflüsse an diesen Phänomenen ins Zentrum des Interesses. Aufgrund des der Soziologie zur Verfügung stehenden Forschungsinstrumentariums und der in ihr gebräuchlichen Forschungsansätze kann diese Wissenschaft allerdings mehr zum Verständnis des Drogengebrauches und seiner Verbreitung leisten als zur Klärung der Ursache der Sucht.

Umso erstaunlicher ist es, daß eine der bekanntesten und wohl auch bis heute einflußreichsten Theorien der Abhängigkeit von dem Soziologen Lindesmith (1938, 1980) stammt.

Andere soziologische Abhängigkeitstheorien stammen von Winick, der auf rollentheoretische Überlegungen zurückgriff (1980), von Vertretern der Theorie der Subkultur (B. D. Johnson 1980), der Etikettierungstheorie (Schur 1965) oder der Anomietheorie (Merton). Erwähnenswert sind auch jene Theorien, die die überragende Bedeutung differierender soziokultureller Bedingungen für die Ausprägung der Suchtproblematik in verschiedenen Kulturen herausstreichen und zu bestätigen suchen (z.B. Westermeyer 1977), wie auch jene, die die Bedeutung der horizontalen Gliederung des Gesellschaftssystems analysieren (z.B. Schwendter 1972) oder nach einem erklärenden Ansatz im Kontext der Analyse der Jugendkultur suchen (z.B. Willis 1975).

Als einfachste und stimmigste soziologische Theorie kann die epidemiologische Annahme gelten, daß die Zugänglichkeit einer Substanz die Grundbedingung dafür darstellt, daß diese konsumiert, mißbraucht und eventuell auch in abhängiger Weise gebraucht werden kann.

2.4 Komplexe Theoriebildung

Eine psychobiologische Theorie der Abhängigkeit entwarf 1972 der schwedische Psychiater Bejerot. Er postulierte, daß Sucht als „erworbener Trieb" verstanden werden solle. Die erste Phase des Konsums einer Droge würde dann im Konsumenten eine Motivationsstruktur zur Entwicklung bringen, die dem Lust-Unlust-Prinzip folgend alle Qualitäten eines Triebes aufweist. Eventuell entwickle dann diese Struktur einen heftigeren Triebdruck als die sexuelle Motivation.

Ebenfalls auf einem komplexen theoretischen Bezugsrahmen baut die heute aktuelle Arbeitshypothese auf, nach der Sucht als mehrfach determiniertes Geschehen zu verstehen ist. Sucht wird dabei als komplexer Prozeß angesehen, der in jenem Spannungsfeld entsteht und abläuft, das sich zwischen Individuum (körperlicher und seelischer Organisation), Droge und Gesellschaft auftut. In jedem einzelnen Fall haben dabei Einflüsse aus den einzelnen Dimensionen verschiedenes Gewicht. Im einen Fall werden soziale Einflüsse vorherrschen, in einem andern wieder wird der Sucht eine besondere Bereitschaft des Organismus zugrunde liegen.

3. Prophylaxe

Die Prophylaxe des Drogengebrauches folgt zwei differenten Ansätzen. Zum einen wird versucht, das Angebot an abhängig machenden Substanzen möglichst einzuschränken, zum andern, die Nachfrage nach diesen Stoffen zu reduzieren.

3.1 Die Reduktion des Angebotes

Die Angebotsseite wird durch legistische und durch kontrollierende Maßnahmen im Aufgabenbereich der Sicherheitsexekutive niedrig zu halten versucht. Diese Kontrollen finden sowohl in den einzelnen Ländern/Kulturen wie auch übergreifend im Rahmen internationaler Verträge statt. Die nationalen und internationalen Gesetzeswerke regulieren die Prohibition bestimmter Substanzen. Sie stellen den nicht für medizinische und wissenschaftliche Zwecke ablaufenden Handel unter Strafe. In den meisten Ländern wird darüber hinaus auch der Besitz kleiner Mengen und damit implizit auch der außermedizinische Gebrauch dieser Stoffe unter Strafe gestellt. Das Ausmaß der Strafandrohungen differiert dabei von Land zu Land äußerst stark.

3.2 Die Reduktion der Nachfrage

Der Reduktion der Nachfrage hingegen sollen Maßnahmen dienen, die auf verschiedenen Zugängen und Methoden beruhen: Abschreckung, Information und Förderung der Kompetenz des Individuums, sich seinen eigenen abhängigen Tendenzen und dem Konformitätsdruck in der Peer-Group und darüber hinaus in unserer Konsumgesellschaft zu widersetzen. Zu diesem Zweck werden Informationskampagnen durchgeführt und präventiv wirksam sein sollende Pakete geschnürt, die auf das Individuum eventuell schon von seinen Tagen im Kindergarten an einwirken sollen. In letzter Zeit ergab sich in der Ausrichtung dieser Bestrebungen eine bemerkenswerte Entwicklung. Hatte man bislang das Augenmerk vor allem auf individuelle und soziale Risikofaktoren gerichtet und danach gestrebt, den Einfluß dieser Faktoren zu reduzieren, und verließ man sich dabei gerne auf die Methode der Abschreckung, gilt das Interesse nun mehr und mehr den individuellen und sozialen Schutzfaktoren und der Förderung dieser positiven Einflüsse. Gleichzeitig geriet die Methode der Abschreckung in Mißkredit. Es wurde erkannt, daß die Abschreckung bei bestimmten ohnehin zu Risikopopulationen gehörenden Personen eher die Bereitschaft zum Drogenkonsum förderte als reduzierte. Der neue Trend ist wohl die Folge der Erkenntnis, daß – bei aller Bedeutung des Suchtproblems in unserer Gesellschaft – der intensive und vor allem der abhängige Drogengebrauch seit nunmehr mehr als zwei Jahrzehnten der aktuellen Drogenproblematik, zumindest in Europa, relativ konstant und ein Minderheitenverhalten bleibt. Auch setzt sich mehr und mehr die Einsicht durch, daß Drogengebrauch und Sucht zwei sehr verschiedene Phänomene sind, die lediglich in einer bestimmten Ausformung konvergieren. Süchtigkeit ist als ein Charakterzug zu verstehen, entspricht demnach einer Dimension der Persönlichkeit, während Drogengebrauch zunächst im soziokulturellen Kontext und auf der Verhaltensebene – relativ unabhängig von den Persönlichkeitsmerkmalen der Konsumenten – statthat. Erst der süchtige Gebrauch ist von Merkmalen des biologischen und des seelischen Organismus des Einzelnen wesentlich mitbedingt. Diesem Verständnis folgend ist Suchtprävention daher nicht gleichzusetzen mit der Verhütung des Drogengebrauches. Daraus ergibt sich schlüssig, daß jedes moderne Programm mit suchtprophylaktischer Zielsetzung dementsprechend allgemeine, unspezifische, am Prinzip des sozialen Lernens orientierte Bausteine umfassen muß. Viele derartige kombinierte Programme, die in letzter Zeit entwickelt wurden, wozu auch die Materialien zählen, die in Österreich von den Bundesministerien für Unterricht und Gesundheit in einer gemeinsamen Bemühung gestaltet wurden, setzen sich aus sehr umfassenden unspezifischen und eher gering dimensionierten sucht-/substanzspezifischen informativen und übenden Anteilen zusammen.

4. Behandlung

Die Zunahme der Aufmerksamkeit, die den Suchtphänomenen geschenkt wird, führt dazu, daß das Behandlungsangebot bei bereits eingetretener Suchtkrankheit immer weiter ausgebaut wird. An sich sind heute – im Vergleich zu andern psychosozialen Problemfeldern – die Abhängigen relativ gut versorgt, wenngleich auch im Falle dieses Behandlungsangebotes vieles erst entwickelt bzw. strukturell verbessert werden muß. Auch bedeutet das wachsende Angebot an Therapiemöglichkeiten noch lange nicht, daß die geläufigen Behandlungsmethoden wirksam sind und wesentlich zur Bekämpfung des Problems beitragen können. Das erwähnte Angebot ist allerdings heute recht differenziert. Galt noch vor zwanzig Jahren die Lehrmeinung, daß jede stoffgebundene Abhängigkeit – von welcher Substanz auch immer – einer stationären Behandlung bedürfe, hat sich dieser Standpunkt heute völlig verändert. Der ambulanten Betreuung kommt mehr und mehr Gewicht zu. Auf jeden Fall muß die Behandlung jedoch stoffspezifisch ausgerichtet sein. Körperliche Abhängigkeit, wie sie durch Alkohol, Barbiturate und ähnliche Substanzen, Tranquilizer und Opiate bewirkt wird, verlangt eine andere Abfolge therapeutischer Schritte und auch andere therapeutische Maßnahmen als eine ausschließlich psychische Abhängigkeit – auch wenn diese noch so stark ausgeprägt sein sollte.

4.1 Die Behandlung der körperlichen Abhängigkeit

4.1.1 Die Behandlung der akuten Entzugserscheinungen

Körperliche Entzugserscheinungen lassen sich global als ein Syndrom aus vegetativen Störungen und dem Negativ der Wirkung der Substanz definieren, von der Abhängigkeit besteht. Ihre Behandlung ist eine medizinische Aufgabe. Sie können bedrohliche Intensität aufweisen und verlangen nach entsprechend intensiver medizinischer Kontrolle. Die objektiv schwersten Entzugserscheinungen werden durch Alkohol und durch Barbiturate ausgelöst. Entzüge von diesen Substanzen betreffen sowohl die vegetativen als auch die cerebralen Funktionen. Der Opiatentzug ist demgegenüber wesentlich weniger riskant, wird jedoch von den Abhängigen selbst als ungemein qualvoll erlebt. Die Behandlung des akuten Entzuges folgt zwei Prinzipien:

- die vegetative Situation muß stabilisiert werden;
- durch den gezielten Einsatz von Substitutionssubstanzen muß ein Ausschleichen aus der körperlichen Abhängigkeit ermöglicht werden.

Je nach gebrauchter Substanz setzen die Entzugserscheinungen rasch (Alkohol innerhalb eines Tages, Opiate innerhalb Stunden bzw. eines Tages für Methadon) oder verzögert (Barbiturate, Tranquilizer) ein, erreichen ihren Gipfel am dritten Tag, klingen um den 5. Tag herum ab und dauern insgesamt etwa 1 Woche an. Bei diesen Angaben handelt es sich allerdings um grobe Durchschnittswerte, die individuell gewissen Schwankungen unterliegen können.

4.2 Die Behandlung der psychischen Abhängigkeit

Die Behandlung der psychischen Abhängigkeit stellt eine der schwierigsten und langwierigsten Aufgaben im Bereich der Psycho- und Sozialtherapie dar. Sie findet demgemäß zumeist in spezialisierten Einrichtungen für die Rehabilitation Suchtkranker statt. Im allgemeinen folgt jede derartige Behandlung der Zielvorstellung, dem Klienten absolute Abstinenz von der in abhängiger Weise gebrauchten psychoaktiven Substanz zu ermöglichen. Diese Einstellung resultiert aus der Erfahrung, daß nur in seltenen Fällen eine Person, die einmal ein abhängiges Gebrauchsmuster entwickelt hat, zu einer kontrollierten Einnahme ihrer „Suchtdroge" imstande ist. Im Fall verbotener psychoaktiver Stoffe geht es außerdem auch darum, die Notwendigkeit des weiteren Verbleibens in der Drogenszene und der oftmals mit dem süchtigen Lebensstil verbundenen Drogendelinquenz aufzuheben. Um dieses Ziel zu erreichen, wurden mehrere Methoden entwickelt, die im allgemeinen am Prinzip der therapeutischen Gemeinschaft orientiert sind.

4.2.1 Abstinenzorientierte Behandlung der Abhängigkeit

Stationäre Behandlung

- Langfristige Behandlung über einen Zeitraum von mindestens 8 Monaten bis zu zwei Jahren.
- Mittelfristige Behandlung über einen Zeitraum von 2–7 Monaten.
- Kurzfristige Behandlung, die nur einige Wochen dauert.

Über den Wert dieser Methoden wird viel diskutiert. Es gibt für und gegen jede einzelne von ihnen entsprechende Argumente. Eines wird jedoch immer wieder betont: die Effizienz einer Behandlung ist davon abhängig, daß sie zur Gänze absolviert wird, unabhängig davon, ob sie nun mittel- oder langfristig angelegt ist. Es ist offenkundig für die therapeutische Erfahrung des Klienten wichtig, daß er alle Behandlungsstadien durchläuft und die Behandlung ordnungsgemäß abgeschlossen wird.

Ambulante Behandlung

Eine solche kann prinzipiell sowohl in spezialisierten Einrichtungen wie auch in freier Praxis durchgeführt werden. Im allgemeinen gilt jedoch die abhängige Klientel als zu schwierig für die Behandlung im Setting frei praktizierender niedergelassener Psychotherapeuten bzw. die Behandlung selbst als zu aufwendig. Erfahrungsgemäß sind außerdem nicht gerade viele Psychotherapeuten gewillt, sich diesen Anforderungen auszusetzen. Grundsätzlich stehen allen geläufigen Therapiemethoden der jeweiligen Basistheorie immanente Verständnishilfen zur Verfügung, die eine Bearbeitung des Suchtproblems ermöglichen. Ein Überblick über diese Verhältnisse kann dem Band „Drogen und Alkohol. Der aktuelle Stand in der Behandlung Drogen- und Alkoholabhängiger" entnommen werden, den Ladewig 1986 herausgegeben hat.

Kombiniert stationär-ambulante Methoden

Diese sind insbesondere von Bedeutung bei kurzfristig stationärer Behandlung. Ohne entsprechende ambulante Weiterführung der Behandlung nach kurzem stationären Aufenthalt sind keine Verbesserungen des Zustandes des Klienten zu erwarten.

4.2.2 Nicht abstinenzorientierte Behandlungsprogramme

Kontrolliertes Trinken

In den frühen 70er Jahren wurde eine verhaltenstherapeutische Technologie entwickelt, die entgegen dem dominanten Abstinenzmodell darauf abzielte, Alkoholiker dazu fähig zu machen, ihren Alkoholgebrauch unter Kontrolle zu bringen und dementsprechend zu mäßigen. Bis heute ist dieser therapeutische Ansatz allerdings noch als Experiment zu bewerten. Evidenz dafür, daß er auch in größerem Umfang erfolgversprechend eingesetzt werden könnte, liegt bislang nicht vor.

Substitutionsbehandlung bei Opiatabhängigkeit

Obwohl auch für die Behandlung der Opiatabhängigkeit die Forderung nach Abstinenz hohe Priorität genießt, existiert schon lange ein alternativer therapeutischer Ansatz, der sich damit begnügt, das Suchtverhalten durch „Substitution", das heißt durch die Verabreichung einer individuellen Mindestdosis, die das Auftreten von Entzugserscheinungen verhindert und die krankhafte Begierde dämpft, unter Kontrolle zu bringen. Dadurch soll erreicht werden, daß der Abhängige zwar weiterhin ein Suchtmittel braucht und zu sich nimmt, er jedoch andererseits nicht auf die Versorgung aus der Drogenszene angewiesen ist und sich sozial und gesundheitlich stabilisieren kann.

Derzeit wird zu diesem Zweck an langfristig Opiatabhängige, bei denen andere, abstinenzorientierte Interventionen versagt haben, das synthetische Opiat Methadon abgegeben. Die Wahl fiel auf diese Substanz, weil sie

– länger wirksam ist als andere Opiate und daher eine einmalige Verabreichung am Tag ausreicht;
– in wirksamer Form als perorale Zubereitung verabreicht werden kann, wodurch das gesundheitsbedrohliche Injizieren vermieden werden kann;
– in hoher Dosierung den Effekt anderer zusätzlich genommener Opiate blockiert und dementsprechend die Bereitschaft zur Einnahme auf dem Schwarzmarkt erworbener illegaler Substanzen reduziert;
– in Blutuntersuchungen gut von andern Opiaten differenziert werden kann.

Die Methadontherapie ist keine Behandlungsform, die die Sucht grundsätzlich angreift. Sie ist als suchtbegleitende Maßnahme zu verstehen. In ihrer modernen Gestalt sollte sie außerdem nicht nur in der kontrollierten Abgabe eines Suchtstoffes bestehen, sondern in ein Maßnahmenpaket integriert sein, das soziale Betreuung im Sinne von Arbeitsvermittlung und Wohnraumbeschaffung ebenso umfaßt wie psychotherapeutische Interventionen.

4.3 Niedrigschwellige Betreuung

Da nicht alle Abhängigen bereit oder imstande sind, ihren abhängigen Lebensstil aufzugeben und drogenabstinent zu werden, war es notwendig, Betreuungsangebote zu entwickeln, die dazu beitragen sollen, den Schaden, der dem einzelnen Abhängigen und der Gemeinschaft aus der Sucht erwächst, zu begrenzen, das Risiko, das diese Erkrankung mit sich bringt, zu reduzieren. Wie die Methadonbehandlung, die prinzipiell hoch- oder niedrigschwellig gehandhabt werden kann, wurde auch diese Betreuungsphilosophie durch die AIDS-Gefahr entscheidend gefördert. Injizierende Drogenabhängige sind eine wichtige Risikopopulation hinsichtlich der Verbreitung der HIV-Infektion in der heterosexuellen Bevölkerung und der Übertragung des Virus von der Mutter auf das Kind. Die Beratungsstellen, die sich der Schadensbegrenzung verpflichtet fühlen, sind „niedrigschwellig", das heißt sie akzeptieren den Abhängigen als Klienten ohne andere Vorbedingungen, als sich an bestimmte Hausregeln zu halten. Insbesondere stellen sie keine Forderungen hinsichtlich der Einschränkung des Drogengebrauches, soweit er sich außerhalb der Beratungsstelle abwickelt. Sie verstehen sich prinzipiell als suchtbegleitende Maßnahme und übernehmen in diesem Kontext die Verantwortung, für den gesundheitlichen und sozialen Zustand ihrer Klienten zu sorgen und sich ihrer Verelendung in den Weg zu stellen. In diesem Sinne wird Beratung in „safe sex" und „safe drug use" angeboten und Nadel- und Spritzentausch betreiben; um die gesundheitlichen Risken des mehrfachen Gebrauches von Spritzbesteck und des „needle sharing" (gemeinsamen Gebrauches des Spritzbestecks von mehreren Personen) auszuschalten, wird ärztliche und sozialarbeiterische Hilfe angeboten, werden Schlafstätten zur Verfügung gestellt und werden Beschäftigungsprojekte implementiert.

4.4 Die Bedeutung der Selbsthilfe

Traditionell kommt in der Rehabilitierung Suchtkranker Selbsthilfegruppen und nicht-professionellen Organisationen große Bedeutung zu. Die bekannteste Selbsthilfeorganisation sind die „Anonymen Alkoholiker". In der jüngeren Vergangenheit entwickelte sich auch eine vergleichbare Organisation für Abhängige von andern psychoaktiven Stoffen: „Narcotics Anonymous". In vielen Ländern besteht eine recht enge Kooperation zwischen professionellen und nicht-professionellen Helfern. In Deutschland z.B. sind die Anonymen Alkoholiker in das offizielle Netzwerk der Nachsorge integriert, was bedeutet, daß ihnen Patienten aus professionellen Einrichtungen – Entwöhnungsanstalten etwa – überwiesen werden.

4.5 Selbstheilung

Im Verlauf von Feldforschung an Abhängigen kann man immer wieder die Beobachtung machen, daß ein bestimmter Anteil von ihnen ganz von alleine damit aufhört, Drogen zu gebrauchen, auch wenn diese einer Stoffgruppe angehören, die körperliche Abhängigkeit zu bewirken vermag und die Einnahme bereits über längere Zeit angedauert hatte. Man nimmt heute an, daß dieses „Herausreifen" aus der Sucht („maturing out" nach Winick) in etwa einem Drittel der Fälle zu erwarten ist. Die durchschnittliche Abhängigkeitsdauer, in der sich dieser Reifungsprozeß entwickelt, soll 15–17 Jahre betragen. Im allgemeinen befinden sich die Klienten dann in der Altersgruppe der 35–45jährigen. Auch dieser Umstand unterstreicht die Bedeutung suchtbegleitender Betreuung als Überlebenshilfe in kritischen Phasen der Suchtkarriere.

Fragen

1. Was versteht man unter körperlicher Abhängigkeit?
   a) Welche psychoaktiven Stoffe können körperliche Abhängigkeit bewirken?
2. Was versteht man unter psychischer Abhängigkeit?
3. Welche Wirkung muß eine Substanz haben, daß man sie als „psychoaktiv" bezeichnen kann?
4. Wieviele Faktoren sind an der psychischen Wirkung einer Droge beteiligt? Benennen Sie sie.
5. Welchen zwei Zielvorstellungen ist die Prophylaxe des Drogengebrauches und der Drogenabhängigkeit verpflichtet?

6. Welchen Prinzipien muß die Behandlung des akuten Entzugssyndroms folgen?
7. Nennen und beschreiben Sie nicht-abstinenzorientierte Modelle der Behandlung der Substanzabhängigkeit.

Literatur

1. Becker HS (1980) The social bases of drug induced experiences. In: NIDA Research Monograph 30: op. cit., 180–190
2. Belfer ML (1993) Substance abuse with psychiatric illness in children and adolescents. Am J Orthopsychiatry 68: 70–79
3. Bejerot N (1980) Addiction to pleasure. A biological and social psychological theory of addiction. In: NIDA Research Monograph 30: op. cit., 246–255
4. Cloninger CR (1987) Neurogenetic adaptive mechanisms in alcoholism. Science 236: 410–416
5. Cloninger CR, Bohman M, Sigvardsson S (1981) Inheritance of alcohol abuse. Arch Gen Psychiatry 38: 861–868
6. Feselmayer S, Beigelböck W (1991) Kranker Mensch – krankes System: Charakteristische Systemkonstellation bei Suchtkranken. In: Wanke K, Bühringer G (Hrsg) op. cit., S 189–199
7. Feser H (1988) Sozialpsychologische Beiträge zu einer Theorie von Mißbrauch und Abhängigkeit. In: Feuerlein W (Hrsg) op. cit.
8. Glover E (1932) On the etiology of drug addiction. Int J Psychoanal 13: 298–328
9. Goldstein A (1976) Opioid peptides(endorphins) in pituitary and brain. Science 103: 1084–1086
10. Herz A (1988) Das Suchtproblem in der Sicht der neueren Opiatforschung. In: Feuerlein W (Hrsg) op. cit., S 15–23
11. Johnson BD (1980) Toward a theory of drug subcultures. In: NIDA Research Monograph 30: op. cit., 110–119
12. Khantzian EJ (1977) The ego, the self and opiate addiction. In: Blaine JB, Julius DA (eds) op. cit.
13. Kohut R (1977) Preface. In: Blaine JB, Julius DA (eds) op. cit.
14. Krystal H, Raskin HA (1970) Drug dependence. Wayne State University Press, Detroit
15. Ladewig D (1986) Drogen und Alkohol. Der aktuelle Stand in der Behandlung Drogen- und Alkoholabhängiger. SPA-Press, Lausanne
16. Lindesmith AR (1958) A sociological theory of drug addiction. Am J Sociol 43: 593–613
17. Lindesmith AR (1980) A general theory of addiction to opiate-type drugs. In: NIDA Research Monograph 30: op. cit., 34–37
18. Löschenkohl E (1971) Jugendliche und Rauschmittel. Österreichischer Bundesverlag, Wien
19. Merton RK (1956) Referat anläßlich der Konferenz „On the relevance and interrelations of certain concepts from sociology and psychiatry for delinquency" am 6. und 7. Mai 1955. In: Witmer HL, Kotinsky R (eds) New perspectives for research on juvenile delinquency. Childrens Bureau Publication 356, Washington
20. Rado S (1926) Die psychischen Wirkungen der Rauschgifte. Int Z Psych Anal 12: 540–556
21. Rado S (1933) Psychoanalyse der Pharmakothymie. Int Z Psych Anal 20: 16–32
22. Revenstorf D, Metsch H (1988) Lerntheoretische Grundlagen der Sucht. In: Feuerlein W (Hrsg) op. cit., S 121–150
23. Renn H (1988) Beiträge aus Epidemiologie und Soziologie zu einer Theorie von Mißbrauch und Abhängigkeit. In: Feuerlein W (Hrsg) op. cit., S 103–120
24. Schuckit MA (1980) A theory of alcohol and drug abuse; a genetic approach. In: NIDA Research Monograph 30: op. cit., 297–302
25. Schur EM (1965) Crimes without victims. Prentice Hall, Englewood Cliffs, NJ
26. Schwendter R (1972) Theorie der Subkultur. Kiepenheuer, Köln

27. Smart RD (1980) An availability-proneness theory of illicit drug abuse. In: NIDA Research Monograph 30: op. cit., 46–49
28. Springer A (1980) Die Sucht. In: Spiel W (Hrsg) Die Psychologie des 20. Jahrhunderts. Bd XII: Konsequenzen für die Pädagogik. Kindler, München, S 649–669
29. Westermeyer J (1977) Opium addiction in Laos: an overview. In: Foulks EF, Wintrob RM, Westermeyer J, Favazza AR (eds) Current perspectives in cultural psychiatry. Spectrum Publications, New York
30. Wikler A (1980) Opioid dependence. Mechanisms and treatment. Plenum Press, New York
31. Willis PE (1993) The cultural meaning of drug use. In: Hall St, Jefferson T (eds) Resistance through rituals. Youth subcultures in post-war Britain. Routledge, London
32. Winick CH (1980) A theory of drug dependence based on role, access to, and attitudes toward drugs. In: NIDA Reseach Monograph 30: op. cit., 225–235
33. Wurmser L (1978) The hidden dimension. Jason Aronson, New York
34. Zinberg NE (1980) The social setting as a control mechanism in intoxicant use. In: NIDA Research Monograph 30: op. cit., 236–245

Weiterführende Literatur

1. Blaine JB, Julius DA (1977) Psychodynamics of drug dependence. NIDA Research Monograph 12
2. Feuerlein W (Hrsg) (1988) Theorie der Sucht. Springer, Berlin
3. Keup W (1985) Biologie der Sucht. Springer, Berlin
4. Ladewig D (Hrsg) (1986) Drogen und Alkohol. Der aktuelle Stand in der Behandlung Drogen- und Alkoholabhängiger. ISPA Press, Lausanne
5. Lennertz E (1974) Verhaltensgewohnheit und Drogenbindung. Ein lerntheoretischer Beitrag zum Drogenproblem. Alber, Freiburg
6. Lippert H (1959) Einführung in die Pharmakopsychologie. Huber, Bern
7. NIDA Research Monograph 30 (1980) Theories on drug abuse. In: Lettieri DJ, Sayers M, Pearson HW (eds) NIDA, Rockville
8. Springer A (1986) Die Bedeutung der Tiefenpsychologie für den Umgang mit den modernen Suchtphänomenen. In: Ladewig D (Hrsg) op. cit.
9. Wanke K, Bühringer G (1991) Grundstörungen der Sucht. Springer, Berlin

Kapitel 4

Umgang mit Suizidgefährdeten

G. Sonneck

> **Lehrziele**
>
> Mit dem folgenden Beitrag werden den Studierenden Hilfestellungen für die Einschätzung der Suizidgefährdung gegeben. Es werden Risikogruppen beschrieben, die suizidale Entwicklung dargestellt und Hinweise für den Umgang mit Suizidgefährdeten, mit Angehörigen und Hinterbliebenen, aber vor allem auch des Helfers mit sich selbst gegeben.

1. Suizidgefährdung

Als suizidgefährdet sind Personen oder Personengruppen anzusehen, deren Risiko zu suizidalem Verhalten höher bzw. erheblich höher liegt als das der Normalpopulation; unter suizidalem Verhalten sind Suizidankündigungen (direkte oder indirekte Suizidhinweise, Suiziddrohungen), Suizidversuche und Suizide zu verstehen. Suizidgedanken treten wohl bei fast jedem Menschen im Verlauf seines Lebens auf; daran professionelle Interventionsmaßnahmen zu knüpfen, ist nicht nur von der Quantität her unmöglich, sondern auch schon deshalb, weil sie für den Außenstehenden zumeist nicht evident sind. Hinsichtlich der Häufigkeit des Auftretens von Suizidankündigungen liegen uns keine sicheren Zahlen vor, wir wissen jedoch, daß Suizidankündigungen häufige Vorläufer von Suizidhandlungen, insbesondere von Suiziden sind.

Aufgrund zahlreicher Untersuchungen wissen wir, daß die potentielle Risikopopulation nach dem Maß ihrer *Suizidgefährdung* in folgender Reihenfolge, wenn es dabei natürlich auch Überschneidungen und Mehrfachdeterminierungen gibt, anzusetzen ist:

1. Alkohol-, Medikamenten- und Drogenabhängige,
2. Depressive aller Arten,

3. Alte und Vereinsamte,
4. Personen, die durch eine Suizidankündigung, und
5. solche, die durch einen Suizidversuch (Parasuizid) auffällig wurden.

Man muß annehmen, daß etwa 30% aller Suizide von Depressiven unternommen werden: dieser Prozentsatz ist auf etwa 50 zu erhöhen, wenn man Depression nicht nur im engen Sinne der psychiatrischen Krankheitslehre versteht, sondern auch als nosologisch unspezifischen affektiven Gefühlszustand. Ein weiteres Drittel der Suizide wird von Alkohol-, Medikamenten- und Drogenabhängigen unternommen, wobei die beiden letzten Gruppen offenbar zahlenmäßig zunehmen. Etwa 40% sind über 60 Jahre, und dieser Prozentsatz verschiebt sich in unseren Breiten noch weiter nach oben. Bedenkt man diese Tatsache, so wird klar: wirksame Suizidprophylaxe kann nur auf dem Boden eines breiten psychosozialen Ansatzes betrieben werden.

Versuchen wir, die Risikopopulation der *Suizidversuchsgefährdeten* festzustellen, so stoßen wir auf erhebliche Schwierigkeiten: Wenn wir sagen, daß es in erster Linie junge Frauen sind, die aus den unteren sozialen Schichten kommen, in ärmlichen Gebieten mit relativ wohlhabender Nachbarschaft leben, so mag das für Wien zutreffen, diese Gruppe jedoch als Risikopopulation anzusprechen, ist gerade noch statthaft, weil knapp 1% dieser Personengruppe tatsächlich einen Suizidversuch unternimmt. Eine gewisse Risikogruppe stellen zweifellos Personen nach Suizidversuch dar (ein Mittelwert von etwa 20% der Versuche erscheint hier durchaus realistisch). Die Suizidankündigung wird jedoch nur etwa in 1/3 der Fälle Vorläufer des Suizidversuches sein.

Risikogruppen im Hinblick auf *Suizidankündigungen* zu bestimmen, erscheint aufgrund der außerordentlichen Häufigkeit des Vorkommens noch schwieriger. Will man versuchen, im Hinblick auf Krisensituationen Gruppen mit erhöhtem Risiko zu bestimmen, so muß man sich ähnlich wie bei dem Vorkommen von Suizidgedanken in der Bevölkerung darüber im klaren sein, daß z.B. die Lebensänderungskrisen praktisch zum normalen Verlauf der menschlichen Entwicklung gehören, aber auch traumatische Krisen außerordentlich häufig vorkommen. Grenzen wir sie auf jene Personen ein, die mit ihren Krisen nicht ohne organisierte Hilfe fertig werden, werden wir wohl ähnliche Gruppen finden wie bei Suizid und Suizidversuch.

2. Strukturierung des Umgangs mit „Suizidalität"

Um gezielte und effektive Hilfe zu gewährleisten, d.h. richtige Hilfe dem richtigen Problem zuzuordnen, ist es notwendig, die Vorstellung zu revidieren, daß Suizidgedanken, Suizidankündigungen und Suizidversuche Entwicklungsstadien einer pathologischen Entwicklung zum Suizid hin sind.

Wenn auch gewisse Überschneidungen immer wieder möglich sind, spricht doch vieles dafür, daß diese Ereignisse bis zu einem hohen Grad

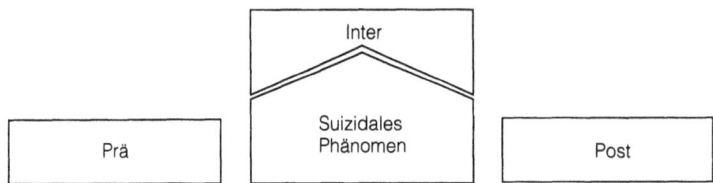

Abb. 1. Prävention, Intervention und Postvention suizidaler Phänomene

eigenständig und voneinander unabhängig sind. Eine weitgehende Gleichsetzung gibt eine nur wenig differenzierte und verschwommene Sicht des Problems und der Hilfsmöglichkeiten. Es wird für das jeweilige Ereignis zu überlegen sein, was getan werden kann, um dessen Auftreten zu verhindern, was zu tun ist, wenn das Ereignis bereits eingetreten ist, und was anschließend unternommen werden muß. Diese Aktivitäten wurden in dem Konzept der Prävention, Intervention und Postvention zusammengefaßt.

2.1 Suizidgedanken

Suizidgedanken sind ähnlich wie auch andere suizidale Phänomene wie Suizidhinweise und Parasuizide nicht immer unbedingt Ausdruck einer mißlichen Situation und/oder eines mißlichen Zustandes. Es handelt sich offenbar nicht selten um ein (gedankliches) Ausloten der eigenen Grenzen, der eigenen Möglichkeiten und Variationen im menschlichen Leben.

Gerade wir Helfer wissen von uns selber, wie wichtig die gedankliche Auseinandersetzung mit unserer eigenen Suizidalität ist, wir kennen selbst auch genau die entlastende Funktion derselben. Jedoch ist Suizidgedanke nicht gleich Suizidgedanke, hat doch bereits Pöldinger (1968) in seiner Beschreibung der suizidalen Entwicklung darauf hingewiesen, daß im zweiten Stadium, im Stadium, wie er es nennt, der Ambivalenz (besser erscheint mir Stadium der Abwägung) eine relativ hohe Gefahr besteht, daß der Entschluß zu einem Parasuizid oder Suizid darauf folgt, während das erste Stadium der Erwägung sehr häufig nicht in das zweite übergeht.

Auch im präsuizidalen Syndrom (Ringel 1969) ist sehr gut differenziert zwischen aktiv intendierten Suizidgedanken im Sinne einer gedanklichen Beschäftigung und passiv sich aufdrängenden, sich mehr und mehr kon-

Tabelle 1. Zuordnung suizidaler Phänomene

	Suizid-gedanken	Suizidankündigung, Suizidhinweise	Suizidversuch (Parasuizid)	Suizid
Prävention		„Provokation"	x	x
Intervention	x	x	x	Forschung
Postvention	x	x	x	Angehörige

kretisierenden Suizidphantasien und -überlegungen. Es ist also bei Suizidgedanken in erster Linie auf die Qualität und auf den Inhalt dieser Gedanken zu achten, also zu differenzieren, ob es sich dabei um Möglichkeiten der Bewältigung, um stumme, nur von mir selbst, aus mir heraus gehörte Appelle oder um Warnsignale handelt.

Eine **Prävention** der Suizidgedanken erscheint nach dem vorher Gesagten wenig sinnvoll, die **Intervention** dürfte am ehesten darin liegen, daß der Betroffene für sich selbst die erwähnte Differenzierung vornimmt und die Bedeutung und den Hinweis, den er aus diesen Gedanken bekommt, versteht. Es besteht entweder die Möglichkeit der Auseinandersetzung und der Bearbeitung oder der Mitteilung nach außen, was glücklicherweise in vielen bedrohlichen Situationen zu einem hohen Prozentsatz auch tatsächlich geschieht.

Es erscheint wesentlich, auch in der Bevölkerung darüber zu informieren, daß es außerordentlich wichtig wäre, quälende Suizidgedanken anderen mitzuteilen, sowie zu erlernen, wie mit solchen Mitteilungen umzugehen ist (siehe unten). Eine **Postvention** bei Suizidgedanken ist wiederum nur intraindividuell möglich, etwa in der Art: „Ich habe gestern an Suizid gedacht, wie geht es mir damit heute?"

2.2 Suizidankündigung/Suizidhinweise

Darunter ist bekanntlich nicht nur die offene Mitteilung zu verstehen, sondern auch sehr versteckte Andeutungen und Aktionen, die uns daran denken lassen, daß der Betroffene sich mit Suizidimpulsen herumschlägt. Das sind neben „provozierten" Unfällen aber auch die sogenannte „Ruhe vor dem Sturm" (Kiehlholz 1967), letzte Verfügungen und dergleichen.

Bereits bei der Prävention zeigt sich erneut, daß das Konzept der Prävention, Inter- und Postvention nicht konsequent anwendbar ist, kann doch Prävention der Ankündigung natürlich nicht heißen, daß Suizidgedanken nicht geäußert werden dürfen, da sie doch der wichtigste Hinweis auf mögliche Suizidgefährdung sind. Es müßte also statt Prävention hier eigentlich „Provokation" von bestehenden Suizidgedanken zu Suizidankündigungen heißen. Gerade den Suizidhinweis als solchen zu erkennen und dem Betroffenen zu helfen, diese Hinweise auch aussprechen zu können, ist eine wesentliche prophylaktische Aktivität, das Gespräch darüber entlastet und lockert bzw. verhindert suizidale Einengung.

„Wenn Sie das Gefühl haben, Ihr Gegenüber könnte an Selbstmord denken, bitte fragen Sie ihn danach!"

Prävention. Die Prävention müßte sich auf die Entstehung von Suizidgedanken beziehen. Wie und ob das durchführbar ist, erscheint in hohem Maße fraglich, sofern man sich nicht mit allgemeinen Maßnahmen, wie netter zueinander zu sein, menschlicher und freundlicher, zufrieden geben will. Sicher allerdings ist, daß bestimmte Arten von Medienberichten über Suizide Suizidgedanken und -pläne provozieren können, was bei bereits eingeengten Personen schwerwiegende Konsequenzen haben kann. Der Nachweis, daß eine darauf Rücksicht nehmende Berichterstattung diesen Effekt verhindern kann und somit auch generell suizidpräventiv wirksam ist, konnte in einer über Jahre durchgeführten prospektiven Studie erbracht werden (Sonneck et al. 1994)

Intervention. Bei der Intervention der Suizidankündigung handelt es sich zweifellos um eine wichtige suizidpräventive Maßnahme, da heute mit hoher empirischer Sicherheit gesagt werden kann, daß Leute, die einen Suizid ankündigen, ein höheres Risiko hinsichtlich eines späteren Suizids haben als solche, die es versuchen und überleben. Bei der Frage, wie ernsthaft diese Ankündigung gemeint ist, geht es keinesfalls um eine zwangsweise stationäre Einweisung, sondern um die Einschätzung der Suizidgefährdung (s. 3). Man sollte keine Anstrengung scheuen, allen Stellen, die erfahrungsgemäß mit Risikogruppen zu tun haben, eine entsprechende Schulung in der Einschätzung der Suizidalität und in den direkten und weiteren Hilfsmöglichkeiten zu vermitteln.

Die **Postvention** der Suizidankündigung entspricht weitgehend der postventiven Aktivität nach einem Suizidversuch; sie besteht in der Identifizierung von Untergruppen mit hohem Risiko hinsichtlich eines späteren Suizids. Gerade Personen mit depressiven Erkrankungen äußern häufig Suizidwünsche. Die Fähigkeit, diese Anzeichen auch zu verstehen, und ein Grundwissen über Symptome und Behandlung von Depressionen sowie über den Umgang mit depressiven Menschen sollte nicht nur in Fachkreisen bekannt sein. Die Hilfe, die angeboten wird, sollte womöglich Bezugspersonen miteinbeziehen, um zu erkennen, welche Bedeutung der Suizidankündigung in der Kommunikation dieses Gefüge zukommt.

2.3 Suizidversuch

Der **versuchte Suizid** ist nicht die einzige suizidale Handlung, die nicht zum Tode führt. Zusammen mit Kreitman (1973) hat Feuerlein (1974) die Bezeichnung „parasuizidale Handlungen" vorgeschlagen. Während bei der Entwicklung zum **Suizid** die Selbstzerstörung im Vordergrund steht, sehen wir bei der Entwicklung zum Selbstmordversuch, daß hier neben der Autoaggression auch noch andere Faktoren eine große Rolle spielen, z.B. die Appellfunktion, weshalb wir Suizidversuche, bei denen der Appellcharakter im Vordergrund steht, als **parasuizidale Geste** oder als kommunikative Suizidversuche bezeichnen. Es ist dies eine Form averbaler Kommunikation („Cry for help"), die den größten Prozentsatz aller Suizidversuche ausmacht. Neben dem **versuchten Suizid** und der **parasuizidalen Geste** spielt die **parasuizidale Pause** im Rahmen der parasuizidalen Handlungen auch noch eine gewisse Rolle. Der Wunsch nach Ruhe, Beruhigung, eben einer Pause, ist vordergründig und wird meist mittels Schlafmitteln „parasuizidal" durchgeführt, eine suizidale Absicht, wenn überhaupt vorhanden, besteht lediglich in sehr schwacher Form. Diese Art wird gelegentlich auch salvatorischer Suizidversuch genannt.

Prävention. Suizidversuche werden in erster Linie von jüngeren und jungen Menschen unternommen. Die Hilfe muß darauf hinzielen, den jungen Menschen zu motivieren, den gefährlichen körperlichen Appell um Hilfe zu vermeiden und andere Lösungsstrategien zur Bewältigung von Krisen zu wählen. Generell wird ein offener Kommunikationsstil gefördert werden müssen, wobei ein wesentlicher Schwerpunkt bei Jugendzentren, Schulen und ähnlichen Einrichtungen liegt. Offenbar gibt es lokal identifizierbare Subkulturen, in denen Selbstschädigung ein häufiges Mittel der Krisenbewältigung darstellt. Daraus ergibt sich eine direkte Arbeitsmöglichkeit im Sinne der Gemeinwesenarbeit.

Intervention. Die Intervention bei Suizidversuch erstreckt sich auf drei Schritte:

1. körperliche Behandlung;
2. Untersuchung, um allenfalls Personen mit schweren psychischen Störungen bzw. pathologische Milieus ausfindig zu machen;
3. Krisenintervention.

Die Krisenintervention besteht in erster Linie in der frühzeitigen Kontaktaufnahme, der Ermutigung zu emotionalen Äußerungen und zu weiteren sozialen Kontakten auch in der unmittelbaren Krankenhausumgebung. Zu beachten ist allerdings, daß ein offenes intimes Gespräch erst dann sinnvollerweise stattfinden soll, wenn der Patient wirklich wach ist. Bis zu diesem Zeitpunkt wird sich die Kontaktaufnahme mehr auf Berühren und Ansprechen beschränken. Steht der Patient nämlich noch unter der Einwirkung der Vergiftung, gleichsam in einem postnarkotischen Zustand, wird er, ähnlich wie in einer Narkoanalyse, vielleicht Dinge erzählen, die er lieber für sich behalten hätte. Der Patient erinnert sich im wachen Zustand dann nur noch daran, daß er möglicherweise irgendwelche sehr persönlichen Dinge ausgeplaudert hat, er weiß aber nicht mehr, welche. Dies führt nicht selten zu lauerndem Mißtrauen gegenüber dem Helfer und behindert eine gute Beziehung ganz erheblich.

Darüber hinaus ist die Erhebung der sozialen Situation von größter Bedeutung, spielt sie doch gerade bei einem so multifaktoriellen Phänomen, wie es ein Parasuizid darstellt, eine ganz erhebliche Rolle. Patienten nach einem Suizidversuch erwarten primär, daß man mit ihnen darüber spricht, und es ist erstaunlich, wie selten das geschieht. Da es sich bei den Parasuiziden in fast 90% der Fälle um Vergiftungen handelt, werden Interventionsmaßnahmen an internistisch-anästhesiologischen Einheiten am sinnvollsten sein. Die Angliederung von Entgiftungsstationen an psychiatrische Einheiten scheint heutzutage nicht mehr praktikabel und bringt auch hinsichtlich nachgehender Betreuung eher Nachteile, ist es doch nicht mehr vertretbar, Menschen, die einen Suizidversuch unternehmen, durch ihren Aufenthalt in der psychiatrischen Station als psychisch abnorm zu stigmatisieren. Welche Organisationsform am ehesten kontinuierliche Betreuung jener gewährleistet, die Hilfe am nötigsten haben, wird sehr von den örtlichen Gegeben- und Gepflogenheiten abhängen. Sicherlich ist es ein Vorteil, wenn ein kleines Team unmittelbar nach Beendigung der somatischen Therapie, womöglich ohne besonderen zeitlichen Druck, ihre Interventionsmaßnahmen setzen kann. Inwieweit dabei eine Art „Postintensive Krisenstation" nötig und zweckmäßig ist, ist unterschiedlich, wenn auch die Lösung insofern für die Betreuer recht angenehm ist, als sie den Druck, daß das Intensivbett bereits für den nächsten wieder benötigt wird, vermeiden können. Eine Konsiliarbetreuung der Entgiftungsstation durch einen Einzelnen wird wohl zumeist zu erheblicher gegenseitiger Frustration führen, was letztlich zum Schaden der Betroffenen ist. Zweifellos ist es von Vorteil, bereits in der Aufwachphase des Patienten betreuend wirksam zu werden, was aber keinesfalls nur von einem Krisenteam, sondern ebensogut auch von anderen Betreuern geleistet werden kann. Nach unseren Erfahrungen hat die frühe Betreuung jedoch für die Bereitschaft zur Nachbetreuung keine direkte Implikation.

Situation nach dem Suizidversuch

Der Patient findet sich im Krankenhaus. Die Vergiftung selbst und speziell das Aufwachen wird offenbar recht unterschiedlich erlebt, fast immer jedoch angstvoll, häufig sehr unklar. Wir konnten erheben, daß rund die Hälfte durchaus zufrieden mit der Behandlung war, Vertrauen zu Arzt und Pflegepersonal hatte und diese als zugewendet und interessiert erlebte, die andere Hälfte jedoch unzufrieden war, kein Vertrauen fassen konnte und die Behandler als sehr abweisend und distanziert erlebte. Interessanterweise konnte eine Zwischengruppe nicht festgestellt werden. Zur Illustration soll der Bericht einer Patientin hier angeführt werden:

„pip ... pip ... pip ... ganz leise dringt es in mein Bewußtsein. Sind es sphärische Klänge? Ganz langsam durchdringen einige Gedanken mein Hirn. Sie sind noch nicht geordnet. Aber dieses monotone Piepsen kommt mir sehr bekannt vor. Mit einem Schlag wird mir klar: ‚Es ist ein Monitor!' Ganz vorsichtig versuchte ich mich zu bewegen. Es geht nicht. Ich versuche zu schlucken. Es geht nicht. Irgend etwas steckt in meinem Mund. Aber was? Langsam versuche ich die Augen zu öffnen. Die Lider sind schwer. Nach einiger Zeit gelingt es mir. Ich sehe eine weiße Gestalt, die mit einem Bett vorüberfährt. Auf dem Bett liegt jemand, aber er ist mit einem weißen Leintuch zugedeckt. Weißes Leintuch ... Bett ... Körper ... Tod. Diese Gedanken jagen durch mein Hirn. Plötzlich wird mir alles klar. Ich liege auf einer Intensivstation, und man hat soeben einen Toten an mir vorbeigefahren. So eine Scheiße! Wieder nicht geklappt! Warum liege nicht ich auf diesem Bett, zugedeckt mit einem weißen Leintuch.

Der Neid könnte einen fressen. Am besten, ich mache die Augen wieder zu. Nach einiger Zeit öffne ich sie aber wieder. Ich taste systematisch meinen Körper ab und bemerkte, in jeder Körperhöhle steckt ein Schlauch. Magensonde, intubiert, Kavakatheter, Dauerkatheter und zu allem Überfluß ein intraarterieller Katheter. Außerdem bin ich angebunden.

An meinem Kopfende steht ein Monitor, eine Perfusorspritze mit Dopamin, eine Spüllösung und sogar eine Nährlösung.

An alles haben sie gedacht, nur an eines nicht.

Sie haben mich nicht gefragt, ob ich will. Desto munterer ich werde, um so aggressiver bin ich.

Wenn ich könnte, würde ich alle umbringen.

Die Schwestern sind sehr freundlich, und vor allem fragen sie nicht. Ich kann ihre Freundlichkeit nicht erwidern, denn ich bin verdammt zu leben!"

Weiteres Vorgehen

Wie aus diesem Bericht hervorgeht, werden die unmittelbar durchgeführten Entgiftungsmaßnahmen sehr häufig als Behinderung empfunden, in Sonderheit natürlich die Intubation und dergleichen. Diverse medizinische Prozeduren, gegebenenfalls Transferierungen, Erstgespräche mit der Umgebung und den Angehörigen werden durchgeführt, eventuell zeigen sich jetzt bereits gesundheitliche Schäden, Behinderungen, die durch die Vergiftung oder aber auch gelegentlich durch die zu ergreifende lebensrettenden Sofortmaßnahmen eingetreten sind. Nicht selten wird nun der ursprüngliche Konflikt verleugnet oder einer raschen oberflächlichen Lösung zugeführt, unter Umständen, um eine schnelle Entlassung vom Krankenhaus zu erreichen.

Zu berücksichtigen ist auch die spezielle Situation, in der sich der Mensch nach dem Suizidversuch befindet: einerseits versorgt im Krankenbett und wenig aktiv, verlangt man von ihm, der sterben wollte, andererseits für die Weichenstellung zur Postvention Eigeninitiative, Selbstbestimmung und Motivation, das Leben, das er gerade wegwarf, zu bejahen.

Brief an das Personal der Entgiftungsstation ...

„Sehr geehrte Schwestern und Pfleger!

Sehr lange habe ich gewartet, um Ihnen diesen Brief zu schreiben. Immer wieder habe ich versucht, Ihre Verhaltensweisen zu entschuldigen. Da ich selbst 6 Jahre an einer Intensivstation gearbeitet habe, war auch ich mit Patienten, die einen Suizidversuch unternommen haben, konfrontiert. Am 24. 2. 1983 wurde ich bei Ihnen nach einem Suizidversuch mit Neuroleptika aufgenommen. Von medizinischer Seite waren Sie sicher gut, aber die menschliche Seite ließ sehr zu wünschen übrig: Ich wurde nie direkt gefragt bzw. mit meinem Namen angesprochen. Für Sie war ich nur der übliche Mittagessen-Fall und die vom ‚Steinhof'. Ich habe mir von Ihnen kein Verständnis erwartet, aber wenigstens Höflichkeit und Respekt vor meiner Person.

Obwohl ich psychisch krank bin, habe ich ein Recht darauf, wie ein Mensch behandelt zu werden. Oder sind wir Selbstmörder in Ihren Augen Menschen zweiter Klasse? Falls auch andere Patienten so behandelt werden wie ich, so fördern Sie nicht gerade ihren Überlebenswillen!

Sollte diese Verhaltensweise lediglich an einer schlechten Tagesverfassung gelegen sein, so betrachten Sie diesen Brief als hinfällig, wenn nicht, so ersuche ich Sie, einmal gut nachzudenken und es in Zukunft besser zu machen.

Wir wollen kein Mitleid oder falsches Verständnis.
Behandeln Sie uns nur wie Menschen ‚nur'!
Mit freundlichen Grüßen
E.K. Diplomierte Krankenschwester."

Ein solcher Brief sollte uns sehr zu denken geben. Auf Entgiftungsstationen herrscht oft ein emotional angespanntes Klima. 90% der dort Tätigen fühlen sich durch die Befassung mit Menschen nach Suizidversuchen überfordert. Die Einstellung zum Patienten hängt interessanterweise z.B. sehr von dem Vergiftungsgrad ab. Von jemandem, der schwer vergiftet ist, wird üblicherweise fälschlich angenommen, daß es ihm auch mit der Suizidabsicht ernst war. Patienten mit leichteren Vergiftungen hingegen werden als sogenannte „demonstrative Selbstmorde" nicht beim Namen genannt und nicht beachtet. Ähnlich ergeht es Menschen nach wiederholten Suizidversuchen und solchen mit bekannten und vermuteten psychischen Krankheiten.

Postvention. Um nach einem Suizidversuch weitere Versuche zu vermeiden, ist es recht schwierig, die entsprechende Risikopopulation ausfindig zu machen, wenn auch, wie katamnestische Untersuchungen zeigen, die Rückfallquote etwa 20% beträgt. Die Einbeziehung der Umwelt des Patienten gibt am ehesten die Chance, gefährdende Verhaltensweisen aufzudecken und einer Änderung zuzuführen. Die größte Gruppe der Suizidversuche findet sich unter jungen Frauen, die in einer interpersonellen Konfliktsituation überdosieren. Sie entsprechen am ehesten dem Typus, der durch den Suizidversuch um Hilfe ruft, sie bekommen diese Hilfe auch, aber zumeist in einer falschen Art, und da diese Hilfe gleichsam erzwungen wurde, hält sie meist auch nicht lange an und macht es ggf. nötig, eine neuerliche dramatische Aktion zu unternehmen. Gerade für diesen Typus der Parasuizide ist Familien- bzw. Partnertherapie von besonderer Bedeutung, um die schwierige Situation bearbeiten zu können, die diesen Menschen dazu gezwungen hat, in solch dramatischer Weise Hilfe zu suchen.

Um einen allfälligen Suizid zu verhindern, muß man jene kleine Untergruppe (5–10%) von „versuchten Suiziden" suchen, die dieses hohe Suizidrisiko hat: Die älteren und psychisch Kranken werden als besonders gefährdet anzusehen sein, wie es überhaupt eine wichtige suizidpräventive Maßnahme ist, primäre, sekundäre und tertiäre Prävention für die langdauernden und rezidivierenden psychiatrischen Erkrankungen durchzuführen, insbesondere bei Alkoholismus und endogenen Depressionen. (In Wien waren rund 20% aller Suizide im Jahr davor in stationärer psychiatrischer Behandlung!)

Alle Maßnahmen, die das Los psychisch Kranker erleichtern und bessern, können diesbezüglich hilfreich und wertvoll sein. Die angebotene Hilfe sollte kontinuierlich über eine gewisse Zeitspanne angeboten werden, da viele Untersuchungen dafür sprechen, daß, *wenn* ein Suizid einem Suizidversuch folgt, dieser häufiger kurze Zeit danach stattfindet als später. (Vorsicht: „Nahtstellen" der Betreuung z.B. zwischen stationär und ambulant!)

Was wissen wir über das weitere Schicksal nach Suizidversuch?

Wir wissen sicher, daß

1. etwa 20–30% in den nächsten 10 Jahren einen weiteren Suizidversuch unternehmen werden;
2. 10% in den nächsten 10 Jahren an einem Suizid sterben werden;
3. die höchste Suizidgefahr im ersten Halbjahr nach dem Suizidversuch besteht;
4. der Grad der objektiven vitalen Lebensbedrohung kein Maß für die weitere Suizidgefährdung ist;

5. ein erhöhtes Suizidrisiko bei Patienten besteht, die bereits in psychiatrischer Behandlung waren, sei es wegen Alkohol, Medikamenten- oder Drogenabhängigkeit oder depressiven Erkrankungen;
6. etwa 10% der Suizidversuche, die in Allgemeinkrankenhäusern nach Suizidversuch behandelt werden, durch psychotische Erkrankungen charakterisiert sind.

Nicht gesicherte Ergebnisse:

1. Die psychiatrisch-diagnostische Zuordnung, sofern überhaupt möglich, ist unsicher.
2. Weitere psychosoziale Entwicklung: etwa die Hälfte aller Patienten nimmt eine eher günstige Entwicklung, 20% müssen jedoch als weiter oder immer wieder suizidal angesehen werden. Hier ist es besonders notwendig, Kriterien zu finden, welche Personen diese rund 20% sind (s. 3; Einschätzung der Suizidalität).

2.4 Suizid

Prävention. Da die Suizidankündigung sehr häufig dem Suizid vorhergeht, stellt die adäquate Reaktion auf diese Ankündigung eine erste wichtige präventive Maßnahme dar. Die Personengruppen, die einen Suizid begehen, sind andere als jene, die einen Parasuizid unternehmen. Es sind dies (s.o.) in erster Linie Alkohol-, Medikamenten- und Drogenabhängige, unter dieser Gruppe sind mehr Jüngere als sonst bei den Suiziden, sowie Depressive, insbesondere rezidivierend Depressive, Alte, Vereinsamte, Behinderte, Obdachlose sowie Minderheiten. Gute Sucht-, psychiatrische und Altenbetreuung wird einen wesentlichen suizidprophylaktischen Effekt haben. Im Hinblick auf die sozialen Probleme dieser Risikogruppe wird man für adäquate Hilfe einen breiten psychosozialen Zugang benötigen, der koordinierter Hilfe und kontinuierlicher Betreuung durch verschiedene Professionen und Institutionen bedarf, um die soziale Distanz zwischen Helfern und Hilfesuchenden zu verringern. Gruppen mit besonders hohem Risiko können in einem begrenzten Gebiet leichter identifiziert und aktiv aufgesucht werden, damit ihnen direkt am Ort der Krisen Hilfe angeboten wird. All jene Personen, die üblicherweise mit Menschen, insbesondere in Krisensituationen, zu tun haben, sollten ein gehöriges Wissen über potentielle Suizgefährdung und den Umgang mit solchen Menschen haben.

Hospitalisierte psychisch Kranke, in erster Linie solche mit Psychosen, haben ein erheblich höheres Suizidrisiko. (Auffallend ist, daß bei dieser Untergruppe Frauen in gleicher Weise gefährdet sind wie Männer.)

Daß Fortschritte in der Liberalisierung des Klinikbetriebes und der Rehabilitation unbedingt eine Zunahme der Suizide zur Folge haben müssen, kann widerlegt werden, wenn nur entsprechend wachsam und vorsichtig vorgegangen und der Übergang in die Rehabilitation und Nachsorge nach gemeindenahen Prinzipien vorbereitet wird.

Als **Intervention** beim Suizid könnte man all das bezeichnen, was unter „psychologischer Autopsie" zu verstehen ist, sowie alle Untersuchungen, die uns größeres Wissen über das Suizidgeschehen bringen.

Postvention. Da Hinterbliebene nach einem Suizidrisiko, sicher aber ein hohes Krisenrisiko haben, wenn sie sich mit dem Suizid des Angehörigen auseinandersetzen müssen, ist es sinnvoll, als postventive Maßnahme die Angehörigen als Zielgruppe zu nehmen. Der Versuch, mit den Hinterbliebenen in Kontakt zu kommen, ist nicht immer einfach (s. 4.4)

3. Die Einschätzung der Suizidalität

3.1 Wahrnehmen von Suizid-Gefährdung durch

- Hinweise aus der   Vorgeschichte
                     Umwelt
                     aktuellen Lebenslage

  Andeutungen   verbal
  des Klienten   nonverbal

  Wahrnehmungen der eigenen Empfindungen (Helfer)

- Suizid-Äußerungen und Handlungen

Einschätzung der aktuellen Suizid-Gefahr

- Seit wann bestehen Suizid-Gedanken?
- Wer weiß davon?
- Art der Suizid-Gedanken   überlegt
                                      sich aufdrängend
- Bedeutung der
  Suizid-Vorstellungen   erwägen = Möglichkeit
- Stadium der suizidalen   abwägen = ja und nein
  Entwicklung   Entschluß = ja
- konkrete Vorbereitungen
- Ausmaß der affektiven Einengung
- Ausmaß der sozialen Integration
- Bestehende Fähigkeiten – Ressourcen – Möglichkeiten des Klienten
- Kontakt/Beziehung zum Berater

  Merke: **Suizid-Gedanken bedeuten noch nicht Suizid-Absicht**
  Merke: **Suizid-Absicht ist noch kein unwiderruflicher Entschluß**

Die Beurteilung des Suizidrisikos gehört zweifellos zu den verantwortungsvollsten Aufgaben, und es ist verständlich, daß seit langem nach verbindlichen Kriterien gesucht wird, um die Unsicherheit in der Einschätzung der Suizidalität, des Integrals aller Kräfte und Funktionen, die zu einem Suizid tendieren, zu reduzieren.

Suizidhinweis Suizidankündigung				
Selbstmord-Risikogruppe?	Krise?	Konfrontation	Suizidale Entwicklung?	Präsuizidales Syndrom?
Alkohol-, Drogen- und Medikamentenabhängige	Schock	Scheitern	Erwägung	Einengung - dynamische - affektive
Depressive	Reaktion	Mobilisieren Vollbild	Abwägung	
Alte und Vereinsamte	Bearbeitung			Suizidgedanken
Suizidankündigung Suizidversuch	Neuorientierung		Entschluß	Einengung Wertwelt - zwischenmenschliche Beziehungen
Wilkins	Cullberg	Caplan	Pöldinger	Ringel

Abb. 2. Schema zur Beurteilung der Suizidgefährdung

In der Praxis stützt sich, wie Abb. 2 zeigt, die Einschätzung auf die Kenntnis

a) der Risikogruppen (s. 1),
b) der Krisen, Krisenanlässe und Krisenanfälligkeit (s. Kapitel V/2, Der Patient in der Krise),
c) auf die Kenntnis der suizidalen Entwicklung und
d) des präsuizidalen Syndroms

3.2 Suizidale Entwicklung

In aller Regel geht der suizidalen Handlung eine suizidale Entwicklung voraus (Pöldinger 1968). In Abb. 3 wurde der Verlauf dieser suizidalen Entwicklungen schematisch dargestellt. In einem ersten Stadium wird der Suizid als eine mögliche Problemlösung in Betracht gezogen. Dabei spielen einerseits suggestive Momente eine sehr große Rolle, andererseits aber auch Aggressionen, welche nicht nach außen abgeführt werden können („ohnmächtige Wut"). Ist der Suizid einmal in Betracht gezogen, so kommt es in der Folge zu einem Kampf zwischen selbsterhaltenden und selbstzerstörenden Kräften. Aus diesem Kampf heraus sind auch jene Appelle oder Notrufe zu verstehen, die Farberow und Shneidman (1961) als Hilferuf (cry for help) bezeichneten. Darunter verstehen wir sowohl das Reden von Selbstmord, leise Andeutungen in dieser Richtung, als auch Drohungen und Voraussagen. Diese Appelle dürfen nicht überhört werden. Sie geben dem Helfer eine Chance zu helfen (s. Abb. 4).

In einem 3. Stadium kommt es schließlich zum Entschluß. Dadurch tritt eine Beruhigung ein, die zumeist der Umwelt auffällt. Leider wird daraus meist der falsche Schluß gezogen, daß die Krise und damit die Gefahr vorbei seien.

I. Erwägung		
	II. Abwägung	
		III. Entschluß
Psychodynamische Faktoren: Aggressionshemmung: Soziale Isolierung	Direkte Suizidankündigung: Hilferufe als Ventilfunktion Kontaktsuche	Suizidhandlung Indirekte Suizidankündigungen: Vorbereitungs- handlungen: „Ruhe vor dem Sturm"

Abb. 3. Stadien der suizidalen Entwicklung

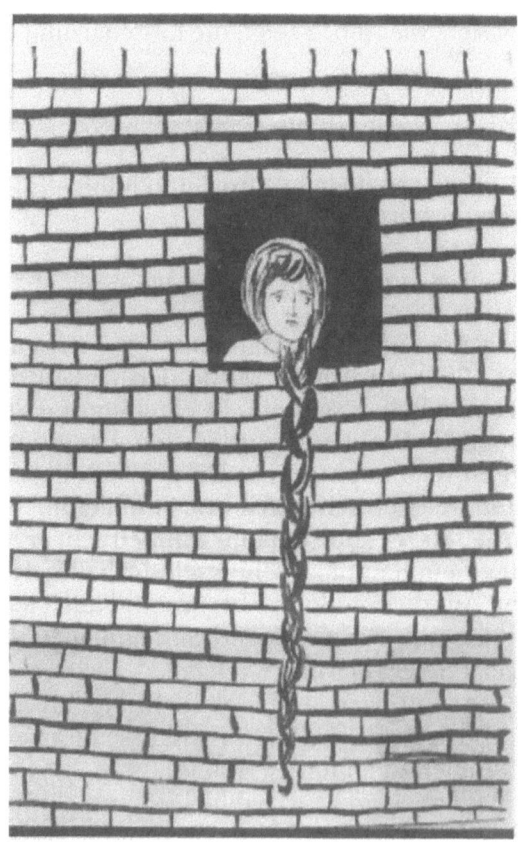

Abb. 4. Hilferuf des Eingeengten (Zeichnung einer 25jährigen Patientin, s. 5.4)

3.3 Das präsuizidale Syndrom (Ringel 1951)

Das präsuizidale Syndrom (Tabelle 2) ist charakterisiert durch:

1. zunehmende Einengung,
2. gehemmte Aggression und
3. Selbstmordphantasien.

Tabelle 2. Das präsuizidale Syndrom

1. Einengung:
- 1.1 Situative Einengung
- 1.2 Dynamische Einengung mit einseitiger Ausrichtung der Apperzeption, Assoziation, Affekte, Verhaltensmuster und mit Reduktion der Abwehrmechanismen
- 1.3 Einengung der zwischenmenschlichen Beziehungen
- 1.4 Einengung der Wertwelt

2. Gehemmte und gegen die eigene Person gerichtete Aggression

3. Selbstmordphantasien

Diese drei Kennzeichen beeinflussen einander im Sinne einer Verstärkung und führen, sofern nicht interveniert wird, zur Selbstmordhandlung.

Einengung. Es entwickelt sich eine **situative** Einengung, also eine Einengung der persönlichen Möglichkeiten, die als Folge von Schicksalsschlägen oder eigenem Verhalten eintritt. Gravierender ist jedoch das Einengungs**gefühl**, das gleichsam am Übergang zur Einengung der Dynamik steht. Die **dynamische** Einengung bezieht sich auf die Apperzeption und Assoziation sowie auf Affekte und Verhalten. Die **affektive** Einengung bewirkt meistens ein ängstlich-depressives Verhalten, aber auch eine „auffällige Ruhe" ist kennzeichnend, jedenfalls fehlendes affektives Mitschwingen, fehlende affektive Resonanz. Ferner beobachtet man Einengungen der Wertwelt und Einengungen und Entwertungen zwischenmenschlicher Beziehungen, was bis zum Verlust der Umweltbeziehungen gehen kann.

Gehemmte Aggression. Ob diese Hemmung auf eine spezifische Persönlichkeitsstruktur, auf spezielle psychische Erkrankungen oder auf fehlende oder sehr problematische zwischenmenschliche Beziehungen zurückgeht, ist therapeutisch außerordentlich wichtig.

Selbstmordphantasien. Werden solche Phantasien aktiv intendiert, sind sie ein Alarmsignal. Drängen sie sich jedoch auf und konkretisiert sich die Art und Durchführung der Suizidhandlung, besteht höchste Gefahr. Die Kombination von Suizidgedanken mit affektiver Einengung (fehlende affektive Resonanz, mangelndes affektives Ansprechen) weist deutlich auf Suizidalität hin.

Tabelle 3. Fragen an suizidale Patienten (nach Pöldinger)

Suizidalität	Haben Sie schon daran gedacht, sich das Leben zu nehmen?
Vorbereitung	Wie würden Sie es tun? (Je konkreter die Vorstellung, desto größer das Risiko!)
Suizidgedanken	Denken Sie bewußt daran oder drängen sich derartige Gedanken, auch wenn Sie es nicht wollen, auf? (Sich passiv aufdrängende Gedanken sind gefährlicher!)
Ankündigungen	Haben Sie schon über Ihre Absichten mit jemandem gesprochen? (Ankünigungen immer ernst nehmen!)
Einengung	Haben sich Ihre Interessen, Kontakte zu anderen etc. gegenüber früher reduziert?

Tabelle 4. Suizidale Risikofaktoren bei Depressiven (nach Kielholz 1974)

Was erheben wir zur Erhellung der Suizidalität?

A) Eigentliche Suizidthematik und Suizidhinweise
  1. Eigene frühere Suizdversuche und Suizidhinweise
  2. Vorkommen von Suiziden in Familien oder Umgebung (Suggestivwirkung)
  3. Direkte oder indirekte Suiziddrohung
  4. Äußerung konkreter Vorstellung über die Durchführung oder Vorbereitungshandlungen
  5. „Unheimliche Ruhe" nach vorheriger Suizidthematik und Unruhe
  6. Selbstvernichtungs-, Sturz- und Katastrophenträume

B) Spezielle Symptome und Syndrombilder
  1. Ängstlich-agitiertes Gepräge
  2. Langdauernde Schlafstörungen
  3. Affekt- und Aggressionsstauungen
  4. Beginn oder Abklingen depressiver Phasen, Mischzustände
  5. Biologische Krisenzeiten (Pubertät, Gravidität, Puerperium, Klimakterium)
  6. Schwere Schuld- und Insuffizienzgefühle
  7. Unheilbare Krankheiten oder Krankheitswahn
  8. Alkoholismus und Toxikomanie

C) Umweltverhältnisse
  1. Familiäre Zerrüttung in der Kindheit (broken home, sexueller Mißbrauch)
  2. Fehlen oder Verlust mitmenschlicher Kontakte (Vereinsamung, Entwurzelung, Liebesenttäuschung)
  3. Berufliche und finanzielle Schwierigkeiten
  4. Fehlen eines Aufgabenbereiches und Lebenszieles
  5. Fehlen oder Verlust tragfähiger religiöser Bindungen

3.4 Antisuizidale Therapie

Die von Ringel (1953) entwickelte Therapieform rollt das präsuizidale Syndrom in umgekehrter Richtung auf: Wesentlich ist eine tragfähige zwischenmenschliche Beziehung, durch die der Ring der Einengung gelockert wird und der Patient zu kleinen, ihn nicht überfordernden Erfolgserlebnissen ermutigt sowie seine Phantasie in positive Richtung angeregt

Umgang mit Suizidgefährdeten

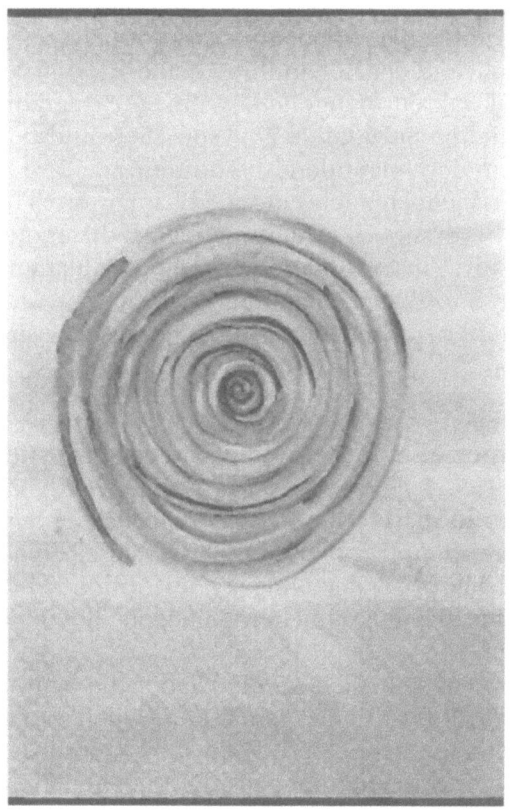

Abb. 5. Einengung (Original schwarz-weiß)

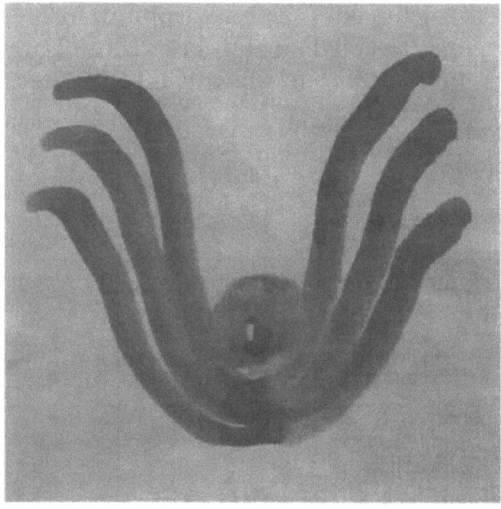

Abb. 6. Öffnung der Einengung (Original orange-rot)

wird. Ein Beispiel für diese Lockerung der Einengung sind die Abb. 5 und 6, die eine 25jährige Patientin nach mehreren schweren Suizidversuchen zu Beginn und während der Behandlung malte.

Wie aber nun konkret vorzugehen ist, um eine tragfähige Beziehung zu erreichen, und wie die Suizidalität angesprochen und bearbeitet werden kann, findet sich in den folgenden Abschnitten.

Gelegentlich ist jedoch auch eine medikamentöse Therapie nötig: im akuten Stadium bevorzugt man dämpfende Medikamente. Stark aktivierende Antidepressiva, insbesondere zentrale Stimulatien und Halluzinogene können die Suizidalität erhöhen. Zu beachten ist, daß trizyklische Antidepressiva bei Überdosierung erheblich toxischer sind als solche der neuen Generation.

4. Spezieller Umgang mit Suizidgefährdeten

Entsprechend den in diesem Kapitel grob umrissenen Gruppen – es sind deren noch einige identifizierbar (z.B. Arbeitslose, Flüchtlinge und Vertriebene) –, wird klar, daß der Umgang mit ihnen sehr unterschiedlich aussehen muß, um den tatsächlichen Anliegen dieser Personen gerecht werden zu können.

Als **Hauptproblem** stellt sich immer wieder die Schwierigkeit, daß die Betroffenen einerseits zwar nicht mehr leben wollen, sich dieses Wunsches aber (noch) nicht ganz sicher sind. Es ist nun außerordentlich schwierig, mit diesen Leuten entsprechend umzugehen (siehe Reimer 1982). Eigene Untersuchungen ergaben auch, daß es in der Beziehung immer wieder zu Interaktionsproblemen kommt, die im Folgenden kurz dargestellt werden sollen: Stellt generell der Tod des Patienten für den Behandler eine schwere (narzißtische) Kränkung dar, so trifft dies in noch weit höherem Maße bei Suizid zu. Der Suizidgefährdete stellt weiters die Kompetenz des Helfers in Frage und ist nicht selten eine Bedrohung insofern für ihn, als er dessen (oft verborgene) Suizidalität aktivieren kann. Daraus entsteht dann in der Interaktion nicht selten ein Machtkampf, der der Resignation der Betroffenen Vorschub leistet.

Tabelle 5. Gefahren im Umgang mit Suizidgefährdeten

1. Vorschnelle Tröstung
2. Ermahnung
3. Verallgemeinerung
4. Ratschlag
5. Belehrung
6. Herunterspielen des Problems (ggf. des Suizidversuchs!)
7. Beurteilen und kommentieren
8. Nachforschen, ausfragen, analysieren
9. Vorschnelle Aktivitäten entwickeln

Tabelle 6. Beziehungsfördernde Grundhaltung

---

1. Ich nehme den anderen an, wie er ist
2. Ich fange dort an, wo der andere steht
3. Ich zeige, daß ich mit ihm Kontakt aufnehmen möchte
4. Ich verzichte auf argumentierendes Diskutieren
5. Ich nehme die in mir ausgelösten Gefühle wahr (worauf weisen sie mich hin?)
6. Ich verzichte auf das Anlegen eigener Wertmaßstäbe
7. Ich orientiere mich nach den Bedürfnissen
8. Ich arbeite an der Partnerschaft und vermeide objektivierende Distanz

---

Allerdings hat man im Umgang mit suizidgefährdeten Menschen einen Verbündeten, den man auf jeden Fall nutzen sollte: die Umwelt des Betroffenen. Es ist völlig außer Zweifel, daß für die Bewältigung einer suizidalen Krise die Reaktion der Umwelt von ganz besonderer Bedeutung ist. Für Suizidgefährdete gibt es keine größere Gefahr als die Isolation, die entsprechend dem präsuizidalen Syndrom nach Ringel eine Einengung der zwischenmenschlichen Beziehungen darstellt. Es sind also für den Umgang mit dem Betroffenen beziehungsfördernde Maßnahmen von größtem Nutzen (Tabelle 6).

Diese beziehungsfördernde Grundhaltung ist von ganz besonderer Bedeutung. So haben z.B. Vergleichsuntersuchungen (Psychotherapie versus medikamentöse Behandlung) bei Depressiven ergeben, daß der Betroffene nur dann Nutzen aus der antidepressiven Medikation ziehen kann, wenn insbesondere bis zum oft einige Wochen dauernden Eintritt der antidepressiven Wirkung ein sehr enger und häufiger Kontakt aufrechterhalten wird.

Allgemein geht es im Umgang mit Suizidgefährdeten nicht primär darum, wie hindere ich einen Menschen daran, sich selbst zu töten, sondern darum, wie können seine Lebensumstände wieder so werden, daß das Leben für ihn wieder lebenswert wird. Es ist ziemlich evident, daß weder der Betroffene das alleine schaffen kann, noch daß auf Dauer ein einzelner in der Betreuung dieses Menschen ausreichen wird können. Es ist also gerade in der Hilfe für Suizidgefährdete notwendig, daß sich der Helfer auch immer der Hilfe der anderen versichert.

Tabelle 7. Intervention bei suizidalen Krisen

---

1. Akzeptieren des suizidalen Verhaltens als Notsignal
2. Verstehen der Bedeutung und subjektiven Notwendigkeit dieses Notsignals
3. Bearbeitung der gescheiterten Bewältigungsversuche
4. Aufbau einer tragfähigen Beziehung (s. beziehungsfördernde Grundhaltung)
5. Wiederherstellen der wichtigsten Beziehungen (Ermutigen zu ...)
6. Gemeinsame Entwicklung alternativer Problemlösungen (s.u.)
7. Gemeinsame Entwicklung alternativer Problemlösungen auch für künftige Krisen (Prinzip Hoffnung), Coping-Behaviour
8. Kontaktangebote als Hilfe zur Selbsthilfe

Unmittelbar auf Suizidalität bezogene Maßnahmen können nur in einem sehr allgemeinen Raster dargestellt werden, und müssen auf die individuelle biopsychosoziale Problematik abgestimmt werden: (siehe Tabelle 7, Kulessa 1986).

Der Umgang wird also entsprechend der Vielfältigkeit der bei Suizidalität vorliegenden Probleme ein sehr differenzierter, polypragmatischer sein. Nur ein auf die individuellen Bedürfnisse des Betroffenen bezogenes Angebot kann von diesem als „seine" Hilfe wahrgenommen werden, während Dogmatismus und Einseitigkeit ihn in seiner Überzeugung, daß niemand ihm helfen werde bzw. könne, bestärken wird. Als Grundpfeiler bleibt immer die **Beziehung** und das vorurteilsfreie Gespräch über die **Suizidalität**.

4.1 Fehler im Umgang mit Suizidgefährdeten

Reimer (1986) hat folgende 8 Fehler aufgelistet:

Tabelle 8. Häufige Fehler im Umgang mit Suizidpatienten

- Trennungsängste übersehen (z.B. Urlaub, Stationswechsel, Entlassung)
- Provokation persönlich nehmen (Agieren von Ablehnung)
- Bagatellisierungstendenzen des Patienten mitmachen (Abwehr)
- Einseitige Betonung der Aggressionsproblematik
- Suizid-Pakte
- Mangelnde Exploration der jetzigen und evtl. früherer Umstände, die zu Suizidalität geführt haben
- Zu rasche Suche nach positiven Veränderungsmöglichkeiten (Abwehr)
- Internalisierte Klassifikation von Suizidversuchen anwenden

Da **Trennung** ein sehr häufiges Suizidversuchsmotiv darstellt, sind Trennungen, die sich während der Behandlung von Personen nach Suizidversuch ergeben, gleichsam Wiederholungssituationen und deshalb besonders zu bearbeiten. Z.B. ist der Übergang vom stationären zum ambulanten Bereich eine Nahtstelle, die nicht selten neuerliche Suizidalität auslöst, ebenso wie Therapieunterbrechungen durch Urlaube oder Kongreßreisen und dergleichen. In engem Zusammenhang damit steht der Wunsch des Klienten, im Therapeuten einen verläßlichen und standfesten Helfer zu sehen. Manche Klienten versuchen diese Verläßlichkeit immer wieder auszutesten, was von Therapeuten leicht als **provokantes** Verhalten mißdeutet werden kann.

Viele Patienten, die ihren Suizidversuch heil überstanden haben, wollen weder an ihre schwere innere Not, die zu dem Suizidversuch führte, noch an die nachfolgende Behandlung denken und versuchen durch **Bagatellisierung** beides ungeschehen zu machen. Dadurch ist ihnen allerdings die Aufarbeitung der Situation und damit die Bearbeitung der Krise unmöglich. Dennoch wird diese Tendenz nicht so selten auch von den Therapeuten in ähnlicher Weise wie von der Umwelt unterstützt.

Eine einseitige recht mechanistische Vorstellung der Suizidprävention besteht darin, daß der Patient seinen Suizidtendenzen dadurch entgegenwirken könnte, daß die „nach innen gewendete" Aggression nach außen gekehrt wird. Manche Therapeuten empfehlen zur Kanalisierung dieser **Aggression** nach außen fast so etwas wie eine Provokation des Patienten, was einerseits die Beziehung auf eine harte Probe stellt, andererseits nicht selten schwere Schuldgefühle im Patienten auslöst und damit die Suizidgefahr verstärkt. Manche Suizidforscher, insbesondere aber auch Laienorganisationen halten **Suizidpakte** in der Behandlung von Suizidpatienten für hilfreich. Mittlerweile haben jedoch auch Untersuchungen die Vermutung bestätigt, daß Suizidpakte primär den Behandler „in Sicherheit wiegen". Viel wichtiger erscheint die Frage, ob der Klient sich zutraut, bei neuerlichen Belastungen anders als mit Suizidhandlungen zu reagieren (Modestin 1989).

Mangelnde Exploration der **Umstände**, die zur Suizidalität geführt haben, verwehren dem Helfer, die Suizidalität des Betroffenen zu verstehen und führen daher notgedrungen zu Fehlern in der Behandlung. Daraus resultiert dann auch nicht selten gemeinsam mit den Bagatellisierungstendenzen eine zu rasche Suche nach **positiven Veränderungsmöglichkeiten**.

Selbst erfahrene Suizidologen können sich nicht immer von dem Vorurteil frei machen, daß nur hinter lebensbedrohlichen Suizidversuchen eine ernsthafte Selbsttötungsabsicht steckt. So besteht die Gefahr, bei klinisch leichteren Suizidversuchen nicht mit ausreichender Gründlichkeit die Suizidalität einzuschätzen.

Im Umgang mit suizidgefährdeten Menschen ist also folgendes zu beachten:

1. Das Verstehen des Patienten in seiner spezifischen Situation, speziell in der Situation, die zum Auftreten der Suizidalität führte („Wie war das genau, können Sie mir mehr darüber erzählen?")
2. Bezug zu diesem Ereignis herstellen („Das ist dann eine solche Situation, in der Sie an Suizid dachten?")
3. Suizidalität offen ansprechen („Denken Sie daran, Schluß zu machen?")
4. Beziehung und Interaktion ansprechen („Wie geht es Ihnen jetzt mit mir, während unseres Gesprächs?")
5. Vorhersehbare Trennungen rechtzeitig bearbeiten („Zu den Feiertagen werde ich nicht erreichbar sein, überlegen wir jetzt schon, was das für Sie bedeutet?")

All unsere Kunst, alle Erfahrung und alles Geschick kann jedoch nicht immer verhindern, daß wir einen Klienten durch Selbstmord verlieren. Ein solches Ereignis löst in uns immer wieder starke Betroffenheit und intensive Gefühle aus, die ebenso wie jede andere Krise der Bearbeitung bedürfen. In solchen Situationen sollten wir die Hilfe unserer Umgebung nicht übersehen. Insbesondere das supervidierende Gespräch über den Behandlungsverlauf und die Ereignisse, die zum Suizid geführt haben, ist von großer Bedeutung. Dadurch wird es uns möglich, die eigene Betroffenheit vollständiger wahrzunehmen und zu einem Verhalten zu finden, das uns und unseren Klienten hilfreich ist.

4.2 Umgang mit Bekannten, Freunden oder Angehörigen von Suizidgefährdeten (unter Mitarbeit von H. Goll)

- Keine **vorschnellen** Tips geben: Situation erfassen und zu verstehen versuchen. Zur Situation gehört auch der Angehörige insoweit, als eventuell die Gesamt-Dynamik seiner Beziehung zum Suizidgefährdeten oder zumindest seine Vorstellungen und Gefühle in bezug auf die Suizidgefahr (z.B. Angst, Zorn, Hilflosigkeit, Überforderung, Verantwortungsgefühl) die Kommunikation mit diesem beeinflussen und damit auch mögliche Hilfestellungen erleichtern oder erschweren: es geht also immer **auch** um diese dritte Person, nicht nur um den Suizidgefährdeten.
- Kein **sinnloses** Bohren in Persönlichkeit des Angehörigen, wenn dieser seine emotionale Beteiligung nicht wahrhaben oder preisgeben will.
- Klärung: Der Betreffende benimmt sich anders: Wie ist das Verhalten? Wann hat es begonnen; mit welcher Veränderung fing es an; wie hat es sich bis heute entwickelt? Was beunruhigt ihn davon am meisten? Ist ein Anlaß bekannt oder läßt sich vermuten?
Wer außer ihm macht sich noch Sorgen? Er selbst sucht Hilfe: heißt das, daß er am meisten vom Verhalten des Betroffenen betroffen ist? Was trifft ihn? Wovor hat er Angst?
Haben beide über dessen Verhalten und Befinden gesprochen? Was hat der Betroffene gesagt, wie hat er reagiert? Könnte der Angehörige anders mit ihm ins Gespräch kommen (z.B. nicht Vorwürfe machen, kein Urteil fällen)? Was wäre, wenn der Angehörige sagt, daß er sich um ihn Sorgen macht, sich ihm gegenüber hilflos fühlt oder Angst um ihn hat?
Warum haben beide nicht miteinander gesprochen? Was hielt ihn zurück? Wovor fürchtet er sich? Würde er **persönlich** dem Betroffenen helfen wollen: was würde er tun, wie lange, was nicht? Wer würde ihn unterstützen?
Hat jemand anderer einen besseren Zugang zu dem Betroffenen? Wie könnte der Angehörige mit diesem in Kontakt kommen? Würde er diesen anderen unterstützen und beraten?
- Der Betroffene hat von Suizid gesprochen:
Wann hat er von Suizid gesprochen? Was genau hat er gesagt, in welchem Zusammenhang? Was war der Auslöser?
Wie hat der Bekannte darauf reagiert, was hat er gesagt? Hat er ausführlich über die Suizid-Gedanken (Suizid-Absicht) mit dem Suizidgefährdeten gesprochen? Weshalb denkt dieser an Suizid, was müßte für ihn anders sein, und wie sollte es sein, um weiterleben zu wollen? Warum?

Was bedeutet es, daß der Gefährdete gerade ihm seine Suizid-Gedanken anvertraut hat: was heißt es in ihrer Beziehung, was will er von ihm? Was würde der Suizid für ihn bedeuten? Was wäre das Schlimmste für ihn? Wie fühlte er sich damals, wie fühlt er sich jetzt?
Welche Unterstützung (Hilfe) möchte der Angehörige für sich, wie kann er sie bekommen?
– Hilfen für den Suizidgefährdeten. **Schwierigkeiten lösen, reduzieren, mildern**: welche Probleme hat dieser? Was sollte anders sein, wie könnte es sein? Warum läßt sich das nicht erreichen? Was hat er versucht zu tun? Ist Wunschvorstellung erreichbar? Wie schnell (bald – braucht Zeit)? Was wäre ein annehmbarer Kompromiß? Für längerfristige Ziele: welche Zwischenschritte und -ziele sind möglich in kurzer Zeit? Was kann noch heute oder morgen getan werden? Wer kann ihm helfen? Wie, wobei? Wie kommt er zu diesen Unterstützungen? Was kann und will der Angehörige dabei tun?
Befinden des Gefährdeten erleichtern: was würde ihm guttun (viel Schlaf, wenig Arbeit, viel Ablenkung etc.); wodurch könnte er sich Entlastung verschaffen: viele Gespräche mit Freunden – Spazierengehen in Natur – ruhige, freundliche Atmosphäre etc.
Mögliche Hilfen: Angehörige, Partner, Freunde, Kollegen, Nachbarn sind für konkrete und begrenzte Hilfeleistungen häufig zu gewinnen. Weiters Klubs, Selbsthilfegruppen, Interessensgruppen.
Professionelle, soziale, psychologische, medizinische, juridische Beratungsstellen und Ämter (je nach Problem).
In unmittelbarer Gefahr und falls der Suizidgefährdete alles ablehnt: Psychosoziale Dienste, Polizeiarzt oder Rettung rufen.

4.2.1 Ein Beispiel indirekter Betreuung

Ein Kollege einer öffentlichen Beratungsstelle ruft an, weil er von einer seiner Klientinnen befürchtet, daß sie sich das Leben nehmen werde; sie sei 29 Jahre alt, unter äußerst belastenden Umständen geschieden, habe den achtjährigen Sohn gut allein aufgezogen, keine eigene Familie in Wien und habe vor dem Ehemann und dessen Angehörigen aus berechtigten Gründen Angst. Der Kollege betreue sie seit etwa einem halben Jahr. Vor einigen Wochen habe sie zu kränkeln begonnen und in den letzten Tagen von den behandelnden Ärzten erfahren, daß ihre Erkrankung fortschreitend sei und sie in wenigen Monaten schwer und bleibend behindert sein werde, so daß sie nicht nur ihren bisherigen Beruf aufgeben, sondern auch ihren gesamten Lebensstil verändern müsse. Sie, die schon gelegentlich Bemerkungen gemacht habe, daß es für sie besser wäre, nicht zu leben, habe ihn gestern angerufen und zu einem Gespräch für morgen zu sich gebeten, in dem sie mit ihm über ihr Testament sprechen wolle. Er fürchtet sich vor diesem Gespräch, weil er das „Testament-Machen" in dieser Situation für eine Selbstmordankündigung halte; er wisse nicht, wie er sich verhalten solle und was er tun könne, um ihr zu helfen. Im weiteren Verlauf dieses Gespräches diskutieren wir Überlegungen, Anregungen, Vorschläge, Hilfsmöglichkeiten, die sich vor allem folgenden Bereichen zuordnen lassen:

a) Dem Gefühls- und Vorstellungsbereich der Klientin: auf das Schockerleben bei Diagnose- und Prognosemitteilung durch die Ärzte eingehen, ihr die Möglichkeit geben, diese Gefühle zu erleben. Welche Verluste verbinden sich für sie besonders mit der Behinderung? Welche Bedeutung hat es für sie, behindert zu sein? Wie stellt sie sich vor, daß sie mit der Behinderung zurechtkommen kann?

b) Dem situativen Bereich: Was veranlaßt sie, jetzt ihr Testament zu machen, und welche Hilfestellung erwartete sie dabei von ihrem Betreuer?

Mit ihr überlegen, was die jetzige bzw. die zukünftige Situation für sie erleichtern könnte (schon jetzt Kontakt aufnehmen zu entsprechenden Behindertengruppen, Kompensationsmöglichkeiten, Umschulung u.ä.), wobei unbedingt rasch erreichbare Hilfen fix eingeplant werden müssen. Inwieweit können andere Menschen (Nachbarn, Freunde), insbesondere jedoch ihr Sohn behilflich sein (ohne ihn zu überfordern), und zwar so, daß sie es ohne Schuldgefühl akzeptiert?

c) Dem Gefühls- und Vorstellungsbereich des Betreuers: Welche Bedeutung hätte die gleiche Behinderung für ihn? Wie ist seine persönliche Einstellung zum Selbstmord? Was würde der Selbstmord dieser Klientin für ihn bedeuten?

Mit Hilfe dieser hier beispielhaft aufgezählten Gedanken findet der Kollege Leitlinien für das Gespräch mit der Klientin und für sein Reagieren. Wir vereinbaren ein weiteres Telefonat je nach Dringlichkeit. Drei Wochen später teilt er mit, daß die Klientin den Höhepunkt ihrer Krise bewältigt habe, wobei er ihr insbesonders im emotionalen Bereich Unterstützung geben konnte.

4.3 Auseinandersetzung des Beraters mit sich selbst
(unter Mitarbeit von H. Goll)

Die Betreuung von suizidgefährdeten Personen ist mit großer Belastung verbunden. So können Gefühle und Phantasien ausgelöst werden, die im Helfer selbst zu Suizidalität führen. Es zeigt sich immer wieder, daß manche Helfer bezüglich Depressivität, Sucht und Suizidverhalten Gemeinsamkeiten mit den Suizidpatienten aufweisen. Auch ist es naheliegend, daß Personen, die sich für das Thema der Krisenintervention und Suizidverhütung interessieren, einen speziellen Bezug dazu haben. So fanden sich bei 90% der Studenten, die ein Seminar für Krisenintervention und Suizidverhütung besuchen, Vorerfahrungen bezüglich der Suizidproblematik, bei der Hälfte bei sich selbst oder in der unmittelbaren Umgebung. Weiters spielt zweifellos auch die Sozialisation des Studiums eine Rolle: So bestätigen auch eigene Untersuchungen an 205 Medizinern, Psychologen und Sozialarbeitern sowie Studenten dieser Richtung, daß Mediziner von sich erwarten, jeden Suizidgefährdeten verstehen zu können, jedoch meinen, mit der eigenen Suizidalität auf nur wenig Verständnis zu stoßen. Als Motiv lassen sie für sich im allgemeinen nur Sinnlosigkeit des Lebens und schwere unheilbare Krankheit gelten. Das erste Motiv bedroht den Lebenssinn des Helfers, das zweite seinen Auftrag, helfen oder heilen zu müssen. Daraus ergibt sich, daß der Suizid eines Patienten häufig als persönliches Versagen, persönliche Kränkung und Bedrohung erlebt wird und den Helfer an die Begrenztheit seiner Hilfe führt. Viele Helfer sind nur allzusehr bereit, unreflektiert Verantwortung dem Klienten abzunehmen, die von vielen selbstunsicheren oder sich hoffnungslos fühlenden Suizidgefährdeten auch gerne abgegeben wird. Dadurch werden allerdings dem Klienten auch Selbstwertgefühl und Selbstbestimmung genommen, Abhängigkeitsgefühle gesteigert und die Erwartungen an den Helfer, seine Hilfsbereitschaft und Konstanz enorm erhöht. Solche Kollusionen sind nur schwer auflösbar, weil vom Suizidgefährdeten jede Lockerung der Beziehung als Bedrohung erlebt wird.

Tabelle 9. Auseinandersetzung des Helfers

- mit Gefühlen und Phantasien, die Suizidalität in ihm auslösen
- mit eigenen Suizidtendenzen
- mit eigener Einstellung zum Suizid
- mit seiner Macht bzw. Ohnmacht
- mit seiner Handlungskompetenz bzw. Inkompetenz
- mit seiner Verantwortung bzw. der Eigenverantwortung des Klienten

Innere Einstellung
(Persönliche Entwicklung,
moralisch-ethische Grundhaltung,
Gefühle und Vorstellungen)

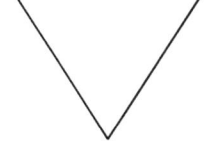

Wissen
(Erfahrung,
„technisches Rüstzeug",
Information und Verständnis)

Verhalten des Beraters
im Umgang mit seinen Klienten
(Intervention – Interaktion)

Abb. 7. Komponenten des Umgangs des Beraters mit seinen Klienten

Berufsmäßig häufiger Umgang mit suizidgefährdeten Personen ist als „Einzelkämpfer" im allgemeinen über längere Zeit kaum durchführbar (s. Burnout, Sonneck 1992). Gerade in diesem Bereich haben sich Behandlungsteams sehr bewährt, wobei gegenseitige Unterstützung und Supervision gewährleistet sein muß. Dadurch kann auch der professionelle Helfer lernen, seine eigene Bedürftigkeit wahrzunehmen und sich Hilfe zu suchen. Auch dies dient nicht selten als Modell für den Patienten, mit schwierigen Situationen umzugehen.

Beispiel. Eine 24jährige Frau versuchte mit Hilfe ihrer Umgebung monatelang ihre Reaktionsphase zu bearbeiten (siehe Kapitel Krisenintervention), kam jedoch in immer stärkere Unruhe, Depressivität, Angst und Schlaflosigkeit. Sie wurde in völlig erschöpftem Zustand in das Kriseninterventionszentrum gebracht, weigerte sich jedoch, Hilfe anzunehmen, da sie meinte, sie müsse entweder selbst mit ihrem Problem fertig werden oder sich ohnedies das Leben nehmen. Als sie durch Zufall beobachtete, daß der Helfer in dieser schwierigen Situation sich selbst und für sich selbst Hilfe organisierte, indem er sich mit einer Kollegin beriet, und sie auf ihre Frage hin erfuhr, daß dies für einen Helfer ein ganz selbstverständliches Vorgehen sei, konnte sie sich plötzlich zur Annahme der Hilfe entschließen.

Eine weitere Quelle, die eigene Arbeitsfähigkeit als Helfer zu erhalten, besteht darin, nicht völlig in seinem Beruf aufzugehen, sondern auch noch andere Seiten des Lebens auszuwerten. Dies bezieht sich insbesondere auf das Privatleben und die Freizeit.

Letztlich sollte nicht unerwähnt bleiben, daß auch Schulungen, Vorträge und Seminare eine gute Möglichkeit sind, die eigene Arbeit zu reflektieren und dadurch den Stellenwert wieder neu zu definieren.

4.4 Umgang mit Hinterbliebenen nach Suizid
(unter Mitarbeit von Ch. Sodl-Hörler)

Der Verlust eines geliebten Menschen ist immer schmerzvoll. Besonders groß ist der Schmerz aber, wenn der Verstorbene sich selbst für seinen Tod entschieden hat, wenn er sich mit seinem Suizid verabschiedet hat. Zurück bleiben Angehörige – in Verzweiflung, Verlassenheit. Es liegt ein langer Trauerprozeß vor ihnen.

Was können wir für sie tun? Wir können sie auf diesem langen Weg der Trauer begleiten, ihnen die Möglichkeit geben, sich zuzutrauen, Erinnerungen an den Verstorbenen auftauchen zu lassen, sie darin unterstützen, ihre Gefühle auszudrücken.

Wie bei allen traumatischen Krisen (s. Kap. Krisen), kann man auch in diesem Trauerprozeß 4 Phasen unterscheiden (Kast 1989), die dem klassischen Krisenverlauf entsprechen.

1. Phase des Nicht-wahrhaben-Wollens (Schock)

Empfindungslosigkeit, Starre. Die Angehörigen haben das Gefühl, daß der Verlust gar nicht real ist. Diese Phase kann Stunden oder Tage dauern, nur selten auch Wochen, wenn nämlich der Verlust abgespalten wird. Die Angehörigen leben weiter, als wäre (fast) nichts geschehen. Eine innere Leere macht sich breit.

Dafür mitverantwortlich ist häufig unsere Art, mit Tod, mit Bestattung umzugehen. Einem rituellen Abschiednehmen wird kaum Platz gegeben. Trotz all dem sollte auf eines – wenn es möglich ist – nicht verzichtet werden: den Verstorbenen als Toten zu sehen, da sonst die Wirklichkeit des Todes oft noch schwerer akzeptiert werden kann.

2. Phase der aufbrechenden chaotischen Emotionen (Reaktion)

Schmerz, Angst, Wut, Zorn, Schuldgefühle werden erlebt, oft beginnt die Suche nach Schuldigen. In dieser Zeit der Ruhelosigkeit, die meist von massiven Schlafstörungen begleitet ist, wenden sich Angehörige in ihrer Not und ihrem auch körperlichen Leid nicht selten an professionelle Helfer. Für die Helfer ist es wichtig, die Betroffenen immer wieder zu ermutigen, ihre Gefühle zuzulassen und auszudrücken: Wut, Zorn, Schmerz, Angst, Enttäuschung – all diese widersprüchlichen Gefühle sollen Platz haben, dürfen sein und sind normal.

3. Phase des Suchens, Findens und Sich-Trennens (Bearbeiten)

In vielen Gesprächen können die Angehörigen an nichts anderes als an den Verstorbenen denken. Es ist wichtig, auch den Träumen, Phantasien und Erzählungen über den Toten ihren Platz einzuräumen.

In dieser Phase beginnt der Betroffene den Verlust zu akzeptieren und das Leben mit dem Verstorbenen in das eigene Leben zu integrieren.

4. Phase des neuen Selbst- und Weltbezuges (Neuorientierung)

Der Angehörige bewegt sich wieder auf die Welt zu, zu den anderen Menschen hin. Der Verlust ist akzeptiert. Es kommt zu einer schmerzlichen Neuorientierung im Leben. Alte Werte werden überprüft, und die Hinterbliebenen erlauben es sich nun eher sich so zu verhalten, wie sie sich fühlen. So hören sie auf, sich zu verstellen, Anpassung ist unwichtig geworden.

Die Hilfe, die die Hinterbliebenen in ihrem Trauerprozeß von ihrer Umgebung erhalten, ist leider oft sehr gering: Anteilnahme ist rar geworden. Unterstützung und Begleitung werden nur selten angeboten. Viel eher schlägt dem Trauernden die Hilflosigkeit und Verlegenheit seiner Mitmenschen entgegen. Angehörige von Verstorbenen, die sich umgebracht haben, erleben noch viel mehr als Menschen nach anderen Verlusten, daß sie gemieden werden. Zunächst suchen die Angehörigen Trost bei Freunden und Bekannten. Meist wird ihnen gerade dabei schmerzlich bewußt, wie wenige Freunde und Bekannte sie haben, und wie schlecht die wenigen mit Tod und mit Trauer umgehen können.

Eine Möglichkeit der Aussprache bietet für viele eine Selbsthilfegruppe. Hier haben sie oft erstmals das Gefühl, wirklich in ihrem Schmerz verstanden zu werden – und vor allem nicht alleine damit zu sein. Eine Gefahr liegt allerdings darin, sich nur mehr mit Betroffenen zu treffen und allen anderen Menschen aus dem Weg zu gehen, denn je mehr sich Hinterbliebene von der Umgebung gezwungen fühlen, so zu tun, als wenn nichts geschehen wäre, desto zorniger beharren sie auf ihrer Trauer, desto aggressiver wenden sie sich gegen diese Menschen. Der Verlust von Bekannten und Freunden wird verbittert in Kauf genommen.

In dieser schmerzlichen Erfahrung liegt die Gefahr, sich immer mehr zurückzuziehen – sich zu isolieren, aber es liegt darin auch die Chance, mutiger zu werden und das von den Mitmenschen zu verlangen, was man haben möchte.

Monate nach dem Todesfall fühlen sich Hinterbliebene im Kreise anderer Menschen oft noch fehl am Platz, wenn andere über Belanglosigkeiten wie Essen, Wetter etc. reden.

Stellen sich nach einiger Zeit wieder Gefühle von Freude und Hoffnung ein, so werden diese an sich selbst und besonders bei anderen Hinterbliebenen ängstlich beobachtet, denn es fällt vielen überaus schwer, sich die „Erlaubnis" für positive Gefühle zu geben. „Wie kann ich etwas Schönes genießen, während mein Kind tot bleibt!"

Immer wieder kommt es zum erneuten Aufflackern von Verzweiflung und Depression. Aber die Pausen dazwischen werden immer größer, die „Rückfallsphase" kürzer und allmählich schwächer. Leider wird aber auch das gleichzeitige Unverständnis der Umwelt für den Schmerz der Angehörigen immer größer – und immer spürbarer. Bereits ein halbes Jahr nach dem Selbstmord gibt es kaum mehr Schonung für die Angehörigen. Behutsame, vorsichtige Behandlung hat ein Ende genommen. Die Umgebung ist schon lange vorher zum „normalen Leben" übergegangen.

In den eigenen Familien kann es sein, daß die Menschen einander durch den Tod von Angehörigen näher kommen, doch auch das Gegenteil ist möglich. Sie sind enttäuscht voneinander, erleben ihre Trauer sehr unterschiedlich und finden nicht den gewünschten Halt im anderen. Hat sich ein Kind umgebracht, und gibt es noch weitere Kinder in dieser Familie, ist häufig die Angst spürbar, auch diese Kinder (durch Selbstmord) zu verlieren. Schuldgefühle und quälende Fragen werden zur Lebensbegleitung: Warum hat er/sie das getan? Warum habe ich nichts gemerkt? Worin habe ich versagt? Mögliche Antworten darauf kann nur der Betroffene selbst – allerdings mit der nötigen Begleitung – finden. Ratschläge bringen wenig.

Auch auf die Frage, wie die Betroffenen mit dem Todesfall umgehen sollten, gibt es keine sicheren Antworten von außen. Ist es besser wegzufahren oder zu Hause zu bleiben, das Zimmer des Toten umzuräumen oder nicht?

Jeder Trauernde muß seinen Weg selbst durch die Trauer finden. Wir können ihn dabei lediglich begleiten.

Fallgeschichte 1. 2 Monate nach dem Selbstmord seiner Lebensgefährtin kommt ein zirka 40jähriger Mann zum ersten Mal ins Kriseninterventionszentrum.

Er hat unsere Adresse von einer Ärztin erfahren, die ihn nach seinem vor fünf Tagen erfolgten Selbstmordversuch (mit Medikamenten) betreut hat.

Er beschreibt seine Beziehung zu der Frau als sehr eng und von seiner Seite her überaus aufopfernd. Er kann sich ein Leben ohne die Partnerin nicht vorstellen. Die Zeit des Alleinlebens beschreibt er als die Hölle (davor liegt eine gescheiterte Ehe). Alle Gedanken kreisen um den Selbstmord der Partnerin und um eigene Selbstmord-Phantasien.

Sein Gefühlszustand ist äußerst chaotisch. Wut, Angst und Verzweiflung lösen einander in rascher Folge ab. In weiteren Gesprächen werden seine Schuldgefühle immer massiver. Er macht sich große Vorwürfe, die Frau nicht gerettet zu haben. Das einzige, was ihm derzeit das Leben erleichtert, ist die Gewißheit, daß das Sterben nicht schwer geht und daß es nicht weh tut.

Herr X isoliert sich sehr. Er läßt kaum jemanden an sich heran, er hat große Angst, anderen die Zeit zu stehlen. Sein Leben erscheint ihm angesichts des Todes seiner Freundin wenig wertvoll. Er kümmert sich kaum um seine lebensnotwendigen Bedürfnisse wie Essen und Schlafen.

Nach einigen Gesprächen beginnt er sich etwas mehr um sich zu sorgen und die Hilfe anderer in Anspruch zu nehmen. Die einsamen Wochenenden sind besonders belastend für ihn. Alle Gedanken kreisen um die Tote und um seine Schuld an ihrem Tod.

Nach und nach versucht er die Beziehung zu ihr realistischer zu sehen. Er spricht über die Probleme, die sie miteinander hatten, darüber, was er in dieser Beziehung alles auf sich genommen hat, worunter er gelitten hat, aber auch, was er in dieser Beziehung verwirklichen und leben konnte.

Aus der Erstarrung und der Flut von wilden Emotionen geht eine Phase der Besinnung hervor.

Die Themen der nächsten Stunde sind, was er von dieser Beziehung verloren geben muß und was er in sein weiteres Leben integrieren kann. Die Angst, nicht über seine Trauer zu kommen, ist einem Akzeptieren seiner Trauen gewichen. Begleitend stellen sich alte Fähigkeiten wieder ein, und auch neue Aktivitäten bekommen ihren Platz. Er übernimmt Verantwortung für seine Wünsche und ändert immer mehr sein früheres Weltbild, nach dem jeder für den anderen verantwortlich sei, jedoch keiner für sich selbst.

Rückblickend sieht er seine Krise, die durch ein so schmerzvolles Erlebnis ausgelöst wurde, auch als Chance für sich. Er hat die Chance zur Veränderung und Neuorientierung wahrgenommen. Er ist durch den schmerzhaften Trauerprozeß durchgegangen und erlebt seine Neuorganisation als Bereicherung und Vertiefung.

Nicht immer kann eine Trauer allerdings als Chance wahrgenommen werden, besonders schwierig ist es, wenn es sich bei dem aus dem Leben Geschiedenen um das eigene Kind handelt.

Fallgeschichte 2. 3 Wochen nach dem Suizid ihrer einzigen Tochter (23 Jahre) kommt ein Ehepaar (beide ca. 55 Jahre alt) zum ersten Mal ins Kriseninterventionszentrum.

Sie können den Selbstmord der Tochter noch gar nicht begreifen und hoffen darauf, daß es sich um einen „bösen Traum" handelt, aus dem sie bald erwachen werden.

Ihre Tochter stand knapp vor dem Studienabschluß. Sie war sehr intelligent und fleißig, eher introvertiert und verschlossen. Da Mutter und Vater ebenfalls eher ruhig und zurückgezogen lebten, war das Verhalten der Tochter für sie wenig auffällig, Selbstmordgedanken habe sie nie geäußert.

In den nachfolgenden Gesprächen geht es beiden noch schlechter als bei unserem ersten Kontakt. Die Anerkennung der Realität „unsere Tochter ist tot – und das endgültig" ist äußerst schmerzvoll. Gefühle tiefster Verzweiflung, Wut und Enttäuschung brechen hervor.

Das Leben erscheint ihnen vollkommen sinnlos. Sie haben mit dem Tod der Tochter all ihre Hoffnungen, all ihre Freuden verloren.

Es ist kein „Zur-Ruhe-Kommen" für sie möglich. Auch in der Nacht quälen sie Gedanken an ihre Tochter. Nur mit Hilfe von beruhigenden Medikamenten ist es für sie möglich, zumindest für einige wenige Stunden Linderung der Unruhe und Angst zu finden. Beruhigende Antidepressiva helfen etwas besser und ermöglichen wenige Stunden Schlafs. Das Erwachen am Morgen bleibt schrecklich. Am liebsten wäre es ihnen oft, nicht wieder aufzuwachen, diese unheimlichen Schmerzen, dieses tiefe Leid nicht mehr spüren zu müssen.

Auch ich bin tief betroffen vom Schmerz dieser Eltern, die offenbar mit großer Liebe an ihrer Tochter hingen, und spüre selbst meine Ohnmacht und Hilflosigkeit. Ich kann den Eltern nicht wieder zurückgeben, was sie verloren haben – ich kann sie nur in ihrem Schmerz, in ihrer Trauer begleiten.

Die weiteren Gespräche sind gefüllt von Erzählungen über die Tochter – mit Erinnerungen, Träumen und Phantasien über mögliche Beweggründe für ihren Suizid. Am erdrückendsten erleben die Eltern ihre Schuldgefühle. Sie machen sich viele Vorwürfe: „War unser Erbgut nicht gut – hätten wir gar keine Kinder bekommen dürfen?" „Haben wir in der Erziehung so viel falsch gemacht?" Psychoanalytische Literatur „unterstützt" besonders die Frau sehr in ihren Schuldgefühlen („Die Mutter ist an allem schuld").

Alle Stadien des Lebens ihrer Tochter werden betrachtet und wie zu einem Mosaik zusammengefügt. Die Unsicherheit und Unzufriedenheit der Tochter sind Thema der Gespräche – Ereignisse die sie kaum wahr- und nicht ernstgenommen haben, gewinnen nachträglich oft an erdrückender Bedeutung. Die Schuldgefühle darüber, daß sie Anzeichen ihrer Probleme und Schwierigkeiten nicht richtig erkannt und aufgegriffen hätten, werden im Laufe der Gespräche etwas leichter. Gleichzeitig wird die Wut auf die „unsensiblen Mitmenschen" immer stärker. Die Ablenkungsversuche von Freunden und Bekannten machen sie ärgerlich. Sie wollen über ihre Tochter, über den Tod ihrer Tochter, über ihren Verlust und Schmerz sprechen.

Es kommt zu einer kleinen Erleichterung ihres Schmerzes, als es ihnen gelingt, ihre Wünsche nach der Art von Unterstützung, die sie jetzt brauchen, auch anderen mitzuteilen. In einer Selbsthilfegruppe finden sie zusätzlich einen Ort, an dem sie ihre Trauer mitteilen können.

Auch neue Aktivitäten (Reisen) bekommen Platz in ihrem Leben. Ihre Trauer wird ruhiger, ihre Gefühlslage stabiler. Es gibt auch wieder Dinge, die sie gerne machen. Aber es fällt ihnen oft schwer, sich dies zuzugestehen.

Doch langsam, etwa 9 Monate nach dem Suizid der Tochter, beginnen sie einander nicht nur in ihrem Schmerz, sondern auch in ihren lebensbejahenden Gefühlen zu unterstützen.

Wie oben erläutert, sind Ratschläge alleine zu wenig – dennoch einige Punkte, die helfen können, mit der Trauer zu leben (aus: „Mit Trauer leben" von A. H. Sensen 1980).

1. Akzeptieren Sie die Trauer. Versuchen Sie nicht, „gefaßt" zu sein. Nehmen Sie sich Zeit, um zu weinen.
2. Reden Sie (viel) darüber. Versuchen Sie nicht, andere durch Schweigen zu schützen. Versuchen Sie Menschen zu finden, die zuhören können oder eine ähnliche Trauer erlebt haben.
3. Beschäftigen Sie sich. Erledigen Sie für Sie nötige Arbeiten und Tätigkeiten, die Ihre Gedanken in Anspruch nehmen, auch wenn sie Ihnen sinnlos erscheinen. Vermeiden Sie dabei aber hektische Aktivitäten.
4. Seien Sie gut zu sich selbst. Auch wenn Ihnen Ihre Gesundheit, Ihr Leben im Moment egal ist – kümmern Sie sich darum (Sie sind wichtig).
a) Ernähren Sie sich gut. Gerade in einer Zeit emotionaler und physischer Erschöpfung braucht Ihr Körper dieses umsomehr.
b) Machen Sie regelmäßig Körperübungen. (Vielen Menschen tun z.B. Spaziergänge sehr gut.)
5. Verschieben Sie wichtige Entscheidungen.
6. Wenn Ihnen Kontakte zu Freunden, aber auch zu Selbsthilfegruppen zu wenig bieten, suchen Sie einen professionellen Berater auf.

Prüfungsfragen

1. Wie kann die Suizidgefährdung erkannt, wie eingeschätzt werden?
2. Welche Risikogruppen können Sie nennen?
3. Beschreiben Sie die suizidale Entwicklung.
4. Was versteht man unter dem „Präsuizidalen Syndrom"?
5. Welche Empfehlungen für den Umgang mit Angehörigen, mit Hinterbliebenen können Sie nennen?
6. Welche Überlegungen zum Umgang des Beraters mit sich selbst können Sie anführen?

Literatur

1. Farberow NL, Shneidman ES (1961) The cry for help. McGraw Hill, New York
2. Feuerlein W (1974) Tendenzen von Suizidhandlungen. Wege zum Menschen. 5/6: 188–195
3. Ide H (1988) Mein Kind ist tot. Rororo, Reinbek bei Hamburg
4. Kast V (1989) Der schöpferische Sprung. DTV, München
5. Kielholz P (1974) Diagnose und Therapie der Depressionen für den Praktiker. JF Lehmanns, München
6. Kreitman N (1973) Prevention of suicidal behaviour. In: Wing JK, Häfner H (eds) Roots of evaluation. Oxford University Press, London
7. Kulessa Ch (1985) Gesprächsführung mit Suizidpatienten im Rahmen der Krisenintervention. In: Wedler H (Hrsg) Umgang mit Suizidpatienten im Allgemeinkrankenhaus. Roderer, Regensburg
8. Modestin J (1989) Zur Psychotherapie der akuten Suizidalität. Psychother Med Psychol 39: 115–120
9. Pöldinger W (1968) Die Abschätzung der Suizidalität. Huber, Bern

10. Reimer Ch (1986) Prävention und Therapie der Suizidalität. In: Kisker KP et al (Hrsg) Psychiatrie der Gegenwart 2, Krisenintervention, Suizid, Konsiliarpsychiatrie. Springer, Berlin Heidelberg New York Tokyo
11. Reimer Ch (Hrsg) (1982) Suizid, Ergebnisse und Therapie. Springer, Berlin Heidelberg New York
12. Ringel E (1953) Der Selbstmord. Maudrich, Wien
13. Ringel E (1969) Selbstmordverhütung. Huber, Bern
14. Sensen AH (1980) Healing Grief. Medic Publishing, Baltimore
15. Sonneck G (1992) Das Burnout-Syndrom. Imagination 4: 4–19
16. Sonneck G (1995) Krisenintervention und Suizidverhütung. Facultas, Wien
17. Sonneck G, Etzersdorfer E, Nagel-Kuess S (1994) Imitative suicide on the viennese subway. Soc Sci Med 38/3: 453–457

Weiterführende Literatur

1. Diekstra RFW, Maris R, Platt St, Schmidtke A, Sonneck G (eds) (1989) Suicide and its prevention. The Role of Attitude and Imitation. Brill, Leiden New York Kopenhagen Köln
2. Finzen A (1988) Der Patientensuizid. Untersuchungen, Analysen, Berichte zur Selbsttötung psychisch Kranker während der Behandlung. Psychiatrie, Bonn
3. Haenel T (1989) Suizidhandlungen: Neue Aspekte der Suizidologie. Springer, Berlin Heidelberg New York London Paris Tokyo
4. Wedler HL (1984) Der Suizidpatient im Allgemeinkrankenhaus. Krisenintervention und psychosoziale Betreuung von Suizidpatienten. Enke, Stuttgart (siehe auch Umgang mit Suizidpatienten im Allgemeinkrankenhaus. S Roderer, Regensburg, 1985).
5. Wedler HL (1987) Der suizidgefährdete Patient. Grundlagen, Diagnostik, Krisenintervention, Nachsorge. Psychiatrie für den Praxisalltag. Hippokrates, Stuttgart
6. Welz R, Möller J (1984) Bestandsaufnahme der Suizidforschung. Beiträge zur Erforschung selbstdestruktiven Verhaltens 1; Epidemiologie, Prävention und Therapie. Roderer, Regensburg

Kapitel 5

Angewandte Medizinpsychologie in Anästhesie und Intensivmedizin

U. V. Wisiak

> **Lehrziele**
>
> Die Intensivmedizin erfordert ein bestimmtes Rollenverhalten und schnelles Handeln seitens der Helfer. Aus der intensivmedizinischen Situation heraus ergeben sich für den Patienten vielfältige psychische und soziale Probleme, die in weiterer Folge auch im Team manifest werden.
>
> In der psychologischen Betreuung geht es um eine Stützung des Patienten in dieser existentiellen Krise, wobei verschiedenste Wege der einzelnen psychotherapeutischen Schulen begangen werden. Im Bereich der Anästhesie stehen zumeist Ängste im Vordergrund, die bereits entsprechend erforscht sind und deren mögliche Ursachen dargestellt werden.
>
> Die psychologische Operationsvorbereitung erstreckt sich über den gesamten perioperativen Zeitraum. In diesem Zusammenhang kommen vorwiegend verhaltensmedizinische Konzepte zum Tragen.

1. Einleitung

Aus medizinpsychologischer Sicht wurde die Intensivmedizin immer wieder heftigst kritisiert sicherlich erfordert der Ernst der Situation ein bestimmtes Rollenverhalten und auch ein schnelles Handeln seitens der Helfer. Hier wird besonders der Patient als Person weniger gesehen, da ein nicht mehr funktionsfähiger oder vitalfunktionsbedrohender Aspekt des Körpers in den Vordergrund tritt. Im allgemeinen verbringen Patienten eine relativ kurze Zeit auf intensivmedizinischen Stationen. Eine relativ kleine Gruppe von Patienten befindet sich lange oder immer wieder auf Intensiveinheiten, wodurch sich verstärkt psychische und soziale Probleme einstellen können, die wir nur schwer mit solchen aus aktuellen oder kurzdauernden Erkrankungen vergleichen können.

Intensivmedizin heißt sehr oft nicht Heilung, sondern bestenfalls Anpassung an ein irreparables Defizit und damit verbunden sind Einschränkungen, Behinderungen und Lebensqualitätsverlust. Im allgemeinen ist das medizinische Handeln eine Duade von Hilfesuchenden und Helfer, sprich Patient und Arzt oder Patient und Schwester etc. Im intensivmedizinischen Bereich wird diese Duade um eine Vielfalt von unterschiedlichsten Helfern aus verschiedenen beruflichem Hintergründen erweitert.

2. Zur Entwicklung der Intensivmedizin

Der Beginn der Intensivmedizin kann mit der Entwicklung einer Beatmungsmaschine im Jahre 1903 gesehen werden; 1942 mußte nach einem Großbrand in Boston die erste Intensivbehandlungseinheit für Verbrannte eingerichtet werden. Mitte der 50er Jahre hat man begonnen, intensivmedizinische Maßnahmen und entsprechende Einrichtungen in Schwerpunktkrankenhäusern einzurichten. Heute ist es möglich, beinahe alle versagenden oder vom Ausfall bedrohten Körperfunktionen durch entsprechende Apparaturen aufrecht zu erhalten. Ende der 70er Jahre hat sich erstmals die Arbeitsgruppe um Freyberger für psychosomatische Aspekte in der Intensivmedizin interessiert; es folgten im deutschsprachigen Raum Arbeiten von Hannich, Bunzel, Wisiak, Klapp, Scheer, Laubach, Dorfmüller.

3. Skizzierung der Situation

3.1 Zur psychischen Situation

Erste psychische Auffälligkeiten fand man in der Herzchirurgie in Form von psychotischen Zuständen, die als „postoperative psychosis, postcardiotomy delirium" oder „cardiac psychosis" bezeichnet werden. Da man damals alleine die spezifische Situation der Intensivstation an sich verantwortlich gemacht hat, wurde der Begriff „Intensive Care Unit Syndrome" geprägt. Auf nichtchirurgischen Intensivstationen finden wir je nach Studie eine Häufigkeit von 1 bis 0,1% von psychorganischen Durchgangssyndromen. Heute erkennt man für das Entstehen und Aufrechterhalten von solchen Störungen vielmehr das Wechselspiel von psychischen, sozialen und physischen Bedingungen an.

Für jede Intensivstation, gleichgültig welcher Allgemeinstation sie angeschlossen ist, können folgende Faktoren als psychologisch relevant angesehen werden (Hannich und Wendt 1982; Klapp et al. 1979a):

1. Vitalbedrohte Menschen werden betreut;
2. deren Behandlung und Überwachung mit einem aufwendigen technischen Monitoring erfolgt;
3. dafür ist eine große Anzahl von Pflegepersonal sowie

4. die dauernde Anwesenheit zumindest eines ausgebildeten Intensivmediziners notwendig.
5. Es herrschen allgemein enge räumliche Verhältnisse und
6. es gibt eine hohe Mortalitätsrate bei
7. allgemein sehr kurzen Aufenthalten.

Ganz allgemein unterscheiden sich Patienten von Intensiveinheiten von Patienten allgemeiner Stationen durch vermehrte Angst, Hoffnungslosigkeit und Depressivität.

Für den Patienten gibt es eine Reihe von Belastungsfaktoren, die aus

1. der Krankheit,
2. dem Behandlungsverfahren und
3. der Behandlungssituation resultieren.

Ad 1: Der Zusammenbruch oder die Nichtverfügbarkeit lebenswichtiger Funktionen, lang anhaltende Körperempfindungen, reale Abhängigkeit mit wenig Verantwortung, Angst, Aggression, Depression, Verminderung des Selbstwertgefühls.

Ad 2: Es wird primär eine Medizin betrieben, die von der Technik bestimmt ist, so werden als Belastungsmomente genannt: Belästigungen durch Schläuche, Kabel, Sauerstoffmasken, Geräte, Monitor, Lärm, Licht, Aktivitäten, Messung der Vitalfunktionen, die zu Schlafdeprivationen führen.

Ad 3: Da im allgemeinen Intensiveinheiten nur in größeren Kliniken zu finden sind, haben sie ein relativ großes Einzugsgebiet. So ist der Kontakt zum ehemaligen sozialen Umfeld schwer möglich, und auch innerhalb der Station kann es Kommunikationsbeeinträchtigungen geben. Wegen des häufigen Personalwechsels kommt es zu wenig emotional stützenden Kontakten. Weiters ist an komatöse und intubierte Patienten zu denken, wo laute Artikulation kaum bzw. nicht möglich ist. Auch führt die Medikation mit Sedativa, Tranquilizern und Anxiolytika dazu, daß der Patient ruhig dahindämmert.

Neben diesen Belastungsmomenten gibt es beruhigende und emotional sichernde Aspekte, so wird die ständige Anwesenheit einer Pflegeperson als sehr positiv erlebt. Dies führt bei einer Verlegung auf eine allgemeine Station, wo eine Pflegeperson viele Patienten zu betreuen hat, sehr oft zur Irritierung.

Psychoanalytisch kann der Intensivpatient mit dem Säugling oder Kleinkind gleichgesetzt werden, der jedoch eine sehr rasche Entwicklung in Richtung Erwachsensein nimmt.

Nach anfänglichem Schockerleben empfinden die meisten Patienten die Intensivbehandlung als beruhigend mit emotional sichernden Elementen.

Nach Engel 1962 finden wir drei psychologische Streßkategorien, die sich in der Intensivsituation besonders herausstellen: es sind dies Frustration, Verletzung und Objektverlust. Alle drei können real, befürchtet oder phantasiert sein. Als Reaktion darauf findet sich Angst oft verbunden mit Todesfurcht, Aggression oder Neigung zum Rückzug.

Verleugnung, Fatalismus und Regression sind die in der Literatur am häufigsten beschriebenen Bewältigungsmechanismen. Zwei Formen von Regression erweisen sich für die Rehabilitation als ungünstig; es sind dies die Fixierung in der Regression und die Ablehnung dieser. In die erste Gruppe fallen Patienten, die trotz Besserung und zunehmender Möglichkeit sich selbständig zu versorgen in der Regression bleiben wollen. Sie zeigen sich klammernd, unsicher, unselbständig und verlangen ständig nach Beruhigung und Rückversicherung. Die zweite Gruppe beinhaltet Patienten, die sich selbst nicht gestatten können, zu regredieren. Ihr bedrohtes Selbstwertgefühl und ihre scheinbare Autonomie muß um jeden Preis verteidigt werden, daher zeigen sie sich eher dominant und streitsüchtig sowie kontrollierend, besserwissend, über falsche Behandlung klagend, kritisierend, über neue Beschwerden und Symptome klagend und vermitteln den Pflegekräften ein Gefühl der Inkompetenz.

3.2 Das Personal

Da das Intensivpersonal sehr schwer den Belastungen gewachsen ist, zeigt sich als Entlastung ein erhöhter Krankenstand, dazu eine hohe Fluktuationsrate.

Die meisten Untersuchungen, die zu diesem Bereich vorliegen, erstrecken sich auf das Pflegepersonal. Ganz allgemein kann man sagen, daß enorme Anforderungen an das Team gestellt werden, sie müssen hohen Pflegeaufgaben und ärztlichen Ansprüchen gerecht werden und über eine große Kompetenz mit viel Einsatzbereitschaft verfügen. Es gibt eine Menge von möglichen Belastungen, die einerseits aus den spezifischen Beziehungen der Intensivstation, andererseits von außen und den Arbeitsabläufen, die dort herrschen, resultieren können. Zu den spezifischen Bedingungen können wir den ständigen Kontakt mit Schwerstkranken und Moribunden sowie das Nichtvorhandensein eines personifizierten Erfolgs ihrer Therapie zählen. Das Auftreten von Rezidiven oder das Nichteintreten eines Erfolges nach einem chirurgischen Eingriff führt zu Frustrationen seitens des therapeutischen Teams und zeigt deutlich die eigene Hilflosigkeit auf. Somit treten immer wieder Schuldgefühle und Vorwürfe auf, da man noch mehr leisten könne. Eine emotional stabile Beziehung zum Patienten aufzubauen, ist wegen der kurzen Verweildauer schwer möglich. Von außen werden Ansprüche und hohe Kompetenz an diese Einrichtungen gestellt, Angehörige erwarten sich hier sehr oft eine Art Rettung oder Heilung ihres Kranken.

Im Arbeitsablauf sind viele Menschen auf engem Raum zusammen, es gibt zeitweise in Notsituationen Kompetenzüberschreitungen. Es ist eine hohe Konzentration und Aufmerksamkeit für die Technik notwendig, was in der Folge zu viel Routine mit Monotonie führt.

Um all den Belastungen gerecht zu werden, finden wir eine Vielzahl von Bewältigungstechniken, die oft Abwehrmechanismen sind und die wiederum zu Konflikten und Schuldgefühlen führen können. Die in der Literatur am häufigsten genannten sind Vermeidung, Verleumdung auf affektiver Ebene, Aktivismus und Verschiebung. So können Pflegepersonen sich vermehrt Maschinen oder gewissen manuellen Tätigkeiten zuwenden, ohne sich direkt mit dem Patienten abgeben zu müssen. Der oft von außen kritisierte rauhe Ton, grobe Scherze oder „dumme" Witze sind eine Möglichkeit, die emotional schwer erträgliche Arbeitssituation zu bewältigen. Bereits Freud schrieb 1928 über den Humor als Bewältigungsmechanismus in emotional belastenden Situationen. Trotz Unterbelegung von Stationen oder ausgesprochen ruhiger Arbeitssituation zeigt sich keine Änderung im Arbeitsablauf oder im Klima. Der Arbeitsenthusiasmus und das Klima gleicht immer dem einer vollbelegten oder überbelegten Station. Um sich mit seiner eigenen emotionalen Situation nicht auseinanderzusetzen, wird Kompetenz zur Reduzierung von Angst auf Technik und Handlungsabläufe verschoben. So meinen Pflegekräfte, daß die körperliche Arbeit im Sinne von Heben oder Verlegen von Patienten den größten Streßfaktor einer Intensiveinheit darstellt. Auffallend ist, daß das Personal wenig Unterstützung im Team selbst sucht und daß auch der offene Ausbruch von Emotionen im Umgang mit Patienten sehr selten praktiziert wird. Da eigene Ohnmachts- und Hilflosigkeitsgefühle abgewehrt werden müssen, findet nicht ausreichend Information statt und es wird ein Klima geschaffen, in dem Verleugnung die bestehende Bedrohung fördert.

Uxkuell schreibt, daß Ärzte in Intensiveinheiten einerseits zu Lebensrettern sozialisiert werden aber andererseits auch Sterbehelfer und Sterbebegleiter sind. Aufgrund einer anderen Zuständigkeit haben Ärzte die Möglichkeit gewisse Handlungen und somit Kontakt zu Patienten direkt zu delegieren. Eigene Ängste, Unsicherheiten und Erwartungen werden häufig auf das Pflegeteam ausgedehnt bzw. projiziert. Die am häufigsten beobachteten Bewältigungsversuche von Ärzten sind Distanzierung, Delegation, Projektion und Verschiebung.

4. Psychologische Betreuung und Psychotherapie

Als psychologisch-medizinische Interventionsmöglichkeiten sollten sowohl eine Betreuung der Patienten als auch aus psychohygienischer Sicht Unterstützung und Hilfe für das Behandlungsteam geboten werden. Trotz der relativ kurzen Verweildauer ist es günstig, wenn Patienten soweit wie möglich auf ihren Aufenthalt in Intensiveinheiten vorbereitet oder auch dort betreut werden.

In Fort- und Weiterbildungen für das Behandlungsteam soll patientenzentrierte Gesprächsführung erlernt werden, um den Patienten emotionalen Halt zu geben. Sicherlich bedarf es bei kritischen Patienten bzw. Langzeitpatienten einer psychotherapeutischen Betreuung im engeren Sinn, die nur von einer entsprechenden Fachperson durchgeführt werden soll.

Für das Behandlungsteam ist es sicherlich aus gruppendynamischen Überlegungen heraus notwendig, neben einer entsprechenden Organisationsberatung auch Supervisivon anzubieten. Ein sehr häufiges Konzept sind Balintgruppen, die die Möglichkeit der Aufarbeitung emotionaler Belastungen im Zusammenhang mit der Patientenbetreuung bieten.

Es geht um die Bedeutung einer mütterlichen Bezugsperson, die fähig ist eine positive Haltefunktion zur Verfügung zu stellen. Diese Haltefunktionen und die emotionale Präsenz sind wichtig für die psychische Stabilisierung des Patienten, sie können jedoch auch mitverantwortlich sein für eine fixierte Regression beim Patienten. Diese bedeutet, daß der Patient in einer Abhängigkeit bleiben will, da diese ihm Sicherheit und Vertrauen gibt. Er ist nicht bereit, in seiner Entwicklung fortzuschreiten, trotz objektiver klinischer Verbesserungen.

Falldarstellung. Ein männlicher Patient befindet sich auf einer anästhesiologischen Intensivstation, da seine Atemfunktionen ausgefallen sind, und er dadurch einer künstlichen Beatmung mit ständiger Kontrolle bedarf. Er ist 45 Jahre alt, von Beruf Werkmeister, hat 4 Kinder, wobei 3 bereits erwachsen sind und ein Kind im Grundschulalter (8 Jahre). Bereits vor seiner körperlichen Erkrankung ist er in psychiatrischer Behandlung wegen Depressionen gewesen. Er erhielt damals über einen längeren Zeitraum hinweg Antidepressiva. Auch während des stationären Aufenthaltes ist von Anfang an eine Depression abwechselnd mit Aggressionen feststellbar. Durch die künstliche Beatmung ist es ihm nicht möglich laut zu artikulieren, so daß er oft, sobald es ihm möglich wurde (langsames Rückschreiten der Lähmungen in den Extremitäten) durch Klopfzeichen bzw. Händeklatschen sich bemerkbar machte.

Dies hat besonders im Pflegeteam zu großen Spannungen geführt, da diese nicht immer einsichtig gegenüber seinen Hilferufe waren. Seine Stimmungslabilitäten korrelieren mit exogenen Faktoren wie Wetterumschwüngen, Neuzugang.

Seine psychische Instabilität, die bereits vor seiner körperlichen Erkrankung vorhanden war, hat jetzt sicherlich hinsichtlich der Rehabilitation keine günstigen Voraussetzungen geschaffen. Er war in Phasen der Aggression und Depression sehr inkooperativ, mißlaunig und wollte absolut in der Regression bleiben. Die im Rahmen der rückschreitenden Lähmungserscheinungen geforderten Aktivitäten seitens des Teams, besonders aus dem Pflegebereich und der Physiotherapie, war er absolut nicht bereit durchzuführen. Vielmehr ließ er sich im Bett versorgen, wobei er sehr genau über die einzelnen Schritte die Kontrolle haben wollte. So hat er z.B. sich nur von bestimmten Schwestern absaugen lassen. Sicherlich ist dieses Prozedere für jeden Patienten nicht angenehm, jedoch ist es arbeitsablaufmäßig nicht immer möglich, daß ganz bestimmte Schwestern an seinem Bett sein konnten. Er war für solche Vorgänge zeitweise vollkommen uneinsichtig und hat sie eher als persönliche Schikane verstanden. Langsam sind seine Lähmungserscheinungen zurückgegangen, und seine Muskulatur ist wieder kräftiger geworden, sodaß er sehr wohl fähig war, Aktivitäten selbständig durchzuführen. Aufgrund der künstlichen Beatmung war es nicht möglich, ihn auf eine andere Station zu verlegen, obwohl er primär nur pflegerische Maßnahmen gebraucht hat. Auch hat sich gezeigt, daß er zumindest zeitweise für längere Einheiten ohne Maschine leben konnte.

Da er sehr naturverbunden, aber einfach strukturiert war, war es schwer, ihn für bestimmte neue Aktivitäten im Rahmen des stationären Aufenthaltes zu begeistern. Fernsehen oder das Lesen von Büchern bzw. sich neuen Hobbies im Sinne eher kognitiver Aufgaben zuzuwenden, war für ihn kaum möglich. Er selbst hatte sehr genau versucht den familiären Führungsstil, welchen er zu Hause pflegte, auch hier weiterzuführen. So wurde die Frau bis aufs Letzte immer genau kontrolliert, und er hat am Krankenbett selbst noch die verschiedenen notwendigen geschäftlichen Bereiche und häuslichen Aktivitäten kontrolliert. Der Einbau einer Sprechkanüle hat bei ihm anfangs eher zu Aggressionen geführt, da er nicht bereit war, laut zu artikulieren. Er meinte, er spreche wie eine Mickey-Mouse und nicht wie ein erwachsener Mann. Sein männliches Weltbild war primär von Kontrolle und Starksein geprägt, sodaß er sehr schwer die Rolle des Patienten annehmen konnte bzw. in ihr fixiert bleiben wollte, da er ja körperlich so krank war. Lange wurde der Patient stationär behandelt, wodurch es immer wieder zu Konflikten im Behandlungsteam kam. Teamsupervision und Teamberatung konnten helfen einerseits die gruppendynamischen Phänomene zu verstehen und andererseits Strategien zu entwickeln, um mit ihm zu kooperieren. Da den Angehörigen von solchen Patienten auch immer psychologische Beratung angeboten wird, hat die Frau nur in Extremsituationen um Hilfe gebeten. Sie berichtete immer wieder von dem großen Mißtrauen, das ihr Mann ihr entgegenbrachte und von seiner autoritären Haltung.

Für den Patienten selbst war der Kontakt mit der Tochter etwas ganz Wichtiges. Dieses Kind ist regelmäßig auf Besuch gekommen und hat auch dem Vater geschrieben bzw. Bilder für ihn gemalt. Sie war sicherlich für die Progression des Patienten von großer Bedeutung, da er eigentlich in ihr eine Lebensaufgabe für sich gesehen hat.

Bei solchen Langzeitpatienten, die primär pflegerische Betreuungsfälle werden, geht es darum, sie so früh wie möglich zu aktivieren. Sowohl pflegerische als auch therapeutische Maßnahmen sollten soweit wie möglich selbständig, (auch wenn es viel Zeitaufwand und einige Umstände für das Pflegepersonal bedeutet), durchgeführt werden. Des weiteren ist auf das Auftreten von bzw. auf die bereits vorhandenen psychischen Störungen zu achten, wie wir es im vorher genannten Beispiel gesehen haben. Sicherlich hat in dem oben genannten Fallbeispiel die depressive Struktur zu einer weitaus schlechteren Ausgangsposition der Rehabilitation des Patienten geführt.

5. Anästhesie

In Anästhesie und Chirurgie, deren Trennung von den psychologischen und sozialen Phänomenen her, künstlich getan ist, ist der Einfluß dieser Variablen auf Narkose- und Operationsverlauf schon seit langem bekannt. Der amerikanische Psychologe Janis hat 1958 die erste Arbeit zu diesem Thema vorgestellt. Seit Mitte der 70er Jahre haben sich Psychologen vermehrt mit diesem Bereich beschäftigt.

Ganz allgemein bedeutet ein operativer Eingriff die Erfahrung, daß die körperliche Integrität verletzt wird verbunden mit einem Gefühl des Ausgeliefertseins. Häufig wird eine Operation als Verlust der Geborgenheit oder auch des elterlichen Schutzes empfunden. Kinder denken, daß die Operation ein Resultat des Konfliktes mit den Eltern sein könnte und erleben dadurch Schuldgefühle, Schmerzen und Ängste. Auch soll man sich Gedanken machen über die symbolischen Bedeutungen von Operationen. Psychoanalytiker meinen häufig, daß mit der Operation ein primärer Lustgewinn verbunden ist durch die Vermeidung von Angst vor verdrängten Motiven. Wir kennen auch eine sogenannte Mania operativa, bei der es zu einem sekundären Lustgewinn kommt, also einem suchtartigen Verhalten nach operativen Eingriffen. Der Gewinn kann in einer vermehrten Zuwendung oder im Ausweichen von Konflikten liegen. Allgemein können Operationen als Einbruch in die Intimsphäre und als Verletzung (vor allem körperlicher Sicherheit) aufgefaßt werden. Die Narkose bedeutet häufig eine Belastung, da sie als Zustand extremer Hingabe und Hilflosigkeit gesehen wird, sie kann auch eine Assoziation mit dem Tod wecken.

Wir haben auch zwischen chirurgischen und anästhesiologischen Eingriffen bei Erwachsenen und Kindern zu trennen, sowie den Zeitraum in einen prä-, peri- und postoperativen einzuteilen.

Routine und Hektik vor operativen Eingriffen ermöglichen kaum eine psychische Stabilisierung des Patienten, trotzdem versuchen Ärzte und Schwestern meist durch Gespräche und Information stabilisierend zu wirken. Aufgrund eines multifaktoriellen Geschehens sind allgemein gültige Aussagen über den psychischen Zustand im perioperativen Verlauf und die Wechselwirkungen mit medizinischen Parametern nicht möglich. Sicherlich geben einzelne Studien immer wieder exemplarisch Hinweise auf günstige Bedingungen für den perioperativen Zeitraum. Als allgemein gültig kann angesehen werden, daß es im präoperativen Zeitraum immer wieder belastende psychische Situationen gibt, die mit heftigen Emotionen verbunden sind. Erwähnt seien vorwiegend Ängste, Aggressionen und Depressionen; erstere sind am besten erforscht. Die Zeit vor der Operation, also während der Prämedikation und Narkoseeinleitung, sowie postoperative Aufwachphasen sind in einigen Punkten mit dem intensivmedizinischen Vorgehen zu vergleichen. Aus der Sicht des Patienten können die Operation und die Narkose sehr oft einer aktuellen, existentiellen Krise gleichgesetzt werden. Jeder operative Eingriff ist eine Veränderung der Integrität. Da es trotz vieler Technik und Fortschritts der Medizin nicht möglich ist eine 100%ige Sicherheitsgarantie zu geben, ist die Operation ein Risiko für den Patienten. Er erwartet sich ob Narkose und operativen Eingriffs, eine Heilung oder zumindest eine Besserung seines körperlichen Zustandes.

Als Quellen von Angst hinsichtlich der Anästhesie und des chirurgischen Eingriffs sollen Spintge und Droh sowie Böhm erwähnt werden.

Bei der Anästhesie seien erwähnt Ängste vor dem Tod, Bewußtseinsverlust, Wartezeiten oder Terminverschiebungen des operativen Eingriffs, fragliche Wirksamkeit und mögliche Komplikationen, unbekannte Geräte, Maschinen, Masken, Spritzen, Infusionen, Sprechen während der Narkose bzw. Ausplaudern persönlicher Geheimnisse, Presseberichte etc.

Bei den chirurgischen Eingriffen muß beachtet werden Angst vor vermuteten Folgen des Eingriffs, Verletzung, Verstümmelung und Narben, mögliche Änderung des operativen Ausmaßes durch sich unerwartet ergebende Komplikationen oder Verschlechterung des Zustandbildes, Schmerzen nach Operationen und Behandlungen.

Weiters sind Krankheit an sich und der Krankenhausaufenthalt mögliche Störquellen.

Bei Kindern ist zu beachten, daß die Trennung ein großer Streßfaktor sein kann. Operationen werden von Kindern manchmal als Bestrafung aufgefaßt, der Trotz oder die Aggression müßten wegoperiert werden.

Auch die gesamte psychische Situation wird sich durch den operativen Eingriff ändern. So ist es möglich, daß durch den operativen Eingriff ein bisher lebendiges Kind seinen Bewegungsdrang nicht mehr erfüllen wird können. Man denke z.B. an eine Beinamputation oder auch einen banalen Beinbruch.

Bei älteren Kindern stehen dann eher auf das Krankenhaus bezogene Ängste und Belastungen im Vordergrund. Kinder haben auch oft Vorstellungen, daß die Operation eine Todesdrohung sei oder eine Art sexuelle Manipulation. Auch Angst vor Verstümmelung oder vor dem Verlust eines wichtigen Körperteils, verursacht den kleinen Patienten viele Probleme. Der Unterschied zwischen größeren und kleineren Eingriffen hat für die Kinder wenig Bedeutung. Kinder können die Operation als Ausdruck einer Verringerung der körperlichen Substanz verstehen. Durch die Trennung von der Mutter kommt es vermehrt zu einem Gefühl von Schwäche und Bedürftigkeit. So können Kinder vermuten durch den notwendigen Aufenthalt ihre persönliche Stärke verlieren, daher benötigen sie andere Menschen, um ihre Wünsche durchzusetzen bzw. sich mit dieser neuen Umwelt auseinanderzusetzen. Als Folge können Ohnmacht und Minderwertigkeitsgefühle beim Kind auftreten; dabei kann es zu Flucht und Abhängigkeit oder zur Suche nach einer starken elterlichen Figur kommen. Eine weitere Reaktionsmöglichkeit ist die Entwicklung von übertriebenen Tendenzen zu Selbständigkeit und Unabhängigkeit, wobei sie jede Anlehnung an andere Personen ablehnen. Ein Siegenmüssen und die Unfähigkeit nachzugeben, sind Symptome einer überkompensierten Schwäche. Gibt sich hingegen ein Kind passiv hin und zeigt übertriebene, männliche Tendenzen, so kann es als Ausdruck für das Fehlen der Mutter im Krankenhaus bzw. Hilflosigkeit gedeutet werden.

Die meisten Studien, die sich mit emotionalen Belastungsreaktionen beschäftigen, gehen von Selbst- und Fremdeinschätzungen aus, sowie von physiologischen Indikatoren. In einer Vielzahl von Untersuchungen konnte gezeigt werden, daß eine überdauernde eher allgemeine Angstbereitschaft im Sinne eines Traitmerkmales nicht in Beziehung zum Operationsereignis steht. Die Zustandsangst im Sinne eines Traitmerkmales hingegen ändert sich im perioperativen Zeitraum, wobei unmittelbar vor dem operativen Eingriff (= 2 Stunden) der höchste Angstspiegel gemessen werden kann. Es findet sich im postoperativen Verlauf eine signifikante Abnahme der Zustandsangst, je weiter weg der Meßzeitpunkt vom direkten Ereignis ist. Des weiteren findet sich eine Vielzahl von pathophysiologischen Reaktionen vor der Operation, die sich im Herz-Kreislauf-System, Stoffwechsel, in der Atmung, Ausscheidung, Motorik und Perzeption zeigen.

Die Ausführungen beschränken sich im wesentlichen auf die Operation selbst, ohne zu berücksichtigen, daß es sich hier sowohl aus der Sicht des Patienten als auch des Chirurgen um leichte und schwere operative Eingriffe handeln kann und ohne die subjektive und symbolische Bedeutung des chirurgischen Eingriffs zu beachten. Man denke an Herzoperationen oder an Mammaamputationen. Auch ist ein Unterschied zu machen hinsichtlich der Allgemein- und der Regionalanästhesie.

In Studien zu Bewältigungsstrategien von chirurgischen Patienten hat sich gezeigt, daß sich bessere Voraussagen machen lassen hinsichtlich sogenannter dispositioneller Bewätigungsstrategien.

Als bekannteste physiologische Reaktion findet sich bei bis zu 95% aller zu operierenden Patienten kalter Schweiß und kalte Extremitäten. Nach

Tolksdorf sind Schweißneigung und kalte Extremitäten gute Indikatoren im Sinne einer Zentralisation, weiters finden sich häufig kardiovaskuläre Auffälligkeiten. Wisiak et al. (1989a) haben versucht, bekannte körperliche Streßreaktionen aus der subjektiven Wahrnehmung des Patienten heraus aufzuzeigen. Dabei wurde gefunden, daß die kardialen Reaktionen unabhängig von den Variablen Alter, Geschlecht oder Diagnose an erster Stelle sind. Schwitzen nimmt den zweiten Rangplatz ein, gefolgt von Zittern. Bei Frauen hingegen stellt man eine Umkehr bei Männern in diesen Parametern fest. Auffallend war weiters, daß mit zunehmendem Alter vermehrt psychosomatische Reaktionen subjektiv vom Patienten artikuliert werden. Hier kommt sicherlich der symbolischen Bedeutung des operativen Eingriffs eine wichtige Stellung zu. Man denke an das Symbol des Herzens als Sitz des Lebens, Sitz des Gemüts oder der Seele. In der medizinischen Anthropologie von Viktor von Weizsäcker soll die Selbstwahrnehmung des Patienten nicht als Gegensatz zu den klinisch somatischen Befunden gesehen werden, sondern als wichtige sinnvolle Ergänzung. So hat die Beschwerdeschilderung eine Art Mitteilungscharakter für den Arzt und ist dabei auch Ausdruck über Körper und Schmerzwahrnehmung des Patienten. In psychoanalytischen Studien wurde immer wieder dem Faktor Depression eine wichtige Bedeutung zugeordnet; erinnert sei an Arbeiten von Janis. Hinsichtlich der Aggression finden sich nur exemplarische Hinweise, wobei nach Wisiak sich ein signifikanter Trend in die Richtung zeigt, daß Frauen stärker mit Depressionen und reaktiver Aggression reagieren als Männer.

Psychophysiologische Parameter wurden vor allem prä- und intraoperativ untersucht. Die Herzfrequenz wird in Untersuchungen zur Wirksamkeit psychologischer Interventionen vor belastenden medizinischen Maßnahmen immer wieder als Streß-Anzeige eingesetzt. Auch kardiovaskuläre Auffälligkeiten wurden in Verbindung mit invasiven medizinischen Maßnahmen gebracht. Tolksdorf folgert aus den Ergebnissen, daß somatische Ursachen auf präoperativen Streß eine Häufung ventrikulärer Extrasystolen sein kann. Die Studie von Vögele zeigt, daß der Patient während der prä- und postoperativen Phase mit verschiedenen Anforderungssituationen konfrontiert ist, auf die er mit Angst, Nervosität, Depressivität, aber auch mit nicht ganz spezifischen Bewältigungsstrategien reagiert.

6. Operationsvorbereitung

Damit es zum Faktum Operation kommt, müssen folgende Bedingungen vorhanden sein: Ein körperliches Symptom oder entsprechende Klagen, die Entscheidung einen Arzt aufzusuchen, der Entschluß des Arztes den Betroffenen ins Krankenhaus einzuweisen und den Entschluß, der Krankenhausärzte eine Operation durchzuführen.

Die spezielle psychologische Bedeutung eines operativen Eingriffs hängt von der Person und vom betroffenen Körperteil ab. Sicherlich gibt es Unterschiede zwischen Kindern und Erwachsenen. Bei Kindern ist das

Entwicklungsniveau mit in Betracht zu ziehen. Man weiß, daß Kinder, die nicht ordentlich aufgeklärt worden sind, sehr unrealistische Spekulationen in Hinblick auf die Operation haben. So können Kastrationsängste oder Ängste um den Verlust des Augenlichts bis hin zu allgemeinen Ängsten und den Verlust der Umwelt entstehen. Aus psychologischer Sicht könnte man drei Themen in den Vordergrund stellen:

1. die Vorbereitung auf die Operation und ihre Auswirkung auf das operative und das nachoperative Geschehen;
2. Auswirkungen der präoperativen psychosozialen Situation auf die Operation;
3. der Verlauf sowie die psychischen Nachwirkung der Operation.

Ad. 1: Insgesamt laufen die vorliegenden Untersuchungen auf die Empfehlung gezielter Vorbereitungen auf operative Eingriffe hinaus. Heute gehört es zum Bestandteil der präoperativen Visite diesem Aspekt Rechnung zu tragen.

Ad. 2: Bezugnehmend auf Janis kann man sagen:

1. Ein sehr geringer oder sehr hoher Grad von Angst vor der Operation wird zu mehr emotionalen Störungen nach der Operation führen.
2. Menschen mit extrem hoher Angst präoperativ zeigen extreme Angst, wenn sie nach dem operativen Eingriff hohen Streß-Stimuli ausgesetzt sind.
3. Ärger und Empörung nach dem operativen Eingriff findet man am ehesten bei Personen mit einem niedrigen Grad von präoperativer Angst.

Ad. 3: Hinsichtlich der psychosozialen Nachwirkungen findet man bei allen operativen Eingriffen entsprechende psychosoziale Aspekte. Dabei ist es sehr schwer zu trennen, ob dies ein Effekt des Krankenhausaufenthaltes ist oder nur des operativen Eingriffes. Jeder operative Eingriff soll auch in seinem psychodynamischen Sinn gesehen werden, dies bedeutet man muß den Zusammenhang mit den Motivationen einer Person und ihrer sozialen Umgebung herstellen. Daher ist ein operativer Eingriff nur aus dem sozialen Gefühl oder den sozialen Interaktionen, in welchen die betreffende Person steht, verstehbar. Operation kann als mißlungener Versuch eines familiären Konflikts gedeutet werden.

Zur Gestaltung einer Prämedikation und des präoperativen Zeitraumes können durch Fragebögen folgende Aspekte überlegt werden: 88% der befragten Patienten äußerten den Wunsch nach genauer Information hinsichtlich Narkose und Operation. Die meisten wollen Informationen über Komplikationen während und nach der Operation. Bei Männern ist auch noch die Sicherheit der Narkose ein wichtiger Aspekt. 17% der Befragten haben sich einen bewußten Zustand präoperativ gewünscht. Um ruhig zu werden, wollen nur 20% der Patienten ein Medikament und 66% der Befragten wollen ein ausführliches, aufklärendes Gespräch mit dem Anästhesisten. Nur 5% der Befragten haben ihre Informationen über Narkose und operativen Eingriff von Ärzten, 95% von Laien oder aus der Literatur und Gesprächen. Auch ist in der Operationsvorbereitung darauf zu achten, beruhigend im präoperativen Zeitraum zu wirken; dies garantiert jedoch noch keinen problemlosen postoperativen Verlauf. Auch können mögliche Informationen, die präoperativ gegeben werden, postoperativ zu großer Unsicherheit und Belastung werden.

Aus rechtlichen Gründen ist eine Aufklärung über Anästhesie und Operation notwendig. Dieses Gespräch kann bereits bis zu einem gewissen Ausmaß beruhigen. Es gibt eine Reihe von psychologischen Operationsvorbereitungsmaßnahmen, die meist über den experimentellen Status nicht hinausgekommen sind.

1. Information verbal: Ein kurzes präoperatives Gespräch, welches im allgemeinen heute in der präoperativen Ambulanz oder im präoperativen Gespräch am Krankenbett vom Anästhesisten durchgeführt wird, kann als Minimum der Vorbereitung angesehen werden. So konnte Mendl zeigen, daß dies an sich schon eine stabilisierende Wirkung zeigt. Inwieweit diese Information quantitativ und qualitativ aus psychologischer Sicht wirklich das Optimum trifft, bleibt dahingestellt.
2. Information schriftlich: Hiefür gibt es unterschiedlichste Modelle, die entweder hausintern gestaltet oder käufliche Broschüren sind. Diese Form ist aus rechtlicher und ökonomischer Sicht zu begrüßen. Studien der Universität Erlangen/Nürnberg (1974) haben gezeigt, daß es notwendig ist Text und Gestaltung auf ihre Wirkung zu überprüfen. Seide (1981) hat gezeigt, daß sich eine neutrale Formulierung als am günstigsten erwiesen hat. Die Kombination von Gespräch und schriftlicher Aufklärung ist nach Jäger und Maiwald als optimal anzusehen.
3. Filminformation: Hier ist es vorwiegend im Bereich der Kinderchirurgie günstig, Filme anzubieten, wo ein Lernen am Modell ermöglicht wird.
4. Vorbereitung mit Musik: Die anxiolytische Komponente von Musik wird genutzt, um pathophysiologischen Reaktionen antagonistisch entgegenzuwirken.

Neben Programmen, die sich primär um die Bedeutung von Information kümmern, gibt es auch psychologische Operationsvorbereitung, in die bestimmte Aspekte der Verarbeitung integriert sind. So gibt es Programme, die in der präoperativen Phase Entspannungsübungen anbieten damit die postoperative Phase angenehmer verläuft, oder es gibt Techniken der kognitiven Auseinandersetzung, um die Krankheitsverarbeitung zu aktivieren, oder man arbeitet im Sinne einer systematischen Desensibilisierung um Operationsängsten vorzubeugen.

Im Rahmen verhaltensmedizinischer Konzepte ist es daher notwendig, belastende Momente im perioperativen Verlauf zu minimieren, um einen günstigen Therapieverlauf zu erreichen. Daher sollte sich die Planung psychologischer Interventionen bei chirurgischen Patienten nicht alleine auf die Operation beziehen, sondern Belastungsmomenten im gesamten perioperativen Bereich gerecht werden.

Fragen

1. Eine kurze Darstellung der intensivmedizinischen Situation.
2. Welche Quellen der Angst in der Anästhesie und Chirurgie sind Ihnen bekannt?
3. Zum subjektiven Erleben von Narkose und Operation aus Sicht eines Kindes und eines Erwachsenen.
4. Welche Grundlagen bietet die Medizinpsychologie für die Operationsvorbereitung?

Literatur

1. Bunzel B, Benzer H, Gollner Ch, Pauser G (1982) Psychische Streßfaktoren in der Intensivmedizin. Der Anaesthesist 31: 693–698
2. Dorfmüller M (1987) Der psychologische Umgang mit Angehörigen von Intensivpatienten. Medizinische Klinik 82: 207–209
3. Engel GL (1970) Psychisches Verhalten in Gesundheit und Krankheit. Huber, Bern
4. Freud S (1938, 1970) Psychologische Schriften. Fischer, Frankfurt
5. Freyberger H, Haan D, Müller-Wieland K (1969) Psychosomatische Aufgabenbereiche auf Intensivstationen. Der Internist 10: 240–243
6. Freyberger H, Speidel H (1976) Die supportive Psychotherapie in der klinischen Medizin. Bibl Psychiatr 152: 141–169
7. Hannich HJ, Wendt M (1982) Psychologische Aspekte der Intensivbehandlung. In: Schara J (Hrsg) Humane Intensivtherapie. perimed Fachbuchverlagsgesellschaft, Erlangen
8. Hannich HJ (1984) Regeln für den Umgang mit intubierten Patienten. Die Schwester/ Der Pfleger 23: 578–579
9. Hannich HJ (1987) Medizinische Psychologie in der Intensivbehandlung: Untersuchungen zur psychologischen Situation. Springer, Berlin
10. Janis JL (1958) Psychological stress: psychoanalytic and behavioral studies of surgical patients. Wiley, New York
11. Klapp BF, Scheer JW, Glaser E (1979a) Die internistische Intensivbehandlung in der Einschätzung der Patienten. Ein Vergleich cardialer mit nicht-cardialen Patienten. Intensivmedizin 16: 153–158
12. Klapp BF (1985) Psychosoziale Intensivmedizin. Untersuchungen zum Spannungsfeld zwischen medizinischer Technologie und Heilkunde. Springer, Berlin
13. Kröll W, Wisiak UV, List WF (1988) Präoperatives subjektives Angsterleben. Der Anästhesist 37: 752–757
14. Laubach W (1986) Subjektive und objektive Belastung der Pflegekräfte in der Intensivmedizin. Ferber, Gießen
15. Spielberger CD (1972) Anxiety as an amotional state. In: Spielberger CD (ed) Anxiety, current trends in theory and research. Academic Press, New York
16. Tolksdorf W (1985) Der präoperative Streß. Springer, Berlin
17. Uexküll T v (1990) Lehrbuch der psychosomatischen Medizin. Urban & Schwarzenberg, München
18. Vögele C (1988) Perioperativer Streß. Lang, Frankfurt
19. Weizsäcker V v (1940) Der Gestaltkreis. Thieme, Leipzig
20. Winnicott DW (1960, 1974) Reifungsprozesse und fördernde Umwelt. Kindler, München
21. Wisiak UV (1983) Möglichkeiten und Grenzen psychotherapeutischer Interventionen am Beispiel einer Patientin mit Myasthenia gravis. Der Anästhesist 32 [Suppl]: 258
22. Wisiak UV (1989) Verhaltensmedizin der präoperativen Phase. In: Laireiter A, Mackinger H (Hrsg) Verhaltensmedizin – Gesundheitspsychologie. Mackinger, Voggenberg

23. Wisiak UV, Kröll W (1988) Erwartungen an eine Prämedikation (unveröffentlichter Fragebogen)
24. Wisiak UV, Kröll W, List WF (1989b) Subjektive körperliche Streßreaktionen. Anaesthesist 38 [Suppl]: 370
25. Wisiak UV, Kröll W, List WF, Wendler-Andritsch E (1990a) Depression und Aggression im perioperativen Verlauf. Kongreßband 2. Fachtagung für Klinische Psychologie. Wien, S 47
26. Wisiak UV, Kröll W, List FW (1990b) Präoperative psychosomatische Reaktionen. Intensivbehandlung 1: 19–22
27. Wisiak UV (1991) Psychologie in der Intensivmedizin. Habilitationsschrift. KFU Graz

Weiterführende Literatur

1. Laubach W, Wisiak UV: Psychologische Dimensionen intensivmedizinischen Handelns. Hogrefe, Göttingen (in Druck)

Kapitel 6

Angewandte Medizinpsychologie in der Inneren Medizin am Beispiel der chronischen Hämodialyse

M. Egger-Schödl

> **Lehrziele**
> - Verständnis für die spezifischen psychosozialen Probleme von Patienten, deren Leben nur durch regelmäßige, technisch aufwendige Behandlungsverfahren und einschneidende Veränderungen in der Lebensführung aufrechterhalten werden kann;
> - Einsicht in die sich daraus ergebenden speziellen Anforderungen an das betreuende Personal;
> - Erkennen der besonderen Notwendigkeit einer entsprechenden Aus- und Weiterbildung des Personals in diesem Bereich der High-Tech-Medizin, damit es im Umgang mit den psychosozialen Problemen der Patienten dieselbe Kompetenz erreicht, die in technischen Belangen bereits als selbstverständlich angesehen wird;
> - Einblick in den Zusammenhang von höherer Zufriedenheit am Arbeitsplatz (burn-out-Prävention) durch mehr Verständnis für die psychologischen Hintergründe nicht nur des Handelns der Patienten, sondern auch des eigenen Tuns.

Einleitung

Die chronische Haemodialysebehandlung ist einerseits ein Beispiel für die hervorragenden Leistungen des technischen Fortschritts in der Medizin, indem sie das Überleben von Patienten über Jahre oder sogar Jahrzehnte ermöglicht, welche zuvor an der Urämie meist in wenigen Wochen verstorben wären; andererseits zeigt sich gerade in diesem Extrembereich der technischen Medizin, wie wichtig es ist, daß der Patient vom betreuenden Team in seiner Ganzheit wahrgenommen werden kann und sich die Behandlung nicht allein auf Organbefunde stützt.

Um die jeweils für die Dialyse spezielle Problematik besser beschreiben zu können, möchte ich zunächst die Situation der Patientinnen und Patienten (im weiteren Text kurz: Patienten) und dann diejenige der Dialyseärztinnen und -ärzte, Schwestern und Pfleger (im folgenden zusammengefaßt als: das Dialysepersonal, das behandelnde Team etc.) getrennt betrachten.

Besondere Anforderungen an den Patienten

Die Vorgeschichte der Patienten, welche im sog. „chronischen Dialyseprogramm" 3 × wöchentlich jeweils etwa 4–5 Stunden ambulant behandelt werden, ist sehr unterschiedlich.

Dem größeren Teil der Patienten ist bereits seit Monaten, Jahren oder Jahrzehnten eine chronische Nierenerkrankung bekannt. Manche von ihnen wurden auch schon frühzeitig über die Möglichkeit des Eintretens eines terminalen Nierenversagens und die damit erforderlich werdende Dialysebehandlung informiert. Im Gegensatz dazu kommen Patienten mit akutem Nierenversagen, aber auch solche, deren Nierenerkrankung erst im Stadium der Urämie entdeckt wird, völlig unvorbereitet zur Dialyse.

Je länger die Zeitspanne zwischen Diagnosemitteilung und Dialysebeginn ist, desto größer ist insbesondere bei gutem körperlichen Allgemeinzustand das Risiko einer fortbestehenden Verleugnung und damit Blockierung innerer Anpassungsvorgänge; ebenso besteht jedoch die Chance auf einen allmählichen Vorbereitungsprozeß [7].

Bei kurzem Abstand zwischen Diagnosestellung und Dialysebeginn wiederum erleben Patienten mit schlechtem körperlichen Befinden die Behandlung oft durchaus passiv und als Hoffnung auf rasche Besserung; der Patient mit gutem Allgemeinbefinden jedoch empfindet oft die Behandlungsmaßnahmen als die eigentliche Ursache von Einschränkung und Leiden. Dadurch wird einerseits der Verarbeitungsprozeß blockiert, aber auch die Kooperation mit dem Dialysepersonal stark behindert.

Gerade an den Dialysepatienten stellen sich aber hohe Anforderungen an die Compliance nicht nur in bezug auf die Medikamenteneinnahme und das pünktliche Erscheinen zur Dialysebehandlung, sondern insbesondere auch hinsichtlich der Einhaltung einer kaliumarmen Diät (das heißt: keine Schokolade, keine Bananen oder Nüsse, wenig anderes Obst, Gemüse nur ausgekocht etc.), deren Nichtbeachtung zu lebensbedrohlichen Herzrhythmusstörungen führen kann.

Darüberhinaus versiegt bei den meisten Patienten allmählich die Harnproduktion, sodaß jede Flüssigkeitszufuhr in einer Gewichtszunahme resultiert, welche durch Entzug dieser Flüssigkeitsmenge während der Dialysebehandlung wieder ausgeglichen werden muß. Dies kann nicht nur zum Auftreten von schmerzhaften Muskelkrämpfen führen, sondern stellt zudem eine erhebliche Kreislaufbelastung dar. Deshalb wird den Patienten eine Beschränkung der täglichen Trinkmenge auf ca. 1/2 bis 3/4 l empfohlen. Den häufigen Rückzug aus sozialen Kontakten erklären viele Patienten auch damit, daß dies „in Gesellschaft" besonders schwer einzuhalten sei.

Bestimmte Persönlichkeitsfaktoren beeinflussen in besonderem Maße die Compliance des Patienten in Hinblick auf die empfohlene Kalium- und Flüssigkeitsrestriktion [2].

So fördert zwanghaftes Verhalten die Disziplin des Patienten; ebenso zeigen Patienten mit innerer Kontrolle („internal locus of control") eine höhere Compliance als solche mit äußerer Kontrolle („external locus of control")[6]. Andererseits sind eine niedrige Frustrationstoleranz, ein hoher sekundärer Krankheitsgewinn und eine Verleugnung der Patientenrolle diebezüglich hinderlich. Depressive Patienten mit oft unbewußten suizidalen Tendenzen weisen tatsächlich eine signifikant höhere Sterblichkeitsrate auf, die jedoch nicht direkt durch Suizid, sondern indirekt durch häufige Diätverstöße zustande kommt [5].

Fallbeispiel. Hr. P., ein 45jähriger, verheirateter Mann, wurde vor 5 Jahren erstmals der Nephrologischen Ambulanz vorgestellt. 1 1/2 Jahre später wurde ein Shunt angelegt, nach weiteren 3 Monaten wurde mit der regelmäßigen Dialysebehandlung begonnen. Hr. P. war anfangs sehr kooperativ; in der Folge kam es jedoch zu immer exzessiveren Gewichtszunahmen (sein persönlicher Rekord betrug 7,2 kg!). Er läßt die gut gemeinten „Vorträge" der Ärzte und Schwestern mit stoischer Miene über sich ergehen; auch die dadurch zum Flüssigkeitsentzug erforderliche Verlängerung der Dialysezeit von 3 × 4 auf 3 × 5 Stunden pro Woche, eine 4. Einschubdialyse und schließlich sogar das Auftreten einer kardialen Dekompensation mit Atemnot und Angstgefühlen ändern nichts an seinem Verhalten.

Hr. P. sieht sich als Versager auf allen Linien. Er hatte in früheren Jahren enorme Spielschulden aufgehäuft. Zunächst war es ihm sogar gelungen, mit dem Spielen aufzuhören, und mit Hilfe der Sozialarbeiterin wurde für Hrn. P. und seine Frau ein Rückzahlungsplan erstellt, der ihn hoffen ließ, einmal wieder schuldenfrei zu sein. Er arbeitete viel und fuhr zusätzlich zu seinem Hauptberuf mit dem Taxi.

Die chronische Nierenerkrankung und schließlich der Eintritt in das sogenannte „chron. Dialyseprogramm" bedeuteten für Hrn. P. ein erneutes Versagen. Er hatte es nicht „geschafft", gesund zu bleiben. Zusätzlich schien durch die Frühpensionierung trotz weiterer Bemühungen der Sozialarbeiterin das Erreichen eines schuldenfreien Zustands nicht mehr absehbar. Nun fehlte ihm die Motivation, neuerlich mit sich zu kämpfen und seine Trinkmenge zu beschränken.

Kürzlich wurde Hr. P. transplantiert. Damit verbunden ist auch die Hoffnung auf Wiedereinstieg in den früheren Beruf. Es bleibt abzuwarten, ob diese neue Situation Hrn. P. zu einer besseren Compliance bezüglich der Medikamenteneinnahme motivieren kann. (Werden die Immunsuppressiva nicht exakt nach Plan eingenommen, kommt es zur Transplantatabstoßung und damit neuerlicher Dialysepflichtigkeit.)

Demgegenüber spielen didaktische Mängel bei der Informationsvermittlung eine ebenso geringe Rolle wie die Intelligenz des Patienten. (Gerade diese beiden Faktoren werden jedoch häufig als entscheidend angesehen!)

Befragungen von Patienten mit exzessiven Gewichtszunahmen zwischen den Dialysen von über 4 kg (angestrebt werden max. 2–3 kg) zeigten nämlich, daß sie die Gefährlichkeit der Überwässerung weitgehend realistisch einschätzen konnten [4].

Neben diesen einschränkenden Diätvorschriften sind Dialysepatienten aber auch noch anderen schwerwiegenden Belastungen ausgesetzt.

Meist wird vor Behandlungsbeginn ein Shunt angelegt. Dieser stellt nun die erste sichtbare Verletzung der körperlichen Integrität durch die Erkrankung dar, ist oft auch kosmetisch störend, wird aber auch zum „zweiten Nabel", wird intensiv beobachtet, geschützt und gepflegt und als lebensrettende

Verbindung zum Dialysegerät wahrgenommen. Die Vermutung liegt nahe, daß eine „hinreichend gute" frühe Mutterbeziehung der Fähigkeit zur vertrauensvollen, passiven Hingabe an die Apparatur förderlich ist [7].

Viele Patienten bringen jedoch insbesondere der Dialysemaschine durchaus ambivalente Gefühle entgegen. Dies ist sehr verständlich, wenn man bedenkt, daß das eigene Überleben von deren Funktionieren abhängt, bewußte Aggressionen also schwer zugelassen werden können, andererseits aber die während der Dialyse erforderliche Passivität und die flankierenden Maßnahmen ebenso mit der Apparatur identifiziert werden, die oft als „blut-, kraft- und potenzraubend" erlebt wird.

Fallbeispiel. Herr M., ein 28jähriger, attraktiver, blonder Mann, wurde von seiner Großmutter aufgezogen, bei der er seit seiner Ehescheidung auch wieder lebt. Seine Mutter habe sich nicht um ihn kümmern wollen, berichtet er. Schon als Säugling mußte er wegen beidseitiger, rezidivierender Nierenbeckenentzündung immer wieder in Spitalsbehandlung. Später kam es zum Verlust einer Niere; während der Adoleszenz wurde für einige Jahre die Harnableitung über ein Ureterostoma in ein am Bauch getragenes Plastiksäckchen erforderlich. Hrn. M. ist seit Jahren bekannt, daß er „später einmal an die Dialyse muß". Ein Shunt wird angelegt; nach einer weiteren Verschlechterung der Nierenwerte wird ihm der Dialysebeginn angeraten. Er ist damit einverstanden, versucht auch nicht, um einen Aufschub zu verhandeln (ein sonst häufiges Verhalten: „Frau Doktor, glauben's nicht, daß es noch eine Woche geht?), und ein Termin wird vereinbart. Da Hr. M. nebenberuflich (!) mit dem Krankentransport fährt, sind ihm die Behandlungsräume und die Geräte bereits vertraut. Nach der problemlosen Punktion des Shunts und dem Anschluß an das Dialysegerät kommt es zu einem plötzlichen völligen Zusammenbruch seiner Kontrolle. Er schluchzt, bäumt sich auf, wird von Weinkrämpfen geschüttelt, wendet krampfhaft den Blick von der Dialysemaschine ab, zeigt jedoch auf sie mit der flehenden Bitte: „Gib das weg!" Weder tröstende Worte noch Erklärungen können ihn beruhigen. Selbst die hochdosierte intravenöse Gabe eines Tranquilizers hat keine nennenswerte Wirkung.

Was ist geschehen? Eine Aktualisierung von frühkindlichen Erlebnissen, dem an Schläuche und Apparaturen Angeschlossensein im Säuglingsalter ist denkbar. Eine psychotherapeutische Krisenintervention brachte extreme Haßgefühle gegen die Dialysemaschine zum Vorschein: „Am liebsten würde ich sie zusammenschlagen, bis sie so klein wie eine Streichholzschachtel ist!" (In diesem auch für die Dialysesituation außergewöhnlichen Fall wurde eine psychotherapeutische Behandlung eingeleitet.)

Im Vergleich zu „inneren Prothesen", wie z.B. einem Hüftgelenksersatz oder einem Herzschrittmacher, ist die Dialysemaschine viel schwieriger zu integrieren. Man muß sich vorstellen, daß das eigene Blut während der Behandlung sichtbar durch das Schlauchsystem und die Maschine fließt, welche zusätzlich öfters Alarmgeräusche von sich gibt; das sichtbare Fließen des eigenen Blutes ist jedoch – abgesehen vielleicht von Menstruation und Geburt – immer ein Zeichen von Verletzung und Gefahr!

Insgesamt stellt also die Dialysesituation extreme Anforderungen an die psychischen Möglichkeiten und die Coping-Strategien des Patienten, die erforderlichen Verarbeitungs- und Anpassungsprozesse bis zum Wiedererlangen seiner psychischen Stabilität zu durchlaufen.

Demgegenüber scheint die Hoffnung auf eine Nierentransplantation, welche allerdings aus medizinischen Gründen nicht für alle Dialysepatienten möglich ist, ein Ausweg zu sein. Allerdings ist dies wiederum mit einer weiteren Operation und der nachfolgenden Behandlung mit potentiell gefährlichen Medikamenten verbunden, mit der Angst vor Abstoßungsreaktionen und der Rückkehr an die chronische Dialyse, welche meist bei anderen Patienten schon miterlebt wurde, und mit der gedanklichen Auseinandersetzung damit, daß ein gesunder Mensch sterben muß, damit man die ersehnte Niere bekommt.

Letztlich ist auch bei guter Transplantatfunktion das Faktum des „Chronisch-krank-Seins" nicht aufgehoben. Die Wartezeit auf die Transplantation ist, je nach den Gewebsfaktoren (ähnlich den Blutgruppen), sehr unterschiedlich und wird, wie das Miterleben der früheren Transplantation anderer Patienten, als zusätzliche, ständige Frustration erlebt. Manchmal verhindert diese Aussicht auch eine fruchtbare Auseinandersetzung mit der Dialysesituation („Erst muß ich eine Niere kriegen, dann ...").

Für bisher berufstätig gewesene Patienten ist häufig die weitere Berufsausübung mit Dialysebeginn oder auch schon früher nicht mehr möglich, entweder weil die Arbeit körperlich zu belastend wäre oder auch wegen Unvereinbarkeit der Dialysezeiten mit der Arbeitszeit. Dies kann, insbesondere bei sehr leistungsorientierten Patienten, zu Gefühlen der eigenen Wertlosigkeit führen und eine schwere Depression auslösen. Meist sind mit der Frühpensionierung auch finanzielle Einbußen verbunden.

In der Partnerbeziehung gibt es dennoch häufig einen sekundären Krankheitsgewinn für die Patienten. Sie erleben eine Zunahme des Verantwortungsgefühls von seiten der Partner, welche bei Befragungen auch dementsprechend mehr Ängste um die Gesundheit des Patienten angeben als dieser selbst, was als Verleugnung und Delegation der Ängste von Seiten des Patienten interpretiert werden kann [3].

Fallbeispiel. Herr W., ein 55jähriger Hypertoniker, ist seit 4 1/2 Jahren Dialysepatient. Nach einem mehrere Jahre zurückliegenden Schlaganfall vollständig rehabilitiert, ist er zwar körperlich in einem guten Allgemeinzustand, verkraftet die Dialysesituation jedoch nur schwer und bringt dies in ständiger Unzufriedenheit und mangelnder Compliance zum Ausdruck. Nach 3 Jahren führt ein zweiter Schlaganfall zu einer Halbseitenlähmung links und motorischer Aphasie. Diesmal gelingt trotz neuerlicher intensiver neurologischer, physikotherapeutischer und logopädischer Betreuung nur eine Teilrehabilitation. Herr W. kann auch mit Hilfe nur wenige Schritte gehen und ist beim Essen, An- und Auskleiden sowie bei der Körperpflege völlig auf die Hilfe seiner Ehefrau angewiesen. Frau W. absolvierte mittlerweile die Führerscheinprüfung, um wiederum mit ihrem Ehemann in ihr Wochenendhäuschen fahren zu können. Herr W. selbst bezeichnet seinen Zustand in schwer verständlicher Sprache „wia a klans Kind"; er ist nun meist freundlich und zufrieden, insbesondere auch über die Fürsorge von Seiten seiner Frau. Seine häufigsten Worte sind: „Es muaß geh'" (lachend).

Auf die spezifischen Belastungen des Familiensystems durch die Dialysepflichtigkeit eines Familienmitgliedes kann hier nur hingewiesen, aus Platzgründen aber nicht näher eingegangen werden [1].

Besondere Anforderungen an das Personal

Zum einen ist die Arbeit an einer Dialysestation technisch sehr anspruchsvoll, zum anderen gibt es jedoch auch in kaum einem anderen Bereich der Medizin einen so langdauernden und menschlich engen Kontakt von chronisch kranken Menschen mit dem behandelnden Team.

Die Patienten kommen in der Regel 3 × wöchentlich für je 4–5 Stunden Behandlungsdauer, und das entweder bis zur erfolgreichen Nierentransplantation oder, in der Mehrzahl der Fälle, bis zum Tod des Patienten.

Erfolgreiche Arbeit ist in der Medizin noch immer mit dem Ideal der Heilung des Patienten verknüpft. Ein Erfolg in diesem Sinne ist aber mit chronischer Dialysebehandlung nicht zu erreichen, und darüber hinaus kommt es meist mit dem fortschreitenden Alter und dem zusätzlichen Auftreten von anderen Erkrankungen zu einer allmählichen Verschlechterung des Allgemeinzustandes, zunehmender Pflegebedürftigkeit und manchmal langem Siechtum bis zum Tod des Patienten.

Dies wird häufig als berufliche Niederlage, Versagen und Schuld erlebt; zusätzlich muß der Verlust des Patienten nicht nur individuell, sondern auch in der Interaktion mit den anderen Patienten bewältigt werden. Auffallend ist dabei, daß Dialysepatienten selbstverständlicher über Sterben und Tod sprechen können als Teamangehörige.

Insgesamt ist jedoch das Verhalten vieler Dialysepatienten gegenüber dem Personal von – je nach prämorbider Persönlichkeitsstruktur – unterschiedlich ausgeprägter Regression geprägt, die unter dem Druck der vitalen Abhängigkeit von Personal und Maschine gefördert wird. Dies kommt einerseits vielen Teamangehörigen unbewußt entgegen, neigen doch professionelle Helfer oft zu überfürsorglichem und dominierendem Verhalten. Die in der Dialysesituation aktivierten frühkindlichen Bedürfnisse sind jedoch hier grundsätzlich nicht voll zu befriedigen.

In dieser Konstellation werden Gefühle, die in der frühen Kindheit wichtigen Bezugspersonen entgegengebracht wurden, auf einzelne Teammitglieder oder auf das ganze Team übertragen. Dadurch wird, im Sinne einer Gegenübertragung, bei den Teamangehörigen eine ebenso unbewußte Reaktion ausgelöst. So können auch Diätverstöße von seiten der Patienten und die Reaktion des Personals, die oft Ähnlichkeit mit einer ohnmächtigen Elternreaktion auf unfolgsame Kinder hat, im Sinne eines Übertragungs- und Gegenübertragungsgeschehens interpretiert werden [8].

Ansatzpunkte zu einer Verbesserung der Situation für die Patienten und deren Helfer

Die tägliche Realität auf Dialysestationen zeigt, daß viele Konflikte ohne Einblick in die zugrundeliegenden Gefühlsprozesse nicht wirklich lösbar sind. Der Einsatz von Medizinischen Psychologen oder Psychotherapeuten kann einerseits in der direkten Patientenbetreuung, andererseits in der Teambetreuung erfolgen.

Zunächst scheint eine direkte Patientenbetreuung durch den Psychotherapeuten das naheliegendste Therapiekonzept darzustellen; in der Praxis gibt es dabei jedoch erhebliche Schwierigkeiten. Der Dialysepatient sieht sich selbst als körperlich krank, aber psychisch gesund an und fühlt sich durch ein Angebot an Psychotherapie in die ungewollte Nähe von psychisch Kranken gerückt. Außerdem ist Verleugnung einer seiner wesentlichsten Abwehrmechanismen, sodaß insbesondere gegen aufdeckende analytische Verfahren ein noch größerer Widerstand besteht als von Patienten, bei deren Krankheitsentstehung die psychische Komponente mehr im Vordergrund steht. Aber auch von seiten des Psychotherapeuten ist es eine unübliche Situation, sind doch viele körperliche Symptome, anders als z.B. bei depressiven oder psychosomatischen Zustandsbildern im engeren Sinne, eine Folge der Nierenerkrankung und haben damit in der therapeutischen Arbeit einen anderen Stellenwert. Auch erfahrene Psychotherapeuten identifizieren sich leicht mit den depressiven („Das Leben an der Dialyse ist unerträglich!") und den aggressiven („Nicht auszuhalten, wie von seiten des Personals mit einem umgegangen wird!") Reaktionen des Patienten. Dies bringt jedoch – nach vorübergehender Entlastung – den Patienten eher in einen Loyalitätskonflikt, der häufig mit einem Hinauswurf des Psychotherapeuten nach der Verbündung des Patienten mit dem Dialyseteam endet.

So bleibt die direkte psychotherapeutische Betreuung der Patienten auf Einzelfälle beschränkt, insbesondere Intervention in Krisensituationen wie z.B. nach Transplantatabstoßung. Erfolgversprechender scheinen erste Versuche von präventiven psychotherapeutischen Maßnahmen in der Dialysevorbereitungsphase zu sein.

Den Schwerpunkt der psychotherapeutischen Arbeit an Dialysestationen könnte jedoch ein offenes Angebot von regelmäßiger Gruppenarbeit unter psychotherapeutischer Leitung darstellen, wobei das Spektrum von themenzentrierten Gruppensitzungen, z.B. über Krankheitsverarbeitung, Compliance, Umgang mit Schwerkranken etc., über Balintgruppen mit Einzelfallbesprechung bis zur Bearbeitung von Teaminteraktionen und -konflikten und schließlich bis zur vorrangigen Selbsterfahrung reichen kann [8].

Erst wenn man auch seine eigenen Gefühle und Reaktionen besser reflektieren kann (Beispiel: persönliches Gekränktsein über das Nichteinhalten einer kaliumarmen Diät, „bei deren Erklärung ich mir doch vor zwei Wochen solche Mühe gegeben habe!"), ist man in der Lage, sowohl den Patienten als auch sich selbst besser zu verstehen.

Fragen

1. Anpassungsfähigkeit an die Dialysesituation in Abhängigkeit von Persönlichkeitsfaktoren.
2. Übertragung und Gegenübertragung am Beispiel der Interaktion von Dialysepatienten und Dialysepersonal.
3. Complianceprobleme als Ausdruck latenter Suizidalität.

Literatur

1. Balck F, Dvorák M, Speidel H (1985) Der Dialysepatient und seine Familie, Kap VIII. In: Balck F, Koch U, Speidel H (Hrsg) Psychonephrologie. Springer, Berlin Heidelberg, S 409 ff

2. Kaplan De-Nour A (1985) Persönlichkeitsfaktoren und Adaptation, Kap VI.6. In: Balck F, Koch U, Speidel H (Hrsg) Psychonephrologie. Springer, Berlin Heidelberg, S 303 ff
3. Koch U, Speidel H (1985) Das Erleben der Dialysesituation, Kap VII.2. In: Balck F, Koch U, Speidel H (Hrsg) Psychonephrologie. Springer, Berlin Heidelberg
4. Muthny FA (1992) Psychosoziale Personalfortbildung und Patientenschulung bei chronischer Niereninsuffizienz. In: Petermann F, Lecheler J (Hrsg) Patientenschulung. Dustri, Deisenhofen, S 111 ff
5. Paulsen G, Speidel H (1985) Neurologische und psychiatrische Komplikationen unter der Dialyse, Kap VI.4. In: Balck F, Koch U, Speidel H (Hrsg) Psychonephrologie. Springer, Berlin Heidelberg, S 247 ff
6. Poll I, Kaplan De-Nour A (1980) Locus of control and adjustment to chronic hemodialysis. Psychosom Med 10: 153–157
7. Speidel H (1985) Spezifische psychische Belastungsfaktoren in der Dialysesituation, Kap VI. 3. In: Balck F, Koch U, Speidel H (Hrsg) Psychonephrologie. Springer, Berlin Heidelberg, 235ff
8. Strauch-Rahäuser G (1985) Interaktionelle und berufsspezifische Probleme bei Teamangehörigen in Dialyseeinrichtungen, Kap IX.1. In: Balck F, Koch U, Speidel H (Hrsg) Psychonephrologie. Springer, Berlin Heidelberg, 425 ff

Weiterführende Literatur

1. Stienen-Langewitz I (1987) Die psychische Situation des Dialysepatienten: eine Neubestimmung auf der Basis der Theorie der erlernten Hilflosigkeit. Inaugural-Dissertation aus der Medizinischen Universitätsklinik Bonn-Venusberg
2. Karasek H (1987) Blutwäsche, Chronik eines eingeschränkten Lebens. Sammlung Luchterhand, Darmstadt

Kapitel 7

Literaturanalyse als Beispiel angewandter Medizinpsychologie

Markus Werners Roman „Bis bald" – eine psychosomatische Herzinfarktstudie

G. Titscher

Einleitung

Die Anwendung der Tiefenpsychologie auf die Literatur hat eine bis zu den Anfängen der Psychoanalyse zurückgehende, allerdings häufig unterbrochene, Tradition. Die Literaturanalyse berücksichtigt, daß Dichtung Erkenntnisse vermitteln kann, die uns mit anderen Mitteln nicht oder nur schwer zugänglich sind. Wie so oft formuliert es am treffendsten S. Freud, wenn er an A. Schnitzler zu dessen 60. Geburtstag die bekannt gewordenen Worte schreibt: „... So habe ich den Eindruck gewonnen, daß Sie durch Intuition – eigentlich aber in Folge feiner Selbstwahrnehmung – alles das wissen, was ich in mühseliger Arbeit an anderen Menschen aufgedeckt habe ..."

Auch für den hier besprochenen Roman „Bis bald" des Schweizer Schriftstellers Markus Werner gilt dieser Satz Freuds. Die Synthese von Intuition, Identifikation, Wissen und auch der nötigen Distanz zur Darstellung gelingt nur dem Künstler. Die Erkenntnis, die wir in diesem Fall vermittelt bekommen, ist ein umfassendes bio-psycho-soziales Bild eines Herzinfarktpatienten und Kandidaten für eine Herztransplantation, wie wir es sonst nur in jahrelanger Erfahrung erwerben können. Wir erleben die subjektive Wahrheit des Patienten und können unsere eigenen Gefühle als Ärzte reflektieren.

Der Roman, in Ich-Form erzählt, schildert großteils die Ereignisse etwa eines (des letzten?) Jahres im Leben des Lorenz Hatt. Die Erzählung, offenbar an einen Freund gerichtet, wird immer wieder unterbrochen von Atemnotanfällen, dem Griff zum Sauerstoffgerät. Daß auch sonst jedes medizinische Detail stimmt und lebensnah geschildert ist (nur z.B. Angina pectoris-Symptome, Spitalsaufenthalt, Arzt-Patient-Beziehung, Psychodynamik, Erfahrungen im Rehabilitationszentrum, Kenntnis der Vorgänge rund um die Herztransplantation), ist keine Selbstverständlichkeit und bedarf noch ausführlicher Erwähnung.

Falldarstellung

Lorenz Hatt, 44 Jahre alt, starker Raucher, von Beruf Denkmalpfleger mit gehobener Stellung in Zürich, lebt seit einiger Zeit von seiner Frau Regina getrennt. Vor etwas mehr als drei Jahren ist der gemeinsame Sohn mit sieben Jahren an einem Gehirntumor verstorben.

Im September bekommt Herr Hatt auf einer Besichtigungstour während eines Tunesienurlaubs, bis dahin beschwerdefrei, im Bus plötzlich heftige Schmerzen in der Brust („Ein Schmerz, dumpf aber rasend, füllt meinen ganzen Brustraum, kriecht langsam zum Hals, kriecht in die Schulter, zieht ätzend bauchwärts, ich schreie auf, knie vornübergebeugt, gestützt auf die Unterarme, vor Mund und Augen die Erde, gleich ist es aus, gleich ist es aus, so also geht das."), bricht schließlich bewußtlos zusammen und wird mit der Rettung ins Krankenhaus gebracht. Dort wird ein Myokardinfarkt diagnostiziert, der Verlauf ist unkompliziert, nach einer Woche kann Herr Hatt den Heimflug antreten. Vom Kardiologen wird ihm mitgeteilt, „befallen sei ein Seitenast des Vorderastes der linken Kranzarterie" und zu einem vierwöchigen Rehabilitationsaufenthalt geraten. Dort erholt er sich zunehmend. Gegen den Rat der Ärzte nimmt er anschließend unverzüglich die Arbeit wieder auf. Eine Kontrolluntersuchung Mitte Dezember fällt günstig aus, dabei verschweigt er allerdings „den gelegentlichen und vielleicht nur eingebildeten Druck unter dem Brustbein". Kurz vor Weihnachten verstirbt der Bruder seiner Mutter, beim Begräbnis tritt erstmals wieder ein heftiger Angina pectoris-Anfall auf.

Am 12. Februar frühmorgens auf der Toilette erleidet er einen Reinfarkt, er kann noch selbst die Rettung verständigen, nach vierzig Minuten befindet er sich auf der Intensivstation. Spitalsaufenthalt bis 8. März. Ende März neuerlich Arbeitsbeginn, er leidet unter „zäher Müdigkeit", muß viel gähnen. Mitte April erfolgt der Rückschlag als „teuflischer Lufthungeranfall". Bei der neuerlichen Hospitalisierung wird ein Herzwandaneurysma festgestellt. („Unendliche Kontrollen, Begutachtungen, Tests und Spritzen. Ich höre vieles und verstehe wenig.")

Wieder zu Hause „starr vor Beklemmung und Ratlosigkeit" verwandelt sich seine Niedergeschlagenheit in Zorn und Groll. Bei der vierten der alle drei Tage stattfindenden ambulanten Kontrolluntersuchung am 10. Mai eröffnet ihm Dr. Kierling, der Kardiologe, die Notwendigkeit einer Herzverpflanzung. Er ist damit einverstanden. („Ich habe nicht gezaudert. Ich habe sofort zugestimmt, blindlings, und blindlings heißt: Ich habe mich zuerst entschieden, dann erst mit den Entscheidungshilfen bekannt gemacht, aber die Kenntnis der medizinischen Gegebenheiten, Probleme, Risiken hat mich von meinem Entschluß nicht mehr abbringen können.") Wartezeit (mit Funkgerät, ein Fehlalarm) bis Mitte Juli, der Zustand verschlechtert sich weiter, Dr. Kierling setzt ihn auf die Urgent-list, schlägt ihm ein Bridging mit Kunstherz vor. Am nächsten Tag ruft Herr Hatt Dr. Kierling an und läßt sich von der Liste streichen ...

Interpretation

Markus Werner berichtet uns den medizinisch korrekten Krankheitsverlauf eines Patienten mit schwerer koronarer Herzerkrankung und rasch progredienter hämodynamischer Insuffizienz. Er läßt uns teilhaben an der Leidensgeschichte, wir können die Gedanken, Gefühle und Probleme des Lorenz Hatt mitverfolgen und uns mit ihm identifizieren. Allein dies wäre schon eine wichtige Hilfe zum Verständnis, aber der Roman führt uns weit darüber hinaus. Fragen wie Krankheitsbewältigung, Persönlichkeit und Verhaltensweisen, Psychodynamik und Paarbeziehung findet der mit der psychosozialen Problematik des Herzinfarkts Vertraute in exemplarischer Form aus der Sicht des Betroffenen beschrieben.

Aus der Fülle des Materials möchte ich die mir wichtigsten Themen herausgreifen und, soweit dies aus dem Zusammenhang gerissen möglich ist, darstellen. Interpretationen werden mit Querverweisen zur Herzinfarktforschung (im Kleindruck) belegt.

Krankheitsbewältigung

Beginnen wir mit der Frage, wie jemand auf eine akute Lebensbedrohung, den Myokardinfarkt, reagiert. Wie werden die Schmerzen interpretiert, welche Konsequenzen daraus gezogen?

Wie so viele Patienten hält Herr Hatt einen Herzanfall für die unwahrscheinlichste Möglichkeit: „... das Bohren im Magengebiet, natürlich, eine Kolik, vielleicht eine Couscous-Vergiftung, ein Gallenkrampf, wo ist die Gallenblase, links oder rechts, ich weiß nicht, wo die Gallenblase ist, der Blinddarm ist rechts, das Herz ist links, das Herz? Unmöglich, mein zuverlässigstes Organ, ich bin zu jung, kein Fett, kein Mangel an Bewegung, unmöglich." Er nimmt also weiter an der Besichtigung von Karthago teil, versucht die Angst zu bagatellisieren, sich zusammenzureißen bis er zusammenbricht. („Ich nahm mir vor, den Tag zu überstehen. Da die ängstliche Selbstbeschauung immer Irreguläres aufspürt – immer zuckt, zieht, drückt, knirscht, bohrt oder beißt etwas, und wenn du ständig den Puls mißt, beginnt er zu stolpern –, mußte ich mir den Körper, so gut das halt geht, vom Leib halten und mich verstärkt der Außenwelt widmen.") Auch im Spital glaubt er zunächst den Ärzten die Diagnose nicht und rechnet damit, spätestens am nächsten Tag entlassen zu werden.

Dieses Verhalten, Krankheitszeichen nicht adäquat wahrzunehmen, zu verleugnen, ist der Versuch, Angst und Bedrohung abzuwehren, sich nicht damit auseinandersetzen zu müssen.

Verleugnung ist ein an sich sinnvoller psychologischer Schutzmechanismus. Sie ist die häufigste Abwehrreaktion bei Infarktpatienten und die Hauptursache für das Verzögerungsverhalten („delay") in der Prähospitalphase (z.B. Nüssel 1984). Darüber hinaus kann die Verleugnung im weiteren Krankheitsverlauf zu einer Verzerrung der Realitätseinschätzung und zur Einschränkung der therapeutischen Mitarbeit führen.

Auch nach der Akutphase, wieder zu Hause in der Schweiz, verleugnet Herr Hatt die Krankheitsfolgen. „Ich hatte es unterlassen, mit Doktor El Kadhi darüber zu sprechen, was ein überstandener Herzinfarkt für das weitere Leben bedeutete, mit welchen Gefahren, mit welchen Einschränkungen ich zu rechnen haben würde, ich hatte mich weder für die Ursachen noch für die Folgen der Attacke ernsthaft interessiert." Die Fehleinschätzung seiner Situation infolge Verleugnung führt zu einer neuerlichen Überbeanspruchung und trägt viel zum negativen Krankheitsverlauf bei.

In späteren Stadien der Erkrankung, wenn Leistungseinschränkung und die Symptome der Herzinsuffizienz im Vordergrund stehen und damit die weitere Verleugnung unmöglich machen, erlebt unser Patient Phasen der Angst und Unruhe, des Gefühls der Verlorenheit, der Auflehnung und Depression, bis er sich schließlich dem Schicksal fügt. Diese Phasen erinnern an die fünf Stadien der Auseinandersetzung mit einer unheilbaren Krankheit nach E. Kübler-Ross, auf die ich aber in diesem Zusammenhang nicht weiter eingehe.

Herr Hatt verfügt noch über einen anderen Bewältigungsmechanismus, er hilft sich, indem er seine Geschichte erzählt, „um der Wirklichkeit standzuhalten. Das ... braucht nicht mehr zu heißen, als daß Erzählen eine Technik ist, die dazu dient, der Wirklichkeit das Wirkliche zu nehmen, das unerträglich Scharfe und also Schneidende. Wer Überstandenes erzählt, der übersteht das Überstandene zum zweitenmal und fühlt sich munter, auch wenn er manchmal weiß, daß alle Fabuliererei nur provisorisch rettet: Das Ende läßt sich nie erzählen." Wer mit Menschen zu tun hat, die lebensgefährliche Situationen überlebt haben, der kennt ihren Drang, immer wieder das Überstandene zu berichten, und findet hier eine tiefgehende Erklärung dafür.

Verhaltensweisen und Persönlichkeit

Oftmals kann man bei Koronarkranken ein typisches Verhalten beobachten, das sog. Typ-A-Verhalten.

Rosenman et al. (1964) beschreiben das koronargefährdende **Typ-A-Verhaltensmuster (TAVM)** mit folgenden wesentlichen Merkmalen: Starker Antrieb, Aggressivität und Ehrgeiz, ausgeprägtes Wettbewerbs- und Konkurrenzverhalten, ein unentwegtes Gefühl der Zeitnot und stete Wachsamkeit verbunden mit dem intensiven Drang nach Anerkennung. Bei Menschen mit TAVM ist die Inzidenz koronarer Ereignisse bis zu 4,5 mal erhöht.

Diese Menschen, deren Verhalten ein Spiegel unserer Gesellschaft ist – und es ist anzunehmen, daß es dem Autor nicht nur um Individuelles, sondern auch um Allgemeingültiges geht –, sind charakterisiert durch Selbstbeherrschung und das Bestreben, ihre Umgebung zu kontrollieren, Gefühle zu verdrängen. Ihre Meinungen richten sich oft nach formellen gesellschaftlichen Normen und Werten und nicht nach inneren Überzeugungen. Beruflich sind sie überengagiert, auch oft erfolgreich. Es gilt das in der Kindheit geprägte Leitmotiv von „Liebe durch Leistung". Das Wechselspiel zwischen Anspannung und Entspannung fehlt. Passivitäts- und Hingabewünsche bedrohen die psychische Stabilität und müssen daher abgewehrt werden (Moersch 1980). Verständlicherweise wird davon die Paarbeziehung geprägt.

Als Ursache dieser Verhaltens- und Persönlichkeitsmerkmale gelten **Angst** und vor allem **vermindertes Selbstwertgefühl** (z.B. Langosch 1989).

Können wir bei Herrn Hatt Anzeichen für diese Verhaltensweisen finden, zeigt er eine ähnliche Persönlichkeitsstruktur?

Als seinen vielleicht größten Fehler bezeichnet er selbst seine berufliche Verausgabung, sosehr, daß er sich in der Freizeit kaum noch hat entspannen können. Mit seinem Kollegen und späteren Stellvertreter Dümperli konkurriert er und entwertet ihn in seiner Erzählung wo es geht. Auch nach dem zweiten Infarkt ändert er daran nichts. („Ich traue meiner Rüstigkeit mehr als die Ärzte, ich traue ihr mehr als den Ärzten, und Ende März sieht mich das Amt für Denkmalpflege wieder, wenn auch fürs erste nur während rund drei Stunden täglich. Mühe mit Dümperli, er rät mir, mich zu schonen, ich wittere Herablassung und werde kühl und schneidend, ich dehne die Präsenzzeit aus und muß mir zugleich eingestehen, daß meine Leistungsfähigkeit dadurch nicht wächst.") An diesem Beispiel ist gut zu erkennen, wie die Reaktion der Umgebung als Herausforderung verstanden wird, das Leistungsverhalten ohne Rücksicht auf die eigene Befindlichkeit zu steigern. Lorenz Hatt sagt selbst von sich, „es hat nie meiner Art entsprochen, auf meine innere Befindlichkeit besonders achtzugeben, ... weil mir, wie jedem wirklich tätigen, das heißt dem Außen zugewandten Menschen, die Zeit und eigentlich das Bedürfnis dazu fehlte." Er sieht sich als nüchternen Mann der Ordnung, zielstrebig, Selbstbeherrschung ist ihm „in die Wiege gelegt" (mit Markus Werner möchte ich den Leser beruhigen, „daß ich jetzt auch noch die Kindheit auslote, brauchst du nicht zu befürchten"). Spontaneität verwirrt und befremdet ihn, und Verwirrung gestattet er sich nicht, Kontrolle ist die Devise. Meinungen vertritt er nicht aus Überzeugung, sondern aus Plausibilität. Sehr schön beschreibt er sein Ideal (also das, was dem heutigen Durchschnittsmenschen fehlt): „Mein Vorbild wäre ein Mensch, ... der so gefestigt ist, daß er angstfrei von Standpunkt zu Standpunkt hüpfen kann, verstehst du, dieser Mensch ruht in sich wie jeder echte Hüpfer, und weil er in sich ruht, wagt er Bewegung."

Auch unsere Hypothese vom verminderten Selbstwertgefühl, der wenig ausgeprägten männlichen Identität finden wir im Roman wieder. Da gibt es die Schilderung eines Besuchs der „Zauberflöte" mit Regina im Urlaub in Finnland. Seine Frau, begeistert von der Musik und der Stimme des Sarastro, haucht ihm ins Ohr: „Ich schmelze". Diese kleine Begebenheit genügt, um die ganzen Selbstzweifel hochkommen zu lassen. „Das also wäre, habe ich gedacht, die Speise, die sie brauchte und die ich ihr in Ewigkeit nicht bieten kann. Die ganzen Nichtigkeitsgefühle aus der Jugend sind plötzlich wieder da gewesen und haben mich zum Wichtelmännchen schrumpfen lassen ... Sie hat mir etwas zugeflüstert – dies ist der springende Punkt –, was sie mir niemals zugeflüstert hat in all den Jahren des Zusammenseins."

Dieses Urlaubserlebnis bringt uns darauf, uns näher mit der Ehe von Lorenz und Regina zu befassen.

Partnerschaft

In der Partnerschaft können Passivitäts- und Geborgenheitswünsche ausgelebt und befriedigt werden. Ehe hat auch dadurch eine wichtige gesundheitserhaltende Funktion.

Die Ehe zwischen Lorenz und Regina Hatt ist ein halbes Jahr nach der Geburt des Sohnes Hans (ein „Pannenkind") geschlossen worden. Das kurze Zusammensein – auf dem Papier besteht die Ehe noch – ist eine Zeit des „Aneinandervorbeifühlens" gewesen, eine in der Schilderung eher gefühlsarme Beziehung, „sie hatten niemals Krieg". Er hat nie gewußt, was er für gültig halten sollte, die Ehe hatte etwas „Wechselfieberhaftes". („Ich bin von der Arbeit nach Hause gekommen und mit einer Wärme und Freude empfangen worden, die sonst nur ein lang und schmerzlich entbehrter Gatte oder Geliebter erfährt; ich bin nach Hause gekommen, und eine fast stumme Frau hat mich mit unbegreiflicher Kälte flüchtig begrüßt.") Diese Schwierigkeiten, sich sprachlich und emotional auszutauschen, symbolisiert durch die Verschiedenheiten ihres Hamburger und seines Schweizer Deutschs, verstärken sich nach dem Tod des Sohnes bis zur Verstummung.

Die **Paarbeziehung** von koronarkranken Männern ist charakterisiert durch eine Störung der Kommunikation, v.a. auf emotionaler Ebene bei großer Harmonisierungstendenz, Auseinandersetzungen werden vermieden (Titscher 1993).

Sehr berührend sind die untauglichen Versuche von Lorenz Hatt, mehr über seine Frau zu erfahren (z.B. wie er sich erbricht, nachdem er ihr Tagebuch gelesen hat), seine unerfüllte Sehnsucht nach Hingabe und Geborgenheit.

Verlusterlebnisse

Die **Life-event-Forschung** stellt Zusammenhänge zwischen lebensverändernden Ereignissen und der Krankheitsinzidenz her. So fanden z.B. Sigrist et al. (1982) bei 390 Myokardinfarktpatienten in den letzten zwei Jahren vor ihrer Erkrankung eine signifikant größere Anzahl von Lebensereignissen als bei einer gesunden Kontrollgruppe.

Es ist wohl anzunehmen, daß das Scheitern der Ehe und der Tod des Sohnes entscheidend zur Erkrankung beigetragen haben.

Herztransplantation

Alle erwähnten Faktoren haben dazu beigetragen, daß Herr Hatt in einen Zustand gerät, bei dem die Herztransplantation der einzige therapeutische Ausweg bleibt.

Die Transplantation, die ja von Beginn des Romans an feststeht, wird lange Zeit nicht beim Namen genannt, sondern als „das medizinische Projekt" und „das große Projekt" bezeichnet, so als ob Herr Hatt sich scheuen würde, es auszusprechen, auch seine Haushälterin informiert er erst, als sie sich nach dem Funkgerät erkundigt. Realistisch sind seine Gedanken bei der Schilderung des Unfalls des Hundes von Frau Guhl, der Haushälterin. „Meine Gedanken sind weniger bei Frau Guhl als beim Motorradfahrer gewesen, für ihn habe ich eine mir selber ekelhafte, da keineswegs selbstlose Teilnahme empfunden, ich habe mich an die Bemerkung des Arztes erinnert, mit dem ich über das große Projekt gesprochen habe, ... dieser Arzt hat jedenfalls erwähnt, daß für Anwärter meinesgleichen der Frühling eine günstige Zeit sei, weil im Frühling die Motorradsaison wieder beginne. Ich habe ihn verständnislos angeschaut. Es gebe Unfälle, hat er gesagt, es gebe sehr oft schwere epidurale Hämatome oder progressive zerebrale Ödeme bei durchaus robuster Herztätigkeit. Klinikintern nenne man die meist letal verlaufende Angelegenheit ‚Morbus Kawasaki', ob ich schockiert sei?"

Die extremen psychischen Belastungen, die Kandidaten für eine Herztransplantation durchmachen, die Wartezeit mit dem Wissen, daß ein Drittel der Patienten vorher stirbt, die Fehlalarme, die Spenderproblematik, erlebt Herr Hatt und erzählt es uns.

Die Notwendigkeit der Transplantation wird in einer schönen Metapher, dem Märchen vom aussätzigen Ritter, den nur das Blut aus dem Herzen einer Jungfrau retten kann, dargestellt. Das Ende des Märchens bleibt, wie der Ausgang des Romans offen (s.o. „das Ende läßt sich nie erzählen").

Zum Schluß bleibt noch eine Frage zu klären, die Sie sich vielleicht schon gestellt haben. Warum nennt Markus Werner seinen Roman „Bis bald"? Und hat das auch etwas mit unserem Thema zu tun?

Lorenz Hatt sagt über sich: „Es ist mir nie gelungen, Städte, Hügelzüge oder Menschen mit einem Schlußblick anzuschauen, mein Herz sagt immer nur: Bis bald. Vom Sterbebett des Vaters bin ich weggegangen, um zurückzukehren; ich habe mich in einer dunklen Nacht in meine Frau vergraben, traurig und staunend, doch ohne Ahnung, daß sie, Regina, die Nacht zur letzten Nacht erklären würde. Es scheint mir das Organ zu fehlen, das mich ein Ende fassen läßt als Ende." Und später: „Da ich allem Abschied ein inniges ‚Bis bald' entgegensetzte, brach ich dem Unabänderlichen gleichsam die Spitze und ermöglichte mir Beherrschtheit." Dadurch daß er den Abschied negiert, bleibt ihm die Illusion der Kontrolle über die Situation, Trennung bedeutet Kontrollverlust, den gerade versucht er, solange es geht, zu vermeiden. Seine Krankheit lehrt ihn, Kontrollverlust zu akzeptieren, oft genug muß er erleben, daß er seinem Körper nicht mehr befehlen kann. Das Herz ist das Organ, das ihn ein Ende fassen läßt als Ende. Die Krankheit und die Begegnung (im Rehabilitationszentrum) mit der warmherzigen, gefühlvollen Sophie Ascher ermöglicht ihm persönliche Entwicklung und Reifung, so ist es in seinem Fall nur konsequent, wenn er dem großen Abschied ohne „Bis bald" entgegentritt, und sich von der Warteliste streichen läßt.

Lorenz Hatt: „*Ich bin nicht radikal, … ich lebe doch wie geschmiert, aber Radikalität ist mein Ziel.*"
Sophie Ascher: „*Auch wenn sie dich dein Leben kosten würde?*"

Literatur

1. Freud S (1960) Briefe 1873–1939. Fischer, Frankfurt
2. Langosch W (1989) Psychosomatik der koronaren Herzkrankheiten. Psychologie in der Medizin. VCH, Weinheim
3. Moersch E et al (1980) Zur Psychopathologie von Herzinfarktpatienten. Psyche 34: 393–588
4. Nüssel E et al (1984) Epidemiologie der Risikofaktoren. In: Rosskamm H (Hrsg) Koronarerkrankungen. Springer, Berlin Heidelberg New York
5. Rosenman RH, Friedman M et al (1964) A predictive study of coronary heart disease. JAMA 189: 113–124
6. Sigrist J et al (1982) The role of social factors – behavior patterns or risk situations? In: Matthes P, Halhuber MJ (eds) Controversies in cardiac rehabilitation. Springer, Berlin Heidelberg New York
7. Titscher G et al (1993) Zur Paarbeziehung männlicher Koronarpatienten (in Vorbereitung)
8. Werner M (1992) Bis bald. Residenz, Salzburg Wien

Kapitel 8

Angewandte Medizinpsychologie in der Chirurgie incl. Transplantationschirurgie

M. Dorfmüller

> **Lehrziel**
> Wahrnehmung und Integration psycho-sozialer Aspekte in eine primär rational-organzentrierte medizinische Disziplin einschließlich des sensiblen Bereiches der Transplantationschirurgie. Eine bio-psycho-soziale Sicht und Behandlung des Patienten soll begründet und angestrebt werden.

1. Die operativen Disziplinen

Grundlagen

Die operativen Disziplinen umfassen – ohne jede Einhaltung einer Rangordnung – die Fächer Allgemein- und Unfallchirurgie, Gefäßchirurgie, Plastische, Wiederherstellende und Handchirurgie, Neurochirurgie, Orthopädie, Urologie, Gynäkologie und Geburtshilfe, Hals-, Nasen-, Ohren- und Kieferchirurgie. Auf die im Vormarsch befindliche und für den Patienten bei entsprechender Indikation schonende minimal invasive Chirurgie wie beispielsweise laparoskopische Cholezystektomien sowie auf die spezifischen Möglichkeiten der Mikrochirurgie sei verwiesen. Zu erwähnen sind im Kontext dieser Teilgebiete auch aus medizinpsychologischer Sicht Fragen der Vor- und Nachbereitung von Operationen und Narkosen, der intensivmedizinischen Behandlung inklusive adäquater Schmerzbehandlung. Aber auch individuell angepaßte Umgangsstrategien mit Ängsten verschiedener Ausprägung und Manifestierung in Zusammenhang mit im wahrsten Sinne des Wortes einschneidenden Erfahrungen gehören in diesen Rahmen. Einflüsse psycho-sozialer Komponenten auf Analgetikabedarf, Rekonvaleszenz, Wundheilung, Dauer der Hospitalisation und auf die

Rehabilitationsmaßnahmen sind einzukalkulieren. Eine ganzheitlich orientierte, bio-psycho-soziale Sicht des Patienten sollte bei Diagnostik und spezifischer Therapie berücksichtigt werden. In den operativen Disziplinen werden diese Elemente erst allmählich bewußt, kritisch diskutiert, häufig nur ansatzweise integriert. Wissenschaftliche Publikationen, spezifisch aus dem Bereich der Medizinpsychologie, beschäftigen sich primär mit Fragen der Narkose- und Operationsvorbereitung, auch im pädiatrischen Sektor. „Depressionen, Angst, präoperativ erlebter Streß in seinen mannigfachen inneren wie äußeren Stressoren, welche das postoperative Schmerzerleben betreffen, können unter Umständen den postoperativen Verlauf ungünstig beeinflussen." (Dorfmüller 1989). Die Rolle von Anästhesist und Operateur, der Aufbau einer Compliance dürfen als wesentliche Einflußfaktoren betrachtet werden. Auf die Gemeinsamkeiten, jedoch auch spezifischen und vielfältigen Indikationsgebiete sowie Problemstellungen der einzelnen erwähnten Disiziplinen kann in diesem Zusammenhang nicht detailliert eingegangen werden.

Dabei sind teilweise geradezu dramatische, existentiell zu wertende, nicht selten wiederholte Eingriffe in den Körper, die Gesamtpersönlichkeit, die Identität, Lebensführung und Lebenserwartung in den operativen Fächern zu verzeichnen. Als Beispiele seien – ohne Anspruch auf Vollständigkeit – äußerlich erkennbare Amputationen, etwa nach gravierenden Unfällen oder bei Diabeteserkrankungen und deren spätere prothetische Versorgung, bei malignen Tumoren wie dem Mammakarzinom, also verstümmelnde Eingriffe, zu erwähnen. Hinzu treten nicht selten Narbenbildungen, die zur häufigen Erinnerung oder gar zu einer subjektiven und objektiven psychischen und sozialen Stigmatisierung führen können. Dabei sind schwerbrandverletzte Patienten besonders in Betracht zu ziehen.

Der technisch und methodisch hohe Standard sowie die Durchführbarkeit von Eingriffen lassen in unseren Tagen auch kritische Gedanken zu den ethisch verantwortbaren Grenzen aufkommen. Deutlich wird damit auch die dringende Notwendigkeit der Berücksichtigung der Gesamtperson des Patienten in ihren ineinander verwobenen körperlichen, seelischen und geistigen Beziehungen. Damit in unmittelbarem Zusammenhang stehen generell Fragen einer individuell wünschenswerten und erwünschten Lebensqualität.

Nicht selten erfolgen operative Eingriffe an Organen, von deren Existenz und Funktion sowie Wertigkeit, genauer Lokalisation der betroffene Laie nur diffuse, unter Umständen falsche oder emotional-phantasieüberlagerte Vorstellungen hegt. Ähnlich einem technischen Kundendienst erhofft man sich mit weitgehender Delegation der eigenen Verantwortlichkeit nicht selten die vollkommene Reparationsmöglichkeit.

Bedrohungserlebnisse und Ängste, Lebenszäsuren, Berufsunfähigkeit, Notwendigkeit einer Umschulung vermögen nach operativen Eingriffen, bei Erkrankungen und nach Unfallgeschehen die Situation des jeweiligen Patienten noch nachhaltig zu verschärfen. Die Reaktionen darauf sind einzukalkulieren.

2. Die emotional-soziale Wertigkeit einzelner Organe und Funktionen im Verbund des Körpers

Soziokulturelle, ethnische und religiöse Vorstellungen prägen neben den harten Fakten die Medizin in den Ländern der Welt. Einzelne religiöse Gemeinschaften verbieten die Organentnahme, da sie unter anderem die intakte Ganzheit für Bestattung und für die später folgende Existenz fordern. Das heißt, nicht einmal die Entnahme von Hornhaut der Augen wäre vertretbar.

Die Funktion des Herzens wird im Alltag spürbar, beispielsweise durch Herzpochen bei Erregung, bei Anstrengung. Payer (1993) beschreibt in ihrem lesenswerten Buch die teilweise recht unterschiedlichen Befundbewertungen und Behandlungsstrategien im soziokulturellen und psychosozialen Hintergrund von Gesundheits- und Krankheitsbewertung in den USA, England, Frankreich und Deutschland. Sie weist auf die „so ausgeprägte Sorge um das Herz" in Deutschland und Österreich hin. Auch die Tatsache, daß sich „die Menschen um ihren Kreislauf ungewöhnlich große Sorgen machen", wird erwähnt, ohne daß es in Deutschland mehr Herzerkrankungen gebe als im internationalen Vergleich.

Die Funktion von Nieren und Darm wird in unseren Breiten als irritierbar gesehen. Psychische, soziale und berufliche Belastungen können sich laut Volksmund „auf sie schlagen". Ähnliches gilt für den Magen, die Gallenblase, die Leber, insbesondere wenn Schmerzerlebnisse damit verbunden sind.

Anders verhält es sich im islamischen Kultur- und Religionskreis, in dem der Leber eine ähnliche emotionale Wertigkeit wie bei uns dem Herzen zugewiesen wird als einem Organ, an dem sich Depressionen, Kummer und Trauer abspielen können. Bewußter und differenzierter empfunden wird meist das Organ Lunge, wobei deren Funktion mit der Atmung als zentralem Lebensvorgang in unmittelbarem Zusammenhang auch für den Laien steht. Die Haut als riesiges äußeres Organ wird neben ihrer körperlichen Schutzfunktion als emotional-soziale Abgrenzung gegenüber der Umwelt erlebt. Aber auch entscheidende Erfahrungen wie Zärtlichkeit ab frühestem Lebensalter werden unter anderem über die Haut sensibel wahrgenommen. Juckreiz, Hauterkrankungen oder Verletzungen durch Verbrennungen führen zu einer Belastung der Gesamtpersönlichkeit und sollten derart auch in die Behandlungsmaßnahmen einbezogen werden.

3. Transplantationschirurgie (Gewebe und Organe) und Organspende

Grundlagen

Die Transplantationschirurgie hat technisch-methodisch einen hohen Standard erreicht. Indikationsstellungen und Altersgrenzen haben sich erweitert, Überlebenszeiten verlängert. Suchtpatienten werden meist von diesen Eingriffen ausgeschlossen. Für den Erfolg ist unter anderem wesentlich die Gewebeverträglichkeit zwischen Spender und Empfänger und eine gezielte Unterdrückung der Immunreaktion. Nach der Broschüre des Arbeitskreises Organspende hat „die Verbesserung der Transplantationsergebnisse dazu geführt, daß Herz, Leber und Bauchspeicheldrüse häufiger transplantiert werden. Die Entnahme mehrerer Organe während einer Operation findet deshalb häufiger statt". Mit Ausnahme von Hornhaut und Gehörknöchelchen sind nach Transplantationen lebenslange Medikamentengaben zur Vorbeugung bzw. Abschwächung von Immunreaktionen, die zur Abstoßung des „empfangenen fremden Organs führen können", erforderlich. Die zwingende Notwendigkeit einer kompetenten Nachsorge, regelmäßiger Kontrolluntersuchungen mit all ihren Belastungsfaktoren muß ebenfalls in dem Zusammenhang der Transplantationen benannt werden.

Organspende

Lebendorganspenden werden nur unter direkter Blutsverwandschaft (Eltern, Kind, Verwandtschaft) vorgenommen. Exemplarisch seien Organspenden für Nierentransplantationen, neuerdings von Teillebertransplantationen bei kleinen Kindern erwähnt. Unabdingbare Voraussetzung einer Lebendorganspende ist die absolute Freiwilligkeit ohne ethischen oder sonstigen Druck. Inwieweit dennoch Angehörige in Gewissensnöte, Zweifel und Ängste gelangen können, bleibt zu erahnen. Zudem können subtile Abhängigkeiten entstehen. Psychische und soziale Konsequenzen einer Lebendorganspende sind für beide Teile, Spender und Empfänger, nicht von der Hand zu weisen. Auch mögliche körperliche Nachwirkungen und Einbußen der eigenen Vitalität des Spenders sind nicht außer acht zu lassen.

Verbindliche Vorbedingung für eine Organspende, die nicht Lebendspende ist, ist die Feststellung des Hirntodes oder des Todes des gesamten Organismus mit Herz- und Atemstillstand. Die Darstellung der Kriterien des Hirntodes findet sich unter anderem als Stellungnahme des wissenschaftlichen Beirates der Deutschen Bundesärztekammer im Deutschen Ärzteblatt vom 5. 12. 1991. Eurotransplant in Leiden/Niederlande ist nach Mitteilung des Arbeitskreises Organspende die „zentrale Sammelstelle für medizinische Daten von Patienten, die zur Transplantation angemeldet sind (Empfänger)". In Europa sind unter anderem Österreich und Deutschland an diese Institution angeschlossen. Die Warteliste für schwerkranke Organempfänger ist lange, wobei neben den gravierenden, unter Umständen bedrohlichen körperlichen Konsequenzen auch die emotional-sozialen unübersehbar sind. Organspenderausweise tragen erst wenige Bürger mit sich. Wegen einer unzureichenden Zahl von Organspenden werden Fragen der Zuteilung von Organen intensiv diskutiert. Im Gegensatz zu Österreich existiert in Deutschland kein Transplantationsgesetz. Angsterregende Berichte in Massenmedien über vermeintlich vorzeitige Organexplantationen, Unterlassung von Reanimationsmaßnahmen tragen nicht zur Motivation der Bevölkerung zur Organspende bei. Die zurückgehende Zahl von Organspenden bei erhöhtem Bedarf und erhöhter

Lebenserwartung führt zu üblen Auswüchsen wie dem kommerziellen Organhandel. Künstliche oder tierische Organe sind noch nicht genügend erprobt und damit nicht einsetzbar.

Diskussionen über Grenzsituationen ärztlichen Handelns wie die Organspende von eindeutig nicht überlebensfähigen Neonaten werden geführt. Die Verwendung fetalen Hirngewebes von abgetriebenen Feten und die Implantation bei Parkinson-Patienten wird in Anfängen bereits praktiziert.

Die Deutsche Bischofskonferenz und der Rat der Evangelischen Kirche in Deutschland zusammen mit einer Arbeitsgruppe von Experten haben 1990 in einer gemeinsamen Erklärung den ethisch hohen Wert von Organspenden von Lebenden und Toten als Akt christlicher Nächstenliebe betont, die spezifische Betreuung der Angehörigen eingebunden.

Kritische Theologen wie Grewel (1992), Jörns (1992) und Wolbert (1991) melden ernste und fundierte Vorbehalte gegenüber der eben erwähnten Erklärung der beiden christlichen Kirchen an. Zudem sind Vorwürfe einer Ersatzteilmedizin unüberhörbar.

Ethikkommissionen mit Vertretern verschiedener Fachrichtungen einschließlich der Seelsorger vermögen in einzelnen Kliniken oder übergeordnet Entscheidungshilfen zu geben.

4. Psycho-soziale Aspekte der Angehörigenbetreuung

Da in vielen Fällen weder ein Organspenderausweis noch eine ähnlich verbindliche Erklärung pro oder kontra Organspende eines Hirntoten bzw. toten Patienten vorliegt, werden die Angehörigen in einer existentiell belasteten Situation um Klärung bzw. Zustimmung zu einer Organspende gebeten. Nicht selten handelt es sich beispielsweise um die Angehörigen oder wesentlichen Bezugspersonen eines unerwartet im Straßenverkehr verunfallten jungen Menschen oder um einen Patienten nach einer Hirnblutung. Schock, Trauer und ähnlich tiefste Empfindungen, Ambivalenzen und Überforderungen stehen im Vordergrund, dennoch geben die meisten Angehörigen ihre Einwilligung zur Organexplantation. Da jedoch dieser Schritt zügig erfolgen muß, entsteht Zeitdruck. Gespräche der behandelnden Ärzte mit den Angehörigen sollten neben rationalen Erwägungen auch emotional-soziale Aspekte einbeziehen. Im Einzelfalle muß auch eine Ablehnung zur Organspende toleriert werden. Gespräche mit erfahrenen Seelsorgern und Psychologen können Hilfestellung bieten. Die Chance ungestörten Abschiednehmens vor der Organexplantation und nochmaliger Kontaktnahme nach abgeschlossener Organentnahme erscheint wesentlich.

Für die Angehörigen von Organempfängern gelten etwas anders geartete Konstellationen. In den meisten Fällen erhält hier ein schwer und chronisch Kranker, im Einzelfalle vital bedrohter Mensch eine entscheidende Hilfestellung, eine Reduktion seiner Bedrohung, seiner Beschwerden und Einschränkungen, seiner Leiden, Schmerzen und Ängste. Wesentlich werden aber auch Angehörige und weitere Bezugspersonen in ihrer Not entlastet.

Kasuistik

Eine 50jährige Patientin wird im Rahmen des psychologischen Konsiliardienstes wegen fast therapieresistenter Schmerzsymptome zur Frage psychogener Anteile und überlagernder depressiver Verstimmungszustände bei Coxarthrose rechts und Zustand nach einer Umstellungsosteotomie vorgestellt. Bei den Explorationen stellen sich folgende Fakten dar: Der heute 24jährige Sohn der Patientin hatte einen angeborenen Herzfehler, wurde mit 5 Jahren operiert. Im Alter von 12 Jahren wies er erste Probleme mit der Nierenfunktion auf. Wegen zunächst wenig faßbaren Befunden wurde der Bub zur psychologischen Behandlung wegen psychosomatischer Reaktionsbildung überwiesen. Bei der endgültigen Diagnosenstellung war bereits eine massive Nierenschädigung eingetreten, die Lebenserwartung begrenzt. Beim Kind Auftreten von Angstzuständen mit Todesgedanken.

Durchführung anstrengender regelmäßiger Dialysebehandlung, die mit Komplikationen verlief. Aufnahme in die Transplantationswarteliste. Entschluß des Vaters zur Organspende, deren Folgen er bis heute gut toleriert habe. Gehäufte, aufwendige, angstbesetzte Voruntersuchungen vor Transplantation, wiederholtes Absetzen des OP-Termins, da Organtransplantationen nach Explantationen bei Hirntoten zeitlichen Vorrang in der Klinik hatten.

Der Sohn der Patientin führt heute mit zufriedenstellender Qualität sein Leben, kann einem qualifizierten Beruf nachgehen. Die Mutter hat die jahrelangen extremen Belastungen und Schuldgefühle nicht kompensiert, ist chronisch angespannt, überfordert und neigt zu depressiven Verstimmungszuständen.

5. Bio-psycho-soziale Ausgangsposition des Patienten

Bei Patienten vor Transplantationen von Hornhaut oder Gehörknöchelchen ist eine spürbare Einschränkung der Sinnesempfindungen und damit der Lebensmöglichkeiten, jedoch keine vitale Bedrohung vorhanden. Schwerbrandverletzte, die einer Hauttransplantation bedürfen, befinden sich gehäuft in einem gefährdeten körperlichen Zustand.

Letzterer Vorzustand gilt in ganz besonderem Maße für chronisch Kranke und körperlich wie psycho-sozial schwer beeinträchtigte Patienten, etwa bei einer Nieren- oder Herzinsuffizienz.

Kasuisitik

Ein 8jähriger Bub muß wegen einer Niereninsuffizienz über Jahre dialysiert werden, die gesamte Familie ist nachhaltig belastet, die Entwicklung des Kindes beeinträchtigt. Die ersehnte Nierentransplantation findet statt. Trotz aller Vorsichtsmaßnahmen kommt es nach bangem Warten zu einer Abstoßung des Organs. Das Kind muß sich erneut regelmäßig Dialysebehandlungen unterziehen, leidet.

6. Organ- und Gewebetransplantationen

Zweit- und Mehrfachtransplantationen sind prinzipiell möglich. Zur Überbrückung der Wartezeit bei lebensbedrohlichem Herzversagen werden im Einzelfalle Geräte zur mechanischen Kreislaufunterstützung, eine künstliche Pumpe, eingesetzt. Psychische Begleitsymptome sind in der Gesamtbetrachtung einzukalkulieren.

Nierentransplantationen

Nieren sind mit Abstand die am meisten transplantierten, durchbluteten Organe. Hohe Chancen des Erfolges sind heute gegeben.

Herztransplantationen

Sie werden wegen größerer medizinischer Problematik in deutlich kleinerem Umfange, in Deutschland pro Jahr ca. 550 an der Zahl, durchgeführt. Die Überlebenszeit beträgt derzeit ca. 75% 5 Jahre nach durchgeführter Transplantation.

Herz- und Lungen en bloc-Transplantationen sind heute selbst bei Kindern möglich. Die Kombination zweier Organe bietet dem Patienten auch emotional eine besondere Dimension.

Leber- und Pankreastransplantationen

Sie sind als weitere Möglichkeiten mit zunehmenden Behandlungsaussichten zu erwähnen.

Augenhornhaut- und Gehörknöchelchentranplantationen

Diese beiden, nicht durchbluteten Organe werden häufig mit gutem Erfolg verpflanzt, Hornhäute mehrere tausend pro Jahr in Deutschland.

Hauttransplantationen

Hautübertragungen von lebenden Fremdspendern werden nicht vorgenommen. Die Züchtung von Hautstücken, beispielsweise aus Überschüssen von Brustreduktionsoperationen, wird mit Einwilligung des Spenders durchgeführt. Die entstehenden Hautzüchtungen werden für die Deckung von Verbrennungs- und sonstigen Wunden im Einzelfalle verwendet, Zuchthaut aus beim Patienten selbst entnommenen Hautstanzen, beispielsweise zur Deckung von verbrannten Hautarealen. Im übrigen werden Transplantate von unversehrten Körperregionen beispielsweise eines brandverletzten Patienten benützt. Die individuellen psychischen und sozialen Reaktionen auf derart sichtbare Eingriffe sind unübersehbar.

Knochenmarkstransplantationen

Knochenmark kann zur Behandlung maligner Blut- und Lymphdrüsenerkrankungen verpflanzt werden. Dabei wird gehäuft compatibles, körpereigenes Gewebe, Knochenmark eines Geschwisters als Lebendspende verwendet. Auch Fremdspenden sind – risikoreicher – möglich. Nachbehandlung und Nachsorge sind aufwendig, die Anzahl behandelter Patienten in Deutschland noch niedrig.

Kasuistik

63jähriger Patient, der zu Beginn der psychologischen Mitbehandlung bereits seit 10 Jahren, ausgeprägt seit 4 Jahren, unter einer Linksherzinsuffizienz bei Myokardamyloidose leidet, sich mehreren Herzoperationen unterziehen mußte.

Zunehmende Leistungsbeeinträchtigung mit Atemnot, ständige Medikation, akute Verschlechterungen mit massiver Angstsymptomatik und Schlafstörungen verbunden, langwierige stationäre Krankenhausaufenthalte mit zahlreichen belastenden Untersuchungen. Linksthoracal bohrende Schmerzen bei geringster körperlicher Belastung zusammen mit Dyspnoe. Wegen Ausschöpfung aller konservativen Behandlungsmöglichkeiten Anmeldung zur Herztransplantation, Vorstellung in 2 Zentren. Der früher beruflich wie sozial aktive Patient litt nun massiv unter seinem sich verschlechternden körperlichen Zustand, war sich der Risiken einer Herztransplantation bewußt. Das als quälend langsam empfundene Vorrücken auf der Transplantationswarteliste und das Warten auf das erlösende Telefonat wurden zu einem völligen Zwang für den Patienten, fixierten ihn auf einige wenige Lebensaspekte. Zusätzlich bittere Enttäuschungen mit Familienmitgliedern und Resignation führen zu aggressiven Reaktionen. Die Partnerschaft mit der Lebensgefährtin bietet einen wesentlichen Rückhalt, stimuliert den Lebenswillen. Die Herztransplantation wird mit zunächst komplikationslosem Verlauf vorgenommen. Der Patient stirbt jedoch nach weiteren Eingriffen unter Zeichen eines beginnenden septischen Schocks 6 Tage später.

7. Die postoperative Situation aus bio-psycho-sozialer Sicht

Das Erleben der Transplantation ist ungemein vielschichtig und von individuellen Varianten abhängig, hängt entscheidend mit der körperlichen Ausgangslage und der Erkrankungsdauer zusammen. Postoperativ ist eine breite Skala von Reaktionen möglich, die zwischen den Polen Angst, beispielsweise vor Abstoßung des Organs, Enttäuschung durch Realitäten, Unruhe, Trauer, aber auch Zufriedenheit, Hoffnung und Neuorientierung angesiedelt werden können.

Der jeweilige Empfänger des Organs/der Organe erfährt die Identität des Organspenders nicht, was eine hilfreiche Anonymität bedeuten mag, andererseits Raum für Phantasien offen läßt. Inwieweit neben aller Dankbarkeit Schuldgefühle gegenüber dem Spender, auch dem hirntoten Spender, entstehen können, läßt sich nur erahnen.

Wesentliche Publikationen zur Situation des Patienten nach Organtransplantationen stammen aus dem anglo-amerikanischen Sprachbereich. Im deutschen Raum sind die differenzierten Arbeiten von Borst (1989), Bullinger et al. (1991, 1992, 1993) in Zusammenhang mit Kriterien der Lebensqualität von fundierter Aussagekraft. Die Frage der Compliance zwischen Arzt und Patient bzw. mit dem gesamten behandelnden Team wird in diesem Kontext erst wenig abgehandelt.

Land geht in einem ausführlichen Lehrbuchkapitel (1990) unter anderem prägnant auf Fragen der Nachsorge, der Rehabilitation und Begutachtung nach Nierentransplantationen ein.

Die Möglichkeiten der Rückkehr in den Arbeitsprozeß nach Transplantationsoperationen stehen nicht selten neben den entscheidenden Aspekten der körperlichen Leistungsfähigkeit und der Lebensverlängerung im Vordergrund von Veröffentlichungen. Erwähnt wird auch, daß eine Transplantation bzw. bereits die Entscheidung für diesen Eingriff schockartig verlaufen könne und daß Patienten besonderer Motivation bedürfen, diese Krisen auch postoperativ bewältigen zu können.

Finanzielle Belastungen, Veränderungen innerhalb der familiären Beziehungen, in der Partnerschaft einschließlich der Sexualität, Veränderungen im sozialen Umfeld, Veränderungsnotwendigkeiten des Lebensstiles und der Umgangsstrategien sind ebenso wie die Anpassung an die Notwendigkeit ständiger medizinischer Behandlung ebenfalls von eminenter Bedeutung. Dies gilt kürzer- und längerfristig. In Betracht zu ziehen sind neben den postoperativ auftretenden körperlichen Symptomen und möglichen Komplikationen auch im Einzelfalle auftretende neurologische Störungen, Beeinträchtigung kognitiver Funktionen, aber auch Antriebsstörungen, depressive Verstimmungszustände, unter Umständen sogar psychiatrische Symptombilder. Die Motivation des Patienten zu einer einigermaßen adäquaten Krankheitsverarbeitung, realistische Umgangsstrategien gehören ebenfalls in diesen Rahmen einer ganzheitlichen Sicht des Patienten.

Möglichkeiten und Grenzen der Integration des transplantierten Organs/der Organe in das eigene Körperbild und in die Gesamtpersönlichkeit sind abhängig von den Persönlichkeitsmerkmalen, der Biographie, dem Lebensstil, dem psycho-sozialen und beruflichen Umfeld des Patienten, seinem Alter und Bildungsstandard, der subjektiven und objektiven Wertigkeit des jeweiligen Organs. Geschlechtsspezifika dürften keine entscheidende Rolle im Rahmen der Umgangsstrategien spielen.

8. Konsequenzen eines bio-psycho-sozialen Ansatzes im Bereich der operativen Disziplinen inklusive der Transplantationschirurgie

Diagnostische und insbesondere therapeutische Maßnahmen sollten im Rahmen eines multidisziplinären Teams geschehen, in das selbstverständlich auch die klinischen Seelsorger, Sozialarbeiter, Psychologen und

Psychiater, Schwestern und Pfleger einbezogen werden sollten. Die Wahrnehmung der Gesamtperson des Patienten, nicht nur seiner körperlichen Befindlichkeiten prä- und postoperativ oder während einer zermürbenden Wartezeit auf ein Transplantationsorgan bietet die Grundlage für diese Forderung. Die Einbeziehung wesentlicher Bezugspersonen und der soziale Rückhalt durch das Behandlungsteam werden dem Patienten nachdrücklich in der postoperativen Phase und in der Anpassung an die veränderten Gegebenheiten bei seiner individuell gearteten Krankheitsverarbeitung und Neuorientierung helfen.

Auf Kosten-Nutzen-Analysen in Zusammenhang mit der Transplantationschirurgie wird hier bewußt verzichtet.

Weiterführende Fragen

1. Welche operativen Eingriffe sind besonders eingreifend in die Lebensführung und Lebensqualität eines Patienten?
2. Medizinpsychologische Aspekte der Operationsvorbereitung und Nachsorge.
3. Nach welchen Kriterien würden Sie sich einen Organspenderausweis ausstellen lassen oder denselben Schritt anderen anraten?
4. Welche Gesichtspunkte aus medizinpsychologischer Sicht würden Sie in der Vorbereitung eines Patienten zur Organtransplantation berücksichtigen?
5. Welche medizinpsychologisch akzentuierten Probleme können sich individuell und generell im Umgang mit den Angehörigen eines Patienten prä- und postoperativ ergeben?
6. Eigene Ängste in Zusammenhang mit einer Allgemeinnarkose und einem operativen Eingriff.

Literatur

1. Angermann CE, Bullinger M et al (1992) Quality of life in long-term survivors of orthotopic heart transplantation. Z Kardiol 81: 411–417
2. Arbeitskreis Organspende (1992) Organspende bewahrt Leben
3. Borst HG (1989) Lebensqualität nach herzchirurgischen Eingriffen einschließlich Transplantation. Langenbecks Arch Chir [Suppl II]: 55–58
4. Bullinger M (1993) Lebensqualität – Entscheidungshilfen durch ein neues evaluatives Konzept? In: Nagel W et al (Hrsg) Verteilungsgerechtigkeit in der Tranplantationsmedizin. Thieme, Stuttgart (in Druck)
5. Dorfmüller M (1989) Psychologische Strategien zur Prophylaxe und Therapie akuter Schmerzen. Intensivbehandlung 14 (3): 104–112
6. Deutsches Ärzteblatt 88 (1991) Kriterien des Hirntodes. 49: 2855–2860
7. Grewel H (1992) Gratwanderungen der Transplantationsmedizin. Pastoraltheologie 81: 391–408
8. Jörns K-P (1992) Berliner Theologische Zeitschrift 9 (1): 18–39
9. Jörns K-P (1992) Leib und Tod. Soziales Leben 593–597
10. Kirchenamt der EKD, Sekretariat der Deutschen Bischofskonferenz (1990) Organtransplantationen. 3–24

11. Land W, Hillebrand G (1990) Nierentransplantation. Innere Medizin in Praxis und Klinik, 4. Aufl. 5129–5148
12. Payer L (1993) Andere Länder, andere Leiden. Bd 1065. Campus, Frankfurt New York
13. Piehlmeier W, Bullinger M et al (1991) Quality of life in type 1 diabetic patients prior to and after pancreas and kidney transplantation in relation to organ function. Diabetologia 34 [Suppl 1]: 150–157
14. Piehlmeier W, Bullinger M (1992) Quality of life in diabetic patients to or after pancreas transplantation in relation to organ function. Transplantation Proceedings 24 (3): 871–873
15. Wolbert W (1991) Ein Recht auf den Leib des Anderen. Stimmen der Zeit 116 (5): 331 ff

Weiterführende Literatur

1. Craven JL, Bright J, Dear CL (1990) Psychiatric, psychosocial and rehabilitative aspects of lung transplantation. Clin Chest Med 11: 247–257
2. Davies-Osterkamp S (1977) Angst und Angstbewältigung bei chirurg. Patienten. Med Psychol 3: 169–184
3. Delvaux N (1992) Psychological adaptation to bone marrow transplantation. Rev Med Brux 219–222
4. Graf-Baumann T (1990) Lebensqualität. Gesundheitsökonomische Folgerungen. In: Schölmerich P, Thews G (Hrsg) Lebensqualität als Bewertungskriterium in der Medizin. Fischer, Stuttgart New York, S 271–282
5. Höfling S (1988) Psychologische Vorbereitung auf chirurg. Operationen. Springer, New York Berlin Heidelberg
6. Lange SS (1992) Psychosocial, legal, ethical and cultural aspects of organ donation and transplantation. Critical Care Nurs Clin North Am 4 (1): 25–42
7. Pichlmayr R, Mauz S, Repp H, Frei U (1989) Chirurg. Fortschritt und Lebensqualität, Lebensqualität nach Organtransplantation. Langenbecks Arch Chir [Suppl II] Verh Dt Ges Forsch Chir 93–97
8. Uzark K (1992) Caring for families of pediatric transplant recipients: psycho-social implications. Critical Care Nurs Clin North Am 4 (8): 255–261
9. Wisiak UV, Bunzel B (1989) Seele, Atmung, Beatmung. Intensivbehandlung 14 (1): 14–16

Kapitel 9

Angewandte Medizinpsychologie bei chronischen Erkrankungen am Beispiel der Multiplen Sklerose

E. M. Uher

> **Lehrziel**
>
> Die Multiple Sklerose (MS) ist eine chronisch verlaufende Autoimmunerkrankung des Zentralnervensystemes, die vermutlich multifaktorielle Ursachen hat. Zunächst wird die Pathophysiologie, Diagnostik und Therapie der MS erläutert, für eine umfassendere Beschreibung dieses Krankheitsbildes muß aber auf die einschlägige neurologische Literatur verwiesen werden (Kesselring 1989; Mumenthaler 1982). In diesem Kapitel wird versucht, die Besonderheiten bei der Behandlung einer chronisch-progredient verlaufenden Erkrankung aufzuzeigen.
>
> Chronische Erkrankungen haben nicht nur psychosomatische Auswirkungen auf den Patienten, sondern beeinflussen auch ganz wesentlich das Verhalten der Familie, der Berufskollegen und des medizinischen Personals. Das übliche Therapieziel einer „restitutio ad integrum" bzw. einer „Defektheilung", kann bei einer chronischen Erkrankung nicht erreicht werden. Trotzdem ist es möglich, von einer erfolgreichen Rehabilitation zu sprechen, wenn es gelingt, somatische Beschwerden zu minimieren und eine weitgehende psychosoziale Integration des Patienten in die Gesellschaft zu ermöglichen. Dazu sind intensive Gespräche zwischen Patienten, Angehörigen und Rehabilitationsteam zu führen, um gemeinsam das Therapieziel zu erarbeiten. Es kann nicht genug betont werden, daß bei chronischen Erkrankungen eine befriedigende Therapie nur durch dieses gemeinsame Bemühen aller Betroffenen ermöglicht wird.

1. Das klinische Bild der Multiplen Sklerose (MS)

1.1 Ätiologie und Pathogenese der MS

Die Multiple Sklerose (MS, Encephalitis disseminata) ist pathologisch-anatomisch eine chronisch verlaufende disseminierte Entmarkungsenzephalomyelitis. Die Ätiologie sowie Details der pathogenetischen Vorgänge, die diese Erkrankung auslösen bzw. aufrechterhalten, sind noch nicht ausreichend geklärt; die Ergebnisse der bisherigen Studien weisen jedoch auf ein multifaktorielles Geschehen hin. Insbesondere scheint die Abstammung, ethnische Faktoren und der „Breitegradeffekt" für die Häufung der Erkrankung (z.B. in Europa oberhalb der 46. Breitegrades, in USA oberhalb des 38. Breitegrades) eine Rolle zu spielen (Frick 1991).

In der derzeit gängigen Hypothese wird die MS als Autoimmunerkrankung gegen das Nervengewebe angesehen. Vermutet wird eine genetische Prädisposition, da Familienmitglieder von MS Patienten ein deutlich höheres Risiko als die Durchschnittsbevölkerung haben, an MS zu erkranken. Gene verschiedener Chromosome, wie z.B. HLA-DR2, ein Genlokus am Chromosom 6, sowie ein Immunglobulin Gen (Gm-Allotyp), scheinen für eine gewisse Krankheitsdisposition verantwortlich zu sein. Wird nun das ZNS in der Kindheit durch exogene Faktoren (z.B. slow virus Infektionen) sensibilisiert, so kann sich später die MS durch eine Hypersensibilitätsreaktion etablieren (Poeck 1992). Zu diesem Punkt findet man in der Literatur allerdings verschiedene Angaben; so werden auch unzpezifische exogene Faktoren als Krankheits- und Schubauslöser erwähnt (Lassmann 1980).

Histologisch finden sich im ZNS je nach Aktivität der MS vor allem entlang der Drainagevenen, im Kleinhirnmarklager, im Bereich des Nervus- und Chiasma opticus, sowie in den Rückenmarkseiten- und -hintersträngen, ein buntes Bild von alten, aktiven und in Regeneration befindlichen Herden. Eine T-Lymphozyten mediierte Entzündungsreaktion prägt das klinische Bild.

1.2 Epidemiologie der MS

Epidemiologische Untersuchungen zeigen, daß ca. 1,8mal soviel Frauen wie Männer an MS erkranken. Die Prävalenzrate (Fälle/100.000 Einwohner) beträgt für Frauen 137, für Männer 82. Siebzig Prozent aller Patienten erkranken manifest zwischen dem 20. und 40. Lebensjahr, in jener Periode des Lebens, die durch höchste Anforderungen und Erwartungen gekennzeichnet ist (Confavreux et al. 1980).

1.3 Klinisches Bild und Verlaufsform der MS

Die Einteilung der Erkrankung in eine
- primär schubförmige Form, eine
- chronisch-progrediente Form mit kontinuierlicher Leistungsminderung und in eine
- Mischform

ergibt sich auf Grund des klinischen Verlaufes (Abb. 1). Das klinisch äußerst vielgestaltige Erscheinungsbild erklärt sich durch die entmarkungsbedingte Funktionsschwäche oder -ausfall von Nervenstrukturen (Abb. 2).

Im Vordergrund stehen motorische, sensorische und propriozeptive Ausfälle wie z.B.

- spastische Paresen der Extremitäten durch Pyramidenbahnenläsion,
- ataktische Behinderungen, Tremor und Koordinationsstörungen bei Kleinhirnentmarkungsherden,
- Visusverlust oder -minderung durch Optikusneuritis,
- Sensibilitätsstörungen und neurogen bedingte Miktions- und Defäkationsstörungen bei Rückenmarksherden.

	Primär schubförmig	Chronisch progredient
Manifestationsalter	28 Lj	40 Lj
Geschlechtsverteilung (w : m)	1,8 : 1	1,3 : 1
Häufigkeitsverteilung (Rest Mischformen)	60%	18%
Häufigstes Initialsymptom	Sehstörung	Gangstörung

Abb. 1. Klinische Aspekte bei primär schubförmigem und bei chronisch progredienten Verlauf

	Ursache	Symptom (klinisches Korrelat)
Augen	Retrobulbärneuritis Sehnervneuritis	Doppelsehen verschwommenes Sehen, Nebel
Motorik	Pyramidenbahnläsion	spastische Parese/Plägie
Sensibilität	Entmarkungsherde im Rückenmark	Parästesien, „helle" Schmerzen
Kleinhirn	Entmarkungsherde	Ataxie, Koordinationsstörungen
Blase	Entmarkungsherde: Rückenmark, ZNS	Harnverhalten, Inkontinenz
Darm	Entmarkungsherde: Rückenmark, ZNS	Obstipation, Inkontinenz
Sexualität	Entmarkungsherde: Rückenmark, ZNS	funktionell und psychisch bedingte Störungen
Psyche	Entmarkungsherde im ZNS	Depression, Euphorie
Schmerzen	Entmarkungsherde: Schmerzbahnen	Qualität von der Lokalisation abhängig

Abb. 2. Krankheitssymptome und ihre Ursachen bei MS (Beispiele klinischer Hauptmerkmale)

> *„Ein Schub ist das Auftreten eines neuen oder das Wiederauftreten eines bereits vorhanden gewesenen Krankheitssymptomes, das länger als 24–48 Stunden anhält."*

Abb. 3. Definition eines Schubes (nach Matthew 1985)

In der Anamnese sollte auch sehr sorgfältig nach Sexualfunktionsstörungen, psychische Alterationen im Sinne von Affektinkontinenz und durch Hirnstammbeteiligung auftretenden dysartrische Sprachstörungen, Schluckbeschwerden sowie nach Nystagmus gefahndet werden.

Obwohl es sich wahrscheinlich um einen kontinuierlich ablaufenden chronischen Krankheitsprozeß handelt, beschreiben viele Patienten ihre Erkrankung als „in Schüben auftretend" (Abb. 3). Als Auslöser dieser Aktivitätsspitzen werden Infektionserkrankungen (z.B. Grippe), Streßreaktionen, hormonelle Umstellung (z.B. Schwangerschaft) und saisonale Einflüsse (gehäufte Schübe im Frühling und Sommer) genannt. Eine eindeutige Kausalität konnte aber bisher nicht nachgewiesen werden. Zwischen den einzelnen Schüben finden sich immer wieder Phasen einer Remission.

Das Alter des Patienten bei Krankheitsbeginn, Verlaufsform und Schubhäufigkeit lassen eine ungefähre Prognose der Lebenserwartung zu (Phadke 1987). Die durchschnittliche Lebenserwartung eines MS Erkrankten nach der Erstdiagnose liegt bei 25–30 Jahre; dies entspricht einer um ca. 10 Jahre verkürzten Lebenserwartung gegenüber der Normalbevölkerung. Beträgt das Intervall zwischen 2 dokumentierten Schüben weniger als zwei Jahre, ist mit einer Lebenserwartung von weniger als 10 Jahren zu rechnen.

Als Todesursache steht die Bulbärparalyse durch Plaques im Atemzentrum im Vordergrund; häufig führen jedoch auch Sekundärprobleme wie z.B. Pyelonephritiden und Urämie durch rezidivierende Harnwegsinfekte zum Tod der Patienten.

1.4 Diagnostik der MS

Die Diagnose der MS wird als Ausschlußdiagnose gestellt. Die Vielgestaltigkeit der Symptome erfordern eine Reihe von Spezialuntersuchungen wie z.B. zytomanometrische Untersuchung bei Blasenstörungen oder elektroneurografische Untersuchung bei Motorikausfällen. Zur Abklärung der Symptome wird neben der Anamnese und klinischen Untersuchung eine typische Liquorzytologie erwartet (Abb. 4). Zusätzlich erlauben spezielle neurologische Untersuchungsmethoden wie z.B. visuell evozierte Potentiale (VEP) und sensibel evozierte Potentiale (SEP) eine gezielte Plaquesuche. Durch Einführung der Kernspinresonanz-Tomographie (MRI) können bereits klinisch stumme Plaques im ZNS mit einer Sensitivität von 98,5% gefunden werden. Da die Diagnose der MS sehr schwerwiegende Implikationen für den Patienten mit sich bringt, gibt es laufende Konsensuskonferenzen zur Erarbeitung einheitlicher Richtlinien (Abb. 5).

Oligoklonale Antikörper (oligoklonale Bande)	positiv bei > 90%
Liquorzellzahlvermehrung sowie Plasmazellen und entzündlich transformierte Lymphozyten	bei > 50%
Erhöhung der Liquorgesamteiweißkonzentration	bei > 40%

Abb. 4. Typische Liquorveränderungen bei MS (in % der untersuchten Patienten)

1. **MS klinisch eindeutig, wenn folgende drei Kriterien erfüllt sind:**

   a) mindestens 2 Schübe, bei primär chronischem Beginn Progredienz durch 1 Jahr,
   b) disseminierte Symptome,
   c) charakteristische Liquorveränderungen.

2. **MS klinisch wahrscheinlich, wenn**

   a) mindestens 2 der oben genannten Kriterien zutreffen oder
   b) ein Schub mit typischen Liquorveränderungen sowie disseminierten Symptomen vorliegt oder
   c) bei chronischem Verlauf: disseminierte Symptome und typische Liquorveränderungen mit anhaltender Progredienz zu beobachten sind.

3. **MS fraglich,**

   wenn differentialdiagnostisch kein Anhaltspunkt für eine andere Erkrankung vorliegen oder 1b und 1c nicht hinreichend charakteristisch sind.

Abb. 5. Richtlinien für die diagnostische Klassifikation der MS (Bauer 1980)

1.5 Therapie der MS

Da die MS eine chronisch-progrediente Erkrankung mit nicht ausreichend bekannter Ätiologie ist, kann sie auch nicht kausal behandelt werden. Die Rehabilitation erhält somit eine zentrale Bedeutung für die Behandlung von MS Patienten. Um eine sinnvolle funktionelle und soziale Rehabilitation zu ermöglichen, müssen die Therapieangebote mit einer sorgfältig abgestimmten medikamentösen Behandlung Hand in Hand gehen. Während eines Schubes steht die medikamentöse Therapie in Form einer Steroidbehandlung zur Beherrschung der entzündlichen Komponente im Mittelpunkt. Die Rehabilitationstherapie versucht hier durch „passive Maßnahmen" (v.a. heilgymnastische Übungen ohne Belastung) funktionserhaltend und schmerzlindernd zu wirken. Andererseits wird in den Remissionsphasen der Schwerpunkt auf die Rehabilitationstherapieangebote, z.B. aktive Heilgymnastik, (funktionelle Übungen in der Ergotherapie) gelegt und die medikamentöse Therapie nur additiv oder als Basistherapie weitergeführt.

2. Die biopsychosoziale Belastung einer chronischen Erkrankung am Beispiel der MS

Eine chronische Erkrankung bedeutet für den Patienten und seine Familie nicht nur eine schwere physische und psychische Dauerbelastung, sondern auch die Konfrontation mit schwerwiegenden Veränderungen im bisherigen Ablauf des täglichen Lebens. Als Beispiel sei die Veränderung der Rollenverteilung innerhalb der Familie genannt. So kann es geschehen, daß der Vater, der bisher Familienerhalter war, durch eine chronische Erkrankung seinen beruflichen Verpflichtungen nicht mehr nachkommen kann. Die zuvor im Haushalt tätige Frau wird dadurch gezwungen, in ein Arbeitsverhältnis einzusteigen, um das Familieneinkommen zu sichern und die zusätzlich entstehenden Belastungen der Rehabilitation zu finanzieren (Catanzaro et al. 1982).

Kennzeichnend für die biopsychosoziale Belastung einer chronischen Erkrankung sind:

- Permanenz der Belastung für die Familie und den Patienten ohne Aussicht auf Wiedererlangung des vorhergegangenen Zustand der „Gesundheit und vollen Funktionsfähigkeit" des Patienten.
- Dramatische Veränderungen der Interaktion (Beziehungen) innerhalb der Familie. Dies ist oft mit einer starken psychischen Belastung von Patient und Familie durch zunehmende Abhängigkeit des Patienten von Bezugspersonen verbunden: „Erleben-Müssen" von Hilflosigkeit sowohl beim Patienten als auch bei seiner Familie.
- Oftmals schwere Minderung der Lebensqualität durch irreparable somatische Behinderungen und zunehmende Abhängigkeit von medizinischen Versorgungseinrichtungen und Geräten.

Dazu ein Fallbeispiel. Frau R., 37 Jahre; Frühpensionistin (ehemals Büroangestellte), geschieden, 1 Kind 14 Jahre, MS diagnostiziert seit 4 Jahren, 1–2 Schübe pro Jahr.
 In der Anamnese findet sich bis zur Diagnose der MS ein weitgehend unauffälliges Familienleben. Als die ersten Symptome, der zu diesem Zeitpunkt noch unbekannten Erkrankung, auftraten, war die ganze Familie sehr besorgt und drängte die Patientin, jede diagnostische Maßnahme zur Klärung durchführen zu lassen. Haushaltsaufgaben, Amtswege und Besorgungen wurden von allen Familienmitgliedern wahrgenommen. Da die Patientin 1–2 Schübe pro Jahr mit immer wiederkehrenden Spitalsaufenthalten hatte, verlor sie sehr rasch den Arbeitsplatz. Dazu berichtete die Patientin folgendes: „Zuerst wurde auf meine Erkrankung mit viel Verständnis reagiert. Die Kollegen ‚bewunderten' mich, daß ich trotz der vielen Behandlungstermine wie bisher arbeiten ging und sogar länger im Büro blieb, um Rückstände aufzuarbeiten. Trotzdem mußte eine mit mir unmittelbar zusammenarbeitende Kollegin, häufiger mehr Arbeiten übernehmen, da ich trotz aller Bemühungen zunehmend ungeschickter wurde und auch rasch ermüdete. Ein anderes Tätigkeitsfeld im Büro war nicht offen, das Büroklima wurde schwieriger und meine Schuldgefühle gegenüber der Arbeitskollegin unerträglich. Ich nahm daher den Vorschlag einer Frühpensionierung an."
 Auch zu Hause konnte sie bald den gewohnten Aufgaben der Haushaltsführung (Essen kochen, bügeln, aufräumen usw.) nicht mehr nachkommen. Es folgten mit dem Ehemann Auseinandersetzungen über finanzielle Probleme, und auch ihr Kind blieb immer öfters dem Zuhause fern.
 Nach der Scheidung lebt das Kind nun bei ihr. Die Patientin erzählt, daß sie öfters Erziehungsprobleme mit ihrem Kind hat, da es die Mutter als Erziehungsberechtigten „nicht

für voll nimmt". Anzumerken ist auch, daß unmittelbar nach der Frühpensionierung, diese Patientin das Krückengehen als „zu sehr ermüdend" beschrieb und auf die Verordnung eines Rollstuhles drängte.

Von der Erstmanifestation der Symptome bis zur tatsächlichen Diagnose der MS können Monate bis Jahre vergehen. Dies hängt vom Krankheitsverhalten des Patienten und der fachlichen und sozialen Kompetenz der abklärenden Institution ab (Gorman et al. 1984; Scheinberg et al. 1984).

Nach Huppmann und Wilker (1990) wird das Krankheitsverhalten der Patienten bestimmt durch:

- die Wahrnehmbarkeit und Auffälligkeit von Krankheitszeichen und Symptomen,
- Häufigkeit und Dauer des Auftretens von Störungen sowie des Ausfalles bei sozialen Aktivitäten und Arbeitsfähigkeit,
- individuelle Toleranzschwelle gegenüber den Symptomen,
- Einschätzung der Kosten der Inanspruchnahme medizinischer Versorgungsleistungen in zeitlicher, finanzieller, sozialer und psychischer Hinsicht.

Insbesondere die psychische Belastung des Patienten sollte nicht unterschätzt werden. Durch eine chronische Erkrankung besteht die Gefahr einer Stigmatisierung, d.h. einer gesellschaftlichen Ausgrenzung und Demütigung. Als Folge wird die Diagnosefindung durch Verleugnung von Symptomen und aktive Vermeidung von diagnostischen Maßnahmen oft verzögert.

Dazu kommt die, oft unbewußte, Tendenz des Arztes sich die ganze Schwere des Falles einzugestehen. Es ist unangenehm, einen Patienten mit der Diagnose der MS zu konfrontieren, bei der ein Arzt weder den Verlauf noch den Schweregrad mit Sicherheit prognostizieren, und bei der er statt kausaler nur eine symptomatische Therapie anbieten kann. Der Arzt erlebt den Verlust der ihm vertrauten Rolle als „Heiler". Gleichzeitig drängt der Patient den Arzt durch seine Hilflosigkeit und Erwartungshaltung in eine, auf Dauer nicht zu verantwortende, Rolle als Vormund. So vermeidet der Arzt diese Konfliktsituation durch eine folgenschwere Entscheidung: Er „erspart" dem Patient Angst und Depression, welche auf die Eröffnung der Diagnose einer chronischen Erkrankung folgen.

In einer kürzlich publizierten Arbeit über MS Patienten wurde aber gezeigt, daß die große Mehrheit der Patienten eine kompetente frühzeitige Aufklärung bei einer chronischen Erkrankung erwarten, aber 20% der Befragten sich ihrer Diagnose nicht bewußt waren (Senecer 1988). In der Praxis erfahren die Patienten ihre Diagnose häufig erst durch Mediendarstellungen oder andere Laiensysteme (Freunde, Bekannte) bevor der behandelnde Arzt mit ihnen über ihre Erkrankung spricht. In den Patientenanamnesen finden sich daher oft ein häufiger Arztwechsel, fehlinterpretierte Diagnosen und eine schlechte Patientencompliance.

Dazu ein Fallbeispiel (Anamnesegespräch im Zuge der Erstellung eines Rehabilitationsprogrammes 1990). Herr E., 65jähriger Patient, verheiratet, beruflich bis vor 7 Jahren selbständig, beschreibt sich als früher sehr aktiv und stolz auf seine Alleinerhalterrolle.

1980: Erstmals intermittierend brennende Sensationen in beiden Beinen, die ihn nachts wecken; Aufsuchen des praktischen Arztes, Feststellung von „Gefäßstörungen". Medikamentöse Therapie und Kur. Verschlechterung der Symptome durch Bädertherapie in der Kur; an manchen Tagen Fußheberschwäche des linken Beines. (Patient vermutet heute, daß dies der erste Schub war.) Im Anschluß an die Kur ca. 8 Monate „im wesentlichen beschwerdefrei".

1981: Aufsuchen eines Neurologen, da linkes Bein oft wie „gelähmt" ist, eine Lumbalpunktion wird durchgeführt. Mitgeteilte Diagnose: „Wahrscheinlich eine Entzündung im Rückenmark, viral bedingt." Eine medikamentöse Therapie wird eingeleitet, Verbesserung der Symptome, bis 1983 fallweises Auftreten von Beinschwächen, jetzt beidseits, daran anschließend lange rezidivfreie Intervalle. Der Patient bleibt in laufender Kontrolle durch den Neurologen, verschiedene Untersuchungen (MRI, NLG, VEP) werden bei den Kontrollen durchgeführt. Der Patient fühlt sich stark beunruhigt, entwickelt die Phantasie, nicht zuviel zu fragen, um seine Erkrankung nicht zu verschlimmern. Begnügt sich mit Medikamenten und den „vagen" Erklärungen.

Frühjahr 1983: Plötzliche Erblindung des linken Auges. Stationäre Aufnahme, Infusionstherapie; Restitutio ad integrum. Diagnose: akute Entzündung des Augennervs.

Sommer 1984: Plötzliche Erblindung des rechten Auges. Wiederum stationäre Behandlung, die gleiche Diagnose wird dem Patienten mitgeteilt. Restsymptomatik mit Visusminderung bleibt bestehen.

Während dieser 2 Jahre bemerkte der Patient auch eine progrediente Verschlechterung der motorischen Funktion des linken Beines eine deutliche Schwäche im linken Arm sowie eine allgemeine rasche Ermüdung. Während dieser Zeit sucht der Patient in der paramedizinische Literatur nach der Ursache seiner Funktionsstörungen; es folgt eine Reihe von Arztwechseln sowie Eigenbehandlungsversuche. Durch eine Fernsehsendung über MS wird der Patient erstmals mit der Möglichkeit dieser Erkrankung konfrontiert. Daraufhin kontaktiert er einen Neurologen, dieser bestätigt die Diagnose.

Bei der Frage nach den Hauptproblemen, die ihn heute belasten, erklärt der Patient, daß eine frühzeitige Aufklärung über die Diagnose vielleicht viele zwischenmenschliche Probleme, die er durch die unklaren Symptome mit seiner Frau, seinen Freunden und auch seinen Kindern hatte, vermeidbar gewesen wären. Insbesonders belastend empfindet er jetzt, daß ihm keine „Brücken" gebaut wurden, die ihm ermöglicht hätten, gezielt nach der Diagnose zu fragen.

3. Gestaltung, Ziel und Probleme der Rehabilitation bei chronischen Erkrankungen – die Aufgabe der Physikalischen Medizin bei der MS

3.1 Gestaltung und Ziele in der Rehabilitation

Um ein für Patient und Behandlungsteam befriedigendes therapeutisches Konzept zu erhalten, muß es ganzheitlich und patientenorientiert gestaltet werden und psychische, soziale und körperliche Bedürfnisse des Erkrankten zueinander in Beziehung setzen. Gefordert wird also ein holistisches Therapieangebot, das den Patienten und seine Angehörigen unterstützt, ohne sie und ihn zu über- oder unterfordern! Die Zusammensetzung des Rehabilitationsteams (zumeist bestehend aus: Facharzt, Physiotherapeuten, Ergotherapeuten und Sozialarbeiter) und das formulierte Therapieziel werden daher sowohl mit den somatisch aktuellen Beschwerden, als auch mit den gerade aktuellen psychischen Belastungen des Patienten, variieren.

- Die Symptome der MS fluktuieren sowohl in Intensität als auch Progression ständig. Das Rehabilitationsteam muß daher untereinander engen Kontakt halten, kurzfristige Therapieziele formulieren, überprüfen und gegebenenfalls korrigieren, wobei „die Bewertung der bestehenden Funktionen und nicht die der Dysfunktionen im Vordergrund stehen sollte" (Holper 1990). Als Rehabilitationserfolg ist neben der funktionellen Stabilisierung oder Verbesserung, auch die psychische Stabilisierung im Sinne eines veränderten subjektiven Krankheitserleben zu sehen. Gelingt es dem Patienten und seinen Angehörigen, sich aktiv an der Gestaltung des Therapieplanes zu beteiligen, kann das Leben mit einer chronischen Erkrankung sinnvoll gestaltet werden.

In vielen Studien wird immer wieder auf die Bedeutung einer gut funktionierenden Nachbetreuung hingewiesen (Barolin und Hodkewitsch 1991; Feigenson et al. 1981; Fischbach 1985; Francabandera et al. 1988). So ist die Hospitalisierung zur Intensivbehandlung und erstmaligen medikamentösen und rehabilitativen Therapieplanerstellung notwendig und kann auch zur Entlastung des sozialen Netzes kurzfristig indiziert sein (Kesselring und Mertin 1991). Auf Dauer gesehen ist diese Form jedoch weder finanzierbar noch sinnvoll für den Patienten, da er in eine soziale Isolation gerät. Die ausschließlich ambulante Betreuung birgt dagegen die Gefahr in sich, daß der Coping Mechanismus zusammenbricht. Für einen oft nur kurzen Therapiekontakt müssen lange, ermüdende Anreise- und Wartezeiten in Kauf genommen und beträchtliche Mehraufwendungen für Transport und Betreuung finanziert werden. Mangels ausreichender Kontrolle und Flexibilität der Therapieverordnungen entspricht ausschließliche Heimtherapie auch nicht den Erfordernissen einer erfolgreichen Nachbetreuung. Erst die Kombination der drei Einrichtungen wird dem Anspruch der „Ganzheitlichkeit und Permanenz des Rehabilitationsdienstes" gerecht (Barolin und Hodkewitsch 1991).

Dazu ein Fallbeispiel (Auszug aus der Anamnese und dem Rehabilitationsplan von Herrn E.). Aktuelle Beschwerden:
1. Somatisch: Patient ist seit 2 Jahren Rollstuhlgebunden und klagt über rezidivierende Rückenschmerzen und Schmerzen im Schulter-Arm-Bereich. Er fühlt sich sehr schwach und leicht ermüdbar und hat vor allem Schwierigkeiten beim Transfer vom Rollstuhl zum Bett bzw. Bad. Auf Grund der körperlichen Größe und des Gewichtes kann ihm seine Frau beim Transfer nur bedingt helfen. Laufende Kontrolle an der neurologischen Ambulanz, medikamentöse Basistherapie mit Corticosteroiden sowie laufende Inkontinenzmedikation.
2. Psyche: Sehr kooperativ, voll orientiert, keine Affektinkontinenz; wird von seiner Frau zur Rehabilitation gebracht und auch abgeholt. Der Patient ersucht von sich aus, seine Frau in die Therapieplanerstellung miteinzubeziehen.
3. Sozialer Hintergrund: Selbstständig, seit 7 Jahren Pensionist, verheiratet, 2 Kinder (18, 23).

Auf Grund der Anamnese und des Status werden als Therapieziele das Erlernen des Transfers unter ökonomischen Einsatz der Kräfte und die Bekämpfung der Schmerzsymptome festgelegt. Die Schmerzen im Rücken und im Schulter-Arm Bereich lassen sich u.a. durch die Fehlhaltung des Patienten im Rollstuhl erklären. Zusätzlich wird der Patient an die neurologische Ambulanz zur Begutachtung und zu einer eventuellen medikamentösen Schmerztherapie überwiesen und eine heilgymnastische Behandlung und eine ergotherapeutische Beratung im Therapieplan vorgesehen.

Die Patientenanamnese und Befunde werden im Anschluß an das Erstgespräch in der wöchentlichen Therapeutenrunde vorgestellt und die Therapieziele besprochen. Im Zuge dieser Gespräche wird ein Hausbesuch bei Herrn E. mit den Ergotherapeuten vereinbart, und der Tagesablauf und die eventuell dazu notwendigen Hilfsmittel besprochen. So ist zu prüfen, ob ein Rollbrett den Transfer vom Bett zum Rollstuhl bzw. in die adaptierte Dusche erleichtert. Die ausgeprägte Fehlhaltung des Patienten in seinem Rollstuhl ist auch auf eine falsche Einstellung der Rücken- und Armlehnen zurückzuführen; eine diesbezügliche Beratung sowie das Ausprobieren anderer Rollstuhlmodelle wird ebenfalls in den Therapieplan aufgenommen. Das heilgymnastische Übungsprogramm zielt auf eine Haltungskorrektur ab.

Nach zehn heilgymnastischen Therapieeinheiten kommt der Patient routinemäßig zur Kontrolle zu einem Arzt. Eine medikamentöse Schmerztherapie war inzwischen vom Neurologen begonnen worden. Die heilgymnastischen Übungen wurden vom Patienten sehr positiv bewertet. Im gemeinsamen Gespräch mit dem behandelnden Physiotherapeuten und dem Patienten wurden zehn weitere Therapieeinheiten vereinbart. Das Ziel ist die Koordinationsverbesserung der oberen Extremitäten und weitere Rumpfmuskulaturkräftigung. Zusätzlich wird eine Massage zur Dehnung der Muskulatur vorgesehen.

Nach dem Hausbesuch der Ergotherapeutin wurde eine Sozialarbeiterin gebeten, bei der Finanzierung der benötigten Hilfsmittel mitzuarbeiten. Der Transfer des Patienten wurde gemeinsam mit der Frau des Patienten vorort geübt und die richtige Rollstuhleinstellung besprochen.

Nach Abschluß aller offenen Therapieeinheiten wurde der Patient mit einem heilgymnastischen Übungsprogramm entlassen und ein Arztbrief an den Hausarzt mitgegeben.

3.2 Psychologische Probleme bei der Behandlung chronisch Erkrankter

Der chronisch Erkrankte durchläuft immer wieder Phasen der Frustration, des Zornes und der Verleugnung. Nur durch eine einfühlsame Therapie können diese überwunden werden und der Patient wieder für eine aktive Mitarbeit am Rehabilitationsplan gewonnen werden. Der Patient kann aber durch das Fortschreiten der Erkrankung sehr leicht in ein „chronisches Krankheitsverhalten" gleiten, in dem das subjektive Krankheitsgefühl in keiner Relation zu den medizinischen Befunden steht (Ziehlke und Mark 1992). Der Patient zeigt z.B.:

– eine ausgeprägte Passivität sowie Abgabe der Verantwortung an Vertreter des Gesundheitswesens und schränkt dadurch die Selbsthilfemöglichkeiten ein;
– eine vordergründige Kooperation und den dauernden Wunsch nach medizinischer Intervention;
– ein ausgeprägtes Vermeidensverhalten von unangenehmen und beschwerdeinduzierenden Situationen. Dieses Verhalten führt zur Einschränkung der Leistungsfähigkeit und zu sozialem Rückzug.

Der circulus vitiosus muß vom Rehabilitationsteam erkannt und durchbrochen werden. Insbesondere eine vordergründige Kooperation mit einem starken Appellationscharakter des Patienten ist bedenklich, da sie zur Abgabe der Verantwortung an das Rehabilitationsteam führt. Dadurch können Mitglieder des Teams ihre therapeutische Objektivität und durch Solidarisierung mit den Wünschen des Patienten das therapeutische Ziel aus den Augen verlieren. In der Folge führt dies aber zu einer suboptimalen Therapie, die Patienten, Angehörige und das Team frustrieren. Eine Verstärkung des chronischen Krankheitsverhaltens seitens des Patienten und eine Zerstörung der Kooperation innerhalb des Teams sind die gefürchtesten Folgen dieses circulus vitiosus. Um dieser Gefahr vorzubeugen, sind regelmäßige Teambesprechungen, Angehörigenschulungen und engmaschige Kontrolle des Therapieverlaufes notwendig.

3.3 Aufgabe des interdisziplinären Teams bei der Rehabilitation chronisch Erkrankter

Bei der MS steht während der Akutphase die medikamentöse Therapie im Vordergrund. Das Rehabilitationsteam beschränkt sich während dieser Zeit auf passive, funktionserhaltende Maßnahmen der Heilgymnastik und Ergotherapie, sowie Maßnahmen zur Schmerzreduktion durch Elektro- und Kryotherapie. In der Remissionsphase, also nach Abklingen der akuten Symptomatik, rücken die Aufgaben des Rehabilitationsteams in den Vordergrund. Aus dem breitgefächerten Angebot der physikalischen Maßnahmen müssen jetzt jene herausgesucht werden, die dem Patienten die meiste funktionelle und soziale Unterstützung geben. Die Aufgaben der einzelnen Mitglieder des Rehabilitationsteams sollen hier kurz angerissen werden:

– *Der Arzt:* Der Facharzt, meistens ein Facharzt für Physikalische Medizin, leitet das Rehabilitationsteam. Sein Aufgabenbereich umfaßt die Formulierung des Therapiezieles, die Koordination mit anderen Fachdisziplinen und die Überprüfung des Therapieverlaufes. Dies bedeutet, daß der Arzt die Fähigkeit erwerben muß, ein diagnostisches wie auch ein therapeutisches Gespräch zu führen, um mit Patienten, Angehörigen und auch dem Team sinnvoll zu kommunizieren.

Seine Art, mit dem Patienten umzugehen, prägt das Bild, das sich der Patient von der Rehabilitationseinrichtung macht. So wird eine ausschließlich autoritäre Gesprächsführung den Patienten zu einem eher passiv-abwartenden oder die Rehabilitationsmaßnahmen ablehnendem Verhalten verleiten. Umgekehrt wird der Patient durch ein allzu protektives Verhalten des Arztes verführt, zuviel von dem Rehabilitationsteam und den Therapiemöglichkeiten zu erwarten. Auch hier ist der Rehablitationsmißerfolg vorprogrammiert. Um eine dauerhafte Vertrauensbasis aufzubauen, ist es daher notwendig, ein strukturiertes Gespräch mit Hauptfokus auf wenige, aber den Patienten stark belastende Probleme zu führen. Dabei spielt eine der Situation angepaßte Aufklärung über die Erkrankung und ihre Therapiemöglichkeiten sowie über die Anforderungen und Erwartungen an den Patienten selbst eine große Rolle. Diese Art von Gespräch sollte mehrmals geführt werden, wobei der Arzt sich durch Rückfragen an den Patienten versichert, welche Inhalte aus dem jeweilig vorangegangenen Gespräch erfaßt wurden.

Erst wenn es dem Arzt auf Grund seiner Gesprächsführungstechnik gelingt, eine Konvergenz des Krankheitsbildes zwischen sich und dem Patienten zu erzielen, kann er einen Therapieplan entwerfen, der auch vom Patienten mitgetragen wird.

Zur Erhaltung einer weitgehenden Selbstständigkeit des Patienten wird in der Remissionsphase eine häusliche Pflege angestrebt. Dazu ist aber die gute Zusammenarbeit des Facharztes mit dem niedergelassenem Arzt notwendig. Ist der Hausarzt über den Patienten und die aktuelle Therapie gut informiert, kann er ganz wesentlich zum Therapieerfolg und zur Entlastung der Spitalsambulanzen beitragen. Der Hausarzt übernimmt dabei die Rolle des Koordinators zwischen den verschiedenen Sozialeinrichtungen und Fachärzten und überwacht die Therapie. Erst wenn eine Verschlechterung oder eine neue Symptomatik die Veränderung der Therapie notwendig machen, weist der Hausarzt den Patienten erneut zu.

– *Physiotherapeut, Ergotherapeut und Sozialarbeiter:* Dem Rehabilitationsteam gehören zumeist Physiotherapeuten, Ergotherapeuten und Sozialarbeiter als „Kernmannschaft" an. Ihnen obliegt es, gemeinsam einen Therapieplan auszuarbeiten, der die Erreichung des vorgegebenen Therapiezieles gewährleistet. Zur Erhaltung der Mobilität kann es z.B. notwendig sein, daß die Ergotherapeutin eine Schiene für eine vorhandene Peroneusparese fertigt, die Physiotherapeutin nun unter Bedachtnahme auf die psychischen und physischen Möglichkeiten des Patienten jene heilgymnastischen Übungen auswählt, die den Patienten fordern, aber auch zu Hause durchgeführt werden können. Die Sozialarbeiter stellen das Verbindungsglied zwischen Spitalbetrieb und den sozialen Diensten her. Sie vergewissern sich auch durch Hausbesuche, daß die Therapieziele mit den tatsächlichen Gegebenheiten übereinstimmen.

Der Erfolg oder Mißerfolg der Rehabilitation hängt in weiten Bereichen von der Kommunikationsfähigkeit der einzelnen Teammitglieder auf der sachlichen und auf der Beziehungsebene ab. Erst die Fähigkeit zuzuhören, Wünsche und Argumente der Teammitglieder in den Therapieplan einzuarbeiten, gewährleisten einen effektiven Rehabilitationsablauf. In diesem stetig ablaufenden Informationsaustausch muß, wie schon mehrmals betont, der Patient mit seinen Angehörigen eingebunden werden. Durch den chronischen Ablauf dieser Erkrankung kommt es aber trotzdem immer wieder zu psychischen Belastungsspitzen des Patienten wie auch des therapeutischen Teams. Hier wäre das fixe Angebot einer regelmäßigen psychischen Stützung des Patienten durch Psychotherapeuten und eine Supervision für das Team eine wesentliche Erleichterung.

4. Funktion der Selbsthilfegruppen

Ein wesentlicher Bestandteil des sozialen Netzes für Patienten bildet die Nachbetreuung durch Selbsthilfegruppen, deren Dachorganisation die Österreichische Multiple Sklerose Gesellschaft ist. Neben der Beratung und Information über Therapiemöglichkeiten wird durch regelmäßige Clubabende und Freizeitaktivitäten versucht, der Verarmung an sozialen Kontakten vorzubeugen. Alle Hilfsangebote sind darauf ausgerichtet, die Selbstständigkeit der MS Patienten zu fördern und die häusliche Versorgung zu sichern, damit die Patienten möglichst lange in der vertrauten Umgebung leben können. Obwohl dieses Angebot nicht von jedem Patienten angenommen wird, da der Umgang mit anderen Betroffenen auch als Belastung empfunden werden kann, ist für viele Patienten die Gelegenheit zu einem Gedanken- und Erfahrungsaustausch eine wesentliche Hilfe bei der Konfrontation mit ihrer Erkrankung.

5. Zusammenfassung

Die Implikationen einer chronischen Erkrankung, sowohl für den Patienten als auch für das Rehabilitationsteam, wurden anhand der Multiplen Sklerose dargelegt. Bei der Anamnese, der Patientencompliance und der Therapie wurden medizinpsychologische Überlegungen aufgezeigt, da gerade bei chronischen Erkrankungen die psychologischen Einflüsse vielfältig und stark sind. Daher darf auf eine Mitwirkung entsprechend geschulter Mitarbeiter bei der Rehabilitation dieser Krankheiten nicht verzichtet werden, wenn das definierte Rehabilitationsziel auch erreicht werden soll.

Fragen

1. Welche Symptome beherrschen den klinischen Verlauf einer Multiplen Sklerose?
2. Welche diagnostischen Mittel erlauben eine Verlaufskontrolle dieser Erkrankung?
3. Was kann die Diagnose einer chronischen Erkrankung für den Patienten bedeuten?
4. Welche Faktoren bestimmen das Krankheitsverhalten des Patienten?
5. Welchen Vorraussetzungen sind notwendig, um einen vom Patienten und Therapeuten getragenen Therapieplan zu erstellen?
6. Nennen Sie die Vor- und Nachteile einer stationären, ambulanten und häuslichen Pflege.
7. Welche Gefahren birgt das chronische Krankheitsverhalten in sich?
8. Welchen Einfluß hat die Gesprächstechnik des Arztes auf den Patienten?

Literatur

1. Barolin GS, Hodkewitsch E (1991) Ten years neurological follow up – part of the „Vorarlberg Rehabilitation Model". Rehabilitation 30 (1): 18–22
2. Bauer H (1980) Multiple Sklerose. In: Bock W, Gerok, Hartmann F (Hrsg) Klinik der Gegenwart. Urban & Schwarzenberg, München Wien Baltimore
3. Catanzaro M, O'Shaughnessy EJ, Clowers FC, Brooks G (1982) Urinary bladder dysfunction as a remedial disability in multiple sclerosis. Arch Phys Med Rehabil 63: 472–474
4. Confavreux C, Aimard G, Devic M (1980) Course and prognosis of multiple sclerosis assessed by data processing. Brain 103: 281–300
5. Erickson RP, Lie MR, Wineinger MA (1989) Rehabilitation in multiple sclerosis. Mayo Clin Proc 64 (7): 818–828
6. Feigenson JS, Scheinberg M, Catalono M (1981) The cost-effectiveness of multiple sclerosis rehabilitation. Neurology 31 (10): 1316–1322
7. Fischbach R (1985) Physiotherapeutische Maßnahmen bei Multipler Sklerose. Wr Med Wochenschr 135: 46–48
8. Francabandera F, Holland NJ, Wiesel-Levison P et al (1988) Multiple sclerosis rehabilitation. Rehabil-Nurs 13 (5): 251–253
9. Frick E (1991) Multiple Sklerose. Edition medizin VHC
10. Gorman E, Rudd A, Ebers G (1984) Giving the diagnosis of multiple sclerosis. In: Poser CM, Paty DW, Scheinberg L et al (eds) The diagnosis of multiple sclerosis. Thieme-Stratton, New York, pp 216–222
11. Huppmann G, Wilker FH (1990) Medizinische Psychologie, Medizinische Soziologie. Urban & Schwarzenberg, München Wien Baltimore, S 186–187
12. Kesselring J (Hrsg) (1989) Multiple Sklerose. Kohlhammer, Stuttgart
13. Kesselring J, Mertin J (1991) Rehabilitation bei Multipler Sklerose. Schweiz Rundschau Med 80 (41): 1120–1123
14. Lassmann H (1980) Zur Pathogenese der Multiplen Sklerose. In: Maida E (Hrsg) Moderne Neurologie. Medizinisch-pharmazeutische Verlagsgesellschaft, Purkersdorf, S 9–12
15. Matthews WB (1985) Symptoms and signs. In: Matthews WB (ed) McAlpine's multiple sclerosis. Churchill Livingstone, Edinburgh, pp 49–72
16. Mumenthaler M (1982) Neurologie. Thieme, Stuttgart New York
17. Phadke JG (1987) Survival pattern and cause of death in patients with multiple sclerosis: results of an epidemiological survey in North East Scotland. J Neurol Neurosurg Psychiatry 50: 523–531
18. Poeck K (1992) Neurologie. Ein Lehrbuch für Studierende und Ärzte. 8. Aufl. Springer, Berlin Heidelberg New York
19. Poser CM (1983) New diagnostic criteria for multiple sclerosis: guidelines for research protocols. Ann Neurol 13: 227–231
20. Schäfer U, Poser S. Multiple Sklerose. Ein Leitfaden für Betroffene. Sandoz, Wien
21. Scheinberg LC, Kalb RC, LaRocca NG et al (1984) The doctor-patient relationship in multiple sclerosis. In: Poser CM (ed) The diagnosis of multiple sclerosis. Thieme-Stratton, New York, pp 205–215
22. Senecer W (1988) Suspicion of multiple sclerosis – to tell or not to tell? Arch Neurol 45: 441–442
23. Winters S, Jackson B, Sims K (1989) A nurse managed multiple sclerosis clinic: improved quality of life for a person with MS. Rehabil Nurse 14 (1): 13–16
24. Ziehlke M, Mark N (1992) Verhaltenstherapie. In: Adler R, von Uexküll T, Bertram W et al (Hrsg) Integrierte Psychosomatische Medizin in Praxis und Klinik. Schattauer, Stuttgart New York, S 390–397

Weiterführende Literatur

Bauer 1980; Erickson, Lie und Wineinger 1989; Frick 1991; Matthews 1985; Poser 1983; Schäfer und Poser; Winters, Jackson und Sims 1989.

Kapitel 10

Psychoonkologie

O. Frischenschlager

> **Lehrziel**
> Die Studierenden sollen die besondere Situation an Krebs erkrankter Menschen, die sich von der anderer Schwerkranker unterscheidet, verstehen lernen. Anhand der Darstellung einzelner Krankheitsphasen wird auf die jeweils besonderen Belastungen und Probleme hingewiesen. Unterstützende ärztliche Verhaltensweisen und psychologische Interventionen werden dargestellt.

Psychoonkologie beschäftigt sich mit psychosozialen Faktoren bei Entstehung, Auslösung, Verlauf von Krebserkrankungen sowie mit den Möglichkeiten, innerhalb der Arzt-Patientbeziehung, in der Gestaltung von Behandlungsstrukturen, aber auch mit Hilfe von Krisenintervention, Beratung, Psychotherapie (Einzel-, Familien-, Gruppen-) unterstützend und begleitend zu wirken.

Vorbemerkung

Die große und zum Teil sehr heterogene Gruppe der onkologischen Erkrankungen wird hier bewußt als eine psychologische Einheit behandelt; wenn im folgenden also vereinheitlichend von Krebserkrankungen gesprochen wird, so vor allem deshalb, weil im Bewußtsein der Betroffenen und der Öffentlichkeit die Gemeinsamkeiten überwiegen. Krebserkrankungen sind mit zahlreichen Konotationen behaftet, die die Erkrankten trotz zunehmender Aufklärungsbemühungen stigmatisieren und daher häufig dazu veranlassen, über die Erkrankung nicht zu sprechen. Krebs wird mit Unheilbarkeit, mit Sterben-Müssen, mit Schmerz und Siechtum in Verbindung gebracht und auch von Ärzten oft mit kurativer Hilflosigkeit assoziiert. An Krebs zu erkranken bedeutet daher für die direkt wie indirekt Betroffenen (z.B. die Familie) in eine massive Lebenskrise zu geraten. Oft fällt es allen Betroffenen (Patienten, Ärzten und Angehörigen) schwer abzuschätzen, ob und wie darüber gesprochen werden kann oder soll. In Vielem ähnelt diese Situation dem Umgang mit einem Tabu. Die Hilfestellung, die die Psychoonkologie in dieser Situation leisten kann, fußt auf Forschungsergebnissen und auf dem einfühlsamen Erfassen der individuellen Situation.

Die Problematik des Umganges mit der Erkrankung beginnt bereits vor der Diagnostizierung. Viele Menschen scheinen zu ahnen (manche Untersuchungen sprechen von 70% der Betroffenen), daß die aufgetretenen körperlichen Symptome auf eine Krebserkrankung hinweisen. Konsultationsverzögerung und Diagnoseverzögerung sind die Folge. Untersuchungen zeigen beim Colonkarzinom etwa 8 Monate, beim Brustkrebs durchschnittlich 3 Monate Diagnoseverzögerung (Facione 1993), an der auch landesweite Informations- und Selbstuntersuchungskampagnen wenig zu ändern scheinen. Springer-Kremser et al. (1987) fanden, daß etwa die Hälfte der untersuchten Brustkrebspatientinnen bis zu einem Jahr mit Konsequenzen zuwartet, obgleich sie bereits einen Knoten in der Brust entdeckt haben.

Psychosomatisch-ätiologische Theorien zu Krebserkrankungen

Aus einem ganzheitlichen, biopsychosozialen Verständnis von Krankheit kommt auch psychosomatisch ätiologischen Überlegungen eine gewisse Bedeutung zu, wenngleich zusammenfassend gesagt werden kann, daß hier bislang keine Durchbrüche erzielt werden konnten. Der gegenwärtige Minimalkonsens besteht darin, daß chronische Belastungen die Immunabwehr schwächen und dadurch die Bildung von Neoplasien ermöglichen (Beutel 1991). Monokausale psychosomatische Konzepte, im Sinne einer Konflikt-Symptom-Relation greifen mit Sicherheit zu kurz.

Psychologische Theorien zur Krebsentstehung sind bis in die Antike zurückgehend überliefert. Systematischere Untersuchungen wurden erst in unserem Jahrhundert unternommen. In den 50er Jahren begann die psychosomatische Medizin in den Bereich der Krebserkrankungen vorzudringen und stellte erstaunliche zeitliche Zusammenhänge zwischen massiv belastenden Lebensereignissen und dem Auftreten von Krebserkrankungen fest. In Einzelfällen konnte mit Hilfe von Psychotherapie, Meditation oder Imagination eine Tumorremission oder sogar Heilung erzielt werden, die sich medizinischen Erklärungsversuchen entzog. Weltweit bekannt wurden die Publikationen von LeShan, C. Simonton, A. Meares. Diese wissenschaftliche Bewegung gipfelte in den von C. B. Bahnson initiierten Konferenzen in New York von 1966 und 1969, wo man alle damals bekannten psychobiologischen Verbindungsglieder untersuchte. Man fand, daß Krebskranke Patienten mit Psychosomatosen ähneln, daß sie besondere Schwierigkeiten hätten, Gefühle, insbesondere aggressive zum Ausdruck zu bringen, daß sie sich in hohem Maße sozial angepaßt verhalten. Gleichzeitig würden sie, gewissermaßen hinter dieser äußeren Fassade, tiefe Einsamkeit, Resignation und Hoffnungslosigkeit empfinden.

Man hatte mit diesen Untersuchungen nach spezifischen Persönlichkeitseigenschaften gesucht, die, ebenso wie in der klassischen psychoanalytischen Psychosomatik der Zusammenhang zwischen unbewußtem Konflikt und körperlicher Symptomatik, für die Bereitschaft, an Krebs zu erkranken verantwortlich sein sollen.

Da diese (hier nur auszugsweise wiedergegebenen) Befunde fast ausschließlich an bereits Erkrankten erhoben worden waren, mußten sich diese Studien die kritische Methodenfrage gefallen lassen, ob hier nicht Ursache und Wirkung verwechselt worden seien, oder beide Aspekte auf diese Weise zumindest nicht voneinander zu trennen seien. Da rein prospektive Studien einen enormen Aufwand mit sich bringen und in der Vergangenheit trotzdem wenig spezifisch verwertbare Aussagen geliefert hatten, wandte man sich generell mehr der in der klinischen Realität auch viel näher stehenden Frage zu, wie Patienten mit der Erkrankung zurechtkommen, ob dabei effiziente von ungeeigneten Bewältigungsformen unterschieden werden können, ob diese sich mit dem Krankheitsverlauf in Beziehung bringen ließen und ob schließlich auf die Bewältigungsreaktionen Einfluß genommen werden kann. Im folgenden wird die Situation der an Krebs Erkrankten entlang der Phasen, die häufig durchlaufen werden, dargestellt.

Phase der Befunderhebung und Diagnosemitteilung

Die durch die Notwendigkeit einer weiteren Abklärung entstehende Irritation ist groß, insbesondere wenn bereits ein Verdacht auf eine Krebserkrankung besteht. Viele Patienten berichten, daß sie in dieser Situation zwischen Angst und Verzweiflung einerseits und verleugnendem Optimismus hin- und hergerissen waren. Es empfiehlt sich daher, bereits früh auf Ängste, Ahnungen oder Vermutungsdiagnosen der Patienten einzugehen, und sich als Gesprächspartner bereits zu diesem frühen Zeitpunkt anzubieten, vor allem auch deshalb, weil dann die später erforderliche Mitteilung der Diagnose bereits an eine mehr Sicherheit vermittelnde Gesprächsbasis anknüpfen kann.

Eine den Verdacht bestätigende Diagnose zwingt die betroffenen Patienten, sich plötzlich mit einer Reihe von sehr belastenden Ereignissen zu konfrontieren. Zum einen bedeutet die Diagnose einer Krebserkrankung objektiv eine Lebensbedrohung, wenn sie in der Meinung weiter Bevölkerungskreise nicht überhaupt mit dem Sterbenmüssen gleichgesetzt wird. Es ist weiters ebenfalls Teil unseres Alltagswissens, daß die erforderlichen Therapien zumeist sehr eingreifender Natur sind und die Lebensqualität (bei ungewissem Erfolg) zum Teil deutlich beeinträchtigen. Hinzu kommt, daß diese Therapien unter Hinweis auf die Bedrohung sehr kurzfristig angesetzt werden und die Patienten daher meist nicht genügend Zeit haben, sich auf das auf sie Zukommende einzustellen. Es ist nicht verwunderlich, wenn diese Situation von einem Teil der Patienten so belastend erlebt wird, daß sie nach einer Woche die ihnen mitgeteilte Diagnose nicht mehr angeben können (Abwehrmechanismus Verleugnung) bzw. es ihnen schwer fällt, über das was sie bewegt zu sprechen (Vermeidung). Dieselbe Beobachtung konnte auch bei anderen schweren, chronisch Erkrankungen gemacht werden.

Ist es immer sinnvoll, die Diagnose mitzuteilen, oder kann und soll es in manchen Situationen unterlassen werden?

Die Frage deutet bereits an, daß keine generelle Antwort gegeben werden kann. Grundsätzlich ist die Informiertheit des Patienten und für ihn bedeutender Angehöriger Voraussetzung für seine aktive Krankheits- und Therapiebewältigung sowie für eine tragfähige Kooperation. Daß die Frage überhaupt diskutiert werden muß, hat seine Ursache in einer (in ihrer Häufigkeit allerdings deutlich abnehmenden) Praxis, die Diagnosemitteilung als zu belastend für den Patienten zu bezeichnen. Ältere Vorgangsweisen, wonach nur den Angehörigen die Diagnose (und dann noch dazu meist auch die Prognose) mitgeteilt wird, ihnen gleichzeitig aufgetragen wird, den Patienten aus Gründen der Schonung nicht zu informieren, schaffen eine tiefe Kluft, die dann mit gegenseitigen optimistischen Versicherungen zu überbrücken versucht wird. Tatsächlich wagen es in den meisten Fällen weder Patienten noch Angehörige ihre wirklichen Gefühle (Angst, Sorge, schwankende Hoffnung) und ihr Bedürfnis nach Unterstützung zum Ausdruck zu bringen.

Fallbeispiel (aus: Marlen Haushofer [1986] Die Ratte. In: Schreckliche Treue, Erzählungen. Claassen, Düsseldorf). Und noch jemand war im Zimmer, ihr Mann; er saß am Fußende des Bettes und hatte geduldig auf ihr Erwachen gewartet. Sie sah, wie er sofort ein heiteres Gesicht aufsetzte, aber, wie immer, war er viel zu langsam für sie gewesen und sie mußte lächeln, obgleich es nichts gab, worüber man hätte lächeln können. Ihr Mann stellte eine Menge Fragen, zum Teil, weil er wirklich nichts vom Haushalt verstand, zum Teil, um sie auf andere Gedanken zu bringen und abzulenken. Wo denn seine Unterleibchen aufbewahrt seien, und die Schuhbänder könne er auch nicht finden, ob die letzte Kohlenrechnung eigentlich bezahlt sei, und was er seinem Neffen zur Hochzeit schenken solle. Es war sehr merkwürdig, daß es eine Welt gab, in der man Schuhbänder brauchte und die Leute heirateten, aber wahrscheinlich schien die Welt der Spitalbetten den Schuhbandverbrauchern und Hochzeitern ebenso merkwürdig.

Sie versucht ihre Gedanken zu sammeln und vernünftige Antworten zu geben auf seine Fragen, die ihr so absurd erschienen. Schließlich, nachdem ihm nichts anderes mehr einfiel, fragte er sie, wie sie sich heute fühle, und streichelte ungeschickt ihre Hand. Sie empfand flüchtiges Mitleid mit ihm, aber das alles ging sie nichts mehr an. Sie sagte, es gehe ihr ganz gut, und sie habe keine Angst vor der Operation. „Das brauchst du auch wirklich nicht", versicherte er eine Spur zu eifrig, „nachher wirst du endlich wieder gesund werden."

Er war fünfzig, genauso alt wie sie, und sie kannte ihn seit dreißig Jahren. Wenn er zu lügen versuchte, und das tat er natürlich immer noch, merkte sie es an einem winzigen Zucken des linken Augenwinkels. Jetzt hatte er auch gelogen. Sie brauchte diese Bestätigung ihrer Angst nicht, insgeheim hatte sie aber doch gehofft, jenes verräterische Zucken nicht sehen zu müssen. Das wilde Verlangen überfiel sie, allein zu sein und keine Besuche empfangen zu müssen. Aber sie konnte nicht sagen: „Geh heim und laß mich in Ruhe, du wirst leben, und ich muß sterben, zwischen uns gibt es keine Gemeinsamkeit mehr." Derartige Dinge sagt man nicht. Sie kramte aus der Lade des Nachtkästchens einen Zettel, auf dem sie verschiedene Dinge notiert hatte, die er unbedingt wissen mußte, und untersagte ihm zum letztenmal mit großer Entschiedenheit, die Kinder zu verständigen. Er versprach es, und sie wußte, er würde dieses Versprechen halten, zumindest bis zu einem Zeitpunkt, an dem es keine Rolle mehr spielte, wer an ihrem Bett saß und weinte (S. 118/119).

Wir wissen, daß die Autorin dieser Sätze, die an Brustkrebs erkankt war, um ihren Zustand gewußt hat, was auch aus der autobiographischen Erzählung hervorgeht. Auch Haushofers Ehemann hat früh die Diagnose erfahren, ihr diese jedoch verschwiegen; sie habe seiner Meinung nach bis zum Schluß Hoffnung und Pläne gehabt (Reichart et al. 1986, S. 31).

In vielen Fällen müssen wir umfangreiche Arbeit leisten, um Patienten zu helfen, ihre Krankheitsbewältigungseffizienz zu verbessern, vor allem, wenn sie sich sozial und kommunikativ isolieren, wenn sie meinen, niemanden belasten zu dürfen und daher alles möglichst aus eigener Kraft schaffen zu müssen. Wir wissen meistens nicht, wieweit diese Haltung bereits prämorbid bestanden hat; wir wissen allerdings, daß sie sich langfristig ungünstig auswirkt, wie zahlreiche Studien zeigen (z.B. Greer et al. 1990; Überblick in Buddeberg 1992; Heim 1988). Unser Interesse wird es daher sein, auch auf diese Bewältigungshaltungen Einfluß zu nehmen.

Ein Aspekt, der manchmal ins Spiel gebracht wird, soll noch erwähnt werden, die Suizidgefahr. Tatsächlich besteht sie nicht. Der Selbstmord Krebskranker ist sehr selten, er ist nicht häufiger als in der Bevölkerung insgesamt. Bei allen Argumenten, die für die Nicht-Information ins Spiel gebracht werden, ist immer auch zu überlegen, inwieweit es sich um den Abwehrmechanismus der Rationalisierung handelt, d.h. um pseudorationale Argumente, die vorwiegend der eigenen Entlastung dienen.

Es wird somit deutlich, daß sich die Frage, **ob** informiert werden soll, in die Frage, **wie** informiert werden soll, verwandelt. Im Zusammenhang mit der möglichen Verleugnung ist bereits angeklungen, daß es sich nicht um einen einmaligen Vorgang handeln kann, sondern vielmehr wiederholte Gespräche erforderlich sind, also ein längerer Prozeß gemeint ist, wenn wir von Diagnosemitteilung sprechen. Der Patient muß dieses folgenreiche Wissen erst integrieren, was in mehreren Phasen abläuft und einen unterschiedlichen, tage- bis wochenlangen Zeitraum währt. Kübler-Ross hat uns durch ihre Forschungsarbeit mit lebensbedrohlich Erkrankten für diese Verarbeitungsphasen sensibilisiert (siehe Kapitel V/6). Um einem häufigen Mißverständnis zu begegnen, sei hier erwähnt, daß die letzte Phase der Auseinandersetzung mit der neuen Realität, die von Kübler-Ross so genannte Akzeptanz, nicht mit Resignieren oder sich stoisch ins Schicksal fügen zu verwechseln ist, sondern, daß im Gegenteil, nun erst die verschiedenen Facetten des nicht Wahrhabenwollens überstanden sind und eine aktive Auseinandersetzung mit der Krankheit beginnen kann.

In der Zeit des Verarbeitens kann ärztlicherseits viel Unterstützung gegeben werden. Patienten spüren sehr deutlich, inwieweit sie Fragen stellen, Zweifel äußern, Zusatzinformationen einholen oder einfach einige Zeit brauchen dürfen, ohne um das weitere zur Verfügung stehen des Arztes bangen zu müssen. Die Unterstützung wird sich wesentlich auf die weitere Kooperation auswirken. Wenn sich der Patient ernst genommen fühlt (und dazu gehört es, Loyalitäts-Konflikte zu vermeiden, ausreichend Zeit zur Verarbeitung einzuräumen, für den Entscheidungsprozeß wichtige Informationen zu geben, im Beziehungsangebot zu signalisieren, daß man auch zur Verfügung steht, wenn der Patient eine andere als die ihm als beste angebotene Variante wählt, auch die in weiterer Zukunft zu sichernde Kooperation im Auge behalten, etc.), kann er aktiver am Therapieprogramm mitarbeiten. Zahlreiche Untersuchungen belegen den positiven Einfluß auf Therapiebewältigung und Lebensqualität.

Die Bewältigung der Therapie, die eine zusätzliche, weitgehend für Krebserkrankungen spezifische Problematik darstellt, bringt neuerliche und zusätzliche Kooperationsprobleme mit sich. In einem hohen Prozentsatz wird der Patient subjektiv erst durch die Therapie krankgemacht. Es ist nicht leicht zu verstehen, daß etwas, was primär das Befinden beeinträchtigt der Heilung dienen soll. Die Vorstellung, daß etwas „Bösartiges" vernichtet werden soll, kann hier lindernd wirken, doch nur auf der Basis einer tragfähigen Arzt-Patient-Beziehung. Patienten, die alle therapiebedingten Beeinträchtigungen auf sich nehmen, sind einerseits wohl angenehm im Umgang, doch wissen wir aus Untersuchungen, daß sich kämpferische Aktivität günstiger auf den Krankheitsverlauf auswirkt als etwa stoische Akzeptanz und wir daher der allzu glatten Kooperation eines Patienten immer auch skeptisch gegenüberstehen sollten; ist doch vom mündigen, psychisch reifen Menschen zu erwarten, daß er sich erst nach ausführlicher Information für eine Behandlung entscheidet, insbesondere, wo sie einschneidende Folgen hat. Und aus ärztlicher Sicht ist eine auf Information beruhende, gut überlegte Entscheidung einem unter Druck zustandegekommenen Entschluß vorzuziehen.

Bedingungen, unter denen die Diagnose nicht mitgeteilt werden soll, werden sich auf solche beschränken, in denen kein Kooperationsbedarf besteht, weil trotz festgestellter Krebserkrankung keine Therapie vorgenommen wird, wie z.B. bei einem sehr alten Menschen, der an anderen Krankheiten leidet, die sein Leben unmittelbarer gefährden als die Krebserkrankung und bei dem daher eine Krebsbehandlung nicht sinnvoll erscheint.

Soll die Prognose besprochen werden?

Es ist unschwer nachvollziehbar, daß Patienten den Wunsch haben, sich auf das einzustellen, was auf sie zukommt. Dazu gehören sicherlich die einzelnen Therapieschritte aber auch der mögliche Verlauf der Erkrankung selbst. Insbesondere wenn die Erkrankung erst in einem fortgeschrittenen Stadium erkannt wird, kann der drängende Wunsch bestehen, die Prognose in Zahlen, d.h. als Heilungswahrscheinlichkeit oder als Lebenserwartung genannt zu bekommen. Tatsächlich ist aber eine Vorhersage nicht zu empfehlen. Einerseits würde damit der Eindruck erweckt werden, daß die Erkrankung eigenen, unbeeinflußbaren Gesetzmäßigkeiten folgt, was nicht der Fall ist und was darüber hinaus die Hoffnung des Patienten unnötig einschränkt und ihm Raum für eigene Aktivitäten nimmt. *Der Verlauf ist auch von psychosozialen Faktoren abhängig*, wie zahlreiche Untersuchungen gut belegen und unterliegt sehr großen Schwankungen. Es mag verführerisch sein, angesichts des

Fortschreitens der Erkrankung und somit angesichts der eigenen relativen Hilflosigkeit, gewissermaßen auf Umwegen wieder Kontrolle über die Situation zu bekommen, indem man sich auf statistische Prognosewerte bezieht, doch zeigt sich immer wieder, daß es nicht wirklich um Zahlen geht, die außerdem mit einer großen Streuung behaftet sind, sondern daß vielmehr der Patient sich beruhigt, wenn ihm glaubhaft versichert wird, daß der Arzt ihn begleiten wird, wie immer die Erkrankung weiter verlaufen wird. Es ist offenbar doch eine der größten menschlichen Ängste, in belastenden Situationen alleingelassen zu werden.

Fallbeispiel. Ein 50jähriger Patient, der Ende September eine Psychotherapeutin aufsuchte, wurde von dieser auf seine deutlich gelbe Hautverfärbung angesprochen. Eine daraufhin vom Patienten veranlaßte Abklärung brachte ein Pankreaskarzinom mit Lebermetastasen zutage. Er wurde operiert und chemotherapeutisch nachbehandelt. Bei der Vereinbarung dieser Termine wies er auf eine Reise hin, die er für Februar des folgenden Jahres geplant habe. Die spontane Antwort des Arztes – „da fahren Sie doch lieber gleich jetzt" – machte ihm die Schwere seiner Erkrankung deutlich und gab ihm ungewollt auch prognostische Hinweise. Tatsächlich lebte der Patient jedoch noch mehr als eineinhalb Jahre mit vorwiegend guter Lebensqualität, er starb im Sommer des übernächsten Jahres, also etwa 1 Jahr länger als ihm entsprechend seines fortgeschrittenen Krankheitsstadiums vorhergesagt worden waren.

Die Entlassung

Man würde meinen, daß es einen glücklichen Moment darstellt, eingreifende Therapien (Operation, Strahlentherapie, Chemotherapie) überstanden zu haben und mit normalisierten Befunden, aus organmedizinischer Sicht also als geheilt entlassen zu werden. Tatsächlich wird dies jedoch oft als bedrohlich erlebt. Wir können dies besser verstehen, wenn wir uns in die Situation des Patienten versetzen. Im Spital werden wichtige Körperfunktionen kontrolliert, eine Behandlung findet statt, deren Wirkung wie auch Nebenwirkung wird registriert. Dies vermittelt, neben allem Ungemach ein Gefühl des Geborgenseins. Die Entlassung bedeutet jedoch, daß alle diese Überwachungsfunktionen wieder dem Patienten überlassen werden und er bis zum nächsten Kontrolltermin damit alleingelassen wird. Nun hat er sich aber bereits einmal in seinem Körpergefühl geirrt, als nämlich unbemerkt ein Tumor heranwachsen und zu einer Lebensbedrohung geworden war. Die Folge wird nach der Entlassung ein sehr ängstliches, fast hypochondrisch zu nennendes Horchen auf körperliche Veränderungen sein und damit verbunden ein großes Bedürfnis, sich jedesmal gleich an jemand kompetenten wenden zu können, der die Angst versteht, eine realistische Entängstigung möglich macht, zu beruhigen imstande ist.

Therapeutische Verstümmelungen

Oft müssen dem Patienten weitreichende therapeutische Verstümmelungen zugemutet werden. Damit können wesentliche körperliche Funktionen verloren gehen oder sich drastisch verändern (z.B. Stimmverlust durch Kehlkopfentfernung, die Mobilität nach Amputationen von Extremitäten, Verdauung und Hygiene durch künstlichen Darmausgang usw.). Weiters können physische Attraktivität, Sexualfunktionen, Eßverhalten und sportliche Aktivitäten stark eingeschränkt sein. In jedem Fall sind auch diesbezüglich hohe Anpassungsleistungen zu erbringen, vom betroffenen Patienten aber auch von den Angehörigen. Diese Leistungen kommen zu den anderen Fragen noch hinzu. Da die Verluste der entsprechenden Funktionen meist endgültige sind, ist deren Bewältigung nur durch Trauerarbeit möglich. Es ist verführerisch, diesbezüglich Rechnungen anzustellen, daß die Gesundheit durch diese Eingriffe und ihre Folgen erkauft werde, sodaß man also den Behandlungsfolgen angesichts des Zieles der Heilung nicht so große Beachtung schenkt. Doch sollte man dabei nicht vergessen, daß mißlungene oder unvollständige Trauerprozesse Folgen haben; z.B. können sich hartnäckige Schmerzen einstellen oder die Anpassung an die neuen Gegebenheiten gelingt nur schlecht. Wenn also vor dem Eingriff die Zeit knapp sein mag, so empfiehlt es sich, danach den Aspekt der Trauerarbeit nicht außer Acht zu lassen.

Das Fortschreiten der Erkrankung

Tritt ein Rezidiv auf oder wird ein Metastasierungsprozeß festgestellt, so kommt es einerseits zu einer Wiederholung aber auch zu einer Zuspitzung der Situation zur Zeit der Diagnosestellung. Neuerlich ist der betroffene Patient, diesmal noch drängender, mit dem Sterben konfrontiert und wieder werden verschiedene Mechanismen in Gang gesetzt, die einerseits dem Trauerprozeß zuzuordnen sind aber immer wieder auch dessen Vermeidung. Die Trauer, d.h. das zunehmende sich Einstellen auf das Loslassen des Lebens und der im Leben aufgebauten Bindungen wird immer wieder unterbrochen von Depression, Unzufriedenheit mit der Behandlung, Wut auf das Schicksal oder die Hoffnung oder gar die Überzeugung, daß anderswo größere Heilungschancen geboten werden können. In diesen Situationen kann nicht Rechthaberei, trotziges, oder verletztes Reagieren helfen. Was vielmehr hilft, ist, diese Reaktionen als Ausdruck einer jetzt notwendigen Bewältigungsarbeit zu verstehen und bis zu einem gewissen Grad auch auszuhalten. Auch der Rückzug, weil der Arzt meint, er könne nicht mehr helfen, entspringt einem Mißverständnis. *Oft wird zu sehr und ausschließlich kuratives Helfen im Auge behalten und palliatives, also linderndes, stützendes und begleitendes Helfen geringgeschätzt.* Doch wie in jeder Krankheitsphase, so geht es auch in dieser und gerade, wenn kurative Chancen schwinden, um Hilfestellung bei einer möglichst guten Bewältigung der Situation. Wir sollen nicht aus den Augen verlieren, daß z.B. in der einschlägigen Literatur etwa ein Drittel der Tumorschmerzen als psychogen erachtet werden, d.h. daß auch in diesem Bereich Linderungen mit psychologischen Mitteln möglich sind. Es sind auch hier wieder Konstanz und Qualität der angebotenen Beziehung von entscheidender Bedeutung. In Österreich und auch in Deutschland besteht jedoch im Hinblick auf die

Schmerzmittelverabreichung noch ein anderes Problem, auf das hier hingewiesen werden soll. Im europäischen Vergleich werden in diesen Ländern am wenigsten Schmerzmittel gegeben. Erst der Schmerzappell des Patienten führt in der Regel zu einer weiteren Medikation. In anderen Ländern versucht man jedoch, den Patienten durch Erhalten eines entsprechenden Medikationsspiegels vor einem neuerlichen Anstieg der Schmerzen zu schützen. Offenbar sind dabei kulturelle Faktoren mit im Spiel.

Durch das Fortschreiten des Krankheitsprozesses rückt das Sterbenmüssen immer näher ins Bewußtsein des Patienten, der Angehörigen und auch des Arztes. Es ist schwierig, sich gleichzeitig auf den Tod vorzubereiten, im Moment aber zu leben. Vor allem für Angehörige ist dies schwierig, aber auch für Ärzte. Dabei besteht die Gefahr, daß der Gedanke des Verlassen werdens nicht ausgehalten wird und der Arzt dem insofern zuvorzukommen versucht, als er seinerseits den Patienten verläßt. Immerhin müssen die Zurückbleibenden mit dem Verlust weiterleben; dies bleibt dem Sterbenden erspart. Möglicherweise ist dies auch einer der Gründe dafür, daß man sich in der medizinischen Versorgung oft vom Sterbenden zurückzieht; daß man auf diese Weise etwas aktiv vorwegnimmt (sich zurückziehen) und damit vermeidet, daß es einem passiv widerfährt (verlassen werden) und überdies kann man sich weniger frustranen Patienten zuwenden, die zu mehr Hoffnung auf kurativen Erfolg berechtigen.

Psychotherapie bei/gegen Krebs?

In der Literatur wird berichtet, daß bei etwa 10% der Patienten eine Krisenintervention vonnöten und bei einem weiteren etwas größeren Prozentsatz eine psychotherapeutische Unterstützung angezeigt wäre. Darüber hinaus hat man, wie eingangs angedeutet immer wieder auch ätiologische Zusammenhänge aus psychosozialer Sicht untersucht. So hat man etwa gemeint, daß Depression, weiters sich bestimmten Noxen gewohnheitsmäßig auszusetzen, das nicht Bewältigthaben von Verlusterlebnissen, die Entwicklung eines „falschen Selbst", d.h. das andauernde gegen sich selbst leben oder an sich vorbeileben solche (allerdings nicht krebsspezifische) Faktoren sein könnten, die im Sinne einer Dauerbelastung, eines Dauerungleichgewichts die Entstehung einer malignen Erkrankung begünstigen. In diesem Zusammenhang wurde daher auch überlegt, inwieweit Psychotherapie auch direkten Einfluß auf den Krankheitsverlauf nehmen kann. Wir verfügen über einzelne Befunde (bereits aus den 70er Jahren; Meares 1979, 1983) wonach unter kontrollierten Bedingungen eine intensive Besinnung auf sich selbst unter Anleitung eines Experten (es ist unerheblich, ob dies intensive Meditation oder Psychotherapie genannt wird) den Tumor oder Metastasen zum Schrumpfen bringt. Solche Befunde sind sehr selten, haben wenig praktische Relevanz, sollten uns aber aus grundsätzlichen Erwägungen interessieren. In den 80er Jahren hat man den Effekt verschiedenster psychotherapeutischer Methoden auf medizinisch relevante Parameter (verschiedene Aspekte der Lebensqualität, verschiedene Immunwerte, Überlebenszeit) untersucht. Trotz mancher methodischer Einwände kann insgesamt die Sinnhaftigkeit, d.h. die Effektivität nicht bestritten werden, wenngleich den Methoden, die strukturierter und direktiver vorgehen gegenüber den weniger strukturierten eher der Vorzug zu geben ist (Frischenschlager et al. 1992; Trijsburg et al. 1992). Wir wissen aber derzeit noch überhaupt nicht, bei wem in welcher Situation welche Methode indiziert ist und welche nicht. Sicher ist, daß ein individuelles Eingehen auf die Situation, auf die Person mit ihren individuellen Verarbeitungsmöglichkeiten, das Einbeziehen der sozialen Umgebung, das Ausschöpfen deren supportiver Kapazität, die Ermunterung, sich nicht kommunikativ und sozial zu isolieren unterstützend und hilfreich sind. Hilflosigkeit und Hoffnungslosigkeit gilt es zu vermeiden, denn diese münden in Resignation, in psychisches, soziales, immunologisches Gift.

Fragen

1. Welche Überlegungen stellen Sie zur Diagnosemitteilung, welche zur Prognosemitteilung an?
2. Was versteht man unter Trauerarbeit, welche Rolle spielt sie in welchen Phasen der Erkrankung?
3. Welche Reaktionen von Patienten sind möglichst zu vermeiden und wie?
4. Welche psychotherapeutischen Interventionen kennen Sie? In welchen Situationen sind sie zu empfehlen?
5. Welche Faktoren (Haltungen des Patienten) sind günstig für Bewältigung und Verlauf, welche eher ungünstig?

Literatur

1. Beutel M (1991) Zur Psychobiologie von Trauer und Verlustverarbeitung – neuere immunologische und endokrinologische Zugangswege und Befunde. Psychotherapie, Psychosomatik, Medizinische Psychologie 41: 267–277
2. Buddeberg C (1992) Brustkrebs-psychischer Verarbeitung und somatischer Verlauf. Schattauer, Stuttgart New York
3. Facione NC (1993) Delay versus help seeking for breast cancer symptoms: a critical review of the literature on patient and provider delay. Soc Sci Med 36 (12): 1521–1534
4. Frischenschlager O, Brömmel B, Russinger U (1992) Zur Effektivität psychosozialer Betreuung Krebskranker – eine methodenkritische Literaturübersicht. Psychotherapie, Psychosomatik, Medizinische Psychologie 42: 206–213
5. Greer S, Morris T, Pettingale KW, Haybittler JL (1990) Psychological response to breast cancer and 15 year outcome. Lancet 6: 49–50
6. Heim E (1988) Coping und Adaptivität: Gibt es geeignetes oder ungeeignetes Coping? Psychother Psychosom Med Psychol 38: 8–18
7. Meares A (1979) Meditation: a psychological approach to cancer treatment. The Practitioner, Jan 222: 119–122
8. Meares A (1983) Psychological mechanisms in the regression of cancer. Med J Austr June 11: 583–584

9. Simonton C, Simonton SM, Creighton J (1982) Wieder gesund werden. Rowohlt, Reinbek
10. Springer-Kremser M, Eder A, Scherer M (1987) Demütige Heldinnen. Psychosoziale Risikofaktoren bei Patientinnen mit Mammakarzinom. Projektbericht, Manuskript, Wien
11. Trijsburg RW, Knippenberg FCE, Rijpma SE (1992) Effects of psychological treatment on cancer patients: a critical review. Psychosom Med 54: 489–517

Weiterführende Literatur

1. Hartmann MS (1991) Praktische Psychoonkologie-Therapiekonzepte und Anleitungen zur psychosozialen Selbsthilfe bei Krebserkrankungen. Pfeiffer, München (Reihe Leben lernen 73)
2. Becker H (1986) Psychoonkologie. Das Buch beschäftigt sich hauptsächlich mit Brustkrebspatientinnen. Springer, Berlin
3. Jahrbuch der Psychoonkologie, erscheint jährlich im Springer Verlag Wien und enthält Artikel zur Weiterbildung und praxisbezogenen Forschung
4. Den umfangreichsten Überblick über empirische Literatur bietet derzeit noch: Holland JC, Rowland JH (eds) (1989) Handbook of Psychooncology. Oxford University Press, New York

Kapitel 11

Pädiatrische Psychoonkologie

B. Mangold

> **Lehrziele**
>
> Die Rolle und Bedeutung psychologischer, familiendynamischer und psychosozialer Faktoren in der Betreuung chronisch und lebensbedrohlich kranker Kinder und Jugendlicher hat sich in den letzten Jahren sehr gewandelt. Die Forschung und die klinische Erfahrung in der Betreuung krebskranker Kinder und Jugendlicher hat eine Fülle von Daten und Erfahrungswerten entstehen lassen, die wieder in ein überschaubares Bezugsnetz eingebunden werden müssen. Es ist vor allem wichtig, die Zusammenhänge und Wechselbeziehungen zwischen biologischen, individuell-psychologischen, familiendynamischen und psychosozialen Faktoren zu erkennen, um den Patienten und seiner Familie eine adäquate Hilfestellung geben zu können.

Die Behandlung bei einem krebskranken Kind oder Jugendlichen umfaßt zumindest drei Ebenen:

- die biologische Ebene,
- die psychologische Ebene,
- die soziale Ebene.

Eine psychologische Heilung ist nicht realistisch, wenn eine biologische Heilung unerreichbar ist. Andererseits können wir aber auch nicht die biologische Heilung abwarten und Jahre vergehen lassen, ohne die psychologische Heilung und das Umgehen mit der belastenden Erkrankung anzustreben. Das Ziel einer psychologischen Betreuung ist dabei, daß das Kind mit der Tatsache der Erkrankung leben lernt. Ein Kind, das Krebs hatte oder hat, wird nie mehr das selbe sein, das es vor der Erkrankung war, und dies nicht nur im negativen Sinne. Eine Untersuchung von überlebenden Krebspatienten zeigt ganz deutlich, daß viele Patienten und Familien nach dieser Krankheit sagen: „Unser Leben hat sich wesentlich verändert, wir sind viel hellhöriger geworden, wir haben nicht nur etwas verloren, wir haben sehr viel dazu gewonnen."

Geistige Gesundheit heißt, daß vergangene und gegenwärtige Erfahrungen in die eigene Lebensrealität integriert werden. Dieser Prozeß beginnt bei der Diagnosestellung. Ausgesprochen exzessives Verleugnen und auch zwanghaftes Denken an die Erkrankung sind gleichermaßen energiekonsumierend und konterproduktiv und nicht vereinbar mit einem weiteren Leben, das für Kinder „lernen und entwickeln" bedeutet. So wie die psychologische Heilung von der biologischen abhängig ist, so ist die soziale Heilung von der psychologischen Unterstützung abhängig. Wenn wir somit eine umfassende Betreuung eines krebskranken Kindes anstreben, so müssen wir auch die Realität der sozialen Reintegration immer vor Augen haben.

1. Allgemeine Gedanken zur psychosozialen Betreuung krebskranker Kinder und deren Familien

1.1 Arbeitsinhalte der Psychosozialen Versorgung

Die Arbeitsinhalte der Psychosozialen Versorgung in der pädiatrischen Psychoonkologie können in folgende vier große Arbeitsbereiche eingeteilt werden (G. Ullrich 1993).

Psychosoziale Versorgung als Krisenintervention

Als „Krise" wird hier nicht eine psychische oder psychiatrische Krise verstanden, sondern vielmehr eine Krise, die in einem sehr engen Zusammenhang mit der jeweiligen Grunderkrankung, der Krebserkrankung, zu verstehen ist. Dies ist deswegen wichtig, da es sonst zur Zuschreibung psychologischer oder psychiatrischer Etikettierungen kommt, welche Belastungen der Patienten und deren Familien verstärken können. Diese Krisen schließen Probleme durch Non-Compliance ebenso ein, wie emotionale Erschöpfungs- und Überlastungsreaktionen, die sich negativ auf die Behandlungsmotivation und Behandlungskooperation auswirken können.

Krisen können dem Charakter der jeweils sehr gravierenden Grunderkrankung entsprechen, zu jeder Zeit der Behandlung auftreten, spielen jedoch bei fortschreitender Erkrankung, Rezidivierung oder Änderung des Behandlungssettings eine besondere Rolle. Störungen der Behandlung resultieren aber auch aus nicht unmittelbar behandlungsbedingten, aber auf die Behandlung rückwirkenden Krisen des familiären Zusammenlebens oder der psychischen Entwicklung des Erkrankten. Auch normale entwicklungspsychologische Prozesse, hier vor allem die Adoleszenz, können aufgrund dieser engen Verzahnung von Behandlung–Lebensalltag krisenhafte Bedeutung erlangen.

Psychosoziale Maßnahmen zur Verbesserung der „psychosozialen Verträglichkeit" medizinischer Behandlung

Als Maßnahmen zur Steigerung der „psychosozialen Verträglichkeit" der medizinischen Behandlung können solche Aktivitäten verstanden werden, die zur besseren Akzeptanz medizinischer Behandlungsabläufe führen oder direkt auf die Behandlung bezogen sind. Beispiele hierfür sind eine psychosozial reflektierte Anpassung der Behandlungsstrategie bei besonders belastenden Ereignissen, wie Diagnoseeröffnung, Operationen und andere Therapiemaßnahmen oder Therapieveränderungen.

Psychosozial „flankierende" Versorgung

Dieser Bereich bezieht sich auf Maßnahmen, welche die Stabilität des jeweiligen Familiensystems und der psychosozialen Situation des Betroffenen stützten und fördern sollen. „Flankierende" Versorgung heißt in diesem Sinne also auch psychosoziale Absicherung der medizinischen Behandlung gegen externe, aus dem sozialen Lebensumfeld stammenden Belastungen.

Psychosoziale Versorgung als präventive Strategie

Wegen der unvermeidbar engen Verzahnung wechselseitiger Abhängigkeiten im Lebensalltag der Behandlung ist psychosoziale Versorgung als präventive Strategie das Kernstück im Rahmen der kooperativen Behandlung. Es ist hier ein Dialog zwischen Behandlungserfordernissen einerseits und den familiären und persönlichen Möglichkeiten und Erfordernissen andererseits herzustellen. Die Arbeit mit den einzelnen Familien und den einzelnen Patienten ist hier von sehr viel größerer Bedeutung als es üblicherweise präventiver Arbeit entspricht.

Psychosoziale Versorgung in der Pädiatrie läßt sich zusammenfassend als eine integrative Strategie bezeichnen. Psychosoziale Versorgung ist so eher als Bestandteil einer interdisziplinären medizinischen Behandlung zu verstehen, denn als Rehabilitationsleistung im konventionellen Sinne.

1.2 Grund-Annahmen in der Psychosozialen Betreuung

a) Die Ernsthaftigkeit der Erkrankung läßt sich auch vor Kindern nicht verheimlichen.
b) Das Wissen um die Krankheit verbessert die Möglichkeit, mit der Krankheit besser umzugehen und heilende Kräfte zu aktivieren.
c) Eltern, Arzt und Betreuer sollen in schwierigen Situationen erreichbar und verfügbar sein.
d) Das Erkennen des familiären Beziehungsnetzes, der Kommunikationsstrukturen und der Bewältigungsstrategien sind zentrale Faktoren zur Beurteilung der notwendigen und sinnvollen therapeutischen Interventionen.

Das Wissen um die Krankheit und Offenheit verbessern die Möglichkeiten, mit der Krankheit umzugehen und heilende Kräfte zu aktivieren – das Zurückhalten von Informationen führt zum Verlust von Kommunikation, zum Verlust des Vertrauens und zur Isolation. Das Aufrechterhalten einer offenen Kommunikation, die Schaffung einer Beziehung, in der auch belastende Emotionen (Wut, Hoffnungslosigkeit und Verzweiflung) zum Ausdruck gebracht werden können, hat eine Bedeutung für die Lebensqualität und für den Krankheitsverlauf.

Mehrere Studien (Koocher et al. 1990) können aufzeigen, daß eine offene familiäre Kommunikation deutlich mit einer besseren psychologischen Anpassungsfähigkeit korreliert. Auch der Pegel der Angst und Isolationsgefühle korreliert mit dem Kommunikationsmuster in der Familie. Kinder, die in Familien offen kommunizieren können, haben ein besseres Selbstkonzept, sind weniger defensiv und fühlen sich von der Familie besser unterstützt.

1.3 Das Konzept der Bewältigungsstrategien bei lebensbedrohlichen Erkrankungen

Individuelle und familiäre Bewältigungsstrategien stehen in einem vielschichtigen Rückkoppelungsprozeß zueinander und können deswegen schwer getrennt voneinander adäquat beurteilt werden. Es ist eine wesentliche Erkenntnis aus der familientherapeutischen Arbeit, daß individuelle Bewältigungsstrategien der einzelnen Familienmitglieder sehr unterschiedlich sein können, sodaß sie bei ungenügender Kommunikation zu einer Blockade auf der Ebene der familiären Bewältigungsstrategie werden können.

Individuelle Bewältigungsstrategien können vereinfacht in aktive und passive eingeteilt werden (Barbarin 1986).

Zu den aktiven gehören:

a) Das Suchen nach Information, um die Krankheit und die Folgen der Krankheit und der Behandlung besser zu verstehen.
b) Die Problemlösungsfähigkeit steht im Zusammenhang mit den realen Möglichkeiten, sich mit den Problemen auseinanderzusetzen, das Gefühl zu haben, etwas tun zu können, gibt Sicherheit.
c) Das Aufbauen eines Netzwerkes innerhalb der Familie und der wichtigsten Bezugspersonen bedeutet eine sehr starke emotionale Unterstützung („Wir brauchen jemanden, mit dem wir sprechen können").
d) Kognitive Selbstkontrolle („Ich versuche jeden Tag das zu tun, was auf mich zukommt und jeden Tag neue Erfahrungen zu sammeln").

Zu den passiven zählen unter anderem:

e) Die Religion („Ich glaube, daß das Beten und Hoffen mir mehr gegeben hat, als alles andere, ich praktiziere meinen Glauben jetzt mehr").
f) Positives Denken – sich selbst sagen, daß man mit der Problematik fertig werden will, das in den Vordergrund stellen positiver Möglichkei-

ten („Ich denke positiv, ich denke an die weitere Entwicklung, an den Schulbesuch, an das Besserwerden, an das Überwinden der Krankheit, wir versuchen, die Zukunft zu planen").

g) Verleugnung der Erkrankung, Verleugnung der Diagnose und der damit verbundenen Probleme. Manchmal ist es schwierig, zwischen dem oben angeführten positiven Denken und der Verdrängung der Problematik eine Grenze zu ziehen („Ich versuche, nicht daran zu denken, ich vermeide alles, was mich an diese Dinge erinnert – ich möchte über diese Probleme nichts hören" etc.).

h) Schicksalshafte, fatalistische Einstellung zur Krankheit – die Situation wird als unausweichlich und unkontrollierbar erlebt („Es geht wie es geht, warum sollte ich schreien, es ist doch nichts zu machen").

Familiäre Bewältigungsstrategien, denen zumindest in der Familiendynamik und der entsprechenden Literatur ein wichtiger Einfluß zugeschrieben wird, sind u.a. folgende fünf Aspekte:

a) die Zufriedenheit und Integration des Familienmitgliedes in seiner Familie,
b) die Mutter-Kind-Beziehung,
c) die Fähigkeit der elterlichen Bewältigungsstrategien im Hinblick auf die Krankheit,
d) das Ausmaß der subjektiven Belastung durch die Krankheit bei den Eltern,
e) das Ausmaß der Interaktion des Kindes mit der Familie und mit Verwandten.

Die Ergebnisse einer Studie von Blotcky et al. (1985) weisen darauf hin, daß globale oder charakteristische Aspekte des Familienlebens, wie familiäre Zufriedenheit und Kommunikationsfähigkeit, in der Anfangsphase der Erkrankung weniger wichtig waren als die Fähigkeit der Eltern, sich auf die Erkrankung einzustellen – im Sinne der oben erwähnten aktiven Bewältigungsmechanismen. Ein weiterer wichtiger Faktor war die persönliche subjektive Reaktion der Eltern, die auf die Bedeutung der eigenen Erfahrung, vor allem im Hinblick auf frühere Verlusterlebnisse, hinweisen. Diese Studie ergab Hinweise, daß Eltern mit einem hohen Ausbildungsstand eher aktive Bewältigungsstrategien bevorzugen, während Eltern mit einem geringeren Ausbildungsstand eher passive Bewältigungs-Mechanismen und Verdrängungs-Mechanismen bevorzugen. Aus der familientherapeutischen Perspektive kann die primär zur Stabilisierung der Familie in einer Krisensituation wichtige Verstärkung der Homöostase durch Abgrenzung außerfamiliärer Hilfen und inneren Verklammerung zu einem dysfunktionalen Lösungsversuch werden, wenn damit Kommunikation und außerfamiliäre Hilfe auf längere Zeit blockiert wird. Auch die gegenteilige familiendynamische Entwicklung der Spaltung und Vereinsamung der einzelnen Familienmitglieder bei Familien, deren Zusammenhalt unter der Belastung der Krankheit auseinanderbricht, kann als dysfunktionaler Lösungsversuch gesehen werden.

Familiären Bewältigungsstrategien und Trauerarbeit wird in unserer Gesellschaft noch immer zu wenig Beachtung geschenkt. Diese Überlegungen sollen darauf hinweisen, daß die Bewältigungsmechanismen von den Kindern weitgehend von den elterlichen Fähigkeiten mitgestaltet werden. Unabhängig von der Art unterschiedlicher Bewältigungsstrategien ist die Frage nach der Funktionalität oder Dysfunktionalität von Bewältigungsstrategien, vor allem von der jeweiligen Phase des Krankheitsverlaufes bestimmt. So sind einerseits passive Coping-Mechanismen wie Optimismus, Hoffnung, Religion, das Aufrechterhalten einer emotionalen Balance, positives Denken und auch Verdrängungsmechanismen von Bedeutung.

Eine moderierte Form, Verdrängungsmechanismen einzusetzen, kann als eine gesunde und funktionale Antwort auf eine lebensbedrohende Krankheit gesehen werden. Die Möglichkeit, gewisse Probleme von sich fernzuhalten, erlaubt es den Eltern, das Gefühl der Normalität aufrechtzuerhalten und nicht in Panik zu kommen.

Bei längerem Verlauf einer Erkrankung dürfte es andererseits aber klar sein, daß vor allem aktive Bewältigungsstrategien sehr wichtig werden und einen wesentlichen Punkt darstellen, die dem Kind und der Familie helfen, gegen die Hilflosigkeit anzukämpfen. Es ist eine bekannte und gültige Erfahrung, daß Hilflosigkeit, die Unfähigkeit, selber etwas zu tun, einen entscheidenden Einfluß auf den Umgang mit der Erkrankung und auch den Verlauf der Erkrankung haben kann.

Anders werden die vorrangigen Bewältigungsmöglichkeiten beim Rezidiv oder im Terminalstadium sein. In diesem Stadium wird die Fähigkeit des Patienten, der Familie und des Teams zur antizipatorischen Trauerarbeit von Bedeutung sein. In diesem Stadium der Erkrankung verändert sich die Situation, da die Unausweichlichkeit des möglichen Todes alles überschattet.

Passive Coping-Mechanismen wie positives Denken, Krankheitsverleugnung oder der Glaube an einen guten Ausgang sind dann keine Stützen mehr. Die Unsicherheit und Bedrohung durch den möglichen Tod ist der größte psychische Streßfaktor, der nicht mehr verdrängt werden kann, ohne den jetzt notwendigen Trauerprozeß zu blockieren. Wenn vorher die Zeit noch mit Zukunftsplänen strukturiert werden konnte, ist es jetzt nicht mehr möglich, ohne den Tod des Kindes miteinzubeziehen.

2. Die Bedeutung der Familie in der Pädiatrischen Psychoonkologie

Für die Beurteilung einer notwendigen und sinnvollen psychotherapeutischen Unterstützung sehen wir die Diagnostik des familiären Beziehungsnetzes und der familiären Kommunikationsstruktur als einen zentralen Ansatz in der Planung der therapeutischen Interventionen (Mangold 1992). Auf dem Hintergrund unserer Erfahrungen in der systemischen Familientherapie stellen wir die Hypothese auf, daß die Bewältigungsstrategien nicht allein von der individuellen Entwicklung des Patienten, seinem

Alter, dem Stadium seiner Erkrankung, sondern im entscheidenden Ausmaß von seiner Familiengeschichte, seiner Rollenfunktion in der Familie und der Bewältigungsstrategie der Eltern und ihrer persönlichen Erfahrung im Umgang mit Verlusterlebnissen abhängig sind.

In der Psychoonkologie-Forschung stehen und standen quantitative, ätiologische Studien im Vordergrund. So wichtig sie sind um Trends zu erkennen, notwendige Versorgungsaspekte wahrzunehmen aber auch um Ressourcen für die psychoonkologische Forschung zu mobilisieren, so entbehren sie doch oft ein tieferes Verständnis für Prozesse, welche uns für die klinische Arbeit umsetzbare Informationen gibt. Gerade im Bereich der Psychoonkologie-Forschung sind qualitative Daten, die sich auf interaktionelle und emotionale Daten beziehen, von entscheidender Bedeutung. Es reicht nicht aus, die Streßsituationen und die Belastung eines Menschen detailliert zu kennen, um voraussagen zu können, wie stark er sich subjektiv in seinem Wohlbefinden beeinträchtigt fühlt oder auf welche Art er sie zu bewältigen versucht. Objektive Belastungen müssen zunächst subjektiv eingeschätzt werden, bevor sie das Bewältigungsverhalten steuern können.

Fallbeispiel. Der Grund der Zuweisung des 11jährigen Lukas zum Familiengespräch war eine extreme Spannung in der Familie, im onkologischen Betreuerteam, sowie ein Zusammenbruch der Mutter-Kind-Beziehung, ausgelöst durch ein ausgeprägtes aggressives, verweigerndes Verhalten des Buben. Der einzige, der in der Familie seine Emotion direkt äußern konnte, war der Patient. Die Aggressivität trat vor allem gegen die Mutter auf und blockierte zunehmend die Beziehung zwischen ihr und ihrem Kind. Es zeigte sich im Familiengespräch, daß diese Beziehungsstörung schon vor der Erkrankung ein belastendes Problem darstellte. Für die Mutter löste das extreme Schuldgefühle aus, belastete auch die Partnerschaft, indem der Mann ihr vorwarf: „Du sitzt ja so auf ihm drauf, daß er keine Luft mehr zum Atmen hat, er kann sich nur noch so wehren." Die Mutter macht sich selbst Vorwürfe: „Ich glaube, meine Angst, meine Überfürsorge macht ihn so verrückt."

So emotional überschießend die Mutter reagiert, so ruhig und still ist der Vater: „Ja, mein Mann sagt immer, ich rede die ganze Zeit viel Blödsinn, ich rede so viel, um die Stille, meine innere Leere zu überbrücken, mein Mann ist wie ein gläserner Turm." Die Lebensgeschichte beider Eltern läßt ihre jetzigen Bewältigungsmechanismen verstehen. Die Unterschiedlichkeit in ihrem Verhalten führt zu einer Entfremdung, die in dem Augenblick in dem gerade die gemeinsame Problemlösung und gegenseitige Stütze der entscheidende Hintergrund dafür wäre, daß das kranke Kind seine Angst und Aggressivität, ausgelöst durch die lebensbedrohliche Krankheit frei äußern kann. Diese emotionale Sperre wurde auch bei der Mutter psychosomatisch sichtbar, indem sie ihren Sohn nicht mehr besuchen konnte: „Es schnürt mir die Luft ab – ich habe keine Kraft mehr in meinen Beinen." Die vorher bestandene zu intensive Beziehung zwischen der Mutter und dem Kind dreht sich jetzt völlig um, die Beziehung zur Mutter wird immer problematischer, die Beziehung des Vaters zum Sohn wird immer intensiver: „Vorher waren der Sohn und ich ein Herz und eine Seele, jetzt kommt ihm mein Mann immer näher und näher, zwischen mir und ihm ist eine totale Blockade, ich fühle mich einsam, schuldig und hilflos."

An diesem Beispiel sollte aufgezeigt werden, wie vorher bestehende dysfunktionale Beziehungsmuster in einer Familie im Rahmen einer lebensbedrohlichen Erkrankung noch gravierender zu Tage treten können. Die Frage, ob unterschiedliche, aus der eigenen Lebensgeschichte geprägte Bewältigungsstrategien der Familienmitglieder sich gegenseitig blockieren und die Beziehungstörung zwischen den Eltern und dem kranken Kind verstärken können, oder ob dadurch eine größere Vielfalt von möglichen Hilfestellungen erreicht wird, hängt in erster Linie davon ab, ob diese Prozesse, die oft unbewußt und unkontrolliert ablaufen, durch therapeutische Hilfestellung bewußt gemacht werden können.

Eine psychosoziale Unterstützung des Patienten sollte damit immer im Kontext der ganzen Familie geschehen, wo weder ein Elternteil, noch ein wichtiges Familienmitglied, noch der Patient selbst davon ausgeschlossen werden.

3. Kooperation in der Pädiatrischen Psychoonkologie – „Team-approach"

Die Entwicklung einer Kooperation medizinischer und psychosozialer Behandler in der Pädiatrie ist ein Anliegen vor allem bei chronisch und lebensbedrohlich kranken Kindern und Jugendlichen. Gerade in diesem Bereich entwickelt sich eine hochspezialisierte Medizin, in der fehlende Kommunikation der einzelnen Spezialfächer untereinander kaum mehr wahrgenommen werden kann. Es gibt nur einen Weg, der sinnvollerweise zu beschreiten ist: Einerseits, daß die Familiendiagnostik ein Bestandteil der Gesamtdiagnostik und der darauf aufbauenden psycho- und familientherapeutischen Interventionen sein muß, andererseits, daß auch die Zusammenarbeit im Team im Sinne des Erkennens der eigenen Interaktionsstrukturen transparenter werden muß (Mangold 1992).

Wege zur Verwirklichung dieser Zielvorstellungen:

- gegenseitiges Vertrauen der Spezialisten,
- genügender Informationsaustausch,
- Einbeziehung eines Familientherapeuten als gleichwertiger Mitarbeiter,
- reguläre Falldiskussionen,
- Abbau von Statuskonflikten und hierarchischen Strukturen zu mehr partnerschaftlicher Problemlösung,
- frühe Einbeziehung des Familientherapeuten in die zu betreuende Familie aber auch in die Teambesprechungen,
- gemeinsame Familienberatung zwischen Onkologen und Familientherapeuten bei der Diagnoseeröffnung aber auch bei Notwendigkeit im weiteren Verlauf,
- wöchentliche psychosoziale Meetings, an welchen Psychologen, Sozialarbeiter, Mediziner und Betreuungsteam teilnehmen,
- Schritte zur Verwirklichung einer interdisziplinären Zusammenarbeit,
- Informationen auch auf der Beziehungsebene und von der Familiendynamik mit dem Staff auszutauschen, um eine zusätzliche Wahrnehmungsebene für gegenseitig sich beeinflussende Faktoren zu bekommen,
- aufzuzeigen, wie das System des Teams mit dem Familiensystem interagiert,
- flexibles Eingehen auf die unterschiedlichen Arbeitsbereiche und die Aufgabenverteilung auch im Hinblick auf die zur Verfügung stehende Zeit.

Die Transparenz der Wertigkeit einzelner Spezialisten im Team ist ein wesentlicher Faktor, der es ermöglicht, medizinische und psychologische Arbeit in einem medizinischen Setting in Balance zu halten. Es ist wichtig, daß der Leiter der Abteilung die Koordination der Therapiepläne übernimmt und für deren Durchführung auch Sorge trägt. Bei unterschiedlichen Einstellungen muß im Team ein Konsens gefunden werden, wie man einer Familie in einem bestimmten Zeitpunkt helfen kann.

4. Anregungen/Weiterbildung

Wie aus dieser kurzen Zusammenfassung der klinischen Erfahrung und der Forschung im Bereich der Pädiatrischen Psychoonkologie nur angedeutet werden konnte, gibt es in den letzten Jahren entscheidende Veränderungen, die auch zunehmend in die klinische Praxis der Pädiatrischen Onkologie, zumindestens in den Schwerpunktsabteilungen, einbezogen werden.

Das theoretische Wissen um die komplexen Zusammenhänge von biologischen, psychologischen und familiendynamischen Faktoren bei chronischen und lebensbedrohlichen Erkrankungen gibt uns einen notwendigen Rahmen, um in der praktischen, klinischen Arbeit genügend „erkennende Distanz" und gleichzeitig genügend „Empathie" zu bewahren, um unsere Patienten und deren Familien in dieser schweren Krise begleiten zu können.

Das Wissen alleine ist in der Arbeit mit diesen Familien oft ungenügend. Die Offenheit, die Erfahrung, die menschliche Reife, die notwendig ist, um sehen und hören zu lernen, was unsere Patienten und deren Familien belastet, wenn sie mit einer lebensbedrohlichen Erkrankung konfrontiert sind, wird immer ein Stück eigenen Weges sein müssen.

Viele Erfahrungen können wir aber erst in der Konfrontation mit diesen Problemen in der Praxis wahrnehmen. Eine Hilfe in diesem Bereich ist die Teilnahme an Teambesprechungen, an Balintgruppen und entsprechenden spezifischen Fortbildungsveranstaltungen u.a.

Prüfungsfragen

1. Was sind die wesentlichsten Arbeitsinhalte der psychosozialen Versorgung in der Pädiatrischen Psychoonkologie?
2. Welche Konzepte der sogenannten Coping-Strategien können bei lebensbedrohlichen Erkrankungen beschrieben werden?
   - Wechselwirkung zwischen individuellen und familiären Coping-Strategien.
   - Was versteht man unter Funktionalität und Dysfunktionalität von Bewältigungsstrategien abhängig von der Krankheitsphase?
3. Die Bedeutung der Familie in der psychosozialen Betreuung krebskranker Kinder und Jugendlicher.

4. Welche Faktoren spielen in der Verwirklichung einer funktionierenden Kooperation medizinischer und psychosozialer Behandler auf einer Onkologischen Kinderabteilung eine wichtige Rolle?

Literatur

1. Barbarin OA, Chesler M (1986) The medical context of parental Coping with childhood cancer. Am J Community Psychol 14 (2)
2. Blotcky AD et al (1985) Family influence on hopelessness among children early in the cancer experience. J Pediatr Psychol 10 (4): 479–493
3. Bürgin D (1978) Das Kind, die lebensbedrohliche Krankheit und der Tod. Huber, Bern Stuttgart Wien
4. Koocher GP et al (1980) Psychological adjustment among pediatric cancer survivors. J Child Psychol Psychiatry 21: 163–173
5. Mangold B, Erhart B, Smrekar U (1992) Pädiatrische Psychoonkologie. Teil I: Kooperation in der Pädiatrischen Onkologie – Team approach. Jahrbuch der Psychoonkologie 1992. Springer, Wien, S 31–37
6. Mangold B, Erhart B, Smrekar U (1992) Pädiatrische Psychoonkologie. Teil II: Die Bedeutung der Familie in der Pädiatrischen Psychoonkologie. Jahrbuch der Psychoonkologie 1992. Springer, Wien, S 39–51
7. Simonton SM (1986) Heilung in der Familie. Rowohlt, Reinbek
8. Ullrich G (1993) Rollen und Aufgaben psychosozialer MitarbeiterInnen in der Kinderklinik (I): Begründung und Problematik der psychosomatischen Kooperation. Prax Kinderpsychol Kinderpsychiatr 42: 260–263
9. Ullrich G (1993) Rollen und Aufgaben psychosozialer MitarbeiterInnen in der Kinderklinik (II): Psychosoziale Versorgung heißt experimentieren. Prax Kinderpsychol Kinderpsychiatr 42: 299–308
10. Verres R (1986) Krebs und Angst. Springer, Berlin Heidelberg

Kapitel 12

Psychosoziale Aspekte schizophrener Störungen

U. Meise und W. Rössler

> **Lehrziel**
>
> Bei der Entstehung von psychischen Krankheiten, wie auch ihrer Behandlung und Rehabilitation, müssen folgende drei Ebenen berücksichtigt werden:
>
> - die biologische,
> - die psychologische und
> - die soziale.
>
> Diese Ebenen sind bei einzelnen Erkrankungsgruppen und/oder Erkrankten in unterschiedlicher Weise relevant.
>
> Die Gesamtbehandlung muß daher diesem bio-psycho-sozialen Ansatz folgen, was sich sowohl in der Wahl der Methoden als auch in den Behandlungsstrukturen wiederspiegeln soll.
>
> Erforderlich ist ein umfassender Ansatz, der auch das soziale Netz der Betroffenen berücksichtigt. Dazu ist eine interinstitutionelle und interdisziplinäre Koordination und Zusammenarbeit erforderlich.
>
> Prognose und Verlauf psychischer Krankheiten und Störungen sowie die Lebensqualität von Betroffenen und ihren Familien werden von einer solch umfassenden Versorgung wesentlich beeinflußt.
>
> Nachfolgend wird, aufbauend auf dem Konzept der Behinderung und am Beispiel der Behandlungs- und Rehabilitationserfordernisse für Patienten mit Erkrankungen aus dem schizophrenen Formenkreis, die Notwendigkeit einer integrativen Therapie und ihre notwendigen Rahmenbedingungen ausgeführt.

1. Das Konzept der Chronizität und psychischen Behinderung

Der Begriff „Behinderung" wurde erst gegen Ende des 19. Jahrhunderts im Zusammenhang mit der beginnenden Sozialgesetzgebung in die Medizin aufgenommen. Die WHO definiert Behinderung allgemein als einen permanenten oder vorübergehenden krankhaften Zustand, der zu Funktionseinschränkungen auf einer oder mehreren Ebenen führt. Dabei sind in Abhängigkeit von Alter und Geschlecht sowie der jeweiligen Sozietät der Betroffenen Basisfunktionen des täglichen Lebens eingeschränkt. Erst eine vom Betroffenen selbst und/oder seiner sozialen Gruppe als beeinträchtigend angesehene Funktionseinschränkung, die vom Individuum auch nicht frei gewählt ist, kann als Behinderung bewertet werden.

Früher wurden unter das Konzept Chronizität alle langfristig Hospitalisierten eingeordnet. Heute spricht man dann von einer chronischen psychischen Erkrankung, wenn die Symptome der Erkrankung in kürzeren Abständen immer wieder auftreten bzw. über einen bestimmten Zeitraum hinweg dauernd vorhanden sind oder wenn andere Folgezustände der Erkrankung über einen längeren Zeitraum zu beobachten sind. Die Zeitgrenzen, ab wann man von einer chronischen Erkrankung spricht, schwanken in der Regel zwischen einem halben und zwei Jahren (DSM III-R 1989).

Auch in der Definition der deutschen Sachverständigenkommission (BMJFFG 1988) werden unter psychisch Behinderten vor allem chronisch psychisch Kranke verstanden. Das sind Personen mit abnormen psychischen Dauerzuständen, wie sie z.B. nach schizophrenen Psychosen oder nach hirnorganischen Erkrankungen auftreten. Geistig Behinderte sind Personen, deren geistige Entwicklung durch angeborene oder erworbene Störungen hinter der altersmäßigen Norm zurückgeblieben ist, sodaß sie im Hinblick auf ihre Lebensführung besonderer Hilfe bedürfen. In der organischen Medizin beschränkt sich die Sichtweise in der Regel nur auf bestehende körperliche Behinderung. Würde man diese eingeschränkte Sichtweise auch auf die Psychiatrie anwenden, so würden umweltbezogene Aspekte, die gerade bei psychischen Behinderungen und deren Behandlung von größter Bedeutung sind, viel zu wenig Berücksichtigung finden.

1.1 Unterschiede zur körperlichen Behinderung

Die Kenntnis der Besonderheiten von psychischen Behinderungen ist für deren Behandlung und Rehabilitation, die rechtzeitig begonnen werden sollte, von großer Bedeutung. Die psychische Behinderung weist Unterschiede zur geistigen und körperlichen Behinderung auf.

In der Folge werden die wesentlichen Merkmale psychischer Behinderung überblicksmäßig zusammengefaßt:

- Psychisch Behinderte sind vor allem in ihrer Fähigkeit eingeschränkt, die vom sozialen Umfeld geforderten Rollen zu übernehmen; dieses verminderte soziale Funktionsniveau ist nicht Folge einer freien Wahl des jeweils Betroffenen.

- Entstehung, Verlauf und Ausprägung von psychischen Behinderungen werden in bedeutendem Ausmaß von umweltbedingten Einflüssen mitbestimmt.
- Psychische Behinderungen sind nicht statisch sondern langfristig schwer vorhersehbaren Schwankungen unterworfen. Zu diesen Schwankungen tragen krankheitsimmanente Faktoren bei.
- Die Fähigkeit psychisch Behinderter, die eigene Hilfsbedürftigkeit zu erkennen und angebotene Hilfen zu nutzen, ist mitunter eingeschränkt.
- Psychische Behinderungen werden von der Umwelt häufig nicht erkannt bzw. verkannt und folglich auch nicht akzeptiert. Das Potential an spontaner Fremdhilfe ist eingeschränkt, psychisch Behinderte sind im hohen Maße von sozialer Isolation bedroht.
- Der Rehabilitationserfolg bei psychischen Behinderungen ist schwer prognostizierbar; der Zeitraum für notwendige Rehabiliationsmaßnahmen ist aus diesem Grund entsprechend lang anzusetzen.
- Psychische Behinderungen führen in unterschiedlichem Ausmaß zu Beeinträchtigungen in den Bereichen Ausbildung, Beruf, Wohnen, Tagesstruktur, Kommunikation und Freizeit; aufgrund der starken Umfeldabhängigkeit psychischer Behinderungen sind die in diesen Lebensbereichen auftretenden belastenden und stabilisierenden Ereignisse eng miteinander verbunden.
- Die Chancen, sozial und/oder beruflich wiedereingegliedert zu werden, sind auch für schwer psychisch Behinderte im allgemeinen gut. Zu berücksichtigen ist aber, daß dieser Prozeß oft Jahre dauert, durchaus nicht immer erfolgreich ist und nach unvermeidbaren Krankheitsrezidiven wiederholt werden muß.

1.2 Aspekte psychischer Behinderung, ihre funktionale Verklammerung

Erst unter den Bedingungen einer reformierten psychiatrischen Versorgung wurde deutlich, daß die mit schweren psychischen Erkrankungen häufig einhergehende Chronifizierung keineswegs so schicksalhaft verläuft, wie dies die Beobachtungen an langfristig Untergebrachten in den psychiatrischen Heil- und Pflegeanstalten hatten vermuten lassen. Vielmehr ließen einige Studien erkennen, daß viele der beobachteten Symptome und Verhaltensauffälligkeiten Folge des isolierenden und entmündigenden Milieus der Anstalten gewesen waren. Viele Patienten hatten die einfachsten sozialen Fertigkeiten verlernt und hatten zumeist auch nicht mehr Wunsch, die Anstalt zu verlassen. Ein solches „Hospitalismussyndrom" war bei den meisten langfristig Untergebrachten ganz unabhängig von der Grunderkrankung zu beobachten.

Aufbauend auf den Ergebnissen von Wing und Brown (1970), die eine primäre und eine sekundäre Behinderung beschrieben haben, können nach der von der WHO entwickelten Symptomatik (1980) sich mögliche Folgezustände einer psychiatrischen Erkrankung auf folgenden Ebenen manifestieren.

- Die erste Ebene betrifft die krankheitsspezifischen Funktionseinbußen (*psychological impairment*). Dies ist die Ebene, auf der sich die Grundstörungen manifestieren. Im klinischen Erscheinungsbild treten in unterschiedlichem Ausmaß z.B. Störungen der Merkfähigkeit, Konzentration, Gefühle, Stimmung, des Antriebs, der Wahrnehmung, der Motivation, Ausdauer, Belastbarkeit oder auch der Kritik- und Urteilsfähigkeit auf. Diese Funktionseinbußen schränken wiederum
- die Handlungsfähigkeit ein, z.B. im Rahmen zwischenmenschlicher Kommunikation und Kontaktfähigkeit, der Selbstversorgung oder der Bewältigung alltäglicher Aufgaben. Diese Störung der sozialen Rollenerfüllung wird als soziale Behinderung (*social disability*) im engeren Sinne bezeichnet. Während die Defizite der ersten Ebene dieser Einteilung noch im großen Ausmaße krankheitsspezifisch sind, ist die soziale Behinderung schon krankheitsunspezifischer und wird in weit stärkerem Maße von Außenfaktoren gesteuert.
- Letzteres gilt dann insbesondere für die dritte Ebene, der Ebene der sozialen Benachteiligung (*social handicaps*), die aus der sozialen Behinderung entstehen. Darunter fallen alle Einschränkungen, die aus ungünstigen Lebens- und Umgebungsbedingungen resultieren, wie z.B. Arbeitslosigkeit oder Obdachlosigkeit. Dies wird besonders gefördert, wenn bereits vor der Erkrankung, etwa durch eine fehlende Berufsqualifikation, eine schlechte soziale Anpassung bestand. Allerdings können auch soziale Rahmenbedingungen das Ausmaß der Handicaps erheblich beeinflussen. So können z.B. in Zeiten hoher Arbeitslosigkeit und Wohnungsnot auch leicht Behinderte bereits von Arbeitslosigkeit und Obdachlosigkeit und deren Folgen bedroht sein.

Diese Einteilung verbindet über die akute Krankheitssymptomatik hinausgehende krankheitsspezifische Defizite mit der krankheitsunspezifischen weit stärker von Außenfaktoren gesteuerten sozialen Behinderungen. Mit diesem Konzept wird verdeutlicht, daß die Ausbildung einer Behinderung in einer engen Wechselwirkung zwischen inneren krankheitsbedingten und äußeren Faktoren aus der Lebenswelt der Erkrankten resultieren.

1.3 Erkrankungen mit hohem Chronifizierungsrisiko

Die Psychiatrie hat sich – wie auch andere medizinische Disziplinen – mit langen, zum Teil chronischen Krankheiten auseinanderzusetzen. Dabei sind Defizitmuster anzutreffen, die sich vor allem auf den Lebensvollzug und die Lebensqualität der Betroffenen auswirken. Bei diesen kommt es häufig

- zum Auftreten von Erkrankungsrezidiven aufgrund unzureichender Behandlung bzw. einer mangelnden Behandlungsfähigkeit/-willigkeit;
- zu Kontaktstörungen mit Folgen im zwischenmenschlichen Bereich;
- zum Verlust bzw. zu Einschränkungen von sozialen Bezügen (Familie, Freunde etc.): diese entstehen häufig auch durch Stigmatisierung oder in der Folge der langen Krankenhausaufenthalte;

- zu vorübergehendem oder dauerhaftem Verlust bzw. zu Einschränkungen der Erwerbsfähigkeit;
- zur Abnahme oder dem Verlust der Selbstversorgung bzw. der Tagesstrukturierung;
- zu Einschränkung bzw. zum Fehlen der Fähigkeit, von sich aus adäquate Hilfen zu suchen und im Extremfall
- zum Verlust der gesamten sozialen Kompetenz, mit der Folge, in soziale Isolation zu geraten und gesellschaftlich ausgegliedert zu werden.

Diese aus Krankheit resultierenden Problembereiche der sozialen und individuellen Lebensgestaltung sind beim Einzelnen unterschiedlich ausgeprägt und auch im Verlauf der Erkrankung und ihrer Behandlung erheblichen Schwankungen unterworfen. Es besteht dabei ein Kontinuum von Patienten ohne oder mit nur geringen psychosozialen Beeinträchtigungen bis zu Patienten mit ausgeprägten Behinderungen. Folglich benötigt jeder einzelne Patient Behandlung sowie rehabilitative Hilfen in unterschiedlichem Ausmaß.

Nach folgender Typologie können Problemfelder identifiziert und davon die Patientenbedürfnisse abgeleitet werden.

• Sozial weitgehend integrierte Patienten, die beim Auftreten von psychischen Krankheiten/Störungen von sich aus in der Lage sind, geeignete Hilfen aufzusuchen. Sie werden durch die Erkrankung in ihrem Befinden und ihrem Lebensvollzug beeinträchtigt, ohne daß es zu einem Zusammenbrechen der selbständigen Lebensführung kommt. Therapeutische Maßnahmen werden hiebei vorwiegend in einem ambulanten bzw. teilstationären Settings ihr Auslangen finden.
• Patienten mit längerdauernden psychischen Krankheiten und Störungen, in deren Folge es zu erheblichen Beeinträchtigungen im sozialen Bereich gekommen ist (langdauernde Krankenstände, Arbeitslosigkeit, Invaliditätspension). Ihre Fähigkeit, selbständig zu leben, bleibt jedoch erhalten, ebenso können sie von sich aus Hilfen aufsuchen. Für sie sind ambulante therapeutische Maßnahmen, soziale Beratungen sowie rehabilitative Hilfen in Einrichtungen wie Tageszentren und Einrichtungen zur beruflichen Rehabilitation erforderlich.
• Patienten mit schwersten Behinderungen im sozialen und beruflichen Bereich. Sie sind von sich aus krankheitsbedingt nicht in der Lage, Hilfen aufzusuchen. Diese Patienten benötigen auf lange Sicht beschützende Wohnformen und Tagesstruktur und/oder teilstationäre Hilfen. Bei schwerster Symptomausprägung können auch für einzelne Patienten langfristige Spitalsbehandlungen erforderlich werden. Insgesamt stehen für diese Patienten Betreuungs- und Pflegeaspekte im Vordergrund.

Von einer Chronifizierung der Erkrankung gefährdet sind v.a. Kranke aus folgenden diagnostische Gruppen:

- Personen mit körperlich nicht begründbaren Psychosen, insbesondere mit Erkrankungen aus der Gruppe der Schizophrenien,
- Personen, die im höheren Lebensalter erstmals psychisch erkranken,

– Personen mit psychischen Störungen, die als Folge von hirnorganischen Schädigungen, Anfallsleiden oder anderen körperlichen Erkrankungen und Beeinträchtigungen auftreten,
– Suchterkrankte (Alkohol, Medikamente, Drogen),
– Personen mit Neurosen und Persönlichkeitsstörungen.

Die Patienten, die in der ersten Phase psychiatrischer Reformen wiedereingegliedert, also rehabilitiert werden sollten, waren die Patienten, die nach häufig jahre- und jahrzehntelangem Aufenthalt in den Anstalten in die Gemeinde zu entlassen waren. Der größte Teil von ihnen litt unter einer Schizophrenie. Inzwischen haben uns eine Reihe von Studien gezeigt, daß auch viele Personen mit affektiven Störungen, Angststörungen, Zwangsneurosen und Persönlichkeitsstörungen sowie Suchterkrankte eine psychische Behinderung entwickeln können. Aber tatsächlich sind es v.a. Patienten mit einer schizophrenen Erkrankung, die den Großteil der Personen mit psychischen Behinderungen ausmachen.

2. Paradigma Schizophrenie

Die Forschung hat sich dieser Erkrankung mehr angenommen als irgendeiner anderen psychischen Erkrankung. Die Schizophrenie ist durch ihre Vielschichtigkeit zu dem klassischen Paradigma – also dem zentralen Musterbeispiel – für psychische Erkrankungen geworden. Ein Schwerpunkt der Schizophrenieforschung liegt in der Identifizierung biologischer Prozesse, die gewissermaßen die Grundstörung der Erkrankung darstellen sollen. Als eine solche Grundstörung werden u.a. Störungen im Neurotransmittersystem betrachtet. Aber auch die experimentalpsychologische Forschung hat verschiedene Störungen, insbesondere der Informationsverarbeitung entdeckt, die unser Verständnis für diese Erkrankung wesentlich erweiterten.

2.1 Zusammenhang zwischen Krankheit, Krankheitsverlauf und Behandlung bei schizophren Erkrankten

Die Schizophrenie gehört mit einer jährlichen Prävalenz von 0,4–0,8% und einem Lebenszeitrisiko von 1,0–1,5% in der Allgemeinbevölkerung zu einer der weniger häufigen psychischen Erkrankungen. Sie ist, wie gesagt, jedoch der Prototyp einer schweren psychischen Störung. Was die Schizophrenie für das Individuum zu einer der einschneidendsten und für die Volkswirtschaft zu einer bedeutendsten Erkrankungen macht, ist der Krankheitsverlauf, der nach wie vor ungünstiger ist, als bei jeder anderen psychischen Erkrankung. Emil Kraepelin (1896), der dieses Krankheitsbild vor etwa 100 Jahren beschrieb, nannte sie Dementia praecox. Er war der Meinung, daß es sich um ein stetig fortschreitendes prozeßhaftes Krankheitsgeschehen handle, das in über 70% der Fälle in eine anhaltend schwerste Symptomatik einmündet. Auch bei Eugen Bleuler (1908), der den verlaufsneutralen Begriff Schizophrenie prägte, handelt es sich um eine Erkrankung, bei der es praktisch zu keiner vollständigen Heilung kommt. Neuere Verlaufsstudien zeigen, daß diese Sichtweise zu pessimistisch ist. Vor allem nach Einführung der Neuroleptika in den 50er Jahren und durch den Ausbau gemeindenaher psychiatrischer Versorgungsstrukturen kann inzwischen auch vielen chronisch kranken Patienten ein relativ normales Leben ermöglicht werden.

2.2 Verlaufsbesonderheiten der Schizophrenie

Seit dem 2. Weltkrieg liegen etwa 60 Verlaufsstudien zur Schizophrenie vor, bei denen der Krankheitsverlauf jeweils über mindestens 5 Jahre beobachtet wurde (Shepherd et al. 1989). Aufgrund methodischer Unterschiede sind ihre Ergebnisse oft voneinander abweichend. Nach einer Faustregel wird vermittelt, daß 20–30% der Schizophrenien als gute, 40–60% als mittlere und 20–30% als schlechte Verlaufsformen eingestuft werden können. Zu einer pessimistischeren Beurteilung kommt Harding (1988), die in einer Metaevaluation eine eigene Studie mit großen europäischen Studien verglich. Demnach wurden um die 50% der schizophrenen Patienten über alle Studien hinweg als geheilt oder leicht beeinträchtigt, jedoch 40–50% als schwerer bis schwer beeinträchtigt beurteilt. Auch Mc Glashan (1988), der 10 amerikanische Verlaufsstudien, die einen durchschnittlichen Beobachtungszeitraum von zumindestens 10 Jahren aufwiesen, zusammenfaßt, findet, daß 40% der schizophrenen Patienten in diesem Zeitraum langfristig hospitalisiert worden sind oder an Suizid verstarben.

Die Verlaufsbeurteilung dieser schweren psychischen Störung wird – ohne ins Detail zu gehen – davon abhängen, ob die Beurteilung auf klinische Parameter, wie z.B. das Ausmaß der Psychopathologie, oder auf rehabilitative Parameter, wie die Art, Schwere und die Dauer von sozialen Behinderungen, gelegt wird. Werden mittels standardisierter Instrumente nicht nur krankheitsspezifische klinische Funktionseinbußen, sondern auch deren Auswirkungen auf das soziale Funktionsniveau prospektiv untersucht, weisen nach 5 Jahren 60–70% der Patienten mehr oder weniger ausgeprägte Störungen in Bereichen der sozialen Adaptation auf. Ein weiterer Parameter zur Einschätzung des Krankheitsverlaufes ist die Sterblichkeit. Diese ist bei schizophrenen Patienten im Vergleich zur Allgemeinbevölkerung deutlich erhöht, und zwar v.a. aufgrund von Selbsttötungen. Etwa 10% aller Patienten beenden ihr Leben gewaltsam.

Obwohl das Ausmaß dieser sozialen Behinderungen im Verlauf mehrerer Jahre individuell großen Schwankungen unterliegen und auch nach 20 bis 25 Jahre die Erkrankung in eine günstige Entwicklung einmünden kann, erreicht das Ausmaß an Behinderung rasch nach 5–10 Jahren ein stabiles Plateau.

Zu Beginn der Erkrankung ist es nach wie vor für den einzelnen Betroffenen nicht voraussagbar, wie die Erkrankung verläuft; d.h. es gibt keine sicheren Prädiktoren, welcher Patient von Behandlung oder Rehabilitation profitiert und welcher Patient langfristige Unterstützungen benötigt. Auch wenn man alle bislang identifizierten Prognosemerkmale, die mit einem günstigen oder ungünstigen Verlauf vergesellschaftet sind, zusammenfaßt, so erklären sie insgesamt höchstens 20% der Varianz (Gmür 1986). Als relativ gesicherte, ungünstige Prädiktoren gelten z.B. frühes Erkrankungsalter, schleichender Erkrankungsbeginn, männliches Geschlecht, soziale Isolation, berufliche Desintegration, lange Hospitalisierungen schon in den ersten Jahren.

Besser bekannt sind jene Faktoren, die ein Rezidiv auslösen können. Hierbei sind zumindestens drei Arten von Umgebungsfaktoren bedeutsam:

- Bei der ersten Faktorengruppe handelt es sich um Ereignisse – negativer oder positiver Art – die vom Individuum als Belastung empfunden werden.
- Der zweite Typ auslösender Faktoren erwächst aus engen, mitmenschlichen Beziehungen, die von Schizophrenen ebenfalls häufig als emotional belastend empfunden werden.
- Der dritte Typ auslösender Faktoren steht im Zusammenhang mit zu intensiven Rehabilitationsbemühungen.

Insgesamt handelt es sich dabei um streß- oder angstauslösende Bedingungen, die aufgrund der postulierten Vulnerabilität schizophren Erkrankter, also einer Verletzlichkeit gegenüber solchen Ereignissen krankheitsauslösend wirksam werden können (Zubin und Spring 1977). Ergebnisse, wie z.B. aus der Expressed Emotion Forschung (Vaughn und Leff 1984) oder die Beobachtungen über den Einfluß von Arbeitslosigkeit und ökonomischem Streß sind vor den Hintergrund dieser Streß-Vulnerabilitätshypothese zu sehen. Unter „High Expressed Emotion" versteht man z.B. eine bestimmte Form der Familiendynamik. Sie ist gekennzeichnet von einem hohen Maß an Kritik, Feindseligkeit und emotionellem Überengagement gegenüber dem erkrankten Familienmitglied. Somit kann die Familie der Erkrankten dazu beitragen, sowohl Rückfälle zu verhindern wie auch zu provozieren.

2.3 Behandlungsstrategien der Schizophrenie

Vor dem Hintergrund des gegenwärtigen Wissens über die Verlaufsbesonderheiten dieser Erkrankung sowie dem „Konzept der Behinderung" sollen die Behandlungserfordernisse kurz zusammengefaßt werden (Rössler et al. 1993; Abb. 1).

2.3.1 Pharmakologische Behandlung

Es gehört zu den empirisch am besten belegten Ergebnissen in der Psychiatrie, daß Antipsychotika sowohl im Rahmen der Akutbehandlung als auch bei der Rezidivprophylaxe eine entscheidende Rolle spielen (Davis 1986). Trotzdem sind wir heute nach wie vor mit einer Heterogenität des Ansprechens auf die pharmakologische Behandlung konfrontiert. Zudem profitiert eine substantiell wichtige Minderheit von Patienten wenig oder

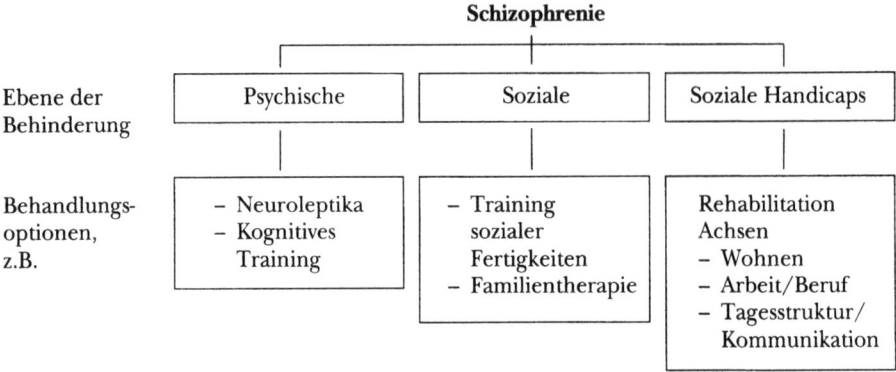

Abb. 1. Therapeutische Interventionen nach dem „Konzept der Behinderung"

nicht ausreichend von der medikamentösen Behandlung. Insbesondere die sogenannte „Minussymptomatik", die gekennzeichnet ist durch eine Antriebs-, Initiative- und Interessensverarmung sowie einer emotionellen Abstumpfung ist pharmakologisch schwer beeinflußbar.

Bezüglich des Beginns der antipsychotischen Behandlung konnte beobachtet werden, daß eine frühzeitige Intervention mit Neuroleptika den Langzeitverlauf bei Ersterkrankten günstig beeinflußt. Weiters wird betont, daß psychotische Rezidive für Patienten nicht nur stigmatisierend, sondern auch im Hinblick auf ihr soziales Funktionsniveau „toxisch" sind. Viele psychotische Episoden wirken kumulativ im Sinne der Verschlechterung krankheitsspezifischer Funktionseinbußen und führen stufenweise zu einem Verlust von sozialen Fertigkeiten. Neuroleptika-Absetzstudien bei Patienten, die unter dieser Therapie mehrere Jahre symptomfrei waren, ergaben, daß etwa 75% dieser Patienten innerhalb von 6 bis 24 Monaten ein Erkrankungsrezidiv erlitten. Diese benötigten dann eine lange Zeit, um wieder ihr ursprüngliches soziales Funktionsniveau zu erreichen.

2.3.2 Psycho- und sozialtherapeutische Behandlung

Obwohl Neuroleptika in der Rezidivprophylaxe der Schizophrenie unerläßlich sind, entziehen sich nach Abklingen der psychotischen Symptomatik gewisse krankheitsbedingte und die soziale Defizite einer medikamentösen Einflußnahme.

Vor dem Hintergrund des Streß-Vulnerabilitätskonzeptes sowie auch des ungünstigen Einflusses einer Über- oder Unterforderung schizophrener Patienten auf den Krankheitsverlauf sind psycho- und sozialtherapeutische Behandlungsmethoden nicht nur für die Rehabilitation, sondern auch für die Rückfallsprophylaxe äußerst wichtig.

Im Zusammenhang mit psycho- und sozialtherapeutischer Behandlung schizophrener Patienten müssen 4 Faktoren berücksichtigt werden:

– die Notwendigkeit einer umfassenden Langzeittherapie, die üblicherweise mit einer medikamentösen Therapie zu kombinieren ist,

- die Berücksichtigung individueller Unterschiede, die auf den Einzelnen zugeschnittene Therapieprogramme erfordern,
- die aktive Teilnahme von Patient und Angehörigen an der Behandlung,
- die möglichen Begrenzungen durch krankheitsbedingte Defizite.

Psychische Behinderung: Ausgehend von der zuvor beschriebenen Systematik der WHO (1980) stellt heute die *integrierte psychologische Therapie* (IPT) (Brenner et al. 1980) einen Ansatz dar, der auf der ersten Ebene – der krankheitsbedingten Funktionsstörungen – wirksam sein kann.

Mittels eines mehrstufigen Trainings kognitiver Fertigkeiten sollen Störungen der postulierten Informationsverarbeitung und der sozialen Wahrnehmung Schizophrener beeinflußt werden. Das Programm beinhaltet 5 mehr oder weniger aufeinander aufbauende Trainingsschritte, beginnend mit dem Training kognitiver Fähigkeiten und fortschreitenden Trainingsabschnitten, die die soziale Kompetenz der Betroffenen steigern sollen. Im Fortgang des Therapieprozesses werden auch mehr und mehr Gruppenprozesse intensiviert, die emotionale Belastbarkeit der Patienten nimmt dadurch zwangsläufig zu. Dieses Therapieprogramm ist aufgrund seiner theoretischen Fundierung einer der ambitioniertesten Ansätze im Bereich der Rehabilitation Schizophrener. Die erhofften Verbesserungen auf der Ebene der psychischen Funktionseinbußen haben sich aber nicht durchgängig bestätigen lassen; eher erscheint es so, daß mittels dieses Trainingsprogrammes die sozialen Fertigkeiten der Patienten verbessert werden, also die zweite Behinderungsebene beeinflußt wird.

Soziale Behinderung: Unmittelbar auf der zweiten Ebene – der sozialen Behinderung – setzen Behandlungsansätze wie *„Training sozialer Fertigkeiten"* und *„familientherapeutische Programme"* an. Diese Therapieprogramme sind hinsichtlich ihrer Wirksamkeit bereits gut wissenschaftlich belegt.

Ziel des **Trainings sozialer Fertigkeiten** ist der Erwerb oder Wiedererwerb von alltagspraktischen und sozialen Kompetenzen.

Dieses komplexe lerntheoretisch orientierte Programm besteht aus verschiedenen Bausteinen, die nach Bedarf eingesetzt werden können (z.B. Liberman 1982). Trainiert werden die jeweiligen Bausteine in einer Kombination von Rollenspiel, Rückmeldung mit Video und auch Übungen in der Wirklichkeit. Die Übungen werden systematisch in kurzen intensiven Trainingsperioden durchgeführt, in der Regel 2 × täglich. Wie aus verschiedenen Übersichtsarbeiten ersichtlich, können durch dieses Training nicht nur die sozialen Fertigkeiten von psychisch Behinderten gefördert werden, sondern auch basale Störungen der kognitiven Funktionen verbessert werden. Weiters zeigt sich, daß die Trainingseffekte sich auf nicht geübte Situationen generalisierten und insgesamt durch diese Maßnahme die klinische Symptomatik reduziert und die Rezidivrate gesenkt werden können.

Ein ganz anderer therapeutischer Ansatz zur Einflußnahme auf der Ebene der sozialen Behinderung ergibt sich aus der **Angehörigenarbeit**. Als Folge der modernen gemeindepsychiatrischen Versorgung ist den Familien und Angehörigen der Betroffenen eine enorme psychische und finanzielle Last aufgebürdet worden. Eine Schätzung besagt, daß ca. 60% der psychisch Behinderten inzwischen bei ihren Familien oder bei anderen Angehörigen leben.

Eine Last, an der die Angehörigen über viele Jahre schwer zu tragen hatten, war die Annahme gewesen, daß insbesondere die Schizophrenie ihre Ursache in pathologischen Mechanismen in der Familie habe (z.B. Laing und Esterson 1964). Diese Annahme war zum Teil aus Beobachtungen hervorgegangen, die an Familien mit einem schizophrenen Mitglied gewonnen wurden. Heute sind wir der Überzeugung, daß die in solchen Familien beobachteten Schwierigkeiten im Umgang miteinander weniger Ursachen als vielmehr Folge der Erkrankung sind. Es ist unschwer vorstellbar, welche Gefühle der Angst, des Ärgers, der Hilflosigkeit bei solchen Menschen hervorgerufen werden, die gefordert sind, mit einer solchen Erkrankung umzugehen und mit einem Betroffenen über eine lange Zeitstrecke zu leben. Es sind deshalb eine Reihe von **familien-therapeutischen Programmen** entwickelt worden, wobei jedes dieser Programme unterschiedliche Schwerpunkte setzt (Goldstein et al. 1978; Leff et al. 1982; Falloon 1982; Hogarty et al. 1986).

In diesen Studien konnte gezeigt werden, daß ein hohes Maß an „Expressed Emotion" in der Familie mit Erkrankungsrezidiven in Zusammenhang stehen. Den Programmen ist gemeinsam, daß

- der Krankheitsverlauf der Patienten im Hinblick auf psychotische Rezidive verbessert werden konnte, wenn sie gleichzeitig pharmakologisch behandelt wurden,
- aufgrund einer besseren Kenntnis über Art und Behandlung der Schizophrenie, Familienangehörige eine realistischeren Einschätzung der Erkrankung und des Patienten sowie einen besseren Umganges mit eigenen Problemen erzielten,
- insgesamt eine geringere Expressed Emotion (EE) bei Angehörigen in der Folge zu beobachten war,
- die Patienten sich bezüglich der pharmakologischen und non-pharmakologischen Behandlung complianter verhielten und
- die Nachsorge der Patienten durch das Behandlungsteam verbessert wurde.

Angehörigenarbeit ist nicht nur von Bedeutung, weil sie zu einem günstigeren Verlauf einer schizophrenen Erkrankung beiträgt, sondern auch weil sie uns eine neue Sichtweise psychiatrischer Rehabilitation eröffnet hat. Es gibt immer mehr Hinweise dafür, daß in Grenzen ein betroffener Mensch selbst auch auf den Verlauf einer Schizophrenie Einfluß nehmen kann. Die aktive Rolle der Betroffenen und auch die Einflußmöglichkeiten, die ihre Umgebung hat, sind gerade in der Zusammenarbeit mit den Familien und den Angehörigen von Schizophrenen deutlich geworden.

Soziale Handicaps: Dort, wo eine Reformbewegung in der Psychiatrie in Gang gekommen ist, wurde das psychiatrische Krankenhaus als Zentrum der Versorgung abgelöst und zu einem Glied in einer therapeutischen Kette. Ergänzend zu stationärer und ambulanter Behandlung benötigen chronisch psychisch Kranke eine Wohn-, Arbeits- und Lebensumgebung, die es ihnen ermöglicht, in der Gemeinde einen menschenwürdiges und ihren Behinderungen angemessenes Leben zu führen. Mittlerweile haben sich der rehabilitativ orientierte Arbeits- und der Wohnbereich zu einer weitverzweigten Palette von Angeboten ausdifferenziert. Von herausragender Bedeutung für die dritte Ebene, der Ebene der sozialen Benachteiligungen, ist es dabei, inwieweit die Integration des Betroffenen in die Berufswelt gelingt. Häufig ist die Behinderung so gravierend, daß der Betroffene den Anforderungen eines normalen Arbeitsplatzes nicht oder noch nicht gewachsen ist. Das Ausmaß der Benachteiligung hängt nun von den konkreten Möglichkeiten ab, für ihn einen Arbeitsplatz zu finden oder einen Arbeitsplatz zu schaffen, der den ihm verbliebenen Fähigkeiten entspricht. Somit ist im Rahmen der beruflichen Rehabilitation psychisch Kranker eines der zentralen Behandlungsverfahren die Arbeitstherapie. Dabei ist Arbeitstherapie nur ein Sammelbegriff für ein weit gespanntes Spektrum unterschiedlichster Behandlungsansätze. Diese beginnen in der Regel im psychiatrischen Krankenhaus und umfassen unterschiedlich strukturierte manuelle Tätigkeiten, die nach Schwierigkeit, Komplexität und Selbständigkeit bei der Ausführung variieren. Idealerweise soll die Belastung eines Patienten kontinuierlich gesteigert werden, seine Leistungsstärke sollte unter möglichst realistischen Bedingungen gefördert werden. Dies beinhaltet z.B. ein Training beruflicher Fertigkeiten auf sogenannten Berufstrainingsarbeitsplätzen. Zuletzt sollte es dann gelingen, für den Betroffenen einen Arbeitsplatz auf dem allgemeinen Arbeitsmarkt oder einen beschützten Arbeitsplatz zu finden. Viele der im Rahmen der Arbeitstherapie angebotenen Maßnahmen setzen auch auf den vorgenannten Ebenen der Behinderung an. Wenn z.B. Ausdauer, Konzentration und Merkfähigkeit im Rahmen von Arbeitstherapie trainiert werden, steht dahinter die Annahme, therapeutisch auf der ersten Ebene, also der Ebene der Grundstörung der Erkrankung, ansetzen zu können. Eine realitätsangepaßte Arbeitstherapie beinhaltet auch als wesentliches Element das Training kommunikativer Störungen auf der zweiten Behinderungsebene.

Manche Kranke sind aufgrund von krankheitsimanenten Beeinträchtigungen wie z.B. dem Antriebs- und Initiativeverlust, Störungen im kommunikativen Bereich und deren sozialen Folgen nicht mehr oder nur mehr in eingeschränkter Form in der Lage, sich selbst zu versorgen bzw. ihren Tag zu strukturieren. Ein gewisses Ausmaß dieser Fertigkeiten ist jedoch Grundvoraussetzung für Schritte in Richtung einer beruflichen Wiedereingliederung. Dazu liefern therapeutisch rehabilitativ orientierte Wohnformen wie Wohngemeinschaften und Wohnheime sowie Einrichtungen zur Tagesstrukturierung und kommunikationsfördernde Einrichtungen wie Tageszentren, Patientenclubs den organisatorischen Rahmen für die oben beschriebenen psycho- und sozialtherapeutischen Behandlungsverfahren.

3. Rahmenbedingungen psychiatrisch/psychosozialer Versorgung

Zentrale Anliegen einer zeitgemäßen psychiatrischen Krankenversorgung sind

- ein auf den Patienten zentrierter bedürfnisorientierter Behandlungs- und Rehabilitationsansatz sowie
- die Integration der psychiatrischen Krankenversorgung in bestehende Systeme der medizinischen und sozialen Grundversorgung, ihre Verzahnung mit diesen und
- ihre dezentrale, d.h. gemeindenahe Organisation (Meise et al. 1993; Rössler et al. 1993).

Folgende Grundsätze können für psychiatrische Einrichtungen und Dienste formuliert werden. Sie sollen:

- auf regionaler Basis verfügbar sein und eine gute Erreichbarkeit (zeitlich, örtlich, personell, psychologisch) aufweisen; Patienten müssen solange wie möglich in ihrer gewohnten Umgebung verbleiben können
- ein umfassendes therapeutisch/rehabilitatives Angebot bereitstellen, damit sie den unterschiedlichen Bedürfnissen von Personen mit psychischen Störungen gerecht werden können
- in unterschiedliche Einrichtungen ausdifferenziert sein, die den jeweiligen Bedürfnissen der Betroffenen gerecht werden und flexibel untereinander vernetzt sind
- konsumentenorientiert sein und sich in erster Linie nach den Bedürfnissen der Patienten ausrichten
- durch entsprechende therapeutische Angebote die Kompetenz von Patienten erhöhen, ihr Selbsthilfepotential fördern und ihnen dazu verhelfen, die weitestmögliche Eigenverantwortung und Kontrolle über das eigene Leben wiederzuerlangen; durch die Integration von Aufklärung und Schulung in die Behandlung werden Patienten Partner im Rahmen der sekundären und tertiären Prävention. Patienten und deren Angehörige sollten aktiv in Planungen und Entscheidungen miteinbezogen werden
- den kulturellen Hintergründen von Patienten entsprechen
- die vorhandenen Ressourcen von Patienten beachten und somit an den Fähigkeiten und Stärken von Patienten ansetzen („Ressourcenmodell"). Die Therapeuten haben die Aufgabe, darauf einzuwirken, daß Patienten ihre Identität, Würde und ihr Selbstvertrauen wiedererlangen bzw. bewahren. Es ist zu verhindern, daß Patienten eine Krankenrolle annehmen; eine Einrichtung, die ein Klima des „permanenten Krankseins" erzeugt, fördert Passivität und Rückzug
- „normalisierend" sein und das „natürliche Hilfepotential" in der Behandlung mitberücksichtigen, sowie möglichst wenig restriktiv sein und die bestehenden Ressourcen in der Gemeinde, was Arbeitsmöglichkeiten, Ausbildung, Freizeit und soziale Unterstützung betrifft, vorrangig – vor der Errichtung spezialisierter Einrichtungen – nutzen

– auch besonderen Bedürfnissen gerecht werden, wobei beispielsweise Patienten, die zusätzlich körperlich krank, obdachlos oder in Haft sind, Berücksichtigung finden müssen.

Im Prozeß zeitgerechter Aspekte psychiatrischer Versorgungssysteme haben neue Versorgungsprinzipien an Bedeutung gewonnen. Die wichtigsten Prinzipien beinhalten die Normalisierung der Hilfen, Hilfen mit geringstmöglichen Einschränkungen sowie die Individualisierung und Flexibilisierung der Versorgung.

Normalisierung der Hilfen: Überlegungen, wie behinderten psychisch Erkrankten dazu verholfen werden kann, ein Leben so normal wie möglich zu führen, haben unter diesem Stichwort Eingang in die Rehabilitationsliteratur gefunden. Normalisierende Hilfen betreffen u.a. die Bereiche Arbeit, Wohnen, Freizeit und Kommunikation. Sie sind darauf gerichtet, einen der Normalbevölkerung angepaßten Rhythmus von Arbeit und Freizeit zu finden.

Die wirksamste, tagesstrukturierende Funktion kommt dabei, wie bereits erwähnt, der Arbeit zu.

Hilfen mit geringstmöglicher Einschränkung: Dieser Grundsatz besagt, daß von etwa gleichermaßen wirksamen Betreuungsmethoden diejenige zu wählen sei, die mit den geringsten Einschränkungen für die betroffene Person verbunden ist. Daraus resultiert die Notwendigkeit, entsprechend den jeweiligen Bedürfnissen, ausdifferenzierte Angebote bereitzustellen.

Ein überwiegend fremdbestimmtes Leben wie z.B. in einem Langzeitbereich eines psychiatrischen Sonderkrankenhauses ist nur schwer mit den Vorstellungen eines normalen Lebens in Einklang zu bringen.

Individualisierung und Flexibilisierung der Versorgung: Dieser Grundsatz erfordert kleinstrukturierte und kleindimensionierte Einrichtungen, deren Angebote sich variabel über die einzelnen Einrichtungen hinweg miteinander verknüpfen lassen. Auf Vorschlag der deutschen Expertenkommission (BMJFFG 1988) sind zunächst die regional erforderlichen Versorgungsleistungen und -maßnahmen instutitionsübergreifend zu definieren und erst in einem zweiten Schritt das erforderliche Angebot vorhandenen oder gegebenenfalls neu zu errichtenden Einrichtungen und Diensten zuzuordnen.

Die Aufteilung des Versorgungsangebotes auf viele kleine Einrichtungen und Dienste bedarf ein hohes Maß an Koordination, um planloses Nebeneinander mit Fehl- Unter- oder Überbetreuung zu vermeiden. Um dieser Entwicklung vorzubeugen, wurde ein neuer Versorgungsansatz entwickelt, der unter dem Begriff **„Case-Management"** bekannt wurde. Der grundlegende Gedanke hierbei ist es, durch eine für den Patienten verantwortliche therapeutische Bezugsperson Ressourcen in der außenstationären Versorgung zu erschließen und miteinander zu verknüpfen. Über die Koordinationstätigkeit hinaus soll die Betreuung des Betroffenen in seiner natürlichen Umgebung erfolgen.

Zur Vervollständigung lesen Sie auch die Kapitel Sozialpsychiatrie und psychiatrische Rehabilitation.

Prüfungsfragen

1. Beschreiben Sie die Besonderheiten der psychischen Behinderung.
2. Auf welchen Ebenen manifestiert sich gemäß dem Konzept der Weltgesundheitsorganisation die psychische Behinderung?
3. Welche psychisch Kranken sind von einer Chronifizierung der psychischen Störung bedroht; wie manifestiert sich dies?
4. Können Sie etwas über den Verlauf schizophrener Erkrankungen sagen?
5. Welche Verfahren sind für eine umfassende Behandlung schizophren Erkrankter erforderlich?
6. Welche Rahmenbedingungen benötigt eine zeitgerechte psychiatrisch/psychosoziale Versorgung?

Literatur

1. American Psychiatric Association (1989) Diagnostisches und Statistisches Manual Psychischer Störungen – DSM III R Revision. Beltz, Weinheim Basel
2. Bundesminister für Jugend, Familie, Frauen und Gesundheit (1988) Empfehlungen der Expertenkommission der Bundesregierung zur Reform der Versorgung im psychiatrischen und psychotherapeutisch/psychosomatischen Bereich. Bonn
3. Gmür M (1986) Schizophrenieverlauf und Entinstitutionalisierung. Forum der Psychiatrie 24. Enke, Stuttgart
4. Herz MI, Keith SJ, Docherty JP (1990) Psychosocial treatment in schizophrenia. Handbook of schizophrenia, vol 4. Elsevier, Amsterdam
5. Kisker KP, Lauter H, Meyer JE, Müller C, Strömgren E (1987) Schizophrenien. Psychiatrie der Gegenwart 4. Springer, Berlin
6. Liberman RP (Hrsg) (1992) Handbook of psychiatric rehabilitation. MacMillan, New York
7. Meise U, Hafner F, Hinterhuber H (1991) Die Versorgung psychisch Kranker in Österreich. Eine Standortbestimmung. Springer, Wien New York
8. Meise U, Rössler W, Günther V, Hinterhuber H (1993) Bürgernahe Psychiatrie: Leitlinien für die Reform der psychiatrischen Versorgung in Tirol. VIP, Innsbruck
9. Rössler W, Fätkenhauer B, Löffler W (1993) Soziale Rehabilitation Schizophrener. Forum der Psychiatrie 34. Enke, Stuttgart
10. Rössler W, Salize HJ, Häfner H (1993) Gemeindepsychiatrie, Grundlagen und Leitlinien. Planungsstudie Luxemburg. VIP, Innsbruck

VII. Prävention und psychosoziale Interventionsformen in der Medizin

Kapitel 1

Verhaltensmedizin

J. Egger

> **Lehrziele**
> a) Definition und Arbeitsbereich der Verhaltensmedizin.
> b) Einführung in den Krankheitsbegriff der Verhaltensmedizin.
> c) Skizzierung der Unterschiede und Verbindungen zur Gesundheitspsychologie.

1. Kurative Psychologie in der Medizin

Seit den 80er Jahren wird auch im deutschen Sprachraum der erfahrungswissenschaftlich-psychologische Ansatz mit seiner kurativ orientierten Arbeit innerhalb der Medizin im Terminus *Verhaltensmedizin* zusammengefaßt. Die beobachtbare rasante forschungsmäßige Entwicklung und die ständige Verbesserung pragmatischer Methoden innerhalb der *Verhaltensmedizin* – die zwar ein interdisziplinäres Arbeitsgebiet, aber im Kern eine *angewandte klinische Psychologie* darstellt – sind mit großen Hoffnungen auf eine adäquatere Behandlung von menschlichen Leidenszuständen in der Medizin verbunden. Einige Vertreter verknüpfen damit auch eine langsame Verbesserung der individuellen und gesellschaftlichen Kompetenz hinsichtlich der Phänomene „Krankheitsverhalten" und „Krankheitsbewältigung" und sehen so einige Grundanliegen der angewandten *Klinischen Psychologie* realisierbar:

Gesunde wie Kranke sollen einerseits für die Bewältigung ihrer Lebensvorgänge Hilfe zur Selbsthilfe erhalten und andererseits sollen für jeweils neu entstehende Situationen solche psychologischen Handlungsmodelle entworfen werden können, die einen optimierten Einsatz der zur Verfü-

---

Die Berufsbezeichnung „Psychologe" meint selbstverständlich weibliche und männliche Vertreter dieses Berufes.

Tabelle 1. Psychologie in der Medizin

Psychologie in der Medizin bezieht sich in Forschung, Lehre und Praxis auf die eigenständige oder kooperative Bearbeitung von psychologischen Problemstellungen in den Bereichen Gesundheitserhaltung, Krankheitsverhütung, Kuration, und Rehabilitation. Beispiele für solche Arbeitsbereiche:

I. Direkte therapeutische, stützende oder beratende Arbeit mit Patienten

1. Sogenannte psychosomatische Störungen und Krankheiten

a) *Psychogene Störungen*: Primär psychisch imponierende Symptomatik mit keiner einsehbaren oder objektivierbaren Beteiligung des Organismus (Symptomwahrnehmung, *hypochondrische* Reaktion u.a.).
b) *Psychophysiologische und psychovegetative Störungen*: Durch psychische Einwirkungen (also durch Gedanken und Gefühle, d.h. intrapsychische Verhaltensweisen) ausgelöste somatische Reaktionen (physiologische Begleiterscheinungen von Emotionen oder vergleichbaren psychischen Zuständen, „psychogene" Auslösung von organischen Störungen).
c) *Psychosomatische Krankheiten* i.e.S.: Somato-psycho-soziale Wechselwirkungen sind für die Entstehung und Chronifizierung von Erkrankungen verantwortlich. Dies gilt im Prinzip für alle Krankheiten, weswegen der Begriff *psychosomatisch* weitgehend überflüssig geworden ist: Bei den als psychosomatisch gekennzeichneten Erkrankungen handelt es sich daher um solche, bei denen uns der wissenschaftliche Nachweis für eine derartige Regelkreisstörung bereits offenkundig geworden ist.
d) *Somato-psychische Störungen*: Psychische bzw. psychopathologische Reaktionen auf körperliche Krankheiten.

2. Krankheiten
Bedeutung einer Krankheit für den Kranken; Entstehung und Aufrechterhaltung der Krankheitssymptomatik, Konsequenzen für Gesundheitsverhalten bzw. Lebensführung (insbesondere bei chronischen und unheilbaren Krankheiten sowie bei Erkrankung im Kindesalter); Optimierung von psychischen Anpassungshilfen an geänderten Gesundheitszustand (psychische Verarbeitung der Krankheit, Lebenlernen mit der Behinderung).

3. Schmerzen
Analyse der Entstehung und Aufrechterhaltung von Schmerzzuständen, Diagnose und Therapie psychogener Schmerzen, Modifikationen des Schmerzerlebens auch bei somatogenen Schmerzen.

4. Operationen
Psychologische Vorbereitung auf operative Eingriffe, Auswirkung von Operationen auf den psychischen bzw. psychosozialen Status, pre- und postoperative psychologische Betreuung, insbesondere auch bei neuen medizinischen Diagnose- und Therapieprozeduren.

5. Organersatz
Psychologische Probleme bei Prothesen und lebenslang notwendigen therapeutischen Maßnahmen (wie z.B. Herzschrittmacher, Hämodialyse, Organverpflanzungen usw.).

6. Sterben
Bedeutung und Verarbeitung von Sterben und Tod für Sterbende, Angehörige und Therapeuten.

II. Beratung, Anleitung, Stützung, Betreuung (Supervision) und psychologische Fortbildung von medizinischem Personal

7. Arzt-Patient-Interaktion
Analyse der hemmenden und förderlichen Faktoren, Therapietreue (Compliance), Erarbeitung von Modifikationsstrategien

8. Krankenhausaufenthalte
Psychologische Verarbeitung von Krankenhausaufenthalten (insbesondere auch bei Kindern), Nutzung des Aufenthalts für Gesundheitsbildung und eventuellen Abbau von verhaltensmedizinischen Risikofaktoren (Sekundärprophylaxe).

9. Stationäre und ambulante Behandlungseinrichtungen
Analyse von Kommunikationssystemen, von Kooperationsmöglichkeiten und von Krankenhausstrukturen sowie deren Verbesserungsmöglichkeiten (psychologische Supervision, Teamarbeit).

10. Aufbau und Leitung gemeinsamer Einrichtungen für Forschung (kooperative Forschungsprojekte), *Lehre* (integrative Lehrangebote) *und Versorgung* (medizin-psychologische Ambulanzen und Therapieeinrichtungen).

---

gung stehenden Therapiemöglichkeiten erlaubt. Weiters könnte die Medizin besser als bisher zu einem Ort der Schulung für günstigeres Gesundheits- oder Krankheitsverhalten werden. Damit ginge es nicht bloß um eine Humanisierung der medizinischen Behandlungsprozeduren und deren Ergebnisoptimierung im engeren Sinn, sondern auch um die – insbesondere aus Kostengründen – immer stärker eingeforderte sekundäre Prävention von verhaltensbedingten Gesundheitsstörungen.

Sowohl die primär präventiv orientierte *Gesundheitspsychologie* als auch – und in besonderem Ausmaß – die kurativ ausgerichtete *Verhaltensmedizin* legen nahe, daß zahlreiche Probleme in Gesundheit und Krankheit, die gegenwärtig noch als klassisch-medizinisch aufgefaßt werden, weitgehend Verhaltensprobleme darstellen, wie Schwarzer (1990) es definiert. Derartige Probleme bedürfen eher einer Änderung des individuellen wie kollektiven Gesundheits- bzw. Krankheitsverhaltens – inklusive der parallel dazu notwendigen Änderung von externen Lebensbedingungen – als einer konventionellen ärztlichen Behandlung. Was also läge näher als die Nutzung jener verhaltensmodifikatorischen Methoden, die von Psychologen entwickelt wurden und werden, und welche in Ergänzung zur etablierten medizinischen Versorgung eingesetzt werden können. Der Vielfalt der Problemstellungen entsprechend bedarf es dabei der Zusammenarbeit zwischen Ärzten und Psychologen, wobei einmal mehr psychologisches Wissen und Können ein anderes Mal mehr medizinische Kenntnisse und Fertigkeiten zum Einsatz kommen. Selbst in Fällen gut einsehbarer organmedizinischer Krankheitssituationen verbleiben genügend psychologische Probleme zu lösen, um den medizinischen Erfolg sicherzustellen: Die Anpassung an geänderte körperliche Bedingungen oder die seelische Verarbeitung von Krankheit und Krankheitsfolgen, notwendige Veränderungen im Gesundheits- wie Krankheitsverhalten sowie konkrete Aspekte der Patienten-Compliance im Rahmen akuter oder chronischer Krankheiten sind einige wenige Beispiele für psychologische Einflußgrößen, die über Erfolg oder Mißerfolg einer medizinischen Intervention entscheiden können.

Die *Klinische Psychologie* ist aber nicht nur innerhalb der etablierten medizinischen Versorgung zur Mitarbeit aufgerufen. Ihre Arbeitsbereiche erstrecken sich weit über diesen

Rahmen hinaus. Der herkömmlichen medizinischen Versorgung vorgelagerte psychologische Maßnahmen (Gesundheitsbildungsprogramme), diese begleitende (z.B. psychologische Geburtsvorbereitungsprogramme) oder zeitlich nachgeordnete Initiativen (psychologische Nachsorge- oder Rehabilitationsprogramme für Patienten und deren Angehörige) stellen ein breites Spektrum für derartige Interventionen. Innerhalb der medizinischen Aufgaben geht es naturgemäß um das Ziel, dem Menschen, der körperliches, geistig-seelisches oder soziales Leid aufweist, zu helfen, dieses Leiden womöglich zu überwinden oder dessen Folgen zu minimieren, um ihm im Rahmen der verbliebenen oder neugeschaffenen Möglichkeiten ein bestmögliches Ausmaß an körperlichem, psychischem und sozialem Wohlbefinden (wieder) zu verschaffen. Hat sich bisher dieser Ansatz schwerpunktmäßig um den Begriff *Rehabilitationspsychologie* konzentriert, so ist es in den letzten zwei Jahrzehnten die *Verhaltensmedizin*, die die Anwendung psychologischer Erkenntnisse sowohl auf Patientenebene (in Form von Diagnostik, Beratung und Therapie) als auch auf Therapeuten- bzw. Institutionsebene (in Form von Personalschulung, psychologischer Organisationsberatung oder psychologischer Supervision) in diesem somato-psycho-sozialen Arbeitsfeld zusammenfaßt.

2. Definition und Arbeitsbereich von Verhaltensmedizin

Obwohl uns die *Verhaltensmedizin* als relativ junges Kind der Medizingeschichte erscheint, sind ihre Wurzeln nachweisbar mindestens zweieinhalb Jahrtausende alt. Jung ist allerdings der Begriff „Verhaltensmedizin" – eine nicht ganz geglückte Übersetzung des angloamerikanischen „behavioral medicine" („behavior" meint hier alle Formen des menschlichen Verhaltens, einerlei ob es sich um die äußerliche Manifestation im Sinne des sozial-motorischen oder physiologischen Verhaltens oder um den intrapsychischen Bereich des gedanklichen und gefühlsmäßigen Verhaltens handelt). Damit verschleiert der inzwischen auch im deutschen Sprachraum geläufige Begriff *Verhaltensmedizin* seinen genuin psychologischen Charakter. Trotzdem verbindet sich mit ihm eine rasante Entwicklung in Forschung, Lehre und Anwendung.

Die allgemeinste Definition von Verhaltensmedizin besagt, daß man darunter ein Forschungsfeld zu verstehen hat, welches sich mit der Entwicklung und Integration der für Gesundheitsprobleme und Patientenversorgung bedeutsamen Erkenntnisse und Methoden der psychosozialen, Verhaltens- und biomedizinischen Wissenschaften beschäftigt und die Anwendung dieser Erkenntnisse und Methoden in der Prävention, Diagnostik, Therapie und Rehabilitation betreibt (Schwartz und Weiss 1978 in Miltner, Bierbaumer und Gerber 1986).

Interessant dabei ist, daß sich relativ unabhängig von einem ganz anderen, zweiten Trend, nämlich der „Paramedizin" oder „Esoterik", dieser vorwiegend erfahrungswissenschaftliche Weg der *Verhaltensmedizin* für eine Erweiterung des konventionellen Krankheitsbegriffs entwickelt hat. Soweit wir heute überhaupt schon genügend Distanz für eine Beurteilung dieses Prozesses haben, können wir für die rasche Entwicklung der *Verhaltensmedizin als eines Teilbereichs der psychosomatischen Wissenschaft* zumindest folgende Faktoren anführen (Florin et al. 1989; Ellgring 1990):

1. Aufgrund gänderter Lebensbedingungen in der westlichen Welt und der damit zusammenhängenden besseren medizinischen Versorgung haben

die noch im vorigen Jahrhundert dominierenden Infektionskrankheiten ihre Bedeutung als (vorzeitige) Todesursache verloren. Heute dominieren chronische und degenerative Erkrankungen. Bei diesen Krankheitsgruppen handelt es sich weitgehend um Gesundheitsstörungen, bei denen ein besonders enger Zusammenhang zwischen Krankheit einerseits und bestimmten (umwelt-korrelierten) Verhaltensgewohnheiten andererseits als nachgewiesen gelten kann. Konsequenterweise sind hier die Erfolge bei der Behandlung, die im Prinzip noch nach dem Motto des 19. Jahrhunderts als „Gift und Gegengift" funktionieren, oft enttäuschend; ja, wir schaffen durch den Einsatz medizinischer Hochtechnologie eine ganze Reihe von neuen Problemen.

2. Die Erwartung jener Ärzte, die Hilfe von den psychologischen Wissenschaften bei der Behandlung von chronischen oder degenerativen Erkrankungen erhoffen, gehen vor allem in Richtung auf möglichst schnelle und effiziente Verhaltensänderungen im Risikoprofil des Patienten und auf eine Betonung des „Symptoms".

3. Im Grunde entspricht das empirisch-analytische Denken der Verhaltenstheorie viel mehr dem naturwissenschaftlich-technologischen Verständnis der Organmediziner als die hermeneutischen und in der Tat kaum objektivierbaren Denk- und Arbeitsprinzipien der Psychoanalyse (deren unzweifelhaft wichtiger Beitrag insbesondere zur Psychopathologie hier nicht Thema ist). Wahrscheinlich ist das mit ein Grund dafür, daß die *Verhaltensmedizin* mit ihrem Anspruch auf konkrete Anwendung von verhaltenstheoretischem Wissen *auf Diagnostik und Therapie* bei vorwiegend organisch manifesten Erkrankungen schneller akzeptiert wurde als andere Ansätze. Es kommt offenbar dem herkömmlichen Gesundheitswesen auch entgegen, daß die *Verhaltensmedizin* für sehr verschiedene gesundheitliche Störungen die bisherigen medizinischen Behandlungsmöglichkeiten mit ihren gut objektivierbaren und effektiven kognitiv-behavioralen Methoden zu ergänzen erlaubt, ohne daß mit ihrer Integration die konventionelle Medizin „auf den Kopf gestellt werden müßte". Mit anderen Worten: Mit der *Verhaltensmedizin* wird die herkömmliche Medizin mit psychologischen und psychosozialen Faktoren wesentlich erweitert, sie wird *aber nicht* – wie von einigen alternativen Konzepten – abgelehnt oder überhaupt in Frage gestellt. Ganz im Gegenteil: Die Vertreter der *Verhaltensmedizin* fordern die direkte Zusammenarbeit zwischen Organmedizin, Psychomedizin und Patienten!

Aber spätestens hier ist eine Warnung angebracht:

„Wir müssen uns wohl damit abfinden, daß es kein allgemeines und kein allgemeingültiges Prinzip für Krankheit gibt – alle Theorien beschreiben letztlich nur Ausschnitte oder Perspektiven und sind zudem abhängig vom jeweiligen Stand des Wissens" (Franke 1981, S. 26). Das heißt aber auch, daß die oft strapazierte „Ganzheit" realiter nie erreichbar ist!

Welcher *Krankheitsbegriff* gilt also für die *Verhaltensmedizin?*

Das medizinisch-naturwissenschaftliche Krankheitsmodell setzt Krankheit gleich mit dem Pathologischen, wird aber damit dem Gegenstand nicht gerecht. Aber auch eine einseitige psychosoziale Orientierung geht offenbar an der Wirklichkeit vorbei. Die Annahme eindimensionaler Ursache-Wirkungs-Relationen – egal ob medizinischer oder psychologischer Provenienz – für komplexe Phänomene wie menschliches Verhalten, Gesundheit oder Krankheit ist heute nicht mehr haltbar.

„Es muß vielmehr auf einen Krankheitsbegriff insistiert werden, der offen genug ist, um das ganze Spektrum der Leidenszustände von flüchtigen, morbiden Episoden bis zu irreversiblen Behinderungen zu umfassen und welcher der Natur des Menschen gerecht wird, indem er erlaubt, gleichermaßen die somatischen, psychischen und sozialökologischen Aspekte von Krankheit zu thematisieren." (Pelikan 1977, zit. n. Franke 1981, S. 30). Und: Krankheit und Beschwerden stellen eine fundamentale „Weise des Mensch-Seins" dar. Es wäre töricht zu glauben, wir könnten diese Phänomene – durch welche Methoden auch immer – ausschalten. Vielmehr sollten wir die in den Beschwerden und Krankheiten zum Ausdruck kommenden Informationen erkennen lernen, um Veränderungen in der Paßform zwischen *Inwelt* und *Umwelt* zu überlegen. Dies gilt für den einzelnen wie für die Gesellschaft.

Die Forschung zu körperlichen Krankheiten, bei denen psychologische Faktoren in der Ätiopathogenese von nachweisbarer Bedeutung sind, hat gezeigt, daß man das traditionelle medizinische Krankheitsmodell gar nicht aufgeben, aber doch um das verhaltensorientierte Modell ergänzen muß.

Gerade beim Paradebeispiel von Krankheit und Symptom, nämlich der Verbindung von Krankheit und Schmerz zeigt sich, daß es ohne eine (beobachtbare) Form von Kommunikation kein Schmerzproblem gibt. Es mag wohl eine privat erlebte Empfindung sein, aber es liegt kein Schmerzproblem vor, wenn dieses nicht geäußert wird. Jeder Forscher, der den Schmerz untersuchen möchte, ist dem Patienten ausgeliefert, d.h. er ist von dessen Mitteilungsfähigkeit und Mitteilungsbereitschaft abhängig. Der Schmerz – als psychophysiologisches Problem – kann nur durch das Schmerz*verhalten* erfaßt werden (s. Tabelle 2 bis 4 als Illustration für verhaltensmedizinische Behandlungsansätze zu Veränderung des Schmerzerlebens). Diese Grundhaltung ermöglichte tatsächlich eine gewisse Annäherung des älteren medizinischen Krankheitsmodells mit dem jüngeren verhaltenstheoretischen Modell gesundheitlicher Störung.

Vielleicht kann man *Verhaltensmedizin* für unsere Zwecke ganz allgemein als eine empirische und gegen Dogmatik gerichtete Grundeinstellung zu den Themen Gesundheit und Krankheit charakterisieren. Im Sinne von

Tabelle 2. Standardtherapie zur zeitgenössischen Schmerzbehandlung

– Medikamentöse Analgesie	– Biofeedback
– Chirurgische Analgesie	– Homöopathie
– Transkutane Nervenstimulation	– Hypnose
– Akupunktur	

Tabelle 3. Verhaltensorientierte Methoden zur Schmerzbekämpfung

Kognitive Verfahren	Schmerzempfindung: informative Vorbereitung, Selbstkontrollinstruktionen inkl. Atemtraining, Körpertraining,
Operante Maßnahmen	Kontingenzmanagement, Situationskontrolle
Biofeedback	EMG, EDA u.a.
Hypnose und imaginative Verfahren	Fremdsuggestion, Aufmerksamkeitslenkung, Imagination
Entspannung und Desensibilisierung	autogene Verfahren, progressive Muskelrelaxation, psychologische Desensibilisierung

Tabelle 4. Das Schmerzkontrolltraining. Beispiel für ein verhaltensmedizinisches Therapiekonzept bei Patienten mit (bisher therapieresistenten) chronischen Schmerzen

A. *Vorbereitung auf das Schmerzkontrolltraining*

Folgende Themen werden vor Beginn der übenden Verfahren in der Gruppe diskutiert:

1. Das Phänomen *Schmerz* und seine konventionellen Behandlungsmethoden.
2. Wechselwirkung von Schmerz und Verspannung.
3. Konsequenzen des Schmerzerlebens für das soziale Leben bzw. den Lebensstil, psychologische Bedeutung von Schmerzen.
4. Besondere Phänomene im Umgang und in der Behandlung von Schmerzen: Placebo-Effekte und Erwartungshaltungen (self-fulfilling prophecies).

B. *Die wichtigsten Behandlungselemente des Schmerzkontrolltrainings*

Als eigentliche Behandlungselemente werden folgende Möglichkeiten angeboten:

1. Der Erwerb von Fertigkeiten zur körperlichen und emotional-kognitiven Entspannung.
2. Das Wahrnehmungstraining im Sinne der Aufmerksamkeitslenkung und des Phantasieexperiments. Gesteuerte Phantasien, wie sie in der Tagtraumtechnik Verwendung finden, wobei die Wahrnehmung auf Inhalte fixiert wird, die mit dem Schmerzerleben inkompatibel sind.
3. Die gedankliche Steuerung. Das Auftreten von Schmerzen ist normalerweise stark korreliert mit individuellen negativen Denkgewohnheiten (Denkautomatismen), die es auf den Realitätsgehalt zu überprüfen und entweder in positive oder zumindest indifferente Denkmuster umzuformulieren gilt (positive Selbstinstruktionen oder kognitive Umstrukturierungen zur Stärkung der Kontrollierbarkeit des Schmerzerlebens).
4. Konfrontation. Mut zu Verhaltensänderungen aufbauen, neue Erfahrungen machen durch Erprobung von (1.), (2.) und (3.).

C. *Zum Verlauf des Behandlungstrainings*

Die gesamte Therapie hat im Normalfall folgende Schritte zu durchlaufen:

1. Information
2. Analyse des individuellen Schmerzverhaltens und der Bewältigungsversuche, funktionelle Bedeutung der Symptomatik.
3. Training der Behandlungselemente.
4. Optimierung durch Kombination von bisherigen mit neu erworbenen Bewältigungsmöglichkeiten.

Szasz oder Keupp ist in ihr auch die Dichotomie von krank und gesund zumindest theoretisch aufgelöst, d.h. die *Verhaltensmedizin* braucht Begriffe wie „Symptom" und „Grundkrankheit" eigentlich nicht. Die Entwicklung und Veränderung von pathologischem (= gesundheitsriskantem) Verhalten und gesundem (= gesundheitsförderndem) Verhalten läuft nach den gleichen Prinzipien ab. Es ist weiters auch nicht von erstrangiger Bedeutung, welche psychologischen Charakteristika ein Mensch im innersten Kern haben könnte – wenn überhaupt jemand weiß, was ein solcher Kern sein soll – sondern von Bedeutung ist mehr, was die Person in definierten Situationen tut. Dies erklärt auch die Bevorzugung des aktuellen Verhaltens für die Problemanalyse im Rahmen des therapeutischen Vorgehens. Im Sinne der Erfahrungswissenschaften bietet die *Verhaltensmedizin* ein offenes System an, geht aber von einem biopsychosozialen, systemischen Modell menschlichen Verhaltens aus. Erklärende Verhaltensanteile an definierten Krankheiten oder Störungen sollen identifiziert und Möglichkeiten bereitgestellt werden, durch verändertes Verhalten – im Sinne einer Lebensstiländerung – zu einer effektiven Behandlung beizutragen (vgl. Egger 1991).

Fassen wir zusammen:

Die *Verhaltensmedizin* ist in ihrem Anspruch eine relativ breite Disziplin, in der sich Bereiche der *Psychologie*, aber auch der Soziologie und Anthropologie mit der *Medizin* treffen. *Verhaltensmedizin* ist das Gebiet, das sich aus einem verhaltenstheoretischen und kognitiv-psychologischen Ansatz heraus mit den psychologischen Bedingungen akuter und chronischer körperlicher Erkrankungen befaßt. Unter psychologischen Bedingungen werden dabei Einflüsse verstanden, die zur Entstehung von körperlichen Erkrankungen beitragen, deren Verlauf beeinflussen und die Art des Umgangs mit der Erkrankung bestimmen.

Die auf der Yale Conference on Behavioral Medicine 1977 vorgeschlagene allgemeine Definition des Arbeitsgebietes kann immer noch als gültig angesehen werden (Miltner et al. 1986; Florin et al. 1989; Ellgring 1990):

Verhaltensmedizin ist das Gebiet, das sich mit der Entwicklung von verhaltenswissenschaftlichen Erkenntnissen und Verfahren befaßt, die für das Verständnis von physischer Gesundheit und Krankheit von Bedeutung sind, sowie mit der Anwendung dieser Erkenntnisse und dieser Verfahren auf Diagnose, Prävention, Behandlung und Rehabilitation.

Ziel des verhaltensmedizinischen Ansatzes ist es, die Interaktion zwischen motorisch-physiologischen und intrapsychisch-subjektiven Faktoren bei vorwiegend medizinischen Problemstellungen aufzuzeigen und diese Faktoren zu systematischen und empirisch überprüfbaren Modellen zusammenzufassen, um daraus psychologische Interventionen abzuleiten. Daraus sind beispielsweise Behandlungskonzepte für chronische Schmerzpatienten, für Patienten mit Angsterkrankungen bzw. Panikattacken oder mit streßabhängigen psychophysiologischen Dysregulationen hervorgegangen. Dabei wird deutlich, daß für das praktische Handwerk der *Verhal-

tensmedizin die Konzepte der Verhaltenstherapien – also kognitiv-behaviorale Behandlungsverfahren – die größte Bedeutung haben, da diese gleichermaßen Wert legen auf eine detaillierte Erklärung der krankhaften Störung („Einsicht") und auf die konkrete Handlungskompetenz zur Veränderung von Krankheitsaspekten („Handeln") aufseiten des Patienten. Diese Grundhaltung sollte aber nicht dazu verleiten, *Verhaltensmedizin* mit „Verhaltenstherapie in der Medizin" gleichzusetzen. Die *Verhaltensmedizin* ist ein eigenes Forschungs- und Anwendungsfach geworden, welches sich der empirisch-analytischen Methodik bedient und seinen Schwerpunkt in der biologischen (organisch orientierten) Medizin hat (s. z.B. Egger 1992).

Allgemeine Grundlage für die *Verhaltensmedizin* ist ein *biopsychosoziales Krankheitsmodell*, welches sowohl die medizinischen als auch die psychologischen und sozialen Determinanten einer Erkrankung in ihrer systemischen Vernetzung zu verstehen trachtet. Aus der Perspektive der *Verhaltensmedizin* greift daher eine rein psychologische Betrachtung selbst bei sogenannten psychischen Störungen ebenso zu kurz, wie andererseits auch ein rein biomedizinisches Krankheitsmodell – insbesondere bei chronischen Erkrankungen – unzureichend ist.

Die *Verhaltensmedizin* hat zahlreiche Berührungspunkte mit der *Psychosomatik* und der *Gesundheitspsychologie*, so daß diese Bereiche vielfach bereits ineinander überzugehen scheinen. Auch mit der *Medizinischen Psychologie* (der Psychologie für Mediziner) bestehen enge Verknüpfungen.

3. Verbindungen der Verhaltensmedizin zur Gesundheitspsychologie

Wie Ellgring (1990, S. 46) ausführt, haben *Gesundheitspsychologie* und *Verhaltensmedizin* eine Vielzahl von Berührungspunkten: „Themen wie Streß und Streßverarbeitung, Verbesserung psychosozialer Bedingungen bei körperlichen Erkrankungen, Prävention von gesundheitlichen Schäden usw. werden teils unter dem einen, teils unter dem anderen Namen abgehandelt. Versucht man trotzdem eine Unterscheidung, so lassen sich beide Gebiete am ehesten nach ihrer Herkunft, ihrer theoretischen Verankerung und nach der Art der Interventionen trennen: So baut die *Gesundheitspsychologie* auf edukativ-psychologischen Ansätzen mit engen Verbindungen zur Sozialpsychologie auf und integriert damit verschiedene Gebiete innerhalb der *Psychologie*. Im Unterschied dazu entstand die *Verhaltensmedizin* aus einer engen Verknüpfung von *Verhaltenstherapie, Biofeedback, Psychophysiologie und Medizin.*"

Die Maßnahmen der primär *präventiv* orientierten *Gesundheitspsychologie* sind vor allem darauf gerichtet, bei Gruppen oder Populationen Veränderungen im Gesundheitsverhalten zum Zwecke der Gesundheitserhaltung und Krankheitsverhütung zu initiieren und realisieren. Die Maßnahmen der primär *kurativ* orientierten *Verhaltensmedizin* zielen dagegen mehr auf die Behandlung und Rehabilitation von kranken Individuen ab.

4. Verbindungen der Verhaltensmedizin zur Psychosomatik und psychosomatischen Medizin

Wie die herkömmliche *Psychosomatik* oder *psychosomatische Medizin* (s. v. Uexküll 1985) erforscht auch die *Verhaltensmedizin* psychologische Einflußgrößen bei körperlich imponierenden Erkrankungen. Die theoretische Orientierung, das praktische Vorgehen und auch die Anwendungsbereiche für therapeutische Interventionen sind jedoch bisher recht unterschiedlich (Ellgring 1990): Konzentriert sich die eher psychoanalytisch orientierte *Psychosomatik* vor allem auf Konfliktverarbeitung und Emotionen als ursächliche Faktoren bei der Entstehung sogenannter funktioneller Störungen, so beschäftigt sich die *Verhaltensmedizin* vorwiegend mit kognitiv-behavioralen Faktoren für die Genese, Aufrechterhaltung oder Bewältigung sehr verschiedener, insbesondere auch nicht funktioneller Erkrankungen. In den letzten Jahren erfolgte international eine Zunahme an Forschungsanstrengungen und praktischen Behandlungsprogrammen zu den somatisch besonders gravierenden Erkrankungen (z.B. zu Herz-Kreislauferkrankungen und Krebserkrankungen). Die *Verhaltensmedizin* kann als eigenständiger Teil der psychosomatischen Wissenschaften gesehen werden. Aufgrund ihrer erfahrungswissenschaftlichen methodischen (d.h. empirisch-analytischen) Arbeitshaltung wird sie gelegentlich auch als *empirische Psychosomatik* bezeichnet (Egger 1989, 1992).

5. Zukunftsperspektiven der Verhaltensmedizin

In den letzten Jahren hat die *Verhaltensmedizin* eine bedeutsame Erweiterung in ihrer theoretischen wie angewandt-praktischen Arbeit erfahren. Patienten mit chronischen Erkrankungen dominieren über die akut Kranken. Bei vielen chronischen Patienten sind es wiederum die mit herkömmlichen organmedizinischen Mitteln oftmals „austherapierten" Krankheiten, die zum Ausgangspunkt verhaltensmedizinischer Initiativen werden: Patienten mit chronischen Schmerzen, mit Angsterkrankungen vom Typ Panikattacken, mit Eßstörungen oder mit psychophysischen Überlastungssyndromen u.v.a. profitieren zunehmend von den – zur Zeit allerdings noch relativ seltenen – verhaltensmedizinischen Behandlungsansätzen in der medizinischen Versorgung. Ein weites Arbeitsfeld für die Verhaltensmedizin bieten die Problembereiche „Krankheitsverarbeitung" und „Krankheitsbewältigung" nicht nur aufseiten der Patienten, sondern auch aufseiten der betroffenen Angehörigen (vgl. Ellgring 1990).

„Psychoendokrinologie" und „Psychoimmunologie" – relativ junge Wissenschaftszweige – versuchen unser Wissen und unsere Annahmen bezüglich der Verbindungen von organisch-immunologischen mit emotional-kognitiven Prozessen zu erforschen und nutzbar zu machen. Obwohl dieses Wissen noch unvollständig ist, sprechen die Ergebnisse für die Tatsache einer komplexen Vernetztheit von Immunsystem, Endokrinem System, Zentralnervensystem und Peripherem Nervensystem. Damit eröffnen sich neue oder erweiterte Möglichkeiten, unsere bisherigen psychobiologischen Modellvorstellungen zu Gesundheit und Krankheit zu verbessern. Erstmals wird auf einer erfahrungswissenschaftlichen und damit replizierbaren psychobiologischen Grundlage ein Verständnis geschaffen, wie seelische Vorgänge körperliche Prozesse mitsteuern, d.h. wie psychische Einstellungen die biochemischen Einstellungen lenken können – und natürlich vice versa. Damit verbindet sich die Erwartung, daß wir demnächst unsere Bemühungen um Gesundheitserhaltung und Krankheitsbeeinflussung in viel konkreterer und effizienterer Weise auf mehreren der beteiligten Ebenen werden ansetzen können.

Prüfungsfragen

1. Was sind die theoretischen Grundlagen der Verhaltensmedizin?
2. Welcher psychologisch-therapeutische Zugang ist für die verhaltensmedizinischen Behandlungskonzepte charakteristisch?
3. Worin liegt der Unterschied in der Schwerpunktsetzung von verhaltensmedizinischer und gesundheitspsychologischer Arbeit?

Literatur

1. Egger J (1989a) Bericht über die erste Abteilung für Verhaltensmedizin an Österreichs Universitäten. Verhaltensmodifikation und Verhaltensmedizin 10 (1): 69–79
2. Egger J (1991) Verhaltensmedizin und empirische Psychosomatik. In: Pieringer W, Egger J (Hrsg) Psychotherapie im Wandel. Wiener Universitätsverlag, Wien, S 45–63
3. Egger J (1992) Psychotherapie bei „psychosomatischen" Erkrankungen. In: Egger J, Freidl W, Friedrich G (Hrsg) Psychologie funktioneller Stimmstörungen. Orac, Wien, S 167–180
4. Egger J (1992) Das Ende der Leib-Seele-Dichotomie. Neue Ansätze für eine Theorie der Psychosomatik. Psychologie in der Medizin 3 (2): 3–9
5. Ellgring H (1990) Verhaltensmedizin. In: Schwarzer R (Hrsg) Gesundheitspsychologie. Hogrefe, Göttingen, S 45
6. Florin I, Hahlweg K, Haag G, Brack UB, Fahrner E-M (Hrsg) (1989) Perspektive Verhaltensmedizin. Springer, Berlin
7. Franke A (1981) Psychosomatische Störungen. Theorien und Versorgung. Kohlhammer, Stuttgart
8. Miltner W, Birbaumer N, Gerber W-D (1986) Verhaltensmedizin. Springer, Berlin
9. Schwarzer R (Hrsg) (1990) Gesundheitspsychologie. Hogrefe, Göttingen
10. Uexküll T v (Hrsg) (1985) Psychosomatische Medizin. Urban & Schwarzenberg, München

Kapitel 2

Selbsthilfe

W. Söllner

> **Lehrziele**
>
> Der Student soll
>
> 1. zwischen Selbsthilfe und Fremdhilfe unterscheiden und die Bedeutung von unorganisierter und organisierter Selbsthilfe im Gesundheitswesen erkennen;
> 2. kulturelle Gegebenheiten und Vorurteile in bezug auf Selbsthilfeansätze reflektieren;
> 3. die Bedeutung und die Möglichkeiten des Laienhelferpotentials erfassen;
> 4. bei der organisierten Selbsthilfe zwischen Selbsthilfegruppen und Selbsthilfeorganisationen differenzieren lernen;
> 5. Grundzüge der Wirkfaktoren in Gesprächs-Selbsthilfegruppen kennenlernen;
> 6. Möglichkeiten der Aktivierung des Selbsthilfepotentials und eigene Einstellungen und Gegenübertragungsreaktionen dazu reflektieren;
> 7. Kooperationsmöglichkeiten zwischen Arzt und Selbsthilfeinitiativen kennenlernen (Möglichkeiten und Gefahren).

1. Selbsthilfe und Fremdhilfe: Das Laienhelferpotential bzw. primäre soziale Netzwerke

Fremdhilfe ist immer Hilfe zur Selbsthilfe. Im medizinischen Bereich entscheidet über den Erfolg aller therapeutischen Maßnahmen letztlich die Bereitschaft des Kranken, diese Hilfe anzunehmen und die Fähigkeit des menschlichen Organismus, die angebotene Hilfe zur eigenen Regeneration zu nützen.

Im Krankheitsfall sind die individuellen Selbsthilfepotentiale zum Teil oder weitgehend erschöpft oder sogar vorübergehend ausgefallen. Der Kranke ist dann auf Fremdhilfe angewiesen, Selbsthilfe bedeutet dann zuallererst, sich an jemanden wenden zu können, um die notwendige Hilfe zu erhalten. Ein Großteil der Menschen wendet sich im Krankheits- oder Krisenfall zuerst an die nahen Angehörigen, Freunde und Bekannten; erst in einem zweiten Schritt wird professionelle Hilfe in Anspruch genommen.

Als *Selbsthilfe im weiteren Sinn* wird jene Hilfe verstanden, die vom nichtprofessionellen Bereich des Gemeinschaftswesens geleistet wird. Man spricht dabei auch vom sog. *Laienhelferpotential* oder von *primären sozialen Netzwerken.* Dazu gehören der Familienverband, sowie Freunde, Nachbarn und vertraute Personen am Arbeitsplatz, in Vereinen oder konfessionellen Gruppierungen.

In allen Kulturen und Gesellschaften haben sich solche Selbsthilfepotentiale in verschiedenster Form gebildet: Aus frühen Kulturen, z.B. indianischen Kulturen, sind religiös-medizinische Kulte bekannt, bei denen sich Kranke und ehemals Kranke zu Heilbehandlungen zusammentrafen. In der mesopotamischen Hochkultur wurden Kranke auf öffentliche Plätze getragen und jeder Vorbeikommende, der Erfahrung mit ähnlichen Krankheitserscheinungen hatte, mußte dem Kranken mit Rat zur Verfügung stehen. Im Mittelalter bildeten sich kollegiale Zusammenschlüsse, die Handwerkergilden, die die große soziale Not der Werktätigen, die durch Pestepidemien und den damit zusammenhängenden Zerfall sozialer Strukturen entstanden war, durch gegenseitige Hilfe zu bewältigen suchten. Im 19. Jahrhundert gründeten die aus ländlichen Gebieten in die Ballungszentren zugewanderten und ihrer ursprünglichen sozialen Netzwerke beraubten Arbeiter die „friendly societies" und Unterstützungskassen, die Vorläufer der späteren Gewerkschaften und Krankenkassenvereinigungen.

Solche *Selbsthilfezusammenschlüsse* von Menschen, die von ähnlicher Not, Krise oder Krankheit betroffen sind, werden als *Selbsthilfe im engeren Sinne* bezeichnet. Ihr Ziel ist die Bewältigung oder Beseitigung von sozialer Not, Krankheit oder seelischem Leid. Anfangs handelt es sich zumeist um unentgeltliche Zusammenschlüsse auf freiwilliger Basis ohne hierarchische Leitungsstrukturen und professionelle Mitarbeiter. Sie entstehen immer dann, wenn traditionelle soziale Netzwerke nicht mehr ausreichend funktionieren oder zusammenbrechen und noch nicht durch neue soziale Strukturen ersetzt sind. Voraussetzung dafür ist ein Bewußtsein der von Not und/oder Krankheit Betroffenen von der Gemeinsamkeit ihrer sozialen Lage und der Notwendigkeit, durch Zusammenschluß und solidarische Hilfe Veränderungen herbeiführen zu können.

Selbsthilfezusammenschlüsse unterliegen aber auch einem periodischen Wandel: In dem Maße, in dem sich aus ihnen neue soziale Strukturen entwickeln (etwa die Krankenkassen aus den Unterstützungsvereinen), verlieren sie ihren basisdemokratischen Charakter der freiwilligen gegenseitigen Hilfe und integrieren zunehmend professionelle Fremdhilfe. Bei Selbsthilfegruppen im Gesundheitswesen entstehen so alle Übergangsformen von basisdemokratischen, ohne Experten arbeitenden Selbsthilfegruppen bis hin zu großen Selbsthilfeorganisationen, die mittels eines eigenen Apparats Selbsthilfe vermitteln und Fremdhilfe anbieten.

2. Selbsthilfeorganisationen und Selbsthilfegruppen im Gesundheitswesen

Als erste Selbsthilfegruppen-Initiative im engeren Sinn, in der sich gleichermaßen von einem Problem Betroffene zum Zweck der gegenseitigen Hilfe in kleinen überschaubaren Gruppen zusammenfanden, wird *Alcoholics Anonymous* bezeichnet. Die Anonymen Alkoholiker wurden 1935 unter dem Einfluß der Ideen des analytischen Psychotherapeuten C. G. Jung in den USA gegründet und sind heute in allen westlichen Industrieländern verbreitet.

In den 70er Jahren hat sich im Rahmen der basisdemokratischen Entwicklungen, die im Gefolge der antiautoritären Jugendbewegung und der antipatriarchalen Frauenbewegung entstanden, eine breite *Selbsthilfebewegung* in den westlichen Industrienationen gebildet. Die Ernüchterung über die überhöhten Erwartungen, die in die rein technisch-naturwissenschaftliche Medizin zur Überwindung von Krankheit und Elend gesetzt wurden, und die offenkundigen Mängel in der psychosozialen Versorgung der zunehmenden Zahl chronisch Kranker hat zur Entstehung vielfältiger Selbsthilfeinitiativen auch im Bereich des Gesundheitswesens geführt.

Die Zahl der Selbsthilfegruppen und -organisationen wurde in den 80er Jahren in den USA auf eine halbe Million (bei 450 verschiedenen Problembereichen) und in Deutschland auf ca. 10.000 (bei 200 Problembereichen) geschätzt (Gartner und Riessman 1977; Lieberman und Borman 1979; Kickbusch und Trojan 1981). Mindestens einer von tausend deutschen Stadtbewohnern und einer von 2.000 am Land nahm zum Zeitpunkt der Erhebung von v. Ferber (1993) an einer Selbsthilfeinitiative teil. Eine repräsentative Umfrage in Deutschland ergab, daß es sich 35% der Bevölkerung vorstellen können, sich im Falle einer persönlichen Betroffenheit einer Selbsthilfegruppe anzuschließen. 85% stehen Selbsthilfeinitiativen prinzipiell positiv gegenüber (Grunow et al. 1983).

Vor allem chronisch Kranke, psychisch Kranke und Suchtkranke, Behinderte, Angehörige von Betroffenen und in Gesundheitsberufen Tätige (Krankenpflegepersonal, Sozialarbeiter, aber auch Ärzte und Psychotherapeuten) nehmen an Selbsthilfeinitiativen teil. Selbsthilfegruppen sind zu einem wesentlichen Faktor bei der Behandlung und Rehabilitation, der psychosozialen Unterstützung und der Selbstorganisation chronisch Kranker, Behinderter und psychisch Kranker geworden.

a) Selbsthilfeorganisationen

wirken vor allem „nach außen". Ihr vorrangiges Ziel ist die Veränderung *sozialer* Zustände durch den organisierten Zusammenschluß von Betroffenen.

Beispiele: Bund diabetischer Kinder und Erwachsener, Multiple-Sklerose-Gesellschaft, Österreichische Ileostomie-Colostomie-Vereinigung/ILCO etc.

b) Selbsthilfegruppen

wirken vor allem „nach innen". Ihr vorrangiges Ziel ist die *persönliche* Veränderung mit Hilfe einer kleinen Gruppe von Mitbetroffenen.

Beispiele: Gesprächsgruppen von eßgestörten Frauen, Selbsthilfegruppe von Angehörigen chronisch Kranker oder Suchtkranker, Emotions Anonymous etc.

Beide Organisationsformen sind häufig kombiniert, indem etwa im Rahmen von Selbsthilfeorganisationen, die auf überregionaler Ebene Veränderungen im Gesundheits- und Sozialbereich anstreben, kleine dezentrale Selbsthilfegruppen bestehen, in denen Selbstveränderung gesucht wird (z.B. bei der Frauen-Selbsthilfe nach Krebs oder den Angehörigen von Suchtkranken).

Frauen engagieren sich eher in Selbsthilfegruppen als Männer, und Angehörige der Mittelschicht eher als Angehörige der Unterschicht (Scheer und Moeller 1976). Als Motive für die Teilnahme werden angegeben:

- der Wunsch, von anderen Betroffenen zu lernen,
- der Wunsch, mit Krankheit und Problemen des täglichen Lebens besser umgehen zu können,
- die Unzufriedenheit mit wichtigen Bereichen des Gesundheitssystems, wobei vor allem Kritik an den bestehenden Kommunikationsstrukturen und an der mangelhaften psychosozialen Versorgung geübt wird.

3. Wie wirken Gesprächs-Selbsthilfegruppen und was bewirken sie?

Gesprächs-Selbsthilfegruppen sind kleine, meist halb-offene Gruppen (d.h. neue Mitglieder werden nur durch Beschluß der Gruppe aufgenommen) von 6 bis 15 Mitgliedern, die sich regelmäßig treffen und ohne professionelle Leitung ihre krankheits- oder konfliktbedingten Probleme bearbeiten. Diese psychologisch-therapeutisch wirkenden Selbsthilfegruppen machen insgesamt nur ca. 15% der Selbsthilfeinitiativen aus, können aber in vielfacher Hinsicht als Modell selbstbestimmter Selbsthilfetätigkeit dienen. Der Schwerpunkt liegt dabei auf der Selbstveränderung, auf dem Bewältigen von Krankheit und von Krisen. Moeller (1978) beschreibt folgende Prinzipien der Arbeit in Gesprächs-Selbsthilfegruppen:

- Selbstorganisation,
- demokratisches Arbeitsbündnis,
- autonome gegenseitige Hilfe,
- Schweigepflicht nach außen und
- Spontaneität und Kraft zur Veränderung.

In der Kleingruppe wird gegenseitige Hilfe als wechselseitiger Prozeß am deutlichsten: Das Anerkennen eigener Schwäche und Hilflosigkeit, sowie das Annehmenkönnen der Hilfe durch andere wird gleichzeitig (modellhaft) zur Hilfe für die anderen, indem es neue Möglichkeiten der Kommunikation und Perspektiven für bisher ungenützte Bewältigungspotentiale eröffnet. Erfolg oder Mißerfolg von Copingstrategien lösen wiederum Lernprozesse bei anderen Gruppenteilnehmern aus. Die Aufnahme von Kommunikation ist der erste Schritt gegen Resignation und Isolation, die Chronifizierungsprozesse von Krankheit begleiten und unterhalten.

Gesprächs-Selbsthilfegruppen haben ein *psychotherapeutisches Potential:* Sie bieten psychosoziale Unterstützung und sind bis zu einem gewissen Grad auch in der Lage, zur Aktualisierung, Klärung und Bearbeitung unbewußter Konflikte beizutragen. Die dazu nötigen Bedingungen in der Gruppe dürften – neben ihrer Konstanz – ähnlich sein, wie sie als „unspezifische Wirkfaktoren" für psychotherapeutische Prozesse beschrieben werden: Empathie (gegenseitiges Einfühlen), gegenseitige Wertschätzung, Spontaneität, Offenheit und Echtheit (Söllner 1989a).

Natürlich treten gegen einen solchen therapeutischen und emanzipatorischen Prozeß beim Einzelnen und in der Gruppe *Widerstände* auf, die, wenn sie unentdeckt und unbearbeitet bleiben, den Prozeß blockieren, zum Wegbleiben eines Mitglieds oder auch zum Scheitern der Gruppe führen können (Moeller 1977, 1991).

Empirische Untersuchungen belegen die *Wirksamkeit von Selbsthilfegruppen.* Folgende Effekte werden beschrieben: (Trice und Roman 1970; Trojan et al. 1986; Stübinger 1977; Daum 1984; Söllner und Wesiack 1987; Schauwecker 1988; Söllner et al. 1989b; Rathner et al. 1993)

- Verminderung von Angst und Depressiviät bei psychisch und körperlich Kranken;
- Besserung von Körperbeschwerden bei funktionellen Erkrankungen und bei Eßstörungen;
- Erhöhung der Lebensqualität;
- Zunahme akiver Formen der Krankheitsbewältigung bei chronischen Erkrankungen;
- Verminderung der sozialen Isolation und eine verbesserte Kommunikations- und Beziehungsfähigkeit;
- Verminderung der Einnahme von Beruhigungsmitteln.

Selten wird über *negative Auswirkungen von Selbsthilfegruppen* berichtet: Nur ein kleiner Teil (10%) der Gruppenteilnehmer, die von Trojan et al. (1986) im Raum Hamburg befragt wurden, gaben an, daß sie sich in der Gruppe überfordert oder zu wenig unterstützt gefühlt hätten. Schauwecker (1988) konnte in der Heidelberger Untersuchung keine negativen Effekte beobachten und erklärt dies damit, daß Personen, die sich in der Gruppe nicht wohlfühlten, diese bald wieder verlassen und anderweitig Unterstützung suchen würden. Mancherorts geäußerte Befürchtungen, daß durch die Teilnahme psychisch Kranker an Selbsthilfegruppen die Suizidgefährdung steigen würde, konnten nicht bestätigt werden (Moeller 1978; Söllner und Wesiack 1987).

Zu recht wird auf eine manchmal *unkritische Idealisierung* von Selbsthilfegruppen hingewiesen. Selbsthilfegruppen können in vielen Fällen kein Ersatz für eine notwendige somatische oder psychotherapeutische Behandlung sein. Befürchtungen von Ärzten und Psychotherapeuten, daß sich Selbsthilfegruppen-Teilnehmer einer notwendigen professionellen Behandlung entziehen könnten, werden aber durch die Untersuchung von Grunow et al. (1983) entkräftet, die zeigt, daß Gruppenteilnehmer häufiger ärztliche Hilfe in Anspruch nehmen als Nicht-Teilnehmer mit denselben Beschwerden.

In der öffentlichen Diskussion ist häufig die Hoffnung geäußert worden, daß Selbsthilfegruppen einen Beitrag zur Reduktion der *Kostenexplosion in Gesundheitswesen* leisten könnten. Gleichzietig haben einige Autoren vor einer drohenden Vereinnahmung der Selbsthilfebewegung durch öffentliche Kostenträger und vor negativen Auswirkungen gewarnt (Behrent et al. 1981), indem gerade Aufwendungen im psychosozialen Bereich oder beim ärztlichen Gespräch eingespart bzw. gar nicht erst die Chance erhalten, honoriert zu werden. Die oben zitierte Untersuchung von Grunow et al. scheint diese Befürchtung zu zerstreuen: Eine vermehrte Teilnahme an Selbsthilfegruppen steigert den Wunsch und den Bedarf nach psychotherapeutischer Behandlung und auch nach Ordinationsgesprächen beim Hausarzt, weil in Selbsthilfegruppen ein erhöhtes Problem- und Gesundheitsbewußtsein entsteht.

Langfristig aber können Gesprächsselbsthilfegruppen (genauso wie psychotherapeutische und sozialhelferische Arbeit) im Sinne der *Vorsorge* sehr wohl Kosten einsparen, etwa indem psychosoziale Risikofaktoren für die Chronifizierung von Erkrankungen bekämpft, der Verbrauch von Medikamenten bzw. die Entsorgungsprobleme uneingenommen weggeworfener Medikamente verringert, und die Zusammenarbeit zwischen Arzt und Patient verbessert wird.

4. Zusammenarbeit mit Experten

Eine Untersuchung in Deutschland ergab, daß sich die Hälfte der Fachleute eine Zusammenarbeit mit Selbsthilfegruppen vorstellen kann, die tatsächliche Kooperation allerdings sehr viel geringer ist. Nur 14% der Ärzte, 7% der Psychologen und 24% der Sozialarbeiter arbeiten regelmäßig mit Selbsthilfegruppen zusammen (Behrent und Kegler 1986). Nur ein kleiner Teil (ca. 10%) der Fachleute lehnt die Zusammenarbeit grundsätzlich ab. Oft überwiegt abwartende Skepsis und Verunsicherung. Ärzte befürchten oft eine ablehnende oder kritische Haltung ihren Hilfsangeboten und Verordnungen gegenüber, einen Rückzug aus der „schulmedizinischen" Versorgung und eine unkritische Hinwendung zu alternativen Therapiemethoden. Psychotherapeuten befürchten ungünstige gruppendynamische Auswirkungen in Selbsthilfegruppen und eine Nicht-Inanspruchnahme indizierter psychotherapeutischer Leistungen.

Umfrageergebnisse aus den USA, Kanada, England und Deutschland zeigen aber, daß 50–80% der Selbsthilfegruppen regelmäßig mit Fachleuten zusammenarbeiten und diese Kooperation auch aktiv suchen (Steinman und Traunstein 1976; Romeder 1982; Levy 1982; Behrent und Kegler 1986).

Es haben sich dabei verschiedene *Modelle der Kooperation* entwickelt:

– Unsystematische Beratung und Vortragstätigkeit durch Fachleute.
– Das Modell des sog. „Gesamttreffens": Dabei treffen sich Mitglieder verschiedener Selbsthilfegruppen – meist solche mit ähnlichen Problembereichen – in regelmäßigen Abständen (etwa einmal im Monat), um sich mit Fachleuten zu beraten (Moeller 1981).
– Das Modell der sog. „Semi-Selbsthilfegruppen", bei denen ein Psychotherapeut am Ende einer ca. 2 stündigen Gruppensitzung für 20 Minuten beratend teilnimmt (Wesiack 1986).
– Das Modell der „facilitators", bei dem ehemals Kranke und Fachleute bei der Initiierung von Selbsthilfegruppen und bei Krisensituationen unterstützend wirklen (siehe dazu Hesse, in Helmich 1980).
– Ein Modell der Kooperation zwischen Gesprächs- Selbsthilfegruppen und Psychotherapeuten, das in Innsbruck und Frankfurt entwickelt wurde, und bei welchem Psychotherapeuten in der Gründungsphase einer Gruppe über mehrere Sitzungen intensiv beratend mitwirken und im weiteren Verlauf über einen begrenzten Zeitraum nur mehr in bestimmten (z.B. in monatlichen) Abständen (Maurer et al. 1991; Daum und Leszczynska- Koenen 1991).

Vor allem in zwei Bereichen ist Kooperation sinnvoll, wobei den Allgemeinärzten dabei eine besondere Bedeutung zukommt (Hesse 1980; Söllner und Hörtnagl 1987):

a) Unterstützung bei der Gründung von Selbsthilfegruppen

Die Herstellung des Kontakts zwischen ähnlich Betroffenen und Interessierten kann durch Aushänge in Arztpraxen, Beratungsstellen und Krankenhausambulanzen unterstützt werden. Sprechstundenhilfen und Krankenpflegepersonal können bei der Kontaktaufnahme von chronisch Kranken untereinander besonders hilfreich sein.

Wichtig ist, daß Wünsche und angepeilte Ziele der Selbsthilfegruppen-Teilnehmer in den ersten gemeinsamen Treffen so weit als möglich klar ausgesprochen werden und daß die Gruppe anfangs genügend Mitglieder hat, um ausreichend stabil zu sein (d.h. mindestens 8–10).

Es empfiehlt sich, Treffen in regelmäßigen Abständen, möglichst an einem fixen Tag, zu planen. Dazu ist ein „neutraler" Ort (etwa ein Raum in einer Beratungsstelle oder einer sonstigen Institution oder ein Wartezimmer in einer Arztpraxis) günstiger als ein Treffen in der Privatwohnung eines Teilnehmers. Durch letzteres könnte die Gruppe von vorneherein in Verantwortlichere und sich weniger betroffen Fühlende aufgespalten werden.

b) Information und Beratung von laufenden Gruppen:

– Ärzte können den Gruppenteilnehmern Wissen über medizinische Themen zum Zweck der Vorsorge oder besseren Bewältigung von

Krankheit vermitteln, Ratschläge bei spezifischen krankheitsbedingten Störungen anbieten oder Trainings- und Diätprogramme kontrollieren (z.B. in Koronargruppen oder Diabetikergruppen).
– Gemeindeschwestern und Sozialarbeiter können Information und Unterstützung bei pflegerischen und sozialen Problemen anbieten.
– Psychotherapeuten und Psychologen für psychologische und gruppendynamische Beratung zur Verfügung stehen. Letztere ist vor allem in sensiblen Phasen der Gruppenentwicklung sinnvoll, z.B. am Beginn der Gruppenentstehung, beim Ausscheiden bzw. der Neuaufnahme von Gruppenmitgliedern und bei Krisensituationen in der Gruppe (Tod von schwerkranken Mitgliedern, Rivalitätskonflikte etc.).

Die Voraussetzung der Kooperation mit Selbsthilfegruppen ist, daß professionelle Helfer ihre Kontrollbedürfnisse einschränken und dem Patienten mehr Selbstverantwortung zugestehen können, als sie dies aus ihrem traditionellen Rollenverständnis her gewohnt sind. Die Angst, Verantwortung (und damit auch Macht) abzugeben, wurzelt oft in der Angst, übergroßer selbstauferlegter Verantwortung nicht gerecht werden zu können. Wenn Selbstverantwortung und professionelle Unterstützung nebeneinander bestehen können, wird ein gegenseitiger Lernprozeß möglich. Art und Ausmaß der Kooperation muß sich nach den Bedürfnissen und nach dem Entwicklungsstand der Gruppe richten und sollte im Verlauf des Gruppenprozesses immer wieder kritisch überdacht werden. Eine regelmäßige längerfristige Teilnahme von Experten verhindert meist die Ausbildung wirksamer Selbsthilfemechanismen und ist oft Ausdruck des traditionellen Zusammenspiels einer unreflektierten Helfermentalität der Experten und des Verharrens der Gruppenteilnehmer in einer passiven, sich unterordnenden Patienten-Haltung.

Aber auch die spiegelbildliche Kehrseite, das völlige Heraushalten aus allem, was mit Selbsthilfegruppen zu tun hat, ist unproduktiv. Eine Haltung des Beratend-zur-Verfügung-Stehens, wenn die Selbsthilfegruppen-Teilnehmer dies wünschen, läßt der Entwicklung der Eigenverantwortlichkeit der Selbsthilfegruppe am besten Raum. Die beste Art, ein guter Selbsthilfegruppen-Berater zu werden, ist selbst Selbsthilfe-Erfahrung zu machen. Berufsbezogene Selbsthilfegruppen von Sozialarbeitern, Psychotherapeuten, Medizinstudenten oder Ärzten könnten eine gute Schule dazu sein.

Prüfungsfragen

1. Überlegen Sie, welche eigenen Selbsthilfe- und Laienhilfepotentiale Sie im Falle eigener Krankheit oder eigener Lebensprobleme (bzw. auch bei Ihren Angehörigen) kennengelernt haben.
2. Welche Selbsthilfegruppen sind Ihnen bekannt?
3. Bei welchen wissen Sie, wie man Kontakt aufnehmen kann?
4. Fragen Sie dazu auch Studienkollegen und diskutieren Sie mit ihnen über Anlässe, die eine Teilnahme an Selbsthilfegruppen sinnvoll erscheinen lassen.

Literatur

1. Behrendt JU, Dennecke C, Itzwerth R, Trojan A (1981) Selbsthilfe-Gruppen vor der Vereinnahmung. Zur Verflechtung von Selbsthilfe-Zusammenschlüssen mit staatlichen und professionellen Sozialsystemen. In: Badura B, Ferber C v (Hrsg) Selbsthilfe und Selbsthilfeorganisationen im Gesundheitswesen. Oldenburg, München Wien, S 91ff
2. Behrent JU, Kegler R (1986) „Uns liegt nicht daran, die Medizin zu verteufeln ..." Selbsthilfegruppen und professionelle Helfer. In: Trojan A (Hrsg) Wissen ist Macht. Eigenständig durch Selbsthilfe in Gruppen. Fischer, Frankfurt, S 211–249
3. Daum KW (1984) Selbsthilfe-Gruppen. Eine empirische Untersuchung von Gesprächs-Selbsthilfegruppen. Psychiatrie-Verlag, Rehburg-Locum
4. Daum KW, Leszczynska-Koenen A (1991) Die therapeutische Anleitung einer Bulimie-Selbsthilfegruppe. In: Balke K, Thiel W (Hrsg) Jenseits des Helfens. Professionelle unterstützen Selbsthilfegruppen. Lambertus, Freiburg, S 93–105
5. Ferber C v (1993) Die Befunde des Bundesmodellprogramms zur Selbsthilfeförderung in Städten und Kreisen aus der Sicht der wissenschaftlichen Begleitung. Selbsthilfegruppen-Nachrichten, Deutsche Arbeitsgemeinschaft Selbsthilfegruppen, Gießen
6. Gartner A, Riessman F (1977) Self-help in the human services. Jossey Bass, New York
7. Grunow D, Breitkopf H, Dahme HJ, Engfer R, Grunow-Lutter V, Paulus W (1983) Gesundheitsselbsthilfe im Alltag. Enke, Stuttgart
8. Helmich P, Hesse E, Köhle K, Mattern HJ, Pauli H, Uexküll T v, Wesiack W (1991) Psychosoziale Kompetenz in der ärztlichen Primärversorgung. Springer, Berlin, S 314–321
9. Hesse E (1980) Hilfe zur Selbsthilfe durch den Hausarzt. Therapiewoche 30: 3951–3961
10. Kickbusch I, Trojan A (Hrsg) (1981) Gemeinsam sind wir stärker. Selbsthilfe-Gruppen und Gesundheit. Selbstdarstellungen, Analysen, Forschungsergebnisse. Fischer, Frankfurt/M
11. Levy L (1982) Mutual support groups in Great Britain. Soc Sci Med 16: 1265–1275
12. Lieberman MA, Borman LD (eds) (1979) Self-help groups for coping with crisis. Jossey-Bass, San Francisco
13. Maurer G, Rathner G, Walter HM, Söllner W (1991) Anleiten ohne zu leiten. Das Innsbrucker Modell „Angeleitete Selbsthilfegruppen für Frauen mit Eßstörungen". In: Balke K, Thiel W (Hrsg) Jenseits des Helfens. Professionelle unterstützen Selbsthilfegruppen. Lambertus, Freiburg, S 105–115
14. Moeller ML (1977) Wodurch wirken Selbsthilfe-Gruppen? Zu einigen therapeutischen Prinzipien der Gruppenbehandlung. Gruppenpsychol Gruppendyn 8: 337–357
15. Moeller ML (1978) Selbsthilfegruppen. Rowohlt, Reinbek
16. Moeller ML (1981) Anders Helfen – Selbsthilfe-Gruppen und Fachleute arbeiten zusammen. Klett-Cotta, Stuttgart
17. Moeller ML (1991) Widerstandsbewußtes Zusammenarbeiten. Übertragung und Gegenübertragung in der Selbsthilfegruppen-Unterstützung. In: Balke K, Thiel W (Hrsg) Jenseits des Helfens. Professionelle unterstützen Selbsthilfegruppen. Lambertus, Freiburg, S 61–78
18. Rathner G, Bönsch C, Maurer G, Walter MH, Söllner W (1993) The impact of a „guided self-help group" on bulimic women: a prospective 15 months study of attenders and non-attenders. J Psychosom Res 37 (4): 389–396
19. Romeder JM (1982) Self-help groups in Canada. Canad. Council on Social Development Publications, Ottawa
20. Schauwecker GC (1988) Selbsthilfegruppen bei körperlich Kranken. In: Deter C (Hrsg) Gruppen mit körperlich Kranken. Springer, Berlin, S 235–264
21. Scheer JW, Moeller ML (1976) Krankheitskonzepte psychotherapeutischer Patienten. Med Psychol 21: 13–29
22. Söllner W, Wesiack W (1987) Zur Effizienz koordinierter Selbsthilfegruppen in der Behandlung psychosomatischer Störungen. In: Lamprecht F (Hrsg) Spezialisierung und Integration in Psychosomatik und Psychotherapie. Springer, Berlin, S 71–82
23. Söllner W, Hörtnagl K (1987) Zur Integration von Selbsthilfe-Gruppen in die Arbeit des Allgemeinarztes. Allgemeinmedizin 16: 84–89

24. Söllner W (1989a) Selbsthilfe-Gruppen. In: Eser A, Lutterotti M v, Sporken P (Hrsg) Lexikon Medizin – Ethik – Recht. Herder, Freiburg, S 1021–1030
25. Söllner W, Kessler F, Walter MH, Purtscheller G, Kemmler G, Wesiack W (1989b) Persönlichkeitsveränderungen in Selbsthilfegruppen und Semiselbsthilfegruppen. In: Söllner W, Wesiack W, Wurm B (Hrsg) Sozio-Psycho-Somatik. Gesellschaftliche Entwicklungen und psychosomatische Medizin. Springer, Berlin Heidelberg, S 327–335
26. Steinmann R, Traunstein DM (1976) Redefining deviance: the self-help challenge to the human services. J Appl Behav Sci 12: 347–361
27. Stübinger D (1977) Psychotherapeutische Selbsthilfe-Gruppen in der BRD. Eine Untersuchung der Sozialstruktur und therapeutischen Prozesse in Gruppen. Dissertation, Universität Gießen
28. Trice HM, Roman PM (1970) Sociopsychological predictors of affilation with alcoholics anonymous: a longitudinal study of „treatment success". Social Psychiatry 5 (1): 51–59
29. Trojan A, Deneke C, Guderian H, Schorsch EM (1986) „Seitdem ich diese Gruppe habe, lebe ich richtig auf". Aktivitäten, Ziele und Erfolge von Selbsthilfegruppen. In: Trojan A (Hrsg) Wissen ist Macht. Eigenständig durch Selbsthilfe in Gruppen. Fischer, Frankfurt, S 163–210
30. Wesiack W (1984) Psychosomatische Medizin in der ärztlichen Praxis. Urban & Schwarzenberg, München

Weiterführende Literatur

1. Balke K, Thiel W (Hrsg) (1991) Jenseits des Helfens. Professionelle unterstützen Selbsthilfegruppen. Lambertus, Freiburg
2. Kickbusch J, Trojan A (Hrsg) (1981) Gemeinsam sind wir stärker – Selbsthilfegruppen und Gesundheit. Fischer, Frankfurt
3. Moeller ML (1981) Anders Helfen – Selbsthilfe-Gruppen und Fachleute arbeiten zusammen. Klett-Cotta, Stuttgart

Kapitel 3

Gesundheitsförderung am Arbeitsplatz

R. Schoberberger

Lehrziele

Das Prinzip der Gesundheitsförderung soll als eigenständiges Gebiet innerhalb der Gruppe der präventiven Maßnahmen erkannt werden. Die diesbezüglichen Voraussetzungen und Möglichkeiten am Arbeitsplatz sollen erfaßt werden. Anhand dargestellter Beispiele sollen ähnliche Maßnahmen erstellt und durchgeführt werden können.

Einleitung

Der Mensch sollte fähig sein, sein eigenes Gesundheitsverhalten zu kontrollieren und – gegebenenfalls – die Möglichkeit besitzen, Einfluß auf die Verbesserung seines Gesundheitsverhaltens zu nehmen. Dazu wird es aber notwendig sein, Maßnahmen der Gesundheitsförderung in verschiedene Lebensbereiche zu integrieren. Nach Ansicht vieler Experten auf diesem Gebiet wird ein Bereich, der sich für derartige Zwecke bestens eignen würde, noch viel zu wenig beachtet – der Arbeitsplatz.

Ein Großteil der Bevölkerung verbringt einen wesentlichen Zeitabschnitt am Arbeitsplatz. Wurde auch bisher schon versucht, schädliche Einflüsse des Arbeitsplatzes weitgehend auszuschalten – wie etwa durch Reduktion von Staub-, Lärm- oder Schadstoffbelastungen – ist es in Österreich für Arbeitgeber, aber auch für Arbeitnehmer noch sehr ungewöhnlich, wenn vorgeschlagen wird, aktiv in den Prozeß der Gesunderhaltung einzugreifen. Dabei geht es nicht nur um Maßnahmen, die unmittelbar den Arbeitsplatz betreffen. Vielmehr sollen alle Lebensumstände berücksichtigt werden, insbesondere auch alle Arten von Streßbelastungen und deren Möglichkeiten, wie der einzelne versucht damit fertig zu werden.

Gesundheitsförderungs-Maßnahmen können durchaus dazu beitragen, nicht nur die Gesundheit, sondern auch das Wohlbefinden zu verbessern –

ein Umstand, der auch Auswirkungen auf den Arbeitsplatz selbst erwarten läßt: Jemand der sich wohl fühlt, fit ist und seine persönlichen Probleme relativ gut kontrollieren kann, wird in der Regel leistungsbereiter, engagierter seinen beruflichen Pflichten nachgehen und durch eine verminderte Krankheitsanfälligkeit auch weniger Arbeitsausfälle aufweisen.

Arbeitnehmer sollten die Gesundheitsförderung am Arbeitsplatz als „Serviceleistung" ihres Betriebes auffassen und die Chance nützen, Angebote, die an ihrem Arbeitsplatz gemacht werden, anzunehmen. Schlecht wäre es, solche Programme in irgendeiner Form zu „verordnen", eine Teilnahme zu erzwingen, da sonst mit verstärkten Widerständen gerechnet werden könnte. Sehr leicht könnten dann Angebote auf dem Sektor der Gesundheitsförderung so interpretiert werden, daß man damit versucht, die Produktivität eines Unternehmens zu steigern.

Die aktive Beteiligung als Voraussetzung für die erfolgreiche Gesundheitsförderung

Ein Forscherteam der Universität Stockholm und des schwedischen Gewerkschaftsbundes hat die Ziele einer Aktivierung der Beteiligten wie folgt beschrieben:

- Die persönlichen Arbeitserfahrungen der Arbeiter stellen den Ausgangspunkt für Analysen ihrer eigenen Arbeitsumwelt dar (bei einem mit Straßenarbeitern durchgeführtem derartigen Projekt wurden für die Erleichterung der Problemanalyse Polaroidkameras erfolgreich eingesetzt [Sköld et al. 1978]).
- Die Beteiligten sollen selbst zu der Einsicht gelangen, daß sie tatsächlich dazu beitragen können, ihr Arbeitsmilieu zu verbessern.
- Es soll die Erfahrung gemacht werden, daß sich ein systematischer kollektiver Erfahrungs- und Wissensaustausch lohnt.
- Die erwachsenden Aktivitäten bei den Arbeitern in Richtung der Entwicklung eigener Veränderungsideen müssen sehr aktiv durch den Betrieb unterstützt werden.

„Wohlbefinden" als Ziel der Gesundheitsförderung

Der Hintergrund der Arbeit schafft die Kontinuität, die notwendig ist, um persönliche Gesundheitsrisiken zu erkennen, zur Beschäftigung mit Programmen zur Risikoverminderung anzuregen und die Veränderung von Gewohnheiten über einen gewissen Zeitraum hinweg zu unterstützen und zu beobachten.

Bei der Erstellung von Programmen zur Gesundheitsförderung sollte berücksichtigt werden, daß diese vorerst auf die Erreichung von Wohlbefinden abzielen. Die Elemente des Wohlbefindens lassen sich wie folgt beschreiben (Weinstein 1985):

- Jeder arbeitende Mensch ist Teil eines offenen dynamischen Systems, das durch seine interne und externe Umgebung beeinflußt wird und seinerseits darauf einwirkt.
- Es ist zu berücksichtigen, welchen gesundheitsgefährdenden Situationen der arbeitende Mensch ausgesetzt ist, die – sowohl psychisch als auch physisch – eine ernstliche Bedrohung für seine Gesundheit darstellen.
- Es ist nicht notwendigerweise so, daß das Nichtvorhandensein von Faktoren, die für den arbeitenden Menschen die Gefahr einer Erkrankung mit sich bringen, das Wohlbefinden fördern. Nicht die Ergebnisse der traditionellen Krankheits-Epidemiologie können als adäquate wissenschaftliche Grundlage für die Gesundheitsförderung dienen, sondern eine Epidemiologie der Gesundheit ist notwendig.
- Die Tätigkeit selbst darf nicht unberücksichtigt bleiben, d.h. es ist der Natur und Struktur des Phänomens Arbeit selbst größere Aufmerksamkeit zu widmen, als dies bislang der Fall ist.
- Veränderungen der Lebensweise bedürfen Unterstützung, insbesondere von Personen, mit denen man zusammenarbeitet, sowie von der Familie und der Gemeinschaft.

Gesundheitsförderung und Ökonomie

Gesundheitsförderung am Arbeitsplatz läßt sich nicht ohne finanzielle Leistungen durchführen. Daß sich der Kostenaufwand jedoch lohnt, zeigt z.B. eine Zusammenfassung der Ergebnisse, die von einer amerikanischen Versicherungsgesellschaft herausgegeben wurden (zitiert nach Weinstein 1985).

- Mit Programmen zur Blutdruckkontrolle können 68 bis 98 Prozent der Arbeitnehmer erreicht werden. Diese Programme stellen somit ein effektives Mittel zur Regulierung des Bluthochdruckes dar.
- Verschiedene Erfahrungsberichte weisen auf die Effektivität von Raucherentwöhnungsprogrammen hin; so gaben z.B. bei der Metropolitan Life Insurance Company 35 Prozent der Angestellten innerhalb eines Jahres das Rauchen auf, wobei für jeden ehemaligen Raucher schätzungsweise 345 $ eingespart wurden.

Das „Look After Yourself"-Programm

Das „Look After Yourself"-Programm (LAY-Programm) vom Health Education Council (Großbritannien) beweist, daß es möglich ist, Menschen zu motivieren, ein besseres Gesundheitsverhalten anzunehmen (Randell 1985).

Das Programm, dessen Schwerpunkte Bewegungsübungen, Entspannung und gesundheitliche Belange (z.B. „sensibles" Essen) darstellen, wird vorerst Betriebsverantwortlichen und „Multiplikatoren" präsentiert.

Von den ersten Gesprächen bis zum tatsächlichen Start des Programmes vergeht meist ein Jahr, bis alle organisatorischen und inhaltlichen Aspekte abgeklärt sind:

- Das LAY-Programm startet mit einer umfangreichen Ausstellung im Betrieb.
- Während dieser Ausstellung stehen „Tutoren" zur Verfügung, die Fragen beantworten und auch einfache Tests durchführen.
- Es wird gebeten, einen Fragebogen (anonym) auszufüllen.
- Die Interessierten sind eingeladen, das eigene Körpergewicht zu überprüfen und anhand von Tabellen zu kontrollieren, ob sie damit im „Normalbereich" liegen.
- Es werden Blutdruckmessungen und Lungenfunktionsproben durchgeführt.
- Die Arbeitnehmer erhalten Informationen über Streß, Alkoholkonsum, körperliche Betätigung, Ernährung etc.
- Auch ein Computerprogramm, mit dem Interessierte Dialog führen können, steht zur Verfügung.
- Nach dieser „Motivationsphase" haben die Arbeitnehmer die Möglichkeit, eine der verschiedenen Gruppenberatungen (mit diversen Schwerpunkten) zu belegen.
- Die Interventionsmaßnahme darf, nach Meinung der für das LAY-Programm Verantwortlichen, nicht von der Arbeitszeit getrennt ablaufen.
- Außerdem ist es ein Prinzip des Health Education Council das LAY-Programm nur dort einzusetzen, wo es kostendeckend durchführbar ist; d.h. der Arbeitgeber und/oder der Arbeitnehmer hat einen Beitrag zu leisten.
- Das Betriebsmanagement wird bereits vor dem Start des Programms informiert, daß es durchaus möglich ist, daß nach Abschluß der Interventionsmaßnahme von den Arbeitnehmern Forderungen an die Betriebsleitung herangetragen werden (wie z.B. Veränderungen bei der Betriebsküche, Arbeitspausen für Bewegungsprogramme etc.).

Von einigen wenigen „Schlüssel"-Mitarbeitern des LAY-Programms – meist mit pädagogischer oder psychologischer Ausbildung – werden regelmäßig Übungsleiter aus der Industrie ausgebildet. Diese Übungsleiter stehen einerseits dafür zur Verfügung, selbst Kurse in den Betrieben durchzuführen, andererseits bilden sie wieder neue Mitarbeiter aus. Die „Schlüssel"-Mitarbeiter übernehmen dann die Aufgabe von Supervisoren. Dieses System ermöglicht es, daß ein großer Stab solcher „health workers" herangebildet werden konnte und daß das LAY-Programm in vielen Betrieben eingesetzt werden kann.

Gesundheitsförderung in österreichischen Betrieben

In Österreich gibt es nunmehr seit einigen Jahren konkrete Ansätze, neben allgemeinen Maßnahmen der Arbeitsmedizin, in Betrieben auch Gesundheitsinformation und Gesundheitsberatung anzubieten. So werden im

Rahmen von Tagungen interessierte Betriebsärzte und sonstige Multiplikatoren, wie z.B. Betriebsräte, Angehörige des Arbeitssicherheitsdienstes oder mit der Personal-Ausbildung betrauten Personen, für diese Thematik sensibilisiert. Dabei werden auch konkrete Vorschläge unterbreitet, wie die Gesundheitsförderung als Gesamtprojekt in den Arbeitsbereich zu integrieren wäre:

- Arbeit mit Multiplikatoren (leitende Angestellte, betriebsärztliches Personal, Betriebsärzte etc.);
- Errichtung einer „Anlaufstelle": Arbeitnehmer können dort spezielle Informationen erhalten;
- Diskussionsrunden: in Form von Podiumsdiskussionen Problembewußtsein fördern, um damit die Einstellungsänderung einzuleiten;
- „Gesundheits"-Wettbewerbe;
- verschiedene Maßnahmen wie
    - Miteinbeziehung des Speiseplans (Küche),
    - Schaffung von rauchfreien(armen) Zonen,
    - zur Verfügung stellen von nicht-alkoholischen Getränken (bzw. kostengünstige Abgabe dieser) etc.;
- Gruppenberatung auf Basis von Verhaltensmodifikation: intensive Betreuung von Arbeitnehmern, die eine einschneidende Verhaltensänderung beabsichtigen (Raucherentwöhnung, Gewichtsreduktion etc.);
- Langzeitbetreuung: regelmäßige Kontrolle (Gruppensitzung, Brief-/Telefon- Kontakt etc.) für alle einmal in Gruppenbetreuung erfaßten Probanden;
- spezielle Aktivität für Lehrlinge: „Projekt Moosham" in Lehrwerkstätten; Einsatz eines präventiven Drogenerziehungsprogramms, das sich bereits im Einsatz in Schulen oder bei Jugendgruppen bewährt hat;
- begleitende Kontrolle der gesundheitsfördernden Maßnahmen durch
    - betriebsärztlichen Dienst (medizinische Tests),
    - sonstige Multiplikatoren (Verhaltensbeobachtung).

Der Erfolg von Maßnahmen zur Gesundheitsförderung hängt von verschiedenen Faktoren ab. Nicht nur ausländische Erfahrungen weisen darauf hin, wie wichtig und sinnvoll in Zukunft der verstärkte Einsatz von gesundheitsfördernden Maßnahmen am Arbeitsplatz ist.

Doch gerade Erfahrungen in Österreich haben gezeigt, daß das Gelingen derartiger Interventionsmaßnahmen von einigen wesentlichen Faktoren abhängt.

So ist es entscheidend, von Beginn an alle „Multiplikatoren", wie Betriebsleitung, Personalabteilung, betriebsärztlichen Dienst, Betriebsrat, Arbeitssicherheit etc. in die geplanten Aktivitäten zu integrieren. Diese Schlüsselpersonen können nicht nur darüber Auskunft geben, welche Belange für die Belegschaft von größtem Interesse sein müßten, sondern können durch die Kenntnis der jeweiligen Betriebsstruktur auch wichtige Beiträge zur Organisation solcher Maßnahmen liefern. Aus der Zusammenarbeit mit den Multiplikatoren ist dann ein Konzept für die Durchführung des Projektes zu erstellen, mit dem sich alle Beteiligten identifizieren können. Damit verhindert man nicht nur eine eventuelle Boykottierung des Programms, sondern gewinnt meist auch noch wichtige „Mitarbeiter" für die Durchführung des Gesundheitsförderungs-Projektes.

Unabhängig davon scheint es aber auch notwendig zu sein, eine Art Vorerhebungsphase unter der Belegschaft durchzuführen. Eine derartige Vorerhebung

- liefert die „Basisrate" der Einstellungen und Verhaltensweisen der Betriebsangehörigen zu gesundheitsrelevanten Fragestellungen, an der später der Erfolg der jeweiligen Kampagne gemessen werden kann;
- stellt eine wichtige Phase zur Sensibilisierung für derartige Gesundheitsprogramme dar und ist somit ein wesentliches Element für die Motivation zur aktiven Beteiligung am Projekt;
- bezieht auch jene Mitarbeiter in die Aktivitäten mit ein, die vielleicht gesundheitsfördernde Maßnahmen gar nicht notwendig haben oder vorerst nicht daran denken, sich an solchen Projekten aktiv zu beteiligen; das hat den Vorteil, daß sich etwa die an Gruppenberatungen oder ähnlichem interessierten Probanden nicht als eine völlig isolierte Gruppe sehen müssen, sondern als jener Teil der Belegschaft, der sich etwas intensiver mit dem Programm auseinandersetzt.

Fragen zum Weiterdenken

Wie könnte eine regelmäßige Einrichtung am Arbeitsplatz aussehen, die sich speziell mit Themen der Gesundheitsförderung befaßt? Wie können solche Maßnahmen evaluiert und entsprechend für die Öffentlichkeit publiziert werden?

Prüfungsfragen

1. Ziele und Zielgruppen von gesundheitsfördernden Maßnahmen.
2. Voraussetzungen für die erfolgreiche Durchführung gesundheitsfördernder Interventionen am Arbeitsplatz.
3. Ökonomische Aspekte der Gesundheitsförderung am Arbeitsplatz.
4. Die Rolle von „Multiplikatoren" im Zusammenhang mit der Gesundheitsförderung am Arbeitsplatz.

Literatur

1. Randell J (1985) „Paß auf Dich auf!" Ein strukturiertes Programm für eine positive Gesundheitslehre. Referat anläßlich der Internationalen Konferenz für Gesundheitserziehung „Gesundheitsförderung in der Arbeitswelt", Köln, 7.–9. Oktober 1985
2. Sköld M et al (1978) Arbete i gatumiljö. Arbetarskyddsfonden. Stockholm
3. Weinstein MS (1985) Lifestyle, stress and work: strategies for health promotion. Referat anläßlich der Internationalen Konferenz für Gesundheitserziehung „Gesundheitsförderung in der Arbeitswelt", Köln, 7.–9. Oktober 1985

Kapitel 4

Verhaltensänderung in der ärztlichen Praxis im Rahmen von Gruppenprogrammen

R. Schoberberger

> **Lehrziele**
>
> Sowohl der motivationale als auch der ökonomische Aspekt der Gruppenberatung in der ärztlichen Praxis soll erkannt werden. Anhand der Konzepte zur Rauchertherapie und Gewichtsreduktion sollen Möglichkeiten von Verhaltensänderungen nachvollzogen werden können.

Einleitung

Aufgrund verschiedener Überlegungen scheint es sinnvoll, Methoden der Verhaltensmodifikation im Rahmen der ärztlichen Betreuung zur Anwendung zu bringen. Vor allem wenn es sich um Verhaltensweisen handelt, die sich auf lange Sicht ungünstig auf den Gesundheitszustand auswirken oder wenn z.B. automatisierte Gewohnheiten – etwa das Rauchen – infolge bereits bestehender Krankheiten kontraindiziert sind und auch im Hinblick auf therapeutische Maßnahmen nicht aufrechterhalten werden sollten.

Auch dann, wenn der Arzt beispielsweise aufgrund eines Zufallsbefunds oder anhand der Ergebnisse einer Gesundenuntersuchung Lebensstiländerungen als angezeigt erachtet, ist dem Patienten wenig damit gedient, wenn er nur auf sein ungünstiges Verhalten aufmerksam gemacht wird, aber keine konkreten Hilfestellungen erhält wie dieses Verhalten umzustellen oder aufzugeben wäre. Ein Hypertoniker, der die Information erhält, sein Körpergewicht um 10 kg reduzieren zu müssen, wird dieser Empfehlung wahrscheinlich nur dann nachkommen können, wenn ihm gleichzeitig eine Methode vorgestellt wird, mit der das angestrebte Ziel erreicht werden kann.

Schließlich ist der Arzt, wenn es um gesundheitliche Angelegenheiten geht, für viele Menschen die einzige Bezugsperson. Dem Arzt wird in diesen Fragen fachliche Kompetenz bescheinigt und außerdem ist er es, der mit dem Patienten über gesundheitliche Probleme ins Gespräch kommt.

Es ist durchaus zu empfehlen, Gesundheitsberatung in der Gruppe durchzuführen. Da es darum geht, „erlernte" Verhaltensweisen zu „verlernen", wird die therapeutische Intervention eine Anzahl von Gruppensitzungen umfassen. Dabei hat es sich bewährt, etwa 10 Gruppentreffen im wöchentlichen Abstand vorzusehen. In diesem Zeitraum sollte es gelingen, dem Klienten jene Methoden zu vermitteln, die ihm helfen, sein Verhalten unmittelbar zu verändern, aber auch später – bei drohenden „Rückfällen" in ursprüngliche (Risiko-)Verhaltensweisen – zum „eigenen Therapeuten" zu werden.

Konzept der Raucherentwöhnung

Verschiedene Methoden

Vor allem frühere Methoden der Raucherentwöhnung bedienten sich häufig spezifischer Aversionstechniken. Aversionstechniken haben im Zusammenhang mit der Raucherentwöhnung aufgrund der meist unzureichenden Langzeitwirkung weitgehend an Bedeutung verloren.

Verschiedene Versuche zur Raucherentwöhnung wurden auch mit Hilfe der Übersättigungstechnik durchgeführt.

Auch eine Vielzahl von Medikamenten sind mit oder weniger großem Erfolg zur Raucherentwöhnung versuchsweise eingesetzt worden.

Für Akupunktur zur Raucherentwöhnung in Kombination mit Psychotherapie spricht sich Magomedor (1984) aus. Vandevenne (1985) steht dem Einsatz der Akupunktur zur Raucherentwöhnung skeptisch gegenüber. Er beschreibt einen Versuch an konventionellen und an Placebo-Akupunkturpunkten und findet keine signifikanten Unterschiede beim Entwöhnungserfolg.

Die wohl am häufigsten angewandte Technik zur Raucherentwöhnung stellt die Selbstkontrolle dar. Das praktische Verfahren konzentriert sich einerseits auf die Kontrolle der Reizbedingungen (Stimuluskontrolle) und andererseits auf die Anwendung der Verstärkungen, die unmittelbar nach dem Auftreten des gewünschten Verhaltens folgen sollten.

Eine Methode der Selbstkontrolle besteht darin, daß die Bedingungen, unter denen symptomatisches Verhalten auftreten darf, immer stärker eingeengt werden. Zum Beispiel wurde der Klient angewiesen, nur dann zu rauchen, wenn er in einem ganz bestimmten Sessel sitzt. Dieser Sessel war so ungünstig plaziert, daß es für den Klienten sehr unangenehm war, sich von diesem Sessel aus zu unterhalten oder zu betätigen. Tägliche Buchführung über den Zigarettenkonsum und über die im „Rauchersessel" zugebrachte Zeit ließ innerhalb eines Monats ein allmähliches Nachlassen des Konsums erkennen. Diese Methode ermöglicht gleichzeitig die stufenweise

Reduktion verstärkender Stimuli wie Lesen oder Kaffeetrinken, die mit der Rauchgewohnheit in der Regel assoziiert sind. Bei dieser therapeutischen Technik wird die Selbstkontrolle insofern erleichtert, als keine plötzliche und vollständige Ausschaltung der Reaktion erforderlich ist.

Methoden der Rauchertherapie beim niedergelassenen Arzt

Die Rauchertherapie kann mit dem *„Fagerström-Test für Nikotinabhängigkeit"* (der „Raucher-Test" liegt in allen Apotheken und bei vielen Ärzten auf) eingeleitet werden (Tabelle 1). Dieser Selbsttest gibt sowohl dem Klienten als auch in weiterer Folge dem Arzt darüber Aufschluß, wie stark die Nikotinabhängigkeit ausgeprägt ist. Umso höher der erzielte Punktewert ist, umso mehr Beachtung ist diesem Faktor bei einer Entwöhnung einzuräumen.

Tabelle 1. Fagerström-Test für Nikotinabhängigkeit

				Jeweils zutreffende Punkteanzahl eintragen
1	Wann nach dem Aufwachen rauchen sie Ihre erste Zigarette?	innerhalb von 5 min.	[3]	
		6–30 min.	[2]	
		31–60 min.	[1]	
		nach 60 min.	[0]	
2	Finden sie es schwierig, an Orten, wo das Rauchen verboten ist (z.B. Kirche, Bücherei, Kino usw.), das Rauchen zu lassen?	ja	[1]	
		nein	[0]	
3	Auf welche Zigarette würden Sie nicht verzichten wollen?	die erste am Morgen	[1]	
		andere	[0]	
4	Wieviel Zigaretten rauche Sie im allgemeinen pro Tag?	bis 10	[0]	
		11–20	[1]	
		21–30	[2]	
		31 und mehr	[3]	
5	Rauchen Sie am Morgen im allgemeinen mehr als am Rest des Tages?	ja	[1]	
		nein	[0]	
6	Kommt es vor, daß Sie rauchen, wenn sie krank sind und tagsüber im Bett bleiben müssen?	ja	[1]	
		nein	[0]	

0–2 Punkte: sehr geringe Abhängigkeit
3–4 Punkte: geringe Abhängigkeit
5 Punkte: mittlere Abhängigkeit
6–7 Punkte: starke Abhängigkeit
8–10 Punkte: sehr starke Abhängigkeit   Summe

Bei einer gezielten Raucherentwöhnung ist neben der erforderlichen Motivation des Tabakkonsumenten darauf zu achten, auf alle drei wesentlichen Faktoren für die Aufrechterhaltung des Rauchens Einfluß zu nehmen. Der Faktor „Nikotin" kann durch die Nikotinersatz-Therapie – Nikotinkaugummi oder Nikotinpflaster – gut kontrolliert werden. Die Wirkungsweise der Nikotinersatz-Therapie kann man wie folgt annehmen:

- Der Abbau der Rauchgewohnheiten gelingt leichter, wenn vorübergehend Nikotin in einer anderen Form weiterhin zugeführt wird. Bei der Applikationsform „Kaugummi" wird darüberhinaus gleichzeitig eine zum Rauchen alternative Betätigung mit dem Mund erreicht.
- Durch das Medikament kommt es zu keinen oder verringerten Entzugssymptomen von Nikotin, wodurch der Entwöhnungswillige eher bereit ist, parallel laufende Entwöhnungstechniken durchzuführen.

Der Gewohnheitsfaktor, bei dem es um die „Entkoppelung" bestimmter Situationen vom Rauchen geht, wird am besten durch Methoden der Selbstkontrolle, wie z.B.

- durch das Führen eines Raucherprotokolls am Beginn der Entwöhnung,
- durch die Analyse von Rauchsituationen,
- durch die Kontrolle der Reizbedingungen abgebaut.

Der Kompensationsfaktor muß

- durch das Aufbauen neuer Verhaltensweisen
- sowie durch das Festsetzen von Belohnungen für erreichte Ziele in der Entwöhnungsphase bewältigt werden.

Für den Ablauf der einzelnen Gruppensitzungen könnten folgende Schwerpunkte festgelegt werden:

In der ersten Sitzung wird neben dem Raucher-Test eine Raucheranamnese durchgeführt, die das aktuelle Rauchverhalten, bisherige Entwöhnungsversuche und die wichtigsten Entwöhnungsmotive behandeln sollte. Den Klienten wird empfohlen, in der kommenden Woche möglichst nicht zu rauchen und auftretendes Rauchverlangen anhand eines „Raucherprotokolls" festzuhalten. Weiters werden die Anwendung und Wirksamkeit der Nikotinersatz-Therapie erläutert, sowie etwaige Broschüren verabreicht.

In der zweiten Gruppensitzung, die nach einer Woche stattfinden sollte, wird vor allem das Raucherprotokoll besprochen und analysiert. Sodann wird der weitere Vorgang der Entwöhnung festgelegt.

In weiteren Gruppensitzungen werden die jeweiligen Entwöhnungsfortschritte diskutiert, Probleme aufgearbeitet und eventuell unterstützende Maßnahmen (z.B. Autogenes Training, Muskelentspannungs-Training, Akupunktur) angeboten.

Die letzten Gruppensitzungen werden in der Regel dazu genützt, mögliche „Rückfälle" zu erörtern und die Nikotinersatz-Therapie allmählich auszublenden.

Erfolge bei der Raucherentwöhnung durch den Arzt

Die Rauchertherapie ist in verstärktem Ausmaß als Aufgabe des niedergelassenen Arztes zu sehen. Dies nicht nur aufgrund der häufig bestehenden medizinischen Indikation, sondern auch aufgrund organisatorischer und psychologischer Überlegungen.

Die Rauchertherapie in der ärztlichen Ordination hat den Vorteil, daß

– der Patient nicht aufgrund seines Abstinenzwunsches eine spezielle Beratungsstelle aufsuchen muß, sondern im Rahmen einer sonstigen Konsultation des ihm vertrauten Arztes zur Entwöhnung motiviert werden kann;
– der Arzt die fachliche Autorität besitzt, seine Patienten individuell über tabakassoziierte Krankheiten aufzuklären;
– die ärztliche Ordination in der Regel für den Patienten besser gelegen ist als eine Beratungsstelle und sich daher auch eine längerfristige Betreuung leichter durchführen läßt.

Bereits die sogenannte „Minimalintervention", der ärztlicher Rat zur Raucherentwöhnung während einer Untersuchung und die Aushändigung einer „Raucher-Broschüre", kann eine Entwöhnungsrate von 5% bewirken. Obwohl die Erfolgsrate von 5% gering scheint, darf man nicht vergessen, daß damit eine große Zahl von Rauchern angesprochen werden kann (Owen 1985).

Auch andere Studien belegen, daß der praktische Arzt mit relativ großem Erfolg Raucherentwöhnung betreiben könnte, diese Chance aber selten wahrnimmt (Allaire 1983).

Da bisherige Interventionsverfahren zur Raucherentwöhnung beim Arzt in der Regel nicht in der Gruppe durchgeführt werden und auch keine Techniken der Verhaltensmodifikation gezielt zum Einsatz kommen, lassen sich für zukünftige Maßnahmen in Richtung Tabakabstinenz ähnlich gute Erfolge erwarten, wie sie bisher in Beratungsstellen erreicht werden.

Langzeituntersuchungen (mindestens ein Jahr nach der Betreuung) in der Raucherberatungsstelle des Gesundheitsamtes der Stadt Wien und des Instituts für Sozialmedizin der Universität Wien haben gezeigt, daß mit den Methoden der Verhaltensmodifikation unter Einsatz des Nikotinkaugummis eine Abstinenzrate von etwa 45% erzielt werden kann (Schoberberger 1986).

Gewichtsreduktionsverfahren

Bei der Therapie der Adipositas ist sowohl deren multiple als auch meist mehrfaktorielle Ätiologie zu berücksichtigen. Nicht nur, daß bei verschiedenen Probanden ganz unterschiedliche Ursachen für die Entstehung des Übergewichts verantwortlich gemacht werden können, ist es auch bei einem Großteil aller Adipösen ein Zusammenspiel vieler Faktoren, die letztendlich die Übergewichtigkeit bedingen. Pudel (1982) hat versucht, die wesentlichsten für die Adipositas pathogenetisch wirksamen Faktoren zusammenzustellen:

- mangelndes Diskriminationslernen in der Kindheit hinsichtlich Appetit- und Sättigungsgefühlen,
- hyperphage Reaktion vor oder in Streßsituationen,
- Störung der Sättigungsregulation,
- überhöhte Außenreizabhängigkeit (Externalität),
- soziale Umwelt, Bezugsgruppennorm, Image der Adipositas, sozio-ökonomischer Status,
- familiäre Tradition der Ernährungsgewohnheiten, Elternverhalten als Modell,
- kognitive und emotionale Einstellungen, Kenntnisstand, intellektuelle Verarbeitung, Selbstkontrolle,
- Umfeldbedingungen, Nahrungsmittelangebot, Geschmacksoptimierung,
- intrapsychische Konflikte (Neurotizismus),
- genetische Faktoren,
- konstitutionelle Faktoren (Geschlecht, Fettgewebszellularität, Körperbau, Lebensalter, Körpergröße),
- körperliche Aktivität,
- metabolische Faktoren.

Pudel ist auch der Ansicht, daß es sich bei der Gewichtsreduktion um die Beseitigung eines manifesten Symptoms handelt. Dazu ist es vorerst notwendig, mittels diätetischer Maßnahmen eine negative Energiebilanz herzustellen. Diese Phase ist zeitlich begrenzt und durch eine nicht überdauernde Anwendung bestimmter Methoden gekennzeichnet.

In einer anschließenden Periode soll dann die Gewichtsstabilität erreicht werden. Das Erzielen einer ausgeglichenen Energiebilanz sollte zeitlich unbegrenzt sein und mit Maßnahmen erzielt werden, die überdauernd durchgeführt werden können.

Diätetische Maßnahmen

Je nach zugrundeliegender Theorie lassen sich drei Hauptgruppen diätetischer Maßnahmen zusammenfassen:

- kohlenhydratarme Diäten,
- kohlenhydratreiche, fettarme Diäten,
- ballaststoffreiche Diäten.

Vertreter der kohlenhydratarmen Diäten vermeiden deshalb Kohlenhydrate in ihren Speiseplänen, da eine Kohlenhydratbelastung zu einer Überproduktion von Insulin führt. Das Ergebnis ist, daß mehr Zucker als zweckmäßig in Fett umgewandelt und gespeichert wird. So empfiehlt Atkins (1972) – ein Hauptbefürworter dieser Diätformen – in ausreichender Menge Fleisch, Fisch und Gemüse zu konsumieren, jedoch auf Brot, Kartoffel, Nudeln und Reis zu verzichten.

Da diese Ernährungsform durch die ständige Erhöhung der Fettsäurekonzentration im Blut die Ketose fördert, kann sie bei länger dauernder Anwendung zu Herzmuskelverfettung führen. Das Nährstoffverhältnis nach dem Muster der Atkins-Diät (12–33% Eiweiß, 63–84% Fett, 4% Kohlenhydrate) bewirkt nach Menden (1982) eine Mangelernährung, die das Risiko für Herz- und Kreislauferkrankungen und Gicht wesentlich erhöht.

Kohlenhydratreiche, fettarme Diäten werden vor allem deshalb empfohlen, weil Kohlenhydrate einen guten Sättigungseffekt erzeugen. Das benötigte Fett wird ohnehin durch die gesteigerte Umbaurate von Glucose in Fett bereitgestellt.

Zur Verringerung des Gewichts wird meist eine Reduktionskost mit hohem Brotanteil empfohlen. Doch auch die, häufig über Illustrierte propagierten Diätformen, wie die „Kartoffeldiät", „Reisdiät" oder „Nudeldiät" zählen zu den kohlenhydratreichen Kostformen.

Jede Form der einseitigen Ernährung – auch wenn sie nur kurzfristig durchgeführt wird – ist gesundheitlich bedenklich. Daß mit einer kohlenhydratreichen Diät, die ja auf Dauer nicht einhaltbar ist, tatsächlich eine langfristige Gewichtsreduktion erzielt werden kann, ist zu bezweifeln.

Besonders leicht soll die Gewichtsreduktion dann fallen, wenn hauptsächlich ballaststoffreiche, faserreiche Kost – Gemüse, Salate, Vollkornprodukte etc. – bevorzugt wird. Da Ballaststoffe weitgehend unverdaulich sind und somit ein Teil an Energie wieder ausgeschieden wird, können größere Mengen an Nahrungsmittel aufgenommen werden.

Wenngleich es stimmt, daß in der Regel zu wenig Ballaststoffe konsumiert werden und man darin Zusammenhänge zu Herzerkrankungen, Dickdarmkrebs und Zuckerkrankheit vermutet, muß man berücksichtigen, daß Ballaststoffe unterschiedliche Wirkung haben können. Viele hochmolekulare Substanzen können zwar vom menschlichen Darm nicht verwertet werden, aber etwa Ballaststoffe aus Kleie haben sehr wohl einen Effekt.

Änderung des Ernährungsverhaltens

Seit den ersten kontrollierten Untersuchungen von Stuart (1967) scheinen Methoden der Verhaltensmodifikation am aussichtsreichsten zu sein, Gewichtsprobleme zu beheben. Während Stuart darauf abzielt, vor allem drei Entstehungsbedingungen zu modifizieren – die gesteigerte Nahrungsaufnahme, die verringerte Kalorienabgabe, ein erlerntes abnormes Eßverhalten –, geht man bei heutigen Programmen immer mehr dazu über, zusätzliche Faktoren bei der Übergewichtigen-Betreuung zu berücksichtigen. So wird im Rahmen der häufig in Gruppen erfolgenden Beratungen durchaus auch auf die Streßbelastungen des einzelnen eingegangen, wie auch versucht, jene Selbstsicherheit aufzubauen, die es den Klienten ermöglicht, sich in ihrer sozialen Umwelt zu behaupten.

Die im Rahmen der Verhaltensmodifikation bei der Gewichtsreduktion häufig zum Einsatz kommenden Selbstkontrolltechniken zielen im wesentlichen auf folgende Elemente ab:

- durch Selbstbeobachtung das eigene Verhalten besser kennen zu lernen,
- mittels Selbstbewertung das Verhalten mit den jeweiligen Zielvorstellungen zu vergleichen,
- mit Hilfe der Selbstbelohnung eigenständig positive Konsequenzen herbeizuführen, die erreichte Verhaltensziele bekräftigen.

Das Training in Selbstkontrolltechniken soll zur bewußten Steuerung der Nahrungsaufnahme führen. Klienten lernen durch die kognitive Überwachung des Eßverhaltens das spontane Appetitverhalten zu beherrschen, welches ja häufig durch Umweltreize beeinflußt wird.

„Schlank ohne Diät"

Das „Schlank ohne Diät"-Programm (Kunze et al. 1985), das nicht nur in speziellen Einrichtungen, wie zum Beispiel in den Ernährungsberatungsstellen Wien, Klagenfurt und Villach zum Einsatz kommt, sondern auch von einer Reihe niedergelassener Ärzte und Gesundheitspsychologen in ganz Österreich bereits angeboten wird, baut auf Methoden der Verhaltensmodifikation auf.

Es kommt dabei nicht darauf an, durch Zusammenstellung eines bestimmten Speiseplans eine Gewichtsreduktion zu erreichen. Vielmehr soll mit Methoden der Selbststeuerung langfristig das Ernährungsverhalten verändert werden. Im Rahmen der Selbststeuerung kommen Methoden wie

- Selbstbeobachtung,
- Stimuluskontrolle,
- Selbstmodifikation zur Anwendung.

Die Selbstbeobachtung erfolgt hinsichtlich der Energieaufnahme (Essen, Trinken) und der Energieabgabe (Bewegung). Jeder Abnehmwillige findet seine eigenen „Fehler" durch Führen eines Protokolls. Damit erhält der Klient nicht nur zusätzliche Informationen über eigene Verhaltensweisen, sondern setzt meist gleichzeitig Verhaltensänderungen in Gang.

Zur Protokollierung stehen Essens-/Bewegungskarten zur Verfügung. Anhand von Joule-Tabellen werden darüber hinaus die „Tages-Joule" errechnet, die sich aus der aufgenommenen Energiemenge abzüglich der verbrauchten Energiemenge ergeben. Unter verbrauchter Energiemenge werden aus Gründen der einfachen Berechnung nur jene Bewegungsaktivitäten gezählt, die zusätzlich – aus Anlaß der Gewichtsreduktion – erfolgen. Eine wesentliche Orientierungshilfe stellt der Wochenjoulewert dar. Jemand, der mit seiner Abnahme unzufrieden ist, kann versuchen, durch Verringerung des Wochenjoulewertes die gewünschte Gewichtsreduktion zu erreichen.

Das Programm ist als Langzeitintervention gedacht, bei der Klienten neben ihren üblichen Tätigkeiten mit einer durchschnittlichen Gewichtsreduktion von einem halben Kilogramm pro Woche ihr Wunschgewicht erreichen.

Es wird besonderer Wert darauf gelegt, daß die Klienten ihr Eßverhalten überdenken, die immer wiederkehrenden Fehler, die zur Zunahme geführt hatten, zu vermeiden und so das Verhalten auf Dauer zu verändern. Mit Methoden der Stimuluskontrolle sollen klare situative Bedingungen definiert werden, unter denen das Verhalten „Essen" erwünscht ist.

Zwar gibt es hier keine allgemeingültigen Richtlinien, jedoch aus physiologischer und psychologischer Sicht eine Reihe von Empfehlungen, die zur Erleichterung einer Gewichtsreduktion beitragen können. So wird es günstig sein, die Nahrungsaufnahme nicht an andere Aktivitäten, wie zum Beispiel fernsehen oder lesen zu koppeln, keine unnötigen Vorräte einzukaufen oder statt etwa einer ausgiebigen Mahlzeit, die dann meist noch abends konsumiert wird, mehrere kleinere Mahlzeiten einzuplanen.

Zur Erleichterung der Stimuluskontrolle werden „Verhaltensregeln" auf Klebeetiketten festgehalten. Die Teilnehmer am „Schlank ohne Diät"-Programm sollen nacheinander die für sie zutreffenden Verhaltensregeln auswählen und somit allmählich eine kleine persönliche Regelsammlung zusammenstellen. Meist genügt das Einhalten von vier bis sechs solcher Regeln, um sich das Abnehmen zu erleichtern; aber vor allem später, durch das Verlernen bestimmter „Ernährungsfehler", das Gewicht auch beibehalten zu können.

In den Gruppensitzungen, an denen Klienten des „Schlank ohne Diät"-Programms während der Abnahme regelmäßig teilnehmen sollen, wird auch vermittelt, wie Verhaltensänderungen in Eigenregie gesteuert und kontrolliert werden können. Der Klient soll gleichsam zum „eigenen Therapeuten" ausgebildet werden. Dazu ist es notwendig, ihn über grundlegende Zusammenhänge hinsichtlich lerntheoretischer Erkenntnisse zu informieren.

Gewichtskontrollen werden im wöchentlichen Intervall durchgeführt. Am Beginn der Abnahmekur wird das Ausgangsgewicht festgestellt und in ein zu Verfügung gestelltes „Gewichtsdiagramm" eingetragen. Die folgenden Gewichtskontrollen werden so in das Diagramm eingezeichnet, daß eine „Gewichtskurve" entsteht, die infolge der Abnahme von links oben nach rechts unten führen sollte.

Dadurch, daß die Klienten im Rahmen der Gruppenberatungen lernen,

- Energiewerte von Speisen und Getränken auszurechnen,
- den persönlichen Wochenjoulewert zu bestimmen,
- in regelmäßigen Abständen das Gewicht zu kontrollieren,
- „Ernährungsfehler" mit speziellen Verhaltensregeln zu beseitigen,

ist die Gewähr gegeben, daß das Programm im Sinne der Selbstmodifikation fortgesetzt und somit auch eine auf Langzeit anhaltende Gewichtsreduktion erzielt werden kann.

Eine Stichprobe der in der Ernährungsberatungsstelle des Gesundheitsamtes der Stadt Wien mit dem „Schlank ohne Diät" betreuten Klienten wurde einer Langzeituntersuchung unterzogen.

Bei der Ein-Jahres-Nachkontrolle von 86 Klienten hatten 77 Probanden (89,5%) im Durchschnitt 7,6 kg weniger an Gewicht aufzuweisen als am

Beginn des Abnehm-Programms. Die Gewichtsabnahmen reichten von 2 kg bis zu 19 kg pro Person. Von diesen Klienten konnte eine Stichprobe von 53 Probanden auch zwei Jahre nach Ende ihrer Abnehm-Therapie erfaßt werden. Bei der Zwei-Jahres-Nachkontrolle weisen 43 Klienten (81,1%) weniger Gewicht auf als zu Beginn ihrer Therapie. 22 Probanden (41,5%) hatten sogar ein geringeres Gewicht als am Ende des „Schlank ohne Diät"-Programms, d.h. diesen Klienten ist es gelungen, das Programm noch in Eigenregie weiter fortzusetzen (Schoberberger et al. 1984).

Bei 85 von Ärzten abgehaltenen „Schlank ohne Diät"-Kursen, an denen 1.006 Klienten teilnahmen, wurde anhand einer Stichprobe eine durchschnittliche Gewichtsreduktion von 5,8 kg festgestellt (Kiefer et al. 1994).

Gewichtsreduktion in der ärztlichen Praxis

In Österreich wurden interessierte Ärzte mit dem „Schlank ohne Diät"-Programm im Rahmen von Ausbildungsseminaren vertraut gemacht und ihnen somit zu ermöglichen, ihren Patienten ein Gewichtsreduktionsverfahren anzubieten.

Die Anwendung des Verfahrens beim niedergelassenen Arzt läßt sich deshalb relativ leicht realisieren, da das Programm durch Klientenunterlagen (Programmbeschreibung in Buchform, Mappe mit Einlageblättern zur Protokollführung, Verhaltensregeln auf Klebeetiketten) und Hilfen für den Arzt (Anamnesekarte, Dias zur Illustration des Systems, Arbeitsunterlage, „Joule-Toto") unterstützt wird. Vielfach wird das „Schlank ohne Diät"-Programm in Gruppen durchgeführt, wobei die Leitung auch einer geschulten Ordinationsassistentin anvertraut werden kann. Dem Arzt kommt in diesem Fall im wesentlichen eine beratende Funktion bei medizinischen Fachfragen zu.

Fragen zum Weiterdenken

Bei welchen vorliegenden Risikofaktoren oder Krankheitsbildern wären Verhaltensänderungen im Bereich des Lebensstils besonders angezeigt? Wie können Gruppenprogramme organisiert und effizient durchgeführt werden?

Prüfungsfragen

1. Welche Aspekte sind bei der Rauchertherapie zu berücksichtigen?
2. Wie kann die Gewichtsreduktion mit Hilfe von Selbstkontrolltechniken durchgeführt werden?
3. Können bei Maßnahmen zur Verhaltensänderung auch medikamentöse Therapien indiziert sein?
4. Wie sind die Erfolgsaussichten derartiger Interventionen?

Literatur

1. Allaire JJ (1983) How you can help your patients to stop smoking. Medical Times 111: 42
2. Kiefer I, Schoberberger R, Kunze M (1994) Fernseminar Ernährung „Schlank ohne Diät". Institut für Sozialmedizin, Wien
3. Kunze M, Exel W, Schoberberger R (1985) Schlank ohne Diät. Orac, Wien
4. Magomedor SM (1984) Acupuncture use in smoking cessation. Voennomeditsinsko Zhurnal 7: 53
5. Menden E (1982) Kostempfehlungen mit extremen Nährstoffrelationen. In: Informationskreis Mundhygiene und Ernährungsverhalten (Hrsg) Dogmen in der Ernährung – Anspruch und Realität. Eigenverlag, Frankfurt/M
6. Owen N (1985) Advising patients to stop smoking. Med J Aust 142: 176
7. Pudel V (1982) Zur Psychogenese und Therapie der Adipositas. Springer, Berlin
8. Schoberberger R, Sammer U, Kunze M (1984) Die Langzeitwirkung der Gewichtsreduktionsmethode „Schlank ohne Diät". Eine Nachfolgeuntersuchung der Ernährungsberatungsstelle des Gesundheitsamtes der Stadt Wien. Öff Gesundh-Wesen 85: 258
9. Schoberberger R (1986) Erfahrungsbericht über die Raucherberatungsstellen in Wien. Mitt österr Sanit-Verwalt 87: 340
10. Stuart RB (1967) Behavioral control of overeating. Behavior Research and Therapy 5: 357
11. Vandevenne A, Rempp M, Burghard G et al (1985) Study of the specific contribution of acupuncture to tobacco detoxication. Semaine des Hopitaux 61: 2155

Kapitel 5

Integrative psychosomatische Modelle im Krankenhaus

W. Söllner

> **Lehrziele**
>
> Der Student soll
>
> 1. die Charakteristika und Unterschiede der verschiedenen integrativen psychosomatischen Modelle, sowie
> 2. Indikationen für die interdisziplinäre Kooperation kennenlernen;
> 3. Kooperationsmöglichkeiten und -schwierigkeiten (Zuziehung, Überweisung, Befundmitteilung und -besprechung; Rivalität und gegenseitige Kränkungen) und
> 4. Schwierigkeiten der Etablierung solcher Modelle reflektieren.

Die vorwiegend naturwissenschaftlich ausgerichtete Medizin geht mit einer zunehmenden Spezialisierung in verschiedene organbezogene Aufgabenbereiche einher. Dies führt dazu, daß der kranke Mensch immer mehr in Kategorien von gesunden und kranken Organsystemen und -funktionen partialisiert betrachtet wird. Integrative psychosomatische Ansätze, die theoretisch von einem „ganzheitlichen" bio-psycho-sozialen Modell des kranken Menschen ausgehen, tragen auch in der Praxis dazu bei, diesen Nachteilen der Spezialisierung entgegenzuwirken.

Das Ziel integrativer Psychosomatik ist es, in jedem klinischen Fachbereich die Wechselwirkungen zwischen Soma, Psyche und sozialem Umfeld im Bereich der Pathogenese, der Krankheitsbewältigung und der medizinischen Interventionen zu berücksichtigen. Psychosomatik ist – so verstanden – eine medizinische Grundlagendisziplin und kein eigenes Spezialfach. Trotzdem sind in den letzten 20 Jahren eigenständige psychosomatisch-psychotherapeutische Abteilungen, vor allem an Universitätskliniken, entstanden. In Deutschland wurde ein Facharzt für Psychotherapeutische Medizin eingeführt. Diese psychosomatischen Abteilungen und Spezialisten haben wichtige Funktionen in der Aus-, Fort- und Weiterbildung der Ärzte und des übrigen medizinischen Personals, in der spezialisierten psychotherapeutischen Versorgung und als Zentren, die die Etablierung psychosomatischer Modelle in anderen Fachbereichen anregen und unterstützen.

Verschiedene Modelle der Umsetzung des bio-psycho-sozialen Denkens in die Praxis wurden entwickelt. Dabei sind in der Praxis die Übergänge zwischen diesen idealtypisch dargestellten Modellen oft fließend.

1. Der psychosomatisch-psychotherapeutische Konsiliar- und Liaisondienst (K/L-Dienst)

1.1 Modell und Entwicklung

Die ersten psychosomatischen Liaisonmodelle wurden in den 30er Jahren in den *USA* initiiert und seit 1970 vom National Institute of Mental Health gefördert. Heute ist ca. ein Viertel aller in Krankenhäusern beschäftigten Psychiater in diesen Liaisondiensten tätig (Lipowski 1989).

In der Folge entstanden auch in Europa, vorwiegend in den nordeuropäischen Ländern, in den Niederlanden, der Schweiz und Deutschland ähnliche Modelle.

Im Zusammenhang mit der Diskussion um die Versorgung psychisch und psychosomatisch Kranker (Wissenschaftsrat 1986; Bundesministerium für Jugend, Familie, Frauen und Gesundheit 1988) entstanden in *Deutschland* in den siebziger Jahren zunehmend psychosomatische Liaisonprojekte, von denen – nach der Etablierung eigenständiger Abteilungen für Psychotherapie und Psychosomatik an den Universitäten – die meisten jedoch an Universitätskliniken und nur wenige an Allgemeinen Krankenhäusern lokalisiert sind. Nach einer Umfrage von Herzog und Hartmann (1990) führen in Deutschland 151 Institutionen psychosomatisch-psychotherapeutische Konsiliar- oder Liaisondienste durch: Psychiatrische Institutionen bevorzugen dabei das Modell des Konsiliardienstes (74%), während psychosomatisch-psychotherapeutische und medizinpsychologische Einrichtungen vorwiegend Liaisondienste durchführen. Die meisten Liaisonkooperationen bestehen mit Abteilungen für Innere Medizin, gefolgt von allgemein-chirurgischen, neurologischen, gynäkologischen und dermatologischen Abteilungen.

In *Österreich* bestehen Liaisonkooperationen praktisch nur an den Universitätskliniken. Die 1993 beschlossene Novelle des Krankenanstaltengesetzes (KAG) sieht jedoch in Zukunft die Einrichtung psychotherapeutischer Dienste in allen Allgemeinkrankenhäusern vor (Durchführungsbestimmungen durch die Landesgesetzgebungen stehen jedoch zumeist noch aus).

Konsiliardienste bewähren sich dort, wo es vor allem um rasche, auf kurze Zeit begrenzte *Krisenintervention* geht (z.B. bei der Betreuung von Patienten nach einem Suizidversuch). In relativ kurzer Zeit können viele Patienten betreut werden.

Liaisondienste haben den großen Vorteil der engeren und personell konstanten Kooperation über einen längeren Zeitraum. Durch die konstant geregelte Anwesenheit eines Liaisonmitarbeiters können bestimmte Gruppen von Patienten, bei denen eine psychosomatische Abklärung generell sinnvoll ist (z.B. Patienten mit chronischen Schmerzsyndromen, Patienten mit funktionellen Syndromen etc.) unselektiert „simultan" organmedizinisch und psychosomatisch untersucht werden.

Der Liaisondienst hat auch einen „*Schneeballeffekt*": Durch die regelmäßige Teilnahme des Psychosomatikers/Psychotherapeuten bei Fallkonferenzen und Visiten und durch die regelmäßige Durchführung von Weiterbildungsveranstaltungen und Balintgruppen wird das ärztliche und pflegerische Personal der Abteilung, an der der Dienst eingerichtet ist, in psychosozialer Hinsicht zunehmend kompetent und kann viele Aufgaben, die anfangs der Liaisondienst erfüllen mußte, übernehmen. Je länger ein Liaisondienst besteht, desto mehr rückt die personalzentrierte Tätigkeit gegenüber der patientenzentrierten in den Vordergrund (Pontzen 1990).

1.2 Aufgaben, Indikation und Inanspruchnahme von Konsiliar- und Liaisondiensten

Zunächst hat der Konsiliar-/Liaisondienst Aufgaben in der *unmittelbaren Patientenversorgung*, nämlich die adäquate Versorgung von Patienten mit psychosomatischen und funktionellen Erkrankungen und spezifischen psychosozialen Problembereichen. Daneben geht es auch um die adäquate Betreuung und Einbeziehung von *Angehörigen* v.a. chronisch Kranker und Schwerkranker in die Therapieplanung und in Maßnahmen zur Verbesserung der Krankheitsverarbeitung.

Epidemiologische Untersuchungen in Deutschland (Mannheimer Feldstudie/Schepank 1987, Hamburger Krankenhausstudie/Stuhr und Haag 1989) ergeben eine *Prävalenz behandlungsbedürftiger psychischer/psycho-*

Tabelle 1. Aufgaben im psychosomatisch-psychotherapeutischen K/L-Dienst

Aufgaben des Konsiliar- und des Liaisondienstes
- Unmittelbare Patientenversorgung: adäquatere Versorgung von *Patienten* mit psychosomatischen und funktionellen Erkrankungen und spezifischen psychosozialen Problembereichen (Krankheitsverarbeitung, Krisen).
- Adäquatere Betreuung und Einbeziehung von *Angehörigen* chronisch Kranker und Schwerkranker in Therapiekonzepte.

Zusätzliche Aufgaben des Liaisondienstes
- Mittelbare Patientenversorgung: Vertiefung der psychosozialen Kompetenz des ärztlichen, pflegerischen und sonstigen therapeutischen *Personals*.
- Forschung und Lehre: Interdisziplinäre wissenschaftliche Kooperation und interdisziplinäre Lehraufgaben.

somatischer Erkrankungen in Allgemeinkrankenhäusern von durchschnittlich 32% bei stationären und 35% bei ambulanten Patienten.

Eine Untersuchung von Arolt (1993) ergibt, daß 36,5% der Patienten an internistischen Abteilungen, 56% an chirurgischen Abteilungen einer psychosomatischen Abklärung und insgesamt 25% der Patienten dieser Abteilungen psychotherapeutischer Behandlungsmaßnahmen bedürfen. Internistische Chefärzte schätzen in einer Umfrage in Deutschland (Steuber und Müller 1983) 28% ihrer stationären Patienten als überwiegend psychosomatisch erkrankt und behandlungsbedürftig ein. Anläßlich einer Umfrage in Hamburger Allgemein-Krankenhäusern und Universitätskliniken geben internistische Krankenhausärzte an, daß sie – vorausgesetzt es gäbe dafür ausreichende personelle Kapazitäten – bei 8 bis 15% ihrer Patienten einen psychosomatisch-psychotherapeutischen Konsiliar-/Liaisondienst beziehen würden (Schleberger-Dein et al. 1994).

Dabei sind Konsiliar-/Liaisondienste mit folgenden Problemstellungen konfrontiert:

1. Erkrankungen, bei denen *psychosoziale Faktoren eine Rolle bei der Entstehung (Ätiopathogenese) oder Auslösung spielen,* z.B. die große Gruppe der funktionellen Syndrome (z.B. Herz-Angst-Syndrom oder Colon irritabile) oder chronisch-rezidivierende Erkrankungen, bei denen psychosoziale Faktoren bei der Auslösung akuter Schübe mitverantwortlich gemacht werden (z.B. bei der Colitis ulcerosa oder beim Asthma bronchiale).
2. *Chronische Erkrankungen,* bei denen aufgrund des langwierigen Verlaufs (z.B. beim Morbus Crohn), der schlechten Prognose (z.B. Tumorerkrankungen in fortgeschrittenem Stadium), einhergehender Behinderung (z.B. bei der Multiplen Sklerose), Inaktivierung und sozioökonomischer Folgen (z.B. bei chronischen Schmerzsyndromen) oder des jugendlichen Alters der Betroffenen (z.B. bei der Mucoviszidose) *Probleme der Krankheitsverarbeitung* (Coping; siehe Kapitel V/1) bestehen.
3. Probleme der Mitarbeit der Patienten oder der Angehörigen *(Compliance;* siehe Kapitel IV/4): Häufig sind es sog. „schwierige Patienten", d.h. Patienten, die den Anordnungen oder Empfehlungen nicht Folge leisten, die sich in das Stationsleben nicht einfügen, bei denen also eine *Beziehungsstörung* zwischen Patienten/Angehörigen und Ärzten/Pflegepersonal besteht. Solche Patienten können auch rasch ein Team polarisieren und unterschwellige Teamkonflikte zum Ausbruch bringen.
4. Akute psychosoziale *Krisensituationen,* wie z.B. Suizidversuche.
5. Eine seltenere Gruppe bilden psychische Störungen, die durch organische Erkrankungen bedingt sind *(organische Psycho-Syndrome,* z.B. das Post-Kardiotomie-Syndrom).

Die Ergebnisse der epidemiologischen Untersuchungen legen nahe, daß im Rahmen eines K/L-Dienstes nur ein relativ kleiner Teil der Patienten mit psychosomatischen und psychosozialen Problemen vom Liaisonpsychosomatiker oder Konsiliarius selbst gesehen werden kann. Der Großteil der Betreuung dieser Patienten bleibt in der Hand der zuständigen

Fachkollegen und auch des sonstigen medizinischen Personals. Hier ist die *psychosomatische Fort- und Weiterbildung der Ärzte und des Pflegepersonals* eine entscheidende Aufgabe und die Domäne des Liaisondienstes. Mit fortschreitender Etablierung des Liaisondienstes ist deshalb anzustreben, daß zunehmend Aufgaben der *mittelbaren Patientenversorgung*, also der *Verbesserung der psychosozialen Kompetenz des ärztlichen und pflegerischen Personals* in den Vordergrund treten.

In Universitätskliniken und Ausbildungskrankenhäusern eröffnet der Liaisondienst zudem Möglichkeiten der *interdisziplinären Kooperation in Forschung und Lehre* (z.B. Einbeziehung von Studenten in interdisziplinäre Fallbesprechungen im Rahmen des klinischen Praktikums).

Zwischen dem oben dargestellten Bedarf und der tatsächlichen *Inanspruchnahme* klafft eine große Lücke. Die Raten der Inanspruchnahme eines Konsiliar-/Liaisondienstes schwanken stark, je nach Art der medizinischen Einrichtung und der Häufigkeit bestimmter Problemstellungen. Die Inanspruchnahme eines Liaisondienstes (8–20% je nach Abteilung) ist generell höher als die eines Konsiliardienstes, der extra gerufen werden muß (0,5–5% je nach Abteilung). In Abteilungen, in denen viele Tumorkranke (vor allem solche in fortgeschrittenem Stadium oder mit raschem Verlauf) behandelt werden, in Dialyseabteilungen oder in Abteilungen mit vielen chronisch Schmerzkranken ist die Inanspruchnahme wesentlich höher (um die 20%; Joraschky und Köhle 1990; Söllner et al. 1995), als in allgemein-internistischen oder allgemein-chirurgischen Abteilungen (5–9%).

Herzog und Hartmann (1990) geben die durchschnittliche Inanspruchnahme (Konsiliar- und Liaisondienst gemischt; quer durch alle medizinischen Abteilungen) mit 3–5% aller Krankenhauspatienten an.

Die Inanspruchnahme ist in hohem Maße vom psychosomatischen Wissensstand des medizinischen Personals bzw. dessen Krankheitsmodell abhängig. Behandlungsbedürftige psychische und psychosomatische Störungen werden von nicht psychosomatisch ausgebildeten Ärzten oft nicht erkannt (Strain et al. 1985).

Die Inanspruchnahme hängt auch davon ab, wie die Kooperation organisiert ist und wie zufrieden die organmedizinischen Kollegen mit dem K/L-Dienst sind:

Unzufriedenheit mit dem K/L-Dienst entsteht vor allem dadurch, daß Psychosomatiker oft schlecht erreichbar sind und eine zu lange Zeitspanne zwischen der Anforderung und dem Gespräch mit dem Patienten entsteht (Herzog et al. 1994).

Eine Änderung in der Organisation des Konsiliar-/Liasondienstes in dem Sinn, daß auch das Pflegepersonal berechtigt ist, einen psychosomatischen Konsiliarius anzufordern, führte zu einer Verdreifachung der Inanspruchnahmerate. Das Pflegepersonal nimmt Befindlichkeitsstörungen und Konfliktsituationen von Patienten meist unmittelbarer wahr. Der Grund für die Hinzuziehung durch das Pflegepersonal waren vorwiegend Probleme der Krankheitsverarbeitung, während Ärzte vor allem bei auffälligen psychischen Störungen (Suchtprobleme, Depression, Angststörungen) den psychosomatischen Dienst anforderten (Sensky et al. 1985).

1.3 Bedingungen für das Funktionieren eines Liaisondienstes

Psychosomatische Ansätze werden in der medizinischen Lehrmeinung zwar zumeist theoretisch akzeptiert, ihre Umsetzung in die Praxis stößt aber immer noch häufig auf Zurückhaltung oder Skepsis seitens der anderen Fachkollegen. Liaisonmitarbeiter sehen sich daher zumeist dem Druck ausgesetzt, in der Praxis die Nützlichkeit und Wirksamkeit des psychosomatischen Ansatzes und psychotherapeutischer Methoden beweisen zu müssen. Unter diesen Bedingungen löst die Tätigkeit in einer fachfremden Abteilung zunächst oft Gefühle der Isolation und der Überforderung aus. Zudem arbeitet der Liaisonpsychosomatiker zumeist mit Patienten, die in ihm starke emotionale Reaktionen hervorrufen.

Bisherige Erfahrungen zeigen, daß ein psychosomatischer Liaisondienst bestimmte Bedingungen erfüllen muß, um unter diesen Bedingungen über längere Zeit arbeitsfähig zu sein (Pontzen 1990, 1991; Herzog et al. 1994):

- *Akzeptanz* der Liaisonkooperation beim ärztlichen Leiter und bei der Pflegedienstleitung der betreffenden Krankenhausabteilung („Gast"-abteilung).
- Zunehmende *aktive Kooperation* der Mehrheit der Oberärzte und Assistenzärzte sowie des Pflegepersonals. Diese ist anfangs natürlich nicht immer in zufriedenstellendem Ausmaß gegeben, sondern muß sich entwickeln.
- Ausreichende *klinische und psychotherapeutische Qualifikation des Liaisonpsychosomatikers.* Eine übliche psychotherapeutische Ausbildung in einer bestimmten Methode ist dafür zwar Voraussetzung, aber nicht ausreichend. Der Liasonmitarbeiter braucht ausreichend Erfahrung in den besonderen Bedingungen für die psychosomatische Abklärung und die Durchführung psychotherapeutischer Behandlungen im Rahmen einer Krankenanstalt, wo er es vor allem mit Patienten zu tun hat, die eine somatische Krankheitssicht haben und (noch) nicht zu psychotherapeutischen Maßnahmen motiviert sind. Daneben ist eine Kenntnis der Interessens- und Machtprozesse (Strukturen der Hierarchie) in Krankenanstalten nötig (Friedrich 1988). Ärzte können dabei auf mehr klinische Vorerfahrung und eine bessere Kenntnis der Krankenhausstrukturen zurückgreifen, klinische Psychologen können aufgrund ihrer größeren Distanz zum Medizinsystem aber oft eher eigene „blinde Flecken" wahrnehmen. Bei entsprechender klinischer Erfahrung können sie unserer Ansicht nach genausogut die Liaisontätigkeit erfüllen.
- *Ausreichende zeitliche Präsenz* des Liaisonpsychosomatikers an der „Gast"-abteilung (je nach Aufgabenstellung zumindest einen Tag in der Woche) zu bestimmten, festgelegten Zeitpunkten; Erreichbarkeit für die Ärzte bzw. das Pflegepersonal.
- *Rückhalt des Liaisonmitarbeiters in der eigenen psychosomatisch-psychotherapeutischen Abteilung,* wo er in ein Team eingebunden ist und eine gemeinsame Fallsupervision und Reflexion der Liaisondienstprobleme

gewährleistet ist. Die Einrichtung von *Arbeitsgruppen* für bestimmte verwandte Bereiche (z.B. den psychoonkologischen Bereich, den chirurgischen Bereich etc.), kann dazu beitragen, der Vereinzelung und Burnout-Prozessen der Liaisonmitarbeiter entgegenzuwirken.
– Ein eigener ruhiger *Raum* in der Krankenhausabteilung, wo ungestörte Gespräche mit Patienten möglich sind. Das Anbringen eines Schilds „Psychosomatischer Liaisondienst an der Abteilung für ..." ist meist schon Ausdruck einer zunehmenden Akzeptanz.
– Der Aufbau eines Liaisondienstes braucht *Zeit*. Kooperation kann nicht erzwungen werden. Auf anfängliche unrealistische Erwartungen folgen meist Krisen, die bewältigt werden und einem realistischen Konzept Platz machen müssen. Pontzen gibt diesen Zeitraum mit 3 bis 5 Jahren an.
– Liaisontätigkeit sollte von der psychosomatischen Stammabteilung zum Zweck der Qualitätssicherung ausreichend dokumentiert und ihre Ergebnisse fortlaufend evaluiert werden.

1.4 Probleme der Liaison-Kooperation

In vielen Fällen werden *nicht erfüllbare Wünsche* und Forderungen – in unausgesprochener oder auch nicht bewußter Form – an den Liaisonpsychosomatiker gerichtet. Wenn er der *Versuchung* erliegt, das, was die „organmedizinischen" Kollegen mit ihren Behandlungsmethoden nicht zuwege gebracht haben, mit den eigenen Therapieansätzen zu schaffen, um dadurch Anerkennung und Selbstbestätigung zu erlangen, ist in vielen Fällen ein Scheitern vorprogrammiert. Auf die übertriebenen Hoffnungen wird dann rasch die Enttäuschung folgen (Söllner und Wesiack 1993).

Probleme der Akzeptanz des Liaisondienstes

Der psychosomatisch-psychotherapeutische Liaisondienst ist Ausdruck und Folge der Spezialisierung in der Medizin und einer Entwicklung, die Uexküll (1963) pointiert als „Spaltung der Medizin in eine Medizin für Körper ohne Seelen – und eine für Seelen ohne Körper" bezeichnet hat. Dem gegenüber hat aber jeder Arzt den Anspruch, „ganzheitlich" – d.h. auch „menschlich", *mit seiner Person als Arzt* für den Patienten da zu sein. Dies drückt sich im Wunsch aus, „mit dem gesunden Menschenverstand", mit Taktgefühl und Einfühlungsvermögen neben der somatischen auch die psychosoziale Seite der Betreuung zu gewährleisten.

Dem entgegen steht die *hochgradige Spezialisierung und arbeitsteilige Realität* in der Medizin. In dieser Situation der Aufsplitterung und Spezialisierung ist der „allgemein-menschliche" Bereich oft das einzige, wo der spezialisierte Arzt dem Patienten *als „ganzem Menschen" begegnet*, wo er seinen Anspruch nach einer „ganzheitlichen Medizin" verwirklichen kann.

Nach einer Untersuchung, die wir mit Allgemeinärzten und Fachärzten in Tirol durchgeführt haben (Söllner et al. 1989), gibt die Mehrzahl der Kollegen den persönlichen Kontakt mit dem Patienten nicht als Belastung, sondern als wichtigste Entlastung ihrer beruflichen Tätigkeit an. Andererseits bleibt im Rahmen des ärztlichen und klinischen Alltags kaum Zeit und Raum für diese persönliche Begegnung mit dem Patienten. Die Schwierigkeit, die ursprünglichen Ideale zu verwirklichen und dem eigenen Selbstverständnis gerecht zu werden, lösen häufig genug Enttäuschung und Frustration aus.

In dieser Situation tauchen plötzlich Kollegen auf, die den Anspruch erheben, der psychischen und sozialen Situation des Patienten mittels ihrer Spezialausbildung besser gerecht werden zu können, die fordern, ernstgenommen und als gleichberechtigte Partner bei der Diagnostik und Therapieplanung akzeptiert zu werden!

So *entlastend* die Kooperation mit diesen neuen Kollegen auch sein mag, so sehr bedeutet sie gleichzeitig eine *Kränkung* für den Arzt: und dies umso mehr, je mehr er sich den oben beschriebenen humanistischen Idealen verpflichtet fühlt. Er muß das Gefühl entwickeln, daß ihm etwas „aus der Hand", aus dem ureigensten Kompetenzbereich genommen wird, was zum guten Teil die ärztliche Kompetenz und das ärztliche Selbstverständnis ausmacht.

Der Liaisondienst-Mitarbeiter hat es nicht viel leichter: er kann und muß zwar offensiv seine Position im arbeitsteiligen Feld der Medizin in Anspruch nehmen, versteht aber dabei häufig nicht, warum er von seinem organmedizinisch spezialisierten ärztlichen Kollegen nicht akzeptiert und mit offenen Armen willkommen geheißen wird. Allzu bequem ist es da, sich in der Position des unverstandenen und schwächeren Partners selbst zu bemitleiden oder den anderen als reinen Machtmenschen zu entwerten, der seine traditionell stärkere Position ausnützt.

Aber auch, wenn erste Akzeptanz- und Kontaktprobleme durch den Wunsch nach konstruktiver Kooperation überwunden werden und ein stabiles Liaison-Arbeitsbündnis aufgebaut werden kann, kommt es regelhaft und wiederkehrend zu – oft recht typischen – Problemen der Kooperation.

Tabelle 2. Probleme der Kooperation im Liaisondienst

Probleme der Akzeptanz	– Auseinanderklaffen des „ganzheitlichen" Anspruchs und der arbeitsteiligen Realität
	– Kränkung, wenn der eigene – nicht einzulösende – Anspruch vom anderen als Kompetenzbereich eingefordert wird
Idealisierung und Entwertung	– Auf unerfüllbare Erwartungen folgt die Enttäuschung
Ambivalenzkonflikte zwischen	– Kontaktwunsch/Kontaktangst
	– Kooperation/Rivalität
	– Vertrauen/Kontrollbedürfnis
	– gegenseitige Aufwertung/Entwertung
Teamkonflikte	– Spaltung des Teams bei Rivalitätskonflikten
	– Instrumentalisierung des Liaison-Psychosomatikers bei ungelösten Teamkonflikten

Ambivalente, widersprüchliche Einstellungen und Gefühle sind bis zu einem gewissen Ausmaß Kennzeichen jeder zwischenmenschlichen Beziehung: je *unbewußter* sie sind, desto mehr stören sie eine gute Beziehung. Eine gute Kooperation wird aber nicht dadurch erreicht, indem man diese Ambivalenz zu beseitigen sucht, sondern indem sich die Betroffenen der Spannung zwischen eigenen Wünschen und Ängsten *bewußt* werden und sich dadurch für oder gegen eine Handlung *entscheiden* können.

Immer treten im Liaisondienst *Rivalitätskonflikte* auf („wer ist der eigentliche Behandler, wer ist die wichtigere Bezugsperson").

Häufig führt Angst vor dem Sich-auf-den-anderen-Verlassen zu *Kontrollbedürfnissen* („Wer bestimmt letztlich die Therapie").

Und immer wiederkehrend sind es Gefühle von *Wertlosigkeit* und ihr unbewußtes szenisches Ausagieren in Form von *Entwertungshandlungen*, die die Liaisonkooperation beeinträchtigen und manchmal auch gefährden.

Solche Konflikte drücken sich auch häufig als *Teamkonflikte* aus.

Spannungen an der „Gast"abteilung (z.B. zwischen ärztlichem und pflegerischem Personal) müssen vom Liaisonpsychosomatiker wahrgenommen und in einem dafür geeigneten Rahmen (Stationskonferenz etc.) angesprochen werden. Ein Nicht-Auflösen solcher Teamspannungen kann zum Scheitern von Liaisonprojekten führen (Köhle et al. 1994). Siehe dazu auch Kapitel IV/8 (Supervision).

1.5 Zur Effektivität von Konsiliar- und Liaisondiensten

Konsiliardienste sind kostengünstig und werden deshalb oft von Krankenhausträgern favorisiert. Liaisondienste sind wegen des viel höheren zeitlichen und personellen Aufwands (pro Patient durchschnittlich 5–6 Stunden; darin sind die teambezogenen Aktivitäten inkludiert) kostenintensiver. Nach Berechnungen von Pontzen (1990), Heuft et al. (1993) und Söllner und Egger (1993) muß in einem Allgemeinen Krankenhaus pro 100 Betten mit mindestens einem Liaison-Mitarbeiter gerechnet werden, um einen einigermaßen funktionierenden psychosomatisch/psychotherapeutischen Dienst zu gewährleisten.

Dem muß der *Nutzen* der Liaisontätigkeit entgegengehalten werden. Dieser kann sich auf verschiedenen Ebenen ausdrücken:

- auf der Ebene des Patienten (Angemessenheit der Behandlung, Verbesserung der Krankheitsverarbeitung und der Lebensqualität, Verminderung von Chronifizierung);
- auf der Ebene der Angehörigen (Verbesserung der Bewältigung der krankheitsbedingt erschwerten Lebenssituation);
- auf der Ebene des Behandlungsteams (Verminderung von psychosozialer Belastung, Erhöhung der psychosozialen Kompetenz);
- auf der Ebene der Krankenanstalt (Optimierung der Versorgungsqualität);
- auf der ökonomischen Ebene (Verminderung von Kosten im Gesundheitswesen, bessere Kosten-Nutzen-Relation).

Etliche Untersuchungen bestätigen die *Effizienz* des psychosomatisch/psychotherapeutischen Konsiliar- und Liaisondienstes:

Untersuchungen in Deutschland (Meyer 1990) und Österreich (Ringel und Kropiunigg 1984) zeigen, daß die Zeitspanne, die bis zur Durchführung einer indizierten psychosomatischen Abklärung verstreicht, immer noch durchschnittlich 8 Jahre beträgt. Durch Liaisondienste kann diese Zeitspanne bis zur fachgerechten Untersuchung, die für die Chronifizierung psychosomatischer Störungen in hohem Ausmaß mitverantwortlich ist, auf durchschnittlich 2–3 Jahre reduziert werden.

Forester et al. (1985) und Spiegel et al. (1989) belegen die Steigerung von Lebensqualität für Tumorpatienten, die durch Liaisondienste mitbetreut werden. Duborsky et al. (1977) konnten zeigen, daß die Mortalität bei Myocardinfarkt-Patienten an Abteilungen mit einem Liaisondienst gegenüber solchen ohne einen solchen Dienst verringert werden kann.

Die Nützlichkeit auch weniger psychotherapeutischer Sitzungen für eine bessere Krankheitsbewältigung wird von Dührssen (1972), Köhle und Gaus (1986) und Strauß et al. (1991) belegt. Einem Viertel bis einem Drittel der Patienten wird durch den K/L-Dienst eine weiterführende psychotherapeutische Behandlung empfohlen. Wenn eine adäquate Vermittlungshilfe angeboten wird, nehmen 55 bis 65% dieser Patienten eine ambulante Psychotherapie außerhalb des Krankenhauses auf (Jordan et al. 1989).

Wird eine Psychotherapie in der Nachbehandlungphase aufgenommen, kann die Inanspruchnahme medizinischer Leistungen reduziert (Mumford et al. 1984) und die Kosten, die durch die Krankheit enstehen, um 10–33% gesenkt werden. Deter (1989) belegte mittels einer Kosten-Nutzen-Analyse, daß durch eine integrative ambulante Gruppentherapie mit Asthmapatienten nicht nur die Lebensqualität der Betroffenen verbessert, sondern – vor allem durch die Abnahme der Arbeitsunfähigkeit und der stationären Krankenhausaufenthalte – das sechsfache des Honorars des Psychotherapeuten eingespart werden kann.

Die stationäre Behandlung von Patienten mit psychosomatischen Störungen verlängert die Liegezeiten in Akutkrankenhäusern (Fulop et al. 1987). An Abteilungen in den USA, an denen ein Liaisondienst besteht, konnte die stationäre Liegedauer durchschnittlich um 1–2 Tage (bei alten Patienten mit Schenkelhalsbrüchen sogar um 12 Tage) verringert und die psychosoziale Nachbehandlung verbessert werden (Levithan und Kornfeld 1981; Pincus 1984; Cohen et al. 1986).

2. Die psychosomatische Arbeitsgruppe

Diese geht oft aus Liaisonkooperationen hervor, wenn die psychosozialen Aufgabenbereiche sehr umfassend sind und die ständige Präsenz eines Psychosomatikers an der Krankenhausabteilung wünschenswert ist. Dies ist vor allem an Abteilungen der Fall, an welchen viele schwerkranke Patienten behandelt werden und große Probleme bei der Krankheitsverarbeitung auftreten. Pontzen et al. (1988) und Kappauf und Gallmeier (1994) beschreiben die Entwicklung und das Funktionieren einer solchen Arbeitsgruppe an einer hämatologisch-onkologischen Abteilung. Sie stellt eine stärkere Integration psychosomatischer Versorgung in die „Organmedizin" dar als die Konsiliar- und Liaisonmodelle. Die Bedingungen des Funktionierens und die auftretenden Probleme sind jedoch im Prinzip ähnlich.

Bei der Kooperation der psychosomatisch weitergebildeten „Organmediziner" und der von außen kommenden Liaisonpsychosomatiker sind Rivalitäts- und Loyalitätskonflikte (verschiedene persönliche und arbeitsrechtliche Abhängigkeiten) besonders zu beachten.

3. Die integrierte psychosomatische Station

Im Zuge der Reformen des Medizinstudiums sind in verschiedenen europäischen Ländern an den Universitätskliniken psychosomatisch-psychotherapeutische Abteilungen entstanden. Diese sind in sehr unterschiedlichem Ausmaß in die bestehende vorwiegend „organmedizinisch" ausgerichtete Patientenversorgung integriert. In der Regel verfügen diese Abteilungen über eine psychosomatisch-psychotherapeutische Ambulanz und zumeist auch über eine eigene Bettenstation. Praktisch alle führen Konsiliar/Liaisondienste durch. In einigen Fällen bestehen psychosomatische Arbeitsgruppen, die vor allem aus der Forschungskooperation hervorgegangen sind.

Im Gegensatz dazu bestehen nur sehr wenige psychosomatische Abteilungen an Allgemeinkrankenhäusern (wie z.B. am städtischen Krankenhaus Nürnberg oder am Krankenhaus Esslingen), die über eine eigene Bettenstation und einen Liaisondienst für die anderen Abteilungen der Krankenanstalt verfügen.

Nur an sehr wenigen Zentren gibt es selbständige psychosomatische Einrichtungen, die in organmedizinische Fachbereiche integriert sind. Diese sind meist aufgrund spezifischer lokaler Besonderheiten oder Traditionen – zumeist im Rahmen der Inneren Medizin – entstanden. Sie haben nach wie vor Modellcharakter für eine Integration des bio-psycho-sozialen Ansatzes in die Medizin. In vieler Hinsicht schwimmen diese Modellabteilungen gegen den Strom der Spezialisierung in der Medizin. Einige dieser Abteilungen sind in dieser integrierten Form auch wieder verschwunden (wie das Modell in Ulm) oder müssen sich gegen Vereinnahmungstendenzen durch Spezialdisziplinen zur Wehr setzen.

Bekannte Beispiele dafür sind die von v. Uexküll und Köhle im Rahmen eines Modellversuchs geschaffene psychosomatische Station an der Medizinischen Universitätsklinik in Ulm (Köhle et al. 1973, 1980), die Abteilung Psychosomatische und Allgemeine Innere Medizin am Klinikum der Universität Heidelberg und die Medizinische Abteilung C. L. Lory-Haus am Inselspital der Universität Bern.

Am Beispiel der Heidelberger Abteilung für Psychosomatische und Allgemeine Innere Medizin (Hahn 1980) soll exemplarisch die Funktionsweise einer solchen integrierten Abteilung beschrieben werden:

Diese Abteilung ist aus der von Viktor v. Weizsäcker maßgeblich beeinflußten psychosomatischen Tradition an der Heidelberger Medizinischen Fakultät hervorgegangen. Sie besteht aus drei Stationen, von denen zwei in die normale Akutversorgung der Inneren Medizin voll integriert sind und eine als psychosomatisch-psychotherapeutische Spezialstation eingerichtet ist. Darüberhinaus besteht eine psychosomatische Poliklinik (Ambulanz) und ein Liaisondienst für die übrigen internistischen Stationen.

An den beiden in die Akutversorgung integrierten Stationen werden im klinikübliche Rotationsverfahren Patienten aus der Notfallambulanz aufgenommen, es besteht also ein übliches internistisches Krankengut. Eine Abteilung hat einen kardiologischen, die andere einen gastroenterologischen Schwerpunkt. Neben der üblichen internistischen Diagnostik und Therapie wird versucht, durch spezielle strukturelle Maßnahmen im Stationsablauf und Weiterbildung des ärztlichen und pflegerischen Personals psychosomatische Aspekte zu berücksichtigen.

Zu den strukturellen Besonderheiten des Stationsalltags gehören die *Umorganisation der Visite* (Kurvenbesprechung vorher am Gang, persönliches Gespräch mit dem Patienten am Krankenbett; siehe dazu auch Kapitel 4), die *Umorganisation der Pflege* (Zimmerpflege statt Funktionspflege, eigenes Pflege-Aufnahmegespräch) und die Einrichtung einer täglichen *Stationsbesprechung*, an der Ärzte und Pflegepersonal teilnehmen. Jede Station wird von einem internistischen Oberarzt geführt; ein psychosomatischer Oberarzt nimmt einmal in der Woche an der Visite teil und leitet einmal wöchentlich eine Stationsbesprechung, in welcher in Form einer Balint-Gruppe (siehe Kapitel 4) komplizierte Krankheitsverläufe, Schwierigkeiten der Arzt-Patient-Beziehung und Probleme im Team besprochen werden.

Alle Assistenzärzte der Abteilung sind neben ihrer internistischen Fachausbildung auch in psychotherapeutischer Weiterbildung und führen mit Patienten und ev. auch Angehörigen im Bedarfsfall psychotherapeutische Gespräche während des stationären Aufenthalts und – falls indiziert – auch die Weitervermittlung zu einer ambulanten Psychotherapie durch.

Die dritte Station ist eine psychotherapeutisch-psychosomatische Spezialabteilung, an der Patienten mit schweren psychosomatischen Störungen, Patienten, die chronisch krank sind und Schwierigkeiten mit der Krankheitsverarbeitung haben und Patienten mit Eßstörungen behandelt werden. Die Liegezeiten betragen hier wegen des intensiven psychotherapeutischen Angebots mehrere Wochen bis einige Monate. An dieser Station arbeiten Ärzte, Psychologen, Gestaltungstherapeuten und Pflegepersonal auch in der psychotherapeutischen Behandlung zusammen und verfügen über eine entsprechende Weiterbildung.

Für die gesamte Klinik für Innere Medizin wird ein psychosomatischer Liaisondienst und Supervision an den einzelnen Stationen angeboten.

Besondere Bedeutung kommt bei diesen integrierten Modellen der *Kooperation zwischen den einzelnen Berufsgruppen* (Ärzte, Pflegepersonal, Physiotherapeuten, Sozialarbeitern, Psychologen, Seelsorgern etc.) zu. Diese Kooperation wird in Form regelmäßiger *Fallbesprechungen* reflektiert. Besonders das „Ulmer Modell", aber auch die Lory-Klinik in Bern haben großen Wert auf die *psychosomatische Qualifikation des Pflegepersonals* gelegt. Aus diesen Ansätzen sind eigene Weiterbildungscurricula für Schwestern und Pfleger entstanden (Adler 1994; Zenz 1990, 1994).

Diese „Modellstationen" üben einen starken Einfluß auf verschiedene Versuche, die bio-psycho-soziale Sichtweise in bestehende organmedizinische Fachabteilungen zu integrieren, aus. An den verschiedensten Krankenhäusern wurden in der einen oder anderen Form einzelne Elemente dieser Versuche, bio-psychosoziale Ansätze in die Praxis umzusetzen, übernommen.

Anregungen am Kapitelende

Diskutieren Sie mit Studienkollegen Ihre Erfahrungen aus klinischen Praktika und Famulaturen. Welche integrativen psychosomatischen Ansätze konnten Sie kennenlernen? Wie schätzen Sie die Möglichkeiten und Gefahren integrativer Modelle in der Medizin ein?

Überlegen Sie, sich um einen Famulaturplatz oder ein Forschungsstipendium in einer der (wenigen) bestehenden integrativen Abteilungen zu bewerben und diese in der Praxis kenenzulernen.

Einige Adressen integrierter/integrativ arbeitender psychosomatischer bettenführender Abteilungen in den deutschsprachigen Ländern

Innere Medizin

Medizinische Abteilung C. L. Lory-Haus, Inselspital, Universität Bern (Ärztlicher Leiter: Rolf Adler), CH-3010 Bern
Interne Abteilung am a.ö. Bezirkskrankenhaus Eggenburg (Ärztlicher Leiter: Friedrich Pesendorfer), Pulkauerstraße 3, A-3730 Eggenburg/NÖ
Psychosomatische Abteilung, Städt. Krankenanstalten Esslingen (Ärztlicher Leiter: Ekkehard Gaus), Hirschlandstraße 97, D-73730 Esslingen
Medizinische Abteilung des Allgemeinen Krankenhauses Ochsenzoll (Ärztlicher Leiter: Hans Wedler), Langenhorner Chaussee 560, D-22419 Hamburg
Klinik für Psychosomatische Medizin am Krankenhaus der Henriettenstiftung (Ärztlicher Leiter: Wolfgang Kämmerer), Schwemannstraße 19, D-30559 Hannover
Abteilung Psychosomatische und Allgemeine Innere Medizin am Klinikum der Universität Heidelberg (Ärztlicher Leiter: Peter Hahn), Bergheimerstraße 58, D-69115 Heidelberg
Medizinische Universität zu Lübeck, Klinik für Psychosomatik und Psychotherapie (Interimist. ärztlicher Leiter: Günther Jantschek), Ratzburger Allee 160, D-23562 Lübeck

Neurologie

Psychosomatische Abteilung am St. Agatha-Krankenhaus (Ärztliche Leiterin: Mechthilde Kütemeyer), Feldgärtenstraße 97, D-50735 Köln

Dermatologie

Station II an der Univ.-Hautklinik Göttingen (Ärztlicher Leiter: Klaus Bosse), v. Siebold-Straße 3, D-37075 Göttingen

Liaisonmodelle

Abteilung Psychosomatik, Departement Innere Medizin (Ärztlicher Leiter: Alexander Kiss), Kantonsspital Basel, CH-4031 Basel
Abteilung Psychotherapie und Psychosomatische Medizin der Albert-Ludwigs-Universität (Ärztlicher Leiter: Michael Wirsching), Hauptstraße 8, D-79104 Freiburg
II. Medizinische Klinik, Univ.-Kliniken Eppendorf, Abteilung für Psychosomatik und Psychotherapie, Martinistraße 52, D-20251 Hamburg
Abteilung psychosoziale Medizin an der Chriurgischen Univ.Klinik (Ärztlicher Leiter: Reinhold Schwarz), Neuenheimer Feld, D-69115 Heidelberg
Institut für Psychosomatik und Psychotherapie der Universität Köln (Ärztlicher Leiter: Karl Köhle) Joseph-Stelzmann-Straße 9, D-50931 Köln
Psychosomatische Abteilung; Klinikum Nürnberg (Ärztlicher Leiter: Walter Pontzen), Flurstraße 17, D-90419 Nürnberg

Literatur

1. Adler R (1994) Die Verwirklichung des biopsychosozialen Modells Erfahrungen seit 1978. In: Uexküll Th v (Hrsg) Integrierte Psychosomatische Medizin in Klinik und Praxis, 3. Aufl. Schattauer, Stuttgart, S 221–235
2. Arolt V (1993) Psychische Störungen bei internistischen und chirurgischen Krankenhauspatienten – Diagnostik, Vorkommenshäufigkeit und Behandlungsrisiken. Habilitationsschrift, Universität Lübeck
3. Bundesminister für Jugend, Familie, Frauen und Gesundheit (Hrsg) (1988) Empfehlungen der Expertenkommission der Bundesregierung zur Reform der Versorgung im psychiatrischen und psychotherapeutisch/psychosomatischen Bereich. Aktion Psychisch Kranke, Bonn
4. Cohen Cole SA, Pincus HA, Stoudemire A, Fiester S, Haupt JL (1986) Recent research developments in consultation-liaison psychiatry. Gen Hosp Psychiatry 8: 316–329
5. Deter HC (1989) Zur Kosten-Nutzen-Analyse der tiefenpsychologisch orientierten Gruppentherapie bei Patienten mit Asthma bronchiale. Praxis der klinischen Verhaltensmedizin und Rehabilitation 7: 154–162
6. Dubovsky SL, Getto CJ, Gross SA (1977) Impact on nursing care and mortality: psychiatrists in the coronary care unit. Psychosomatics 18: 18–27
7. Dührssen A (1972) Analytische Psychotherapie in Theorie, Praxis und Ergebnissen. Vandenhoeck & Ruprecht, Göttingen
8. Forester B, Kornfeld D, Fleiss J (1985) Psychotherapy during radiotherapy: Effects on emotional and physical distress. Am J Psychiatry 142: 22–27
9. Friedrich H (1988) Soziologische Bemerkungen zur Liaison-Psychotherapie. In: Bräutigam W (Hrsg) Kooperationsformen somatischer und psychosomatischer Medizin. Springer, Berlin
10. Fulop G, Strain J, Vita J, Hammer JS, Lyons JS (1987) Impact of psychiatric comorbidity on length of hospital stay for medical/surgical patients: a preliminary report. Am J Psychiatry 144: 878–882
11. Hahn P (1980) Allgemeine klinische und psychosomatische Medizin. Entwicklung und Standort. Heidelberger Jahrbücher. Springer, Heidelberg S 125–145
12. Herzog T, Hartmann A (1990) Psychiatrische, psychosomatische und medizinpsychologische Konsiliar- und Liaisontätigkeit in der Bundesrepublik Deutschland. Nervenarzt 61: 281–293
13. Herzog T, Stein B, European Consultation Liaison Workgroup (ECLW) (1994) Psychotherapeutisch-psychosomatische Konsiliar/Liaisondienste: Entwicklungen, empirische Befunde, Perspektiven für Praxis und Forschung. Psychologie in der Medizin 5(2): 7–13
14. Heuft G, Senf W, Janssen P, Pontzen W, Streeck U (1993) Personalsanhaltszahlen in psychotherapeutischen und psychosomatischen Krankenhäusern und Abteilungen der Regelversorgung. Psychother Med Psychol 43: 262–270
15. Jordan J, Sapper H, Schimke H, Schulz W (1989) Zur Wirksamkeit des patientenzentrierten psychosomatischen Konsiliardienstes. Bericht über eine katamnestische Untersuchung. Psychother Med 39: 127–134
16. Kappauf H, Gallmeier WM (1994) Schwerpunkt Onkologie an der 5. Medizinischen Klinik Nürnberg. In: Uexküll Th v et al (Hrsg) Integrierte Psychosomatische Medizin. Schattauer, Stuttgart, S 201–220
17. Köhle K, Gaus E (1990) Psychotherapie von Herzinfarkt-Patienten während der stationären und poststationären Behandlungsphase. In: Adler R, Herrmann JM, Köhle K, Schonecke OW, Uexküll Th v, Wesiack W (Hrsg) Psychosomatische Medizin, 3. Aufl. Urban & Schwarzenberg, München, S 691–714
18. Köhle K, Joraschky P (1990) Die Institutionalsierung der psychosomatischen Medizin im klinischen Bereich. In: Adler R, Herrmann JM, Köhle K, Schonecke OW, Uexküll Th v, Wesiack W (Hrsg) Psychosomatische Medizin. Urban & Schwarzenberg, München, S 415–460
19. Köhle K, Simons C, Böck E, Grauhan A (1980) Angewandte Psychosomatik. Internistisch-psychosomatische Krankenstation. Ein Werkstattbericht. Rocom, Basel

20. Köhle K, Simons C, Scholich B, Schäfer N (1973) Critical theses concerning the future development of integrated psychosomatic departments. Psychother Psychosom 22: 200–204
21. Köhle K (1994) Emotionale Arbeit in der internistischen Onkologie – Integration oder Kooperation? In: Uexküll T v (Hrsg) Integrierte Psychosomatische Medizin in Klinik und Praxis. 3. Aufl. Schattauer, Stuttgart, S 291–309
22. Levithan SJ, Kornfeld DS (1981) Clinical and cost benefits of liaison-psychiatry. Am J Psychiatry 138: 90–93
23. Lipowski ZJ (1989) Konsiliar- und Liaisonpsychiatrie in Nordamerika in den 80er Jahren. Psychother Med Psychol 39: 337–341
24. Meyer AE (1990) Die Zukunft der Psychosomatik in der BRD – eine Illusion? Psychother Med Psychol 40: 337–345
25. Mumford E, Schlesinger HJ, Glass GV, Patrick C, Cuerdon T (1984) A new look at evidence about reduced cost of medical utilization following mental health treatment. Am J Psychiatry 141 (10): 1145–1158
26. Pincus HA (1984) Macing the case for consultation-liaison psychiatry: issues on cost-effectiveness analysis. Gen Hosp Psychiatry 5: 173–179
27. Pontzen W, Daudert G, Dietz R, Kappauf H (1988) Probleme und Möglichkeiten der Zusammenarbeit zwischen internistischen Onkologen und Psychosomatikern. Prax Psychother Psychosom 33: 35
28. Pontzen W (1990) Zehn Jahre psychosomatische Abteilung am Allgemeinkrankenhaus – Rückblick und Perspektiven. Psychother Med Psychol 40: 346–350
29. Pontzen W (1991) Psychosomatische Konsiliar- und Liaisondienste. In: Neun H (Hrsg) Psychosomatische Einrichtungen. Was sie (anders) machen und wie man sie finden kann. Vandenhoeck & Ruprecht, Göttingen, S 73–81
30. Ringel E, Kropiunigg U (1984) Der fehlgeleitete Patient. Fakultas, Wien
31. Schepank H (1987) Psychogene Erkrankungen der Stadtbevölkerung. Eine epidemiologisch-tiefenpsychologische Feldstudie in Mannheim. Springer, Berlin
32. Schleberger-Dein U, Stuhr U, Haag A (1994) Die psychosomatisch-psychosoziale Bedarfs- und Versorgungssituation im Akutkrankenhaus – Ergebnisse einer Befragung internistischer Stationsärzte und -ärztinnen. Psychother Med Psychol 44: 99–107
33. Schmeling-Kludas C, Niemann BM, Jäger K, Wedler H (1991) Das Konzept der integrierten internistisch-psychosomatischen Patientenversorgung – Erfahrungen und Ergebnisse bei der Umsetzung im Allgemeinen Krankenhaus. Psychother Med Psychol 41: 257–266
34. Sensky T, Cundy T, Greer ST, Peettingale K (1985) Referral to psychiatrists in a general hospital: comparison of two methods of liaison psychiatry. J Roy Soc Med 78: 463–468
35. Söllner W, Egger J (1993) Personalanhaltszahlen für Ärzte und Psychologen in psychotherapeutischen Ambulanzen und im psychotherapeutischen Liaisondienst. Psychologie in der Medizin 4 (3): 2–11
36. Söllner W, Riedl F, Sietzen P, Wurm B, Wesiack W (1989) Psychosomatic attitudes of primary care physicians. 10th World Congress of Psychosomatic Medicine. Anales de Psyquiatria, Suplemento 1, 76–77
37. Söllner W, Wesiack W (1993) Die psychosoziale Situation des Behandlungsteams auf der Intensivstation. In: Benzer H, Burchardi H, Larssen R, Suter P (Hrsg) Lehrbuch der Anaesthesiologie und Intensivmedizin 2, 6. Aufl. Springer, Berlin, S 84–97
38. Söllner W, Mairinger G, Zingg-Schir M, Fritsch P (1995) Krankheitsprognose, psychosoziale Belastung und Einstellung von Melanompatienten zur psychotherapeutischen Unterstützung. Hautarzt (im Druck)
39. Spiegel D, Bloom JR, Kraemer HC, Gottheil E (1989) Effect of psychosocial treatment on survival of patients with metastatic breast cancer. Lancet 2: 888–891
40. Steuber H, Müller P (1983) Psychisch Kranke im Internistischen Krankenhaus – Ergebnisse einer Umfrage. Psychiatrische Praxis 9: 20–23
41. Strain JJ, Pincus HA, Houpt JL, Gise LH, Taintor Z (1985) Models of mental health training for primary care physicians. Psychosom Med 47: 95–110
42. Strauß B, Speidel H, Seifert A, Probst P (1991) Zeitlich begrenzte Kontakte mit einer psychosomatisch/psychotherapeutischen Ambulanz I. Rückblickende Bewertung durch die Patienten. Psychother Med Psychol 41: 43–52

43. Stuhr U, Haag A (1989) Eine Prävalenz-Studie zum Bedarf an psychosomatischer Versorgung in den Allgemeinen Krankenhäusern Hamburgs. Psychother Med Psychol 39: 273–281
44. Uexküll Th v (1963) Grundfragen der psychosomatischen Medizin. Rowohlt, Reinbek
45. Wissenschaftsrat (Hrsg) (1986) Empfehlungen zur klinischen Forschung an den Hochschulen. Wissenschaftsrat, Köln
46. Zenz J (1990) Weiterbildungsprojekt Patientenzentrierte Krankenpflege in Ulm. Deutsche Krankenpflegezeitschrift 5: 1–6
47. Zenz J (1994) Aufbau und Entwicklung eines psychosomatischen Krankenpflegesystems. In: Uexküll Th v (Hrsg) Integrierte Psychosomatische Medizin in Klinik und Praxis, 3. Aufl. Schattauer, Stuttgart, S 177–187

Weiterführende Literatur

1. Neun H (Hrsg) (1991) Psychosomatische Einrichtungen. Was sie (anders) machen und wie man sie finden kann. Vandenhoeck & Ruprecht, Göttingen
2. Uexküll Th v, Adler R, Bertram W, Haah A, Herrmann JM, Köhle K (Hrsg) (1994) Integrierte Psychosomatische Medizin in Praxis und Klinik, 3. Aufl. Schattauer, Stuttgart

Kapitel 6

Psychosomatik in der Kinderklinik

B. Mangold

> **Lehrziele**
>
> In diesem Kapitel sollten die Grundbegriffe zur Diagnostik und Therapieplanung bei psychosomatischen, funktionellen Erkrankungen vermittelt werden.
>
> Es sollen die wesentlichsten Konzepte dargestellt werden, die sich in der Diagnostik und Therapie psychosomatischer Erkrankungen in den letzten Jahren als klinisch relevant etabliert haben. Begriffe wie „Biopsychosoziales Krankheitskonzept" oder „Systemisches Denken und Handeln" werden dargestellt. Es soll vor allem der Praxisbezug dieser Konzepte, ihre Umsetzungsmöglichkeiten in der täglichen Praxis aufgezeigt werden.

Das Biopsychosoziale Krankheitskonzept in der Psychosomatischen Medizin

Ein sinnvoller Kontext, in welchem sich eine psychosomatische Medizin im Sinne einer notwendigen Koevolution zwischen naturwissenschaftlicher und psychosozialer Medizin entwickeln kann, ist das Modell einer interdisziplinären, integrativen Zusammenarbeit. Es wäre besser von einem psychosomatischen Krankheitskonzept zu sprechen, als von einer psychosomatischen Erkrankung. Denn wenn man eine solche Erkrankung von einer nicht-psychosomatischen Erkrankung unterscheidet, würde wiederum eine entwicklungs- und verständnisblockierende Dichotomie geschaffen, die in den letzten drei Jahrzehnten immer wieder eine echte interdisziplinäre integrative Zusammenarbeit erschwert hat.

Die psychosomatische Forschung in den letzten dreißig Jahren hat mit zunehmender Deutlichkeit gezeigt, daß psychologische Faktoren in jedem Krankheitsprozeß eine Rolle spielen. Doch auch die Wechselbeziehung von psychologischen Faktoren mit dem Krankheitsgeschehen geben uns nur ungenügende Informationen über die ablaufenden Prozesse. Die Familienforschung hat mit zunehmender Deutlichkeit gezeigt, daß psychologische Verhaltensweisen ein Spiegel von Beziehungen und familiären Verhaltensmustern sind. Es wird heute generell akzeptiert, daß die Relation von Beziehungen der Menschen zueinander und zur Gesellschaft im üblichen Bereich sich in der Entstehung von Krankheiten darstellen.

Somit sollten Krankheiten besser als vorwiegend physisch oder psychisch beschrieben werden. Es kann aber nie eine absolute Trennung in organische oder psychische Krankheiten vorgenommen werden.

Im psychosomatischen Krankheitskonzept wird der Körper, die Psyche, die familiäre und soziale Welt als vernetztes System gesehen.

Eine isolierte Sichtweise oder eine Einordnung in lineare, überschaubare Ätiologien auf der physikalischen und psychologischen oder der interpersonellen Dimension ist nicht sehr hilfreich. Viel hilfreicher ist das Erkennen von Wechselbeziehungen zwischen den einzelnen Dimensionen.

Systemisches Denken und Handeln

Ein wesentlicher Schritt in der psychosomatischen Medizin war die Einführung einer systemischen, kybernetischen Sichtweise, wobei vor allem die Rückbezüglichkeit zwischen den einzelnen Organisationsebenen – biologisch, physiologisch, psychologisch, familiendynamisch, sozial – in ihrer Wechselbeziehung zueinander ein ganz wesentliches neues Feld, neue Beobachtungen und neue therapeutische Interventionen ermöglicht haben (der Therapeut und Arzt versucht die Rückbezüglichkeiten im System des Patienten zu erfassen).

Diese systemische Sichtweise stellt einen wesentlichen Bereich in der praktischen Arbeit dar, da sie eine Vernetzung unterschiedlicher Krankheitskonzepte ermöglicht. Dies ist unumgänglich, da wir notwendigerweise im Gesundheitssystem mit unterschiedlichen Konzepten arbeiten müssen. Eine psychosomatische Diagnostik wird immer eine *„multi-level Diagnostik"* sein, wobei *„lineare Denkmodelle"* im naturwissenschaftlichen, biologischen Bereich und *„zirkuläre Denkmodelle"* im psychosozialen und Beziehungsbereichen miteinander koordiniert werden müssen.

Wenn sich die medizinische Diagnostik und Anamnese in erster Linie an der Symptomatik und an den linearen Wechselwirkungen zwischen Symptomen und krankmachenden Faktoren orientiert, orientiert sich der psychosozial und psychosomatisch arbeitende Arzt und Therapeut auch an der Auswirkung des Symptoms auf das familiäre Beziehungsnetz. Damit bekommt der Diagnostiker gewöhnlich soviel Information, daß es in den meisten Fällen nicht schwer ist, von der Symptom- auf die Beziehungsebene zu kommen und damit auch die Bedeutung oder „Sinnhaftigkeit" einer Erkrankung erfassen zu können. Die/der systemisch denkende TherapeutIn orientiert sich in der Arbeit mit psychosomatischen Erkrankungen zweckmäßig an den Veränderungen, die zur Krankheit geführt haben, die durch die Krankheit ausgelöst und durch die Krankheit aufrecht erhalten werden. Im weiteren orientiert er sich vor allem daran, was durch seine systemische Intervention ausgelöst wird, d.h. er orientiert sich an der Veränderung der Symptome und der familiären Beziehungen, die durch die Therapie ausgelöst werden. Gerade das Erkennen der Veränderung gibt uns wichtige Informationen über die relative Bedeutung einzelner krankheitsauslösender Faktoren. Unsere Hypothesen können damit vor allem am Verlauf verifiziert oder falsifiziert werden. Man kann diese Vorgangsweise eine *„Orientierung am Prozeß"* oder an der Realität bezeichnen. Sie gibt uns die Freiheit nicht an vorgefaßten Meinungen hängen zu bleiben, die kreativen und selbstheilenden Aspekte der Krankheit zu erkennen und somit Entwicklungspotenzen und Erfahrungen zu erspüren und für die Gesundung und Entwicklung einzusetzen. Gleichzeitig zwingt uns diese Haltung zu einer ständigen Reflexion dessen, was wir tun und dessen was wir beim Patienten dadurch in Bewegung setzten. Daraus entsteht für den Patienten, seine Familie aber auch für den Arzt ein permanenter kreativer Lernprozeß, der über das Erkennen eines Problems zu effektiven Problemlösungsstrategien führen kann.

Diese neue Sichtweise, der größere Rahmen, in dem man Krankheit als Signal einer gestörten Entwicklung und vor allem auch auf der Beziehungsebene betrachtet, ist ganz besonders in der psychosomatischen Medizin von großer Bedeutung, da die Prozeßebene der Symptombildung sich auf der biologischen Ebene manifestiert und damit der Versuch, die Störung auch auf dieser Ebene zu erkennen und zu beheben im Vordergrund steht. Ein Arzt, der ein psychosomatisch oder funktionelles Symptom jedoch nur auf dieser Ebene behandeln würde, verhält sich wie jemand, der in einer komplizierten Heizanlage die „Warnlampe" herausdreht und der Meinung ist, damit das Problem behoben zu haben.

Bei welchen Krankheitsbildern ist ein psychosomatischer Zugang sinnvoll

In der praktischen Arbeit sowie im klinischen Bereich hat sich ein psychosomatischer Zugang in folgenden drei großen Bereichen als wertvoll erwiesen:

- bei sogenannten „funktionellen Erkrankungen", bei denen nach dem derzeitigen Wissensstand und den derzeitigen Untersuchungstechniken keine organische Ursache gefunden werden kann;
- bei Krankheitsbildern, bei denen funktionelle oder organische Störungen faßbar sind, in welchen jedoch die Symptomatik und der Krankheitsverlauf im wesentlichen von psychosozialen Faktoren, von Beziehungsstörungen gesteuert und ausgestaltet werden;
- bei chronischen und lebensbedrohlichen Erkrankungen (z.B. Mukoviszidose, Krebs, Aids etc.), die zu extremen Dauerbelastungen des Patienten und seiner Familie führen und damit psychologische und beziehungsdynamische Faktoren den Krankheitsverlauf wesentlich prägen.

Wann ist allgemein eine Überweisung angezeigt

Während die meisten Pädiater oder praktische Ärzte selbst einen integrierten Zugang zu solchen Erkrankungen suchen, ist es für andere wiederum selbst sehr schwer dies in die Realität umzusetzen, einerseits aus äußeren Gründen (bei ungenügender Zeit, nicht adäquaten Organisationsstrukturen), andererseits aber auch, weil nicht genügend Wissen und praktische Erfahrung vorhanden ist.

Ein Kinderarzt, welcher öfters mit solchen Problemen konfrontiert wird, d.h. vor allem auch ein in der Praxis stehender Kinderarzt sollte sich ein Basiswissen zueignen, das ihm genügend diagnostische Sicherheit übermittelt und auch Grunderfahrungen in der Elternberatung, in verhaltensmodifizierenden Techniken in der Betreuung dieser Kinder ermöglicht. Dafür spricht auch, daß der Kinderarzt primär die „Rollenkompetenz" hat, d.h. der erste Schritt der Familie wird zum Kinderarzt sein. Dieser könnte somit meistens den Beginn einer Symptomatik rechtzeitig erfassen und damit eine Chronifizierung verhindern.

Die Indikation für Überweisungen an mehr spezialisierte Ärzte wird damit im Einzelfall sicher unterschiedlich sein – in der Regel können jedoch folgende Probleme als *Indikation für die Überweisung zu einem Spezialisten* für Psychosomatik, Psychotherapie oder Familientherapie gelten:

1. Schwere emotionale Störungen.
2. Deutlich erkennbare familiäre Dysfunktionen (in diesen Fällen ist die Überweisung zu einem familientherapeutisch orientiertem Kinderpsychiater indiziert).
3. Vermutete oder bereits bekannte Lernschwierigkeiten, Erziehungsprobleme ausgeprägter Art und Entwicklungsprobleme.
4. Undiagnostizierte Erkrankungen sowie unklare Diagnosen, wenn medizinische Untersuchungen keine sichere Pathologie erkennen lassen und auch keine Erklärung für die vorliegende Erkrankung ermöglichen oder wenn auch gleichzeitig deutlich wird, daß psychosoziale Faktoren einen relevanten Faktor in der Entstehung und Aufrechterhaltung dieser Krankheit darstellen.
5. Schlecht kontrollierte Krankheitsverläufe, wenn diagnostizierte Krankheiten und entsprechend behandelte Krankheiten schlecht ansprechen (z.B. Asthma, Diabetes), sodaß es wahrscheinlich ist, daß psychosoziale Faktoren eine signifikante Ursache einer ungenügenden therapeutischen Effektivität darstellen oder eine sogenannte Non-Compliance vorliegt.
6. Krankheiten, in welchen psychosoziale Faktoren bekannterweise eine sehr wesentliche Rolle spielen.
7. Wenn eine Langzeiterkrankung (chronische oder lebensbedrohliche Erkrankung) vorliegt.

Zur Diagnose im systemischen Kontext

Es soll hier versucht werden, den *„zirkulären Prozeß der psychosomatischen Diagnostik"* in groben Zügen darzustellen. Dabei können Informationen auf verschiedensten Ebenen gewonnen werden – wichtig ist dann jedoch vor allem, daß die jeweiligen Informationen auf den einzelnen Ebenen in ihrer Wechselwirkung zueinander analysiert werden, da ja gerade dieser Rückkoppelungsprozeß die wesentlichsten diagnostischen und therapeutischen Informationen vermitteln kann.

1. Faktoren auf einzelnen Bezugsebenen

- *Biologische Ebene*, z.B. genetische Faktoren, biologische Vulnerabilität etc.
- *Psychologische Ebene*, z.B. Verhaltensweisen, emotionale Entwicklung (Angst, Aggression etc.), intellektuelle Entwicklung, Bewältigungsstrategien etc.
- *Familiäre Ebene*, z.B. ungelöste Konflikte, Beziehungsprobleme auf der Eltern-Kind-Ebene, Partnerkonflikte etc.
- *Soziale Ebene*, z.B. außerfamiliäre Streßfaktoren (Schule, Arbeit, soziale Belastungen etc.).

2. Eine andere Methode multifaktorielle Bedingungen auf einer psychosomatischen Ebene wahrzunehmen, ist die Erfassung folgender Faktoren

Prädisponierende Faktoren

Diese können wiederum auf verschiedenen Ebenen liegen, z.B. eine biologische Vulnerabilität, eine physiologische Antwort auf Streßreaktionen, frühere Live-experiences, bestimmte Persönlichkeitscharakteristiken, soziokulturelle Einflüsse.

Krankheitsauslösende Faktoren

Untrennbar vom Konzept der krankheitsauslösenden Faktoren ist das Konzept vom Streß als eines der meist verwendeten Bezeichnungen und universell akzeptierte Definition. In der einfachsten psychologischen Beschreibung ist Streß jener Stimulus, der genügend stark ist, unangenehme Reaktionen auszulösen. Die Streßreaktion ist die biochemische, physiologische und psychologische Antwort eines Individuums auf Streß. Ob ein spezifischer Stressor wirklich ein Distreß erzeugt, ist jedoch abhängig von der persönlichen Lebensgeschichte des Patienten, von seiner Familiengeschichte, von seiner biologischen und psychologischen Disposition, d.h. was für die eine Person ein krankmachender Streß ist, gilt nicht unbedingt für den anderen.

Krankheitsaufrechterhaltende Faktoren

Gerade in psychosomatischen Erkrankungen ist der auslösende Faktor längst nicht mehr erkennbar und auch nicht mehr wirksam, währenddem aufrechterhaltende Faktoren im wesentlichen das Krankheitsgeschehen steuern (Eigendynamik länger dauernder und chronischer Prozesse). Hier gibt es eine Fülle von gut erforschten und definierten Bereichen, die hier nur kurz angedeutet werden können. Krankheitsaufrechterhaltende Faktoren können sein:

- primär und sekundär Krankheitsgewinn,
- Verstärkung,
- Angst,
- emotionale Labilität,
- familiäre Faktoren,
- Overprotektion/Verleugnung,
- soziokulturelle Faktoren.

Protektive Faktoren

Die Konzentration der Aufmerksamkeit auf protektive Faktoren, d.h. Faktoren, die die Entstehung und den Verlauf einer Krankheit ebenfalls maßgeblich beeinflussen können, ist eine relativ neue Einstellung bzw. neuer Forschungsbereich in der Pädiatrischen Psychosomatik. Es geht hier in erster Linie um eine „ressourcenorientierte Diagnostik und Therapie", im Gegensatz zu einer „krankheits- und defizitorientierten Einstellung", wie sie vor allem in der Vergangenheit und vor allem im medizinischen Model vorrangig durchgeführt wird.

Das Fokussieren auf protektive Faktoren heißt, sowohl in der Diagnostik wie in der Therapie vor allem die Fähigkeiten, die Kräfte, die positiven früheren Erfahrungen eines Patienten und seiner Familie, wie auch des sozialen Systems zu erkennen und sie gezielt als therapeutischen Faktor nutzbar zu machen.

Falldarstellung

Im folgenden Fallbericht möchte ich aufzeigen, wie der Wechsel der Betrachtungsebene neue Perspektiven für das Krankheitsverständnis bringt und wie sich aufgrund dieser erweiterten Diagnostik neue und bessere therapeutische Möglichkeiten ergeben.

Patienten sehen ihre Probleme meist auf der Ebene einfacher Handlungen oder Kausalbezüge – Ärzte sehen das Problem meist auf der Ebene der biologischen Kausalbeziehungen – der systemische Therapeut sieht das Problem aus der interaktionellen Perspektive und versucht das Muster eines Syndroms und der damit verbundenen Veränderungen im Beziehungskontext zu erkennen. Diese allgemeine Vorstellung, daß das, was auf einer Ebene als Entweder/oder Entscheidung erscheint, auf einer anderen

– komplexeren – Ebene als „Muster einer Organisation" gesehen werden kann, gibt uns Hinweise, wie „therapeutische Wirklichkeiten" konstruiert werden können.

Was auf der Ebene einfacher Kausalbezüge als Problem oder Krankheit erscheint, kann auf der Ebene der Interaktion als Vorteil oder Lösung eines Problems erscheinen. Es stellt sich dann die Frage, gibt es eine für alle Beteiligten bessere Lösung – oder was verhindert eine bessere Lösung – wo gibt es eine Alternative?

> Die Zuweisung der neun Jahre alten Kerstin zur Psycho- und Familiendiagnostik erfolgte wegen zunehmender Phobien und paranoider Ängste und damit verbundener massiver Einengung ihres Lebensraumes (Schulversagen, Schulphobie, extreme Schlafstörungen).
> Zwei Monate vor diesem Ereignis trat im Rahmen einer solchen nächtlichen Panikattacke ein Krampfanfall mit nachfolgender Hemiparese auf. Das EEG zeigte ein ausgedehntes epileptogenes Areal mit Ausbreitung über die gesamte linke Hemisphäre. Es wird die Diagnose „fokale Epilepsie" gestellt, weitere klinische Untersuchungen ergaben keine Hinweise auf eine faßbare organische Ätiologie im ZNS. Die antiepileptische Therapie verursachte eine extreme Müdigkeit, sodaß auf ein anderes Medikament umgestellt wurde. In diesem Zusammenhang kam es zu einer Eskalation der Angst- und Panikattacken.

Die Diagnose auf der *„organischen Ebene"* scheint klar: Die Probleme, wie oben beschrieben, können als Nebenwirkungen der Medikation oder auch auf die Grundkrankheit (fokale Epilepsie) bezogen werden. Die Angstzustände könnten als Begleiterscheinung eines cerebropathologischen Geschehens aufgefaßt werden.

Von der *„psychologischen Ebene"* an könnte man eine Angstkrankheit aufgrund der Epilepsie postulieren, d.h. daß die intrapsychischen oder familiären Bewältigungsstrategien insuffizient sind, d.h. daß die Symptome als Folgeerscheinungen einer belastenden Krankheit mit Angst und krankheitsaufrechterhaltenden Bewältigungsstrategien zu erklären wären.

Für den *„systemisch denkenden Familientherapeuten"* stellt sich nicht nur die Frage, was ist Ursache, was ist Folge, sondern auch die Frage, welche Rückbezüglichkeit, welche Wechselwirkung zu erkennen sind ohne von der Diagnose einer primär organischen oder primär psychogenen Ätiologie auszugehen.

Die Familiendiagnostik die Analyse der Familienstrukturen ergab kurz zusammengefaßt folgende Informationen:

– Eine extrem belastende Partnerschaft bereits nach Geburt der älteren Tochter.
– Eine belastende Schwangerschaft bei Kerstin, nach der Geburt war Kerstin ein sogenanntes „Screaming-Baby" (über Monate andauerndes nächtliches stundenlanges Schreien ohne faßbare Ursache).
– Eine dadurch sehr früh entstehende symbiotische Beziehung zwischen der Mutter und Kerstin.
– Dieser Kreislauf – ängstliche Tochter, überfürsorgliche Mutter – ist ein bekanntes Muster, wobei sich Kind und Mutter mehr und mehr in diesen Rollen fixieren und sich gegenseitig auch bestätigen.

- Diese enge Bindung führt zum Zukurzkommen der älteren Tochter, dies induziert extreme Eifersucht, gleichzeitig der Versuch der älteren Tochter sich mit dem geschiedenen Vater zu verbünden, um damit das Ungleichgewicht zwischen den geschiedenen Partnern in ihrer Beziehung zu den Kindern auszugleichen.
- Da die Partner getrennt leben – beide Kinder sind bei der Mutter – ist dieses Gleichgewicht keine dauerhafte Lösung und führt zu permanenter Aufrechterhaltung der eingenommenen Rollen, die Wachstums- und Autonomieentwicklung aller Familienmitglieder hemmen.
- Die noch junge Mutter wagt keine neuen Kontakte, verzichtet auf ihr persönliches Leben – Kerstin verzichtet auf ihre Autonomieentwicklung, was kurzfristig einen sinnvollen Ausgleich darstellt, auf längere Sicht aber zum Hauptproblem wird.
- Die Symptomatik eskaliert erwartungsgemäß, sodaß sowohl auf der medizinischen Ebene, wie auch auf der psychischen Ebene außerfamiliäre Hilfestellungen notwendig werden.

Wenn wir nun die Symptomatik im Kontext der familiären Situation und der Entwicklungssituation sehen, wird deutlich, daß lange bevor die akute Symptomatik des Anfalles aufgetreten ist, eine Reihe von Signalen deutlich wurden, die ein psychosomatisch orientierter Arzt hätte feststellen können. Dieses Nicht-Erkennen der Zusammenhänge dieser Symptome im Kontext der Familiengeschichte führte zu einer weiteren Eskalation sowohl auf der medizinischen, symptomatischen wie auf der psychischen Ebene. Extreme Angst- und Panikzustände, Wahnvorstellungen führten zu einer ausgeprägten Einengung der Entwicklungsmöglichkeiten der Tochter wie auch der anderen Familienmitglieder.

Im familiendiagnostischen Gespräch wurden mit der Familie diese Zusammenhänge erarbeitet, die aus dieser Diagnostik sich anbietende Therapie war in diesem Falle eine stationäre Aufnahme, da gerade durch die damit bedingte Trennung eine Möglichkeit zur Differenzierung der Angst-Problematik bei der Tochter und bei der Mutter möglich wurde. Wie zu erwarten, war trotz Einsicht dieser Trennungsschritt für die Mutter schwieriger als für die Tochter, die bestehende Symptomatik zwang jedoch zu einer Handlung.

Die Symptomatik ist allein durch den therapeutischen Schritt der Trennung mit entsprechender Unterstützung der Tochter, aber vor allem auch der Mutter, verschwunden. Dadurch konnte die Hypothese bestätigt werden, und die weitere Therapie wurde auf dem Hintergrund der erkennbaren Zusammenhänge auf mehreren Ebenen durchgeführt.

Prüfungsfragen

1. Was sind die Grundannahmen eines bio-psycho-sozialen Krankheitskonzeptes?
2. Beschreiben Sie das Konzept des systemischen Denkens und Handelns und dessen Umsetzung in die klinische Praxis. Warum bietet sich gerade für psychosomatische Erkrankungen dieses Konzept besonders an?

3. Bei welchen Krankheitsbildern ist ein psychosomatischer Zugang sinnvoll, welche Problembereiche geben in der Regel Anlaß zur Überweisung an einen Spezialisten?
4. Beschreiben Sie den zirkulären Prozeß der psychosomatischen Diagnose, welche Faktoren sollen dabei besonders beachtet werden?

Literatur

1. Lask B, Fosson A (1989) Childhood illness: the psychosomatic approach. Wiley, Chichester (Series in Family Psychology)
2. Crouch M, Robert L (1986) The family in medical practice. A family systems primer. Springer, Berlin Heidelberg
3. Wirsching M, Stielin H (1982) Krankheit und Familie. Konzepte der Humanwissenschaften. Klett-Cotta, Stuttgart
4. Zauner J, Biermann G (1986) Klinische Psychosomatik von Kindern und Jugendlichen. Ernst Reinhardt, München Basel

Kapitel 7

Sozialpsychiatrie

H. Hinterhuber und U. Meise

> **Lehrziele**
> Ziel einer pragmatischen, an einer Veränderung der gängigen Behandlungspraxis orientierten Sozialpsychiatrie ist die Reform der psychiatrisch/psychosozialen Versorgung. Psychisch Kranke sind heute nach wie vor, auch was ihre Behandlungs- und Rehabilitationschancen betrifft, gegenüber körperlich Kranken kraß benachteiligt. Neben der Darstellung der Größenordnung des psychiatrischen Versorgungsbedarfes sollen die zeitgemäßen Leitlinien wie z.B. die gemeindenahe sowie die bedarfs- und bedürfnisgerechte psychiatrische Versorgung vermittelt werden.
> Da sich eine moderne psychiatrisch/psychosoziale Versorgung vor allem an den Bedürfnissen von Patienten und ihren Angehörigen orientieren muß, sind auf den Ebenen – ambulant, teilstationär, stationär und komplementär/rehabilitativ – verschiedene Bausteine im Sinne präventiver und rehabilitativer Zielsetzungen erforderlich.

1. Definition

Die Weltgesundheitsorganisation definiert „Sozialpsychiatrie" als Gesamtheit aller präventiven, therapeutischen und rehabilitativen Maßnahmen, die es einem Individuum ermöglichen sollen, innerhalb seines sozialen Rahmens ein weitgehend befriedigendes und nutzbringendes Leben zu führen. Die Sozialpsychiatrie soll demnach all jenen Menschen, die von psychischer Erkrankung bedroht oder betroffen sind, entsprechende Strategien zur Aufrechterhaltung bzw. Wiederherstellung der sozialen Anpassung anbieten. Dieser handlungsorientierte Ansatz fand seinen Niederschlag in den psychiatrischen Reformbewegungen und entspricht dem heute allgemein anerkannten Ideal einer therapeutisch-rehabilitativ orientierten Versorgung. Im Gegensatz zur ehemals schwerpunktmäßig stationär und kustodial ausgerichteten Psychiatrie fordern die Vertreter der Sozialpsychiatrie

- den Ausbau und die gemeindenahe Organisation von psychiatrischen Diensten, sowie deren Koordination,
- ein gegliedertes und gestuftes Versorgungsangebot,
- eine Schwerpunktsverlagerung auf ambulante, teilstationäre und andere rehabilitative Betreuungsformen,
- die interdisziplinäre Zusammenarbeit von verschiedenen Berufsgruppen,
- vermehrte Prävention, Frühaktivierung und aktive Rehabilitation.

Präventive, kurative und rehabilitative Maßnahmen sind in der Psychiatrie enger miteinander verbunden als in anderen Bereichen der Medizin. Diese Sichtweise psychiatrischer Behandlung ist in der Geschichte der Psychiatrie nicht neu. Schon in der Mitte des 19. Jahrhunderts begegnen wir Behandlungskonzepten, die die soziale Integration von psychisch Kranken fordern (W. Griesinger 1861). Moderne psychiatrische Versorgungskonzepte wurden bereits von bedeutenden Persönlichkeiten der Psychiatrie, wie E. Kraepelin (1899) und E. Bleuler (1911), vorweggenommen.

Dogmatische Extreme, die psychische Erkrankungen entweder mit einem „medizinischen" oder einem „sozialen" Modell erklären, entsprechen nicht dem multifaktoriellen Ansatz der Sozialpsychiatrie, der körperliche, psychische, soziale und interaktionelle Aspekte bei der Genese und der Behandlung von seelischen Krankheiten und Störungen berücksichtigt.

Nach den Prinzipien der therapeutischen Gemeinschaft und den Grundsätzen der gemeindenahen Psychiatrie entstanden in den westlichen Industrienationen die ersten Versorgungsnetze mit bürgernahen sozialpsychiatrischen Zentren. Die gemeindenahe Versorgung wurde in Großbritannien 1960, in Frankreich 1961 und in den USA 1963 gesetzlich festgelegt, Italien folgte 1978.

Unzureichende flankierende Versorgungsmaßnahmen behindern jedoch in weiten Teilen der genannten Länder die Umsetzung der sozialpsychiatrischen Reformgedanken. In der Bundesrepublik Deutschland und in Österreich führte in den letzten zwei Jahrzehnten die Kritik an den Zuständen in den psychiatrischen Krankenhäusern zu einer Neuorientierung der psychiatrischen Versorgung: Trotz des stetig wachsenden Wissens und trotz des großen Einsatzes vieler Psychiater geschieht die Umsetzung der Erkenntnisse in die Praxis nur sehr langsam. Die Gründe für die verzögerte Realisierung der allgemein anerkannten Konzepte liegen

- in den zumeist unzeitgemäßen, gesetzlichen Rahmenbedingungen,
- in der mangelhaften Koordination des gesundheitspolitischen Bereiches,
- in der unzulänglichen Dotierung psychiatrischer Einrichtungen,
- in den nach wie vor bestehenden Vorurteilen und gesellschaftlichen Widerständen.

Die „Sozialpsychiatrie" mit ihrem theoretischen und praktischen Hintergrund darf nicht als Spezialgebiet der Psychiatrie aufgefaßt werden, sondern ist Bestandteil eines zeitgemäßen psychiatrischen Behandlungskonzeptes.

2. Die Häufigkeit psychischer Krankheiten – zum Stellenwert der Sozialpsychiatrie

Der Stellenwert psychischer Krankheiten läßt sich gut anhand ihrer epidemiologischen Dimension illustrieren. Die psychiatrische Epidemiologie beschäftigt sich mit der Untersuchung von Häufigkeit und Entstehungsbedingungen psychischer Erkrankungen in der Bevölkerung. Auch die psychiatrische Epidemiologie sieht die Bedingungen von Gesundheit und Krankheit im Kontext der Wechselbeziehungen zwischen Träger, Agens und Umgebung: Sie berücksichtigt somit die Komplexität der bei der Entstehung der meisten psychischen Erkrankungen zusammenwirkenden Bedingungen. Ihre Tätigkeiten, wie die Bestimmung von individuellen Krankheitsrisiken, die Ermittlung von Krankheitsursachen oder die Darstellung der Auswirkungen von Gesundheitsmaßnahmen, stehen letztlich auch in einer engen Beziehung zur Prävention. Mit Hilfe von validen und reliablen Screening-Instrumenten wird versucht, die Häufigkeit (Prävalenz) und das Neuauftreten (Inzidenz) psychischer Störungen unter Berücksichtigung ihrer fließenden Übergänge zum Normalverhalten aufzuzeigen. Inzidenzraten sind Indikatoren für das individuelle Morbiditätsrisiko, also für das Risiko eines Menschen, an einer psychischen Störung zu erkranken. Die Prävalenz gibt die Zahl von Krankheitsfällen an einem gegebenen Zeitpunkt (Punktprävalenz) oder innerhalb eines bestimmten Zeitintervalls (Periodenprävalenz) in einer definierten Bevölkerung wieder. Die Prävalenzzahlen werden vom Erkrankungsrisiko und von der Dauer der Erkrankung bestimmt.

Orientierungsgrößen für die Einrichtung von psychiatrischen Versorgungsmaßnahmen sind somit die Anzahl von behandlungsbedürftigen Personen in einer definierten Bevölkerung und die klar formulierten Behandlungsziele. Die Gewinnung der Datengrundlage erfolgt mit Hilfe verschiedener Untersuchungsanordnungen: So untersuchen Feldstudien alle Personen oder auch repräsentative Stichproben einer bestimmten Population auf das Vorliegen von psychischen Störungen, ohne zu berücksichtigen, ob sich der einzelne Bürger in psychiatrischer Behandlung befindet oder nicht. Die damit abgebildete „wahre Prävalenz" von psychischen Störungen bietet der Versorgungsforschung mehr Informationen als die Darstellung der „administrativen Prävalenz", die ausschließlich die Krankenhausmorbidität, also die Häufigkeit der Inanspruchnahme stationärer oder ambulanter psychiatrischer oder psychosozialer Hilfen wiedergibt.

Die jährliche Inzidenz von psychischen Störungen in der Bevölkerung beträgt 1–1,2%. Unter Berücksichtigung von Feldstudien, die in den letzten 3 Jahrzehnten in verschiedenen Ländern durchgeführt wurden, liegt der Median für die jährliche Prävalenz seelischer Erkrankungen bei 20,8%. Neuere, wissenschaftstheoretisch und methodologisch einwandfreie epidemiologische Studien kommen zu ähnlichen Ergebnissen und definieren darüber hinaus auch noch das Ausmaß an Behandlungsbedürftigkeit. Wir erhoben in einem Zeitraum von 5 Jahren (Hinterhuber 1982) bei 22,8% der erwachsenen Bewohner einer alpinen Talschaft psychopathologische Auffälligkeiten, wobei aufgrund der Schwere der Symptomausprägung bei

4,9% die Notwendigkeit einer Behandlung durch einen Psychiater und/ oder einen psychosozialen Dienst bestand. Dilling und Mitarbeiter fanden in der Bevölkerung Oberbayerns eine 2-Jahres-Prävalenz von 24,1%. 6,3% wurden als behandlungsbedürftig eingestuft. Da sich davon lediglich 2,1% in den letzten Monaten in psychiatrischer Behandlung befanden, bestand eine „epidemiologische Behandlungsdifferenz" von 4,2%: die Ursachen dafür können vielfältig sein. Sind in einer bestimmten Region Behandlungseinrichtungen vorhanden und auch zugänglich, steigt die Nachfrage danach: die Inanspruchnahme von Behandlungsmaßnahmen wird also nicht nur von der Morbidität bestimmt, sondern auch von der Verfügbarkeit und der Akzeptanz der jeweiligen Einrichtung.

Ordnet man die in Feldstudien erhobenen psychischen Störungen nach diagnostischen Kriterien, so stehen in der erwachsenen Bevölkerung Neurosen und Persönlichkeitsstörungen mit 9% an erster Stelle, gefolgt von Abhängigkeitserkrankungen mit etwa 4 bis 5%, wobei drei Viertel dieser Patienten als alkoholkrank anzusehen sind. Weitgehend unabhängig von Kultur, Sprache oder wirtschaftlichen Systemen finden sich in den unterschiedlichsten Bevölkerungsgruppen psychoorganische Syndrome und Demenzen bei 1,5 bis 3%, Schizophrenien bei 0,6 bis 1% und Erkrankungen aus dem affektiven Formenkreis bei 1,5%.

Innerhalb eines Jahres werden 5% der Kinder und Jugendlichen, 6% der Erwachsenen und 7 bis 8% der über 65jährigen psychiatrisch behandlungsbedürftig. Psychiatrische Erkrankungen stellen ein enormes sozialmedizinisches Problem dar: auch die ökonomische Dimension psychischer Störungen ist geeignet, ihre Bedeutung für die Volksgesundheit zu untermauern. Die Kosten, die in einem bestimmten Jahr durch psychische Krankheiten verursacht werden, betragen 16% der durch Erkrankungen entstandenen Gesamtkosten eines Landes. Die Unterteilung in direkte Kosten für Krankenhausbehandlung und Medikamente und in indirekte Kosten für Krankenstände, Invalidität u.a. zeigt, daß der indirekte Kostenanteil 60% der Gesamtkosten ausmacht. Erkrankungen aus der Gruppe der Schizophrenien werden zu den teuersten Erkrankungen gerechnet. Nach einer auf Prävalenzzahlen beruhenden Kostenrechnung beträgt der in den USA durch schizophrene Erkrankungen verursachte direkte und indirekte finanzielle Aufwand 2% des Bruttonationalproduktes. Im Gesundheitswesen berücksichtigen monetäre Sichtweisen jedoch nicht das enorme persönliche Leid und die beeinträchtigte Lebensqualität der Betroffenen und ihrer Angehörigen.

Die Bedeutung der Sozialpsychiatrie und deren präventive, therapeutische und rehabilitative Strategien werden durch folgende Fakten erhärtet:

- Mindestens 20% der Bevölkerung leiden innerhalb eines Jahres unter objektivierbaren psychischen Störungen und benötigen gelegentliche bzw. längerfristige Behandlung oder Hilfe.
- Etwa 1% der Bevölkerung erleidet jährlich erstmalig eine psychische Erkrankung.
- Etwa 2 bis 3% der Bevölkerung sind an einem gegebenen Stichtag psychisch eindeutig krank und beanspruchen fachpsychiatrische Hilfe.

- Der Hausarzt wird von jedem sechsten seiner Patienten wegen einer psychischen Störung aufgesucht.
- Jede zehnte Person muß sich im Laufe ihres Lebens einer stationären Behandlung in einem psychiatrischen Krankenhaus unterziehen.
- Psychische Erkrankungen und Behinderungen gehören zu den häufigsten Gründen für vorzeitige Berentung.

3. Werden psychiatrische Erkrankungen häufiger?

Die psychiatrische Epidemiologie hilft auch, die Frage, ob die Häufigkeit von psychischen Krankheiten einer Veränderung unterliegt, zu klären. Der allgemeine Eindruck, daß der Anteil psychischer Erkrankungen in den letzten Jahrzehnten zugenommen hat, entspricht nur zum Teil den Tatsachen: Um diese Frage zu beantworten, muß zwischen wirklichen und scheinbaren Häufigkeitsveränderungen unterschieden werden. „Scheinbare" Häufigkeitsveränderungen werden durch veränderte diagnostische und therapeutische Gewohnheiten sowie durch geändertes Hilfesuchverhalten begründet („Psychoboom"). „Wirkliche" Häufigkeitsveränderungen treten sowohl altersabhängig (infolge der Alterszusammensetzung und der Lebenserwartung), als auch altersunabhängig (auf Grund von Verhaltens-, Umwelt- und Therapiefaktoren) auf. Da das Erkrankungsrisiko für bestimmte psychische Störungen über das Lebensalter hinweg ungleich verteilt ist, liegt beispielsweise die Möglichkeit, im Alter von 65 Jahren an einem hirnorganischen Syndrom oder einer Demenz zu erkranken, bei 2 bis 3%; in der Altersgruppe der über 86jährigen dagegen beträgt sie bereits 30%. Da die Lebenserwartung zunimmt, ist somit eine altersabhängige Häufigkeitsveränderung im Sinne einer Zunahme von gerontopsychiatrischen Erkrankungen zu erwähnen. Hinweise für altersunabhängige Häufigkeitsveränderungen liefern vor allem Abhängigkeitserkrankungen: auf die Zunahme alkoholbedingter psychiatrischer Erkrankungen weisen das Ansteigen der Behandlungsepisoden und der erhöhte Pro-Kopf-Verbrauch an Alkohol hin. Die Häufigkeit von schizophrenen und affektpsychotischen Erkrankungen bleibt durch die Jahrzehnte hindurch aber weitgehend stabil.

4. Zur Versorgung von psychisch Kranken und Behinderten

Bei der Entwicklung von psychiatrischen Versorgungskonzepten sind drei grundsätzliche Aspekte zu berücksichtigen:

- In Anlehnung an Behandlungskonzepte, deren Wirksamkeit empirisch erwiesen ist, sind die Ziele der psychiatrischen Versorgung zu formulieren.
- Das Ausmaß der Behandlungsbedürftigkeit ist zu definieren.
- Die erwartenden Bedarfsverschiebungen müssen soweit als möglich berücksichtigt werden.

Im Unterschied zu den somatisch-medizinischen, den psychologischen und den sozialen Bereichen des Gesundheitswesens benötigt die Versorgung von psychisch Kranken und Behinderten ein sehr breites Behandlungs- und Rehabilitationsangebot.

4.1 Leitlinien zur allgemeinpsychiatrischen Versorgung

Die deutsche Psychiatrieenquete formulierte folgende Grundsätze, die sich in Modellregionen bewährt haben, deren flächendeckende Umsetzung jedoch noch bevorsteht:

- Gemeindenähe der Versorgung,
- bedarfsgerechte, umfassende Versorgung aller psychisch Kranken und Behinderten,
- Koordination der Dienste,
- Gleichstellung von psychisch Kranken.

Gemeindenähe der Versorgung

Ein psychiatrisches Versorgungssystem ist dann bedürfnisgerecht, wenn in einer überschaubaren Versorgungsregion jedem Patienten psychiatrische Einrichtungen grundsätzlich zur Verfügung stehen und diese auch leicht erreichbar sind. Zu große Entfernungen zwischen Wohn- und Behandlungsort, zeitliche und personelle Schwierigkeiten sowie psychologische Barrieren erschweren Vorsorge, Behandlung und Wiedereingliederung des psychisch Kranken und unterbinden darüber hinaus die notwendige Zusammenarbeit mit seinen wichtigen Bezugspersonen. Durch die Gemeindenähe wird eine soziale Entwurzelung der Betroffenen vermieden.

Bedarfsgerechte, umfassende Versorgung aller psychisch Kranken und Behinderten

Das weite Spektrum von psychiatrischen Erkrankungen und seelischen Störungen erfordert ein gegliedertes und gestuftes psychiatrisches Versorgungssystem: es muß präventive, diagnostische, therapeutische, beratende, betreuende und rehabilitative Angebote umfassen, um dadurch den Bedürfnissen aller Hilfesuchenden gerecht werden zu können.

Koordination der Dienste

Für eine integrierte Versorgung sind arbeitsfähige, flexible Rahmenbedingungen notwendig, um Koordinationsmängeln oder einer Kompetenzzersplitterung vorzubeugen. Psychisch Kranke und Behinderte werden im Verlauf ihrer Krankheit allzu häufig von verschiedenen Einrichtungen – gleichzeitig oder abwechselnd – behandelt und betreut: dies kann negative Begleiteffekte zur Folge haben und sich ungünstig auf den Krankheitsverlauf auswirken. Medizinische, psychologische und soziale Hilfen müssen stets miteinander vernetzt sein. Durch die Kooperation von stationären, teilstationären und ambulanten Einrichtungen soll vor allen den Bedürfnissen des Patienten Rechnung getragen werden. Die einzelnen Einrichtungen müssen bedarfsgerecht eingesetzt werden, ihre Inanspruchnahme muß der definierten Zielgruppe vorbehalten bleiben. Durch die Zusammenarbeit der verschiedenen Einrichtungen soll darüber hinaus die Kontinuität der Behandlung gewahrt bleiben.

Gleichstellung von psychisch Kranken

Die psychiatrische Krankenversorgung ist grundsätzlich in das medizinische System zu integrieren: psychisch Kranke sind körperlich Kranken gleichzustellen. Die Gleichstellung gewährt dem psychisch Kranken idente gesetzliche Rahmenbedingungen, eine gleichwertige Versorgung auf allen Ebenen der Krankenbetreuung und entsprechende Rehabilitationshilfen. Die Besonderheiten von psychischen Erkrankungen und Behinderungen müssen berücksichtigt werden. Insgesamt hat sich die psychiatrische Krankenbehandlung am medizinischen Behandlungsstandard zu orientieren.

4.2 Ebenen der psychiatrischen Versorgung

Die für eine überschaubare Region von etwa 100.000 Einwohnern notwendige Struktur und Organisation des komplexen Fachbereiches Psychiatrie spiegelt die Abb. 1 wieder. Eine an die Bedürfnisse der Patienten angepaßte Versorgung sollte von einem „Standardversorgungsgebiet" ausgehen. Das der heutigen Sichtweise von Genese und Therapie psychischer Krankheiten und Störungen zugrundeliegende biopsychosoziale Modell fordert eine multiprofessionelle Kooperation. Die Komplexität psychiatrischer Erkrankungen legt das Zusammenwirken einzelner Berufsgruppen mit unterschiedlich gelagerter fachlicher Kompetenz nahe.

Niedergelassene praktische Ärzte, Psychiater, Neuropsychiater und auch Internisten bilden die gemeindennächste nichtspezialisierte ambulante Betreuungsebene. Praktische Ärzte haben den Vorzug einer guten räumlichen und zeitlichen Verfügbarkeit und erreichen auch jene Patienten, die nicht in der Lage sind, von sich aus fachliche psychiatrische Hilfen aufzusuchen. Aufgrund ihrer jahrelangen Einbindung in eine Gemeinde verfügen sie außerdem über detaillierte Kenntnisse des sozialen Umfeldes ihrer Patienten.

Jährlich werden 11,5% der Bevölkerung wegen einer psychiatrischen Symptomatik ambulant ärztlich betreut. 40% der Patienten werden vom Nervenarzt, 40% vom praktischen Arzt und 15% vom Internisten behandelt. 28 bis 43% der Patienten von Allgemein- und internistischen Praxen bringen psychische Anliegen vor. Lediglich 7% der Allgemeinärzte und Internisten verfügen heute über ausreichende praktische psychiatrische Erfahrungen. Aus diesem Grund kann derzeit diese Versorgungsebene auch die wichtige Filterfunktion nicht in dem Ausmaß wahrnehmen, die für eine adäquate Behandlung psychisch Kranker notwendig wäre. Es besteht darüber hinaus auch die Gefahr, daß psychische Krankheiten als

Nach funktionellen Gesichtspunkten
- Stationärer Bereich
    - Psychiatrische Abteilung am Allgemeinkrankenhaus
    - Psychiatrische Konsiliar- und Liaisondienste
- Teilstationärer Bereich
    - Tagesklinik
- Komplementärer Bereich
    - Rehabilitationseinrichtungen der Achse „Wohnen"
    - Rehabilitationseinrichtungen der Achse „Arbeit"
    - Rehabilitationseinrichtungen der Achse „Tagesstruktur", Kontakte und Freizeit
- Ambulanter Bereich
    - Niedergelassener praktischer Arzt
    - Niedergelassener Psychiater bzw. Neuropsychiater
    - Niedergelassener Psychologe, Psychotherapeut
    - Sozialpsychiatrischer Dienst
    - Psychosoziales Zentrum

Nach Altersgruppen
- Kinder- und Jugendpsychiatrie
- Erwachsenenpsychiatrie
- Alterspsychiatrie (Gerontopsychiatrie)

Nach spezialisierten Problembereichen
- Suchterkrankungen
- Psychosomatische Erkrankungen
- Forensische Psychiatrie

Abb. 1. Ebenen der psychiatrischen Versorgung

körperliche Leiden diagnostiziert und folglich nicht adäquat behandelt werden: daraus resultiert eine große Chronifizierungsgefahr.

5. Zur Prävention psychiatrischer Erkrankungen

Prävention wird als Versuch einer gezielten Einflußnahme auf die Ursachen und den Verlauf von psychischen Erkrankungen definiert. Ziel aller präventiven Maßnahmen ist es, die Inzidenz und die Prävalenz von psychischen Erkrankungen zu vermindern und die Entwicklung von bleibenden Behinderungen zu vermeiden. Wir unterscheiden zwischen primärer Prävention (Beseitigung oder Verringerung der Inzidenz einer Erkrankung), sekundärer Prävention (Früherfassung und Frühbehandlung sowie Rezidivprophylaxe bzw. Verkürzung und/oder Milderung des Krankheitsverlaufes) und tertiärer Prävention (Vermeidung oder Linderung von bleibenden Behinderungen). Diese Dreiteilung umfaßt alle wichtigen Aspekte der psychiatrischen Prävention. Sekundäre bzw. tertiäre Prävention gehen häufig in rehabilitative Maßnahmen über.

Die primordiale Prävention stellt einen Übergang zur allgemeinen Gesundheitsförderung dar, indem sie bestimmte Maßnahmen (Besserung des sozioökonomischen Status u.a.m.) in der Hoffnung unterstützt, dadurch das Wirksamwerden von primär pathogenen Faktoren hintanhalten zu können. Ergebnisse von epidemiologischen Untersuchungen bestätigen, daß psychische Erkrankungen und Störungen häufig durch ökonomische und soziale Bedingungen ausgelöst bzw. beeinflußt werden.

5.1 Primäre Prävention

Das Ziel der primären Prävention ist die Senkung der Inzidenz von Krankheitsfällen: Primärpräventive Maßnahmen können am Individuum, an der Familie und an der Sozietät ansetzen. Zu den primärpräventiven Maßnahmen zählt man die Kontrolle oder das Ausschalten von pathogenen Faktoren, die Erhöhung der Widerstandsfähigkeit des Menschen gegenüber schädigenden Umwelteinflüssen und eine Einflußnahme auf die Umgebung, sodaß pathogenes Agens und vulnerable Persönlichkeit nicht zusammentreffen können. Die wenigen bisher bekannten Maßnahmen zur Vorbeugung psychiatrischer Erkrankungen sollen rechtzeitig und zum richtigen Zeitpunkt eingesetzt werden. Beispiele für primär Präventionsmaßnahmen, durch welche das Gehirn in frühen Entwicklungsphasen vor schädigenden Noxen geschützt werden kann, sind die Vermeidung von Alkohol in der Schwangerschaft oder das frühzeitige Erkennen von Stoffwechselstörungen wie z.B. der Phenylketonurie.

Einen wichtigen Ansatzpunkt für soziale, legislative und medizinische Maßnahmen der Primärpräventionen stellt das pathologische Konsumverhalten der Bevölkerung dar: mit Alkoholmißbrauch und Alkoholabhängigkeit sind bekanntlich eine Reihe von nachteiligen gesellschaftlichen und körperlichen Folgeerscheinungen verbunden. Diese beinhalten ein erhöhtes Mortalitätsrisiko durch Unfälle, Suizide oder alkoholbedingte körperliche Erkrankungen. Ein Viertel der stationären Aufnahmen im psychiatrischen Krankenhaus sowie eine hohe Zahl von Aufnahmen in anderen Bereichen der Medizin erfolgen heute wegen alkoholassoziierten psychischen, körperlichen und sozialen Schädigungen. Die Senkung des Pro-Kopf-Verbrauches von Alkohol würde eine wirkungsvolle präventive Maßnahme darstellen. Die primäre Prävention wird in Zukunft durch Ergebnisse der molekulargenetischen Forschung erweitert werden. Die Identifikation eines polymorphen DNA-Markers am Chromosom 4 bei der Huntington'schen Erkrankung läßt ähnliche Ergebnisse auch bei anderen Erkrankungen (z.B. bei familiären Demenzformen oder bei Erkrankungen aus dem schizophrenen und affektiven Formenkreis) erwarten. Sind die pathogenetischen Faktoren einer Erkrankung identifiziert, kann gehofft werden, unter Umständen auch spezifische Behandlungsverfahren für die jeweilige Krankheit zu entwickeln. Zu primärpräventiven Maßnahmen zählt auch eine nach ethischen Gesichtspunkten ausgerichtete verantwortungsbewußte genetische Beratung.

5.2 Sekundäre Prävention

Der Wirkbereich der sekundären Prävention ist die frühzeitige Diagnosestellung, die prompte und adäquate Behandlung sowie die Rezidivprophylaxe bei Erkrankungen, die häufig einen phasen- oder schubhaften Verlauf aufweisen. Ihr Ziel ist es, die Prävalenz von Erkrankungsfällen zu verringern und den Krankheitsverlauf günstig zu beeinflussen, sodaß Folgeerkrankungen und Behinderungen verhütet werden können. Im Bereich der pharmakologischen Behandlungsverfahren gehören die prophylaktischen Maßnahmen (Lithium, Carbamazepin) bei phasisch affektiven Erkrankungen sowie die Langzeittherapie mit Antipsychotika bei Erkrankungen aus dem schizophrenen Formenkreis zu den empirisch am besten belegten Behandlungsmethoden der Psychiatrie. Durch die erwähnten Substanzen können sowohl die Erkrankungshäufigkeit vermindert, als auch die mit der Erkrankung verbundenen vielfältigen Folgen gemildert werden. Auch psychologische und sozialtherapeutische Verfahren haben sich als wirksam erwiesen. Werden sie beispielsweise bei schizophren Erkrankten mit pharmakologischen Therapien kombiniert, tragen sie wesentlich zur Verbesserung bzw. zur Wiederherstellung der sozialen Anpassung bei.

„Psychoedukative Maßnahmen", die darauf abzielen, den Patienten und seine Bezugspersonen über den neuesten Wissensstand bezüglich Erkrankung und Behandlungsmöglichkeiten zu informieren, erhöhen nachgewiesenermaßen die Kooperation (Compliance) des Patienten im Hinblick auf eine regelmäßige Medikamenteneinnahme und auf weitere gesundheitsfördernde sekundärpräventive Maßnahmen. Die therapeutische Einflußnahme auf das soziale Netzwerk des Patienten, die Förderung von Coping-Strategien bei Patienten und ihren Familien, psychotherapeutische Interventionen im Rahmen von Kriseninterventionen und familientherapeutische Verfahren sowie spezielle Trainingsmaßnahmen sollten integrierte Bestandteile eines umfassenden Behandlungskonzeptes sein: die sekundärpräventive Bedeutung dieser Maßnahmen ist gut dokumentiert.

5.3 Tertiäre Prävention

Die tertiäre Prävention zielt auf die Verhütung bzw. Minderung von Langzeitbeeinträchtigungen ab, die in der Folge einer psychischen Erkrankung entstehen können: sie strebt also die Verminderung der Prävalenz von Behinderungen an. Konnte auch die Zahl hospitalisierter Patienten in den letzten Jahren gesenkt werden, ist die psychische Behinderung nach wie vor ein bedeutendes soziales und medizinisches Problem. Die Tertiärprävention versucht, durch geeignete rehabilitative Verfahren und Maßnahmen jene Umweltbedingungen zu beeinflussen, die Behinderungen von psychisch Kranken verursachen oder verstärken. Psychisch Behinderte sollen durch die Verbesserung von Bewältigungsmechanismen und durch die optimale Nutzung ihrer verbliebenen Fähigkeiten in der Lage versetzt werden, ein subjektiv weitgehend zufriedenes Leben innerhalb der Gesellschaft führen zu können. Die Tertiärprävention ist abhängig von der Effektivität sekundärpräventiver Interventionen.

6. Die Behandlungs- und Rehabilitationsbedürftigkeit psychiatrischer Störungen

Für die Errichtung sozialpsychiatrischer Versorgungsstrukturen ist die *Abklärung der Behandlungsbedürftigkeit* entscheidend. Es gibt diesbezüglich zwei theoretische Ansätze, die beide als extrem Positionen aufzufassen sind. Dem *„humanitären Ansatz"* zufolge orientiert sich der Versorgungsbedarf an eine ganz allgemein definierte Störung von Gesundheit bzw. an der Minderung des subjektiven Wohlbefindens. Jeder, der auf irgendeine Art und Weise seelisch leidet, sollte demnach psychiatrische Hilfe empfangen. Diese Position findet auch in der Charta der Weltgesundheitsorganisation ihren Niederschlag. Die WHO definiert Gesundheit als einen Zustand vollkommenen körperlichen, psychischen und sozialen Wohlbefindens. Epidemiologische Untersuchungen, die auf diesem Ansatz basierten, kamen zu völlig unrealistischen Prävalenzzahlen psychischer Störungen: bis zu 80% der Bevölkerung wurden demnach als psychisch krank bzw. rehabilitationsbedürftig bezeichnet.

Als gegensätzliche Position ist der *„realistische Ansatz"* anzusehen. Diesem Ansatz zufolge wird nur dann von Rehabilitations- bzw. Behandlungsbedürftigkeit gesprochen, wenn eine wirksame Behandlung verbunden mit einem vertretbaren Kostenaufwand zur Verfügung steht. Dieser utilitaristische Ansatz orientiert sich an dem zur Verfügung stehenden Angebot, dem finanziellen Aufwand sowie den gegenwärtigen Behandlungsmöglichkeiten. Die Behandlungsbedürftigkeit wird durch eine solche Betrachtungsweise am vorhandenen Angebot gemessen und durch dieses auch begrenzt. Darüber hinaus stellt eine mit Hilfe des Angebotes definierte Behandlungsbedürftigkeit eine unbestimmbare Größe dar, da Ort, Art und Umfang des Angebotes wiederum durch eine Reihe unterschiedlicher Faktoren mitbestimmt und modifiziert werden. Für die psychiatrische Versorgungsforschung ist es in der Realität sehr schwierig, die einzelnen Faktoren, wie die gesundheitspolitischen und rechtlichen Rahmenbedingungen, die subjektiven Ansprüche an eine Gesundheitsversorgung, die Einstellungen gegenüber psychischen Erkrankungen und entsprechenden Therapieeinrichtungen in empirisch begründbaren Behandlungs- und Versorgungskonzepten zu berücksichtigen.

7. Gemeindenahe psychiatrische Versorgung

Grundbedingung für eine gemeindenahe psychiatrische Versorgung bzw. Rehabilitation ist die Installation kleiner, geographisch definierter Sektoren, die die Versorgungsverantwortung übernehmen. Dieses Konzept wurde erstmalig 1947 in Frankreich angewandt. 1963 führte J. F. Kennedy

Tabelle 1. Standards der psychiatrischen Versorgung

Stationärer Bereich	0,5 Behandlungsplätze/1.000 Einwohner[a]
Tagesklinische Betreuung	1 Betreuungsplatz/7.000 EW
Therapeutische Wohnheime (halbgeschützte WG)	1 Betreuungsplatz/4.100 EW
Wohngemeinschaften (geschützte WG)	1 Betreuungsplatz/7.500 EW
Werkstätten	1 Betreuungsplatz/3.450 EW
Langzeit-Reha-WG	1 Betreuungsplatz/4.100 EW
Zentren für psychische Gesundheit	1 Einheit/60.000–100.000 EW[b]
Frei praktizierende Psychiater	1 Facharzt/21.500 EW[c]

[a] Der Betrag ergibt sich bei Nichtberücksichtigung gerontopsychiatrischer Patienten.
[b] Dafür werden in der Bundesrepublik Deutschland im städtischen Bereich 15,6 Fachkräfte, im ländlichen 13 Fachkräfte ohne Einrechnung der in freier Praxis tätigen Psychiater benötigt.
[c] Es handelt sich dabei um Fachärzte für Psychiatrie und Neurologie bzw. Neuropsychiater. (Wenn die auch zur Psychotherapie berechtigten Ärzte auf die Bevölkerung der BRD umgerechnet werden, ergibt sich derzeit ein Schlüssel von einem ärztlichen Psychotherapeuten auf 10.000 Einwohner.)

für die USA die Community Mental Health Centers (CMHC) ein. Seit 1970 wurde die Sektorisierung auch in anderen europäischen Staaten empfohlen und teilweise auch umgesetzt. Die Größe dieser Sektoren weist jedoch eine große Schwankungsbreite auf. In Westdeutschland und den Niederlanden beziehen sie sich auf eine Bevölkerung von etwa 250.000–300.000 Einwohner, in Italien, Finnland und Dänemark auf etwa 100.000 Einwohner und in Norwegen und Schweden auf 40.000–50.000 Einwohner. Zur Zeit wird in Großbritannien die psychiatrische Versorgung bereits in etwa 80% der Gesundheitsdistrikte sektorisiert.

Die Sektorisierung bringt eine Reihe von Vorteilen mit sich:

– Für jeden Patienten, der die Hilfe von Diensten benötigt, ist die Verantwortlichkeit definiert.
– In der Nachbetreuung kommt es zu einem geringeren „Schwund" von Patienten.
– Regionalisierte Behandlungssettings werden von Patienten und deren Angehörigen besser akzeptiert.
– Die Kooperation mit Einrichtungen der medizinischen und sozialen Grundversorgung ist einfacher; die Integration der Psychiatrie in das Gesundheitssystem wird dadurch möglich.
– Die bestehenden Bedürfnisse der psychiatrischen Behandlung und Versorgung können besser erkannt werden.
– Die Auftragslage für die einzelnen Behandlungsteams und Einrichtungen kann genauer definiert werden.
– Bei den Betreuern nimmt die Identität mit ihren Aufgaben und Zielen zu.

- In ökonomischer Hinsicht wirkt sich die koordinierte Zusammenarbeit zwischen den einzelnen Diensten positiv aus.
- Die Übersichtlichkeit bezüglich der Kostensituation ist besser gewährleistet.
- Alternative Behandlungsangebote (wie tagesklinische Behandlung oder Hauskrankenpflege) können besser verwirklicht werden.
- Eine Evaluation von einzelnen Einrichtungen innerhalb des Sektors wird möglich, allfällige Korrekturen können rascher gesetzt werden.

Für die Verwirklichung einer den Bedürfnissen der betroffenen Patientenpopulation gerechtwerdenden sozialpsychiatrischen Betreuung und Versorgung sind folgende Standards erforderlich:

8. Chancengleichheit für psychisch Kranke und Behinderte

Die Resolution der Generalversammlung der Vereinten Nationen 46/119 (1992) bezieht sich auf den „Schutz von psychisch Kranken und die Verbesserung der psychiatrischen Versorgung". Die wesentlichen der darin enthaltenen 25 Grundsätze werden auszugsweise wiedergegeben:

Grundsatz 1 (Grundfreiheiten und Grundrechte):

- Jeder hat das Recht auf die bestmögliche psychiatrische Versorgung, die Bestandteil des Systems zur gesundheitlichen und sozialen Versorgung sein soll.
- Jeder psychisch Kranke bzw. jeder, der als psychisch Kranker betreut wird, ist menschlich und mit Achtung von der angeborenen Würde des Menschen zu behandeln.
- Niemand darf wegen einer psychischen Krankheit diskriminiert werden. Der Begriff „Diskriminierung" bezeichnet jede Unterscheidung, Ausschließung oder Bevorzugung, die bewirkt, daß der Genuß gleicher Rechte verhindert oder eingeschränkt wird

Grundsatz 3 (Leben in der Gemeinschaft)

- Jeder psychisch Kranke hat das Recht, nach Möglichkeit in der Gemeinschaft zu leben und zu arbeiten.

Grundsatz 7 (Die Rolle von Gemeinschaft und Kultur)

- Jeder Patient hat das Recht, nach Möglichkeit in der Gemeinschaft, in der er lebt, behandelt und gepflegt zu werden.
- Findet die Behandlung in einer psychiatrischen Klinik statt, so hat ein Patient das Recht, wann immer dies möglich ist, in der Nähe seines Wohnsitzes bzw. des Wohnsitzes seiner Verwandten oder Freunde behandelt zu werden und so bald wie möglich in die Gemeinschaft zurückzukehren.

Grundsatz 8 (Versorgungsnormen)

- Jeder Patient hat das Recht, auf eine seinen gesundheitlichen Bedürfnissen angemessene gesundheitliche und soziale Versorgung sowie auf eine Versorgung und Behandlung nach den gleichen Normen wie andere Kranke.

Grundsatz 9 (Behandlung)

- Die Behandlung eines jeden Patienten muß auf die Erhaltung und Stärkung der persönlichen Selbständigkeit gerichtet sein.

Grundsatz 14 (Ausstattung der psychiatrischen Klinik)

- Eine psychiatrische Klinik muß über eine gleichwertige Ausstattung verfügen wie andere Gesundheitseinrichtungen.

Eine Reihe von anderen Grundsätzen bezieht sich auf die Rechte der Persönlichkeit, die in Einklang mit den Bestimmungen der Menschenrechtsdeklaration stehen.

Diese kurze Darstellung verdeutlicht, daß weltweit noch eine Ungleichbehandlung psychisch Kranker gegenüber somatisch Kranken besteht: Der psychisch Kranke hat das unabdingbare Recht, im Falle einer Krise oder Exacerbation das Krankenhaus durch die selbe Tür zu betreten wie jeder andere Kranke auch. Es ist Aufgabe der Gesellschaft, den Betroffenen alle therapeutischen und rehabilitativen Maßnahmen in deren Wohnregion anzubieten, die es ihnen ermöglichen, innerhalb seines sozialen Rahmens ein befriedigendes Leben führen zu können. Die Entwicklung sozialpsychiatrischer Erkenntnisse und deren Zusammenfassung zu gesellschaftlichen Programmen ist weitgehend der Mental-Health- bzw. der Psychohygienebewegung zu verdanken.

Prüfungsfragen

1. Nennen Sie wirkungsvolle präventive Maßnahmen in der Psychiatrie.
2. Welche prophylaktische Maßnahmen sind Ihnen bei phasisch verlaufenden affektiven Erkrankungen bekannt?
3. Was bezweckt die tertiäre Prävention bei psychiatrischen Erkrankungen?
4. Nennen Sie die Vorteile der Sektorisierung der psychiatrischen Versorgung.
5. Wie läßt sich der Begriff „Sozialpsychiatrie" am besten definieren?
6. Erklären Sie die Ebenen der psychiatrischen Versorgung.
7. Werden psychiatrische Erkrankungen häufiger?

Literatur

1. Bauer M, Berger H (1988) Kommunale Psychiatrie auf dem Prüfstand. Forum der Psychiatrie 30. Enke, Stuttgart

2. Bauer M, Engfer E, Rappl J (1991) Psychiatrie-Reform in Europa. Psychiatrie Verlag, Bonn
3. Beirat für Psychische Hygiene (1991) Richtlinien für die psychiatrische Versorgung: Grundsätze einer bedürfnisgerechten psychiatrischen Betreuung der Bevölkerung. Neuropsychiatrie 4: 124–126
4. Bundesminister für Jugend, Familie, Frauen und Gesundheit (1988) Empfehlungen der Expertenkommission der Bundesregierung zur Reform der Versorgung im psychiatrischen und psychotherapeutisch/psychosomatischen Bereich. Bonn
5. Dilling H, Weyerer S, Castell R (1984) Psychische Erkrankungen in der Bevölkerung. Enke, Stuttgart
6. Faria Sampaio JG (1992) New challenges for the development of mental health care in the European region of the World Health Organization. Paper presented at the Meeting on Mental Health Care in Luxembourg, Mannheim
7. Freeman HL, Fryers T, Henderson JH (1986) Die psychiatrische Versorgung in Europa: 10 Jahre im Rückblick. Weltgesundheitsorganisation, Regionalbüro für Europa, Kopenhagen
8. Häfner H (1984) Planung und Organisation von Diensten für die seelische Gesundheit. Spektrum der Psychiatrie und Nervenheilkunde 4: 143–159
9. Häfner H (1985) Sind psychiatrische Krankheiten häufiger geworden? Nervenarzt 56: 120–133
10. Häfner H, Rössler W (1991) Die Reform der Versorgung psychisch Kranker in der Bundesrepublik. In: Häfner H (Hrsg) Psychiatrie: Ein Lesebuch für Fortgeschrittene. Fischer, Stuttgart, S 256–282
11. Hinterhuber H (1982) Epidemiologie psychiatrischer Erkrankungen. Eine Feldstudie. Enke, Stuttgart
12. Hinterhuber H, Meise U (1992) Minimalstandards der psychiatrischen Versorgung. Gemeindenahe Psychiatrie 3 (4): 5–13
13. Hinterhuber H, Meise U (1987) On special need of psychiatric care for specific diagnostic groups. Neurologia et Psychiatria 10 [Suppl 1]: 54–56
14. Hinterhuber H, Meise U, Kurz M, Schett P, Schwitzer J (1991) Zur Wirksamkeit komplementärer psychiatrischen Versorgung. In: Meise U, Hafner F, Hinterhuber H (Hrsg) Die Versorgung psychisch Kranker in Österreich: Eine Standortbestimmung. Springer, Wien New York, S 260–270
15. Katschnig H (1993) Die vielen Psychiatrien und die eine Psychiatrie. In: Hinterhuber H (Hrsg) Psychiatrie im Aufbruch. VIP, Innsbruck, S 33–40
16. Meise U, Hafner F, Hinterhuber H (Hrsg) (1991) Die Versorgung psychisch Kranker in Österreich – eine Standortbestimmung. Springer, Wien New York
17. Meise U (Hrsg) (1993) Alkohol: Die Sucht Nr. 1. Vip, Innsbruck
18. Meise U, Rössler W, Günther V, Hinterhuber H (1993) Bürgernahme Psychiatrie-Leitlinien für die Reform der psychiatrischen Versorgung in Tirol. Vip, Innsbruck
19. Meise U, Rössler W, Hinterhuber H (1994) Psychiatriereform in Österreich. Öst. Ärztezeitung 49 (23): 1854–1858
20. Rice DP, Kelman S, Miller LS (1992) The economic burden of mental illness. Hosp Community Psychiatry 43: 1227–1232
21. Rössler W, Häfner H (1985) Psychiatrische Versorgungsplanung. Neuropsychiatrie 1: 8–17
22. Rössler W, Meise U (1994) Neue Trends in der psychiatrischen Versorgung. Neuropsychiatrie 7(4): 171–175
23. Rössler W, Riecher A, Häfner H (1989) Psychisch Kranke in Allgemeinpraxen und Nervenarztpraxen. Münch Med Wschr 131: 41–44
24. Vereinte Nationen (1992) Resolution der Generalversammlung: Der Schutz von psychisch Kranken und die Verbesserung der psychiatrischen Versorgung. Generalversammlung der Vereinten Nationen, 46. Tagung, Tagesordnungspunkt 98 vom 18. Februar 1992

Kapitel 8

Psychiatrische Rehabilitation

U. Meise und H. Hinterhuber

> **Lehrziel**
>
> Ziel der psychiatrischen Rehabilitation ist es Menschen mit psychischen Behinderungen in ihren körperlichen, sozialen, emotionalen und intellektuellen Fähigkeiten so zu verbessern, daß sie ein Leben in der Gemeinschaft mit der geringstmöglichen Hilfestellung führen können.
>
> Als Rahmenbedingung für diesen mehrstufigen Prozess sind entsprechende Strukturen für die Bereiche Tagesstruktur, Wohnen, Arbeit/Beschäftigung sowie Freizeit erforderlich.
>
> Da im Rahmen der psychiatrischen Rehabilitation die Zusammenarbeit verschiedener Berufsgruppen erforderlich ist, ist eine Kenntnis über diese Strukturen notwendig.
>
> Außerdem wird durch diesen komplementär/rehabilitativen Bereich erst eine Reform der psychiatrischen Krankenversorgung ermöglicht.

1. Begriffsbestimmung

Der Begriff Rehabilitaion, ursprünglich im Bereich der Rechtsordnung verankert, erlangte nach dem Ersten Weltkrieg vor allem in der Orthopädie, nach dem Zweiten Weltkrieg in der gesamten Sozialmedizin große Bedeutung. Unter Rehabilitation wurde anfänglich die Wiederherstellung der Arbeitsfähigkeit von Beschäftigten und Behinderten sowie ihre berufliche Ein- bzw. Wiedereingliederung verstanden. Heute wird der Rehabilitationsbegriff weiter gefaßt; man versteht darunter ganz allgemein die Ein- oder Wiedereingliederung von Behinderten in das Netz der sozialen Beziehungen.

Der fachliche Rehabilitationsbegriff beschreibt Rehabilitation als einen Prozeß, der eine körperliche und/oder psychisch behinderte Person in die

Lage versetzt, die ihr verbliebenen Fähigkeiten in einem möglichst normalen sozialen Kontext bestmöglich zu gebrauchen.

Da der Patient zu einer Bewältigung seiner Funktionseinschränkungen befähigt werden soll, ist es notwendig, daß die *psychiatrische Rehabilitation* ein Bündel von medizinischen, allgemeinsozialen und beruflichen Maßnahmen umfaßt. Hauptanliegen der Rehabilitation ist es, Patienten vor dem Abgleiten in soziales Elend zu bewahren, sie bei der Wiederaufnahme ihrer Funktion innerhalb der Gesellschaft zu unterstützen und die Folgen der Krankheitserscheinungen möglichst gering zu halten. Dabei ist allgemein folgendes zu beachten:

- Die psychiatrische Rehabilitation ist einerseits mit den zum Teil sehr hohen Erwartungen der Betroffenen, Angehörigen, Therapeuten und politische Verantwortlichen konfrontiert, sie muß sich andererseits aber stets im Rahmen der verwirklichbaren Möglichkeiten bewegen. Ihr erklärtes Ziel ist die soziale Integration – dies schließt auch die Wiedererlangung der beruflichen Leistungsfähigkeit mit ein. Dieses Ziel muß jedoch häufig einem weitaus realistischeren Rehabilitationsansatz weichen, der für den psychisch Behinderten „nur" die bestmögliche Nutzung seiner verbliebenen Fähigkeiten sowie eine optimale Lebensqualität anstrebt. Eine solche Auffassung erkennt die Unvollständigkeit des Heilungsprozesses an. Rehabilitation strebt also nicht ausschließlich eine „Restitutio ad integrum" sondern auch eine „Restitutio ad optimum" an.
- Die psychiatrische Rehabilitation ist kein Spezialgebiet innerhalb der Psychiatrie sondern ist als therapeutischer Prozeß in die Gesamtbehandlung zu integrieren. Zwischen kurativen und rehabilitativen Maßnahmen kann, da untrennbare Wechselwirkungen zwischen ihnen bestehen, somit keine scharfe Grenze gezogen werden.
- Im Gegensatz zu einfachen körperlichen Behinderungen, bei denen berufliche Umschulungsmaßnahmen oft bereits ausreichen, um eine Rehabilitation herbeizuführen, sind bei psychischen Behinderungen unterschiedliche Hilfen auf mehreren Ebenen notwendig. Rehabilitation ist aus diesem Grund nur durch die Zusammenarbeit von verschiedenen Berufsgruppen – Psychologen, Sozialarbeiter, Ergotherapeuten, psychiatrisches Pflegepersonal, Psychiater u.a. mit ideologiefreier Identität möglich. Zusätzlich ist eine Stärkung des Selbsthilfepotentials notwendig, das heißt: Selbsthilfeinitiativen müssen unterstützt, Angehörige und Laien entsprechend geschult werden.
- Aufgrund von Besonderheiten, die die psychischen Behinderungen aufweisen, gibt es wenig valide Einflußgrößen, anhand derer sich eine erfolgreiche Rehabilitation vorhersagen läßt. Bedeutende Faktoren für einen Rehabilitationserfolg sind u.a. die soziale Gesamtsituation des Patienten, seine eigenen Einstellungen sowie die seiner Bezugspersonen und Behandler. Motivation sowie Zukunftserwartungen des Patienten wirken sich also entscheidend auf den Rehabilitationsverlauf aus.
- Da die psychische Behinderung keinen stabilen Endzustand darstellt, sondern ein Prozeß ist, der durch eine hohe Umfeldabhängigkeit gekenn-

zeichnet ist, ist eine soziale und/oder berufliche Rehabilitation oft sehr langwierig und kann Jahre in Anspruch nehmen. Trotzdem ist eine Wiedereingliederung manchmal nur in Teilbereichen möglich. Weiters muß berücksichtigt werden, daß Rehabilitation nach Rückschlägen, z.B. infolge unvermeidlicher Krankheitsrezidive, immer wieder von neuem begonnen werden muß. Insgesamt ist jedoch zumindestens eine partielle soziale und/oder berufliche Rehabilitation bei der überwiegenden Zahl von psychisch Behinderten möglich.

Die allgemeinen Zielsetzungen der psychiatrischen Rehabilitation sind:
– zunehmende psychische Stabilisierung sowie Bewältigung von individuellen und gemeinschaftlichen Problemen;
– Bewältigung von lebenspraktischen Angelegenheiten;
– Verbesserungen im Bereich der zwischenmenschlichen Kommunikation;
– Herstellung einer Tagesstrukturierung in den Bereichen Arbeit oder Beschäftigung;
– Gestaltung der Freizeit.

Das übergeordnete Ziel ist, eine längerfristige Ausgliederung von psychisch Kranken und Behinderten zu verhindern. Rehabilitation bedeutet in diesem Sinne somit auch Prävention. Wie die genannten Ziele praktisch umgesetzt werden können, hängt in hohem Maße davon ab, welche rehabilitativen Möglichkeiten in einer definierten Region den Betroffenen zur Verfügung stehen.

2. Ebenen der Rehabilitation

Um eine rekonstruktiv-rehabilitativ orientierte Psychiatrie zu verwirklichen, sind Angebote auf medizinischer, psychotherapeutischer sowie allgemeinsozialer und beruflicher Ebene erforderlich (Abb. 1). Der Gesamtkomplex der Rehabilitation, der den vielfältigen sozialen und medizinischen Funktionseinschränkungen entgegenzuwirken versucht, erfordert daher Maßnahmen auf allen Ebenen. Die entsprechenden Einrichtungen müssen, um soziale Entwurzelungen möglichst zu vermeiden, wohnortsnahe im Rahmen der komplementären Dienste zur Verfügung stehen und zu einem koordinierten Netz zusammengefügt sein. Da aufgrund von Unterschieden in der Ausprägung von Funktionseinschränkungen keine fest vorgegebenen rehabilitativen Bahnen im Sinne einer Rehabilitationskette möglich sind, müssen Rehabilitationsmaßnahmen im Hinblick auf ihre Dauer und Reihenfolge an die individuelle Entwicklung der Betroffenen angepaßt werden. Dabei ist darauf zu achten, daß die einzelnen Maßnahmen strukturiert sind, Realitätsnähe aufweisen und sich problemlos in die Kontinuität von therapeutischen Beziehungen einfügen lassen.

Das Ziel von Rehabilitationseinrichtungen ist, durch handlungsorientierte Maßnahmen in den Bereichen Wohnen, Kommunikation, Tagesstruktur,

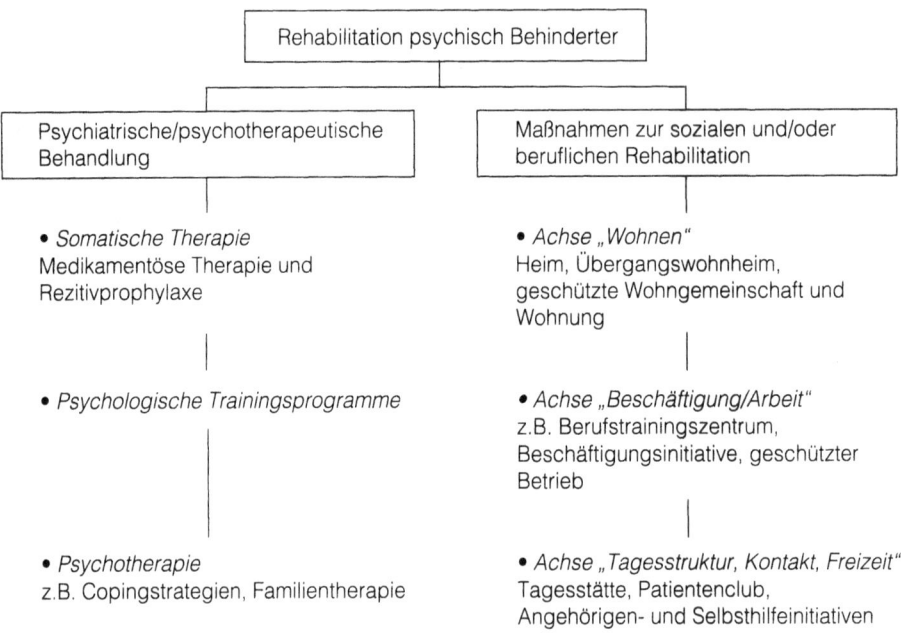

Abb. 1

Arbeit und Beschäftigung sowie Freizeit dazu beizutragen, daß sich Betroffene psychisch stabilisieren und vor einer Chronifizierung der Erkrankung bewahrt werden. Rehabilitationsprogramme haben Ziele und Erwartungen klar zu formulieren; ihr Erfolg ist wesentlich von der Motivation und den Zukunftserwartungen des Patienten und seiner Umgebung abhängig. Durch die Miteinbeziehung von biologischen, psychologischen und sozialen Faktoren ist Rehabilitation in bedeutendem Ausmaß auch präventiv wirksam: sie versucht auf bekannte rezidivfördernde Größen (psychosoziale Stressoren, Behandlungs-non-compliance usw.) Einfluß zu nehmen.

Insgesamt strebt somit die psychiatrische Rehabilitation an,

– dem Patienten durch allgemeine Aktivierung und Training der sozialen Fertigkeiten eine selbständige Lebensführung zu ermöglichen (*soziale Rehabilitation*) und
– durch Abklärung von beruflicher Neigung und Belastungsfähigkeit sowie durch gezielte berufliche Maßnahmen eine weitgehende und dauerhafte Wiedereingliederung des Patienten in den Arbeitsprozeß zu erreichen (*berufliche Rehabilitation*).

3. Komplementäre/rehabilitative Einrichtungen

Vorrangiges Ziel der Rehabilitation ist die Wiedereingliederung von psychisch Kranken und Behinderten in das Berufs- und Sozialleben. Durch psychische Erkrankung entstehen verschiedenartige Einschränkungen und Probleme: die Rehabilitationshilfen des komplementären Bereiches zielen gemäß des Ressourcenmodelles auf die Förderung der verbliebenen Fähigkeiten des psychisch Kranken und Behinderten.

Rehabilitation in einem komplementären Versorgungssystem beinhaltet somit auch die Betreuung von psychisch Behinderten, die nicht vollständig wiedereingegliedert werden können. Dazu ist ein System gestufter Hilfen bereitzuhalten, das sich an individuellen Versorgungsbedürfnissen orientiert. Ziel all dieser Maßnahmen ist es, eine größtmögliche, den Restfähigkeiten angepaßte Selbständigkeit der Betroffenen zu erreichen, auch wenn sich diese nur auf Teilbereiche erstreckt.

Dazu sind verschiedene Organisationsmodelle möglich:

- Mehrere Funktionen (betreutes Wohnen, Tagesstruktur, berufliche Rehabilitation etc.) werden in einer Einrichtung gebündelt. Die Vorteile dieses Modells liegen in ökonomischen Überlegungen, aber auch in der Kontinuität therapeutischer sowie sozialer Beziehungen. Ein erheblicher Nachteil jedoch ist, daß solche Einrichtungen sehr groß sind und somit einem überregionalen Versorgungsgebiet zugeordnet werden müssen. Dies steht im Widerspruch zu Grundsätzen der gemeindenahen Versorgung, darüber hinaus führt eine Zentralisierung wiederum zu Stigmatisierung und Ausgliederung.
- Die integrative Modellvorstellung geht davon aus, kleine, eigenständige Dienste und Einrichtungen (betreute Wohngruppen, Beschäftigungsinitiativen und Einrichtungen der Kommunikation) unter Beibehaltung der räumlichen Trennung organisatorisch sozialpsychiatrischen Zentren zuzuordnen.

Das letztgenannte Konzept entspricht den patientenorientierten Leitlinien einer regionalisierten psychiatrischen Versorgung und weist eine größere Flexibilität auf; das jeweilige Angebot kann kurzfristig auf jeder Ebene entsprechend angepaßt werden, einer Unter- bzw. Überbetreuung von Patienten kann effizienter vorgebeugt werden.

3.1 Funktionsachse Wohnen

Beschützte (betreute) Wohnmöglichkeiten wurden anfangs vorzüglich als Alternative zur Langzeithospitalisierung innerhalb des psychiatrischen Krankenhauses oder in großen Heimkomplexen konzipiert. Im Hinblick auf die Grundsätze psychiatrischer Versorgung und aufgrund der Erkenntnisse der iatrogenen Schädigung wird das Krankenhaus als „Ort des Wohnens" abgelehnt, da es dafür als ungeeignet erachtet werden muß. Auch wurde die Verweildauer im Krankenhaus und die Aufnahmehäufigkeit als Indikator für die Prognose der Erkrankung identifiziert: mit Zunahme der kumulativen Gesamtaufnahmedauer steigt das Risiko, daß Erkrankungen chronifizieren. In den letzten Jahren haben sich die Ziele und die Gestaltung für „Beschütztes Wohnen" verändert. Anfangs von einer „Enthospitalisierungsideologie" geleitet, stehen derzeit therapeutisch-rehabilitative und sozial-integrative Zielsetzungen im Vordergrund. Heute sind somit beschützende Wohnformen nicht nur „chronisch Psychosekranken" vorbehalten, sondern stehen Patienten aus allen Diagnosegruppen zur Verfügung,

- wenn das soziale Beziehungsgefüge von Patienten zusammengebrochen ist, oder infolge einer langandauernden stationären Behandlung die Beziehungen zum ursprünglichen sozialen Feld verloren gegangen sind;
- wenn ein geschützter Rückzugsraum für eine soziale und/oder berufliche Integration erforderlich ist;
- wenn es für den Betroffenen nicht (mehr) möglich ist, sich in planvoller Weise selbst zu versorgen;
- wenn es aus therapeutisch-rehabilitativer Sicht wichtig ist, dem Kranken innerhalb einer Gruppe von gleichermaßen Betroffenen ein soziales Lern- und Übungsfeld bereitzustellen;
- wenn die angestrebte berufliche Rehabilitation stützende Rahmenbedingung benötigt.

Vereinfacht sind für zwei Gruppen von Patienten beschützende Wohnformen unterschiedlicher Organisation erforderlich:

• Patienten mit ausgeprägten psychischen Behinderungen, die außerhalb von geschützten normalisierenden Wohn- und Lebensbedingungen entweder im Langzeitbereich eines psychiatrischen Krankenhauses oder in einem Heim hospitalisiert werden müßten bzw. Gefahr laufen würden, ohne Beistand Dritter zu verwahrlosen. Untersuchungen aus dem angloamerikanischen Raum zeigen, daß unter Nicht-Seßhaften neben Alkoholabhängigen (60%) der Anteil von chronisch psychisch Kranken – zumeist schizophrene Patienten mit und ohne Alkoholprobleme – sehr hoch ist: Der Anteil Schizophrener unter den Obdachlosen ist auch in Mitteleuropa im Ansteigen begriffen.

• Patienten, die aufgrund ihrer psychischen Erkrankung vorübergehend in ihrer sozialen Integration gestört und in ihren beruflichen Verwirklichungsmöglichkeiten eingeschränkt sind, sowie Patienten, deren psychische Erkrankung wesentlich von Interaktionsprozessen im sozialen Umfeld mitgeprägt und aufrecht erhalten wird. Die letztgenannte Patientengruppe (z.B. Personen mit Angsterkrankungen oder Eßstörungen) würde, falls diese therapeutisch/rehabilitativen sowie sozial/integrativ ausgerichtet beschützenden Wohnangebote nicht verfügbar sind, langandauernd im Krankenhaus stationär behandelt werden müssen: Dies würde sich wiederum pathoplastisch auswirken und zu einer Chronifizierung der Erkrankung führen. Alle Formen des beschützten Wohnens müssen in enger Beziehung zu tagesstrukturierenden, beschäftigungstherapeutischen und arbeitsrehabilitativen Angeboten stehen: es muß somit eine Vernetzung zwischen der Achse Wohnen und den anderen therapeutisch-rehabilitativen Diensten bestehen und das Betreuungs- und Rehabilitationskonzept jeweils patientenbezogen abgestimmt werden.

Das Angebot an beschützten Wohnmöglichkeiten hat sich an therapeutischen Kriterien und nicht an den Fragen kurzfristiger monetärer Vorteile zu orientieren. Insgesamt sind kleine, regionalisierte Wohnangebote großen

Heimkomplexen vorzuziehen, da letztere häufig keinen Bezug zur Heimatregion des Betroffenen haben bzw. durch Unüberschaubarkeit regressives Verhalten fördern. Alle weiteren Maßnahmen zur Arbeits-, Beschäftigungs- und Freizeitgestaltung sollten vom Wohnbereich räumlich getrennt sein. Da das beschützende Wohnangebot auch von schwerer Beeinträchtigten, mit einem höheren Rückfallrisiko behafteten Patienten in Anspruch genommen wird, ist es notwendig, daß für allfällige Krisen ein Notfalldienst und stationäre psychiatrische Betten rasch zur Verfügung stehen.

Die wichtigsten Einrichtungen im System dieser komplementären Dienste sind

- Wohnheime,
- Übergangswohnheime,
- Wohngemeinschaften und
- betreute Einzelwohnungen.

• Das *Wohnheim* ist für den mittel- bis langfristigen Aufenthalt von psychisch Kranken und Behinderten vorgesehen, wobei auch die Möglichkeit für einen dauerhaften Aufenthalt gegeben sein muß. Die Maßnahmen der Rehabilitation streben dabei lediglich den Erhalt einer (teilweisen) Selbständigkeit in den Bereichen Wohnen, Beschäftigung und Tagesstruktur an. Dabei werden zwei Wohnheimtypen mit abgestufter Betreuungsintensität unterschieden:

- Wohnheim für weitgehend stabilisierte Bewohner
- Wohnheim für schwerer gestörte Patienten mit erheblichem Pflegebedarf aufgrund erhöhter Rezidivneigung und/oder starker Verhaltensauffälligkeit.

Die Wohnheime sollten nach Möglichkeit nicht mehr als 20–25 Behandlungsplätze umfassen.

• Das *therapeutische Übergangswohnheim* (Therapeutische Gemeinschaft) ist ein wichtiges Bindeglied zwischen der stationären Behandlung und der Wiedererlangung einer Selbständigkeit zumindest im Wohnbereich. Es dient der kurz- bis mittelfristigen Aufnahme von maximal zwei Jahren. Neben den obligatorischen Angeboten im beschützten Wohnmilieu und Maßnahmen zur Tagesstrukturierung sollen beschäftigungstherapeutische und Arbeitstrainingsmaßnahmen – wenn möglich nicht im Hause selbst – zur Verfügung stehen. Die Kapazität des Übergangswohnheimes sollte auf maximal 15 Behandlungsplätze beschränkt sein.

• Das Wohnen in betreuten *Wohngemeinschaften* oder *Einzelwohnungen*, wobei erstere maximal 4 bis 6 Personen Platz bieten sollte, erfordert von den Teilnehmern bereits ein größeres Maß an Selbständigkeit. Für die Durchführung von Behandlungs- und Hilfsmaßnahmen der medizinischen und psychosozialen Rehabilitation sind Fachkräfte zuständig, die diese Wohnung stundenweise aufsuchen. Gehen die Patienten einer geregelten Arbeit nach, so fällt der größte Teil der Betreuung auf die Abendstunden.

Mittlerweile haben sich einige Grundformen des Betreuten Wohnens entwickelt, die sich nach Art und Grad der Betreuung unterscheiden:

- Wohngemeinschaften als Bestandteil stationärer Einrichtungen mit einer ähnlichen Mitarbeiter- und Patientenstruktur wie das psychiatrische Krankenhaus oder das Heim.
- Rehabilitationswohngemeinschaften mit einem eigenen Betreuungspersonal, das für mehrere Wohngemeinschaften gleichzeitig zuständig ist.
- Selbständige Wohngemeinschaften, die regelmäßig durch ambulante Dienste betreut werden.
- Autonome Wohngemeinschaften, die nur mehr sporadischen Kontakt zu psychiatrischen Diensten haben bzw. in einer Selbsthilfeform durch Laienhelfer gestützt werden.

Ihrem Konzept nach finden sich für die beiden ersten Formen von Wohngemeinschaften Übereinstimmungen mit den Zielsetzungen von Heimen bzw. Übergangswohnheimen. Die restlichen Formen entsprechen einem wesentlich offeneren Wohnmilieu mit höherer Autonomie der Teilnehmer und erfordern ein deutlich geringeres Betreuungsangebot.

Ziel der Wohngemeinschaften ist es, ihre Mitglieder zunehmend zu verselbständigen: dazu ist es jedoch erforderlich, daß bei geringerer Betreuungsintensität eine umso größere Stabilität der einzelnen vorhanden ist. Neuere Entwicklungstrends im Bereich von Wohnheimen gehen dahin, die Trennung zwischen Langzeit- und Übergangswohnheim aufzugeben. Es ist bei psychisch Behinderten oft schwer prognostizierbar, inwieweit eine soziale bzw. berufliche Reintegration möglich ist und welcher Zeitrahmen dazu benötigt wird. Die zeitliche Begrenzung des Aufenthalts stellt für Patienten und Betreuer dann eine große Belastung dar, wenn es in der vorgeschriebenen Zeit dem Patienten nicht möglich war, eine entsprechende Autonomie in sozialen Belangen und in der Lebensführung zu erreichen.

Die verschiedenen Formen beschützten Wohnens benötigen eine dezentrale Organisation in kleinen Gruppen; eine Errichtung von großen Heimkomplexen steht im Widerspruch zu den Zielen der eigenständigen Lebensführung und des Abbaues von Fremdversorgung und Fremdbestimmung.

3.2 Funktionsachse Arbeit/Beruf

Unter beruflicher Rehabilitation versteht man berufsvorbereitende und berufsbildende Maßnahmen, beschützte Arbeit, Nachsorge und begleitende Beratung am Arbeitsplatz. Alle Rehabilitationsmaßnahmen im Arbeitsbereich, sowie alle Dauerarbeitsplätze müssen speziell auf den Personenkreis der psychisch Behinderten abgestimmt sein. Einrichtungen, die sich primär an den Bedürfnissen von Körper-, Sinnes- oder geistig Behinderten orientieren, haben sich für psychisch behinderte Menschen als nicht zielführend erwiesen.

Erklärtes Ziel der Rehabilitationsmaßnahmen ist es, die Betroffenen im Bereich „Arbeit und Beruf" vor der Ausgliederung zu bewahren. Die berufliche Wiedereingliederung sollte bereits in der psychiatrischen Krankenhausabteilung durch entsprechende beschäftigungs- und arbeitstherapeutische Angebote vorbereitet werden. Dabei stehen nicht die Inhalte der Arbeit im Vordergrund sondern die therapeutische Funktion von arbeitsähnlichen Tätigkeiten. Die dem individuellen Leistungsniveau angepaßten Angebote sollen von einfachen Beschäftigungen mit bescheidenen Leistungsansprüchen bis zu Tätigkeiten reichen, die höhere Ansprüche an das Durchhaltevermögen und an die Qualität der Leistung stellen.

Außerhalb des klinischen Bereiches sind Einrichtungen nötig, die berufsvorbereitende und berufsbildende rehabilitative Maßnahmen anbieten und behindertengerechte Beschäftigungen in einem eigenen oder im allgemeinen Arbeitsmarkt vermitteln.

Aus therapeutischen und humanitären Gründen ist es dringend erforderlich, psychisch Kranke und Behinderte an Bildung, Arbeit und Beschäftigung teilhaben zu lassen (Expertenkommission der BRD 1988).

Arbeit ist in unserer Gesellschaft eine zentrale Bedingung sozialer Existenz und eine wichtige Voraussetzung zur Selbstverwirklichung und Aufrechterhaltung einer stabilen realitätsorientierten Persönlichkeit. Sie vermittelt bessere Teilnahme am Gesellschaftsleben, höheren sozialen Status, größere materielle Sicherheit und vieles mehr. Arbeit oder zumindest eine sinnvolle Beschäftigung trägt wesentlich zum Erhalt oder zur Wiederherstellung von Gesundheit bei. Bereits in den 30er Jahren hat *Jahoda* die Auswirkungen lang anhaltender Arbeitslosigkeit beschrieben: bei Arbeitslosen im Dorf „Marienthal" wurden depressive Verstimmungszustände, Verlust an Lebensperspektiven oder Verwahrlosungstendenzen beobachtet, Symptome, die auch bei chronisch psychisch Kranken anzutreffen sind. Im Rahmen der von *Wing und Brown* durchgeführten katamnestischen Erhebungen bei chronisch schizophrenen Krankenhauspatienten konnte die Verminderung von untätig verbrachter Zeit als wichtigster Parameter für eine Symptombesserung identifiziert werden.

Aufgrund mangelnder Rehabilitationschancen sind viele psychisch Kranke und Behinderte von Beschäftigungs- und Arbeitslosigkeit betroffen. Die Tatsache, daß eine große Zahl psychisch Kranker heute bereits in geschützten Wohnbereichen gemeindenahe integriert und Langzeitaufnahmen im psychiatrischen Krankenhaus dadurch verhindert werden, kann als positive Entwicklung angesehen werden, für eine dauerhafte Rehabilitation der Patienten ist dies jedoch nicht ausreichend. Die berufliche Untätigkeit kann wesentlich zur Chronifizierung der Erkrankung beitragen. Mit der Dauer der Ausgliederung sinken die Chancen der Rehabilitationsbemühungen.

Viele Patienten werden auch heute noch vorzeitig berentet: unter ihnen finden sich auch häufig junge Erwachsene, bei denen es aufgrund der Erkrankung zu einem Abbruch der Ausbildung gekommen ist. Das Ausmaß, in dem psychisch Kranke und Behinderte im arbeitsfähigen Alter aus dem Arbeitsleben ausgegliedert werden, wird in der Erhebung von *Kunze* verdeutlicht. Von 1000 in einem psychiatrischen Krankenhaus untersuchten Männern im Alter von 18 bis 60 Jahren waren ca. 25% berufstätig oder in Ausbildung, über 60% als arbeitslos gemeldet oder ohne Arbeit und ca. 13% Frührentner. Nach *Vogel* konnte lediglich 1/3 der Patienten, die nach der ersten stationären psychiatrischen Aufnahme entlassen worden waren, innerhalb des folgenden Jahres wieder in das Berufsleben zurückfinden. Auch unsere Untersuchungen bei schizophrenen Patienten und bei Alkoholkranken kommen zum Ergebnis, daß ein großer Teil dieser Patienten – obgleich noch im erwerbsfähigen Alter – aus dem Berufsleben ausgegliedert ist. Im Rahmen der beruflichen Rehabilitation sind folgende Aspekte von Bedeutung:

- Im Unterschied zu geistig Behinderten, jedoch ähnlich den Körperbehinderten, bringen psychisch Behinderte eine Vielfalt von Ausbildungsabschlüssen oder von beruflichen Vorerfahrungen mit. Daher ist ein ausreichend differenziertes Angebot von beruflichen Rehabilitationsmöglichkeiten erforderlich, wenn Rehabilitation sinnvoll gefördert werden soll.
- Besteht die Möglichkeit, die Anforderungen des ursprünglichen Arbeitsplatzes zu reduzieren, so sollte die Wiedereingliederung des Patienten in seine gewohnte Arbeitsumgebung allen anderen Maßnahmen einer beruflichen Rehabilitation vorgezogen werden.
- Psychisch Behinderten, deren Wiedereingliederung in den alten Beruf nicht mehr möglich ist und die auch am freien Arbeitsmarkt nicht mehr vermittelbar sind, müssen langfristige, der individuellen Belastbarkeit angepaßte sinnvolle berufsnahe Beschäftigungen angeboten werden.
- Berufliche Rehabilitation und soziale Hilfen müssen regional organisiert werden, um eine enge Zusammenarbeit mit Arbeitgebern, Arbeitsämtern und den Bereichen der Rehabilitation zu erreichen.
- Berufliche Rehabilitationsmaßnahmen sind umso wirksamer, je frühzeitiger sie beginnen und je mehr sie der beruflichen Realität angepaßt sind.

Trotz aller rehabilitativen Maßnahmen ist die Integration aller psychisch Behinderten am freien Arbeisplatz nicht oder noch nicht möglich. Die Gründe dafür liegen einerseits darin, daß manche Behinderten den normalen Arbeitsbedingungen nicht gewachsen sind, andererseits auch in behinderungsunanhängigen Faktoren wie Arbeitsmarktlage oder Einstellung zur psychischen Erkrankung in der Bevölkerung. Um ein Abgleiten in Untätigkeit mit all den negativen Begleiteffekten zu verhindern, ist es notwendig, eigene behinderungsgerechte Einrichtungen zu schaffen.

Um dem Versorgungsbedürfnis psychisch Kranker gerecht zu werden, sind folgende Einrichtungen der beruflichen Rehabilitation auch eine berufliche Rehabilitation erforderlich:

- *Berufsfördernde Maßnahmen*, wie z.B. Berufstraining für psychisch Behinderte, die über keine berufliche Vorerfahrung verfügen oder deren Berufstätigkeit so weit zurückliegt, daß sie keinen direkten Anknüpfungspunkt für berufsbildende Maßnahmen mehr bietet. Darüber hinaus sind Maßnahmen zur Berufsfindung und Arbeitserprobung von Bedeutung.

- *Berufsbildende Umschulungs- und Ausbildungsmaßnahmen.*
- *Beschützte Beschäftigungsmöglichkeiten* für psychisch Behinderte, die den normalen Arbeitsbedingungen noch nicht oder nicht wieder gewachsen sind.
- *Psychosoziale Betreuungsmaßnahmen* (Arbeitsassistenz) für psychisch Behinderte, die noch oder bereits wieder im Arbeitsprozeß integriert sind.

Die Bausteine zur beruflichen Rehabilitation können wie folgt beschrieben werden.

- *Arbeitstherapie im psychiatrischen Krankenhaus:* Bereits im psychiatrischen Krankenhaus sollen gestufte arbeitstherapeutische Maßnahmen zur Verfügung stehen. Diese reichen von einfachen Tätigkeiten mit geringem Leistungsanspruch bis hin zu Arbeiten, die qualifiziert sind und entlohnt werden. Als Vorstufe zur beruflichen Reintegration werden sie auch in Tageskliniken angeboten.
- *Berufstrainingszentren:* Arbeits- oder Berufstrainingszentren sind betrieblich organisiert und umfassen verschiedene Bereiche (Büro, textil- und holzverarbeitende Abteilungen, Kantine). Ziel eines Berufstrainings ist es, psychisch Behinderten den (Wieder)Eintritt in das Berufsleben zu ermöglichen, indem es arbeitsreale Bedingungen schafft. Die individuelle Belastbarkeit berücksichtigend, kann der Patient in diesem geschützten Rahmen reale Anforderungen (zeitlicher Aufwand, Qualität und Geschwindigkeit der Arbeitsleistung) trainieren. Der Patient wird mit Gegebenheiten konfrontiert, die an jedem Arbeitsplatz von ihm gefordert werden, wie Pünktlichkeit, Sorgfalt, Durchhaltevermögen und Kommunikation. Ein berufsausbildender Aspekt steht dabei nicht im Vordergrund. Nach ein bis zwei Jahren wird versucht, die Teilnehmer des Trainings im freien Arbeitsmarkt oder an geschützte Arbeitsplätze zu vermitteln.
- *Sozioökonomische Betriebe:* Durch diese Einrichtungen wird versucht, psychisch Behinderte die Wiedereingliederung auf den freien Arbeitsmarkt zu ermöglichen; gleichzeitig dienen sie auch der langfristigen Beschäftigung. Dafür ist es unabdingbar, daß für psychisch Kranke und Behinderte eigene Einrichtungen geschaffen werden: die häufig noch übliche Zusammenfassung von Personen mit unterschiedlichen Behinderungen (geistig Behinderte, Körperbehinderte) stört den rehabilitativen Erfolg.

Konjunkturbedingt haben sich die Möglichkeiten für psychisch Behinderte, unter behinderungsgerechten Bedingungen auf dem freien Arbeitsmarkt zu arbeiten, wesentlich reduziert. Daher ist es vor allen Dingen notwendig, Dauerarbeitsplätze zu schaffen, die an die Modalitäten des allgemeinen Arbeitsmarktes angepaßt sind. Auch wenn das Postulat wichtig ist, daß die Betroffenen selbständig ihren Lebensunterhalt bestreiten können, muß die Option erhalten bleiben, die Arbeitsanforderungen individuell je nach Leistungsfähigkeit anpassen zu können. Daraus ergeben sich mehrere Probleme:

- Der Beschäftigtenstand der Firmen sollte maximal 20–25 Personen betragen, damit der Arbeitsrahmen überschaubar bleibt und die perso-

nellen und organisatorischen Bezüge für die Betroffenen transparent sind. Die Firmen dürfen nicht dem Zwang des freien Wettbewerbes unterworfen werden, da sie nicht konkurrenzfähig sein können. Somit müssen sie immer als „Zuschußbetriebe" ausgelegt werden.
– Für die Betroffenen selbst kann aus verschiedenen Gründen die Situation eintreten, daß ihre berufliche Tätigkeit mit geringerem Einkommen verbunden ist als die Invaliditätspension. Entsprechende Kompensationen sind motivationsfördernd.

Auch im Bereich der beruflichen Rehabilitation ist wiederum die Kontinuität der Betreuung sowie eine ausreichende Nachsorge auch nach Erlangung eines Arbeitsplatzes von großer Bedeutung. Wenn der Träger der Rehabilitationseinrichtungen nicht dem engeren psychiatrischen Bereich zugeordnet werden kann, ist sicherzustellen, daß die Rehabilitationsprogramme von Psychiatern erstellt werden, die Betreuer eine psychiatrische Ausbildung besitzen und regelmäßige Supervision erfahren, eine kontinuierliche psychiatrische Präsenz gegeben ist und allgemein ein sehr reger Informationsfluß und eine tragfähige Kooperation zwischen Institutionen erfolgt.

3.3 Funktionsachse Tagesstruktur, Kommunikation, Freizeit

Zwischen stationärer und ambulanter Behandlung besteht eine Bedürfnislücke, die durch kommunikationsfördernde und tagesstrukturierende Angebote und Hilfeleistungen gefüllt werden muß. Psychisch Erkrankte aus allen diagnostischen Gruppen können erhebliche Beeinträchtigungen in Bereichen der sozialen Kompetenz und eine symptomverstärkende Isolierung aufweisen. Durch akute Krankheitszustände, aber auch infolge langandauernder Krankheitsprozesse und Krankenhausaufenthalte können die Beziehungen zu Mitmenschen krankheitsbedingt aber auch durch die Reaktion der Umwelt gestört werden, was Rückzug und Isolierung zur Folge hat. Darüberhinaus geht erkrankungsbedingt die Fähigkeit, den eigenen Lebensrhythmus und Freizeit zu gestalten, zeitweise oder langandauernd verloren.

Die soziale Kompetenz, beispielsweise soziale Rechte zu erkennen und diese durchzusetzen, schränkt sich immer mehr ein. Folge ist eine Isolierung, wie sie auch bei chronisch körperlich Erkrankten auftreten kann.

Kommunikations- und Interaktionsschwierigkeiten im Rahmen psychischer Krankheiten und Behinderungen können nicht nur in stationären psychiatrischen Einrichtungen sondern auch innerhalb gemeindenaher Betreuungsformen auftreten, wie z.B. in beschützenden Wohnbereichen oder selbst in Familienbetreuung.

Rückzug und Isolierung beeinträchtigen die Lebensqualität von Betroffenen und ihren Familien und tragen zum Auftreten neuer Krankheitsrezidive bei.

Die wirksamste tagesstrukturierende Funktion erfüllt in unserem Kulturkreis die Arbeit. Viele psychisch Kranke sind – wie erwähnt – vom Arbeitsprozeß ausgegliedert: durch den Fortfall von „Nischenarbeitsplätzen" für Leistungsschwächere ist die Zahl erwerbsloser psychisch Kranker im Ansteigen begriffen. Gerade für die Zielgruppe der Patienten mit geringerer Autonomie und sozialer Gestaltungsfähigkeit oder deutlich eingeschränkter Leistungsfähigkeit müssen sinnvolle, auf Kommunikation, Tagesstruktur und Freizeit ausgerichtete Maßnahmen im Rahmen stationärer und außerstationärer Einrichtungen bereitgestellt werden, damit die Betroffenen in die Lage versetzt werden, den Alltag zu strukturieren, und soziale Kontakte (wieder) aufzubauen. Sie sollen somit insgesamt befähigt werden, in einem bestmöglichen Ausmaß am gesellschaftlichen Leben teilzunehmen. Dazu sind auf allen Behandlungsebenen und -einrichtungen gezielte Maßnahmen und Strukturen für die soziale Reintegration der Kranken erforderlich:

- Erhalt und Aufbau zwischenmenschlicher Kontakte;
- Anregung zu sinnvoller Beschäftigung und Bewältigung der Freizeit;
- Reorganisation der alltäglichen Verpflichtungen;
- Mobilisierung „natürlicher Hilfepotentiale" aus der Bevölkerung (Laienhilfe);
- Aktivierung von Selbsthilfe von Patienten und Angehörigen.

Begegnungszentren in Form von Clubs oder Teestuben sind zwar nicht ganztägig, dafür aber auch an Wochenenden zu bestimmten Tageszeiten geöffnet. Sie weisen eine niedrige Zugangsschwelle auf und sind als offener Treffpunkt ein Instrument zum Aufbau und Erhalt von zwischenmenschlichen Beziehungen, ermöglichen die Beratung von Betroffenen und deren Angehörigen und bieten kontaktfördernde Veranstaltungen an. Durch das Angebot von professionell geleiteten Gruppen können Probleme und Konflikte unter sachkundiger Leitung bearbeitet werden. Hier wie auch in anderen Bereichen ist es wichtig, Angehörige bzw. Laien in die Betreuung miteinzubeziehen. Dadurch wird ein Forum geschaffen, in dem alle Beteiligten voneinander lernen können.

Prüfungsfragen

1. Wie läßt sich der Begriff „psychiatrische Rehabilitation" am besten definieren?
2. Nennen Sie Formen des betreuten Wohnens.
3. Nennen Sie die Bausteine zur beruflichen Rehabilitation.
4. Welche Funktion erfüllen tagesstrukturierende Maßnahmen in der psychiatrischen Rehabilitation?
5. Nennen Sie die Unterschiede zwischen beruflicher Umschulungsmaßnahmen bei körperlichen und psychischen Behinderungen.

Literatur

1. Gmür M (1986) Schizophrenieverlauf und Entinstitutionalisierung. Enke, Stuttgart
2. Goldberg D, Huxley P (1980) Mental illness in the community: the pathway to psychiatric care. Travistock, London

3. Katschnig H, Schöny W, Etzersdorfer E (1991) Die psychiatrische Versorgung in Österreich zwischen Anspruch und Wirklichkeit. In: Meise U, Hafner F, Hinterhuber H (Hrsg) Die Versorgung psychisch Kranker in Österreich. Eine Standortbestimmung. Springer, Wien New York, S 3–16
4. Klug J, An der Heiden W, Scheel R (1980) Psychiatrische Versorgung im Wandel – Determination der Bedarfsplanung. In: Biefang S (Hrsg) Evaluationsforschung in der Psychiatrie: Fragestellungen und Methoden. Enke, Stuttgart, S 250–285
5. Kulenkampff C (1990) Aufbau und Funktion des gemeindepsychiatrischen Verbundes. In: Kulenkampff C, Hoffmann U (Hrsg) Der gemeinde-psychiatrische Verbund als ein Kernstück der Empfehlungen der Expertenkommission. Tagungsberichte, Bd 16. Rheinland Verlag GmbH, Köln, S 11–17
6. Kunze H, Kaltenbach L (1992) Psychiatrie-Personalverordnung. Kohlhammer, Köln
7. Meise U, Hafner F, Hinterhuber H (Hrsg) (1991) Die Versorgung psychisch Kranker in Österreich. Eine Standortbestimmung. Springer, Wien New York
8. Meller I, Fichter M, Witzke W (1989) Die Inanspruchnahme psychiatrischer Dienste in der Bevölkerung – Ergebnisse einer epidemiologischen Längsschnittstudie. Nervenarzt 60: 462–471
9. Rössler W, Salize HJ, Häfner H (1993) Grundlagen und Leitlinien einer modernen gemeindepsychiatrischen Versorgung: Planungsstudie Luxemburg. VIP, Innsbruck
10. Rudas S (1986) Veränderungen der psychiatrischen Versorgung Ergebnisse einer Psychiatriereform aus der Sicht der Planung, Koordination und evaluierenden Verlaufsbeobachtung. Öst Krankenhauszeitung 27: 349–366
11. Stein LI, Test MA (1980) Alternative to mental hospital treatment. I: Conceptual model, treatment program, and clinical evaluation. Arch Gen Psychiatry 37: 392–397
12. Weisbord BA, Test MA, Stein LI (1980) Alternative to mental hospital treatment. Arch Gen Psychiatry 37: 400–405
13. Wing JK (1987) Rehabilitation, Soziotherapie und Prävention. In: Kisker HP, Lauter H, Meyer JE et al (Hrsg) Psychiatrie der Gegenwart 4: Schizophrenien. Springer, Berlin Heidelberg New York, S 325–355

Kapitel 9

Rehabilitationspädagogik

G. Gerber

> **Lehrziele**
>
> Die Studenten/innen sollen in diesem Beitrag erfahren, wie sich Rehabilitationspädagogik definiert, welche historische Wurzeln sie hat und wie sie sich heute mit neueren Ansätzen gestaltet. Sie sollen dies aufgezeigt bekommen: (a) historisch; (b) theoretisch; (c) praktisch.

Überblick

In diesem Beitrag soll das in Wien entwickelte Modell „Spüren-Fühlen-Denken" (Reinelt/Gerber), welches in Basisbereichen die Grundzüge einer „Sinnesphysiologischen Erziehung" enthält, als Beitrag zur Rehabilitationspädagogik erörtert werden. In einem ersten Schritt wird deshalb das Verständnis von Rehabilitationspädagogik dargestellt, in einem weiteren Schritt werden historisch bedeutsame Wurzeln einer sinnesphysiologischen Erziehung beschrieben, die in aktuelle Ansätze für rehabilitatives, therapeutisches und präventives Arbeiten münden, um schließlich in einem letzten Schritt ein kurzes, veranschaulichendes Beispiel für konkret-praktisches Arbeiten geben zu können.

Zum Begriff Rehabilitationspädagogik

„Rehabilitieren", in den früheren Stand, in die früheren (Ehren)rechte wiedereinsetzen. Durch bestimmte Maßnahmen in den Beruf und die Gesellschaft (wieder-) eingliedern. Laut Duden wurde aus dem französischen Verb des 16. Jahrhunderts *réhabiliter* „in den früheren Stand wieder einsetzen" im 18. Jahrhundert (wohl unter dem Einfluß der Französischen Revolution) die Rehabilitation die „Wiedereinsetzung in den früheren Stand" (Duden, S. 691).

So können wir durch diese Wortdefinition erkennen, daß Rehabilitation unterschiedlichste Bereiche betreffen muß, damit „Eingliederung" wieder möglich wird.

Wiedereingliedern, rehabilitieren, integrieren meint im weiteren Sinne die Rückführung eines Teiles in ein Ganzes. Dies kann nun einen behinderten Menschen betreffen, einen Menschen, der aus der Gesellschaft oder von einer beruflichen Aktivität ausgeschlossen ist, aber auch körperliche Desintegration oder isolierte Gedankenvorstellungen und Gefühle.

Die Rehabilitationspädagogik kann sich somit nur definieren in einer Vielfalt interdisziplinären Handelns. Am Schnittpunkt des gemeinsamen Tuns läßt sich je nach Bedarf der Fokus auf das Pädagogische, Psychologische, das Medizinische, Soziale, Juristische, Philosophische etc. richten. Solch momentane Beleuchtung eines Teilbereiches soll weder den Herrschaftsbereich einer Disziplin manifestieren noch das Wissen um die weitere Vernetzung der im Schatten liegenden Disziplinen ausblenden, sondern diese müssen implizit beachtet werden.

Wurzeln der Rehabilitationspädagogik

In diesem Zusammenhang möchten wir uns mit Séguin (1812–1880) beschäftigen, der wesentlichen Einfluß auf die europäische und auch außereuropäische Entwicklung der Rehabilitationspädagogik hatte und Mitbegründer einer „Sinnesphysiologischen Erziehung" war. Er selbst war Mediziner, beschäftigte sich aber in hohem Maße mit Philosophie, Psychologie und Pädagogik.

Seine *philosophischen* Vorbilder waren unter anderem John Locke (1632–1704), der als Aufklärer eine Philosophie des „materialistischen Sensualismus" vertrat und hiermit im Gegensatz zu Descartes steht, der von den „angeborenen Ideen" sprach. Er postulierte, daß sich alle Kenntnisse und Ideen auf Erfahrung und sinnlicher Wahrnehmung zurückführen lassen, die letzlich den Geist begründen. Weitere Vorbilder für ihn waren Condillac (1715–1780), der den Verstand auf die Weiterentwicklung der Sinneswahrnehmung zurückführte und meinte, daß die meisten seiner Ideen der Mensch aus dem Umgang mit anderen Menschen bezieht.

Saint Simon (1760–1825) war ebenso eines seiner philosophischen Vorbilder. Er gründete u.a. die erste französische Sozialistenschule, die „Gleichheit, Freiheit, Brüderlichkeit" auch für die Erziehung und Förderung von Unterprivilegierten, auch des „Idioten" forderte. Eine Erziehung aller Menschen, wobei er eine Reorganisation der Gesellschaft nur durch die Möglichkeit von „Erziehung" sah. Er suchte nach sozialen und erzieherischen Möglichkeiten, um selbst den „Idioten" zu heilen. Letztlich suchte er nach einer Verallgemeinerung der Idiotenerziehung für eine allgemeine Erziehung. Anhand des Besonderen versuchte er Prinzipielles zu erarbeiten.

Pädagogische Vorbilder waren für Séguin u.a. Jakob-Rodrigues Pereire (1715–1780), ein nach Frankreich ausgewanderter portugiesischer Jude, der in Bordeaux und Paris Taubstummenschulen gründete und mit seiner

„Daktylologie", einer aus dem spanischen Handalphabet abgeleiteten Lautsprache, neue Wege einschlug. Der Sehsinn diente hierbei zum Erkennen der Stellung der inneren Sprechorgane im Mund und der äußeren Gesichts- und Halsmuskeln. Der Tastsinn kontrollierte die artikulierten Laute.

Séguin zog aus der Entdeckung Pereires, daß alle Sinne Modifikationen der Empfindung sind, Konsequenzen für seine weiteren Theoriebildungen.

Ein weiteres pädagogisches Vorbild war auch Jean-Jacques Rousseau (1712–1778), der nicht nur Séguin wesentlich beeinflußte, sondern auch die gesamte französische Psychiatrie. Er postulierte einen Naturzustand, in dem die Menschen frei und einander völlig gleich waren. Für ihn war der Mensch ursprünglich gut. Das Irresein erschien ihm als eine Form von Entfremdung des Menschen von seinem natürlichen Ursprung, seinem Selbst. Die physiologischen und psychologischen Prinzipien in seinem Roman „Emile" wurden ein wichtiger Teil in der „Idiotenerziehung" von Séguin. Diese sind das sensualistische Prinzip, die Bedeutung von gymnastischen Übungen für Körper, Seele und Geist, die Übungen der Sinne und die Erziehung der Schüler zur Selbständigkeit.

Als *medizinische* Vorbilder Séguins lassen sich nennen: Der Psychiater Philippe Pinel (1745–1826), der am Bicêtre die absolute Zwangsherrschaft absetzte. Er nahm eine Differenzierung von Krankheitsformen vor, reorganisierte die Anstalt und forderte körperliche Arbeit für alle, die er als Mittel zur Wiederherstellung von Gesundheit, Moral und Ordnung hielt.

Sein Schüler Jean Etienne-Dominique Esquirol (1772–1840) entwickelte als leitender Arzt an der Salpetriere ein eigenes Modell für Irrenanstalten. Er ersetzte die Massenunterbringung durch kleinere und hygienisch bessere Wohneinheiten. Er trug durch eine Differenzierung der Geisteskrankheiten in Idiotie, Halluzination und Monomanie zu einem eigenständigen und von der Demenz unterschiedenem Krankheitsbild bei. Unter Idiotie verstand er ein Stehen und Steckenbleiben in der Entwicklung. Schließlich war Jean Marc Gaspar Itard (1774–1838) von großer Bedeutung für Séguin. Dieser war als Arzt und Taubstummenlehrer tätig und machte die Bekanntschaft mit dem wilden Jungen von Aveyron, dessen Erziehung er übernahm, die nach einem 5-Punkte-Programm verlief:

1. Gewöhnung an ein Leben in der Gesellschaft,
2. Sensibilisierung des Nervensystems durch Reize,
3. Schaffung neuer Bedürfnisse durch engere Beziehungen zu den Mitmenschen,
4. Anleitung zur Sprache durch Nachahmung,
5. Weckung des Geistes durch einfache Übungen mit bedürfnisdeckenden Gegenständen.

Seine 1801 und 1807 verfaßten Berichte über die Erziehung und Weiterentwicklung des „wilden" Jungen „Victor" durch Entwicklung der Sinne und der intellektuellen Funktionen beeinflußten Séguin nachhaltig.

So geht Séguin konsequent weiter, indem er sagt, daß die Idiotie heilbar sei. Sein Erziehungsprogramm geht von der Entwicklung des Muskelsystems, des Nervensystems, der Sinne, der Begriffe aus, bis hin zu den Ideen einschließlich einer moralischen, sozialen Erziehung auf allen Entwicklungsstufen.

Seine Thesen: Perzeptionen werden vom Geist durch die Sinne und nicht von den Sinnen erworben. Die Sinne allein genügen nicht, denn nicht die Sinne begreifen, sondern letztlich der Geist. Die Sinnesorgane sind Funktionen des Geistes.

Er schult Sinnesfunktionen, spricht sich gegen ein reines Gedächtnistraining aus und legt Wert auf die Herstellung von Zusammenhängen zwischen den Objekten und ihren Eigenschaften zur Umwelt.

Ferner geht er von einer psycho-physiologischen Einheit des Menschen aus, bei der „Aktivität, Intelligenz, Wille" notwendig sind und die beim „Idioten" gestört sind.

Séguin postulierte neben der „Physiologischen Erziehung" eine prinzipielle Bildbarkeit aller Menschen und eine Wiederherstellung der „Einheit des Menschen in der Menschheit" (siehe hierzu Hänsel 1974; Rüdiger 1985; Itard 1965; Séguin 1912).

Zum Menschenbild

Nicht von ungefähr wurde das Verb „réhabiliter" im 18. Jahrhundert, der Zeit der Französischen Revolution, zum Begriff erhoben. Die französische Psychiatrie des 19. Jahrhunderts ist nur vor dem Hintergrund der Französischen Revolution zu sehen. Die Deklaration der Menschen- und Bürgerrechte von 1793 erhob die Armen, Irren und Behinderten in den Blickpunkt des öffentlichen Interesses und wurde damit auch Gegenstand der Medizin und Psychiatrie.

Auch die wirtschaftliche Entwicklung Anfang des 19. Jahrhunderts trug dazu bei, daß die Armen in die Gesellschaft integriert wurden, da Arbeitskräfte vonnöten waren.

Unter der Devise: „Freiheit, Gleichheit, Brüderlichkeit", änderte sich damals ein desintegratives Welt- und Menschenbild in ein integratives.

Nicht nur der Arbeiter und Bürger wurden „rehabilitiert", sondern auch der Behinderte, der Mensch generell. Itards Versuch, den „Wolfjungen", entgegen der damaligen Vorstellung, daß Idioten nicht erziehbar seien, für eine Gemeinschaft zu bilden und zu fördern, konnte nur geschehen durch eine geänderte Meinung, Geisteshaltung, Erwartungshaltung dem Behinderten gegenüber. Itards Bestreben war eine Reintegration und damit Rehabilitation des Behinderten („Idiot"), ein Mensch unter Menschen. Seiner Meinung nach war wesentlichste Ursache der geistigen Behinderung die Desintegration und damit Isolation.

Somit ist das Menschenbild, das Bild vom Menschen, welches in uns ist, ausschlaggebend dafür, wie wir mit dem Menschen umgehen, da es implizit das jeweilige Handlungsmoment in sich trägt.

Neuere rehabilitative Ansätze

Séguin (1812–1880), so wurde ausgeführt, nahm u.a. die Gedanken und Ideen Itards auf und setzte sie wissenschaftlich-systematisch sowohl theoretisch als auch praktisch fort.

Séguin hat mit seiner Methode der „Physiologischen Erziehung" und der dahinterstehenden Entwicklungs- und Persönlichkeitstheorie eine wissenschaftliche allgemeine Pädagogik begründet, in der Körper, Seele, Geist und Sozietät gleichermaßen eingebunden sind.

Sein Wirken war im deutschen Sprachraum bald vergessen, was im historischen Kontext der damaligen Entwicklung gesehen werden muß, und seine Theorien kaum weiter entwickelt. Allein im angelsächsischen Raum und in den USA hatte sein Werk Einfluß auf die Behinderten- und Rehabilitationspädagogik.

Es sind aber sowohl in den tätigkeitstheoretischen Ansätzen der materialistischen Behindertenpädagogik (s.a. Wygotski, Lurija, Leontjew, Galperin, Berger, Jantzen) seine Gründzüge zu entdecken, als auch in der Pädagogik Maria Montessoris (1870–1952). Sie, die in hohem Maße Interdisziplinarität in ihrer Person verkörperte, da sie Ärztin, Anthropologin, Psychologin, Philosophin und Pädagogin war, setzte Séguins Vorstellungen und Ideen in die Tat um.

Ihre (Heil-) Pädagogik, die nach dem Prinzip vom „Begreifen zum Begriff" unter dem Motto „Hilf mir es selbst zu tun" mit einer durchstrukturierten Didaktik entwickelt wurde, hat international Fuß gefaßt und erlebt gerade im österreichischen Raum eine neue Blütezeit.

Séguin war es auch, der von einem bio-psychischen Kreisprozeß der Wahrnehmung und Welterfahrung sprach, den wir fortgesetzt wiederfinden bei Jakob v. Uexküll (Funktionskreis), Victor v. Weizsäcker (Gestaltkreis), Thure v. Uexküll (Situationskreis), bei wichtigen Vertretern somit einer ganzheitlichen, psychosomatischen Krankheits- bzw. Gesundheitslehre. Die verschiedenen Kreisprozesse stellen den Versuch dar, das Wechselspiel von Außen und Innen, von Soma und Psyche in einem ganzheitlichen Kontext zu präzisieren.

Viele Vorläufer der Rehabilitationspädagogik waren von ihrem Herkommen her Mediziner, die sich aber in der Sorge um den „ganzen" Menschen bald mit anderen Wissenschaftsbereichen wie Psychologie, Philosophie und Pädagogik etc. befaßten. Aus den Wurzeln des sinnesphysiologischen Ansatzes sind eine Fülle von neueren Methoden entstanden, die heute in Basisbereichen angewendet werden, die einem ganzheitlichen Verständnis vom Menschen entgegenkommen und spezifische Schwerpunktorientierungen haben. So seien hier exemplarisch genannt: Sensorische Integration nach Jean Ayres, Wahrnehmungsschulungen nach Felicitas Affolter, die Motopädagogik/Mototherapie nach Ernst J. Kiphard, die Basale Stimulation nach Andreas Fröhlich, Bewegungserziehung nach Marianne Frostig, Funktionelle Entspannung nach Marianne Fuchs, die Petö-Methode, Bobath-Vojta-Methode, das Heilpädagogische Voltigieren und Reiten und viele mehr.

Das Modell „Spüren-Fühlen-Denken"

Um dem inzwischen weiten Bereich von Methoden der Rehabilitationspädagogik und Therapie aber auch der Prävention einen Bezugsrahmen zu geben, wurde das Modell als Metatheorie entwickelt.

Zum einen beugt es somit einem Methodeneklektizismus vor, zum anderen aber soll es richtungsweisend dafür sein, wann, wo, warum, welche Methode angewandt werden kann, die zum Kind und seinen speziellen Bedürfnissen passen muß.

Hierbei greifen wir einerseits die Prinzipien Séguins, Montessoris u.a. auf und stellen uns andererseits eine ontogenetische Entwicklung vor, auf die abgestimmt zum einen pädagogisch-präventiv, zum anderen aber auch diagnostisch und letztlich rehabilitativ-therapeutisch gearbeitet werden kann.

Wir gehen davon aus, daß in der Entwicklungsgeschichte des Menschen zuerst das Spürende-Erleben verankert ist mit entsprechenden Gefühlswelten, dann erst Erinnerungsbilder, sogenannte bio-psychische Repräsentationen (Reinelt 1986) gespeichert werden, und letztlich das Denken und Sprechen folgt auf dem Hintergrund von a priori Kategorien des Menschseins, wie z.B. der Sozietät. Montessoris „vom Begreifen zum Begriff" wird hierbei durch die Dimension der inneren Bilder erweitert und somit läßt sich formulieren: „Vom Begreifen über Anschauung zum Begriff". Alle drei Ebenen sind miteinander verbunden und verschränkt, steigen aber stetig im Abstraktionsniveau an.

Auf allen drei Ebenen können Ausfälle und Störungen entstehen, die dann einer entsprechenden rehabilitativen Maßnahme zugeführt werden müssen.

So beeinflussen Beeinträchtigungen auf der „Spürebene", die das sinnliche (Bewegen, Gleichgewicht, Eigenwahrnehmung, Schmecken, Berühren, Tasten, Hören, Riechen, Sehen etc.) Erfassen der Welt ermöglichen, auch die Welt der „Fühlebene" und damit das „Denken".

So ist der Erlebnisreichtum eines Waldspazierganges größer, wenn mit allen Sinnen die Bäume, der Boden, die Luft, die Bewegung erfaßt werden können, als wenn hierbei wesentliche Sinne ausgeschaltet sind und nicht aktiviert werden können. Dies hat wiederum Auswirkungen auf die verinnerlichten Bilder von Wald, die letzlich defizitär sind und somit auch den gedachten und gesprochenen Begriff „Wald" verarmen lassen.

Falldarstellung

Hans kommt zu uns mit seinen Eltern an die Klinik. Er wird mit 7 Jahren von der Lehrerin an uns überwiesen. Er ist in der Vorschule. Die Lehrerin gibt sich große Mühe, ihn speziell zu fördern, um ihm den Anschluß an die Klasse mit meist 6jährigen zu ermöglichen. Hans kann kaum zeichnen, kann den Stift nur mühsam in der linken Hand halten und weist im Intelligenztest weit unterdurchschnittliche Werte auf. Seine Motorik ist unkoordiniert, und er wirkt insgesamt wie ein körperlich zu groß geratener Vierjähriger. Sozial ist er desintegriert. Er war und ist viel allein und hat auch keine Geschwister.

Vor allem bemerkenswert in seiner Historie sind die Tatsachen, daß er in frühester Kindheit einen Unfall mit seiner rechten Hand hatte, die seither von ihm nicht mehr oder kaum benutzt wurde. Ferner wurde er praktisch ab dem 2. Lebensjahr vor dem Fernseher abgestellt. Bis zu diesem Zeitpunkt wurde er von immer wechselnden, ausländischen Kinderfrauen betreut. Er besuchte keinen Kinderspielplatz, konnte bei keinen Hausarbeiten mitmachen und war auf bewegungsarmes Sitzen und Schauen reduziert. Seine Hände kneteten nicht, malten nicht oder konnten sich sonst irgendwie schulen. Seine Sprache zeigt Auffälligkeiten, obwohl seine Wortwahl immer wieder überrascht.

Hans muß von verschiedenen Spezialisten verschiedener Fachbereiche – körperlich, seelisch, geistig und sozial – (s.a. Becker 1991) untersucht werden. So wird er vom Pädiater auf Größe, körperliche Gesundheit und Entwicklungsstand überprüft. Der Neurologe erhebt seinen Neurostatus. Sein Gehör und seine Augen werden ebenso wie seine weiteren Sinne des Gleichgewichts, der Bewegung und der hautsinnlichen Wahrnehmung untersucht. Der Psychologe erhebt einen Überblick über seine Intelligenz, um Stärken und Schwächen herauszufinden. Auch seine Psychodynamik im Kontext von familiärem Umfeld, Gruppenkontakten und Schule wird erhellt. Ergebnis der differenzierten Untersuchungen ist, daß Hans rehabilitativ-therapeutischen und pädagogischen Interventionen auf allen Ebenen seiner bio-psycho-geistig-sozialen Dimensionen zugeführt werden muß.

Bei seiner Förderung geht es darum, anzusetzen, wo er als 2jähriger steckengeblieben war und sich nur partiell weiterentwickelte, aber auch darum, seine „böse", verschmähte rechte Hand zu aktivieren und in sein Körperschema bzw. sein „dynamisches Körperselbst" (Reinelt 1985) zu integrieren.

So arbeiteten wir mit ihm in Basisbereichen des „Spürens" im Sinne einer sinnesphysiologischen Erziehung mit Elementen der Montessoripädagogik und Psychomotorik (Kiphard). Mit konkreten Materialien aus der Natur lernte er „sinnlich" wahrzunehmen, und die Welt begann sich ihm langsam in ihrer Konkretheit zu erschließen. Er arbeitete mit Wasser und Sand, mit Gesteinen und Gräsern, er backte Kuchen, kochte Essen und gestaltete mit Ton, Hanf, Holz, Glas, Stoff, Plastik etc. Es dauerte eine Weile, bis er aus seiner Passivität herausfand und aktiv gestalten konnte. Über eine Differenzierung in Form von Körperarbeit mit „Funktioneller Entspannung" (Fuchs) bezog er seine rechte Hand in sein Arbeiten mit ein und konnte ihr liebevoller gegenüberstehen. Voll Skepsis war er anfänglich seinem Tun gegenüber, bis langsam Freude aufkam über erste Werke und Produkte, an denen er seine wachsende Geschicklichkeit ablesen konnte. Seine Konzentrationsfähigkeit nahm zu, da seine Hingabefähigkeit wuchs und er sich den Dingen und seinem Tun vermehrt zuwenden konnte. Die Dinge nahmen Gestalt an in konkreter Form, aber auch in seinem Kopf, und allmählich wuchs seine Vorstellungskraft, sodaß wir „Phantasiespiele" im Sinne des Katathymen Bilderlebens (Leuner) aber auch Märchen- und Rollenspiele auf der „Fühlebene" zusammen machen konnten. Schließlich wurde er „gruppenfähig" und konnte mit anderen Kindern eine therapeutische Gruppe besuchen.

Motorische Förderung erfuhr er ferner über heilpädagogisches Turnen in einem Bewegungsgarten ebenfalls in einer Kleingruppe. Hans dachte über vieles nach und versuchte dem Erlebten im Dialog ständig Ausdruck zu verleihen.

Hans konnte seine Möglichkeiten ausweiten, wenn er auch noch nicht imstande war, dem Fortgang seines Klassenzuges zu folgen. Doch war es ein wichtiger Schritt, als er eines Tages von einem ersten Freund berichtete. Ein Weg bahnte sich für Hans' soziale Integration an, und mit viel Geduld und Zeit folgten weitere wichtige Schritte.

Zusammenfassung

Im Sinne einer „sinnesphysiologischen Erziehung" werden „special needs" (Reinelt 1994) und Entwicklungsrückstände aktiv handelnd aufgearbeitet im Sinne von „Handeln statt be-handeln" (Feuser).

Die Rehabilitationspädagogik bemüht sich um die (Wieder-)Eingliederung und Integration des Körperlichen-Seelischen-Geistigen und Sozialen, bezieht sich somit auf den ganzen Menschen im sozialen Kontext. Das Modell Spüren-Fühlen-Denken stellt den Bezugsrahmen dar, wie dem jeweiligen Menschen in seiner Individualität am besten geholfen werden kann, gemäß seines derzeitigen Entwicklungsstandes auf allen Ebenen.

Prüfungsfragen

1. Kriterien einer Rehabilitationspädagogik.
2. Historische Wurzeln der Rehabilitationspädagogik.
3. Rehabilitationspädagogik im interdisziplinären Feld.
4. Das Menschenbild der Rehabilitationspädagogik.
5. Der sinnesphysiologische Ansatz.
6. Einflüsse und Strömungen in der Rehabilitationspädagogik.
7. Neuere Ansätze der Rehabilitationspädagogik, insbesondere des sinnesphysiologischen Ansatzes.
8. Kriterien des Modells Spüren-Fühlen-Denken.
9. Ansätze und Methoden auf den 3 Ebenen.

Literatur

1. Affolter F (1987) Wahrnehmung, Wirklichkeit und Sprache. Neckar Verlag, Villingen-Schwenningen
2. Ayres AJ (1984) Bausteine der kindlichen Entwicklung. Springer, Berlin
3. Becker et al (Hrsg) (1991) Entwicklungsdynamik drei- bis neunjähriger Kinder. Beiträge zum Sonderschulwesen und zur Rehabilitationspädagogik 50. Verlag Gesundheit, Berlin

4. Berger E (1988) Schulprobleme. Thieme, Stuttgart
5. Duden (1989) Bd 7: Das Herkunftswörterbuch. Dudenverlag, Mannheim
6. Fuchs M (1989) Funktionelle Entspannung. Theorie und Praxis einer organismischen Entspannung über den rhythmisierten Atem. Hippokrates, Stuttgart
7. Feuser G (1984) Integration: Humanitäre Mode oder humane Praxis. Demokratische Erziehung 1: 22–27
8. Galperin P (1959) Zur Geschichte der Untersuchung der Entstehung intellektueller Tätigkeiten. In: Psychologie in der UdSSR. Moskau
9. Gerber G, Reinelt T (1989) Gedanken zur leiblich-sinnlichen Dimension im genetisch-therapeutische Entwicklungsmodell Spüren-Fühlen-Denken und ihre Bedeutung für das Katathyme Bilderleben. In: Barl G, Pesendorfer F (Hrsg) Strukturbildung im therapeutischen Prozeß. Literas, Wien
10. Gerber G (1991) Gesundheit – Krankheit. Ein Beitrag zur Rehabilitationspädagogik. In: Wintersberger B (Hrsg) Ist Gesundheit erlernbar? WUV, Wien
11. Gerber G (1992) Der Sprachfindungsprozeß aus der Sicht des ontogenetischen Entwicklungsmodells „Spüren-Fühlen-Denken". In: Frühwirth I, Meixner F (Hrsg) Theorie und Praxis der sprachheilpädagogischen Arbeit. Jugend und Volk, Wien
12. Gerber G (1992) Spüren-Fühlen-Denken. Ein ganzheitlich-ontogenetisches Entwicklungsmodell und seine Anwendung in der Praxis. In: Sedlak F (Hrsg) Verhaltensauffällig. Was nun? Beiträge zur pädagogischen Psychologie. Ketterl, Wien
13. Hänsel D (1974) Die physiologische Erziehung der Schwachsinnigen. Ferdinand Schulz Verlag, Freiburg
14. Itard J (1965) Victor, das Wildkind von Aveyron. Thieme, Stuttgart
15. Jantzen W (1992) Allgemeine Behindertenpädagogik. Beltz, Weinheim
16. Kiphard EJ (1990) Mototherapie. Verlag modernes Lernen, Dortmund
17. Leontjew A (1973) Probleme der Entwicklung des Psychischen. Fischer, Frankfurt
18. Leuner H (Hrsg) (1985) Lehrbuch des Katathymen Bilderlebens. Huber, Bern
19. Lurija A (1993) Das Gehirn in Aktion. Rowohlt, Hamburg
20. Montessori M (1969) Die Entdeckung des Kindes. Herder, Freiburg
21. Reinelt T (1985) Am Anfang ist der Leib. In: Gerber et al (Hrsg) Der Beitrag der Wissenschaften zur interdisziplinären Sonder- und Heilpädagogik. Selbstverlag des Interf. Institutes für Sonder- und Heilpädagogik, Wien S 193–201
22. Reinelt T (1986) Entwicklung und Differenzierung von Gefühlen über anschauliche Vorstellungen. Hinweise für Therapie und Rehabilitation. Vierteljahresschrift für Heilpädagogik und ihre Nachbargebiete 55
23. Reinelt T (1994) Konzeptuelle Überlegungen zur inhaltlichen und institutionellen Neuorganisation des Bereiches Sonder- und Heilpädagogik bzw. eines Fachbereiches soziale Integration für Fragen und Probleme von „special needs". In: Heilpädagogik 37. Jahrg. Heft 5 Nov. 194. Bundesverlag, Wien
24. Reinelt T, Gerber G (1985) Die Bedeutung von Spüren-Fühlen-Denken für die Theorie, Lehre und Praxis der Sonder- und Heilpädagogik. Heilpädagogik Heft 1/85: 9–15, Österr. Bundesverlag, Wien
25. Rüdiger D et al (1985) Edourd Séguin (1812–1880) und sein Konzept der physiologischen Erziehung geistig behinderter Menschen. Reader aus dem Arbeitsvorhaben an der Uni Bremen/Studiengang Behindertenpädagogik unter der Leitung von Wolfgang Jantzen
26. Séguin E (1912) Die Idiotie und ihre Behandlung nach physiologischer Methode. In: Krenberger S (Hrsg) Graeser Verlag, Wien
27. Schultz IH (1973) Das Autogene Training. Thieme, Stuttgart
28. Weizsäcker V v (1986) Der Gestaltkreis. Thieme, Stuttgart
29. Wesiack W (1990) Autogenes Training aus der Sicht des Situationskreises nach Thure von Uexküll. In: Gerber G, Sedlak F (Hrsg) Autogenes Training mehr als Entspannung. Reinhardt, München
30. Wygotskij LS (1991) Denken und Sprechen. Fischer, Frankfurt

VIII. Grundlagen der Psychotherapie

Kapitel 1

Allgemeine Einführung in die Psychotherapie

M. Ringler

Hans Strotzka (1917–1994), ein Wegbereiter der wissenschaftlichen Psychotherapie in Österreich, definiert: *"Psychotherapie ist ein bewußter und geplanter interaktioneller Prozeß zur Beeinflussung von Verhaltensstörungen und Leidenszuständen, die in einem Konsensus (möglichst zwischen Patient, Therapeut und Bezugsgruppe) für behandlungsbedürftig gehalten werden, mit psychologischen Mitteln (durch Kommunikation) meist verbal aber auch averbal, in Richtung auf ein definiertes, nach Möglichkeit gemeinsam erarbeitetes Ziel (Symptomminimalisierung und/oder Strukturänderung der Persönlichkeit) mittels lehrbarer Techniken auf der Basis einer Theorie des normalen und pathologischen Verhaltens."* (Strotzka 1978, S. 3).

Die Definition unterstreicht, daß Psychotherapiepatienten[1] aktiv nach Veränderung streben müssen, zumindest aber der bewußte Wille vorhanden sein muß, ihre psychischen Erlebnis- und Reaktionsweisen verstehen zu wollen. Psychotherapie wird erfolglos bleiben, bzw. sollte gar nicht begonnen werden, wenn Patienten dies für sich ablehnen. Dies bedeutet keineswegs, daß im Patienten keine gegenteiligen Strebungen vorhanden sein dürften. Diese aber müssen in besonderem Maße einer Prüfung unterzogen werden. Dem Veränderungswunsch entgegengesetzte Strebungen werden (zumindest unbewußt) in jedem Patienten vorhanden sein, da in jedem Menschen gleichzeitig ein Anteil vorhanden ist, der nach Veränderung strebt und einer, der den Status quo aufrechterhalten will. Diese sogenannten *Widerstände* gegen die Behandlung und ihre Beachtung im therapeutischen Prozeß sind ein integraler Bestandteil jeder psychotherapeutischen Behandlung, und die Fähigkeit eines Psychotherapeuten, mit ihnen in einer für den Patienten annehmbaren Weise umzugehen, bestimmt wesentlich den Behandlungserfolg. *Die Beachtung aller jener Momente, die einer psychotherapeutischen Behandlung im Wege stehen, äußerer, wie innerer,*

---

[1] Im weiteren verwende ich der Lesbarkeit halber stets die männliche Form, obwohl ich mir zutiefst bewußt bin, daß Frauen sehr viel häufiger Psychotherapie in Anspruch nehmen und auch als Psychotherapeutinnen arbeiten.

gehört daher zu den vordringlichen Fragen, die in einem Erstgespräch geklärt zu werden haben. Daraus wird auch ersichtlich, daß eine psychopathologische Diagnose allein keine hinreichende Indikation für eine Psychotherapie darstellt. Motivationsfragen haben immer Vorrang. Also welchen Gewinn oder Verlust erwartet ein Mensch durch die Behandlung. Dabei hat auch beachtet zu werden, daß sich Gewinn und Verlust nicht „objektiv" darstellen lassen. Letztere sind im subjektiven Bedeutungserleben oft durch recht irrationale und manchmal auch selbstschädigende Zuordnungen verankert. Für einen Außenstehenden mögen sie unverständlich erscheinen. *Symptome*, Verhaltensstörungen und Leidenszustände, derentwegen Patienten Hilfe suchen, haben als *bestmögliche Lösungen dieses Menschen für einen anders unlösbar scheinenden seelischen (unbewußten) Konflikt* betrachtet zu werden. D.h. sie sind im gegenwärtigen psychischen Gefüge „sinnvolle" Konstruktionen, auf die nicht verzichtet werden kann. Dies erklärt, weshalb Appelle an die Vernunft ebenso wenig fruchten, wie Ratschläge. Menschen suchen im allgemeinen dann eine Psychotherapie auf, wenn sie aus der Erfahrung gelernt haben, daß ihre bisherigen Lösungsstrategien nicht die erwünschten Resultate erbringen. Daher ist jener Moment, wo ein Mensch beschließt, eine psychotherapeutische Hilfe zu suchen, in geringerem Ausmaß von Diagnose und Schwere der seelischen Störung bestimmt als vielmehr davon, daß alle bisherigen Kompensationsmöglichkeiten (gesunde und kranke) fehlgeschlagen und das seelische Gleichgewicht über die Maßen destabilisiert haben.

Psychotherapie bedarf einer vertrauensvollen Beziehung, in der ein Mindestausmaß an Vertrauen vorhanden ist, daß der Psychotherapeut helfen will und kann. Hierin liegt für Personen, deren seelische Störung in mangelndem Vertrauen gründet, eine besondere Hürde, psychotherapeutische Hilfe in Anspruch zu nehmen. Es bedarf für diese Patienten besonderer Techniken und Fertigkeiten, wie sie in psychoanalytisch-psychotherapeutischen Verfahren vorliegen. Weiters ist bedeutsam, ob der Hilfesuchende seine Beschwerden überhaupt psychologisch begründet verstehen möchte. Eine andere wesentliche Frage ist jene, ob der potentielle Patient sein Problem in sich selbst begründet verstehen kann und will. Personen, die ihre Beschwerden als „Schuld" eines Dritten (Partners, Eltern, Kinder, Arbeitskollegen) verstehen und ihren eigenen Beitrag zu diesem Zustandsbild leugnen, werden schwerlich zu einer Psychotherapie zu motivieren sein. Auch das „gemeine Elend", das mit Existenzangst und chronisch depressiven Reaktionen vergeschwistert ist und aus realer Armut oder Krankheit erwächst, läßt sich wohl mit sozialen und politischen Mitteln besser bekämpfen als mit Psychotherapie.

Alles, was der Inanspruchnahme von Hilfe entgegensteht, hat, behandlungstechnisch gesehen, Vorrang vor Symptomen. Andererseits gibt es Patienten, die nur ein wenn auch noch so geringer Fortschritt zu überzeugen vermag. Die Abklärung dieser und weiterer Fragen sind daher wesentliche Bausteine für eine sinnvolle *methodenspezifische Indikation*. Unter letzterem versteht man, welche psychotherapeutische Methode für einen bestimmten Patienten die günstigste Prognose verspricht.

Die *Sprache ist in der Psychotherapie das entscheidende Transportmittel* zur Veränderung. Körperliche Berührungen und Untersuchungen sind schädlich. Wird ein somatisch-physiologisches Gebrechen vermutet, so hat ein dafür geeigneter Arzt mit der Diagnostik und Therapie beauftragt zu werden. Die Sprache als Kommunikations- und Behandlungsinstrument in der Psychotherapie setzt dieser also auch Grenzen. Manche Methoden versuchen sich durch Spiel, Rollenspiel oder künstlerische Ausdrucksmöglichkeiten dieser Grenzen zu entledigen. Dennoch wird jede Art der Psychotherapie nur dann erfolgreich sein, wenn Affekt und motorische Aktivität in Denk- und Sprachprozesse übergeführt werden kann. *Das psychotherapeutische Gespräch ist immer theorie- und hypothesengeleitet.* Es unterscheidet sich dadurch sehr entschieden von alltäglichen Gesprächen. Ein freundlicher, respektvoller (dem Anderen in seiner Eigenart Achtung entgegenbringen) und den Regeln der Höflichkeit entsprechender Umgang mit einem Patienten ist daher nur Voraussetzung für eine psychotherapeutische Intervention, aber per se keine. Seitens des Therapeuten bedarf es eines umfangreichen Wissens über Entstehung und Aufrechterhaltung psychischer Störungen sowie damit konsistenter behandlungstechnischer Interventionen. Daß hier zwischen den einzelnen psychotherapeutischen Methoden einschneidende Unterschiede existieren, wird aus der Darstellung der einzelnen Methoden deutlich, die im folgenden von kompetenten Vertretern der in Österreich nach dem Psychotherapiegesetz anerkannten psychotherapeutischen Methoden vorgenommen wurde.

Sprache als sublimierter Ausdruck für seelische Konflikte hat darüber hinaus eine weitere besondere Bedeutung in der Psychotherapie, da Menschen, die für ihre seelische Störung Hilfe suchen, sich dieser zumindest im Problemzusammenhang nur unzureichend bedienen können und ihre Konflikte statt in Sprache häufig in Symptome, Handlungen oder körperliche Beschwerden kleiden müssen.

Psychotherapeutische Interventionen bedürfen eigener Rahmenbedingungen. Die Intimität der Behandlungsgespräche erfordert einen ungestörten Raum und einer besonderen *Verschwiegenheitspflicht,* die auch gesetzlich geregelt ist. Zu bedenken ist hier, daß seelische Störungen in weit höherem Maße sozialen und individuellen Bewertungsprozeßen, Normen und Sanktionen unterliegen, als „körperliche" Erkrankungen (obwohl aus psychotherapeutischer Perspektive auch für die Behandlung körperlicher Erkrankungen weitaus mehr Intimität für das somatische Behandlungsprozedere zu fordern ist, als derzeit zumeist gegeben ist). Die Toleranz gegenüber Abweichungen und Sonderlichkeiten ist mit kulturellen und politischen Gegebenheiten eng vernetzt. Die innere Freiheit, deren es bedarf, sich die eigene Psychotherapiebedürftigkeit einzugestehen und sich dieser Möglichkeiten bedienen zu dürfen, ist auf ein demokratisches, tolerantes und aufgeklärtes politisches System angewiesen und kann nur darin gedeihen. Die Angst, daß anvertrautes Wissen mißbräuchlich benutzt wird, sollte erst nach genauester Prüfung der beruflichen Rahmenbedingungen und des eigenen Verhaltens als Therapeut als pathologisches Phänomen klassifiziert werden. Wenn Wissen weitergegeben werden muß, so hat dies nur nach einer sehr strengen Prüfung zu erfolgen. Jede Kooperation mit anderen Behandlern und Angehörigen bedürfen ohne Ausnahme der Zustimmung des Patienten und einer ausführlichen Mitteilung des Inhalts an den Patienten. Psychotherapeutische Interventionen mit Kindern müssen daher eigens gelernt werden, weil hier immer Dritte direkt und indirekt involviert sind. Für Kindertherapie gibt es daher in den meisten Ausbildungsinstitutionen eigene Curricula. Hinzu kommt, daß in Kindertherapien der sprachliche Austausch entwicklungsbedingt oft durch die symbolische Ausdruckskraft des Spiels ersetzt werden muß, was eine besondere Schulung erfordert.

Psychotherapie bedarf in ihrer Forschung und Weiterentwicklung der Integration wissenschaftlicher Ergebnisse aus vielen Nachbardisziplinen, wie Psychologie, Medizin, Kulturtheorie, Philosophie etc. Diese Aspekte sind in den theoretischen Grundlagen der einzelnen psychotherapeutischen Methoden im folgenden zwar knapp, aber eindringlich angeführt.

Literatur

1. Strotzka H (1978) Psychotherapie und Tiefenpsychologie. Springer, Wien

Kapitel 2

Zur Geschichte der Psychotherapie

M. Springer-Kremser

Einleitung

Dieser Beitrag versteht sich als Versuch, den Wurzeln der derzeit wichtigen psychotherapeutischen Schulen und der Psychologie vom Menschen als Theorie, welcher sich die jeweilige Schule verpflichtet fühlt, nachzuspüren.

Dazu ist es notwendig, die Ursprünge der Psychotherapie aus der Medizin kurz zu skizzieren. Selbstverständlich kann eine derart kurze Zusammenfassung auch der historischen Bedeutung der Psychoanalyse und der mit ihr verbundenen intellektuellen Revolution nicht gerecht werden. Auch die wichtigen Ergänzungen der psychoanalytischen Theorie wie z.B. die Ich-Psychologie Heinz Hartmanns, die Objektbeziehungstheorien, die mit den Namen Margaret Mahler und später mit Otto Kernberg verbunden sind, sowie die Ergänzungen zur weiblichen Psychosexualität (J. Chasseguet-Smirgel) können hiermit nur erwähnt werden.

Die Verhaltenstherapie auf Basis der Lerntheorie hat nach ihren Ursprüngen in den Vereinigten Staaten durch die Gründung der österreichischen Gesellschaft zur Förderung der Verhaltensforschung, -modifikation und -therapie 1971 in Österreich Fuß gefaßt.

Auch standespolitische Fragen zur Psychotherapie sowie eine Übersicht über derzeitige bestehende psychotherapeutische Ausbildungseinrichtungen mögen den jeweiligen aktualisierten Journalen, die sich mit diesen Themen befassen, wie z.B. „Psychotherapie Forum", entnommen werden. Die psychotherapeutische Szene ist seit der Gründung des Dachverbandes Österreichischer Psychotherapeutischer Vereinigungen im März 1982 durch Hans Strotzka und in der Folge dann durch das Inkrafttreten des Psychotherapiegesetzes 1990 in Bewegung geraten (Jandl-Jager und Stumm 1988).

1. Die Abgrenzung der „Nervenschwäche" von der „Geisteszerrüttung"

Auch wenn Vorläufer der Seelenheilkunde sich bis in die antike Medizin zurückverfolgen lassen (Ackerknecht 1967), so war für unsere Gegenwart das 18. Jahrhundert richtungsweisend (Schott 1986). Die Aufklärung in Europa brauchte den „vernünftigen Bürger". Die unvernünftigen und widerspenstigen waren bis dahin in Zucht- und Tollhäuser zusammengefaßt (Dörner 1969). In diesen Tollhäusern waren alle jene Randgruppen, die die gesellschaftliche Ordnung zu bedrohen schienen: Arme, Irre, Kriminelle, Landstreicher. Erst im 19. Jahrhundert wurden aus diesen Sammelanstalten einerseits Gefängnisse und andererseits Irrenhäuser, die Heil- und Pflegeanstalten.

Die Nervenschwäche oder „Nervosität" als allgemeines Krankheitsübel wurde also dem Irresein gegenübergestellt. Patienten mit letzterer Erkrankung waren innerhalb der Anstalten, die Patienten mit der „Nervosität" in den allgemein ärztlichen Praxen. Die folgenden Ausführungen werden sich auf die Behandlung der „Nervosität" beziehen.

In derselben Zeit als in Wien der Narrenturm, das berühmte Irrenhaus, eingerichtet wurde (1784), wirkte auch Mesmer in Wien. Seine Behandlungsmethode des Magnetisierens bedeutete eine subtile Beeinflussung der Kranken durch eine kosmische Energie. Mesmer wollte ein „Fluidum" durch seine Arbeit als Magnetiseur auf den kranken Organismus übertragen. Die magnetische Kur sollte eine krankhafte Veränderung, krankhafte Widerstände im Körper, auflösen. Dies geschah durch Handauflegen, Streicheln, Blicke, Gesänge, einzeln und in Gruppe um den Gesundheitszuber herum (J. Clair et al. 1989).

Die Schüler Mesmers schrieben den somnambulen Seelenzuständen magische Kräfte – vor allem auch Heilkräfte – zu. Es gibt also ein unbewußtes Seelenleben, welches als Idee in der Romantik Anfang des 19. Jahrhunderts sehr ernst genommen wurde. Als Beispiel sei hier auf Justinus Kerners berühmte Krankengeschichte „Die Seherin von Prevost" (1829) verwiesen. Die Geisteskranken wurden oft auch als Somnambule bezeichnet.

2. Die wissenschaftlichen Grundlagen der Psychotherapie in der 2. Hälfte des 19. Jahhunderts

Hirnanatomie, physiologische Reflexlehre, Infektionslehre, etc. boten der Psychiatrie eine akzeptierte wissenschaftliche Grundlage (Theodor Meynert 1892). Psychische Krankheitsbilder wurden als Erkrankungen des Gehirns definiert, die lokalisiert werden sollten. Damit war auch die universitäre Psychiatrie begründet.

Der englische Chirurg James Braid (1795–1860) führte die Hypnose in die Medizin ein, und seine Behandlungsmethode, Hypnotismus genannt, kann als der Grundstein für die ärztliche Psychotherapie als eigenständige

Fachrichtung gesehen werden. Ärztliche Psychotherapie hat also ihren Ursprung nicht in der Psychiatrie, sondern in einem klassischen Organmedizinischen Fach.

Aber erst 40 Jahre später brachte die Schule von Nancy, deren wichtigster Vertreter der praktische Arzt Liebault und der Professor der Inneren Medizin Bernheim (1988) waren, den Hypnotismus als Heilbehandlung zum Durchbruch. Entscheidend dafür war die Transformation des Hypnotismus zur Suggestionslehre und Suggestivtherapie. Die ausführlichen Beschreibungen dieser Suggestivtherapie, in welcher Bernheim eine „Vorstellungsdynamik" – wie er es nannte – in Gang setzte, wurden ja zum Teil von Sigmund Freud ins Deutsche übersetzt. Nur wenige Psychiater (August Forel 1889) und Eugen Bleuler haben sich für die spezifische Psychotherapie im Sinne des Hypnotismus begeistern können.

3. Die Psychoanalyse

3.1 Die Psychoanalyse um die Jahrhundertwende

Auch wenn aus diesem kurzen Beitrag historiographische Überlegungen im wesentlichen ausgeklammert werden müssen, scheint es doch notwendig, darauf hinzuweisen, daß die moderne Medizingeschichte Freuds Lebenswerk unter einem einheitlichen Blickwinkel interpretiert; daß versucht wird, das neuropathologische und das psychoanalytische Werk auf einen gemeinsamen Nenner zu bringen, die voranalytischen und die analytischen Schriften zusammenzusehen.

Bis zu seiner Dozentur im Jahre 1885 hat Freud zuerst bei Brücke an der Pharmakologie und später bei Meynert am Institut für Hirnforschung gearbeitet. Aus dieser Zeit gibt es eine Fülle wissenschaftlicher Arbeiten, die international sehr gut aufgenommen wurden (G. Fichtner 1987). Ebenfalls im Jahr 1885 erhält Freud ein Reisestipendium und kann einige Monate bei Prof. Charcot an der Salpetriere in Paris arbeiten. Sein Bericht über die Pariser Erfahrungen in der Gesellschaft der Ärzte in Wien wurde nur mit wenig Beifall aufgenommen und bereitete ihm eine tiefe Enttäuschung. Drei Jahre später, im Sommer 1889, fährt Freud nach Nancy, um bei Bernheim seine Technik der Hypnose zu verbessern, die er vom Dezember 1887 an bei der Behandlung der Hysterikerinnen angewandt hat. 1889 beginnt Freud dann die kathartische Methode Breuers anzuwenden.

Die Erkenntnis, daß hysterische Symptome durch die Aufstauung eines Affektes entstehen, führte zu einer Änderung der Behandlungstechnik: Immer mehr weg von der Suggestion und Hypnose zu einer Haltung, welche den Patienten verhelfen soll, selber herauszufinden, welche Dynamik in den Wurzeln ihres Symptomes liegt: So begann der mühsame Weg in die moderne analytische Technik.

In der ersten Dekade des neuen Jahrhunderts hat also eine intellektuelle Revolution begonnen. Langsam haben Freuds Ideen über kindliche Sexualität, den Ödipuskomplex und das Unbewußte zunehmend Interesse geweckt. Während der folgenden 39 Jahre, die Freud im 20. Jahrhundert lebte, wird diese Theorie Wandlungen durchmachen, unterschiedliche Gewichtungen und strukturelle Veränderungen erfahren. Was ursprünglich eine sehr didaktische und rationalistische Theorie war, wird schließlich eine elaborierte Erklärung des Unbewußten und ein emotionales Durcharbeiten der Übertragung. Das, was ursprünglich ein langer Spaziergang mit Gustav Mahler in der Stadt Leiden war (Grunefeld 1979), wird eine jahrelange Lehranalyse mit 4 × 50-Minuten-Sitzungen pro Woche. Doch im inneren Kreis um Freud gab es auch Konflikte. Adler, Jung, Rank und Reich verließen diesen inneren Kreis oder wurden ausgestoßen. 1909, als Freud von Stanly Hall an die Clark-University nach Amerika gerufen wurde, erfuhr seine Theorie zum ersten Mal eine universitäre Anerkennung, die ihm bis dahin in dieser Form nicht zuteil war. Damit begann auch der Siegeszug der Psychoanalyse in den Vereinigten Staaten.

3.2 Die Ära der 20er und 30er Jahre

Die seit 1908 als Wiener Psychoanalytische Vereinigung bezeichnete Mittwoch-Abend-Gesellschaft wurde 1910 offiziell begründet. Alfred Adler (1931) wurde der erste Präsident. Im Juni 1911 verließ Alfred Adler mit seinen Anhängern nach längerer Diskussion die Wiener Psychoanalytische Vereinigung und gründete den „Verein für freie psychoanalytische Forschung", der später in „Verein für Individualpsychologie" umbenannt wurde. 1914 kam es zum Bruch mit Jung, und es scheint so, als ob die Geschehnisse rund um den 2. Weltkrieg Freuds Bruch mit Jung rechtfertigten. Jung kollaborierte mit den Nazis und akzeptierte die Kontrolle der Nazis über die „neue Psychotherapie", denunzierte Freuds Psychoanalyse als „Jüdische Wissenschaft" und meinte, daß sie nicht geeignet sei, sich um die „arische Seele" zu kümmern (H. Leupold-Löwenthal 1986). Nach dem Krieg war Jung schließlich imstande, öffentlich kundzutun, daß er mit der Nazi-Ideologie nicht übereinstimme.

In der Zwischenzeit waren in New York und London Psychoanalytische Vereinigungen entstanden, wie auch in Berlin. Im Jahr 1926 wird die Frage der „Laienanalyse" (nichtärztliche Psychoanalyse) aktuell, dies anhand der gerichtlichen Verfolgung von Theodor Reik, der ja nicht zur Ausübung einer ärztlichen Praxis nach dem österreichischen Recht berechtigt war. In den späten 20er und Beginn der 30er Jahre entstanden auch Psychoanalytische Vereinigungen in Paris und Italien. Im Juni 1938 emigrierte Freud mit seiner Familie nach Paris, und im Herbst desselben Jahres fand der letzte internationale psychoanalytische Kongreß vor dem 2. Weltkrieg in Paris statt. Auch bei diesem Kongreß war die Laienanalyse ein wichtiges Thema.

3.3 Exkurs: Die Beziehung von Psychiatrie und Psychoanalyse in Österreich

Trotz des Wissens um die schwierige Beziehung zwischen Wagner-Jauregg, dem damaligen Vorstand der Wiener Universitätsklinik für Neurologie und Psychiatrie, und Freud (Eissler 1979) und über die oft sehr religiös gefärbte Kontroverse um die Psychoanalyse als eine materialistische, atomistische, relativistische und destruktive Wissenschaft, sind doch starke Einflüsse auf die Psychiatrie in Wien dieser Zeit wahrnehmbar. Man darf schließlich nicht vergessen, daß Kliniker und Wissenschafter wie Paul Schilder und Heinz Hartmann als Psychoanalytiker bei Wagner-Jauregg arbeiteten und in ihren klinischen Publikationen der starke Einfluß der psychoanalytischen Theorie deutlich war. 1922 wurde an der Wiener Psychiatrischen Klinik eine psychotherapeutische Ambulanz eingerichtet, in welcher diese beiden Wissenschaftler arbeiteten. Während Wagner-Jauregg auch offen gegen die Psychoanalyse war, so schickte er heimlich Patienten zum Analytiker Paul Federn, und sein Nachfolger Pötzl bekannte sich offen dazu, daß er psychoanalytische Theorien als gültig annahm, auch hat er mit Freud gegen Wagner-Jauregg in der Kontroverse über die richtige Behandlung der Kriegsneurosen Partei ergriffen (Ellenberger 1970). In den „Jahrbüchern für Psychiatrie und Neurologie", die das offizielle Publikationsorgan der Wiener Gesellschaft für Neurologie und Psychiatrie waren, sind immer wieder Artikel von Psychoanalytikern abgedruckt. Manche dieser Artikel basieren auf Vorträgen, die in der Wiener Psychoanalytischen Vereinigung gehalten wurden. Es gab also in dieser Zeit sehr wohl eine Kooperation zwischen der herrschenden biologischen akademischen Psychiatrie und der Psychoanalyse (A. Springer 1991).

4. Die Aera zwischen 1939 und 1945/46

Die Wiener Psychoanalytische Vereinigung wurde im August 1938 vom Reichskommissar für die Wiedervereinigung Österreichs mit dem Deutschen Reich aufgelöst. Die Beziehungen der zwei in Wien verbliebenen Analytiker zum NS-Regime war nie so eng wie in Berlin. August Aichhorn, einer der Zurückgebliebenen, dessen Sohn in Dachau inhaftiert war, wurde als einziger Österreicher Mitglied des Göring-Instituts, und dadurch war es ihm möglich, Kandidaten auszubilden.

Bezüglich der Vorgänge um die Deutsche Psychoanalytische Gesellschaft (DPG) und die Wiener Psychoanalytische Vereinigung (WPV) orientierte ich mich an dem Text „Psychoanalyse und Nationalsozialismus" von E. Brainin und I. J. Kaminer (1982).

1937 wurde von den Nazis das „Deutsche Institut für Psychologische Forschung und Psychotherapie" gegründet: Dieses, später als „Göring"-Institut bekannt, wurde in den von dem Psychoanalytiker Eitington aus privaten Mitteln finanzierten Räumen eingerichtet. Finanziert wurde das Institut vom Reichsinnenministerium, der oberste Leiter war Dr. Linden, einer der Hauptverantwortlichen für die Euthanasie an Geisteskranken. Göring war der Cousin des Reichsmarschalls Hermann Göring, er hatte nach dem Rücktritt Kretschmers auch den Vorsitz der „Deutschen Allgemeinen Gesellschaft für Psychotherapie" übernommen. Diese war Teil der internationalen und deren Vorsitz hatte C. G. Jung über.

Die Publikationen aus dieser Zeit sind absolut regimekonform. Schultz-Henke, Müller-Braunschweig und Felix Böhm (u.a.) schrieben Artikel mit Themen wie „Die Tüchtigkeit als psychotherapeutisches Ziel".

In vielen Darstellungen der Ereignisse dieser Zeit wird in den Vordergrund gestellt, daß durch die Kooperation mit den Nazis die Psychoanalyse erhalten geblieben sei – daß aber die Mitglieder der DPG und der alte Vorstand in der Zwischenzeit entweder über die ganze Welt verstreut oder umgebracht worden waren, war nicht erwähnenswert. 1950 erfolgte die Trennung der jetzigen Deutschen Psychoanalytischen Vereinigung (DPV) von der ehemaligen DPG. Die Gründungsmitglieder der DPV waren ebenso am Göring-Institut tätig gewesen wie die DPG-Mitglieder.

5. Die Wiener Psychoanalytische Vereinigung nach 1945

Am 10. 4. 1946 nahm die Wiener Psychoanalytische Vereinigung offiziell wieder ihre Tätigkeit auf. Der Mitgliederstand war sehr bescheiden, 14 Personen standen in Ausbildung. Die Tatsache, daß kaum emigrierte Analytiker zurückkamen, wurde auch mit der schwierigen politischen Situation in Österreich nach 1945 erklärt (W. Solms-Rödelheim 1976). Erst 1965 habe nach Solms-Rödelheim das Interesse an Psychoanalyse wieder deutlich zugenommen (Huber 1978).

1961 wurde die Kinderanalyse im Rahmen der Wiener Psychoanalytischen Vereinigung institutionalisiert.

Mitglieder der Wiener Psychoanalytischen Vereinigung sind automatisch auch Mitglieder der Internationalen Psychoanalytischen Vereinigung (IPV). Harald Leupold-Löwenthal war längere Zeit im Rahmen der IPV als Kontaktperson für die damals noch osteuropäischen Länder zuständig; die Aktivitäten, vor allem die wissenschaftlichen Aktivitäten wurden von der WPV immer auch aktiv mitgetragen.

1971 fand der Internationale Psychoanalytische Kongreß zum ersten Mal nach 1938 wieder in Österreich, in Wien statt; auch Anna Freud kam zu dieser Gelegenheit zum ersten Mal seit ihrer Emigration wieder nach Österreich.

Die WPV gibt ein Bulletin heraus, in welchem Vorträge von Kandidaten zur Erlangung der Mitgliedschaft sowie Gastvorträge abgedruckt werden. Das Veranstaltungsprogramm der WPV schließt Vorträge aber auch Fallseminare mit international angesehenen Psychoanalytikern ein. Seit 1991 führt die WPV eine Beratungsstelle für Psychoanalyse mit Lehr-, Forschungs- und Versorgungsaktivitäten.

Die mitteleuropäische Arbeitstagung findet in 4jährigem Rhythmus jeweils auch in Österreich (Bad Ischl) statt. Die WPV ist dann für die Programmgestaltung verantwortlich. 1993 fand der Kongreß der European Psychoanalytic Federation in Wien statt, ebenfalls von der WPV organisiert.

Mit Ende 1993 umfaßte die Wiener Psychoanalytische Vereinigung 37 ordentliche und 20 außerordentliche Mitglieder sowie ca. 100 Kandidaten.

6. Lerntheorie und Behaviorismus

Experimentalpsychologen wie z.B. der Amerikaner John Watson definierten Psychologie als „einen rein objektiven experimentellen Zweig der Naturwissenschaften. Ihr theoretisches Ziel ist die Voraussage und Kontrolle von Verhalten." (Watson 1913, Übersetzung von der Verfasserin)

Watson, der Präsident der American Psychological Association wurde, war gleichzeitig Vizepräsident einer sehr prominenten Werbefirma. Er versuchte, die Psychologen zu bewegen, sich auf Probleme des Alltags zu konzentrieren. Psychologie wurde vorwiegend dazu benützt, um zu garantieren, daß Konsumation schritthalten kann mit Produktion. Andere Theoretiker wie z.B. Skinner (1972) mäßigten die Theorien des radikalen Behaviorismus. Dies geschah vor allem durch die Annahme von Mechanismen innerhalb des menschlichen Organismus, welche als Mediatoren zwischen dem Stimulus der Umwelt und dem Verhaltensrespons des Organismus zwischengeschaltet sind. Mentale Prozesse wie Gedächtnis oder Intention wurden diskutiert, und diese wiederum halfen, symbolische Prozesse zu erklären. Plötzlich wurden Motivation, Werte und Einstellungen interessant. Über diese Linie des Behaviorismus entwickelte sich auch die kognitive Psychologie und bekam zunehmend Gewicht in der psychotherapeutischen Praxis.

Seit den Tagen, in welchen Eysenck (1960) die Lerntheorie als Verhaltenstherapie bei klinischen Problemen anwandte, hat sich also einiges geändert. Was geblieben ist, ist die Bedeutung, welche von den Lerntheoretikern auf eine strenge aber gleichzeitig offene Denkweise gelegt wird, weiters auf die Wissenschaftlichkeit der Methode sowie die prinzipielle Bedeutung der Lerntheorie. In den 90er Jahren scheinen die Prinzipien der Verhaltensmodifikation anwendbar auf verschiedenste Arten von Störungen, individuelle Situationen und Settings. Biofeedback, Verhaltensmedizin und Umweltpsychologie sind zunehmend Teil der verhaltenstherapeutischen Szene. Nichts desto trotz scheint es so zu sein, daß die Stärke der Verhaltensmodifikation/-therapie nicht in der Demonstration von therapeutischen Erfolgen liegt, sondern in der Einzigartigkeit ihres Zuganges (D. B. Fishman and C. M. Franks 1992).

Schon 1970 wurde an der Psychiatrischen Universitätsklinik Wien universitäres Interesse für Verhaltenstherapie dokumentiert. Seit der Gründung der Österreichischen Gesellschaft 1971 (M. Ringler 1979) bis zur derzeitigen verpflichtenden Verankerung von Selbsterfahrung in der Ausbildung des zukünftigen Verhaltenstherapeuten lag ein weiter Weg.

7. Humanistische Psychologie und psychotherapeutische Schulen

Die humanistische Psychologie ist eine intellektuelle und soziale Bewegung innerhalb der Psychologie, die eine Erneuerung des psychologischen Denkens im Geiste des Humanismus und Existentialismus anstrebt. Den Anstoß für diese Bewegung gaben eine Reihe namhafter Philosophen wie Sartre, Husserl, Heidegger, Jaspers, um nur einige wenige zu nennen. Die Ziele der humanistischen Psychologie bestehen in der Überwindung eines deterministischen und mechanistischen Menschenbildes und in der Hinwendung der Forschung auf den Menschen in seiner alltäglichen Existenz.

Die 3 wichtigsten psychotherapeutischen Richtungen, die der humanistischen Psychologie zuzuzählen sind, sind die klientenzentrierte Therapie, beruhend auf Carl Rogers, die Gestalttherapie von Fritz Perls und die existentielle Richtung, vertreten durch Binswanger, Boss, Frankl (1970).

7.1 Die klientenzentrierte Psychologie

Carl Rogers begann sein Studium an einer theologischen Fakultät in New York, wechselte dann zur Columbia University und wandte sich der klinischen Psychologie zu. Über Sozialarbeiter hatte Rogers auch Kontakte zu der Psychoanalyse, insbesondere zu dem Analytiker Otto Rank.

In seinem Buch „Counselling and Psychotherapy" (1942) legte Rogers seine grundlegenden Ideen nieder, die er aus dem Studium der Transkripte von akustisch aufgenommenen Therapiesitzungen gewonnen hatte. Er wandte diese Methode als erster an, um den therapeutischen Prozeß besser zu verstehen. Diese Technik, therapeutische Sitzungen akustisch aufzunehmen, dann zu transkripieren und genau zu diskutieren, ist nach wie vor ein zentraler Punkt der Ausbildung in personenzentrierter Psychotherapie. Die Änderung der Bezeichnung von „klientenzentriert" in „personenzentriert" hat auch damit zu tun, daß Rogers seine therapeutische Methode auch für die Behandlung von Paaren oder Arbeit in Gruppen anzuwenden begann.

7.2 Gestalttherapie

Die Gestaltpsychotherapie ist mit dem Namen Frederick Perls, der 1893 in Deutschland geboren wurde, verknüpft. Als junger Arzt arbeitete Perls bei Kurt Goldstein, einem Neuropsychologen, der sich mit hirnverletzten Soldaten in Deutschland befaßte (nach dem 1. Weltkrieg). Perls machte eine psychoanalytische Ausbildung. Sein Lehranalytiker war Wilhelm Reich, aber auch Karin Horney und Otto Rank beeinflußten ihn. Weitere Einflüsse auf die spätere Gestalttherapie, die sich ursprünglich Konzentrationstherapie nannte, kamen vom südafrikanischen Premierminister Jan Smits sowie von der Zen-Philosophie.

Erst nach Ausbruch des 2. Weltkrieges, als Perls in die Vereinigten Staaten geflohen war, begann er die Gestalttherapie aktiv zu propagieren. 1950 wurde in New York das Institut für Gestalttherapie gegründet. Die wichtigsten Anliegen von Perls' Therapie waren die Gewichtung der Bedeutung der Körperwahrnehmungen, der direktiven Erfahrung sowie auch Konfrontation und aktives Experimentieren als therapeutische Techniken – all das hat eher den Charakter einer eklektischen psychotherapeutischen Praxis.

7.3 Die Daseinsanalyse/Logotherapie

Ebenfalls unter dem Einfluß der Philosophen Kirkegaard, Husserl, Sartre, Jaspers und Heidegger und auch, um sich von Freuds Position abzugrenzen, wurde die Daseinsanalyse von L. Binswanger und M. Boss entwickelt. Die Daseinsanalyse gewichtet insbesondere die „Sinngebung": Die Fähigkeit des Menschen, der individuellen Existenz eine Bedeutung, einen Sinn zuzuschreiben. Der wichtigste Vertreter dieser Richtung ist Viktor Frankl (1970).

Die Österreichische Gesellschaft für Logotherapie und Existenzanalyse wurde 1989 Mitglied des Dachverbandes Österreichischer Psychotherapeutischer Vereinigungen.

8. Systemische Familientherapie

Aus klinischer Perspektive war die Familie schon lange in dynamische Überlegungen und Behandlungspläne eingeschlossen. Sigmund Freuds Analyse der Phobie eines 5jährigen Buben (1909) wurde ergänzt durch das, was wir heute „Coaching" des Vaters nennen würden, eine Methode, welche moderne Familientherapeuten auch anwenden könnten. Die Child guidance-Bewegung (Alfred Adler 1931), in welcher die Bedeutung der Familie für Diagnose und Behandlung emotionaler Probleme von Kindern festgelegt wurde, hatte ebenso wie das Studium der „schizophrenogenen Familie" Einfluß auf die Entwicklung der Familientherapie.

1979 hat Philip J. Guerin die folgende Klassifikation der theoretischen Basis des psychotherapeutischen Zugangs „Familientherapie" klassifiziert:

- Der kommunikationstheoretische Zugang (Bateson 1956; Watzlawick et al. 1967; Ackermann 1937) und die Gruppe in Mailand um Selvini-Palazzoli (1977).
- Psychoanalytische Familientherapie, deren Hauptvertreter Bowen (1961) sowie auch Boszormenyi-Nagy (1969) sind. Aus der klinischen Arbeit mit schizophrenen Patienten entwickelten sie ein multigenerationentherapeutisches Modell.
- Der pragmatisch humanistische Zugang von Carl Whitaker (Whitaker 1958) und Virginia Satir (1967).
- Die systemischen Familientherapeuten, die ihre Arbeit als Kinderpsychiater begannen: Nathan Ackerman, Salvatore Minuchin (1974).

Minuchin arbeitet auch mit psychosomatischen Familien; sein Modell brachte sicher einen wichtigen Durchbruch in der Geschichte der Familientherapie. Er verwendete Videobänder in der Ausbildung der Therapeuten, und einer seiner wichtigsten Verdienste ist zweifellos die Tatsache, daß er sehr differenzierte Konzepte und klinische Methodologie als therapeutische Elemente auch für eine unterprivilegierte Population anwandte.

Literatur

1. Ackerknecht EH (1967) Kurze Geschichte der Psychiatrie. Enke, Stuttgart
2. Ackerman N (1937) The family as a social and emotional unit. Bulletin of the Kansas Mental Hygiene Society
3. Adler A (1931) Guiding the child. Greenberg, New York
4. Bateson G, Jackson D, Haley J, Weakland J (1956) Towards a theory of schizophrenia. Behavioral Science 1: 251–264
5. Bernheim H (1988) Die Suggestion und ihre Heilwirkung. Deuticke, Wien
6. Boszormenyi-Nagy I (1969) Intensive family therapy. Harper Row, New York
7. Bowen M (1961) Family therapy. Am J Orthopsychiatr 31: 40–60
8. Brainin E, Kaminer IJ (1982) Psychoanalyse und Nationalsozialismus. Psyche 36: 989–1012
9. Clair J, Pichler C, Pircher W (1989) Wunderblock. Eine Geschichte der modernen Seele. Löcker, Wien
10. Dörner K (1969) Bürger und Irre. Zur Sozialgeschichte und Wissenschaftssoziologie der Psychiatrie. Europäische Verlagsanstalt, Frankfurt
11. Eissler KR (1979) Freud und Wagner-Jauregg vor der Kommission zur Erhebung militärischer Pflichtverletzungen. Löcker, Wien
12. Ellenberger HE (1970) The discovery of the unconscious. Basic Books, New York
13. Eysenck HJ (ed) (1960) Handbook of abnormal psychology. An experimental approach. Pitman, London
14. Fagan J, Shepperdt IL (eds) (1970) Gestalt Therapy now. Science and Behavior Books, Palo Alto
15. Fichtner G (1987) Unbekannte Arbeiten von Freud – Schätze im Keller. Med Hist J 22: 246–262
16. Fishman DB, Franks CM (1992) Evolution and differentiation within behavior therapy. A theoretical and epistemological review. In: Freedheim DK (ed) History of psychotherapy. American Psychological Association, Washington
17. Forel A (1889) Der Hypnotismus oder die Suggestion und die Psychotherapie. Enke, Stuttgart
18. Frankl V (1970) Theorie und Therapie der Neurosen. Einführung in Logotherapie und Existenzanalyse. Reinhardt, München
19. Freud S (1909, 1969) Analyse der Phobie eines 5jährigen Knaben. Studienausgabe, Bd VII. Fischer, Frankfurt/M
20. Grunfeld R (1979) Prophets without honor: a background to Freud, Kafka, Einstein and their world. McGraw-Hill, New York
21. Guerin P (1979) Family therapy: the first twenty years. In: Guerin P (ed) Family therapy: theory and practice. Gardner Press, New York
22. Huber W (1978) Beiträge zur Geschichte der Psychoanalyse in Österreich. Geyer-Edition, Wien
23. Jandl-Jager E, Stumm G (Hrsg) (1988) Psychotherapie in Österreich. Deuticke, Wien
24. Kerner J (1829) Die Seherin von Prevost. 1. und 2. Teil. Cotta, Stuttgart
25. Leupold-Löwenthal H (1986) Handbuch der Psychoanalyse. Orac, Wien
26. Meynert Th (1892) Sammlungen von populärwissenschaftlichen Vorträgen über den Bau und die Leistungen des Gehirns. Braumüller, Wien
27. Minuchin S (1974) Families and family therapy. Havard University Press, Cambridge
28. Perls FS (1973) The Gestalt approach and eyewitness to therapy. Science and Behavior Books, New York
29. Ringler M (1979) Verhaltenstherapie in Österreich. Verhaltensmodifikation, Mitteilungsorgan der Österreichischen Gesellschaft zur Förderung der Verhaltensforschung, -modifikation und -therapie, Wien
30. Rogers C (1942) Counselling and psychotherapy. Houghton Mifflin, Boston
31. Satir V (1967) Conjoint family therapy. Science and Behavior Books, Palo Alto
32. Schott H (1986) Psychotherapie und Psychiatrie: ihre historische Auseinandersetzung und die Folgen. Psychother Psychol 36: 253–258

33. Selvini-Palazzoli M, Boscolo L, Cecchin G, Prata G (1977) Paradoxon und Gegenparadoxon. Klett, Stuttgart
34. Skinner B (1972) Beyond freedom and dignity. Knopf, New York
35. Solms-Rödelheim W (1976) Psychoanalyse in Österreich. In: Die Psychologie des 20. Jahrhunderts. Kindler, Zürich
36. Sonneck G (Hrsg) (1989) Der Krankheitsbegriff in der Psychotherapie. Facultas, Wien
37. Springer A (1991) Historiography and history of psychiatry in Austria. History of Psychiatry ii: 251–261
38. Watson J (1913) Psychology as the behaviorist views it. Psychol Rev 20: 158–179
39. Watzlawick P, Beavin J, Jackson D (1967) Pragmatics of human communication. Norton, New York
40. Whitacker CA (ed) (1958) Psychotherapy of chronic schizophrenic patients. Little, Brown, Boston

Kapitel 3

Das Setting in der Psychotherapie

M. Ringler

Unter Setting versteht man in der Psychotherapie alle jene äußeren Gegebenheiten, die die psychotherapeutische Arbeit wesentlich mitbestimmen und vom Psychotherapeuten am Beginn der Behandlung mit dem Patienten vereinbart werden. Der Definition des Settings kommt für das Arbeitsbündnis entscheidende Bedeutung zu. Einhalten und Abweichungen vom Setting werden als Indikatoren der therapeutischen Beziehung betrachtet. Dadurch wird das Setting ein relevanter Wirkfaktor, der beachtet und mit den Patienten bearbeitet werden muß. Insbesondere manifestieren sich darin oft Widerstände gegen die Behandlung.

Dem Setting zuzurechnen sind

- personelle Fragen,
- ökonomische Fragen,
- zeitliches Arrangement,
- der Ort und Raum, an dem Psychotherapie stattfindet,
- inhaltliche Aspekte.

ad 1. Personelle Fragen

Wieviele Therapeuten sind in welcher Kooperationsform in die Behandlung involviert und wie und in welchem Ausmaß findet ein Austausch zwischen ihnen statt. Zuallermeist findet Psychotherapie mit einem Psychotherapeuten statt, gleichzeitige Therapie bei zwei oder mehreren Therapeuten wird als schädlich betrachtet. Sollte nach sorgfältiger Indikationsstellung Patienten zur Arbeit mit zwei Therapeuten geraten werden, so ist dies nur methodenübergreifend sinnvoll (z.B. Einzel- und Familientherapie) und von den beteiligten Therapeuten hat ein genauer Kooperationsplan erarbeitet zu werden, der auch den Patienten bekannt ist. Die gleichzeitige Anwesenheit mehrerer Therapeuten ist in Paartherapien, Gruppentherapien und Familientherapien üblich. Bei der Paartherapie suchen zwei Partner für ein gemeinsames Problem Hilfe, bei der Familientherapie wird ein zu definierendes Familiensystem und seine Angehörigen zum Ziel der Intervention, Gruppentherapie bedeutet, daß mehrere Personen (10–12), zwischen denen außerhalb der Gruppe keine Beziehungen bestehen, mit einem oder zwei Therapeuten zusammenarbeiten.

ad 2. Ökonomische Fragen

Dabei geht es um die Finanzierungsform der Psychotherapie (Eigendeckung, teilweise oder gänzliche Krankenkassenfinanzierung etc.) und in welcher Form die Bezahlung zu erfolgen hat. Bei längerfristigen Interventionen ist eine monatliche Verrechnung die Regel. Eine Drittfinanzierung von Psychotherapie, sei es durch die Krankenkasse, Eltern oder einen Partner, bedeutet immer die Anwesenheit eines verdeckten Dritten und seiner Interessen. Letztere sind für den psychotherapeutischen Prozeß nicht unerheblich. Welche Interessen hat dieser Abwesende–Anwesende bezüglich der Veränderung des Hilfesuchenden und wie sieht seine Bereitschaft aus, einen Veränderungsprozeß zu unterstützen?

ad 3. Zeitliches Arrangement

Hier geht es um die Festsetzung von Terminen, zu denen sich Therapeut(en) und Patient(en) treffen, um miteinander zu arbeiten. Wünschenswert ist eine fixe, überschaubare und damit in den täglichen Lebensplan integrierbare Übereinkunft, die zeitliche Kontinuität erlaubt. Stundenabsagen und Ferienpausen sollten Patienten möglichst frühzeitig mitgeteilt werden, da sie eine Unterbrechung der Kontinuität bedeuten und oft frühere Verlusterlebnisse reaktivieren, weshalb es sich um krisenanfällige Situationen handelt. Bei Bedarf hat in solchen Fällen ein alternativer Ansprechpartner-Therapeut zur Verfügung gestellt zu werden (sorgfältige Indikationsstellung nötig). Psychotherapeutische Interventionen variieren hinsichtlich ihres zeitlichen Umfangs und ihrer Dichte beträchtlich. Schon das „Erstgespräch" kann zwischen 1–5 Sitzungen in Anspruch nehmen, wenn bspw. eine umfangreichere Diagnostik notwendig erscheint. Kurztherapien arbeiten mit einer von Anfang an beschränkten Stundenanzahl (10–15), die einmal wöchentlich stattfinden. Klassische Psychoanalysen haben eine Frequenz von 5–4 mal pro Woche und erstrecken sich über Jahre. Gruppentherapien finden 1 mal pro Woche statt und dauern 90 Minuten, Einzelsitzungen dauern 45–50 Minuten.

ad 4. Ort und Raum

Hier gibt es beträchtliche Unterschiede zwischen den Methoden, da diese an die Räume unterschiedliche Ansprüche stellen (Psychoanalytiker brauchen eine Couch, systemische Familientherapeuten oft eine Einwegscheibe oder ein Videogerät). Dennoch ist es wünschenswert, den Arbeitsraum weder zu unpersönlich, noch zu persönlich zu gestalten. Zu bedenken ist, daß sich Patienten in diesem Raum psychisch entfalten können sollen. Auch die Kontinuität des Raumes ist ein entscheidender Einflußfaktor für die Herstellung einer vertrauensvollen Beziehung. Verhaltenstherapeuten üben Psychotherapie oft auch in der „natürlichen" Umgebung aus, d.h. sie begleiten Patienten wenn nötig in jene Situationen, wo das zu verändernde Verhalten üblicherweise auftritt (in vivo).

ad 5. Inhaltliche Aspekte

Es können Abmachungen getroffen werden bezüglich der mitzuteilenden Inhalte (z.B. die freie Assoziation in der Psychoanalyse), Festlegung des Behandlungsrahmens und der Grenzen bei Borderline-Störungen mit selbstschädigenden Symptomen (wie bspw. in der psychoanalytischen Psychotherapie nach Kernberg) oder zu erledigender „Hausaufgaben" (verhaltenstherapeutische Interventionen).

Folgende Settingfaktoren werden in allen Psychotherapien als schädlich erachtet:

- eine persönliche Beziehung zwischen Therapeut und Patient außerhalb der therapeutischen Situation;
- alle jene Arrangements, die ein mangelhaftes Einhalten der Verschwiegenheitspflicht bedeuten könnten;
- Absprachen mit Dritten, ohne Einverständnis und volle inhaltliche Mitteilung seitens des Patienten (Arztbriefe, Telefonanrufe besorgter Angehöriger...).

Kapitel 4

Die Methoden der Psychotherapie jenseits des Schulenstreites

W. Pieringer

> **Lehrziele**
> - Primäres Lehrziel ist die Entwicklung einer kritischen Einsicht, daß Psychotherapie emanzipatorischer Erkenntnisprozeß ist, und daß dieser Erkenntnisprozeß nicht nur ein geistiges sondern gleichzeitig ein psychisches, wie ein somatisches Phänomen darstellt.
> - Der/die Student(in) soll die prinzipielle Abhängigkeit der Erkenntnisgewinnung von der leitenden Methode in Theorie und Praxis kennen.
> - Der/die Student(in) soll die vier basalen Erkenntnismethoden in Theorie und in ihrer praktischen Anwendung kennen.
> - Der/die Student(in) soll wissen, daß jede Diagnose sich auf alle vier basalen Erkenntnismethoden stützen muß, daß aber erkrankungsabhängig es eine jeweils leitende Methode geben kann.

Die Methoden der Psychotherapie jenseits des Schulenstreites

„Für die Praxis der Psychotherapie gelte es das Gold der Analyse mit dem Kupfer der reinen Suggestion zu verbinden" (Freud 1916). Mit dieser Aussage bekannte Freud sich zur Notwendigkeit einer schulenübergreifenden Psychotherapiemethodendiskussion.

Die vielen Schulen, Konzepte und Strömungen der Psychotherapie wie sie heute vorliegen sind großteils nach der persönlichen Ideologie ihres Schulengründers ausgerichtet.

Aufgrund der gesetzlichen Verankerung, wie z.B. in Österreich, sind nun diese Schulen aufgerufen, in ihren Curricula, die wissenschaftstheoretischen

Leitlinien ihres Konzeptes und die wissenschaftlichen Methoden ihrer Therapie anzuführen. Alle Schulen in Österreich sind derzeit zumindest auf der Suche nach der hinter der Privatsprache der jeweiligen Schulen befindlichen allgemein gültigen wissenschaftstheoretischen Grundlagen.

Hans Strotzka sah es für eine seiner wesentlichsten Aufgaben, die Methoden der psychotherapeutischen Schulen nach ihren gemeinsamen Matrizen zu durchleuchten. Er unterschied dabei unter sogenannten „ewig-gültigen therapeutischen Konzepten", deren „Weiterentwicklung" und deren Verwissenschaftlichung in „Paradigmen" (Strotzka 1983).

Wir selbst haben einen reflektierenden Überblick zu dieser Vielfalt von psychotherapeutischen Konzepten aufgrund der historischen Entwicklung, im Sinne eines Erkenntnisbaumes entworfen. Ziel dieser Darstellung war das Aufzeigen der historisch verstehbaren Gemeinsamkeit trotz ihrer Verästelung und Verzweigung in Schulen und Einzelmethoden (Pieringer und Egger 1990).

Drei wissenschaftstheoretische Besonderheiten der Psychotherapie

Die Psychotherapie, als aus der Philosophie kommende Disziplin der Wahrheitssuche im Dialog, hat ja erst in jüngerer Zeit die Betonung ihrer Sonderstellung als Heilslehre erfahren. Geblieben ist der Psychotherapie ihre originäre, philosophische Ganzheitsorientierung.

1. Die Theorie der Wissenschaft entspricht innerhalb der Psychotherapie auch der Methode der Erkenntnis. Anders als in anderen Wissenschaften ist eben im Rahmen der Psychotherapie der Gegenstand der Forschung der sich selbst erkennende ganze Mensch. Die wissenschaftstheoretischen Leitlinien der psychotherapeutischen Methode und der Erkenntnisprozeß des Patienten erweisen sich als Philosophie und Heilung zugleich. Das berühmte klassische Vorbild dafür ist das griechische „Gnothi-se-auton" („Erkenne dich selbst").
2. Spezifisch für die Psychotherapie in der Medizin ist ihre Orientierung auf eine Gesamtdiagnose. Psychotherapiegemäße Diagnose ist und muß „bio-psycho-soziale Diagnose" sein. Erst die Zusammenschau der verschiedenen Perspektiven läßt eine Annäherung an das jeweils spezifische und einmalige Wesen des erkrankten Menschen zu. Die gemeinsame Beachtung des psychischen, des somatischen und des sozialen Befundes, können das spezifische Wesen umreißen.
3. Die Einheit von Diagnose und Therapie. Als drittes Spezifikum der Psychotherapie ist die Einheit von Diagnose und Therapie bzw. ist der Gestaltkreis von Diagnose und Therapie anzuführen. Für alle Psychotherapiekonzepte gilt, daß in dem Maße der Therapeut den Patienten erkennt, der Patient sich zu Erkennen gibt und sich selbst erkennt, Diagnose zur Therapie wird.

Die basalen Methoden der Psychotherapie

Aus der Sicht einer universitären Psychotherapieforschung findet sich die Erfahrung, daß in allen etablierten Psychotherapieschulen, mehr oder weniger bewußt ausgeführt, die Präsenz aller basalen wissenschaftlichen Theorien und Methoden gegeben ist.

In der gegenwärtigen Wissenschaftstheoriendiskussion werden vier basale wissenschaftstheoretische Leitlinien als verbindliche Erkenntnismethoden angeführt.

In der Einführung in die Wissenschaftstheorie führen A. Seiffert (1969) und R. Lay (1973) folgende basale Erkenntnismethoden an:

- die dialektische Methode,
- die empirisch-analytische Methode,
- die hermeneutische Methode,
- die phänomenologische Methode.

Die hier alphabetisch gereihten basalen wissenschaftstheoretischen Leitlinien werden auch von R. Vogt (1969) und von P. Hahn (1988) als für die Medizin, die Psychosomatik und die Psychotherapie relevant erachtet. Während P. Hahn in seiner „Ärztlichen Propädeutik" eine praxisbezogene Reihung dieser Methoden vorschlägt ergibt sich für mich darüber hinaus die Orientierung nach einer genetischen Epistemologie (Erkenntnislehre).

Diese basalen wissenschaftlichen Methoden werden schon im ersten klassischen wissenschaftlichen Symposion, nämlich im Dialog Platons „Das Gastmahl", metaphorisch anhand der unterschiedlichen Funktionen von Eros beschrieben. Eros, für Platon das Erkenntnisprinzip und die Erkenntnismethode des lebendigen Seins wird in diesem Symposion in verschiedenen Gestalten vorgestellt, welche als Vorläufer der heutigen wissenschaftlichen Methoden zu erkennen sind.

Einmal ist Eros der das „ursprünglich Schöne des Seins Schauende" und damit Vorläufer der phänomenologischen Methode. Dann erscheint Eros in Gestalt des liebenden und wertenden Kämpfers, der im höfischen dialogischen Streit das Wesen des anderen zu erkennen strebt. Dieser dialogische Eros ist Vorkämpfer der dialektischen Methode. Eros erscheint aber auch als kritischer und sachlicher Prüfer, der auf Erfahrung stützend sachlich rechtschaffen handelt und somit zum Promotor der empirisch-analytischen Methode wird. Schließlich erscheint Eros aber auch in der uns am geläufigsten Gestalt des werbenden Liebhabers, der sich flirtend spielerisch in die Beziehung einläßt und damit eine bestimmte Dimension des Seins erfaßt, welche auch die hermeneutische Methode zu erkennen strebt.

Platon hat mit dieser berühmten Abhandlung über die verschiedenen Gestalten des göttlichen Eros nicht nur eine literarisch-philosophische Vorfassung der wissenschaftlichen Methoden formuliert, sondern deren Integration als unabdingbares Wesen des göttlichen Eros beschrieben. Jede Methode kann immer nur eine Dimension des menschlichen Seins erkennen, um den Menschen zu erfassen bedarf es einer künstlerischen Verschmelzung aller.

Unserer Einsicht nach finden sich in den verschiedenen Psychotherapieschulen, diese klassischen Methoden in unterschiedlicher Betonung vertreten.

So betonte die Psychoanalyse z.B. zunächst vor allem die empirisch-analytische Methode der causal-linearen Ätiopathogenese und weniger bewußt die phänomenologische Methode.

Die Individualpsychologie betonte demgegenüber schon in ihren Anfängen die phänomenologische und die dialektische Methode und stand der empirisch-analytischen Methode mit größerer Skepsis gegenüber.

Die Logotherapie und die Gesprächspsychotherapie nach Rogers vertreten unserer Sicht nach ebenfalls vor allem die phänomenologische Methode aber auch die hermeneutische Methode.

Die Verhaltenstherapie schließlich war zunächst streng und bewußt auf die empirisch-analytische Methode zentriert und öffnete sich erst nach langer Diskussion der dialektischen und der phänomenologischen Methode.

Nach einem kritischen Überblick über das derzeitige lebendige Feld der Psychotherapiediskussion kann man nicht um die Aussage herum, daß jede Schule alle vier basalen Methoden vertritt, und auch zu vertreten hat, wenn sie einen umfassenden psychotherapeutischen Anspruch stellen will. Die gegenwärtige Realität zeigt allerdings, daß die verschiedenen Schulen eine schulenspezifische Nomenklatur ihrer Methoden wählen und somit auf den ersten Blick größere Unterschiede ihres Wesens vorgeben, als sich letztlich bestätigen läßt.

Die Praxis des psychotherapeutischen Alltags hat ja schon lange gezeigt, daß gut ausgebildete Psychotherapeuten zu einem ähnlich offenen Weltbild kommen, sich besonders kritisch und wachsam jeder Ideologie, aber damit auch jeder starren Theorie gegenüber verhalten und in ihrer Methodologie zwar jeweils klar unterscheidend, doch sich für alle basalen Methoden offen erweisen.

*Die basalen Methoden der Psychotherapie
in ihrer genetischen Ordnung*

Wenn man die Erkenntnisse der Tiefenpsychologie, der genetischen Epistemologie nach Piaget oder die Ansätze einer evolutionären Erkenntnistheorie ernst nehmen will so erscheint der Anspruch berechtigt, daß auch die eben angeführten basalen wissenschaftstheoretischen Leitlinien einer genetischen Ordnung entsprechen.

Nachdem wir eine Ordnung menschlicher Krankheiten nach genetischen Lebensthemen vorgestellt haben (Pieringer 1982, 1989) welche in Homologie zu den von der Psychoanalyse beschriebenen Entwicklungsthemen steht, halten wir eben im Sinne Piagets auch eine spezifische Zuordnung der basalen Erkenntnismethoden als natürlich gegeben. Den primären Lebensthemen fügen sich physiologisch vier primäre Krankheitskategorien zu und diesen entsprechen spezifische wissenschaftstheoretische Leitlinien als primäre Erkenntnismethoden.

Genetische Epistemologie

Erkenntnismethoden	Krankheitsbilder	Entwicklungsstufen
Phänomenologische Methode	Existentielle Erkrankungen	Frühorales Thema
Dialektische Methode	Strukturelle Erkrankungen	Oral-aggressives Thema
Empirisch-analytische Methode	Konstitutionelle Erkrankungen	Anales Thema
Hermeneutische Methode	Funktionelle Erkrankung	Frühgenitales Thema

Diese Gegenüberstellung hat ihre Sinnhaftigkeit und Berechtigung nur im Rahmen einer ganzheitlichen, bio-psycho-sozialen Ausrichtung. Nur im Rahmen dieser Betrachtung können funktionelle Erkrankungen als situative Bewältigungsversuche, im noch nicht verantworteten Rollenspiel, von konstitutionellen Erkrankungen, als Ringen um verantwortbare Verfassung, abgegrenzt werden.

Im Sinne der genetischen Epistemologie nach Piaget sehen wir diese Krankheitskategorien und Erkenntnismethoden differenziert und spezifisch aufeinander bezogen. Es erweisen sich demnach die basalen Erkenntnismethoden als wissenschaftstheoretische Leitlinien zur Diagnose (dia-gi-gnoskein = durch und durch Erkennen) der entsprechenden Krankheitskategorie.

Bevor wir nun diese wissenschaftstheoretischen Leitlinien etwas ausführlicher in ihrer Beziehung zu den jeweiligen Krankheitskategorien darstellen, soll hier eine kurze Wiederholung dieser anthropologischen Krankheitsordnung vorangestellt werden.

Spezifika einer anthropologischen Krankheitsordnung

Aus der Sicht der Medizinischen Anthropologie, in Fortführung zu Weizsäcker und Wyss, unterscheiden wir, den tiefenpsychologischen Erlebnisdimensionen entsprechend, unter vier ihren zentralen Wesen nach abgrenzbaren Krankheitsdimensionen. Diese Krankheitsdimensionen erweisen sich uns als letzte objektive Differenzierungsmöglichkeit des subjektiven Krankheitserlebens; bzw. als letzte gültige Zusammenschau objektiver und subjektiver Befunde. Wenngleich diese Unterscheidung sich wiederum als idealtypische Ordnung mit all den damit verbundenen Problemen erweist, scheint sie uns dennoch für psychosomatisches Erfassen menschlicher Krankheiten berechtigt und hilfreich, vielleicht als der Weg Einsichten der Pathologie, der Klinik und der Psychologie zu verbinden.

1. Existentielle Erkrankungen (z.B.: Krebs, Schizophrenie)

Unter existentiellen Erkrankungen erkennen wir all jene konkret lebensbedrohlichen, die irdische Existenz transzendierenden Leiden, die ein verzweifeltes aber notwendig gewordenes persönliches Ringen des Menschen um Sinn, Würde und Einmaligkeit verkörpern.

Unsere leitende These lautet, daß das wahre Wesen einer existentiellen Erkrankung sich primär nur intuitiv-phänomenologisch erkennen läßt (Husserl).

2. Strukturelle Erkrankungen (z.B.: Herzinfarkt, Magengeschwür, endogene Depression)

Strukturelle Erkrankungen sind jene in der Regel dramatischen „Einbrüche" (Infarkt, Ulcus) bislang gültiger Strukturen, im persönlichen Kampf um eine neue sozialakzeptable Identität von Organen oder der Person selbst.

Unsere These lautet hier, daß das wahre Wesen struktureller Erkrankungen primär in der persönlich-liebenden Auseinandersetzung, der dialektischen Erkenntnismethode entsprechend, erkennbar ist.

3. Konstitutionelle Erkrankungen (z.B.: konstitutionelle Hypertonie, konstitutionelle Obstipation, oder Phobie)

Konstitutionelle Erkrankungen sind all jene Verfassungsstörungen des Leibes die ein meist schmerzliches, organismisches Streben um Behauptung, in Übereinstimmung von Ökonomie und Ökologie der Person verkörpern; sie sind schmerzliche Auslotungen persönlicher Machtgrenzen und Machtansprüche.

Ihr Wesen, so unsere These, ist nur im sachlichen Diskurs, wie es die empirisch-analytische Methode anstrebt, zu fassen.

4. Funktionelle Erkrankungen (z.B.: Erröten, funktioneller Tremor, vegetative Dysregulation)

Funktionelle Erkrankungen sind ängstliche Suche um stimmige Darstellung der persönlichen Rolle.

Ihre stimmige diagnostisch-therapeutische Erfassung, so unsere These, ist nur über die hermeneutische Methode primär möglich.

Die basalen Erkenntnismethoden als diagnostische Leitlinien der Medizin und der Psychotherapie

In der folgenden Abhandlung werden die basalen wissenschaftstheoretischen Leitlinien wie sie von Seiffert und Lay beschrieben wurden als spezifische Erkenntniswege zu den einzelnen Krankheitsdimensionen skizziert. Eine psychosomatische Diagnose, die gleichzeitig die objektive und die subjektive Wirklichkeit des Erkrankten zu erkennen anstrebt, wird sich immer auf alle vier Erkenntnismethoden stützen müssen; sie bedarf der phänomenologischen Intuition, um das wahre Wesen zu erkennen, des dialektischen Diskurses um die persönliche Struktur zu orten, der sachlich-empirischen Prüfung um Ausmaß der Störung zu objektivieren und der herzhaft-hermeneutischen Athmosphäre zur Ermutigung zum Leben.

Trotz dieser Forderung nach Einheit aller Erkenntnismethoden, wie sie auch P. Hahn in seinem Methodenkreis abhandelt, bleibt, der Einsicht einer genetischen Epistemologie folgend, eine Erkenntnismethode die primär leitende. Diese ist auch jene, die den Fokus der Erkrankung als Schnittstelle von objektiver und subjektiver Symptomatik, als Schnittstelle von objektiven Krankheitsbefunden und subjektiven Krankheitserleben zu erhellen helfen kann.

1. Die Phänomenologische Methode als wissenschaftstheoretische Leitlinie für Diagnose und Therapie der existentiellen Erkrankungen

Die naturgeschichtlich älteste und kulturgeschichtlich jüngste Erkenntnismethode ist die der Phänomenologie. Die Methode der phänomenologischen Wesenserfahrung wurde von Husserl als „erste Philosophie", bzw. als „philosophische Intuition" bezeichnet. Es geht dabei um die intuitive, synästhetische Erfahrung des unmittelbar Gegebenen (Phänomen). Husserl sah in dieser Lebenswirklichkeit das von der Naturwissenschaft vergessene Sinnesfundament; nämlich die Evidenz des intuitiv Gegebenen, als letzte und gleichzeitig erste Instanz der Erkenntnis.

Für M. Heidegger erschließt die phänomenologische Methode „das wahre Wesen der Sachen" indem sie dem primären Erkenntnisprinzip folgt: „Das was sich zeigt, so wie es sich von ihm selbst her zeigt, von ihm her sehen lassen".

Den etwas unterschiedlichen Darstellungen der phänomenologischen Methode durch Husserl, Jaspers, Heidegger, Metzger, Boss, Frankl und Wyss ist meiner Meinung nach gemeinsam die wissenschaftliche Annäherung an das synästhetische, existentielle Sein.

Zur Wahrung der Wissenschaftlichkeit bedarf die phänomenologische Methode (Phänomen = griechisch das Erscheinende das schon immer und unmittelbar Gegebene) der sogenannten eidetischen Reduktion, der vorurteilsfreien Anschauung: Es gilt das Vorgefundene in Liebe und Ehrfurcht anzuschauen, auch wenn es uns ungewohnt und widersinnig erscheint, ja es gilt bewußt auf subjektive Vorerfahrungen, auf Theorien, Hypothesen und Reduktionen zu verzichten und tradiertes Wissen auszuschalten wenn wir ursprüngliche, aber uns neu erscheinende Facetten des Lebens, erkennen wollen (Husserl, Metzger).

Während wir im Alltagsbewußtsein selten bewußt den phänomenologischen Erkenntnisweg beschreiten, fordert die existentielle Erkrankung ganz konkret und ursprünglich nach diesem Erkenntnisprinzip.

Existentielle Erkrankungen wie Krebs, akuter Herzinfarkt, akute Schizophrenie oder Aids als existentielle Bedrohung des Lebens mit Auflösung vertrauter Strukturen können in ihrem Wesen nur über die phänomenologische Methode erfahren, erfühlt und erkannt werden.

Die phänomenologische Methode als Erkenntnisweg, welche jenes Wesen schauen kann, welche schon immer da war und jenseits von Verfassung und Struktur der Organe den Keim des persönlichen Lebens direkt kundtut, ist synästhetisches (koenästhetisches) Schauen: Es verbindet Denken und Fühlen und transzendiert beides.

Vermutlich wirklich nur über die phänomenologische Erkenntnismethode können wir die Not und Sehnsucht des existentiell Erkrankten mitfühlend schauen und damit für ihn zu einem existentiell daseienden Begleiter werden. Empirisch-analytisches Messen und Objektivieren, wie dialektisches Werten erweisen sich nicht als adäquate Erkenntnisdimensionen für diese Leidensdimension.

Das spezifische Merkmal der phänomenologischen Erkenntnismethode wäre das vor allem in der existentiellen Erkrankung sichtbar werdende wahre Selbst des Menschen zu schauen und es eben als ursprüngliches Sein zu akzeptieren. Der phänomenologischen Erkenntnismethode entspricht so auch, wie ausführlich bei Frankl abgehandelt wird, das kategorische Ja zum Leben, in jeder seiner Erscheinungsformen als ästhetischer Imperativ.

Der Erkenntnisweg der Phänomenologie schaut nämlich nach jener existentiellen Seinsdimension des Lebens, welche jenseits von Gut und Böse, jenseits von Schmerz und Verzweiflung und jenseits von zeitlicher Lebensorientierung Urphänomene der menschlichen Existenz offenbart. Die phänomenologische Methode ist sowohl als Erkenntnisweg, als auch als therapeutisches Handlungsprinzip jenseits irdischer Wertung und irdisch-linearer Zeitkategorie. Typische Beispiele für die Therapie sind mit den Begriffen „Urform der Liebe" nach Balint und „Wirken durch Nichthandeln" (Ekkehard) angedeutet.

Jede Psychotherapieschule muß zumindest Varianten dieser phänomenologischen Methode vertreten und lehren, wenn sie die existentielle Dimension des Menschen miterfassen möchte. Hier wird auch die Brücke zur ebenfalls phänomenologisch grundgelegten geistlichen Seelsorge spürbar.

Beispiele phänomenologischer Methodik in den verschiedenen Psychotherapiekonzepten für Diagnose und Therapie:

- existentielles Dasein des Therapeuten in der humanistischen Psychotherapie,
- Urform der Liebe nach Balint,
- „Wirken durch Nichthandeln" nach Ekkehard,
- freischwebende Aufmerksamkeit in der Psychoanalyse,
- Orientierung nach Bildern – Urbildern,
- „Arbeit am und mit dem Atem",
- überall, wo Humor und paradoxe Intervention zum Einsatz kommen.

Auch wenn die phänomenologische Methode die wissenschaftstheoretische Leitlinie zur Erhellung des wahren Wesens jeder Erkrankung bleibt, werden für die spezifische Identifizierung der weiteren Erkrankungsdimensionen jeweils genetisch nachgereihte Erkenntnismethoden leitend.

2. Die Dialektische Methode als wissenschaftstheoretische Leitlinie für Diagnose und Therapie der strukturellen Erkrankungen

Die werterkennende und gleichzeitig wertbildende Methode ist und bleibt auch unserer Meinung nach das dialektische Zugangsprinzip, der reflektierenden Auseinandersetzung. Von Zenon aus Elea um 490 vor Christi erstmals beschrieben, beherrschte diese Methode nicht nur die Philosophie des Abendlandes, sondern auch die Praxis der Politik. Die vielen, seit Platon beschriebenen Facetten des Weges, mit Sonderformen bei Kant und Hegel, schließen auch die dialogische Philosophie M. Bubers ein.

Bewußte Ich-Erkenntnis ist an die wertende Begegnung und Auseinandersetzung mit dem Du gebunden; Du-Erkenntnis im Sinne qualitativer Identitätserkenntnis an die Infragestellung des Ichs. Die dialektische Methode im Sinne des „Dialogos" ist jener Erkenntnisweg, welcher am ehesten die dem irdischen Leben inneseiende Polarität in ihrem Wesen erhellen kann.

Der Leib-Seele-Dualismus in seinen verschiedenen philosophischen Ausformungen ist auch ein Kind der dialektischen Methode: „Durch die Seele werden wir hellsichtig für die unbewußte Vernunft und Leidenschaft des Leibes, durch den Leib werden wir über die natürliche Notwendigkeit der Seele belehrt." (V. v. Weizsäcker 1973).

Erst die bewußte reflektierende Auseinandersetzung über die der Einheit inneseiende Polarität läßt uns spezifische identitättragende Strukturmerkmale des Menschen erfahren.

Wenn es gilt das Wesen struktureller Erkrankungen zu erfassen, bedienen wir uns der dialektischen Methode. Das Wesen eines Herzinfarktes, eines Magengeschwürs, einer entzündlich degenerativen Erkrankung, oder einer endogenen Depression, läßt sich nur über die dialektische Methode der liebenden, lebendigen Auseinandersetzung erhellen.

Die echte Diagnose (= „durch und durch erkennen") eines Herzinfarktes ist an die wertbildende dialektische Infragestellung beider Beteiligten, nämlich Patient und Arzt, gebunden. Während der Herzinfarkt selbst Ausdruck einer persönlichen strukturellen Infragestellung ist, fordert er, um auch menschlich und nicht nur technisch erkannt zu werden die Bereitschaft zur persönlichen Öffnung des Arztes. Ein Arzt – so die anthropologische These – der einen Herzinfarkt oder eine endogene Depression nur technisch diagnostiziert, wird nicht an das strukturelle Wesen der Erkrankung herankommen und somit nicht persönlichen Beitrag für therapeutisches Verstehen, Erkennen und Bewältigen der Erkrankung leisten.

In der Psychotherapie sind Merkmale der dialektischen Methode in der wertbildenden liebenden Auseinandersetzung, in kritisch achtsamer Konfrontation, aber auch im „Doppeln", wie es im Psychodrama üblich ist, zu finden.

Die philosophische und psychoanalytische Erfahrung, daß Vertrauen sich nur im Rahmen gegenseitiger kritisch achtender Auseinandersetzung bildet – „das Du ist älter als das Ich" (Buber) – verweist auf die Einheit von Diagnose und Therapie. Sobald die Diagnose zu einem gegenseitigen Erkenntnisprozeß wird, ist sie vertrauensfördernder und wertbildender Neubeginn.

Der Herzinfarkt oder die endogene Depression als Ausdruck einer strukturellen Krise der Person bedürfen eines strukturellen Neubeginns, bedürfen der Neustrukturierung einer persönlichen Identität.

Beispiele dialektischer Methodik in den verschiedenen Psychotherapiekonzepten für Diagnose und Therapie:

- Konfrontation in Einzel- oder Gruppentherapie,
- Übertragungsdeutung in der Psychoanalyse,
- paradoxe Intervention in der Logotherapie oder Familientherapie
- und „Doppeln" im Psychodrama.

3. Die Empirisch-analytische Methode als wissenschaftstheoretische Leitlinie für Diagnose und Therapie der konstitutionellen Erkrankungen

Die empirisch-analytische Methode, die seit ca. 100 Jahren in der Medizin als die wissenschaftliche Methode schlechthin behandelt wurde, ist so alt wie die arbeitende Menschheit selbst, die auf Erfahrungen stützend Verbesserungen vornahm. Schriftlich betont wird sie für die Medizin durch Hippokrates. Die empirisch analytische Methode kann erst beginnen, wenn über die phänomenologische und dialektische Methode eine Erkenntnis gewonnen und sich eine bestimmte Vermutung gebildet hat. Ab hier kann die systematische Beobachtung der Erscheinung (z.B. der Symptome) mit Hilfe der Sinnesorgane, verstärkt durch technische Apparate einsetzen und die Protokollierung anschließen. Protokollaussagen werden festgehalten und führen zu neuen Hypothesen, welche, wenn sie Bestätigung finden, als Gesetze einer Theorie Bezeichnung finden (R. Vogt 1979).

Nachdem die sachliche Objektivierung das Wesen und das Ziel der empirisch- analytischen Methode ist, vermag sie auch nur sächliche Teile des lebendigen Seins zu erfassen. Der kausal-linearen Logik folgend bestimmt, mißt und beurteilt der empirisch-analytische Erkenntnisweg stets nur die Verfassung der Organe. Laborwerte und alle medizinisch-technischen Untersuchungsbefunde, aber auch die kausal-analytische Deutung in der Psychoanalyse, liefern Maßangaben der Verfassung des Menschen, seiner Organe oder des Stoffwechsels, nicht aber, was oft erhofft, Maße der lebendigen Struktur – es ist die Verfassung der Struktur.

Die empirisch-analytische Methode ist gekennzeichnet durch sachliche Arbeitshaltung, durch fleißiges Erproben und Prüfen und durch achtsames Beurteilen dieser Ergebnisse.

In der Psychotherapie ist so die empirisch-analytische Methode auch vor allem für das Erkennen konstitutioneller Störungen angebracht, wo es gilt, sachlich und wertneutral, Ausmaß und Bedingung des Leides zu objektivieren.

Konstitutionelle Störungen wie essentielle Hypertonie, konstitutionelle Obstipation, konstitutionelle Adipositas oder phobisch anankastische Symptomatik sind als Verfassungsstörungen der Organe oder des Menschen stimmig vor allem über die empirisch-analytische Methode zu erkennen und damit auch zu behandeln.

Eine Verfassungsstörung eines Organs, wie z.B. eine chronische Obstipation, ist Ausdruck, daß die „Arbeitshaltung" und der „Leistungswille" dieses

Organs bzw. die organbezogene Arbeitshaltung und der organbezogene Leistungswille dieses Menschen einer konstitutionellen Neubestimmung im sozialen Kontext bedarf. Es ist hier nicht das Organ selbst, sondern die Verfassung des Organs, die es zu erkennen und zu beurteilen gilt.

Die empirisch-analytische Methodik in der Psychotherapie intendiert so auch nicht eine Wesensänderung der Person oder ihrer Organe, sondern eine Verfassungsverbesserung. Üben, Erproben, sachliches Verstehen und Formgebung von Gefühlen, z.B. im Rahmen einer Arbeitstherapie, wären Merkmale empirisch-analytischer Methodik.

Beispiele empirisch-analytischer Methoden in der Psychotherapie für Diagnostik und Therapie:

– kausal-lineare Deutung in der Psychoanalyse,
– klassische und operante Konditionierung in der Verhaltenstherapie,
– Üben, Werken, Arbeiten in der Kunsttherapie (der kreative Akt selbst entspricht aber wiederum vor allem der phänomenologischen Methode).

4. Die Hermeneutische Methode als wissenschaftstheoretische Leitlinie für Diagnose und Therapie der funktionellen Erkrankungen

Die hermeneutische Methode hat ihr unsterbliches Vorbild in Hermes, jenem Götterboten und Wegweiser, der den Menschen den Zugang zur dunklen Seite des Lebens, zur Unterwelt, zum Unbewußten, zum Undurchsichtigen und zur Sexualität erschließt; zur Welt, aus welcher aber auch das jeweils neue Wirk- und Wirklichkeitsprinzip hervorsteigen. Die Herkunft des Wortes Hermeneutik trägt in sich selbst eine spielerische Paradoxie wie Rombach ausführt. „Hermeneuma" bedeutet zunächst das Undurchsichtige, ja das Verschlossene und „hermeneuein" steht aber andererseits für Deuten, Auslegen, Verstehen und offenlegen. Gerade in dieser Paradoxie erscheint ein wesentliches Prinzip des Lebens, das, wie Seiffert anführt, zwar schon immer da war aber sich jeweils neu situationsspezifisch Ausdruck verleiht: Die Funktion.

Die Hermeneutik als Theorie und Praxis der Darstellung und Auslegung an sich „undurchsichtiger" Lebensbereiche findet schon bei Homer vorwissenschaftliche Verwendung, bei Aristoteles wissenschaftliche Anwendung und durch W. Dilthey (1894) Wiederbelebung in der Gegenwart. Schon Dilthey erkannte die Hermeneutik nicht nur als geisteswissenschaftliche Methode sondern auch als naturwissenschaftliche Methode und als notwendige Erweiterung zu der damals aufkeimenden Überbetonung der empirisch-analytischen Methode. Überall dort, wo der Gegenstand der Forschung eine eigene Geschichte hat und damit eine Zukunft bekommt, ist die aktuelle Darstellung dieses Gegenstandes Brückenschlag zwischen Vergangenheit und Zukunft und damit in seinem spezifischen Wesen an sich undurchsichtig; eben Funktion.

Unsere Sprache selbst ist auch genau diese Verbindung von undurchsichtiger Wirklichkeit des Lebens und sich zeigender Wirklichkeit. Sprache ist lebendige Funktion des Lebens. Sprache ist anders als die Schrift nur im Hier und Jetzt lebendig und kann auch nur im Hier und Jetzt, eben mit der hermeneutischen Methode erkannt werden.

Das Wesen der hermeneutischen Methode erschließt sich im geschlechtsbewußten denkenden und fühlenden Erkennen der aktuellen Situation der Welt und des Menschen über Verstehen, Auslegung, Interpretation und Applikation (Vogt, Lay).

Auch in der Wissenschaft verkörpert die hermeneutische Methode der Interpretation und Auslegung meist nur halbbewußt, meist zur Hälfte im Dunklen (unbewußt) ihre Wirkung. Auch wenn wir denken, wissenschaftliche Ergebnisse seien objektive Erkenntnisse, so bleiben es doch deren Interpretationen, d.h. deren subjektiven Anteile, die uns auch interessieren. Das tiefsinnige und charmante Wesen der hermeneutischen Methode als wissenschaftstheoretische Leitlinie, erschließt sich, wie es schon Platon erkannte, durch künstlerische und kritisch feinfühlige Verbindung von Geist und Sexualität. So entspricht der hermeneutischen Methode das Wirklichkeitsprinzip des Spieles, welches selbst wiederum, wie die Tiefenpsychologie uns lehrt, sein natürliches Vorbild im Liebesleben von Mensch, Tier und Pflanze kennt.

Wenn eine Wirklichkeitsdimension des Lebens wirklich das Spiel ist, so muß eine Erkenntnismethode des Lebens und der Wissenschaft auch Attitüden des Spiels beinhalten. Und gerade für jene Lebensdimension die wir „Spiel" nennen, ist die hermeneutische Methode die spezifische Erkenntnisform.

Funktionelle Störungen, wie die flüchtige vegetative Dysregulation, das ängstliche Erröten, oder die hysterische Konversion, sind ihrem zentralen Modus nach nur über hermeneutische Methoden zu erhellen. Jedenfalls können wir flüchtige funktionelle Störungen kaum über die empirisch-analytische Methode bestimmen, noch über die dialektische bewerten. Sie entspringen einem anderen Naturell und bedürfen so auch einer anderen Erkenntnis- und Behandlungsmethode. Herzhaft, fast flirtendes Einfühlen, mitspielendes Erkennen und schamhaftes Deuten eröffnen uns Einblick in die Dynamik funktioneller Störungen.

Funktionelle Störungen sind aus anthropologischer Sicht ja nicht nur Ausdruck, daß das Rollenspiel der Person oder das Rollenspiel bstimmter Organe gestört sei, sondern sind auch Ausdruck des Neubeginns einer zeitgemäßen Rollenidentität. So ist ein hysterischer Muskelkrampf nicht dialektisch zu werten und auch nicht über objektive Messung in seinem spielerischen Wesen zu erfassen, sondern menschlich ernsthaft nur in achtsam flirtender Zuwendung zu erkennen.

Beispiele hermeneutischer Methodik in den verschiedenen Psychotherapiekonzepten:

– Rollenspiel in der Gruppentherapie,
– achtsam herzhafte Deutung der tiefenpsychologischen Psychotherapie,
– expressive Kreativität in den verschiedenen Kunsttherapien,
– spielerische, paradoxe Intervention, dem Flirt vergleichbar.

Schluß

Der schulenimmanente Methodenstreit innerhalb der Psychotherapie führte stets gleichzeitig zur Aufspaltung in Schulen und Sparten, wie zu einer überregionalen Konsensfindung.

Die vier hier beschriebenen basalen Erkenntnismethoden der Menschheit und ihrer Wissenschaft – die hermeneutische, die empirisch-analytische, die dialektische und die phänomenologische Methode – sind vier komplementär einander bedingende Wege, sich der Wirklichkeit in uns und um uns auch im Krisenpunkt der Erkrankung, bewußt und reflektiert zu nähern. Der Weg der Erkenntnis wird gleichzeitig zum Weg der Therapie. Die hier getroffene spezifische Zuordnung von bestimmter Erkenntnismethode und bestimmter menschlicher Krankheitsdimension erscheint uns als zwar hilfreiche und gültige Reduktion der Wirklichkeit, aber stets nur als vorübergehende und vorläufige Fixierung statthaft.

Jede Methode für sich vermittelt einen gültigen Teilaspekt der Wirklichkeit. Die einseitige Überbetonung jeder Methode führt mit großer Wahrscheinlichkeit zu selbstgefälliger Isolation und zum Verkünden von Utopien. Der Phänomenologe, dem die empirisch-analytische Methode fehlt, wird zum weltfremden Phantasten und der Verfechter der empirisch-analytischen Methode, dem die hermeneutische mangelt, zum getriebenen humorlosen Arbeiter. Nach dieser schulenübergreifenden Reflexion der psychotherapeutischen Methoden scheint uns auch eine schulenübergreifende Konzeption der Psychotherapie selbst berechtigt. Jedenfalls ist die Forderung angebracht, daß jede psychotherapeutische Schule diese basalen wissenschaftstheoretischen Methoden in ihrer Methodenlehre zu berücksichtigen habe. Besondere Wertigkeit sehe ich selbst in der damit sich auch erschließenden Orientierung für die psychotherapiegemäße Selbsterfahrung.

Prüfungsfragen

1. Nennen Sie wissenschaftstheoretische Besonderheiten der Psychotherapie.
2. Erklären Sie an konkreten Beispielen, daß der Prozeß der Diagnose wie der Prozeß der Erkenntnisgewinnung von der Art der leitenden Methode sich als abhängig erweisen.
3. Beschreiben Sie spezifische Merkmale der phänomenologischen Methode.
4. Beschreiben Sie spezifische Merkmale der dialektischen Methode.
5. Beschreiben Sie spezifische Merkmale der empirisch-analytischen Methode.
6. Beschreiben Sie spezifische Merkmale der hermeneutischen Methode.

Literatur

1. Adler A (1914) Heilen und Bilden. Fischer, Frankfurt
2. Adler A (1973) Psychotherapie und Erziehung. Fischer, Frankfurt
3. Balint M (1986) Arzt – Patient – Krankheit. Klett, Stuttgart
4. Erikson EH (1973) Kindheit und Gesellschaft. Klett, Stuttgart
5. Freud S (1941) Abriß der Psychoanalyse. Imago, London
6. Freud S (1976) Das Unbehagen in der Kultur. Fischer, Frankfurt
7. Freud S (1978) Jenseits des Lustprinzips. Fischer, Frankfurt
8. Hahn P (1988) Ärztliche Propädeutik. Springer, Berlin
9. Heidegger M (1926) Sein und Zeit. Niemeyer, Tübingen
10. Husserl E (1939) Erfahrung und Urteil. Meiner, Hamburg
11. Jaspers K (1973) Allgemeine Psychopathologie. Springer, Berlin
12. Jaspers K (1958) Von der Wahrheit. Piper, München
13. Lay R (1973) Grundzüge einer komplexen Wissenschaftstheorie. Knecht, Frankfurt
14. Jung CG (1975) Über Grundlagen der Analytischen Psychologie. Fischer, Frankfurt
15. Piaget J (1973) Erkenntnistheorie und Wissenschaft vom Menschen. Ullstein, Frankfurt
16. Pieringer W (1988) Eine anthropologische Krankheitsordnung. Ärztl Praxis und Psychother 10H (5–6): 37–42
17. Pieringer W, Verlic B (1990) Sexualität und Erkenntnis. Leykam, Graz
18. Platon (1958) Symposion. Reclam
19. Rombach H (1983) Welt und Gegenwelt. Herder, Basel
20. Seiffert H (1991) Einführung in die Wissenschaftstheorie. Beck'sche Reihe, München
21. Strotzka H (1983) Was hilft in der Psychotherapie. Ärztl Praxis und Psychoth 2(5)
22. Vogt R (1979) Wissenschaftstheoretische Leitlinien und ihre Bedeutung für die Psychosomatische Medizin. In: Hahn P (Hrsg) Die Psychologie des 20. Jahrhunderts, Bd IX. Kindler, Zürich
23. Weizsäcker V (1973) Der Gestaltkreis. Suhrkamp, Frankfurt
24. Wyss D (1986) Erkranktes Leben – Kranker Leib. Vandenhoeck & Ruprecht, Göttingen

Kapitel 5

Wissenschaftstheoretische Grundlagen der Psychotherapie

K. Buchinger

1. Wozu Wissenschaftstheorie der Psychotherapie? Nur Fragen, keine Antwort

Wäre ich Leser des vorliegenden Lehrbuches, ich hätte wenig Bedarf nach Theorie über die darin ausgebreiteten Theorien. Deren Vielfalt reichte aus, meinen Wissenschaftsdurst vorläufig zu stillen oder mich zu verwirren. Es sei denn ...

Nein, zunächst gäbe es kein „Es sei denn", weil ein Schwindel im Titel meine Abneigung weiterzulesen unterstützt. Als aufmerksamer Leser, zumindest der Inhaltsangabe des Buches, wüßte ich bereits, daß es *die* Psychotherapie nicht gibt. Zwar kann man eine allgemeine Definition von Psychotherapie erfinden, erlernt und lege artis praktiziert wird Psychotherapie aber immer als schulgebundenes Verfahren, als Psychoanalyse, Gestalt-, Verhaltens-, systemische, Gesprächs-, Körper-, usw. -therapie; und die meisten dieser Schulen beanspruchen, auf einer wissenschaftlichen Grundlage zu stehen (was ist das?).

Aus dieser Vielfalt führt keine Bemühung heraus. Die Versuche, aus den bestehenden Schulen die brauchbarsten Elemente (welche?) auszuborgen und in einem eigenen Verfahren zu integrieren, führen bestenfalls zu zusätzlichen, mit dem Etikett *„Eklektizistische Psychotherapien"* versehenen Richtungen. Ebenso fügen die Bemühungen, das Gemeinsame (was ist das?) oder das Wesentliche (was?) aller psychotherapeutischen Verfahren zu einer allgemeinen übergeordneten Sicht zu vereinen, den bestehenden Schulen bloß eine weitere hinzu, deren Besonderheit die integrative Besserwisserei ist. Sie schließt eine Etage höher an die Frühzeit der Psychotherapie an, als jede der wenigen Schulen meinte, die „wahre" Psychotherapie zu sein – ein absurder Anspruch, der immer wieder begraben, dennoch immer wieder in neuem Gewand aufersteht. Es bleibt nicht aus, daß der Versuch unternommen wird, das „übergeordnete", „integrative" Verfahren mit den anderen, denen es sich überordnet, zu vergleichen, um aus dem Vergleich eine neue „übergeordnete" Sicht entfalten zu können.

Gegen die Vielfalt ist kein Kraut gewachsen. Gegen den Versuch, sie hierarchisch vereinheitlichen zu wollen, auch nicht. Bloß daß dieser Versuch zum Scheitern verurteilt ist. Zu sehr haben sich die einzelnen Schulen der Psychotherapie zu in sich differenzierten eigenen Welten entfaltet. Welche anderen Möglichkeiten gibt es, Einheit in der Vielfalt wahrzunehmen? Vielleicht *schulübergreifende Kooperation*, patientenbezogen?

Die Sache ist also kompliziert und unüberschaubar genug, um nicht zu sagen komplex. (Man weiß z.B. nicht, wozu die reflektierende Beschäftigung mit ihr führen kann.) Wozu noch eine Theorie über alles – wenn sie nicht einmal den Vorteil hat, ein neues psychotherapeutisches Verfahren zu begründen? Und wenn sie vorgibt, *die* Psychotherapie zum Gegenstand zu haben?

Es sei denn: wissenschaftstheoretische Überlegungen könnten helfen, das Gebiet übersichtlicher erscheinen zu lassen. (Gibt es eine Einheit in der Vielfalt über den Weg der Theorie?) Doch auch diese Hoffnung (und damit meine Hoffnung, gelesen zu werden) fürchte ich, enttäuschen zu müssen. Denn der Leser, dem ich danke, daß er bis hierher zu folgen geneigt war, wird schon geschlossen haben: Wenn es nicht *die* Psychotherapie gibt, warum soll es dann *die* Wissenschaftstheorie geben? Ist nicht zu vermuten, daß hier auch die verschiedensten Ansätze entwickelt werden? Es ist eigenartig: Der Versuch, wissenschaftliche Theorien und die durch sie fundierte Praxis zu beobachten und selbst wissenschaftlich zu erfassen – vielleicht zum Zwecke besserer Orientierung in und zwischen ihnen – vervielfältigt das Problem, das er bewältigen möchte. Statt besserer Orientierung entsteht ein zusätzlicher Orientierungsaufwand, um sich nunmehr in und zwischen den Orientierungshilfen orientieren zu können.

Da ist noch eine Frage. Ist es überhaupt Aufgabe einer Wissenschaftstheorie, Orientierungshilfe in den Wissenschaften, die Gegenstand ihrer Theorie sind, zu leisten? Ist es nicht eher ihre Aufgabe, die Wissenschaftlichkeit ihres Gegenstandes nachzuweisen, eine Art gehobener Selbstverteidigung des Gegenstandes gegenüber der Konkurrenz? (In diesem Sinn müßte jede psychotherapeutische Schule ihre spezielle Wissenschaftstheorie hervorbringen. Wenn es allerdings um bessere Übersicht über das ganze Gebiet mit all seinen Schulen gehen soll, dann stellt sich die Frage noch einmal, ob dies durch Theorie, durch Wissenschaftstheorie möglich ist. Ist die *Einheit in der Vielfalt* vielleicht nur in der Praxis zu erreichen – als Kooperation konkurrierender, einander widersprechender Schulen? Könnte Wissenschaftstheorie in diesem Kontext *Theorie solcher Praxis* sein – einer Praxis, die deshalb nach Theorie verlangt, weil es praktisch dazu keine Vorbilder und keine Erfahrungen gibt, und weil die schulgebundene Sozialisation dazu in scharfem Gegensatz steht?) Oder ist es vielleicht Aufgabe der Wissenschaftstheorie, an ihren Gegenstandsbereich, der beansprucht, Wissenschaft zu sein, Fragen zu stellen, die ihn veranlassen, sich weiter zu entwickeln – Fragen also, denen es weniger auf ihre Beantwortung als auf diesen Entwicklungsprozeß ankommt? Ist es zumutbar, gewappnet mit diesen Fragen, weiterzulesen?

2. (Wissenschaftliche) Theorien sind Landkarten (bestenfalls), nicht die Landschaft

Wieso kommt es überhaupt dazu, daß es so viele Theorien gibt (auch Theorien über Theorien sind Theorien) und kein verläßliches Kriterium ihrer Wahrheit?

Das sind zwei Fragen. Zur ersten davon. Vielleicht gibt es deshalb so viele Theorien, weil sie so etwas darstellen wie Landkarten. Das ist natürlich nur ein Bild – noch dazu eines, das die Theorien, über die es etwas aussagen will, genausowenig abbildet, wie eine wirkliche *Landkarte* die Landschaft. Aber es hilft, einige Aspekte der Theorie verständlich hervorzuheben. Es sei daher etwas genauer beleuchtet. Wir sprechen also von Landkarten und meinen wissenschaftliche Theorien:

1. Landkarten für sich genommen, ergeben keinen Sinn, man kann sie nicht einmal lesen. Sie haben nur Sinn und Bedeutung in Relation zur Landschaft, die sie „abbilden", aber nicht sind. Und man kann sie nur lesen, wenn man eine Ahnung hat von Landschaft, wenn man schon in einer Landschaft war.

2. Sie dienen der Orientierung in der Landschaft, aber sie ersetzen sie nicht. D.h. sie ersparen es nicht, die Landschaft – die uns trotz Landkarte solange unbekannt bleibt, bis wir uns in sie begeben – zu betreten und uns darin life noch einmal zu orientieren. Dabei helfen sie. Tun sie das nicht, so muß man neue zeichnen, welche diese Funktion erfüllen.

Es ist auch klar, daß Landkarten erst erstellt werden können, nachdem Landschaft ohne sie betreten wurde. Dann helfen sie, die Landschaft weiter zu erkunden und mit jeder genaueren Erkundung kann man detailliertere Karten zeichnen, die weitere Erkundungen möglich machen, usw. Ungenaue oder „falsche" Landkarten können ebenso helfen, wertvolle Entdeckungen zu machen (z.B. Amerika zu entdecken auf dem vermuteten Seeweg nach Indien) wie richtige.

3. Landkarten sind also nicht mit der Landschaft zu verwechseln. Man kann auf ihnen nicht gehen, bzw. geht man auf ihnen, so kommt man bestenfalls über die Landkarte und nie durch die Landschaft. (Personen mit viel Landschaftserfahrung und Phantasie und guter Kartenkenntnis mag es genügen, eine Karte zu studieren, um sich in die Landschaft versetzt zu fühlen, obwohl sie im Lehnsessel ruhen.)

4. Heutige Landkarten haben wenig Ähnlichkeiten mit der Landschaft. Sie bilden die Landschaft nicht wirklich so ab, wie das Modell eines Hauses das Haus abbildet. Sie sind Modelle eigener Art, deren Übersetzung nicht nur im Maßstab ihrer Darstellung liegt, sondern vorwiegend in ihrer Verwandlung der (schwerer handhabbaren) Realität in (leichter handhabbare) Zeichen und in geregelte Formen ihrer Verbindung.

Die Zeichen bilden nicht wirklich ab, was sie bezeichnen, ihre Verbindungen sind nicht die Verbindungen der Landschaft – sie stellen in ihr Verbindungen her, mögliche Wege der Erfahrung life. Damit die Landkarten ihre Orientierungsaufgaben erfüllen können, bedarf es der Rückübersetzung der Zeichen, während man sich life durch die wirkliche Landschaft bewegt.

5. Die zugrundeliegenden Annahmen über die Realität der Landschaft müssen gar nicht „stimmen", damit im Resultat eine für die Orientierung brauchbare Landkarte entsteht. (Das ptolemäische Weltbild hatte die Vorstellung, die Erde sei eine Scheibe, an deren Rand man Gefahr laufe, herunterzufallen und dennoch wurden nach dieser *Theorie* Seekarten gezeichnet, die halfen, sich gut zu orientieren. Das Freudsche Modell von „Es", „Ich", „Überich" und der Energieverbindung zwischen diesen seelischen Instanzen beruht auf einem Gedankenmodell, das der Konstruktion der Dampfmaschine zugrundegelegen hat, dem man wohl keine Ähnlichkeit mit seelischen Prozessen zusprechen wird, und dennoch kann man mit ihm erfolgreich und professionell therapieren usw.)

6. Je nachdem, welchem Zweck die Verzeichnung einer und derselben Landschaft auf einer Landkarte dient, wird diese anders aussehen. Wanderkarte, Autokarte, Flugkarte werden sich voneinander erheblich unterscheiden, auch wenn manche Grundzüge gleich sind. Landschaftskarte, politische Karte, Karte der Bodenschätze, der Ernährungsverhältnisse, der Bevölkerungsdichte sind verschieden, obwohl sie dasselbe Gebiet darstellen. (Man möge sich enthalten, 1:1 Zuordnungen psychotherapeutischer Schulen zu dem Gesagten vorzunehmen. Etwa, daß die Psychoanalyse Wanderkarten erstellt, nach denen Psychoanalytiker und Analysand per pedes die Landschaft mit allen sinnlichen Details erleben; daß Verhaltenstherapeuten die kürzeste Strecke auf ihrer Autokarte erkunden, um den Patienten von einem Punkt zum anderen flitzen zu lassen; daß systemische Therapeuten dem Patienten aus ihrem Flugzeug einen erleichterten Überblick auf die Landschaft erlauben, um den durch dieses Erlebnis von oben derart Gestärkten mit der Flugkarte zum Selbststudium nach Hause zu schicken.)

7. Hat man sich in einer Landschaft gut orientiert, so merkt man oft nicht, daß man eine Landkarte im Kopf hat: Immer wenn man einen Weg vor sich hat, ist die Umgebung, sind die Abzweigung und das Netz von Wegen, mit denen er verbunden ist, in Latenz präsent, ohne daß dies besondere Aufmerksamkeit verlangen oder gar wahrgenommen würde. Man merkt es nur daran, daß die Orientierung funktioniert.

Soweit eine Idee zur ersten Frage, warum es so viele Theorien gibt. Damit die vorhin als zweite gestellte Frage einen Sinn gibt, will ich sie neu formulieren, und dann mit einer Bemerkung versehen: Warum sind wir derart begierig nach einem verläßlichen Kriterium der Wahrheit von Theorien? Wenn diese doch Konstruktionen zur Bewältigung bestimmter praktischer Probleme darstellen? Weil wir meinen, diese besser lösen zu können mit „wahren" Theorien – obwohl wir wissen, daß es nicht um „Wahrheit" sondern um Orientierungshilfe geht?

Warum haben wir den unerfüllbaren Wunsch – um in unserem Bild zu bleiben – daß die Landkarte die Landschaft pur präsentiert, fast möchte ich sagen: daß Landschaft und Landkarte sich decken, daß diese zur Landschaft wird? Um risikolos über die Landkarte, statt mit einigem Risiko durch die Landschaft gehen zu können? Und wenn schon nicht die Landkarte uns diesen Wunsch erfüllen kann, dann vielleicht die Meta-Landkarte? Wenn schon nicht die Wissenschaft, dann die Wissenschaftstheorie? Aber Wissenschaftstheorie ist auch nur Theorie, für die alles Gesagte gilt.

Vielleicht ist Wahrheit kein Begriff, der auf Theorien anwendbar ist. Vielleicht ist es ausreichend, von Theorien Richtigkeit zu erwarten im Sinne der Brauchbarkeit von Landkarten: Man kann sich nach ihnen richten, um so, auf eigenes Risiko durch die Landschaft gehend, deren Wahrheit zu erfahren, die möglicherweise zu einem Teil darin liegt, daß man durch sie gehen kann, die also in unserem Gehen durch Landschaft liegt. Vielleicht ist Wahrheit eine Kategorie der Erfahrung und der Praxis, mehr als der Theorie?

Vielleicht ist der Wunsch nach „vollkommener" Übereinstimmung der Theorie mit der Realität, also nach Wahrheit in der Theorie, der Niederschlag einer sehr technisch orientierten Vorstellung von Praxis und Erfahrung, einer Vorstellung, die sich das Risiko und Abenteuer der Praxis, d.h. die sich die Praxis ersparen möchte. Statt Praxis, technische Konstruktion nach dem Motto: Wenn ich das absolut korrekte Konstruktionsprinzip (in diesem Sinn theoretische Wahrheit) habe, dann kann ich alles gefahrlos machen.

Das eigenartige ist, daß dieser ins Technische gebrachte Wunsch der Übereinstimmung von Denken, Handeln und Realität solcher Übereinstimmung nicht gerade förderlich erscheint; vielmehr der Theorie den Vorzug über die Praxis, und der Technik, für die alles zum Material ihrer Konstruktionen wird, den Vorzug über die Einheit von Handeln und Realität gibt.

Ich weiß, das ist sehr vage formuliert, aber ich will dennoch etwas hinzufügen: Vielleicht ist Wahrheit in der Theorie nur durch (theoretisch zum Ausdruck gebrachten) Verzicht auf Wahrheit in der Theorie zu erreichen? Theorien wären dann weniger Bedienungsanweisungen zum technischen Gebrauch der Realität, als vielmehr Handlungsanweisungen, die keine sind. Rätsel, die zwar nicht durch Nachdenken lösbar sind, aber das Handeln verändern, Strudel, die den, der ihnen nahekommt, hineinziehen, unter die Oberfläche, die er beobachten wollte, und die ihn nur dann lebend wieder herausgeben, wenn er nicht versucht, gegen ihren Sog anzukämpfen. „*Aporetik*" hat die Philosophie das von jeher genannt.

3. Die Wissenschaft und ihr Gegenstand. Die Wissenschaftstheorie und ihr Gegenstand

3.1 Die Gegenstände der Psychotherapie – naiv gesehen

Wir fragen weiter, was das bisher Gesagte für Psychotherapie und Wissenschaftstheorie der Psychotherapie bedeutet.

Wenn wir bei unserem Bild bleiben, daß die Wissenschaft eine Landkarte (oder ein Atlas, ein Set von Landkarten) ist und ihr Gegenstand die

Landschaft (oder Länder), was heißt das in unserem Zusammenhang? Wir müssen uns fragen, was in der Landschaft los ist, was Gegenstand der Psychotherapie ist, um zu wissen, was auf die Landkarte gehört. Es wird nicht weiter überraschen, daß es auf diese Frage viele Antworten gibt.

Die naheliegende Antwort lautet, Gegenstand der Psychotherapie ist der seelisch leidende Mensch, der Patient. Schließlich wird er in der Psychotherapie behandelt. Demnach wären die Landschaft die menschliche Psyche, ihre Leiden und Störungen. Die dazugehörige Landkarte bestünde in entsprechenden Theorien über normales und gestörtes Seelenleben.

Aber wir wissen nicht einmal, was die beanspruchte *Wissenschaftlichkeit der Theorien* ausmacht. Ist es ihre empirische Überprüfbarkeit? Wenn ja, dann ergibt sich die weitere Frage danach, was hier als *Empirie* gilt? Wie kann die pränatale Psychologie empirisch vorgehen, wie kann die Lehre von unbewußten Prozessen empirisch überprüft werden? Die Phänomene des Seelenlebens lassen sich wohl nicht so erfahren, wie ein fallender Stein, oder wie eine Mikrobe unter dem Mikroskop, sondern nur von innen, oder aufgrund eigenen Seelenlebens.

Auch wenn sich klar feststellen ließe, was Empirie im Psychischen bedeutet, müßten wir z.B. klären, ob empirische Überprüfung Verifikation der Theorie bedeutet oder ihre Falsifizierbarkeit? Also ob es um den Wahrheitsanspruch der Theorie geht, oder um ihre definierte Brauchbarkeit, d.h. ihre Brauchbarkeit und deren Grenzen. Wenn die Wissenschaftlichkeit der Theorien aber nicht durch Empirie absicherbar sein sollte, wodurch sonst? Durch ihre innere Konsistenz oder Vollständigkeit? Und wenn ja, heißt Konsistenz Widerspruchsfreiheit, oder mehr das Begreifen und Verbinden der Widersprüche usw.? Und was heißt Vollständigkeit? Wo hört das Seelenleben auf? Ist Seelenleben „Innerpsychisches" losgelöst von allem, was mit Beziehung zu anderen Menschen, Gruppen, Systemen wie Organisationen, bzw. der Gesellschaft zu tun hat?

Also abgesehen davon, daß wir nicht wissen, was die Wissenschaftlichkeit der Theorie ausmacht, erheben sich gravierendere Einwände gegen die schon versuchte einfachste Antwort auf die Frage, was in der Landschaft Psychotherapie los ist, und was daher auf die Landkarte „Psychotherapeutische Wissenschaft" gehört.

Ein Einwand lautet, daß es zwar zur Wissenschaftlichkeit jeder Psychotherapie gehören wird, über eine wissenschaftliche Theorie des Gegenstandes des jeweiligen Verfahrens zu verfügen, daß es aber nicht so eindeutig ist, was diesen Gegenstand jeweils ausmacht. Es fragt sich, ob die Auffassung, Gegenstand der psychotherapeutischen Behandlung sei das Seelenleben des Individuums, nicht aus verschiedenen Gründen zu kurz greift.

Wir kennen psychotherapeutische Methoden, deren Anspruch es nicht ist, den einzelnen, leidenden Menschen, sondern ganze soziale Einheiten zu behandeln (was wiederum nicht heißen muß, daß es nicht Ziel aller Psychotherapien ist, seelisches Leid zu verringern, oder gar zu beheben). So „behandeln" die meisten Paar-, Familien-, systemischen und manche Gruppentherapien (gruppenanalytische Verfahren z.B.) weniger die Leidenszustände der in Therapie befindlichen Personen, als sie vielmehr in die Dynamik sozialer Systeme intervenieren.

Es gilt also, eine erste Erweiterung vorzunehmen: Gegenstand psychotherapeutischer Behandlung ist nicht nur der einzelne seelisch leidende Mensch, sondern auch das leidende Paar, die Familie, andere definierbare Gemeinschaften und soziale Systeme, soweit sie einen nachweisbaren direkten Einfluß auf das seelische Befinden und die seelische Struktur des Menschen ausüben, und soweit sie durch methodisch gezielte Interventionen eines Professionellen beeinflußbar sind. Organisationen gehören z.B. dazu, auch wenn sich das in der psychotherapeutischen Wissenschaft vielleicht deshalb noch nicht so recht herumgesprochen hat, weil eine nicht unberechtigte Sorge besteht, das was traditionell als der „unmittelbare" Gegenstand der Behandlung gegolten hat, aus den Augen zu verlieren. (Wir werden gleich sehen, daß diese Sorge sehr berechtigt ist, weil bei genauerem Hinsehen das Individuum als Gegenstand der Behandlung auch dort zurücktritt, wo es als primärer Gegenstand der Behandlung gilt.)

Es gibt also verschiedene therapeutische Schulen, deren Gegenstand der leidende einzelne Mensch ist. Schon in dieser naheliegenden Auswahl *eines „Behandlungsgegenstandes"* unter vielen, gibt es je nach Schule unterschiedliche wissenschaftliche Theorien über das menschliche Seelenleben, seine Entwicklung, Struktur, Dynamik und seine Störungen und Krankheiten. Schon hier gibt es Vielfalt.

Und es gibt therapeutische Schulen, deren Gegenstand die oben erwähnten sozialen Systeme sind. Auch hier gibt es Vielfalt und Bewegung, ja es scheint, als würde sich ein Großteil der relevanten Weiterentwicklung psychotherapeutischer Theorie und Technik heute hier abspielen.

Zur Vielfalt: Nicht nur finden wir die unterschiedlichsten Behandlungsgegenstände vom Paar, über die Gruppe und die Familie, zu größeren Netzwerken wie Gemeinden und solchen sozialen Systemen, die nicht quasi naturwüchsig entstanden sind, sondern abstraktere Konstruktionen menschlichen Geistes darstellen, wie Organisationen. Je nach Schule finden wir auch hier andere Definitionen des jeweiligen Behandlungsgegenstandes. So stellt sich der psychoanalytischen Paar- bzw. Familientherapie das Paar und die Familie als etwas anderes dar als der systemischen Therapie. Die Konzepte der *Einzeltherapie in der Gruppe* haben eine andere Theorie der Gruppe entwickelt als solche gruppentherapeutische Schulen, welche die Gruppe als Ganzes behandeln, und wiederum anders sieht es in der *Gruppenanalyse* aus, welche im Individuum die Gruppe und in der Gruppe das Individuum gespiegelt sieht (alles brauchbare Landkarten, die unterschiedlichen Arten der Bewegung durch die Landschaft dienlich sind).

Schließlich zeichnet sich, wie gesagt, eine Tendenz ab, soziale Systeme, die als gestört angesehen werden und der therapeutischen Behandlung zugänglich erscheinen, nicht auf die soeben genannten zu beschränken, sondern auch *Organisationen* bzw. Organisationseinheiten dazuzuzählen. Man beginnt genauer Kenntnis darüber erlangen, wie Organisationen – analog zu Familien, aber in ihrer Eigendynamik nicht mit diesen zu verwechseln – psychische Störungen bei einzelnen Personen hervorrufen. Aus der individuumsbezogenen Sicht sind diese die „Kranken", aus der systembezogenen Sicht sind sie *Symptomträger* eines nicht so leicht faßbaren strukturellen Problemes oder Widerspruches. Das Verhältnis solcher organisatorischer Widersprüche zu dem, was im psychotherapeutischen Sinn „Störung" genannt wird, ist in diesen, erst nach und nach der therapeutischen Aufmerksamkeit zugänglich gemachten *„Behandlungsgegenständen"* noch komplizierter als in den kleineren, personenbezogenen Systemen, wie Paaren und Familien. Doch darauf brauchen wir im vorliegenden Zusammenhang nicht eingehen. Es genügt, wenn wir festhalten: Sogar wenn Zielsetzung der Psychotherapie die Verminderung seelischen Leidens sein soll, so heißt das nicht, daß Gegenstand der Psychotherapie (*„Behandlungsgegenstand"*) immer der einzelne seelisch leidende Mensch sein muß. Denn wenn sein seelisches Leiden als Ausdruck und Niederschlag eines gestörten sozialen Systems, also eines Paares, einer Familie, einer Organisation verstanden werden kann, dann ist es auch möglich, daß Systeme dieser Art Gegenstand der Behandlung sind, und daß die Behebung von deren Störung zum Verschwinden der Störung des einzelnen Menschen führt.

3.2 Gegenstand der Psychotherapie, weniger naiv gesehen: Die Behandlungsbeziehung

Hat man einmal akzeptiert, daß Gegenstand der Psychotherapie nicht nur das Individuum ist, dann stellt sich die vielleicht heiklere Frage, was denn in der Psychotherapie *„behandeln"* heißt. Die im Laufe der Entwicklung der Psychotherapien „neu" hinzugekommenen *„Behandlungsgegenstände"* zwingen, die Frage in einer Weise zu stellen und zu beantworten, die sehr konsequenzenreich ist: Von den „Systemen" als Behandlungsgegenständen ausgehend, führt die Beschäftigung mit dieser Frage rückwirkend dazu, daß sich die Vorstellung vom Individuum als Behandlungsgegenstand auflöst – ja daß sich allgemein die naive Vorstellung von einem Gegenstand, der behandelt wird, verflüchtigt. Damit werden auch gängige Vorstellungen von dem, was psychotherapeutische Wissenschaft sein kann, in Frage gestellt.
Festgehalten, auch wenn wir ganz harmlos beginnen:

Daß man einzelne Personen behandeln kann, scheint einsichtig. Jeder war einmal beim Arzt und hat ein Medikament, eine Spritze usw. bekommen. Aber wie kann man Systeme behandeln? Hat schon jemals ein Paar als Paar, eine Familie als Familie, eine Organisation als Ganze eine Spritze bekommen? Oder kann man vielleicht doch wieder nur die einzelnen Mitglieder eines solchen Systems behandeln, und nicht das System als Ganzes?

Eines scheint zumindest klar: Wenn man ein soziales System „behandeln" kann, dann nicht so wie man eine Einzelperson behandelt. Aber wie sonst?

Und wie behandelt man denn in der Psychotherapie eine Einzelperson? Kann man den Begriff der Behandlung aus der Medizin ungeprüft übernehmen und auf die Psychotherapie übertragen?

Die Antwort, mit der sich die Einzelperson als Gegenstand psychotherapeutischer Behandlung leider auflöst, lautet: Nein, man kann nicht! Nicht einmal die Analogie, in der Freud die Psychoanalyse mit der *Chirurgie* verglichen hat, hält.

Sehen wir uns kurz an, wie es Freud mit dieser Analogie ergangen ist, so können wir exemplarisch die Dramatik nachvollziehen, in der sich der Gegenstand der Psychotherapie bereits zu Beginn ihrer großen Karriere verwandelt hat, ohne daß dies die längste Zeit gebührend wahrgenommen wurde.

In seinem Vergleich der psychoanalytischen Behandlung mit der Chirurgie meinte Freud anfänglich, daß der Analytiker mit dem *Wort als Skalpell* dem Patienten so etwas wie ein Geschwür aus der Seele operiere. Das Geschwür sei das verdrängte traumatische Erlebnis, das seinen störenden Einfluß auf den Rest des Seelenlebens geltend mache. Alles natürlich ein Bild (eine vage Landkarte), aber als solche legt es sowohl das theoretische Verständnis des seelischen Problems wie auch die Methode seiner Behandlung fest: Der Patient ist Objekt der Seelenbehandlung, die an ihm zu seinem Wohl vorgenommen wird.

Am ehesten trifft diese Analogie für die Zeit zu, als Freud seine Patienten in Hypnose behandelte. Als Freud sich von dieser Methode abwendete – wohl deshalb, weil ihm bei dieser Art von Eingriff der Patient vielleicht doch zu sehr zum passiven Objekt der Behandlung wurde, und weil sich herausstellte, daß die fruchtbaren Behandlungsergebnisse nicht immer von Dauer waren – führte er die „Operation", um im Bild zu bleiben, sozusagen ohne Narkose durch. Der Patient sollte sich sein Geschwür bei Bewußtsein herausoperieren lassen. Suggestion, handfester Druck auf den Kopf, Befehle, sich doch an das Verdrängte zu erinnern, kennzeichneten dieses Vorgehen.

Zu seinem Leidwesen mußte Freud feststellen, daß die Patienten sich so nicht operieren ließen. Er beklagt sich in Briefen darüber, daß die Patienten, anstatt sich zu erinnern und so die Neurose aufzulösen, diese vielmehr in verstärkter Neuauflage in der Behandlungssituation, in der Beziehung zum Behandler wieder erlebten. Wie peinlich, wenn man bei der ersten Landkarte (seelische Chirurgie) bleiben würde: Wie peinlich, das Geschwür unter den Händen des Chirurgen wachsen zu sehen, statt daß es schwindet.

Was tut Freud? Er revidiert die Landkarte, die er als Orientierungshilfe für die Behandlung entworfen hatte. Er tut dies allerdings, wie manche meinen, nicht radikal genug. Er wechselt den Fokus der Behandlung. Der „Eingriff" findet nicht mehr direkt ins seelische Geschwür statt – weil das eben nicht geht, weil die Seele kein, auch mit dem noch so feinen Skalpell des Wortes operierbares Organ ist. Und weil das Wort kein Skalpell ist, sondern Element menschlicher Kommunikation, menschlicher Beziehung.

Bekanntlich stellt Freud seither die in der Behandlungsbeziehung auftretenden Beziehungsphänomene *Übertragung, Gegenübertragung und Wider-*

stand ins Zentrum der Behandlung. Es geht nicht mehr primär um das Hervorrufen von Erinnerung, sondern um die professionelle Gestaltung der therapeutischen Beziehung. Die Kunstfertigkeit therapeutischer „Eingriffe" zielt nicht mehr *direkt* in die kranke Seele (das hat sich als unmöglich herausgestellt), sondern in die therapeutische Arbeitsbeziehung. Es geht um Hervorrufen und Auflösen der Übertragungsneurose, Bearbeitung von Widerstand, Analyse der Gegenübertragung. Mit diesem genialen Dreh, welcher die Geburtsstunde der Psychoanalyse darstellt, ist der *„Behandlungsgegenstand"*, genau genommen, nicht mehr der seelisch kranke Mensch, sondern die therapeutische Beziehung (also ein soziales System, das zum Zwecke der Behebung von seelischer Störung hergestellt wird).

Das Erleben im *Hier und Jetzt* der analytisch gestalteten Beziehung heilt – zur Not auch ohne Erinnerung, diese ohne jene Beziehung hingegen vermehrt bestenfalls irgendeine Art von „Wissen" über die Person und ihre Neurose, heilt sie aber nicht.

3.3 Was heißt Behandeln in der Psychotherapie (und was Wissen und Forschen)?

Damit hat sich die Vorstellung nicht nur vom Behandlungsgegenstand verwandelt, auch die von *Behandlung*. Es steht nicht mehr ein Behandler seinem Gegenstand gegenüber, in den er Eingriffe vornimmt. Wenn Gegenstand der Behandlung stattdessen die Behandlungssituation selbst ist, also die Beziehung zwischen Therapeut und Patient: Wie kann der Behandler einen „Gegenstand" behandeln, in dem er selbst enthalten, von dem er selbst ein Teil ist? Ist das überhaupt möglich? Nicht in der traditionellen Vorstellung von Behandlung.

Man ist hier angehalten, die *mechanistische Vorstellung von Behandlung* aufzugeben, und durch eine andere zu ersetzen, die wir zwar alle kennen (aus der alltäglichen Kommunikation, aus dem Leben), die wir aber nicht gewöhnt sind, als wissenschaftlich fundierte, technisch ausgearbeitete Methode zu verstehen – sogar dann, wenn wir sie z.B. als Psychoanalytiker verwenden.

Beitrag der Wissenschaftstheorie kann es sein, auf einer Metaebene begrifflich klar zu machen, was methodisch in der Psychotherapie geschieht, damit es besser geschehen kann, weil man besser versteht, was man tut. Das sei zum Abschluß anhand eines inzwischen vielfach verwendeten Modells von Heinz von Förster versucht. In diesem Modell fassen wir zusammen, was unsere wissenschaftstheoretische Auffassung von Psychotherapie ist, indem wir sie ihrem „Gegenteil" gegenüber stellen.

Von Förster vergleicht ein mechanistisches Modell mit einem nicht mechanistischen, wie es psychotherapeutischem Tun zugrunde liegt. Er nennt jenes das Modell der *Trivialen* und dieses das der *Nicht-Trivialen Maschine*. Wir sind in unserem Denken häufig in dem mechanistischen Modell der *Trivial-Maschine* auch dann befangen, wenn wir nicht nach ihm handeln. Genausooft ist es auch umgekehrt, wir handeln nach ihm, denken aber anspruchsvoller. Meist wechselt beides miteinander ab.

Die Triviale Maschine

Man denke sich eine wirkliche Maschine, etwa ein Auto. Sie ist dadurch gekennzeichnet, daß sie aus von einander isolierbaren Teilen besteht, die in eindeutiger, funktionaler Weise zu einem bestimmten definierten Zweck miteinander verbunden sind.

- Ihr Zusammenspiel gestaltet sich nach dem Prinzip der Kausalität. Eine bestimmte Ursache (das Drehen des Zündschlüssels) setzt einen Mechanismus in Gang, der die erwünschte Wirkung hervorruft. Das Auto bewegt sich, wie vorhergesehen, vorausgesetzt, nichts ist kaputt, kein Rädchen locker, und vorausgesetzt, ich habe den richtigen Knopf gedrückt, die richtige Ursache gesetzt.
- Die Wirkung ist eindeutig, vorhersehbar, wiederholbar. So sehr wir als Menschen Spontaneität schätzen mögen, in ein Auto, das sich bei jedem Start auf überraschende Weise anders verhält, würden wir nicht gerne steigen. Bzw. wir würden es zur Reparatur bringen.
- Wir gehen in der Trivial-Maschinen-Vorstellung davon aus, daß es eine „Wahrheit" der Maschine gibt, ein richtiges Set von Funktionsweisen, entsprechend dem klar durchschaubaren Bauplan der Maschine. Abweichungen werden als Fehler gesehen, und bedürfen der Korrektur. Beurteilungskriterien der Reaktionen oder Verhaltensweisen sind: richtig oder falsch.
- Weil die Maschine durch die Kenntnis ihrer Teile und deren Zusammensetzung theoretisch zur Gänze durchschaubar und praktisch beherrschbar ist, gibt es einen *Expertenstatus durch Wissen.* Je nach dem Ausmaß des Wissens und seiner praktischen Anwendbarkeit, bin ich Experte unterschiedlichen Grades. Kann ich schalten usw., dann bin ich in der Lage, das Auto zu fahren; weiß ich auch Bescheid über die Zusammensetzung der Teile und beherrsche diese, so bin ich Mechaniker, kann ich einen Bauplan der Zusammensetzung herstellen, bin ich vielleicht Autokonstrukteur.
- Wichtig hinsichtlich Zweck und Steuerbarkeit der Maschine ist für den Steuernden das Resultat, nicht der Prozeß, der zu ihm führt: Wenn ich mir bei jeder Inbetriebnahme meines Autos erst seine Zusammensetzung und alle Abläufe unter der Motorhaube vergegenwärtigen müßte, bevor ich losfahre, so wäre das sehr mühsam, bzw. viele Menschen könnten dann gar nicht losfahren. Wichtig ist, daß ich die richtigen Griffe beherrsche.
- Ein letztes wesentliches Kriterium für den Umgang mit einer Trivial-Maschine besteht darin, daß ich als Steuernder (auch wenn ich noch so fest im Auto sitze) nicht Teil der Maschine bin, die ich steure. (Ich würde mich sehr bedanken, wenn der Mechaniker mich beim Service auffordern würde, im Wagen zu bleiben, weil er mich gleich mit serviciert.)
- An diesem Modell der Trivial-Maschine scheint diejenige Methode des therapeutischen Eingriffs, die analog der Chirurgie vorgeht, orientiert. Der Experte weiß, wonach er in seinem Reparaturunternehmen auf der Suche ist, und welchen Knopf er drücken, welches Rad er drehen, welche Schraube er anziehen muß, um zum Resultat zu gelangen. Gelingt das

nicht, dann hat er entweder doch den Eingriff am falschen Punkt vorgenommen, oder nicht stark genug gedrückt. Er erhöht dann die Dosis, verstärkt den Druck auf den Knopf usw. Er weiß auch, was herauskommen soll, und mißt das erreichte Resultat an seinem Wissen.

Dieses Modell ist uns nicht nur deshalb derart zugänglich und vertraut, weil wir es aus aller, im weitesten Sinn technischen Wissenschaft kennen (welche ja lange genug den ausschließlichen Anspruch auf Wissenschaftlichkeit verwaltete, und deshalb so erfolgreich verwaltete, weil sie an ihren technischen Erfolgen vorführen kann, wie gut das Modell funktioniert, wenn man nach ihm Realität konstruiert). Es ist uns auch deshalb so vertraut, weil wir versuchen, unsere soziale Realität nach ihm zu gestalten. Vorgehen nach ihm schafft Verläßlichkeit: Wenn der Partner, wenn die Mitarbeiter auf denselben Impuls immer gleich reagieren, fühlt man sich mit ihnen zu Hause. Reagieren sie anders, so erlebt man dies als Abweichung, und bemüht sich, diese zu beseitigen.

Das Trivial-Maschinen-Modell schafft in seiner Klarheit und Einfachheit überschaubare Realitäten (es reduziert Komplexität), gibt uns Orientierung und Sicherheit, und hilft uns, planvolle Eingriffe in die Realität vorzunehmen. Ganz anders das Modell der Nicht-Trivialen-Maschinen.

Die Nicht-Triviale Maschine

Man denke an einen lebenden Organismus in seiner Umwelt, aber auch an das Seelenleben, an gelingende Kommunikationsprozesse und an soziale Systeme der verschiedensten Art.

- Die Nicht-Triviale Maschine ist nicht aus isolierbaren Teilen zusammengesetzt. Sie in solche zerlegen, heißt, sie in ihrem Eigenleben zu zerstören, auch wenn die Teile einzeln weiterleben. (So sterben die Mitglieder einer Familie, die Partner, die ein Paar ausmachen, nicht automatisch mit der Auflösung des sozialen Systems, sie repräsentieren es dann aber auch nicht mehr.)
- Sie ist in ihrem Verhalten ebensowenig eindeutig und berechenbar, wie ihre Reaktionen wiederholbar sind. Sie kann in jedem Moment mehr mögliche Zustände annehmen, als vorhersehbar ist, und man kann nie mit Sicherheit wissen, welchen sie auswählen wird – genausowenig wie man deshalb wissen kann, wie sie auf einen bestimmten Input reagieren wird.
- Man kann daher nicht von Ursache, sondern muß von Input sprechen, weil die Reaktion keine kausal festgelegte Wirkung, sondern eine Antwort darstellt. Erst wenn man sie hat, weiß man, was der Input (*für* die Maschine) war.
- Man muß sich nach der Antwort richten und mit ihr arbeiten, will man per Input etwas mit der Maschine erreichen. Aber man kann nicht mehr festlegen, was das zu erreichende Resultat sein soll, oder muß. Man muß in dem Prozeß von Input und Antwort bereit sein, das Ziel, das man durch Einwirkung auf die Nicht-Trivial-Maschine erreichen wollte, zu modifizieren.

- Man kann also nie wissen, nicht weil man zu dumm oder zu uninformiert wäre, sondern weil die Maschine ihrem Wesen nach eine Black Box ist und bleibt.
- Es gibt im Umgang mit ihr nicht die eine Wahrheit, der gegenüber alles andere falsch ist: Die Kategorien richtig und falsch versagen hier als Beurteilungsmaßstab des Geschehens. Wenn es überhaupt so etwas gibt wie Wissen über die Maschine, so ist es dergestalt, daß es sich nicht „anwenden" läßt auf sie.
- Statt Wissen in diesem Sinn, wie es für die Trivial-Maschine charakteristisch und brauchbar ist, bedarf es hier des genauen Hinsehens, der hohen Aufmerksamkeit auf die momentane Situation, die sich wieder verändert und daher neu diagnostiziert werden muß, damit man auf sie reagieren kann. Statt der einen Wahrheit also: Situationsdiagnose in wechselnden Situationen, *Situationsdiagnose als Prozeß*. Statt Wissen sich einlassen und sich überraschen lassen.
- Expertise ist hier *Expertise des Nichtwissens*, mehr Sache des Mutes und der Haltung als der Technik und Methode. Oder: Methodisches Vorgehen, das auch hier gelernt werden muß, verlangt die geübte Fähigkeit, sich verunsichern zu lassen. (Expertise des Nichtwissens heißt nicht, einfache Ignoranz und Dummheit. Natürlich muß der Experte der Interaktion mit der Nicht-Trivial-Maschine z.B. zum Zweck der Situationsdiagnose in der Lage sein, theorieorientierte Hypothesen zu bilden. Je mehr, auch divergierende, Theorieanteile oder -systeme ihm zur Verfügung stehen, um so besser. Aber er muß wissen, es handelt sich um Landkarten, die er wieder weglegt, wenn sie ihm nicht helfen, sich zu orientieren.)
- Aus dem Gesagten wird deutlich, daß im vorliegenden, anders als im Fall der Trivial-Maschine, sehr wohl die Aufmerksamkeit auf den Prozeß der Interaktion wichtig ist. Verlangt wird hier *Prozeßkompetenz*, nicht allein *Resultatorientierung*.
- Schließlich hat sich in der soeben vorgenommenen skizzenhaften Beschreibung diese „Maschine" ganz ähnlich verändert wie vorhin unserer Behandlungsgegenstand: Die Trivial-Maschine ist nicht etwas, zu dem die Interaktion mit ihr hinzukommt. Sie ist nur im Prozeß der Interaktion mit ihr denkbar und real.

Der Prozeß ist die Nicht-Trivial-Maschine und der Experte des Nichtwissens ist Teil des Prozesses, Teil der Maschine, die er zu steuern versucht. (Es ist klar, daß Steuern hier etwas anderes heißt als im Fall der Trivial-Maschine: Nicht Eingriff, sondern anschlußfähige Antworten, Interventionen, die ihrerseits zu Antworten führen, mit denen man weiterarbeiten kann.)

3.4 Die Schwierigkeit der Psychotherapie als Praxis und Theorie

Warum sind Berufe wie Psychotherapie, deren professionelle Arbeit in Praxis und Forschung eher nach dem Nicht-Trivial-Maschinen-Modell vor sich geht, immer wieder gefährdet, im Laufe ihrer Entstehung in das Trivial-Maschinen-Modell zu kippen?

Es gibt dafür, meine ich, mehrere Gründe:

1. Um uns in unserem Handeln orientieren zu können, brauchen wir Entscheidungen, und Entscheidungen sind immer auch Trivialisierungen komplexer, nicht-trivialer Situationen. Theorien sollen uns helfen, diese Trivialisierungen vorzunehmen, sollen sie uns aber nicht ersparen. Da mit Entscheidungen immer ein Risiko verbunden ist, mißbrauchen wir Theorien dazu, uns dieses abzunehmen, indem wir ihnen unter der Hand die Aufgabe zuordnen, die Trivialisierung, welche Sache der Praxis (als einzelner Handlung und als Handlungszusammenhang) ist, zu übernehmen. Dadurch werden Theorien zu trivialen technischen Anweisungen.

2. Weil man auch als Experte des Nichtwissens nicht theorielos arbeitet, sondern hypothesengeleitet – je mehr theoretischer Hintergrund, wie gesagt, desto besser – deshalb besteht auch hier die Gefahr, dieses Wissen in die falsche Kehle zu bekommen, und sich als Experte des Wissens zu gebärden. Die Gefahr besteht immer dort, wo die Unsicherheit steigt, denn dort wächst das Sicherheitsbedürfnis.

3. In der Wissenschaft hat sich die der Nicht-Trivial-Maschine eigene Form von Theorie- und Wissensbildung nicht so recht durchgesetzt. Ihr wäre es z.B. angemessen, sich in der Psychotherapie(ergebnis-)forschung auf qualitative Einzelfallstudien zu beschränken (genaue Diagnose der Situation). Da in der anerkannten Wissenschaft (technisch orientiert, nicht nur in den technischen Wissenschaften, auch in der Medizin) aber der Einzelfall bestenfalls Beispiel für eine allgemeine Wahrheit sein kann, verlegt sich die Psychotherapieforschung auch aufs Zählen und Messen, bei dem in ihrem Fall vergleichsweise wenig herauskommt, was weiterführt. Wie lange sich das wohl noch hält – daß man praktisch vielleicht als Experte des Nichtwissens arbeitet, sich in der Theorie aber als das Gegenteil glaubt ausgeben zu müssen?

Abschließend will ich etwas aufgreifen, was ich anfangs in zwei kurzen Fragen angedeutet habe:

Ist *Einheit* (der Psychotherapie) in der *Vielfalt* (der Schulen) in Form der Theorie – und sei es auch der Wissenschaftstheorie – herstellbar? Was ich oben (auch in Frageform) geantwortet habe und nun etwas genauer formulieren kann, würde den hier vorgetragenen Überlegungen entsprechen: Die Suche nach Einheit in der Vielheit auf dem Wege der Theorie wäre der Versuch, die eine Wahrheit zu finden – geleitet vom unausrottbaren Trivial-Maschinen-Wunsch.

Einheit in der Vielfalt, nicht trivial, bedeutet (vielleicht) schulübergreifende Kooperation, in der keine Schule die Wahrheit gegenüber den anderen beansprucht, sondern der Versuch unternommen wird, in der praktischen Arbeit eine gemeinsame Entscheidung zu treffen. Das geht nur nach dem Nicht-Trivial-Maschinen-Modell und könnte eine zeitgemäße Form der Weiterentwicklung „der" Psychotherapie darstellen, oder mit sich bringen: Ein Kooperationsmodell der Schulen, statt Scholastik der schulinternen Methoden. Wer soll das entwickeln? Oder lautet die Frage eher: Wie kann sich das entwickeln?

Weiterführende Literatur

1. Buchinger K (1992) Das Erstinterview in der Klinik für Tiefenpsychologie. Psychologie in der Medizin 3 (3): 2–6
2. Feyerabend P (1979) Wissenschaft für freie Menschen. Suhrkamp, Frankfurt/M
3. Förster H v (1985) Sicht und Einsicht. Vieweg, Braunschweig, S 95–112
4. Popper K (1973) Objektive Erkenntnis. Hoffman und Campe, Hamburg

Kapitel 6

Evaluation und Ergebnisforschung in der Psychotherapie

E. Jandl-Jager

> **Lehrziel**
> Ziel dieses Beitrages ist, einen Überblick über die Forschungsmethodik und Ergebnisse in der Psychotherapie zu geben. Letztere werden anhand der Kriterien 1. Wirksamkeit, 2. Sicherheit (Risiko und Nebenwirkungen), 3. Kosteneffektivität beurteilt.

1. Wirksamkeit von Psychotherapie

Während die frühen Psychotherapiestudien (Eysenck 1952) eine Besserungsrate von Psychotherapiepatienten von durchschnittlich 65% erbrachten und diese mit Datenmaterial weiterer Studien, die die Besserungsrate neurotischer Patienten (Landis 1938; Denker 1946) verglichen, kam Eysenck zu dem Schluß, daß die Erfolgsquote mit und ohne psychotherapeutischer Behandlung ungefähr zwei Drittel beträgt. Daraus folgte eine intensive Diskussion, ob Psychotherapie überhaupt wirksam ist. Dies provozierte unter den Psychotherapeuten eine Phase intensiver Forschung zum Zweck der Legitimation von Psychotherapie. Nach den Studien von Bergin (1978) scheint es sinnlos zu sein, globale Angaben über die Spontanremission neurotischer Störungen zu machen. Es ist notwendig, zwischen bestimmten Störungsarten und bestimmten Patientengruppen zu unterscheiden. Die globale Frage nach der Wirksamkeit ist in der Organmedizin üblich. Psychische Störungen sind in der Regel nicht so leicht objektiv feststellbar wie das Erheben eines objektiven Befundes in der Organmedizin. Meist aktualisieren sich psychische Störungen nur subjektiv in einer zwischenmenschlichen Wechselbeziehung und werden auch in erster Linie dabei sichtbar.

In den 70er Jahren haben eine Reihe von Autoren die Wirksamkeit von Psychotherapie aufgezeigt. Dabei kamen im Wesentlichen zwei Forschungsstrategien zur Anwendung. In einem Fall wurde die große, allumfassende Entscheidungsstudie verwendet, im anderen wurde aus vielen kleinen Einzelstudien eine *Metaanalyse* erarbeitet. Beide Formen der Wirksamkeitsstudien erbrachten ein ähnliches Ergebnis. Zunächst schien kein wesentlicher Unterschied zwischen verschiedenen Formen der Psychotherapie zu bestehen. Ausschließlich keine Behandlung brachte das schlechteste Ergebnis. Für die psychoanalytische Therapie, die dabei auch untersucht wurde, stellte sich heraus, daß die demographischen Merkmale des Patienten die größte Rolle für den Erfolg spielten. Darüberhinaus war noch die Beziehung Patient/Therapeut sehr wichtig. Aus dieser Studie wurde abgeleitet, daß die sogenannten YAVIS-Patienten (young, attractive, verbal, intelligent and successful) und solche, die beim Therapeuten beliebt waren, erfolgreich waren.

Für die Verhaltenstherapie stellte sich heraus, daß weder bei den Persönlichkeitsmerkmalen noch bei einzelnen Symptomen, dem demographischen Merkmal oder dem Pathologiegrad, eine Beziehung zum Therapieerfolg nachgewiesen werden konnte (Sloane et al. 1981). Die Einstellung des Therapeuten zum Patienten spielte ebenfalls keine Rolle. Dieses Ergebnis bedeutete, daß für die Verhaltenstherapie in dieser Untersuchung nicht faßbar war, welche Komponenten zur therapeutischen Wirksamkeit beitrugen. Bei *Metaanalysen* handelt es sich um ein Forschungsdesign zur Planung und Durchführung empirischer Evaluationsstudien. **Man versteht darunter den Versuch, die Ergebnisse vieler Evaluationen in einem Forschungsbereich zusammenzufassen und auch widersprüchlichen Ergebnissen Erkenntnisse über Wirkungszusammenhänge abzugewinnen.** Die bekannteste Arbeit für die Psychotherapie dieser Art ist jene von Smith, Glass und Miller (1980), „The benefits of Psychotherapy". Sie haben aus mehreren hundert Untersuchungen über die Wirksamkeit psychotherapeutischer Maßnahmen, schließlich 475 Evaluierungen ausgewählt und die Ergebnisse wie auch die Vorgehensweise jeder dieser Studien codiert (Stichprobenumfang, Art der Kontrollgruppe, psychotherapeutischer Ansatz, Behandlungsdauer und viele andere Merkmale, die als Indikatoren für die methodische Qualität in Frage kamen). In der anschließenden Analyse wurden diese Indikatoren als unabhängige Variable behandelt und die Therapiewirkung als abhängige Variable. Mit einem multivariaten Modell zur Bestimmung der Nettowirkung psychotherapeutischer Behandlung, in dem der Einfluß der unterschiedlichen methodischen und inhaltlichen Ansätze statistisch konstant gehalten wurde, konnte festgestellt werden, daß bei den behandelten Versuchsgruppen eine Besserung im Ausmaß von 0,85 Standardeinheiten eingetreten war. Das bedeutet, daß das Befinden bei 80% der Patienten nach der Therapie besser war als zuvor. **Zwischen den untersuchten therapeutischen Ansätzen ergaben sich keine nennenswerten Unterschiede, wie schon bei der entscheidenden Einzelstudie, die vorher genannt wurde.** Die Tatsache, daß der durchschnittliche Patient bei einigen Ergebnissen am Ende der Behandlung 80% besser abschnitt als die Patienten der Kontrollgruppen, bedeutet z.B. in der Pädagogik, wo ebenfalls Metaanalysen durchgeführt werden, daß ein Grundschüler für Mathematikleistungen in diesem Ausmaß ein Jahr Unterricht erhalten müßte, um den selben Effekt zu erzielen.

Das Fehlen echter differenzierter Effekte zwischen den Therapierichtungen, der mangelnde Zusammenhang von Therapielänge, Therapeutenerfahrung und Therapeutenausbildung, war jedoch für die Forscher verwirrend. **Die differentielle Indikationsfrage konnte also auch von dieser Art der Forschung nicht befriedigend beantwortet werden.**

Wittmann und Matt (1986) haben eine Metaanalyse der deutschsprachigen Therapieeffektforschung der Jahre 1971–1982 durchgeführt. Sie fanden 276 kontrollierte Effektstudien, die vergleichbare Parameter wie jene von Smith, Glass und Miller (1980) aufwiesen. Bei einem Vergleich der deutschsprachigen und angloamerikanischen Studie zeigt sich, daß der Effekt in den deutschsprachigen Studien wesentlich geringer ist, 0,40. Dies bedeutet aber nicht, daß die deutschsprachigen Psychotherapeuten nur halb so effektiv sind, wie ihre angloamerikanischen Kollegen. Die deutschsprachigen Studien hatten sämtliche Nulleffekte miteinbezogen. Es wurden auch jene Skalen bei der Metaanalyse berücksichtigt, die bei der Untersuchung eingeplant waren, aber dann keine Ergebnisse brachten. Wenn man nur die signifikanten Ergebnisse berücksichtigt, steigt der Durchschitt auf 0,685. Außerdem gibt es einen weiteren wesentlichen Unterschied. In den deutschen Studien wurden wesentlich mehr Traitinventare verwendet. Traitinventare zeigen aber bei allen Studien niedrigere Effekte.

Aufgeschlüsselt nach den psychotherapeutischen Richtungen, zeigt sich bei der deutschen Studie, daß die **verhaltenstherapeutisch orientierten Therapien und die klientenzentrierte Gesprächstherapie und Beratung gleich hohe Effekte haben.** Auch bei dieser Untersuchung von Wittmann bestand kein Zusammenhang zwischen Therapieerfahrung des Therapeuten und seiner Effizienz. Aus den Studien von Wittmann und Matt läßt sich vor allem deutlich zeigen, daß die verhaltenstherapeutische Forschung den gängigen Forschungskriterien der experimentellen Psychotherapieforschung bisher am besten entspricht.

Allein von der Anlage verhaltenstherapeutischer, gesprächstherapeutischer und psychoanalytischer Untersuchungen her ist klar, daß die nichtverhaltenstherapeutischen Studien in der Regel geringere Effektstärken finden müssen, als verhaltenstherapeutische Studien. Die Effektstärkenberechnung begünstigt systematisch Untersuchungen, die die Effektmessung auf einen relativ leicht definierbaren, engen Bereich konzentrieren. Die verwendeten Erfolgsmaße haben einen wesentlichen Einfluß auf die Höhe der Effektstärken.

Bedeutsame Therapieeffekte finden sich am leichtesten für Maße zur Erfassung der Hauptsymptomatik, wesentlich schlechter für globale Erfolgseinschätzungen und Maße zur Erfassung zwischenmenschlicher Beziehungen. Gerade in der Verhaltenstherapie wird am häufigsten die Hauptsymptomatik gemessen. Sie benutzt sehr selten globale Maße. Humanistische und psychodynamische Psychotherapien und Untersuchungen befassen sich mit globalen Feststellungen von Veränderungen. Schon allein deshalb müssen verhaltenstherapeutische Untersuchungen größere Effektstärken aufweisen. **Grawe zeigt, daß in den Effekten keine Unterschiede zwischen verschiedenen Therapierichtungen bestehen, wenn die unterschiedlichen Meßvoraussetzungen in der mittleren Wirksamkeit der verschiedenen Therapieformen in Rechnung gestellt werden.** Dies bedeutet, daß die in Metaanalysen gefundenen Unterschiede, keine realen Unterschiede in der Wirkung der Therapie sind, sondern Artefakte der Methodik. **Die derzeit vorherrschende Meinung ist, daß die Forschungsmethoden es noch nicht möglich machen, die tatsächlich vorhandenen Unterschiede zwischen verschiedenen Therapierichtungen sichtbar zu machen.**

Orlinsky und Howard (1986) haben in einem generischen Modell der Psychotherapie dargestellt, daß wir es mit einem ganzen Muster von Einwirkungen zu tun haben und daß verschiedene Therapieformen sich in den Einwirkungsmustern und nicht in einer einzelnen global definierten Variable unterscheiden. Außerdem ist es unwahrscheinlich, daß viele Einflüsse gleichzeitig in die gleiche Richtung wirken. Es ist vielmehr anzunehmen, daß Einflußfaktoren sich in ihrer Wirkung gegenseitig aufheben. Daher sind extreme Werte auf einer Skala in diesem Fall weniger wahrscheinlich, als mittlere. Dies dürfte auch der Grund sein, daß bei dieser Art der Messung die Werte um einen mäßigen Therapieerfolg herum streuen. Das gleiche gilt auch für das statistische Mittel von allen Behandlungsgruppen. Auch dies bedeutet, daß es zwischen den Therapierichtungen wahrscheinlich Unterschiede gibt, aber **daß es bei der bisher benutzten Meßmethodik nicht möglich ist, diese Unterschiede festzustellen.** Einzelne Arbeiten weisen darauf hin, daß sich die Verschiedenartigkeit der Wirkungen von Therapien in Mustern abbilden läßt, während sich die Therapieeffekte im Mittel nicht unterscheiden.

Bei einer Untersuchung von ambulant und stationär behandelten Patienten mit Gruppentherapie konnte festgestellt werden, daß beide Gruppen im Mittel gleich starke Veränderungen im psychosomatischen Bereich und Sozialverhalten hatten. Aber die beiden Therapieformen erzeugten unterschiedliche Veränderungsmuster. Sie wiesen eine qualitativ unterschiedliche Wirkung auf, während das durchschnittliche Ausmaß der Wirkung in den einzelnen Variablen sich nicht besonders voneinander unterschied (Dziewas et al. 1979). In einer Studie von Grawe (1976) konnte ein ähnlicher Befund erbracht werden. In diesem Fall standen die verhaltenstherapeutische und gesprächstherapeutische Behandlung phobischer Patienten zur Diskussion. Es zeigte sich, daß die allgemeine Befindlichkeit sich wesentlich besserte, wenn die phobische Symptomatik sich besserte. Bei den gesprächspsychotherapeutisch behandelten Patienten zeigte sich im Mittel in beiden Bereichen eine gleich starke Veränderung, aber sie hingen nicht miteinander zusammen.

Wenn Therapien untersucht werden, bei denen Fragestellung und Versuchsplan ermöglichen, daß die Therapie individuell auf einen einzelnen Patienten zugeschnitten wird, so wird es immer unwahrscheinlicher, daß sich für alle Patienten gleich funktionale Zusammenhänge feststellen lassen. Noch unwahrscheinlicher werden solche Ergebnisse, wenn für jeden Patienten unterschiedliche Zusammenhänge bestehen. Dies führt dazu, daß heute grundsätzlich gezweifelt wird, ob die herkömmliche *gruppenstatistische Auswertungsmethode* sich dafür eignet, solche Unterschiede herauszuarbeiten. Die Konsequenz daraus wurde in Form psychotherapeutischer *Einzelfallforschung* gezogen. Hier geht es vor allem darum, reales psychotherapeutisches Geschehen in einer Weise zu analysieren, die wissenschaftlichen Ansprüchen standhält. Eine Konsequenz der Neuorientierung der Psychotherapieforschung ist die, daß sie zu einer viel intensiveren Beschäftigung mit der einzelnen Therapie führt. Es ist Ziel dieser Forschung, zu verstehen, was in der Psychotherapie geschieht (Prozeßforschung). Neben den inhaltlichen Überlegungen sprechen auch methodologische Argumente für diese Vorgangsweise. Es scheint sinnvoller, zunächst an wenigen Fällen zu prüfen, welche Methoden sich überhaupt zur Erfassung und Analyse psychotherapeutischen Geschehens eignen, als mit Methoden, deren Leistungsfähigkeit noch nicht richtig abschätzbar ist, eine Vielzahl von Therapien zu untersuchen.

2. Sicherheit

Wenn wir davon ausgehen, daß es sich bei Psychotherapie um eine wirksame Maßnahme handelt, so ist anzunehmen, daß es Nebenwirkungen gibt, bzw. zu Sicherheitsrisiken kommen kann. Wenn man an die Gesundheit von Patienten denkt, müssen dabei zwei Bereiche unterschieden werden:

1. Der Schaden, der bei einem Patienten entsteht, wenn er eine effektive oder angemessene Behandlung nicht erhält.
2. Der Schaden auf Grund der Behandlung.

In den letzten Jahren gab es eine Reihe von Untersuchungen, die zeigten, daß ein **Schaden entstehen kann, wenn ein Patient keine effektive oder angemessene psychotherapeutische Behandlung erhält.** Diese Untersuchungen laufen unter dem Aspekt der falschen Nutzung medizinischer Einrichtungen. Sie zeigen auf, daß Patienten lange Zeit im somatischmedizinischen Bereich untersucht und behandelt werden, wenn eine psychotherapeutische Maßnahme angezeigt wäre (Ringel und Kropiunigg 1983; Eder et al. 1981). Viele psychische Probleme werden als somatische Beschwerden beim Hausarzt vorgestellt. Häufig müssen gerade diese Patienten unzählige diagnostische und therapeutische Eingriffe so wie unnötige Medikamentenbehandlungen über sich ergehen lassen. Die Schäden für die Patienten selbst dürften dabei nicht unbeträchtlich sein.

Die Wirksamkeitsstudien haben gezeigt, daß Psychotherapie insgesamt effektiv ist, wenn man auch nicht genau weiß, welche Aspekte diese Effektivität jeweils ausmachen. Daraus läßt sich ableiten, daß bei falscher Anwendung auch Schaden angerichtet werden könnte. Zunächst ist wahrscheinlich nicht einsichtig, weshalb das Hauptelement von Psychotherapie, nämlich der verbale Kontakt, überhaupt Schaden anrichten soll. Aus dem Bereich der Jugendsekten und Jugendreligionen (Brainwashing, Ideologisierungskampagnen etc.) wissen wir aber, daß auch verbale Beeinflussung hocheffektiv ist und zu negativ bewerteten Ergebnissen führen kann. Als Beleg für negative Therapieeffekte können einerseits die Erfahrungsberichte von Patienten herangezogen werden, die mit ihrer Therapie nicht zufrieden waren, und andererseits ein statistisches Phänomen, das Varianzerweiterungsphänomen. Bergin hat als erster darauf hingewiesen, daß die Erfolgswerte der Behandlungsgruppe im Vergleich zu denen der Kontrollgruppe eine höhere Varianz aufweisen. Varianzveränderungen genau so wie Mittelwertsveränderungen sind Indikatoren für die Wirkung von Therapie.

Die Definition, worin negative Therapieeffekte bestehen, ist schwierig. Unter anderem werden folgende Indikatoren genannt:

Auftreten einer existentiellen Krise, Überforderung als Folge der Therapie, Verschlechterung der Symptomatik, Trennung vom Partner mit der Folge von Einsamkeit. Allerdings können alle diese Indikatoren vorübergehend auch in einer erfolgreichen Psychotherapie auftreten. Deshalb ist die Beurteilung von Nebeneffekten einer Psychotherapie von der Bewertung durch Behandler, Patient und Forscher sehr abhängig. Auch ist dabei zu berücksichtigen, wann die negativen Effekte auftreten, wie Lebenskrisen ganz allgemein bewertet werden, und welches Krankheitsmodell der Bewertende anlegt.

Unter negativen Therapieeffekten sind therapiebedingte Veränderungen zu verstehen, die den Patienten schädlich beeinflussen. Das heißt, daß diese Veränderungen mittelbar oder unmittelbar durch die Therapie hervorgerufen werden. Das ist aber schwierig zu beantworten, genauso schwierig wie die Feststellung, was im Einzelfall ein schädigender Einfluß bedeutet. Dazu gehören Menschenbild, Weltanschauung und wissenschaftlicher Standpunkt. Leider gibt es zu diesem Problem kaum Studien und gesicherte Aussagen. Es ist allerdings darauf hinzuweisen, daß negative Therapieeffekte nicht gleichbedeutend sind damit, daß die Klienten auch geschädigt wurden. Es kann kein Zweifel daran bestehen, daß dem Aspekt der Sicherheit und des Risikos psychotherapeutischer Behandlung zu wenig Beachtung geschenkt wurde. Giese und Kleiber (1989), die sich mit dem Problem der Nebenwirkungen von Psychotherapie befassen, weisen darauf hin, daß vor allem jene Psychotherapieformen als „gefährlich" dargestellt werden, die statt langsamem und langwierigem Durcharbeiten psychischer Probleme, spektakuläre Sinneserfahrungen anbieten.

3. Kosteneffektivität

Ein wesentliches Bewertungskriterium für therapeutische Maßnahmen ist die Kosteneffektivität. Es besteht vor allem ein Konflikt zwischen jenen, die eine Frage nach den Kosten als einen Angriff auf die Humanität betrachten, und jenen Gegnern der psychotherapeutischen Versorgung, die der Meinung sind, daß die Krankenversicherung durch diese neue psychotherapeutische Maßnahme ruiniert würde. Die wesentlichste Befürchtung liegt darin, daß Psychotherapie in der Gesundheitsversorgung vermehrte Kosten verursachen könnte und zusätzlich zur somatisch orientierten Medizin konsumiert werden könnte. Eine Reihe von Studien (z.B. Cummings 1976) weisen allerdings darauf hin, daß dies nicht der Fall ist. Aufgrund dieser Ergebnisse sind vor allem Kurzpsychotherapien äußerst kostengünstig und wirksam. Selbst mittelfristige Psychotherapien mit mehr als 16 Sitzungen sind kostengünstiger als gar keine Psychotherapie. In diesen Studien werden die im medizinischen System anlaufenden Kosten bei einer Nichtbehandlung mit den Kosten der psychotherapeutischen Behandlung verglichen. Da Patienten in Psychotherapie die organische Medizin weniger konsumieren, kommt dieser Kosteneffekt zustande. In den letzten Jahren wurde diese Art von Forschungsprojekten vermehrt durchgeführt. Dabei wurden auch die Zahl der Krankschreibungstage vor und nach einer Psychotherapie verglichen und die Medikamenteneinnahme, wobei sich zeigte, daß es zu einer hochsignifikanten Reduktion kam.

Zusammenfassung

Nach den bisherigen Studien kann eine Kosteneffektivität von Psychotherapie vorläufig bejaht werden. In den Bereichen Sicherheit und Wirksamkeit zeigt sich, daß die Psychotherapie recht erfolgreich abschneidet. Gleichzeitig ist auch festzustellen, daß differenzierte Ergebnisse zur Wirkungsweise von Psychotherapie noch nicht vorliegen.

Prüfungsfragen

1. Was versteht man unter Metaanalysen?
2. Ist Psychotherapie wirksam?
3. Welche Aussagen können Sie über die Sicherheit von Psychotherapie machen?
4. Ist Psychotherapie kosteneffektiv?

Literatur

1. Bergin AE, Lambert MJ (1978) The evaluation of therapeutic outcomes. In: Garfield SL, Bergin AE (eds) Handbook of psychotherapy and behavior change. An empirical analysis. Wiley, New York
2. Cummings NA (1976) Medicare reform testimony to the US Senate. Clin Psychol 30: 21–33 (abgedruckt in: Kiesler CA, Cummings NA, Vandenbos GR [eds] [1979] Psychology and national health insurance. A sourcebook. APA, Washington DC)
3. Dziewas H, Grawe K, Wedel S, Singmann J, Toensing M, Wegner J (1979) Verhaltenstherapeutische Gruppentherapie unter stationären und ambulanten Bedingungen. Sonderheft I der Mitteilungen der DGVT
4. Eder A, Grumiller I, Jandl-Jager E, Springer-Kremser M (1981) Der psychosoziale Hintergrund körperlicher Erkrankungen. Soc Psychiatry 16: 151–161

5. Eysenck HJ (1952) The effects of psychotherapy. An evaluation. J Consult Psychol 16: 319–324
6. Grawe K (1976) Differentielle Psychotherapie. Huber, Bern
7. Landis C (1938) A statistical evaluation of psychotherapeutic methods. In: Hinsie SI (ed) Concept and problems of psychotherapy. Heinemann, London, pp 155–165
8. Orlinsky DE, Howard KI (1986) The relation of process to outcome in psychotherapy. In: Garfield SL, Bergin AE (eds) Handbook of psychotherapy and behavior change. An empirical analysis. Wiley, New York
9. Ringel E, Kropiunigg U (1983) Der fehlgeleitete Patient. Facultas, Wien
10. Sloane RB, Staples FR, Cristol AH, Yorkston NJ, Whipple H (1981) Analytische Psychotherapie und Verhaltenstherapie. Enke, Stuttgart
11. Smith MC, Glass GV, Miller TI (1980) The benefits of psychotherapy. Johns Hopkins University Press, Baltimore
12. Wittmann WW, Matt GE (1986) Metaanalyse als Integration von Forschungsergebnissen am Beispiel deutschsprachiger Arbeiten zur Effektivität von Psychotherapie. Psychol Rundsch 37: 20–40

Kapitel 7

Ausbildung zum Psychotherapeuten

M. Ringler

Seit 1. 1. 1991 ist ein Bundesgesetz in Kraft, das die Ausübung von Psychotherapie und die Ausbildung zum Psychotherapeuten (Psychotherapiegesetz) regelt. Danach ist die Psychotherapie ein eigenständiger Heilberuf, der einer besonderen Ausbildung bedarf. Diese gliedert sich in das *„psychotherapeutische Propädeutikum"* und das *„psychotherapeutische Fachspezifikum"*. Mit der psychotherapeutischen fachspezifischen Ausbildung darf erst nach Vollendung des 24. Lebensjahres und der abgeschlossenen propädeutischen Ausbildung begonnen werden. Zur selbständigen Ausübung von Psychotherapie muß das 28. Lebensjahr vollendet, propädeutische und fachspezifische Ausbildung abgeschlossen sein, sowie die Eintragung in die Psychotherapeutenliste erfolgt sein. Die Ausbildung steht ohne Einschränkung den folgenden Berufsgruppen offen *(Quellenberufe)*: Abschluß des Studiums der Medizin, Psychologie, Pädagogik, Philosophie, Publizistik und Kommunikationswissenschaft, Theologie, Lehramtstudium für höhere Schulen, Ausbildung an einer Akademie für Sozialarbeit, Pädagogische Akademie, eine mit Öffentlichkeitsrecht ausgestattete Lehranstalt für Ehe- und Familienberater, sowie Kurzstudium oder Hochschullehrgang für Musiktherapie. Personen ohne solche Eingangvoraussetzungen bedürfen zusätzlicher Eignungsgutachten.

Die Ausbildungsinhalte sind gesetzlich geregelt. Für das psychotherapeutische Propädeutikum können den einzelnen Quellenberufen Lehrinhalte aus ihrer bisherigen Ausbildung in Übereinkunft mit dem Propädeutikumsanbieter angerechnet werden. Das Ausmaß der Anrechenbarkeiten unterscheidet sich bei den einzelnen Quellenstudien beträchtlich, objektivierbare Regelungen werden vom Psychotherapiebeirat versucht. Die Absolvierung des psychotherapeutischen Propädeutikums bedeutet keinen Anspruch auf Übernahme in eine fachspezifische Ausbildung. Für letztere muß sich der Kandidat gesondert bewerben, wobei die Aufnahmebedingungen in den einzelnen anerkannten Ausbildungseinrichtungen unterschiedlich sind. Sie liegen aber beim Bundesministerium für Gesundheit, Sport und Konsumentenschutz ebenso auf, wie die erforderlichen *Ausbildungsschritte und -inhalte*. Die fachspezifischen Ausbildungseinrichtungen sind dabei ausschließlich zur Einhaltung der *gesetzlichen festgelegten Untergrenze* verpflichtet, einzelne Ausbildungsschritte variieren in ihrem Umfang zwischen den einzenen Anbietern.

Sowohl im psychotherapeutischen Propädeutikum wie in der fachspezifischen Ausbildung sind *vier Ausbildungsschritte* zu unterscheiden:

1. *Theoretische Grundlagen* (Theorie und Technik der psychopathologischen Persönlichkeitsentwicklung, Methodik und Technik, Persönlichkeits- und Interaktionstheorien, psychotherapeutische Literatur).
2. *Selbsterfahrung/Lehrtherapie, -analyse* (einzeln und/oder in Gruppe).
3. *Praktikum* unter fachlicher Anleitung in einer facheinschlägigen Einrichtung des Gesundheits- oder Sozialwesens mit *begleitender Supervision*.
4. *Psychotherapeutische Tätigkeit* (Führung eigener Fälle) unter *Supervision*.

Intimität und professionelle Anforderung (beständige Konfrontation mit konfliktträchtigem Material) an Psychotherapeuten stellen spezielle Anforderungen an die Ausbildung. Personen, die eine psychotherapeutische Ausbildung anstreben, sind daher verpflichtet neben der theoretischen und behandlungstechnischen Ausbildung durch eine Eigentherapie/Lehrtherapie/Selbsterfahrung die wesentlichen Elemente der zu erlernenden Methode „am eigenen Leibe" zu erfahren. Der Gesetzgeber hat hier zum Schutze der Patienten legistisch Mindestanforderungen formuliert, die aber in manchen Methoden wesentlich überschritten werden (z.B. Psychoanalyse). Diese Forderung nach Lehrtherapien, die in der psychoanalytischen Tradition und Erfahrungen wurzelt, ist konsistent mit dem theoretisch-technischen Wissen, daß affektive Momente einen wesentlichen Stellenwert im psychischen Geschehen haben und kognitiv-rationales Wissen modulieren, und erst die erlebnismäßige Erfahrung ein entscheidendes Veränderungsmoment darstellt.

Eine weitere Besonderheit der psychotherapeutischen Ausbildung ist, daß sie vom Kandidaten zu finanzieren ist, da sie im Großen und Ganzen weder von einem Arbeitgeber, noch innerhalb einer vorgebenen Arbeitsstruktur integriert ist. Die psychotherapeutische Ausbildung ist in privatrechtlich organisierten Vereinen angesiedelt, die vom BMG anerkannt sein müssen und diesem berichtspflichtig sind.

Psychotherapeuten, die zur selbständigen Berufsausübung berechtigt sind, werden wie bereits erwähnt in die sogenannte Psychotherapeutenliste eingetragen. Sie erhalten dann auch eine Zusatzbezeichnung, die ihre methodenspezifische Ausrichtung anzeigt. Psychotherapeuten ohne eine solche Zusatzbezeichnung (jene, die in die Übergangsregelungen gefallen sind, bis 1.1.1993) haben keine abgeschlossene Ausbildung in einer speziellen psychotherapeutischen Methode.

Die derzeit geltenden Zusatzbezeichnungen lauten:

Psychoanalyse (PA), Individualpsychologie (IP), Analytische Psychologie (AP), Systemische Familientherapie (FF), Integrierte Gestalttherapie (IG), Gestalttheoretische Psychotherapie (GTP), Autogenes Training (AT),

Kathathym Imaginative Psychotherapie (KIP), Hypnose (HY), Klientenzentrierte Psychotherapie (KP), Personenzentrierte Psychotherapie (PP), Dynamische Gruppenpsychotherapie (DG), Gruppenpsychoanalyse (GP), Existenzanalyse und Logotherapie (EL), Psychodrama (PD), Verhaltenstherapie (VT).

Literatur

1. Psychotherapiegesetz, 361. Bundesgesetz vom 7. 6. 1990 über die Ausübung von Psychotherapie

Kapitel 8

Kooperation mit Psychotherapeuten und psychotherapeutischen Institutionen

M. Ringler

1. Einleitung

Kooperation ist ein zentrales Thema in der Psychotherapie. *Kooperation* beinhaltet alle Probleme, die mit *Überweisung* von Patienten in eine Psychotherapie, sowie Teamarbeit verbunden sind. Überweisung, *Information, Motivation und Krankheitsverständnis* sind daher ebenso zentrale Aspekte, wie *systemisch-institutionelle Fragen* und der Umgang mit der *Verschwiegenheitspflicht*.

Kooperationsfragen tauchen in unterschiedlichen Settings auf und müssen beachtet werden:

- Überweisung von Nichtpsychotherapeuten an Psychotherapeuten (z.B. Ärzte, Lehrer, Freunde etc.);
- Überweisung von Psychotherapeuten an Nichtpsychotherapeuten (z.B. Ärzte, adjuvante Therapien wie Entspannungstraining etc.);
- Überweisung von Psychotherapeuten an Psychotherapeuten, entweder als Delegation oder auch als Kooperation (bspw. Einzel- und Familientherapie);
- Supervision und Praxisanleitung.

Kooperation dient der Verbesserung der Ergebnisqualität einer Behandlung für den hilfesuchenden Patienten. Strukturelle und prozessuale Vorgaben sind dafür unabdingbar. Kooperation ist ein anstrengender Vorgang, der seitens der Involvierten einer *hohen kommunikativen und fachlichen Kompetenz* bedarf. Kooperationsfragen, Hürden und Chancen sind zwar ein altes Thema, wenn es um die Behandlung von kranken Menschen geht, ihre systematische Erforschung aber relativ neu. Kooperationsfragen können immer nur in einem kommunikativen Prozeß behandelt werden.

Kooperation zwischen psychotherapeutischen Methoden (nacheinander/gleichzeitig, Indikationsstellung mit Überweisung) bedarf mehrerer Voraussetzungen:

- Vorhandensein und Erreichbarkeit qualifizierter Psychotherapeuten der entsprechenden Methoden;
- Information aller über die Möglichkeiten und Grenzen der „fremden" Psychotherapiemethode (das bedeutet Neugier auf andere Sichtweisen zu haben und Toleranz);
- eines regelmäßigen Austausches der Beteiligten in Form von „Teambesprechungen" (dies wird in Institutionen leichter zu verwirklichen sein).

2. Indikationsstellung

Wenn wir Indikationsstellung als Erstellung eines Behandlungsplanes sehen, so bewährt sich Kooperation zwischen verschiedenen Berufsgruppen oder verschiedenen Psychotherapiemethoden bereits zu diesem frühen Zeitpunkt. Ein Beispiel für Kooperation zwischen Berufsgruppen ist die Einbindung von Psychotherapeuten in medizinische Behandlungsprozederes, wie die von der Autorin und Mitarbeitern durchgeführte Betreuung von Mammakarzinompatientinnen und ihren Angehörigen (Ringler et al. 1994), die der Entscheidungshilfe zwischen Behandlungsalternativen ebenso diente, wie der Bearbeitung der somatopsychischen Folgen der Behandlung. Ein Beispiel für Kooperation zwischen verschiedenen psychotherapeutischen Methoden sind die Fallkonferenzen der Universitätsklinik für Tiefenpsychologie und Psychotherapie (11 therapeutisch Tätige, die in unterschiedlichen Konstellationen für 8 verschiedene Methoden qualifiziert sind), wo alle Patienten dem methodenübergreifenden Team vorgestellt werden und die Indikation diskutiert wird. Dadurch ist gewährleistet, daß die Indikationsstellung weniger von den Vorlieben und dem Können des Erstinterviewers geprägt ist, als vielmehr diagnoserelevanten Kriterien.

3. Überweisung

Überweisung eines Patienten kann erst nach einem vorangegangenen diagnostischen Prozeß erfolgen. Auch wenn dieser aufgrund der Kompetenz des Überweisers unvollständig sein mag, so wird die Überweisung nur dann erfolgreich sein, wenn der Überwiesene sowohl von der Notwendigkeit der Inanspruchnahme psychotherapeutischer Hilfe überzeugt ist, sich dieselbe zugestehen kann, sowie strukturelle und prozessuale Voraussetzungen geklärt sind. Also: Wo geht er hin, was kann er dort erwarten (räumlich, zeitlich), unter welchen finanziellen Bedingungen findet diese Hilfe statt, für welche Fragen steht ihm der Psychotherapeut oder Ansprechpartner zur Verfügung. Kooperation, in einer Überweisungsbeziehung oder auch in der gemeinsamen Arbeit an einem Problem, bedarf *klar abgesprochener Grenzen*, wofür welcher Ansprechpartner/Therapeut zur Verfügung steht, die auch dem Patienten gegenüber formuliert werden müssen. Es gilt zu verhindern, daß durch mangelhafte strukturelle Voraussetzungen ein Therapeut die Arbeit des anderen erschwert oder gar verunmöglicht. Kooperation bedarf somit in manchen Fällen auch des direkten Austausches der Therapeuten. Sind Absprachen zwischen Therapeuten notwendig, so hat der Patient über den Inhalt informiert zu werden.

Überweisen gehört zu den besonders schwierigen Tätigkeiten. Bereits bei der Überweisung werden oft wesentliche Schienen gelegt, die darüber entscheiden, ob ein Patient die angebotene Hilfe in Anspruch nehmen kann. Überweisen sollte daher speziell gelernt werden. Respekt für den Therapeuten, an den überwiesen wird und seine Arbeit ist ein unabdingbare Basis, aber allein noch nicht ausreichend. Widerstände gegen eine psychotherapeutische Behandlung werden sich in besonderer Weise im Überweisungsgeschehen manifestieren. Weiters ist zu bedenken, daß jede Überweisung in gewisser Weise auch eine Kränkung für den Patienten darstellt. Je länger oder intensiver der erste Kontakt war, desto schwieriger wird eine Überweisung erlebt werden. Damit stehen wir vor dem Paradox, daß jene Bedingungen, die eine geglückte Überweisung befördern (eine vertrauensvolle professionelle Beziehung), gleichzeitig es dem Patienten erschweren, sich aus dieser diagnostischen Beziehung zu lösen und eine neue Beziehung zu beginnen.

Überweisung bedeutet aber auch immer ein Stück Kränkung für den Überweiser, der ja wahrnehmen muß, daß er oder seine Methode etwas nicht kann (in ihren Fähigkeiten begrenzt ist) und auf die Hilfe von anderen angewiesen ist. Überweiser müssen sich also mit den Grenzen ihrer Kompetenz, ihrem Umgang mit Konkurrenz und Abhängigkeit auseinandersetzen.

4. Verschwiegenheitspflicht

Das Psychotherapiegesetz kennt die strengste Verschwiegenheitspflicht. Aus dieser kann ein Psychotherapeut auch vom Patienten nicht entbunden werden. Kooperation bedeutet somit nicht und beinhaltet auch nicht den Austausch von intimen Daten des Patienten, die ein Geheimnis darstellen. Zu solchen Mitteilungen ist nur der Patient selbst berechtigt. Die Beachtung der Grenzen der Verschwiegenheitspflicht ist somit eine immer neu zu bedenkende Frage bei Kooperationen. Denn wie motiviere ich beispielsweise den Internisten zu einem aus psychotherapeutischer Perspektive erwünschten internistischen Behandlungsprozedere, wenn ich ihm über den Patienten nichts mitteilen darf? Hier bekommt also die Frage: „Was ist ein *Geheimnis?*" zentrale Bedeutung.

5. Fallbeispiel

Frau D. wurde von einer diabetologischen Station überwiesen. Sie war dort seit drei Wochen stationär aufgenommen. Ihr Blutzuckerspiegel erwies sich als sehr schwer einstellbar. Zur Aufnahme war es gekommen, nachdem Frau D. in einem präkomatösen Zustand zur Notfallaufnahme gekommen war. Die stationären Betreuer führten die somatische Situation von Frau D. auf ihre psychische Befindlichkeit zurück, was von Frau D. angenommen werden konnte und sie daher einem psychotherapeutischen Konsilium zustimmte. Einerseits zeigte sich, daß zum Zeitpunkt ihres körperlichen Zusammenbruchs mehrere Belastungssituationen zusammentrafen (Prüfungsdruck, drohender Partnerverlust, Ablösung aus dem Elternhaus, mit dem Abschluß des Studiums finanzielle Eigenverantwortlichkeit) und sich diese in besonderer Weise mit ihrer „Krankheitsbewältigung" verquickten. Nicht nur, daß sie eigentlich in den zwei Jahren seit der Erstmanifestation des Typ I Diabetes nie eine psychologische Unterstützung erfahren hatte und sich als junge Frau der Erkrankung und ihrem Körper hilflos ausgeliefert fühlte, wollte sie die Beständigkeit der Erkrankung auch nicht wahrhaben und hatte in ihrem inneren Kampf gegen die Erkrankung ihre eigenen Mechanismen entwickelt. Diese waren magischer und selbstdestruktiver Natur. In der Hoffnung, die Erkrankung sei doch nicht so dauerhaft, verzichtete sie immer wieder auf die Messung des Blutzuckerspiegels und die entsprechende Insulindosierung in der Hoffnung, eine spätere Messung würde ergeben, daß alles normal und sie plötzlich gesundet sei. Damit beschwor sie wiederholt einen extremen Körperstatus herauf (ein in bezug auf Spätschäden höchst bedenkliches Vorgehen), der sich aber doch immer wieder in den Griff bekommen ließ, mit Ausnahme jener Tage, wo sich der äußere und der innere Druck akkumulierten. Hinzu kam erschwerend, daß sie nicht rechtzeitig einen Arzt aufsuchte, weil sie im Laufe der letzten Jahre in ihrer Verletztheit, Wut und Ärger in Nicht-Wahrnehmen ihrer Körperbefindlichkeit ausdrückte; somit den das Präkoma ankündigenden Körperstatus nicht mehr wahrnahm. Das Behandlungsprozedere für Frau D. verlief also zweigleisig. Einerseits konnten wir uns auf eine Psychotherapie einigen. Andererseits benötigte sie dringend internistische Hilfe, die über die Einstellung des Blutzuckerspiegels hinausging und ihr Hilfe für jene Situationen anbot, wo sie sich in der Entzifferung ihres Körperstatus überfordert fühlte. Sie benötigte einen Ansprechpartner, der sie weder belächelte noch sich von ihren Fragen überfordert fühlte, sondern ihr bei der Entschlüsselung ihrer Körperreize half oder auch, wenn es somatisch notwendig war, für sie übernahm. Vielleicht werden Sie sich fragen, wozu es dabei einer Kooperation bedarf. Aus meiner Sicht sehr wohl, denn einerseits braucht es auch internistischerseits eine konstante Bezugsperson, deren Aufgabe es sein sollte, von Frau D. soviel zu verstehen, daß die erforderliche internistische Hilfe vorhanden war. Ihr mußten aber auch Grenzen gesetzt werden, denn das Ziel kann es nicht sein, daß Frau D. Kontrolle über ihren Körper auf Dauer an andere abgibt. Gleichzeitig doch soviel Hilfe bekommt, wie sie augenblicklich bedarf. Um dieses Ziel in unserem Sinne zu erreichen, bedarf es eines gewissen Wissens über Frau D.s Umgang mit ihrem Körper und seiner Erkrankung, sowie einer klaren Einigung zwischen den Behandlern, wer sich in welcher Weise ihres Problems annimmt.

6. Krankenkasse als Kooperationspartner

Ich habe mich dazu entschlossen, die Krankenkasse als Kooperationspartner getrennt aufzuführen. Sie ist, wo immer ihre Leistungen in Anspruch genommen werden, eine nicht-anwesende Dritte, deren finanzieller Beistand zwar dringend von Nöten ist, von der wir aber nicht wünschen, daß sie etwas (oder zuviel) von den Schwierigkeiten des Patienten erfährt. Gleichzeitig beansprucht die Krankenkasse zunehmend ein Recht auf Einblick, wofür sie ihr Geld ausgibt. Viele Patienten fürchten, daß psychotherapeutische Hilfe in Anspruch genommen zu haben, ihnen nachteilig ausgelegt wird. Hier gilt es nicht allein die Grenzen der Verschwiegenheitspflicht restriktiv handzuhaben, sondern obendrein Patienten über alle Informationen, die an die Kasse ergehen, genauestens zu informieren. Die Ambivalenz der Krankenkassen, psychotherapeutische Hilfe zu bezahlen, ist nach wie vor enorm, obwohl die Einsparungen unbestritten sind. Hier ist zu hoffen, daß es in den nächsten Jahren zu Besserungen kommt.

Literatur

1. Egle UT, Hoffmann SO (1993) Der Schmerzkranke. Schattauer, Stuttgart
2. Langer M (1990) Somatopsychische Gynäkologie. Springer, Wien
3. Ringler M, Langer M, Fiegl J, Kubista E (1994) Das Wiener Liaisonmodell zur Betreuung von Mammakarzinompatientinnen und ihren Angehörigen. In: Pritz A, Dellisch H (Hrsg) Psychotherapie im Krankenhaus: Erfahrungen – Modelle – Erfolge. Orac, Wien

Kapitel 9

Psychotherapeutische Methoden

M. Ringler

Im folgenden werden die derzeit vom Psychotherapiebeirat des BMG anerkannten psychotherapeutischen Methoden knapp dargestellt. Dies bedeutet, daß vielleicht auch dem Leser bekannte Methoden fehlen. Die Beschränkung erfolgte mit Absicht auf Methoden, die sowohl eine fundierte wissenschaftliche Theorie und Behandlungstechnik als auch eine den legistischen Kriterien entsprechende Ausbildung nachweisen können. Daher ist bspw. die Progressive Muskelentspannung (PME) nicht gesondert vertreten, da sie in der Verhaltenstherapie (jene Methode, die sie am häufigsten verwendet) als Therapiebaustein betrachtet wird (adjuvante Methode). Die Beiträge wurden von anerkannten Vertretern des jeweiligen Faches verfaßt. Da häufig mehrere Ausbildungsinstitutionen eine psychotherapeutische Methode vermitteln, wurden die Vertreter der einzelnen Vereine gebeten, eine Übereinkunft bezüglich des Inhaltes zu treffen. Dies drückt sich in einigen Arbeiten so aus, daß die Autoren unterschiedlichen Ausbildungsvereinen angehören. Die Kürze der Beiträge erforderte in jedem Fall eine Reduktion auf zentrale Aspekte der jeweiligen Methode und den Mut zu Auslassungen. Für interessierte Leser sind daher im Anschluß an jedes Kapitel Anregungen für weiterführende Literatur beigefügt.

Wirkfaktoren und Indikation in der Psychotherapie

Epidemiologische Untersuchungen schätzen, daß 16–25% der Gesamtbevölkerung unter psychischen Störungen leiden. Das Spektrum der Hilfsmöglichkeiten ist breit. Es reicht von Selbsthilfe durch Verwandte, Freunde etc. über Selbsthilfegruppen, Sozialtherapie, Hilfe beim Praktischen Arzt, allgemeine Hospitalisierung, Psychotherapie bis zu Pharmakotherapie. Von den oben genannten Psychotherapiebedürftigen nimmt ein Viertel professionelle Hilfe in Anspruch (Huf 1992). Entscheidet sich ein Betroffener für Psychotherapie und erscheint diese indiziert, so muß in einem weiteren Schritt zwischen einer Unzahl verschiedener Methoden gewählt werden, die alle für sich den Anspruch stellen, wissenschaftlich fundiert und wirksam zu sein. Die eindeutige Überlegenheit der einen Methode über eine andere ist bislang nicht nachgewiesen worden. Nach wie vor gilt, daß ein Drittel der Patienten geheilt, ein Drittel gebessert wird und beim weiteren Drittel der Zustand unverändert bleibt. Unabhängig von der Methode, der Länge der Therapie, der Art des Problems und der Fachkenntnis des Therapeuten hat sich Psychotherapie als wirksam erwiesen. Kontroll- und Wartegruppenpatienten schnitten gegenüber behandelten Patienten schlechter ab. Psychotherapie-Ergebnisse sind dauerhaft.

Daraus ergibt sich die Frage nach den Wirkgrößen aller psychotherapeutischen Methoden. Sie konstituieren sich aus Faktoren, die von Alltagsbeziehungen abgrenzbar sind, weil gezielte Vorstellungen über die Rolle des Helfers und des Hilfesuchenden vorhanden sind. Man unterscheidet *spezifische Wirkfaktoren* und *unspezifische Wirkfaktoren*. Unter den spezifischen Faktoren subsummiert man alle speziellen Techniken, die von der jeweiligen therapeutischen Methode oder Schule für die Behandlung einer oder mehrerer psychischer Störungen entwickelt worden ist. Unspezifische Faktoren werden jene genannt, die für die zwischenmenschliche Beziehung der Therapeut-Patient-Beziehung zutreffen und die in allen Psychotherapierichtungen in ähnlicher Weise vorhanden sind. Bezeichnenderweise werden Therapierfolg bzw. -mißerfolg von Patienten eher den unspezifischen Wirkfaktoren, von Therapeuten hingegen eher den spezifischen Wirkfaktoren zugeschrieben.

Frank (1971, zit. n. Huf 1992, S. 204) nennt folgende *unspezifischen Wirkfaktoren*, die von Patienten erlebt werden:

1. eine *intensive emotionale, vertrauensvolle Beziehung* zu einer als hilfsreich erlebten Person;
2. *Orientierungsvermittlung*: ein Glaubenssystem oder Gedankengebäude, das eine ursächliche Erklärung für das Leiden des Patienten liefert und gleichzeitig die Kompetenz des Helfers reflektiert;
3. *Informationen über die Natur und den Ursprung der Probleme* des Patienten, gepaart mit daraus ableitbaren Wegen und Möglichkeiten der Problembewältigung;
4. *Vermittlung von Hoffnung und Sinnstiftung;*
5. das *Vermitteln von Erfolgserlebnissen* bei der Problemlösung, die die Hoffnung weiter fördern.

Die in der Gesprächspsychotherapie wesentlichen Grundvariablen müssen als Basis therapeutischer Haltung in allen Psychotherapiemethoden gelten (Therapeutenvariable), nämlich *positive Wertschätzung*, *Empathie* (Einfühlungsfähigkeit) und *Selbstkongruenz* (Verhalten und Empfinden des Therapeuten divergieren nicht). Weitere wesentliche Einflußgrößen sind das *Interesse am Patienten* als ganzer Person, die *Einsatzbereitschaft*, die *Fähigkeit, das professionelle Wissen mit Takt und Intuition einzusetzen*, sowie *therapeutische Begabung* (König 1992; Strotzka 1978). Es handelt sich also insgesamt um Kriterien, wie sie die Qualität positiver zwischenmenschlicher Beziehungen kennzeichnen.

Therapeuten nennen in hohem Ausmaß technische Einflußgrößen. Strotzka (1978) nennt die 8 folgenden *Dimensionen therapeutischer Beeinflussung*, die in unterschiedlichem Ausmaß in allen Psychotherapierichtungen wirksam sind:

1. Lernen, Üben, Konditionieren,
2. Persuasion,
3. Suggestion,
4. Beraten,
5. Einsicht,
6. Gruppenwirkung,
7. Katharsis, Ekstase, Meditation,
8. Konfrontation mit Paradoxa.

Man kann sich nicht mit Wirkfaktoren beschäftigen, ohne zu fragen, was denn eigentlich in der Psychotherapie verändert werden soll. D.h., hier muß der Krankheitsbegriff problematisiert werden. Oft wird übersehen, daß es sich bei der Psychotherapie um ein Heilverfahren für psychopathologische Beschwerdebilder handelt, nicht um die Lösung irgendwelcher Alltagsprobleme. Letztere sind nur insoweit Gegenstand von Psychotherapie, als ihre Lösung durch die persönliche Psychopathologie verhindert wird. Also welche Kriterien müssen gegeben sein, damit eine Therapie als erfolgreich *(Therapieerfolgskriterien)* zu betrachten ist. Sollen Symptome beseitigt oder zumindest gelindert werden, sollen dahinterstehende Konflikte gelöst werden, mißt man Veränderungen des Selbstkonzepts, hat die Einschätzung des Patienten Vorrang vor der Einschätzung der Umwelt (Bezugspersonen, Therapeuten), wie sind Veränderungen in unterschiedlichen Lebensbereichen (Partnerbeziehungen, soziale Beziehungen, Arbeitswelt, Sexualität, Freizeit) zu bewerten. Soll eine Therapiemethode an ihren eigenen Ansprüchen oder an denen anderer Schulen, Sozialsysteme etc. gemessen werden. Diese Aufzählung verdeutlicht, daß Psychotherapie immer soziale Werte und Normen, Rollenbilder und gesellschaftliche Lebensmöglichkeiten mitreflektieren muß (also bspw. wer wünscht welche Veränderung und wem dient sie).

Wirkfaktoren und ihre Benennung kann nicht unabhängig vom Menschenbild der jeweiligen Methode, der jeweiligen zugehörigen Krankheitslehre und den damit verbundenen Psychotherapiezielen gesehen werden. Zusätzlich gilt es in Betracht zu ziehen, wieweit die Ansprüche von Patienten und Therapeuten konvergieren oder divergieren. Daher nehmen Fragen nach dem Therapieziel in jeder Psychotherapie im gesamten Behandlungsprozeß einen wichtigen Raum ein.

Eine weitere Frage stellt sich nach prognostisch günstigen und ungünstigen Kriterien. *Prognostisch günstige Kriterien* sind: Patienten mit hoher Motivation, hohem Leidensdruck, die eine große Bereitschaft zur Eigenaktivität mitbringen, Risikobereitschaft bezüglich der möglichen Konsequenzen einer Veränderung, Patienten mit fest umrissenen Problemen, die wissen worum es geht und ihre Symptome als ichfremd (ichdyston) erleben. *Prognostisch ungünstig* sind dagegen eine Ideologisierung von

Charaktersymptomen, Störungen, die als solche nicht wahrgenommen werden, weil sie Teil des Selbst sind (ichsynton), ein umweltgenetisches, fatalistisches oder erbgenetisches Erklärungsmodell der eigenen Schwierigkeiten, globale Persönlichkeitsstörungen, wenige oder keine intakten Lebensbereiche, extreme Selbstbezogenheit, destruktive Einstellungen, antisoziales Verhalten, hohe Abhängigkeit und chronifiziertes Leiden, das Teil der persönlichen Identität geworden ist.

Wirkfaktoren stehen in einer engen Beziehung zur *Indikation*sfrage. Sie lautet verkürzt: Bei welchem Patienten, mit welchen bio-psycho-sozialen Patientenmerkmalen ist welche Therapiemethode durch welchen Therapeuten bei welcher Zielsetzung zum gegebenen Zeitpunkt am Wirksamsten? Hier ist dann auch die Frage der *Kontraindikation* beinhaltet. Also nicht allein wem nützt Psychotherapie, sondern wem wird sie schaden. Psychoanalytiker haben den Begriff der *negativen therapeutischen Reaktion* geprägt. Dabei handelt es sich um Personen, die aufgrund ihrer Persönlichkeitsstruktur Hilfsangebote nicht in konstruktiver Weise nutzen dürfen. Bei der Indikationsstellung unterscheidet man zwischen

1. der *selektiven, prognostisch orientierten Indikation:* beinhaltet Fragestellungen und Entscheidungen, die sich auf das Therapieergebnis beziehen;
2. der *adaptiven, verlauforientierten Indikation:* Entscheidungen, die während des Therapieverlaufs getroffen werden;
3. der *inventiven Indikation:* problemspezifische Entwicklung, Kooperation von psychotherapeutischen Maßnahmen.

Die Indikationsstellung erfolgt im *psychotherapeutischen Erstgespräch*. Es kann 1–5 Sitzungen in Anspruch nehmen. Dabei sollten alle wesentlichen Indikationskriterien abgeklärt werden. Folgende Fragen sollten nach einem Erstgespräch beantwortbar sein: Art, Gründe, besondere Begleitumstände der Zuweisung (Zuweisungsmodus), Besonderheiten des Verhaltens des Patienten, somatische und neurologische Befunde, die wesentlichsten Aspekte der Lebensgeschichte, wobei ein „Bild" der Herkunftsfamilie und ihrer Geschichte, sowie die Darstellung der Biographie des Patienten bis zum Status quo möglich werden soll. Besonderes Gewicht haben klarerweise die Beschwerden, die hinsichtlich ihrer Erstmanifestation, ihres Verlaufs und momentanen Status, ebenso wie beschwerdefreier Zeiten beschreibbar sein sollen. Weiteres Gewicht haben neben den intakten Lebensbereichen, die Einstellung des Patienten zu seinen Beschwerden, sein Selbstbild/Selbstideal, Vorstellungen von wichtigen Beziehungspersonen der Vergangenheit und Gegenwart, sowie die aktualisierte Untersucher-Patient-Beziehung und Therapieerwartungen. Diese hier kurz benannten Daten sollten eine Krankheitshypothese ermöglichen, prognostischem Wissen gegenübergestellt werden und damit sowohl eine methodenspezifische Indikation ebenso ergeben wie eine psychopathologische Diagnose. Abschließend sei noch bemerkt, daß diese erste Datenerhebung klarerweise kontinuierlich überprüft werden muß, und ihren Niederschlag in entsprechenden prozeßorientierten Interventionen finden wird.

Literatur

1. König K (1992) Indikation zur Psychotherapie. Vandenhoeck & Rupprecht, Göttingen
2. Huf A (1992) Psychotherapeutische Wirkfaktoren. Beltz, Weinheim
3. Strotzka H (1978) Psychotherapie und Tiefenpsychologie. Springer, Wien

Kapitel 10

Psychoanalyse und psychoanalytische Psychotherapie

M. Ringler

Theoretische Grundlagen

Die Psychonanalyse ist untrennbar verbunden mit ihrem Begründer *Sigmund Freud* (1856–1939). In seinem umfangreichen Werk legte er die Grundlagen für die gesamte Theoriebildung hinsichtlich der psychoanalytischen Entwicklungspsychologie und der psychoanalytischen Behandlungstheorie. Die wesentlichsten psychoanalytischen Theoriebildungen lassen sich kennzeichnen durch die Begriffe *Triebtheorie, Ichpsychologie, Objektbeziehungstheorie* und *Selbstpsychologie*. Psychoanalyse bezeichnet

1. ein *Verfahren zur Untersuchung unbewußter und bewußter seelischer Vorgänge*,
2. dessen *Anwendung als psychotherapeutische Methode* zur Erforschung und Behandlung psychischer Störungen und Erkrankungen,
3. eine Wissenschaft, die die so gewonnenen Einsichten über die Entstehung und den Ablauf seelischer Vorgänge zu einer *umfassenden Theorie psychischer Funktionen* erweitert hat und
4. die Anwendung dieser Erkenntnisse auf *gesellschafts- und kulturpolitische Fragen*.

Zentraler Bestandteil der psychoanalytischen Theoriebildung ist Freuds Entdeckung des Unbewußten. *Das Unbewußte* ist entscheidender Motor psychischer Funktionen. Mit unbewußt wird die Gesamtheit der aktuell nicht gegenwärtigen Inhalte bezeichnet, die auch unter großer Anstrengung nicht ins Bewußtsein gehoben werden können, weil ihnen der Zugang zum System Vorbewußt-Bewußt durch den Vorgang der Verdrängung verwehrt ist. Als psychisches System setzt es sich aus von vornherein nicht zum Bewußtsein zugelassenen oder verdrängten psychischen Inhalten zusammen. Im Gegensatz dazu stehen jene seelischen Elemente die bewußt sind und jene die im Vorbewußten anzutreffen sind, d.h. durch Aufmerksamkeit leicht ins Bewußtsein gerückt werden können.

Die Bedeutung des Unbewußten für das Seelenleben steht in engem Zusammenhang mit der psychoanalytischen Triebtheorie. Unter *Trieb* wird die „psychische Repräsentanz einer kontinuierlich fließenden, innersomatischen Reizquelle verstanden" (Freud 1905, GW V, S. 67) *(Triebquelle)*. Ein Trieb manifestiert sich im Psychischen als Wunsch, als Spannungszustand, der nach Aufhebung drängt *(Triebziel)*, wozu er eines Objektes bedarf *(Triebobjekt)*. In der *psychoanalytischen Entwicklungspsychologie* werden die *Triebschicksale* in ihrer Vernetzung mit der Entwicklung der *Ichfunktionen* und den *Objektbeziehungen* dargelegt. Für die *psychoanalytische Neurosenlehre* ist der Begriff des *psychischen Konfliktes* zentral. Er entsteht dann, wenn sich im Individuum zwei miteinander unvereinbare psychische Forderungen gegenüberstehen. Diese können sich auf unterschiedlichen strukturellen Ebenen abspielen (Ich – Es – Über-Ich) und sind mit komplexen psychischen Phänomenen, die Empfindungen von Lust, Unlust oder beidem *(Affekte)* beinhalten, verbunden und beziehen damit verknüpfte Vorstellungen mit ein *(Phantasien)*. Besonderheiten des psychischen Konflikts und seiner Manifestation nach außen werden durch die *Abwehrmechanismen* begründet. Die wesentlichsten werden benannt als Spaltung, Projektion, Introjektion, Identifizierung, Wendung gegen die eigene Person, Verdrängung, Regression, Reaktionsbildung, Isolierung, Ungeschehen-Machen, Verleugnung, Konversion, Sublimierung. Psychoanalytiker unterscheiden zwischen *neurotischen Symptomen* (Symptomneurosen) und *Charakterneurosen*. Bei ersteren steht ein isolierbares Symptom im Vordergrund, bei letzteren pathologische Charakterzüge und Verhaltensformen.

Die psychoanalytische Diagnostik bezieht sich auf drei Ebenen, nämlich die Art des zugrundeliegenden Konflikts, auf die Ich-Struktur und den Verarbeitungsmodus. Leidenszustände, derentwegen Menschen psychotherapeutische Hilfe suchen, sind durch Vernunft oder bewußte Anstrengung allein nicht veränderbar. Sie gründen in frühkindlichen Konflikten und deren Verarbeitung, sowie sie auch die Ich-Entwicklung geformt haben. Darin ist auch ihre Unausweichlichkeit begründet, wobei der Betroffene unbewußt unangenehme Situationen immer wieder herstellt und damit alte Erfahrungen wiederholt bzw. sich deren Richtigkeit bestätigt *(Wiederholungszwang)*, ohne sich des Vorbildes aus den frühkindlichen Erfahrungen zu erinnern. Symptome stellen eine psychische Bearbeitung des infantilen Konflikts dar, im Sinne der *Wiederkehr des Verdrängten. Symptome stellen kreative Leistungen des Ich dar, das Es-, Ich- und Über-Ich-Ansprüchen gerecht zu werden sucht.* Logische Überlegungen haben hierbei keinen Platz, das Lustprinzip hat Vorrang. Symptome erhalten ihre Beständigkeit dadurch, daß sie gleichermaßen divergierende Strebungen zu befriedigen vermögen. Leidensdruck und Therapiewunsch tauchen demnach erst auf, wenn die zuvor beschriebene Balance nicht mehr gegeben ist.

Setting

Das Setting ist entsprechend den verschiedenen Anwendungsformen psychoanalytischen Arbeitens unterschiedlich. In jedem Fall stellen die Settingbedingungen Rahmenbedingungen dar, die am Beginn der therapeutischen Arbeit nach Erstellung einer ersten Diagnose im *Arbeitsbündnis* mit dem Patienten genau festgelegt werden. Einhalten oder Nichteinhalten dieser Rahmenbedingungen wird so zu einem weiteren aussagefähigen Arbeitsinstrument, und muß beständig reflektiert werden.

Anwendungsformen

1. *„Klassische Psychoanalyse":* 4–5 Sitzungen pro Woche à 45–60 Minuten. PatientIn liegt auf der Couch, AnalytikerIn sitzt außerhalb des Gesichtsfeldes Kopfende der Couch. AnalysandIn ist im Arbeitskontrakt zur *freien Assoziation* verpflichtet (darunter versteht man, daß alles verbalisiert wird, was dem/der AnalysandIn in den Sinn kommt, also auch Körpersensationen, auch wenn dies peinlich, unsinnig oder unwichtig erscheinen mag). Der/die AnalytikerIn ist zur *gleichschwebenden Aufmerksamkeit* verpflichtet. Dies bedeutet allen Mitteilungen des/der AnalysandIn die gleiche Offenheit entgegenzubringen.
2. *„Psychoanalytische Psychotherapie"* (in der Literatur finden sich verschiedene, ähnlich lautende Termini dafür, die oft mit speziellen technischen Variationen verbunden sind): 1–5 Sitzungen pro Woche à 45–60 Minuten. Hier sitzt PatientIn meist in einer schrägen/rechtwinkeligen Position vis a vis.
3. *„Fokaltherapie"* oder *„psychoanalytische Kurztherapie":* Hier ist die Anzahl der Sitzungen (10, max. 15 Sitzungen) von Anbeginn festgelegt (Dauer 45–60 Minuten), sitzend.
4. *„Stützende Psychotherapie":* 1 Sitzung pro Woche, Dauer 45–60 Minuten, sitzend.
5. *„Kinderanalyse oder psychoanalytische Kinderpsychotherapie":* Frequenz und Dauer wie bei Erwachsenen, die vornehmlichen Behandlungsinstrumente sind aber Spiele und Zeichnungen, entsprechend dem Entwicklungsstand. Bedarf einer besonderen Ausbildung.
6. *„Gruppenpsychoanalyse":* Im Regelfall 1 mal pro Woche, Dauer 90 Minuten, die Gruppe setzt sich üblicherweise aus Patienten mit unterschiedlichen Beschwerdebildern zusammen. Bedarf einer eigenen Ausbildung.
7. *„Psychoanalytische Paartherapie":* Einzeln oder in Gruppe, meist 1 mal pro Woche, übliche Dauer.

Indikation

Mit Ausnahme der Fokaltherapie, wo der vorab festgelegte Rahmen der begrenzten Stundenanzahl ein wichtiges Arbeitsinstrument darstellt, bleibt das Therapieende zumeist offen. Klassische Psychoanalyse dauert viele Jahre, *Stützende Psychotherapie* sehr oft auch, da es sich zumeist um Patienten handelt, bei denen keine wesentlichen strukturellen Änderungen erwartet werden, zur Aufrechterhaltung des Status quo aber einer kontinuierlichen Stützung bedürfen. *Alle Anwendungsformen haben eigene Interventionstechniken.* Die Indikation erfolgt streng nach psychoanalytischer Nosologie und prognostischer Kriterien, die sich an psychoanalytischer Persönlichkeits- und Entwicklungspsychologie, sowie an der psychoanalytischen Neurosen- und Psychosenlehre orientieren. Die Klassische Psychoanalyse ist als Ausbildungsinstrument für jeden psychoanalytisch Tätigen unentbehrlich. Andere Anwendungsformen sind als zusätzliche Ausbildungsschritte zu betrachten. Für kurztherapeutische Verfahren gilt eine langjährige Erfahrung als unentbehrlich. *Klassische Psychoanalyse* ist indiziert bei relativ Ich-starken Personen, allen Neurosen und manchen Borderline-Persönlichkeitsstörungen und narzißtischen Persönlichkeitsstörungen. Keine Psychosen. *Psychoanalytische Psychotherapie* ist indiziert bei allen Borderline-Persönlichkeitstörungen, Patienten mit Beschwerdebildern, die einer besonderen Konfrontation bedürfen. *Fokaltherapie* setzt voraus, daß es sich um relativ Ich-starke Personen handelt, bei denen der gegenwärtige zum Beschwerdebild gehörige Konflikt gut identifiziert werden kann und PatientIn mit diesem arbeiten kann und will. Sehr gute Eignung bei vielen psychosomatischen Beschwerdebildern. Mit psychoanalytischen Verfahren kann ein sehr weites Spektrum von Diagnosen behandelt werden, eine grundsätzliche Voraussetzung ist allerdings immer, die *Bereitschaft des/der PatientIn sich selbst und ihre Beschwerden als Ausdruck eines inneren psychischen Konfliktes* verstehen zu wollen, was durch die Reaktion auf sog. *Probedeutungen* und die *Klärung der Motivationslage* entschieden werden kann.

Wirkfaktoren

Zentrale Begriffe wurden in der Psychoanalyse entwickelt und werden ständig weiter untersucht. Dazu zählen vorallem die kontinuierliche Beachtung und Bearbeitung der *Übertragung*, der *Gegenübertragung* und des *Widerstandes*. Unter Übertragung wird jener psychische Vorgang verstanden, bei dem unbewußte Wünsche aus der Kindheit mit einem besonderen Gefühl der Aktualität in einer gegebenen Objektbeziehung (zum Analytiker, bspw.) wiederholt werden. Dies löst beim Analytiker die Gegenübertragung aus, worunter die Gesamtheit der unbewußten Reaktionen des Analytikers auf die Person des Analysanden und ganz besonders dessen Übertragung verstanden wird. Wo das Erfahren der unbewußten Wünsche eine psychische Kränkung darstellt, oder eine unlösbar scheinende Konfrontation mit einem Konflikt, wird sich Widerstand dem Zugang zum Unbewußten entgegenstellen. Zur Analyse der vorangegangenen Vorgänge dienen wesentliche Behandlungsinstrumente, die mit den Begriffen *klären, konfrontieren, deuten* und *durcharbeiten* beschrieben werden. Die gesamte psychoanalytische Situation zielt darauf ab, unbewußte erlebnismäßige, affektive Anteile der Problemsituation und ihre Wirkungsweise im Gesamt der persönlichen Entwicklungsgeschichte verstehbar und erlebbar zu machen. Einen weiteren Schwerpunkt bilden die momentanen Erlebnis- und Verhaltensmöglichkeiten, als Modulatoren der inneren Beziehungsmöglichkeiten zum Selbst und wichtigen anderen *(Objektbeziehungen)* und welcher *Abwehrmechanismen* (Analyse der Abwehr) sich das Ich bedient, um Unlust und vor allem Angst und Schmerz hintanzuhalten. Die Psychoanalyse dient der unparteiischen Erforschung des Selbst, dem Erfahren der persönlichen Konflikte und ihrer Geschichte, führt zu strukturellen Persönlichkeitsveränderungen, wodurch sich die Beziehungsmöglichkeiten zum Selbst und Anderen qualitativ verändern. Dies geschieht durch Verstehen (auf der affektiven und kognitiven Ebene) von bislang unverstanden gebliebenem, durch das Erleben neuer Beziehungsmöglichkeiten in Konfliktsituationen des therapeutischen Kontextes und der allmählichen Möglichkeit dies in der Außenrealität zu verwenden, wodurch bisherige Bilder von sich selbst und anderen korrigiert, ergänzt und revidiert werden. Die Behandlungstechnik spielt dabei insofern eine bedeutsame Rolle, als erst sie es ermöglicht, diese Veränderungsprozesse vorzubereiten, einzuleiten und zu erfahren.

Literatur

1. Freud S (1952) Gesammelte Werke. Fischer, Frankfurt
2. Greenson R (1973) Technik und Praxis der Psychoanalyse. Klett-Cotta, Stuttgart
3. Thomä H, Kächele H (1988) Lehrbuch der psychoanalytischen Therapie, Bd 1, 2. Springer, Berlin
4. Mertens W (1993) Schlüsselbegriffe der Psychoanalyse. Verlag Int. Psychoanalyse, Frankfurt
5. Schuster P, Springer-Kremser M (1991) Bausteine der Psychoanalyse. WUV, Wien
6. Schuster P, Springer-Kremser M (1994) Anwendungen der Psychoanalyse. WUV, Wien

Kapitel 11

Individualpsychologie

W. Datler

1. Theoretische Grundannahmen

Alfred Adler (1870–1937), der Begründer der tiefenpsychologischen Schule der Individualpsychologie, war zunächst ein enger Mitarbeiter und Schüler Freuds, von dem er sich wegen persönlicher und theoretischer Differenzen 1912 trennte. Adler strich die *Unteilbarkeit* des Menschen (und der menschlichen Psyche) hervor und nannte seine Theorie daher *Individualpsychologie*. Er plädierte für die konsequente Verwendung *psychologischer Begriffe* sowie dafür, daß der einzelne Mensch als *Akteur* begriffen wird, der von Beginn seines Lebens an in aktivem Austausch mit seiner Umwelt steht und im Zuge der steten Auseinandersetzung mit sich und Welt komplexe psychische Strukturen ausbildet.

Von zentraler Bedeutung ist in diesem Zusammenhang die Annahme,

- daß jeder Mensch ständig in vielschichtiger Weise mit dem *subjektiven Erleben von „Mangel"* konfrontiert ist (und zwar stets in bewußter und *unbewußter* Weise);
- und daß jeder Mensch ständig bestrebt ist, dieses subjektive Mangelerleben zu überwinden.

Die Kategorie des „subjektiven Erlebens von Mangel" umfaßt dabei das bewußte und unbewußte Erleben von Hunger und Durst, von Unterlegenheit und Schwäche, von unbefriedigten Sexualspannungen und von unerledigter Trauer, von unterdrücktem Zorn und von Einsamkeit, von konflikthaft gegeneinander gerichteten Wünschen, Schuldgefühlen, Kränkungen und Schamgefühlen etc.

Was ein Mensch jeweils als Mangel erlebt, welche Ziele er zur Überwindung seines Mangelerlebens verfolgen möchte und welche Aktivitäten er dabei setzt, wurzelt in der Art der Auseinandersetzung, die ein Mensch bis zum jeweiligen Zeitpunkt seines Lebens mit sich und Welt geführt hat. Im Zuge dieser lebenslangen Auseinandersetzungen bildet jeder Mensch unverwechselbare, komplexe *Apperzeptionstendenzen* aus. In diesen wurzelt die *lebensstiltypische* Art und Weise, in der ein Mensch einzelne Aspekte von Selbst und Welt i.w.S. „wahrnimmt" und in der er einzelnen Aspekten von Selbst und Welt i.w.S. „handelnd" begegnet.

Ein Gutteil dieser Aktivitäten, die ein Mensch ständig setzt, sind dem Einzelnen nicht bewußt; und auch bewußt gesetzte Aktivitäten gründen über weite Strecken in unbewußten Akten. Diese sind der bewußten Selbstwahrnehmung nicht oder nur sehr schwer zugänglich, da sich jeder Mensch vor der bewußten Wahrnehmung vieler bedrohlicher Ängste, Wünsche, Erinnerungen, Befürchtungen, Phantasien etc. durch die Ausgestaltung *unbewußter Abwehr- und Sicherungsaktivitäten* zu schützen versucht.

Auch psychopathologische Symptombildungen sind Ausdruck bzw. Ergebnis des unbewußten Versuches einer Person, sich vor dem bewußten Gewahrwerden bedrohlicher Erlebnisinhalte zu schützen. Adler beschrieb in diesem Zusammenhang wiederholt, wie sich Menschen vor dem bewußten Erleben von *Minderwertigkeitsgefühlen* schützen und inwiefern sie sich im Zuge der Ausbildung von Symptomen den *fiktiven* Eindruck zu vermitteln versuchen, attraktiv, mächtig oder überlegen zu sein (weil sie z.B. erleben, daß sie als Kranke von ihren Angehörigen besonders beachtet werden). In der jüngeren individualpsychologischen Literatur werden aber weit vielschichtigere und komplexere Zusammenhänge zwischen unbewußtem Mangelerleben, Abwehr und Sicherung sowie Symptombildungen beschrieben, die sich in der amerikanischen Literatur über weite Strecken mit Beiträgen aus der kognitiven Theorie und in der europäischen Literatur weitgehend mit Beiträgen aus anderen tiefenpsychologischen Theorien, insbesonders jüngeren *psychoanalytischen Theorien*, decken.

2. Setting

Individualpsychologische Psychotherapeuten arbeiten als Tiefenpsychologen in der gesamten Bandbreite psychotherapeutischer Settings, wie sie gegenwärtig für *psychoanalytisch-psychotherapeutische Therapieverfahren* beschrieben werden.

Die hochfrequente, langfristige *individualpsychologische Analyse* von Erwachsenen zielt in höchstem Ausmaß auf das Deuten und Bewußtwerden von Unbewußtem ab und findet zumeist im Sessel-Sessel-Setting oder Sessel-Couch-Setting bei zwei bis vier Therapiesitzungen pro Woche statt. Von großer Bedeutung ist dabei das Verstehen der bewußten und unbewußten psychischen Aktivitäten (einschließlich der Erlebnisweisen) im Hier und Jetzt, besonders das Verstehen von *Übertragung* und *Widerstand, Abwehr* und *Sicherung*.

Unter Berücksichtigung der jeweiligen Psychotherapieindikation, der gegebenen institutionellen Rahmenbedingungen, der akut gegebenen Möglichkeiten etc. wird mit einzelnen Erwachsenen auch in anderen Settings gearbeitet; wobei die spezifische methodische Ausgestaltung der psychotherapeutischen Arbeit jedenfalls vom je entfalteten *tiefenpsychologischen Verständnisrahmen* abhängig gemacht wird. Individualpsychologische Psychotherapie wird überdies in der Arbeit mit *Paaren* und *Familien* sowie in *Gruppen* geleistet. Individualpsychologische Psychotherapie wendet sich an Patienten mit unterschiedlichen Symptombildungen sowie an Patienten aus unterschiedlichen Altersgruppen, insbesondere auch an *Kinder* und *Jugendliche*.

3. Indikation

Individualpsychologische Psychotherapie ist bei allen psychopathologischen Zustandsbildern indiziert, die psychotherapeutisch behandelbar sind. Von der jeweiligen tiefenpsychologisch-diagnostischen Einschätzung und der Prognose, die der Entfaltung einer psychotherapeutischen Beziehung nach den ersten Kontakten zugesprochen werden kann, hängt es aber ab, in welcher spezifischen Weise mit einzelnen Patienten dann gearbeitet wird.

Um dies an einem Beispiel zu erläutern: Eine hochfrequente, längerfristige individualpsychologische Analyse im Sessel-Couch-Setting wird etwa nur dann aufgenommen, wenn im diagnostischen Erstkontakten deutlich wurde, daß ein Patient in der Lage ist, frei zu assoziieren; daß er jenes Maß an Neugierde und Introspektionsfähigkeit aufbringen kann, die für die Ausgestaltung von analytisch-aufdeckenden Prozessen nötig ist; und daß er das abstinente und deutende Auftreten des Psychotherapeuten nicht grundsätzlich als Bedrohung, sondern als hilfreiche Unterstützung begreifen kann. Sind diese Bedingungen nicht erfüllt, so werden individualpsychologische Psychotherapeuten im Sessel-Sessel-Setting arbeiten und sich zum Beispiel verstärkt in aktiv-konfrontierender Weise mit der Frage beschäftigen, weshalb aktuelle Situationen von Patienten als bedrohlich wahrgenommen werden.

Dem sei noch ein zweites Beispiel hinzugefügt: Wenn sich individualpsychologische Psychotherapeuten mit psychopathologischen Problemen von Kindern konfrontiert sehen, werden sie verstärkt auf die Arbeit mit Eltern setzen, wenn sie begründeterweise den Eindruck haben, daß (a) die Probleme des Kindes auf das Engste mit der Art und Weise zusammenhängen, in der die Eltern diesem Kind beggnen; und wenn sie (b) überdies die Erwartung hegen, daß eine Veränderung des elterlichen Erziehungsverhaltens auch zu einer Lösung der unbewußten Problematik des Kindes führen wird. Wenn sich individualpsychologische Psychotherapeuten hingegen mit einem Kind konfrontiert sehen, dem sie mit der Öffnung eines therapeutischen Raumes helfen können, in welchem sich das Kind fernab etwaiger elterlicher Einflüsse und Gängelungen entfalten und zeigen kann, werden sie danach trachten, sich stärker auf die Arbeit mit dem einen Kind zu konzentrieren und die begleitende Arbeit mit Eltern gegebenenfalls einer Kollegin oder einem Kollegen übertragen.

4. Wirkfaktoren

Individualpsychologische Psychotherapie zielt jedenfalls aber darauf ab,

a) die vielschichtigen bewußten und unbewußten lebensstil-typischen Wahrnehmungen, Befürchtungen, Wünsche, Phantasien etc. (kurz: Apperzeptionen) von Patienten in ihrem komplexen Zusammenhang und in ihrer vielschichtigen Bedeutung für die Ausbildung psychopathologischer Zustandsbilder zu verstehen; und
b) Patienten zu helfen, neue Erlebnis-, Entscheidungs- und Handlungsspielräume zu eröffnen.

Bedeutsam ist dabei die Entfaltung einer psychotherapeutischen Beziehung, die von tiefenpsychologischem Verständnis getragen ist und Patienten *ermutigt,* sich selbst besser verstehen zu lernen, neue Kompetenzen auszubilden und sich selbst und der Welt in einer Weise zu begegnen, in der auf die Aufrechterhaltung von psychopathologischen Symptommildungen verzichtet werden kann. In der individualpsychologischen Analyse kommt vor allem den Momenten der *therapeutischen Abstinenz*, der Aufforderung zum *freien Assoziieren* sowie dem *Deuten* und der kontinuierlichen *Bearbeitung von Unbewußtem* zentrale Bedeutung zu.

Literatur

1. Schmidt R (Hrsg) (1989) Die Individualpsychologie Alfred Adlers. Ein Lehrbuch. Fischer Taschenbuch
2. Brunner R, Kausen R, Titze M (Hrsg) (1995) Wörterbuch der Individualpsychologie. 2. Aufl. Reinhardt
3. Datler W, Stumm G (1991) Individualpsychologie. In: Stumm G, Wirth B (Hrsg) Psychotherapie. Schulen und Methoden. Falter, S 50–61
4. Zeitschrift für Individualpsychologie (erscheint seit 1975 im E. Reinhardt-Verlag)
5. Beiträge zur Individualpsychologie (erscheinen seit 1978 im E. Reinhardt-Verlag)

Kapitel 12

Analytische Psychologie C. G. Jungs

R. Skolek

1. Theoretische Grundlagen

Während seiner Tätigkeit als Universitätsdozent an der Psychiatrischen Universitätsklinik Zürich veröffentlichte C. G. Jung 1906 die *„Diagnostischen Assoziationsstudien"*. Damit gelang C. G. Jung nicht nur der experimentelle Nachweis der *Komplexe* und damit des *Unbewußten*, sondern auch der Nachweis *psychosomatischer Zusammenhänge*. Die Testperson muß möglichst rasch auf bestimmte vorgelesene Reizwörter mit dem jeweils ersten Wort, das ihr zum vorgelesenen Reizwort einfällt, antworten. Die Reaktionszeit bis zur Antwort wird gemessen. Sogenannte Fehler der Testperson, wie z.B. verlängerte Reaktionszeiten, keine Antwort, Versprechen usw. sind immer affektiv besetzt und werden durch Komplexe (z.B. Minderwertigkeitskomplex) im Unbewußten verursacht. Die Reizworte aktivieren in diesem Fall unangenehme, angstmachende Vorstellungen bzw. Erinnerungen. Die Wirkung der Komplexe auf den Körper (Atmung, Puls, Schweißabsonderung) ist meßbar. In einem *Komplex* wird eine Gruppe von Erlebnissen, Vorstellungen, Bildern, Worten und Gefühlen assoziativ miteinander verbunden, die sich um einen gemeinsamen Bedeutungskern (z.B. Selbstwert) anordnen. Komplexe können ein so hohes Maß an Autonomie besitzen, daß sie das Erleben (z.B. Minderwertigkeitsgefühl) und Handeln eines Menschen gegen dessen Willen vollkommen beherrschen können. Der Mensch besitzt grundsätzlich ohnehin nur ein beschränktes Maß an Bewußtheit sowie Willens- und Entscheidungsfreiheit, beim psychisch Kranken ist diese Freiheit noch mehr begrenzt. Dem ICH als Zentrum des *Bewußtseins* stehen das Unbewußte gegenüber. (Bewußt ist alles, das mit dem ICH in Beziehung gebracht wird: z.B. „Ich will", „Ich erinnere mich", „Ich fühle, denke" etc.) Das ICH und das Unbewußte können kooperieren (Ich entscheide mich z.B. für einen Beruf, und kein noch so leiser Zweifel oder Widerstand regt sich in mir, Vernunft und Gefühl stimmen überein etc.) oder ICH und Unbewußtes stehen konflikthaft zueinander (Ich will mich z.B. um eine Berufsstelle bewerben, verschlafe aber den Termin).

Das Unbewußte läßt sich in das *persönliche Unbewußte* (Vergessenes, Verdrängtes aus dem persönlichen Leben eines Menschen) und in das *kollektive Unbewußte* einteilen. In den Wahnvorstellungen von Geisteskranken hatte Jung urtümliche Figuren, Bilder und Motive gefunden, die auch in Märchen, Sagen und Mythen unserer und anderer Kulturen sowie in Träumen von gesunden und neurotischen Menschen vorkommen. Die Figuren stammen nicht aus dem persönlichen Erlebensbereich, sondern einer allen Menschen gemeinsamen (= kollektiven) Tiefenschicht, dem *kollektiven Unbewußten*. Dieses ist als angeborenes, allgemein-menschliches unbewußtes Repertoire von Reaktions- und Erlebnismöglichkeiten zu verstehen, den *Archetypen*. Der gesunde Mensch hat freien Zugang zu diesem Repertoire und damit die Möglichkeit der altersentsprechenden Reifung sowie vielfältig, differenziert zu erleben und auf die verschiedensten Situationen adäquat zu reagieren. Der Neurotische ist Gefangener beschränkter Möglichkeiten. Die Befreiung zur Vielfalt des Lebendige, zur *Ganzheit*, ist bei ihm ohne Psychotherapie kaum mehr möglich.

Durch den Sozialisationsprozeß werden manche seelische Bereiche (Eigenschaften, Erlebnis- und Verhaltensweisen) zugelassen, gefördert, andere bleiben ungelebt, unentwickelt und fristen im Unbewußten ein Schattendasein. Unmoralische Bereiche (z.B. Schadenfreude, Untreue, Hinterlist, Agressivität, Sex), die abgewehrt werden und dann dem betreffenden Menschen auch nicht mehr bewußt sind, nennt Jung den *Schatten*.

Die notwendige Anpassung an die Forderungen der Gesellschaft (z.B. einen bestimmten Beruf zu erlernen und auszuüben) bezeichnet er als *Persona* (= Rolle eines Schauspielers im antiken Griechenland).

Die zu starke Identifizierung mit der *Persona* (die gesellschaftliche Rolle, die man spielt) geht zu Lasten der eigenen Individualität, die meist in der zweiten Lebenshälfte zunehmend bedeutsam wird. Manche seelische Bereiche werden der jeweiligen Geschlechtsrolle entsprechend gut entwickelt, die gegengeschlechtlichen bleiben undifferenziert (z.B. Gefühle zeigen und aussprechen beim Mann). Die ungelebten, undifferenzierten gegengeschlechtlichen Bereiche heißen *Anima* (das „Weibliche" im Mann) und *Animus* (das „Männliche" in der Frau).

In der *Individuation*, einem lebenslangen biopsychischen Entwicklungs- und Selbstwerdungsprozeß, wird der Mensch zur *Ganzheit* bewegt (also zur Integration und Differenzierung auch der abgespaltenen Schatten-, Anima- und Animus-Anteile), zu einem erfüllten Leben, das seinen Sinn gefunden hat, getragen von dem jeweils „eigentlichen", individuellen Wesen des Menschen, den eigenen Ambitionen und Begabungen entsprechend. Der Individuationsprozeß läuft in jedem Menschen ab, eine Psychotherapie wird erst erforderlich, wenn er ins Stocken geraten ist.

2. Setting

Meist sitzen Patient und Therapeut mit Blickkontakt einander gegenüber – im (auch emotionalen) Dialog. In der Regel werden Einzelsitzungen abgehalten, in Gruppen wird seltener therapiert.

Die Stundenfrequenz beträgt meist 1–2 Sitzungen pro Woche. Der Patient wird zur möglichst häufigen, selbständigen und kreativen Arbeit mit dem Unbewußten angeregt: Aufschreiben der Träume, Einfälle und Phantasien, Malen, Zeichnen, Geschichten schreiben etc. Dadurch kann er schon früh seinen persönlichen und vom Therapeuten weniger abhängigen Umgang mit dem Unbewußten finden.

3. Indikation

Die Analytische Psychologie eignet sich gut für die Behandlung von „Frühstörungen", von Neurosen, Psychosomatosen, Borderline-Erkrankungen und Psychosen Erwachsener sowie zur Begleitung Gesunder zur Vertiefung des Individuationsprozesses (z.B. Sinnfindung). Für das Verständnis psychotischer Prozesse liefert die Analytische Psychologie wertvolle Grundlagen, ihre Konzepte (z.B. das kollektive Unbewußte) sind ja zum Teil auf die Arbeit Jungs mit Psychose- und Borderline-Patienten zurückzuführen.

Die Vorliebe der Analytischen Psychologie für Bild- und Symbolhaftes (z.B. Märchen) verschafft ihr einen geeigneten Zugang für die Therapie von Kindern.

4. Wirkfaktoren

Die Seele hat die Tendenz zur *Selbstheilung*. Das *kollektive Unbewußte* steht als Repertoire von angeborenen Erlebnis-, Verhaltens- und Entwicklungsmöglichkeiten zur Verfügung. Von ihm aus kommen phantasievolle, kreative Anregungen zur Reifung und Neuorientierung des Menschen, unter der Voraussetzung, daß er einen Zugang zu dieser Tiefenschicht findet: z.B. durch seine Träume. Er findet Zugang zu sich selbst, gewinnt neue Erlebnisformen und Ansichten und entwickelt bisher noch nicht gelebte/ lebbare Verhaltensweisen. Für diesen Prozeß ist die einfühlsam-verstehende, anteilnehmend interessierte und oft verstärkende Zuwendung des Therapeuten und dessen nicht abwertende Begleitung des Patienten Voraussetzung. Der Patient kann z.B. seine als beschämend empfundenen Schattenseiten nur annehmen, wenn sie auch der Therapeut annehmen kann. Diese offene gewährend-annehmende Haltung des Therapeuten ist nicht einfach als Methode erlernbar. Sie muß so gelebt werden, daß der Therapeut als ganze Person authentisch dahintersteht, was durch die Lehrtherapie gewährleistet werden soll. Der Therapeut unterstützt die Selbstheilungstendenzen im Patienten unter anderem auch, indem er Verständnis für die Zusammenhänge zwischen dem oft eingeschränkten Erleben und Verhalten des Patienten einerseits und dessen Leid und dem Unvermögen zu einem zufriedenen Leben andererseits vermittelt. Der kreative Umgang mit dem Unbewußten, aber auch die Deutung zum Verständnis der symbolhaften Prozesse in Traum und Phantasie nehmen breiten Raum ein.

Die Beziehung zwischen Patient und Therapeut mit den Erwartungen, Ängsten und Sehnsüchten des Patienten (aber auch des Therapeuten) sind wichtiger Bestandteil der Therapie (Übertragungs- und Gegenübertragungsanalyse). Neben der Analyse aktueller Konflikte und Probleme und der Deutung von Träumen und Phantasien ist die Arbeit mit archetypischem Material, z.B. aus Märchen, der Literatur etc., wirksam: So werden im Märchen allgemein menschliche Konflikte und Entwicklungsprobleme sowie Möglichkeiten zur Lösung bildhaft dargestellt. Der Therapeut bietet dem Patienten Märchen, Geschichten, die dessen Probleme darstellen, an (Methode der *Amplifikation*), um sein Verständnis für die Gesetzmäßigkeit psychischer Vorgänge erlebnisnah zu fördern und Lösungsmöglichkeiten zu vermitteln. Bildhaftes Material wird unter anderem wegen seines großen Informationsgehalts („Ein Bild sagt mehr als 1000 Worte") und wegen seiner phantasieanregenden Wirkung bevorzugt und weil es in seiner Anschaulichkeit und wegen seiner Nähe zu Gefühlen und Emotionen mehr berührt und bewegt als bloße intellektuelle Einsichten. Als besonders wirksam wird die Methode der *Aktiven Imagination* angesehen: der Patient tritt in seiner Phantasie direkt mit Figuren (= Persönlichkeitsanteile) aus dem Unbewußten, z.B. seinen Träumen, in Kontakt und sucht mit ihnen Dialog und Kooperation (Integration unbewußter Persönlichkeitsanteile).

In Konfliktsituationen bleibt der Therapeut unparteiisch und vermittelt durch Förderung des *inneren Dialogs*, des Dialogs zwischen dem Patienten und dessen eigenen unterschiedlichen, gegensätzlichen Tendenzen mit dem Ziel der „Demokratisierung" der Seele: alle Seiten sollen gehört und berücksichtigt werden als Voraussetzung für befriedigende, nach Möglichkeit ganzheitliche Entscheidungen, Einstellungen und Handlungen. Die Aktivitäten des Therapeuten sind ebenso wichtig wie dessen ausdauerndes Geschehenlassen und Begleiten der Vorgänge im Patienten, im Vertrauen auf Wachstum und Reifung unter Einbeziehung des dafür notwendigen Leids.

Weiterführende Literatur

1. Dieckmann H (1990) Träume als Sprache der Seele, Einführung in die Traumdeutung der Analytischen Psychologie C. G. Jungs, 5. Aufl. Bonz, Fellbach
2. Dieckmann H (1991) Gelebte Märchen – Lieblingsmärchen der Kindheit (Neuauflage). Kreuz, Zürich
3. Jakoby M (1993) Übertragung und Beziehung in der Jungschen Praxis. 2. Aufl. Walter, Olten
4. Jung L (Hrsg) (1990) C. G. Jung. Taschenbuchausgabe in elf Bänden. DTV, München
5. Kast V (1990) Die Dynamik der Symbole, Grundlagen der Jungschen Psychotherapie. Walter, Olten
6. Samuels A (1989) Jung und sein Nachfolger. Neuere Entwicklungen der Analytischen Psychologie. Klett-Cotta, Stuttgart

Kapitel 13

Katathym imaginative Psychotherapie (K.I.P.)

M. Hexel

Die Katathym imaginative Psychotherapie wurde 1955 von Leuner unter dem Namen „Katathymes Bilderleben" in die Psychotherapie eingeführt. Manchmal wird auch der Name „Symboldrama" verwendet. Im englischsprachigen Raum erscheint sie auch unter der Bezeichnung „Guided Affective Imagery".

Die K.I.P. ist ein imaginatives Verfahren, das mit Bildern aus den Tagträumen arbeitet. Sein Grundkonzept ist tiefenpsychologisch. Es erkennt die psychoanalytische Theorie unbewußter Antriebe und Abwehren ebenso an wie das Prinzip von Übertragung und Gegenübertragung.

Theoretische Grundannahmen

Angeborene Triebe und Affekte sowie die frühen Erfahrungen von Befriedigungen und Versagungen hinterlassen bewußte, vorbewußte und unbewußte Erinnerungsspuren und bestimmen auch unser Handeln und unsere Vorstellungswelt. Diese Vorstellungswelt stellt sich symbolisch anhand von Bildinhalten dar. *Das „Bild-Erleben" bringt unbewußte psychische Inhalte in vorbewußte, die durch Bearbeitung auf der Bildebene bewußt gemacht werden.*

Die Tagträume sind ähnlich den von Freud (1900) beschriebenen Nachtträumen. Die Tagträume verlaufen aber nicht frei, sondern werden therapeutisch induziert und begleitet. In der Psychotherapie mit der K.I.P. werden zu den spontan auftauchenden Bildinhalten auch die begleitenden Affekte und Gefühle aufgegriffen. Dies ermöglicht ein Bewußtwerden der eigenen Emotionen und Bedürfnisse.

Setting

Die K.I.P. findet sowohl in der Einzeltherapie, in der Paar- und in der Gruppentherapie Anwendung.

Unter Vorgabe von Bildmotiven durch den Therapeuten werden bei den Patienten die Imaginationen induziert. Die Motivvorgabe wird weitgehend von der Symptomatik des Patienten bestimmt. Dem Therapeuten stehen dazu eine Auswahl von Standardmotiven zur Verfügung. Ebenso können auch Motive, die die aktuellen Konflikte ansprechen vorgegeben werden. Das Bildern kann sowohl in sitzender als auch in liegender Haltung stattfinden. Die Patient-Therapeuten-Beziehung hat dabei einen dialogischen Charakter. Die Patienten werden zur detailreichen Beschreibung sowohl der Bildinhalte als auch der begleitenden Gefühle und Affekte angeregt. Eine Therapiestunde dauert 50 Minuten, wobei jeder Imagination ein Vorgespräch vorausgeht. Die Imagination dauert in der Regel 20 bis 30 Minuten. Anschließend daran erfolgt ein Nachgespräch. Den Patienten wird auch nahegelegt, ihre Bildinhalte entweder schriftlich oder zeichnerisch festzuhalten. Das ermöglicht die nochmalige Auseinandersetzung mit den emotionalen Inhalten der inneren Bilder.

In der K.I.P. hat die Imagination eine zentrale Stellung, trotzdem braucht nicht in jeder Therapiestunde mit ihr gearbeitet zu werden.

Die Besprechung der Tagtraumsymbolik findet nur in der Weise statt, daß Patienten ihre emotionale Innenwelt begreifen lernen, um einen bewußten Zugang zum Erleben zu bekommen. Eine Deutung der Symbolgestalten auf kognitiver Ebene würde nur eine Intellektualisierung, ein kognitives Verstehen, jedoch keine emotionale Einsicht fördern.

Indikation

Das Katathyme Bilderleben kommt als Kurzzeitpsychotherapie bis zu 30 Stunden und als Langzeittherapie über 30 Stunden zur Anwendung. Die Kurzzeittherapie wird bei Aktualkonflikten, Aktualneurosen, leichten Angstzuständen und neurotischen Depressionen leichterer Ausprägung angewandt. Die Langzeittherapie kommt bei allen Neurosen, sowie den sogenannten frühen Störungen wie psychosomatische Erkrankungen und schwere Persönlichkeitsstörungen zur Anwendung.

Absolute Kontraindikation besteht bei präpsychotischen, bei akuten psychotischen Zuständen sowie bei schwersten hysterischen Charakterneurosen.

Wirkfaktoren

Die K.I.P. arbeitet im und am Symbol. Konflikte auf der Symbolebene werden unter Anerkennung tiefenpsychologischer Grundprinzipen behandelt. Die Aufarbeitung auf frühere emotionale Stufen erfolgt auf dem Boden einer kontrollierten Regression und wird dort wirksam.

In der Therapie mit K.I.P. entsteht zunächst ein geschützter Raum, frei von allzu großer Spannung. Bedürfnisse und Beschwerden werden wahrgenommen, aber nicht übermächtig erlebt. Eine für die Entwicklung bedeutsame kindliche Situation wird reinszeniert. Diese kontrollierte Ich-Regression in konfliktfreie Bereiche unter dem Schutz des Therapeuten erleichtert es den Patienten auch, Gefühle wahrzunehmen und mitzuteilen. Dieses Vorgehen ist ebenfalls bei den präverbalen Störungen sinnvoll. Damit soll eine Synthese hergestellt werden, wo Gefühlsinhalte in Worte gekleidet werden können. Diese Technik hat sich bei psychosomatischen Erkrankungen bewährt.

Unter dem Schutz der Kommunikation mit dem gegenwärtigen Therapeuten kann der Patient auch gewisse Abwehrmechanismen des Ich wie Intellektualisierung und Verdrängung lockern oder ganz aufheben. Dadurch wiederum können Angst und andere unangenehme Gefühle oder tiefgreifende Konfliktspannungen zugelassen werden. Altersregressionen, d.h. die Rückblende auf traumatisierende Szenen in der frühesten Kindheit werden vollzogen und fördern den therapeutischen Prozeß nachhaltig.

Mit den Bildern gelangen wir sehr rasch in tiefere psychische Schichten, sodaß möglicherweise heftige und archaische Emotionen freigesetzt werden können. Bei zu raschem Vorgehen kann es dazu kommen, daß Patienten von nicht zu bewältigenden Gefühlen „überschwemmt" werden, was bedeutet, daß die Abwehrorganisation, die zur Aufrechterhaltung der psychischen Stabilität errichtet wurde, zerstört würde. Das würde wiederum zu einer psychischen Traumatisierung führen. Deshalb muß die Ausbildung ein fundiertes tiefenpsychologisches, psychopathologisches und allgemeintherapeutisches Wissen beinhalten. Erst so ist es möglich, Patienten in ihrer Ganzheit zu sehen, die Ursachen ihrer Probleme zu erkennen und die Behandlung gezielt und fruchtbar einzusetzen.

Literatur

1. Leuner H (1994) Lehrbuch des Katathym imaginativen Psychotherapie. Huber, Stuttgart
2. Leuner H, Kottje-Birnbacher L, Sachsse Wächter M (1986) Gruppenimagination. Huber, Stuttgart
3. Wilke E, Leuner H (1990) Das Katathyme Bilderleben in der Psychosomatischen Medizin. Hans Huber, Stuttgart

Kapitel 14

Autogenes Training

M. Hexel

Theoretische Grundannahmen

Das Autogene Training wurde von J. H. Schultz aus der Heterohypnose entwickelt, wobei er den Schwerpunkt auf das „Autogene" legte. Damit ist gemeint, daß die Anwendung ohne heterogene Beeinflußung erfolgt. Bevor der Name „Autogenes Training" erstmals 1928 entstand, wurden Bezeichnungen wie „autogene Organübungen" und „rationalisiertes autosuggestives Training" verwendet.

Das Autogene Training wird allgemein in 3 Abschnitte eingeteilt:

1. das Autogene Training Grundstufe,
2. die Mittelstufe mit ihren formelhaften Vorsatzbildungen,
3. das Autogene Training Oberstufe (autogene Imagination).

Autogenes Training Grundstufe beginnt auf der körperlichen Ebene. Mit Hilfe von sechs Standardformeln wird gelernt, die Muskulatur zu lockern. Durch das Einüben dieser Formeln kommt es zu einer Lockerung der Muskulatur und gleichzeitig damit auch zu einer Entspannung. Da zwischen körperlicher Anspannung und psychischem Empfinden immer ein Zusammenhang besteht, kommt es durch die Entspannung auch zu einer Verminderung von psychischer Unruhe. Die Grundvoraussetzung für das Erlernen ist das Selbstüben. In entspannter Körperhaltung sprechen Patienten sich selbst, nur in der Vorstellung, die Formeln vor. Jede Person wählt auch selbst die Tiefe und die Dauer ihres Entspannungszustandes.

Zusätzlich zu den Standardformeln können zu einem späteren Zeitpunkt auch individuelle Formeln – sogenannte *formelhafte Vorsatzbildungen (Mittelstufe)* – die auf die Bedürfnisse der einzelnen Personen ausgerichtet sind, angeboten werden. Die formelhaften Vorsatzbildungen im Autogenen Training können analog zu den posthypnotischen Befehlen in der Hypnose gesehen werden. Der Unterschied ist jedoch, wie bereits erwähnt, daß hier Patienten ganz alleine selbständig sich entspannen und nicht, wie bei der Hypnose, geführt werden. Im Zustand der Entspannung, in einem veränderten Bewußtseinszustand sind wir autosuggestiven Anweisungen gegenüber empfänglicher.

Sowohl bei den formelhaften Vorsatzbildungen als auch bei den sechs Standardformeln der Grundstufe müssen die Formeln für den Betreffenden emotional stimmen. Ein Vorsatz, der gefühlsmäßig nicht paßt, wird Widerstände erzeugen und sich nicht bewähren. Günstig erweisen sich außerdem Formeln, die kurz und klar formuliert sind und in der Sprache des Patienten gehalten werden. Positiv dargebrachte Formeln eignen sich besser als negative.

Die *Oberstufe des Autogenen Trainings* setzt bewußt zusätzlich die Imagination ein. Sie ist eine Tagtraumtechnik. Für ihre Anwendung wird das Autogene Training Grundstufe als Basiseinleitung verwendet. Die Patienten entspannen sich und beginnen zu meditieren.

Werden in der Grundstufe und in der Mittelstufe des Autogenen Trainings die Schwerpunkte auf die bewußte Wahrnehmung der körperlichen und psychischen Empfindungen gelegt, so ermöglicht das Aufkommen von Bildinhalten in der Oberstufe die vertiefte Innenschau in den psychischen Bereich. Die Oberstufe im Autogenen Training unterscheidet sich von der Katathym Imaginativen Psychotherapie (K.I.P.; siehe Kapitel VIII/13) unter anderem darin, daß Patienten alleine in der Entspannung imaginieren und erst in der Nachbesprechung ihre Bildinhalte der Gruppe und dem Therapeuten mitteilen. Deshalb sollte die Oberstufe des Autogenen Trainings bei eher psychisch stabileren Menschen angewandt werden.

Setting

Autogenes Training kann sowohl als Einzel- als auch als Gruppentherapie angeboten werden. Die Entscheidung, in welcher Form es dem Patienten vermittelt wird, wird im vorbereitenden Einzelgespräch getroffen.

Im allgemeinen wird es jedoch als Gruppentherapie angeboten, da die Erfahrung gezeigt hat, daß die Gruppe für den Einzelnen beim Erlernen eine Verstärkerwirkung ausübt. Die Gruppe besteht aus 10–15 Teilnehmern. Da die Vermittlung in aufbauender Form erfolgt, wird mit geschlossenen Gruppen gearbeitet, d.h., es sind immer dieselben Personen in einer Gruppe.

Nur in Einzelfällen, wo es aufgrund der Symptomatik des Patienten nicht ratsam wäre, Autogenes Training in der Gruppe zu vermitteln, erfolgt eine Einzeltherapie.

Die Therapie findet meist 1mal wöchentlich statt und dauert für die Grund- und Mittelstufe 7–8 Wochen. Daran anschließend sind kontinuierliche Gruppen über einen längeren Zeitraum empfehlenswert, wo die Patienten immer wieder die Möglichkeit haben, über ihr Erleben zu berichten.

Die Oberstufe des Autogenen Trainings wird erst dann vermittelt, wenn die Grund- und gegebenenfalls die Mittelstufe schon längere Zeit praktiziert wurde. Die Psychotherapiedauer variiert je nach Symptomatik von 7 Therapiestunden bis hin zu einer Jahresgruppe.

Indikation

Autogenes Training Grund- und Mittelstufe: Als Basistherapeutikum bei psychophysischen Leidenszuständen. Als Hilfe bei der Bewältigung von Alltagsproblemen. Streßkrankheitsprophylaxe. Zur Schmerzverminderung. Psychohygiene (verringerte Krankheitsneigung).

Autogenes Training Oberstufe: Neurotische Störungen bei Patienten mit relativer Ich-Stärke.

Wirkfaktoren

Die Wirkungen des Autogenen Trainings Grund- und Mittelstufe bestehen auf der körperlichen Ebene in einem Abbau von Spannung und Verkrampfung. Während der Entspannung vollzieht sich ein Funktionswandel von einem ergotropen Leistungszustand – vom Sympathikus getragen – auf einen trophotropen Entspannungszustand – wo die Funktion des Parasympathikus überwiegt. Neurophysiologisch betrachtet vollzieht sich die Umschaltung über das vegetative Nervensystem. Schultz spricht von „trophotroper Umschaltung".

Bei der Entspannung verändert sich auch der Bewußtseinszustand. Indem die Aufmerksamkeit nach innen auf eine bestimmte Formel gelenkt wird, verlieren gleichzeitig damit Reize, egal ob von außen oder innen kommend, ihre Bedeutung. Durch die Zuwendung zu den körperlichen Vorgängen, die Schultz als „Somatisierung" bezeichnet, erfolgt im Autogenen Training der bewußte Zugang zu einer differenzierten Körper- und Gefühlswahrnehmung. Das führt auch zu einem Bewußtwerden von eigenen körperlichen und emotionalen Bedürfnissen. Dieses bewußte Erleben hat Auswirkungen auf die Persönlichkeitsentwicklung. Schultz spricht in diesem Zusammenhang von einer „Erweiterung des Leib-Ichs".

Bilder und deren Symbolik, die im imaginativen Verfahren der Oberstufe des Autogenen Trainings zutage kommen, können immer als Ausdruck subjektiver Erfahrungen bzw. Erlebnisse angesehen werden. Sie sind die Summe unserer emotionalen Erfahrungen vom Beginn unserer Existenz an. Diese Bildinhalte aus dem Unbewußten kommen durch die Imagination in der Oberstufe des Autogenen Trainings zum Vorschein. Die darauf gerichtete psychotherapeutische Technik bringt dieses unbewußte tiefliegende psychische Material auf eine gehobene vorbewußte Ebene. In der nachträglichen assoziativen Beschäftigung damit, werden diese Inhalte allmählich bewußt und tragen zur Bewältigung von Konflikten bei. Die Behandlungstechnik der Oberstufe erfolgt nach tiefenpsychologischen Richtlinien.

Das Wesentliche des Autogenen Trainings als Psychotherapie ist daher nicht nur die Entspannung und nicht die Autosuggestion, sondern die gestufte Heranführung an die Bearbeitung belastenden psychischen Materials.

Literatur

1. Binder H, Binder K (1989) Autogenes Training Basis-Psychotherapeutikum. Deutscher Ärzte-Verlag, Köln
2. Gerber G, Sedlak F (1990) Autogenes Training – mehr als Entspannung. Reinhardt, München
3. Hoffmann B (1977) Handbuch des Autogenen Trainings. dtv (Deutscher Tachenbuch Verlag), München
4. Kraft H (1989) Autogenes Training. Hippokrates, Stuttgart
5. Schultz JH (1973) Das Autogene Training. Thieme, Stuttgart
6. Wallnöfer H (1986) Seele ohne Angst. Autogenes Training, Hypnose – Wege zur Entspannung. Müller Rischlikon, Zürich

Kapitel 15

Hypnose

E. Bölcs

Hypnose stellt vermutlich die älteste und grundlegendste Form psychotherapeutisch wirksamer Einflußnahme auf den Menschen dar.

1. Theoretische Grundannahmen

Die Bezeichnung „Hypnose" – griech. „Schlaf" – wurde beibehalten, obwohl schon seit Ende des vorigen Jahrhunderts klar ist, daß Hypnose keinesfalls mit Schlaf oder Bewußt- bzw. Willenslosigkeit gleichzusetzen ist.

Hypnose ist ein, durch verschiedene Techniken herbeiführbarer, veränderter Bewußtseinszustand (hypnotische Trance), bei dem die Aufmerksamkeit von äußeren Umständen abgewandt und in gesteigertem Maße inneren Prozessen zugewandt ist. (Der Kontakt zum Therapeuten bleibt während der Hypnose erhalten = Rapport.) Durch Verminderung des rational-kritischen Kontrollbedürfnisses ist ein umittelbarer Zugang zum Unbewußten und dadurch eine therapeutische Einflußnahme auf unwillkürlich gesteuerte Vorgänge möglich.

Im Zustand der Hypnose können verschiedene typische veränderte Reaktions- und Erlebnisweisen auftreten bzw. hervorgerufen und zu therapeutischen Zwecken nutzbar gemacht werden. In dem Zusammenhang einige hypnosespezifische Phänomene und Termini:

- *motorische Phänomene*, wie unwillkürliche Reaktionen im Bereich der Willkürmotorik: **Katalepsie** (durch erhöhten Muskeltonus bedingte Muskelsteifheit), **Levitation** (autonome Bewegung einer Extremität nach oben), **Bewegungsautomatismen** (unbewußte motorische Signale);
- *sensorische Phänomene*, wie **Anästhesie** (körperliche Unempfindlichkeit), **Hyperästhesie** (körperliche Überempfindlichkeit);
- *mentale Phänomene*, wie positive und negative **Halluzinationen** (Sinnestäuschung von Wirklichkeitscharakter), Veränderung des Raum- und Zeiterlebens, sowie der Körperwahrnehmung, **Amnesie** (Aufhebung

der Erinnerung), **Hypermnesie** (gesteigertes Erinnerungsvermögen), **posthypnotische Suggestion** (Verwirklichung von in der Hypnose gesetzten Suggestionen außerhalb des hypnotischen Zustandes).

Direkte und indirekte Suggestionen, Utilisation (Nutzbarmachung), posthypnotische Suggestionen, Provokation, Konfusion und Anwendung von Metaphern werden neben anderen technischen Möglichkeiten angewandt.

Suggestion, lat. „eingeben" (unterschieben – subgerere), meint die Induktion eines unbewußten Impulses, die durch Hervorrufen einer Vorstellung im Unbewußten einer Person durch Wort, Bild oder Gebärde erzeugt wird und geeignet ist, eine unmittelbare, nicht willkürlich gesteuerte Reaktion zu bewirken. Man unterscheidet zwischen Selbst(Auto-)suggestion bzw. Fremd(Hetero-)suggestion, direkter oder indirekter Suggestion. Suggestionen verwirklichen sich nicht durch bewußten willkürlichen Vollzug, sondern als unbewußte Reaktion. Suggestibilität ist eine Grundfähigkeit des Menschen: Vorstellungen lösen – zumindest ansatzweise – Antwortreaktionen aus.

Unter **Trance**, lat. „transitus" (Übergang, Entrückung), versteht man einen Bewußtseinszustand, der gegenüber dem gewöhnlichen Wachbewußtsein „entrückt" ist. Die Aufmerksamkeit ist fokussiert und in gesteigertem Maße der inneren Erlebniswelt zugewandt. Trance ist ein Urphänomen der menschlichen Existenz und kann verschiedene Tiefengrade erreichen. Trance kann sich spontan und unbeabsichtigt einstellen: Alltagstrance, z.B. beim vollkommen „in Gedanken Versunkensein", oder absichtlich herbeigeführt werden: induzierte Trance – selbst- oder fremdinduziert. Sowohl bei der fremd- als auch bei der selbstinduzierten Trance handelt es sich um die psychische Leistung des Patienten. In Trance können auch sinnvolle komplexe Handlungsabläufe stattfinden, wobei diese von unbewußten, unwillkürlichen Impulsen gesteuert werden.

2. Setting

Voraussetzung für eine Hypnosebehandlung ist neben Motivation des Patienten für eine Therapie das Ausräumen etwaiger Fehlvorstellungen über Hypnose und der Aufbau einer positiven vertrauensvollen und tragfähigen therapeutischen Beziehung. Hypnose kann in der Einzeltherapie oder als Gruppenhypnose Anwendung finden.

Sie wird in einer bequemen, entspannungsfähigen Körperhaltung (Sitzen oder Liegen) durchgeführt. Die Sequenz richtet sich nach der Diagnose, den persönlichen Gegebenheiten und Bedürfnissen.

3. Indikationen

Indikationen und Anwendungen der Hypnose in der Medizin erstrecken sich von *somatischen* bis *somatopsychischen* und *psychosomatischen* Anwendungsbereichen, z.B. Analgesie (Aufhebung der Schmerzempfindung) und Schmerzbehandlung (Zahnheilkunde, Geburtshilfe, operative Eingriffe, akute und chronische Schmerzzustände), Verspannungen, Streß und Schockzustände, Allergien, Eß- und Verdauungsstörungen, Sexualstörungen, (Impotenz, Vaginismus, Infertilität), Tics, Psychoonkologie, Akuthilfe bei Psychosomatosen, usw.

Psychotherapeutische Indikationen und Anwendungsbereiche erstrekken sich praktisch über die gesamte Palette neurotischer, aber auch Borderline, und für Spezialisten sogar psychotischer Zustände. Anwendungsbereiche sind z.B. Ängste und Phobien, aktuelle oder frühere psychische Traumen, psychische Fehlreaktionen und Fehlhaltungen, Verhaltensstörungen, Suchtverhalten, funktionelle Störungen, Psychotherapie von psychosomatischen Krankheiten.

Unpassende Anwendungsbereiche: Solche sind psychotische und praepsychotische Zustände für Nichtspezialisten, sowie Zustände höhergradiger Hirnleistungsstörungen (Demenzzustände, ausgeprägtere hirnorganische Psychosyndrome und ähnliches).

Anwendungsmöglichkeiten: fokale Kurzpsychotherapie, Krisenintervention, symptomatische Behandlung, Langzeitpsychotherapie mit Hypnose.

4. Wirkfaktoren

Hypnotherapie ist Psychotherapie mit und in veränderten Bewußtseinszuständen. Die gezielte suggestive Einflußnahme auf unwillkürliche und unbewußte körperliche und psychische Vorgänge und Reaktionen ist das zentrale Geschehen.

Bei der modernen Anwendung der Hypnose wird auf die partnerschaftlich klientenzentrierte Handhabung der Methode größter Wert gelegt. Die Hypnotherapie versteht sich als ressourcen- und lösungsorientiertes Arbeiten unter Aktivierung der in der Symptomatik oder in den Beschwerden steckenden unbewußten Kräften und Fähigkeiten des Patienten. Auffüllen von emotionalen Defiziten der frühen Kindheit, ebenso wie das Schaffen korrigierender emotionaler Erfahrungen, sind möglich.

Auf suggestiver Basis werden unbewußte Prozesse in Gang gesetzt und kreative Problemlösungen induziert (Prozeßinduktion), welche die therapeutischen Veränderungen bewirken.

Der Hypnosetherapeut betrachtet die Störungen des Patienten primär nicht aus der Sicht eines Pathologiekonzeptes, sondern als fixierte Äußerungsformen früher sinnvoll gewesener Bewältigungsmechanismen, welchen ursprünglich Fähigkeiten (Ressourcen) zugrundegelegen sind. Selbstheilungsprozesse werden angeregt und gefördert.

Hypnose stellt in ihrer modernen Anwendungsform neben herkömmlichen Anwendungsbereichen eine eigenständige Psychotherapiemethode dar. Außerdem läßt sie sich auch mit anderen Psychotherapiemethoden kombinieren und im Rahmen anderer Therapieformen anwenden.

Literatur

1. Bongartz B, Bongartz W (1988) Hypnose: Wie sie wirkt und wem sie hilft. Kreuz, Zürich
2. Erickson MH, Rossi EL (1981) Hypnotherapie. Aufbau - Beispiele - Forschungen. Pfeiffer, München
3. Erickson MH, Rossi EL, Rossi L (1978) Hypnose: Induktion - psychotherapeutische Anwendung, Beispiele. Pfeiffer, München
4. Haley J (1988) Die Psychotherapie Milton H. Ericksons. Pfeiffer, München
5. Kossak HC (1989) Hypnose. Ein Lehrbuch. Psychologische Verlagsunion, München
6. Revenstorf D (1990) Klinische Hypnose. Springer, Berlin Heidelberg
7. Zeig J (Hrsg) (1992) Meine Stimme begleitet Sie überallhin. Ein Lehrseminar mit Milton H. Erickson. Klett-Cotta, Stuttgart

Kapitel 16

Verhaltenstherapie
(„Empirisch-psychologische Psychotherapie")

A.-R. Laireiter und J. Egger

1. Theoretische Grundannahmen

1.1 Historische Entwicklung

Ausgehend von Vorläufern im 19. Jahrhundert (Pawlow, Bechterew) und den *Behavioristen* des 20. Jahrhunderts (Watson, Hull, Toleman) entwickelte sich die Verhaltenstherapie als eigenständige psychotherapeutische Tradition ab den 40er Jahren in England, Süd-Afrika und den USA (Eysenck, Wolpe, Skinner, Lazarus). In Deutschland und Österreich wurde sie in den 60er und 70er Jahren populär. Ihr Arbeitsprogramm basierte damals primär auf den *behavioristischen Lerntheorien*. Weiterentwicklungen führten zur Erweiterung des theoretischen Rahmens um die *kognitiven Lerntheorien, Theorien der Informationsverarbeitung, Emotionstheorien* und *Selbstregulationsmodelle*. Daraus entwickelten sich die *„Kognitive Verhaltenstherapie"* (Beck, Ellis, Mahoney, Meichenbaum), die *„multimodale Verhaltenstherapie"*, auch *„Breitband-Verhaltenstherapie"* genannt (Lazarus), die *„Selbstmanagement-Therapie"* (Kanfer) und die *„interaktionelle Verhaltenstherapie"* (Grawe).

1.2 Kerncharakteristika der Verhaltenstherapie

Verhaltenstherapie beruht nicht auf einer einzelnen Theorie, aus der heraus die Entstehung aller Probleme und Störungen erklärt und das therapeutische Vorgehen abgeleitet wird, sie besteht auch nicht aus einer einzelnen Methode, sondern ist ein komplexes theoretisches und methodisches Herangehen, das sich primär aus seiner erkenntnistheoretischen und methodischen Grundorientierung heraus (methodischer Behaviorismus, kritischer Rationalismus) definiert und die empirische Überprüfung ihres Vorgehens fordert.

Aufgrund ihrer Problemorientiertheit besitzt die Verhaltenstherapie nur sehr wenige allgemeine Menschenbildannahmen. In den Frühphasen wurde die Abhängigkeit des Menschen und seines Verhaltens von der

Umwelt betont *(Theorien des respondenten und operanten Konditionierens)*. Neuere Konzeptionen sehen das Individuum als ein aktives und reflexives Subjekt, das in der Lage ist, sich selbst und seine Umwelt innerhalb bestimmter Rahmenbedingungen aktiv zu beeinflussen.

In ihrem therapeutischen Vorgehen stützt sich die Verhaltenstherapie vor allem auf empirisch bewährte psychologische Theorien wie die *Lerntheorien* und *kognitiven Theorien* (z.B. *sozial-kognitive Lerntheorie von Bandura, Persönlichkeitstheorie von Mischel, Selbstregulationsmodell von Kanfer*). Für die Behandlung konkreter Störungen wird auf *störungsspezifische Ätiologie- und Veränderungsmodelle* zurückgegriffen, die mit dem allgemeinen Therapiemodell, das auf lerntheoretisch orientierten Problemlöseansätzen fußt, verbunden werden.

Psychische Störungen sind in der Sicht der Verhaltenstherapie komplexe *Verhaltensabweichungen (Defizite, Exzesse)*, die auf vielfältige Weise entstehen, im Prinzip jedoch gelernt sind und daher auch wieder verlernt werden können. Verhalten kann auf verschiedenen Ebenen beschrieben werden, einer offenen (= *motorische Verhaltensebene*), einer physiologisch-biologischen (= *physiologische Verhaltensebene*) und einer subjektiven, die Gedanken, Vorstellungen, Gefühle und Emotionen enthält (= *subjektiv-kognitive Verhaltensebene*).

Therapie ist ein *systematisches* (*geplantes* und *zielgerichtetes*) *Vorgehen*, das an den konkreten Problemen und Verhaltensabweichungen des Klienten ansetzt und auf deren Lösung abzielt (Therapie = Veränderung). Die therapeutischen Ziele werden individuell zwischen Therapeut und Klient vereinbart. Eine Therapie sollte nur einen kurzen Eingriff in das Leben eines Menschen darstellen *(principle of minimal intervention)* und vor allem *Hilfe zur Selbsthilfe* bieten. Die therapeutische Beziehung ist als „kooperatives Arbeitsbündnis" der Motor dieser Intervention. Der Therapeut ist Experte für optimale Lösungen und Veränderungen, der Klient für seine Probleme; beide sind zur aktiven Kooperation zum Zwecke der Problemlösung aufgefordert.

2. Das therapeutische Setting und der therapeutische Prozeß

Verhaltenstherapie wird im *Einzel-* wie auch im *Gruppensetting* durchgeführt, weiters liegen *paar- und familientherapeutische Konzeptionen* vor. Es können verschiedene Einzelformen unterschieden werden:

a) Krisenintervention und Beratung,
b) verhaltenstherapeutisch orientierte Kurztherapie (bis zu 15 Kontakte),
c) verhaltenstherapeutisch orientierte Psychotherapie (je nach Art, Breite und Schwere des Problems bis zu 50 Kontakte),
d) verhaltenstherapeutische Langzeitbehandlung bei schweren psychischen Störungen.

Verhaltenstherapeutische *Gruppentherapie* unterscheidet vier Konzepte:

a) *Trainingsgruppen* (Erwerb spezifischer Fertigkeiten, z.B. Entspannung, Selbstsicherheit),

b) *störungsspezifische Arbeitsgruppen* (Programme für spezifische Störungen),
c) *problemlöseorientierte Gruppen* (Erarbeitung von Problemlösekompetenz zur Problem- und Belastungsbewältigung) und
d) *zieloffene verhaltenstherapeutische Gruppentherapien* (Teilnehmer bearbeiten in der Gruppe unterschiedliche Probleme).

Eine konkrete Therapie läuft in *sieben* idealtypischen *Phasen* ab:
1. Kontaktaufnahme, Orientierung, Beziehungsaufbau,
2. Problemanalyse und Selektion der zu behandelnden Probleme,
3. funktionale Analyse des zu verändernden Verhaltens und der zu lösenden Probleme,
4. Erarbeitung und Analyse therapeutischer Ziele,
5. Planung und Durchführung konkreter Interventionen,
6. Evaluation der Interventionen und
7. Abschluß der Therapie, Auflösung der therapeutischen Beziehung.

Der Ablauf dieser Phasen ist nicht linear sondern rekursiv zu sehen, bei Auftreten von Problemen während der Therapie kann wieder auf frühere Phasen zurückgegangen werden. Komplexe Probleme werden in sukzessive behandelbare Einzelprobleme aufgeteilt.

3. Indikationen

Die aktuelle Verhaltenstherapie besitzt ein *sehr breites Band an Indikationen*, von den klassischen klinischen Störungsgruppen (z.B. Phobien, Panikattacken, Agoraphobie, Zwänge, Depression, Eßstörungen [Bulimie, Adipositas, Anorexie], Schizophrenie, Süchte etc.) über Persönlichkeitsstörungen, Partnerschafts- und Eheprobleme bis hin zu Familienkonflikten und den verschiedensten organischen, insbesondere psychosomatischen Störungen *(Verhaltensmedizin)*.

Die genannten Störungen und Probleme werden dabei sowohl einzel- wie auch im gruppentherapeutisch behandelt. Partnerschafts- und familiäre Probleme vor allem im Rahmen von paar- und familientherapeutischem Herangehen. Als Zielgruppen gelten Erwachsene, Kinder, Jugendliche sowie alte Menschen.

4. Wirkfaktoren

In der Verhaltenstherapie wird zwischen allgemeinen und spezifischen Wirkfaktoren unterschieden. Als *allgemein wirksam* sind vor allem jene Faktoren zu sehen, die die *Problemlösekompetenz* und die *Bewältigungsfertigkeiten* des Patienten nachweislich positiv beeinflussen. Dazu zählen vor allem das allgemeine Rationale der Verhaltenstherapie, das auf Übernahme von Selbstverantwortung und eine aktive Beteiligung des Klienten an der Veränderung seiner Probleme ausgerichtet ist. Darüber hinaus spielen aber auch in der Verhaltenstherapie die allgemeinen Wirkfaktoren der Psychotherapie eine Rolle, wie z.B. eine offene, warme, tolerante aber gleichzeitig auch fordernd/provozierende therapeutische Beziehung, die gemeinsame Sichtweise der Probleme und die Anleitung zu alternativem Umgang mit diesen.

Bezüglich der Vermittlung von Einsichten in Problemzusammenhänge als Wirkvariable vertritt die Verhaltenstherapie die Meinung, daß dies gelegentlich notwendig für Veränderungen sein kann, jedoch allein nicht schon hinreichend ist. Erst konkrete Verhaltensänderungen *(Abbau problematischen, Aufbau erwünschten Verhaltens)* können zu dauerhaften Veränderungen führen.

Die *spezifischen Wirkfaktoren* sind bei jeder Störung unterschiedlich. So hat die empirische Forschung gezeigt, daß bei Angststörungen vor allem der Abbau der Vermeidung und der bedrohungsbezogenen Erwartungshaltung sowie der Aufbau von Strategien zur Kontrolle der Angstreaktion besonders wirksam sind, bei der Depression der Aufbau von Tagesstrukturen und Aktivitäten sowie von positiver Erlebensfähigkeit und der Abbau der depressiven Gedankenmuster.

Literatur

1. Deutsche Gesellschaft für Verhaltenstherapie (DGVT) (Hrsg) (1991) Verhaltenstherapie – Theorien und Methoden. 3. Aufl. DGVT-Verlag, Tübingen
2. Fliegel S, Groeger WM, Künzel R, Schulte D, Sorgatz H (1989) Verhaltenstherapeutische Standardmethoden: ein Übungsbuch. 2. Aufl. Psychologie Verlags Union, München
3. Grawe K (Hrsg) (1981) Verhaltenstherapie in Gruppen. Urban & Schwarzenberg, München
4. Kanfer FH, Reinecker H, Schmelzer D (1990) Selbst-Management-Therapie. Ein Lehrbuch für die klinische Praxis. Springer, Berlin
5. Margraf J, Brengelmann JC (Hrsg) (1992) Die Therapeut-Patient-Beziehung in der Verhaltenstherapie. Röttger, München
6. Miltner W, Birbaumer N, Gerber WD (Hrsg) (1986) Verhaltensmedizin. Springer, Berlin
7. Reinecker H (1994) Lehrbuch der Klinischen Psychologie: Modelle psychischer Störungen, 2. überarb. und erweiterte Aufl. Hogrefe, Göttingen
8. Schorr A (1984) Die Verhaltenstherapie: ihre Geschichte von den Anfängen bis zur Gegenwart. Beltz, Weinheim

Kapitel 17

Rogerianische Psychotherapie

R. Hutterer

Theoretische Grundannahmen

Die Rogerianische Psychotherapie – auch klientenzentrierte oder person(en)zentrierte Psychotherapie genannt – wurde von Carl R. Rogers (1902–1987) und seinen Mitarbeitern in den Vierziger- und Fünzigerjahren konzipiert. Obwohl in der Geschichte der Rogerianischen Psychotherapie eine Reihe verschiedenartiger Einflüsse erkennbar sind (z.B. Existenzphilosophie, psychoanalytisches Denken Rank'scher Prägung) ist sie nicht eine Weiterentwicklung einer bereits bestehenden Methode. Sie wurde im Zusammenspiel von phänomenologischer Theoriebildung und fortlaufender empirischer Psychotherapieforschung entwickelt.

Die Rogerianische Psychotherapie geht von der Fähigkeit des Menschen aus, sich in Richtung größerer Reife und psychischer Funktionsfähigkeit zu entwickeln (Aktualisierungstendenz), sich von „innen", von seiner „organismisch-emotionalen" Basis her unter günstigen Bedingungen zu steuern (organismische Selbstregulierung).

Die Aktualisierungstendenz ist für Motivations- und Entwicklungsprozesse verantwortlich. Sie aktiviert homeostatische wie auch wachstumsorientierte Prozesse und ist auf zunehmende Differenzierung und Komplexität des Organismus, auf seine Erhaltung und Förderung in Richtung konstruktiver Entwicklung, Reifung und Vervollständigung gerichtet. Der Organismus wird dabei als ein produktiver und aktiver Faktor gesehen, der in einem Austauschprozeß mit der (sozialen) Umwelt steht.

In der Enwicklung des individuellen Organismus differenziert sich u.a. ein komplexes „Selbstsystem" heraus. Das Selbst schließt die Annahmen einer Person über eigene Fähigkeiten und Eigenschaften sowie Selbstbewertungen ein. Das Selbst ist das Resultat der Interaktion und Auseinandersetzung einer Person mit ihrer Umwelt, insbesondere der sozialen Umwelt. Es ist meist implizit und „unterschwellig" wirksam und beeinflußt deutlich, wie eine Person sich selbst, Ereignisse, Dinge, Situationen und andere Personen wahrnimmt, welche Bedeutung diese für sie erhalten und wie sie sich ihnen gegenüber verhält.

Als Folge eines dem Organismus unangemessenen Sozialisationsprozesses (z.B. fehlende Wertschätzung oder Abwertungen durch wichtige Bezugspersonen, mißlungene Anpassungsleistungen etc.) wird eine dissoziative, rigide und verzerrende Erlebensverarbeitung gefördert. Durch die Bildung von starren, sich selbsterhaltenden und stabilisierenden Selbstkonstrukten wird das Selbsterleben strukturgebunden und eingeengt. Organismische Erfahrungen und Prozesse können dann nicht mehr angemessen und offen in das Selbsterleben einfließen und in das Selbstsystem integriert werden. Sie werden abgewiesen, ignoriert, nur „verkleidet" (durch Empfindungs-, Symbol- und Ausdrucksverzerrung) aufgenommen oder „brechen" unangepaßt in das Erleben und Verhalten des Individuums ein: Die Selbstregulierung des Individuums im Sinne eines konstruktiven Organismus-Umwelt-Austausches (Bedürfnisbefriedigung, Erhaltung und Weiterentwicklung des Selbst) ist gestört und aus dem Gleichgewicht, die Signale und Botschaften des Organismus stimmen mit dem Selbsterleben nicht mehr überein (Inkongruenz). Phänomenologisch zeigt sich Inkongruenz in den verschiedenen Formen psychischen Leidens und sog. neurotischen oder psychotischen Erlebens und damit verbundenem Verhalten. Aus diesem Krankheitsverständnis ergibt sich als Metaziel für die Rogerianische Psychotherapie die Wiederherstellung der organismischen Selbstregulierung, die die Aktualisierung des Individuums wieder ermöglicht.

Setting

Die Rogerianische Psychotherapie wird in einer Face-to-face-Situation durchgeführt, mit einer Frequenz von einmal oder öfters pro Woche. Die Anwendung erfolgt in Form von Einzel-, Gruppen-, Familien-, Paar- und Spieltherapie (mit Kindern).

Indikation

Durch Forschungsbefunde ist eine breite Anwendbarkeit und effektive Anwendung der Rogerianischen Psychotherapie belegt. Forschungsbefunde und Erfahrungen liegen u.a. bezüglich der Behandlung folgender Störungen bzw. Klienten- und Patientengruppen vor: neurotisch-depressive, phobische und hysterische Patienten, schizophrene Patienten und Patienten mit Borderline-Störungen, Sucht- und Zwangskrankheiten, Psychosomatosen, Persönlichkeitsstörungen, Eßstörungen, Störungen des Kindes- und Jugendalters. Darüberhinaus haben sich personenzentrierte Behandlungsformen in Ergänzung zur medizinischen Behandlung als günstig erwiesen (z.B. in der pre- und post-operativen psychotherapeutischen Betreuung von Patienten mit Herzoperationen).

Wirkfaktoren

Die personenzentrierte Theorie geht von folgenden Parametern einer therapeutischen Beziehung aus:

1. Bestehen und Aufrechterhaltung eines Kontaktes zwischen Therapeut und Klient/Patient im Sinne einer wechselseitigen Beeinflussung des Wahrnehmungsfeldes.
2. Inkongruenz, Verletzlichkeit des Klienten (Leidensdruck).
3. Kongruenz/Authentizität (Selbstübereinstimmung) des Therapeuten in der therapeutischen Beziehung.
4. Kommunikation von nicht an Bedingungen gebundene positive Wertschätzung durch den Therapeuten.
5. Kommunikation von einfühlendem Verstehen der inneren Welt des Klienten durch den Therapeuten (Empathie).
6. Wahrnehmung der Therapeutenqualitäten durch den Klienten, Offenheit des Klienten für das therapeutische Beziehungsangebot (Ansprechbarkeit/Resonanz).

Die therapeutische Praxis der Rogerianischen Psychotherapie besteht in der flexiblen und situationsangemessenen Berücksichtigung oder Umsetzung dieser Parameter in der Therapeut-Klient-Beziehung. Unterschiedliche Spielarten praktischer Vorgangsweise betonen eine stärkere Aufmerksamkeit auf eine ins Körperliche reichende Erlebnisvertiefung beim Klienten (Focusing und „experiential therapy") oder eine differentielle Resonanz auf die jeweils geänderte subjektive Patientensituation bei unterschiedlichen Prozeßverläufen und -phasen (prozeßorientierte Vorgangsweise.

Gesprächsbeispiel

Klientin: Ich mein', zum Beispiel, was dieses Problem des Sich-selber-nicht-Gefallens betrifft, das wär ganz einfach, einmal einen Tag ein bißchen weniger zu essen, das würde einfach die Sache schon sehr verbessern. (*Therapeut*: Mmh) Aber stattdessen futter ich wirklich alles, was dick macht. Also, Süßigkeiten und Kuchen und das und dies und jenes, dann ist mir schon direkt schlecht vor lauter Essen, aber ich hör auch nicht auf (*Therapeut*: Mmh)... Und, und ich, ich mag mich schon selber nimmer dafür. *Therapeut*: ... so, wie wenn Sie nicht aufhören könnten, ... sich abzuwerten oder sich schlecht zu machen (*Klientin*: Ja), es Ihnen unangenehm zu machen. *Klientin*: Ja, ja so ist es eigentlich, weil ich genieß es ja nicht einmal mehr, wenn ich etwas Gutes esse. (*Therapeut*: Mmh) ... Und, ja, ich, ich esse irgendwie nur noch, damit ich mir's selber bestätig, (*Therapeut*: Mmh) daß ich mich nicht beherrschen kann (*Therapeut*: Mmh) und so weiter ... Das Wort „beherrschen", das ist so ein Vokabel meines Vaters. (*Therapeut*: Ja) Das verwende ich sehr oft (lacht), das mit dem Beherrschen. (*Therapeut*: Mmh) ... *Therapeut*: Bestätigen Sie sich irgendwie, daß Ihr Vater recht hat?

Klientin: Ja, vielleicht schon in irgendeiner Form. Ich übernehm ja seine Wertmaßstäbe, eigentlich ... mir gegenüber. (*Therapeut:* Ja) ... *Therapeut:* So, wie wenn Sie plötzlich die Aufgabe Ihres Vaters, oder die Art Ihres Vaters übernehmen würden und sich abwerten würden? *Klientin:* Ja. (*Therapeut:* Mmh) ... Absurd, ja, aber das tu ich. Wenn er nicht da ist, mach ichs selber. (*Therapeut:* Mmh) *Therapeut:* Irgend jemand muß es tun, nicht? *Klientin:* Ja (lacht). – Ja, so ... Und von außen tuts jetzt momentan eigentlich gar niemand, im Gegenteil, (leise und gedämpft) ich krieg eigentlich so oft, ... diese Wertschätzung zu spüren. (*Therapeut:* Mmh) *Therapeut:* Das macht's dann doppelt unangenehm und traurig, daß Sie das nicht aufnehmen können? *Klientin:* Ja. Ich kann sie gar nicht nehmen ... Weil nur meine eigenen Wertmaßstäbe ... genügen. Und die sind eigentlich immer so, daß man sie nicht erfüllen kann ...

Literatur

1. Finke J, Teusch L (Hrsg) (1991) Gesprächspsychotherapie bei Neurosen und psychosomatischen Erkrankungen: Neue Entwicklungen in Theorie und Praxis. Asanger, Heidelberg
2. Gendlin ET (1981) Focusing. Technik der Selbsthilfe bei der Lösung persönlicher Probleme. Otto Müller, Salzburg
3. Hutterer R (1992) Aktualisierungstendenz und Selbstaktualisierung. Eine personenzentrierte Theorie der Motivation. In: Stipsits R, Hutterer R (Hrsg) Perspektiven Rogerianischer Psychotherapie. Kritik und Würdigung zu ihrem 50jährigen Bestehen. WUV, Wien, S 146–171
4. Rogers CR (1957) The necessary and sufficient conditions of therapeutic personality change. J Consult Psychol 21: 95–103; dt.: Die notwendigen und hinreichenden Bedingungen für Persönlichkeitsentfaltung durch Psychotherapie. In: Rogers CR, Schmid P (1991) Personzentriert. Grünewald, Mainz
5. Rogers CR (1961) On becoming a person. A therapist's view of psychotherapy. Houghton Mifflin, Boston; dt.: Entwicklung der Persönlichkeit. Psychotherapie aus der Sicht eines Therapeuten. Klett, Stuttgart 1973
6. Tausch R, Tausch AM (1990) Gesprächspsychotherapie, 9. Aufl. Hogrefe, Göttingen

Kapitel 18

Psychodrama

W. Leeb

1. Einleitung

Das *Psychodrama* (griech.: psyche – Geist, Seele; drama – Schauspiel, Handlung) wurde vom Psychiater, Soziologen und Philosophen J. L. Moreno (1889–1974) als psychotherapeutische Methode Anfang der Zwanziger Jahre in Wien aus dem Stegreiftheater und Rollenspiel konzipiert und später in seiner psychiatrischen Privatklinik in der Nähe von New York weiterentwickelt. Moreno bezeichnet das Psychodrama als Methode, „welche die Wahrheit der Seele durch Handeln ergründet" und sah das Psychodrame als historisch notwendige „Antithese" zu der von ihm dennoch gewürdigten Methode der Psychoanalyse. Er nannte seine Methode in Anlehnung zur Tiefenpsychologie auch „Tiefenaktion". In seiner Anthropologie ist der Mensch immer ein Handelnder und zwar ein Handelnder in seinen Rollen, eingebunden in ein System der menschlichen Gemeinschaft und einer kosmischen Ordnung. Daraus ergibt sich eine von Moreno speziell entwickelte Rollentheorie mit den drei Rollenkategorien – somatische, psychodramatische und soziale – und eine für das Verständnis der psychodramatischen Techniken notwendig ausdifferenzierten Rollenentwicklungstheorie. Störungen in der Entwicklung der Rollen oder in der Aggregation von Rollen treten auf verschiedene Weise zum Vorschein und rufen psychisches oder psychosomatisches Leiden hervor. Ziel der psychodramatischen Therapie ist es, durch Befreiung und Entwicklung von Spontaneität und Kreativität die Handlungsmodalität auf einer gewaltfreien Begegnungsebene im sozialen Raum der Gemeinschaft (wieder) zu ermöglichen. Für dieses Verständnis und vor allem aber für die Diagnose des Gruppengeschehens erfand er das Instrumentarium der heute in der Soziologie nicht mehr wegzudenkenden Soziometrie mit welcher die wissenschaftliche Gruppenforschung (Anfang der Dreißiger Jahre) ihren Anfang nahm.

2. Setting

Aufbau und Ablauf des Psychodramas stellen sich folgendermaßen dar: Die Konstituenten bestehen aus dem Psychodramaleiter (Psychodramatherapeut), der Gruppe, dem Protagonisten (wobei die Gruppe als Ganzes auch zum Protagonisten werden kann), den Antagonisten, der Bühne und den Requisiten.

Der Ablauf findet in drei Phasen statt:

1. Erwärmungsphase,
2. Spiel- oder Aktionsphase,
3. Feedbackphase.

In der *Erwärmungsphase* werden unter Anwendung verschiedener Erwärmungstechniken die Themen erarbeitet und die Entscheidung, ob ein Gruppenspiel durchgeführt oder wer Protagonist sein würde, für die Spielphase getroffen.

In der *Spielphase* wird die Bühne eingerichtet, sie kann eine einfache Spielfläche außerhalb des Gruppenkreises sein.

In der anschließenden *Feedbackphase* (auch Gesprächs- oder Integrationsphase genannt), wo die Gruppenteilnehmer sich wieder in den Sitzkreis zurückbegeben haben, wird aus den eigenen Erfahrungen zum durchgespielten Thema ein Feedback (*„Sharing"*) gegeben. Die Mitspieler (Antagonisten) teilen ihre Erlebnisse im *Rollenfeedback* mit, was vor allem für den Protagonisten die Möglichkeiten von neuen Einsichten bedeuten kann. Im *Identifikationsfeedback* dient die Besprechung von Identifikationen der eingehenderen Vertiefung des Erlebens und zur weiteren Erwärmung von Spielthemen. Danach findet, meist nach mehreren Sitzungen, das *Processing (Prozeßanalyse)* statt. In dieser wird der Prozeß der Themenfindung im Rahmen der Gruppenentwicklung und der Protagonistenspiele analysiert und transparent gemacht.

Diese Feedbackphase ist ein unabdingbarer Bestandteil psychodramatischer Therapie, wo durch verbale Reflexion der Spieler und Zuschauer auch die notwendige kognitive Einsicht und Integration auf bewußter Ebene gewonnen wird.

3. Wirkfaktoren

Die Aufgabe des Psychodramaleiters als Therapeut ist es, den Protagonisten zu begleiten, den Ablauf zu fördern und die Themen mit den psychodramatischen Techniken des *Doppelns, Spiegelns und Doppelgängertechnik, sowie des Rollentausches* szenisch zu bearbeiten. Zu Beginn der Spielphase vergegenwärtigt sich der Protagonist immer mehr der meist konfliktbesetzten Szenen (z.B. eine schmerzliche Kränkung durch einen Partner oder auch einer Traumszene) und baut sie unter Anleitung des Therapeuten mit den vorhandenen Requisiten (Tische, Stühle etc.) zu einer Bühne auf. Dabei taucht er in die emotionale Wirklichkeit seiner Erinnerungen ein und sucht sich aus dieser Gestimmtheit dann auch die Mitspieler aus den Gruppenmitgliedern aus. Diese werden in die entsprechenden Rollen der auftretenden Personen (z.B. Eltern, Geschwister, Freunde, Vorgesetzte etc.) durch „*Eindoppeln*" eingekleidet und stehen dem Protagonisten als Dialog- und Handlungspartner seines persönlichen Dramas zur Verfügung. Im Eindoppeln steht der Protagonist hinter dem Antagonisten und spricht in der Ich-Form Eigenschaften und Beziehungen der betreffenden Person aus. Im *Rollentausch* entwickelt sich der szenische Spielablauf nach dem „inneren Drehbuch" des Protagonisten. Bei dieser Technik tauscht der Protagonist mit den Antagonisten die Rolle, sodaß er für diese verschiedenen Sequenzen in die Rolle seines Widerparts schlüpft und somit auch die aus seiner verinnerlichten Szene stammende Dialog- und Handlungsregie übernimmt. Durch das *Doppeln* des Therapeuten (oder aber auch einzelnen Zuschauer) – hinter dem Protagonisten (Patienten) stehend werden unausgesprochene Gedanken oder kaum aussprechbare Gefühle empathisch verbalisiert – wird der Spielinhalt vertieft, abgewehrte Gefühle fokusiert und oft dazugehörende frühere, aber nicht mehr erinnerliche Szenen durch Assoziationen freigelegt. Im *Spiegeln* kann sich der Protagonist mit einem von ihm ausgewählten *Doppelgänger* die Szene von außerhalb noch einmal betrachten, um dann aus der Position der Rollendistanz heraus Veränderungswünsche oder -möglichkeiten zu entwickeln. Dieser Doppelgänger kann auch anderweitig als Hilfs-Ich (Auxiliary Ego, Alter Ego) oder auch bei schwierigen Rollentauschszenen eingesetzt werden. Diese psychodramatischen Techniken stammen als Interaktionsmuster aus der frühen Rollenentwicklung. Das *Doppeln* kommt aus der ersten Zeit, wo das Kind eine andere Person – meist die Mutter – noch als Teil von sich erlebt. Beim *Spiegeln* erlebt es den Anderen zunehmend als fremden Teil und differenziert ihn vom eigenen Selbst, und beim *Rollentausch* entwickelt es die notwendigen Fähigkeiten, sich aktiv in den Anderen hineinzuversetzen, um durch das Nachspielen sich dieses Rollenrepertoire anzueignen. Jeder, der Kinder aufmerksam beobachtet hat, wird diese Entwicklungsstufen nachvollziehen können.

Am Höhepunkt des dramatischen Verlaufes kommt es schließlich meist zur *Katharsis*, die sowohl beim Protagonisten als auch in der Gruppe ein wesentliches therapeutisches Geschehen bedeutet. „Geistige Katharsis wird als ein Prozeß definiert, der ein jegliches therapeutisches Lernen begleitet und nicht nur Erlösung von einem Konflikt bedeutet, sondern Selbstverwirklichung, nicht nur Befreiung und Erleichterung, sondern Gleichgewicht und Frieden. Sie ist nicht Abreaktions- sondern Integrationskatharsis." (Moreno 1973). An dieser Stelle wird dann meist die Spielphase beendet und in die folgende Feedbackphase übergeleitet, welche ebenfalls vom Psychodramaleiter moderiert und strukturiert wird.

4. Indikationen

Die *Anwendungsformen* reichen vom protagonistenzentrierten über das gruppengerichtete, gruppenzentrierte, themenzentrierte, verhaltensmodifizierende, analytische und pädagogische Psychodrama u.ä. In letzter Zeit gewinnt auch das *Monodrama*, die Einzeltherapie mit psychodramatischen Techniken, immer mehr an Bedeutung. Die *Indikation* für das Psychodrama ist sehr weit gefächert von Psychosen, Neurosen, Psychosomatosen bis hin zu Verhaltensstörungen und hängt mehr vom Ausbildungsstand des Therapeuten als von der Methode ab.

Literatur

1. Moreno JL (1973) Gruppenpsychotherapie und Psychodrama. Thieme, Stuttgart
2. Leutz G (1974) Psychodrama. Springer, Berlin Heidelberg
3. Yablonski L (1992) Psychodrama. Fischer, Frankfurt
4. Petzold H (1979) Psychodrama-Therapie. Jungfermann, Paderborn
5. Ploeger A (1983) Tiefenpsychologisch fundierte Psychodramatherapie. Kohlhammer, Stuttgart

Kapitel 19

Gestalttherapie

I. Bolen und D. Zabransky

1. Theoretische Grundlagen

Die „klassische" Gestalttherapie wurde zunächst vom Berliner Arzt und Psychoanalytiker Friedrich. S. Perls (1899–1970), zusammen mit seiner Frau, Lore Perls, und Paul Goodman in den Vereinigten Staaten begründet; sie wurde im deutschsprachigen Raum in ihren Ansätzen und Konzepten weiterentwickelt: Einerseits wurde mit der *Integrativen Gestalttherapie* insbesondere die psychoanalytischen und existential-philosophischen Traditionen herausgearbeitet (Hilarion Petzold), andererseits wurde mit der *Gestalttheoretischen Psychotherapie* die konsequente gestaltpsychologische Fundierung vollzogen (Hans-Jürgen Walter). Alle genannten Orientierungen der Gestalttherapie verstehen sich als humanistische, tiefenpsychologisch fundierte und erlebnisaktivierende Verfahren der Psychotherapie. Den institutionellen Rahmen für die anerkannten fachspezifischen Ausbildungen in Österreich bilden die Sektion Integrative Gestalttherapie im ÖAGG (Österreichischer Arbeitskreis für Gruppentherapie und Gruppendynamik) und für die Gestalttheoretische Psychotherapie die ÖAGP (Österreichische Arbeitsgemeinschaft für Gestalttheoretische Psychotherapie).

Allgemeines Ziel der Gestalttherapie ist es, im psychotherapeutischen Kontakt positive Tendenzen des Menschen zu aktivieren, um ausgehend von der phänomenalen Erlebniswelt des Klienten dessen *Bewußtheit (awareness)* und *Verantwortlichkeit (responsibility)* zu fördern. Der Psychotherapeut nutzt die Kraft der Selbstregulation bzw. der „Tendenz zur guten Gestalt", welche der Mensch als Leib-Seele-Einheit besitzt, und bringt sich selbst als Person in die psychotherapeutische Beziehung ein. Übungen und Techniken dienen grundsätzlich der Aktivierung dieser „Tendenz", die dazu helfen soll, den Klienten mehr in *Kontakt* mit sich selbst und mit der Umwelt zu bringen.

Perls (1974) beschreibt den Psychotherapieprozeß als einen Prozeß des *persönlichen Wachstums* und der *Entfaltung des menschlichen Potentials*, welcher Zeit benötigt und nicht beliebig beschleunigt oder verkürzt werden kann;

er spricht in diesem Zusammenhang von der Katalysatorfunktion des Psychotherapeuten. Es gilt, die Eigenart des Lebendigen zu berücksichtigen, indem im Umgang mit Menschen eine innere Haltung zum Ausdruck kommt, die Metzger (1962) im gestaltpsychologischen Konzept der „schöpferischen Freiheit" ausführt. Die Aufgabe des Psychotherapeuten liegt insbesondere darin, ein therapeutisches Klima herzustellen oder zu fördern, sodaß diese schöpferischen Kräfte zur Entfaltung kommen können. Die Arbeit wird dem Klienten überlassen. Er soll in der Therapie dazu angeregt werden, „seinen eigenen Weg zu finden, seine Möglichkeiten, seine Kräfte zu entdecken und herauszufinden, daß er das, was er vom Therapeuten erwartet, genauso selbst tun kann" (Perls 1974). Der Psychotherapeut soll dem Klienten in einer Haltung von Wärme und einfühlendem Verständnis, Echtheit und Transparenz gegenübertreten. Auf dieser Grundlage kann der Klient lernen, abgespaltene, verdrängte und widersprüchliche Persönlichkeitsanteile in seine Gesamtpersönlichkeit zu *reintegrieren* und situationsgemäß zu handeln (vgl. Walter 1985).

Im *Hier-und-Jetzt* der Therapiesituation geht es insbesondere darum, hemmende oder störende Gefühle, Vorstellungen und Gedanken bewußt und gegenwärtig prägnant zu machen. Sie werden damit der konkreten Auseinandersetzung zugänglich. Es gilt, wachstumsbehindernde neurotische Abwehrmechanismen zu erkennen und durchzuarbeiten. Dadurch wird es möglich, eine Besserung und Heilung von neurotischen und psychosomatischen Störungen und Leidenszuständen zu erreichen. In der Gestalttherapie werden folgende *Abwehrmechanismen* beschrieben: Projektion, Introjektion, Konfluenz, Retroflektion, Deflektion (vgl. Polster und Polster 1975); im Durcharbeiten von bewußten und unbewußten Konflikten führt die Therapie durch charakteristische Phasen (Klischeephase, Rollenspielphase, Blockierungsphase, Implosionsphase, Explosionsphase; vgl. Perls 1974), um Blockierungen *(„Sackgassen")*, welche neurotische Arrangements darstellen, zu überwinden: „Die Bewußtmachung unerwünschter Gefühle und die Fähigkeit, sie zu ertragen, sind die conditio sine qua non für eine erfolgreiche Behandlung", zitiert Kriz (1991) einen Satz von Perls und definiert die Gestalttherapie im Kern als Widerstandsanalyse. Der Widerstand wird nicht gedeutet oder „beseitigt", sondern dem Klienten gegenwärtig prägnant und erfahrbar gemacht. Es steht der Kontakt- und Blockierungsprozeß selbst im Zentrum, welcher in der Therapiesituation in der Art des Kontaktes zu sich und der Umwelt zum Ausdruck kommt.

2. Setting

Im Rahmen der gestalttherapeutischen Methodik eröffnet sich in Form der *Einzel- und Gruppentherapie* eine Vielfalt an psychotherapeutischen Arbeitsmöglichkeiten, z.B. mit Phantasien und Träumen, Körperarbeit, Gefühlen, Gedanken, sowie mit dem schöpferischen Umgang mit Ausdrucksmitteln wie etwa Malen und Modellieren (Kreative Medien). Spezielle *gestalttherapeutische Techniken* seien beispielhaft aufgezählt: Übungen zum Bewußtseinskontinuum: durch Fragen nach dem, „was ist" (nach den momentanen Gefühlen, Empfindungen und Gedanken), das Gewahrsein (awareness) im Hier-und-Jetzt zu fördern; die Technik der Identifikation (mit einer Phantasie- oder Traumgestalt etwa); der Gestalt-Dialog (u.a. in der Technik des leeren Stuhls); die gezielte Frustration zur Förderung der Selbstverantwortung (skilful frustration); die Technik des Doppelns oder der Vorschlag zur Wiederholung oder Verstärkung einer Aussage; im Rahmen der *Gruppentherapie* sind Kontaktübungen, Beziehungsklärungen, Rollenspiele und die Reflexion des Gruppenprozesses zu nennen, in dem die Einzelarbeiten eingebettet sind.

3. Indikationen

Die Gestalttherapie hat im deutschsprachigen Raum eine weite Verbreitung erfahren und trägt inzwischen in erheblichem Umfang die psychotherapeutische Versorgung der Bevölkerung mit. Die *Anwendungsfelder* institutioneller und freiberuflicher psychotherapeutischer Tätigkeit sind breit gestreut: Frühkindliche Schädigungen und Neurosen, funktionelle Störungen, psychosomatische Störungen und Erkrankungen, Sucht- und Abhängigkeitserkrankungen, Sexualstörungen sowie auch Depressionen und Psychosen, wobei akut psychotische Zustände und schwere Borderline-Störungen nur bedingt indiziert sind. Aber auch bei schwer gestörten psychiatrischen Patienten kann die Gestalttherapie auf Grund differenzierter psychotherapeutischer Interventionsmöglichkeiten mit Erfolg eingesetzt werden.

4. Wirkfaktoren

Der gestalttherapeutische Ansatz fördert die *Kontaktfähigkeit* zu sich und anderen, und bietet damit eine gute Grundlage zu einer besseren Lebensbewältigung. Die *soziale Gruppe* – wie es schon die Gemeinschaft zweier Personen ist – stellt ein zentrales therapeutisches Medium dar. Auf der Basis einer tragfähigen *authentischen Psychotherapeut-Klient-Beziehung* wird die Bewußtheit und Selbstverantwortlichkeit des Klienten gefördert. Auf diesem Hintergrund geht es vor allem um die *Differenzierung der eigenen Möglichkeiten*, Gefühle, Körperempfindungen und Gedanken zu erleben und differenziert im Sozialverhalten auszudrücken. Die *Reintegration* abgespaltener Persönlichkeitsanteile wird insbesondere durch die gestalttherapeutische Methodik des Gestalt-Dialoges möglich, welche etwa in der Aufforderung an den Klienten bestehen kann, einen Dialog zwischen widersprüchlichen oder gegensätzlichen Persönlichkeitsanteilen (z.B. Traumteilen) zu führen. Dies ermöglicht es dem Klienten, sich seine innere und äußere Realität verfügbarer zu machen und hilft ihm, eine differenziertere Sicht seiner eigenen Möglichkeiten und Barrieren zu erkennen und zu einer Entscheidung zu kommen, was er selbst will. Durch die Methode des Doppelns, des empathischen Begleitens und Mitgehens im Bewußtseinsfluß durch den Psychotherapeuten, kann der Dialog noch prägnanter werden. Im Verlauf des Dialoges vertiefen sich zunächst die inneren Gegensätze und Widersprüche, bis es im günstigen Verlauf über ein tieferes Erleben und Verständnis der zugrundeliegenden Konflikte schließlich zur Annäherung und Integration der abgespaltenen Persönlichkeitsanteile kommt.

Literatur

1. Krisch R, Ulbing M (1992) Zum Leben finden. Beiträge zur angewandten Gestalttherapie. Edition Humanistische Psychologie, Köln
2. Metzger W (1962) Schöpferische Freiheit. Waldemar Kramer, Frankfurt/M
3. Perls FS (1974) Gestalt-Therapie in Aktion. Klett-Cotta, Stuttgart
4. Polster E, Polster M (1975) Gestalttherapie. Theorie und Praxis der integrativen Gestalttherapie. Kindler Taschenbuchverlag, München
5. Walter H-J (1994) Gestalttheorie und Psychotherapie. Ein Beitrag zur theoretischen Begründung der integrativen Anwendung von Gestalt-Therapie, Psychodrama, Gesprächstherapie, Tiefenpsychologie, Verhaltenstherapie und Gruppendynamik; 3. erw Aufl. Westdeutscher Verlag, Opladen

Kapitel 20

Systemische Familientherapie

J. Kleibel-Arbeithuber, F. Wolf und T. Honsig

Systemische Familientherapie ist eine Form der Psychotherapie, die Gesundheit und Krankheit des Menschen im Zusammenhang mit seinen relevanten Beziehungen sieht. Sie berücksichtigt die Vernetzung im intrapsychisch-interpersonalen Beziehungsfeld von Einzelnen, Familien und/oder einer anderen sozialen Gruppe in Wechselbeziehung zu ihren physikalischen und biologischen Umwelten.

Diese Vernetzung ist Ausgangspunkt für Veränderung, wenn das Leben der Betroffenen in seiner Entfaltung mehr oder weniger schwer behindert ist. Diese Behinderung zeigt sich im Leiden ohne oder kombiniert mit auffälligem Verhalten eines, mehrerer oder aller Betroffenen. Die Auffälligkeit kann auf somatischer, seelisch-geistiger, sozialer oder auf mehreren Ebenen gleichzeitig bestehen und wird implizit an den Normen der Familien, dem erweiterten Bezugsfeld der Betroffenen bzw. der Gesellschaft gemessen (Merl 1987).

Fallskizze

Eine Frau kommt vom Hausarzt überwiesen wegen Kopfschmerzen und Depressionen zur Therapie. Sie fühlt sich traurig, unruhig, persönlich und beruflich überfordert. Fast täglich hat sie Kopfschmerzen. Sie sieht ihren Zustand als „psychisch bedingt" und erklärt das so: „Mit unserer Ehe ist etwas nicht in Ordnung und ich habe zu wenig Selbstbewußtsein". Ihr Mann sei hart mit den Kindern und die Ehe ein Nebeneinanderleben. Er sei wenig zärtlich, versuche aber seine Liebe durch Mitarbeit im Haushalt zu zeigen. Auf die Frage nach ihren Therapiezielen äußert sie, sie möchte ihr Selbstbewußtsein stärken und herausfinden, wie wichtig die Veränderung der Ehebeziehung für ihre Gesundung sei. Zum 2. Gespräch wird der Gatte eingeladen.

Am Anfang des Gesprächs steht dessen Skepsis gegenüber Psychotherapie und seine Befürchtung, ihm würde die Schuld am Zustand seiner Frau zugeschrieben. Im Gespräch darüber beginnt er sich aber wohler zu fühlen und spricht auch über seine Frustrationen und Hoffnungen. Er entdeckt dabei, daß auch er von den Gesprächen profitieren kann. Sinnvoll würden die Gespräche für ihn sein, wenn er mit seiner Frau eine gemeinsame Haltung in der Erziehung des Sohnes finden und wenn er seiner Frau die Zuneigung besser zeigen könne. Seine Frau bestätigt als Ziel ebenfalls einen gemeinsamen Nenner in der Erziehung, mehr Zärtlichkeit mit ihrem Mann sowie einen Abbau ihres Perfektionismus.

Weitere gemeinsame Gespräche führen zu vielen konkreten Veränderungen, z.B. nimmt der Vater den 13jährigen Sohn einen ganzen Tag zur Arbeit mit und zeigt ihm seine Berufswelt (Bahnhof). Dies stellt einen Wendepunkt in der Beziehung zwischen den beiden dar, mit sehr deutlichen Auswirkungen auch für die Mutter: Sie wird etwas strenger, der Vater beginnt, sich unterstützt und anerkannt zu fühlen. Die Frau sieht ihren Mann in einem neuen Rahmen als kompetenten Vater und läßt die beiden „Männer" beruhigt Zeit miteinander verbringen. Der Sohn bemerkt zwar die zunehmende Strenge der Mutter („Du wirst schon so streng wie Vati"), aber genießt die Zeit und Zuwendung des Vaters und bemerkt die Entspannung der Mutter.

Die Dynamik der Veränderung liegt in der Folge im Subsystem der Eltern und ihrer „neuen" Beziehung sowie den Reaktionen und Einflüssen des Sohnes. Die Symptome der Mutter sind wesentlich gebessert. Die Kopfschmerzen sind praktisch weg, sie kann sich mehr entspannen und berichtet, wieder Freude an der Arbeit zu haben.

Theoretische Grundannahmen

Im folgenden werden die Grundannahmen der systemischen Familientherapie in bezug auf die Fallgeschichte dargestellt.

– Diagnose und Veränderung werden im Hinblick auf *Bedürfnisse und Ziele* aller Beteiligten gesehen. Diagnostik wird nicht bewertend, sondern im Sinne eines behutsamen Kennenlernens und Vernetzens der Sichtweisen aller am Prozeß Beteiligten betrieben, um eine Atmosphäre der Kooperation und Kreativität zu schaffen.
– Schwerpunkt sind die *Stärken des Systems und seiner Mitglieder* (der Mut des Mannes herzukommen, seine Offenheit; die Kraft der Frau, Veränderungen in Gang zu setzen; das Mitgestalten des Sohnes u.v. mehr) und deren *Ziele* (siehe Fallskizze).
– Die therapeutische Haltung der *Neutralität* ermöglicht, daß allen *Wünschen und Zielen, Ideen und Überzeugungen* der KlientInnen mit der gleichen Wertschätzung begegnet werden kann (siehe Wünsche der beiden an die Therapie; der Respekt vor der anfänglichen Skepsis des Vaters; Miteinbeziehung des Sohnes trotz seiner Abwesenheit).
– Eine wesentliche Grundannahme ist die, daß Menschen in Beziehungen sich in einem *stetigen Veränderungsprozeß* befinden, in dem sie sich ständig ihren Bedüfnissen entsprechend neu organisieren. Wir sprechen hier von der *Selbstorganisation* des Systems (siehe Veränderungen

nach der 1. gemeinsamen Sitzung: Der Vater übernimmt mehr Verantwortung für den Sohn, dieser kann mit der zunehmenden Strenge der Mutter umgehen, die Mutter vertraut dem Erziehungsstil des Vaters und kann sich selbst entspannen usw. Ausgehend von einem Problem kommt es zur Neugestaltung von Beziehungen, die letztlich für alle positiv sind).
- *In Beziehung sein heißt,* gemeinsam handeln und aufeinander reagieren, auf der kognitiven Ebene gemeinsam Werte und Ziele zu finden, eine „Mikrokultur" im Familien- und Beziehungsfeld zu entwickeln (z.B. sind beide Eltern an der Entwicklung des Erziehungsstils sowie an dessen Neugestaltung beteiligt). Auch Gefühle erleben wir in einem Vernetztsein mit anderen (die Mutter fühlt sich unruhig, da sie meint, den Sohn schützen zu müssen, der Vater frustriert, da seine Erziehungsmethoden von der Mutter nicht geschätzt werden). *Gedanken, Handlungen und Gefühle sind miteinander vernetzt (innerhalb der einzelnen Personen und zwischen den Beteiligten). Alle Ebenen können im therapeutischen Prozeß Verwendung finden.*
- *Aufgabe der TherapeutInnen* ist es, das Gespräch so zu leiten, daß neue Ideen entwickelt werden können, einen Rahmen für kreative Begegnung herzustellen, Gespräche in Gang zu halten, hilfreiche Vernetzung zu entwickeln (z.B. den Vater einzuladen, obwohl anfangs scheinbar nur die Mutter ein Problem hatte), Stärken zu entdecken, Ziele zu finden und verborgene Möglichkeiten der Familie aufzuspüren und nutzbar zu machen. Basis ist dabei das Wissen um die „ökologische Vernetzung der Beteiligten" im Veränderungsprozeß (ab dem ersten Kontakt auch der TherapeutInnen!).

Er/Sie stellt sein Wissen über Phasen und Krisen im Familienleben, über die Vernetzung im gemeinsamen Suchen nach Sinn und Abdecken der menschlichen Bedürfnisse u.a. zur Verfügung. Was von diesem „Wissen" aber für die Familie in der jeweiligen Situation hilfreich ist, muß immer wieder neu im Dialog gefunden werden. Dies entspricht dem Grundbild einer *therapeutischen Bescheidenheit* und dem *Respekt vor der Autonomie der KlientInnen bzw. Familien.*

Setting und Methoden

In der sytemischen Familientherapie wird nicht immer die Anwesenheit aller Beteiligten vorausgesetzt. Die spezifischen Methoden und Techniken beziehen sich auf eine reale, imaginierte oder durch Rollenspieler dargestellte Anwesenheit relevanter Bezugspersonen. Es gibt daher systemische Einzel-, Paar- und Familientherapie und Gruppentherapie.
    Therapiesitzungen können in wöchentlichen, monatlichen oder auch längeren Abständen stattfinden.
Der theoretischen Annahme entsprechend, daß der Therapeut Teil des therapeutischen Prozesses ist, wird besonderer Wert auf Live-Supervisions-

formen gelegt sowie auf Unterstützung durch Co-TherapeutInnen, Video, Einwegspiegel und Reflektierendes Team. Das Reflektierende Team ist eine spezielle Technik, bei der ein Team von TherapeutInnen den Therapieprozeß beobachtet und in einem 2. Teil der Sitzung in Anwesenheit der KlientInnen und der TherapeutInnen. über Lösungsmöglichkeiten und Ressourcen reflektiert.

Die systemische Familientherapie verfügt über eine Fülle von verbalen und nonverbalen Interventionsformen, die den KlientInnen angeboten werden. Beispielhaft dafür wären zu nennen: Metaphern, Aufgaben, Rituale, Darstellung von Beziehungen durch Skulpturen, Briefe sowie Entwickeln eines Lösungs- und Gesundheitsbildes und spezielle Fragetechniken (zirkuläres, reflexives und lösungsorientiertes Fragen).

Indikation

Alle im ICD 9 angeführten KH-Bilder, mit Ausnahme solcher Zustandsbilder, in denen eine psychotherapeutische Kontaktaufnahme nicht möglich ist.

Literatur

1. Ahlers C, Hinsch J, Rössler E, Wagner H, Wolf F (1991) Erfahrungen mit de Shazers kurztherapeutischem Konzept in Österreich. Bericht aus der zweijährigen Zusammenarbeit eines Teams. In: Reiter L, Ahlers C (Hrsg) Systemisches Denken und therapeutischer Prozeß. Springer, Berlin Heidelberg New York, S 136–153
2. Essen S (1990) Vom Problemsystem zum Ressourcensystem. Wildberg
3. Hoffman L (1982) Grundlagen der Familientherapie. Isko, Hamburg
4. Honsig T (1989) Stories, reflections, and miracles: new approaches to introducing family therapy to inpatient settings. Family Systems Medicin
5. Katschnig H, Wanschura E (1986) Familientherapie in den Ferien. Klett, Stuttgart
6. Merl H (1987) Familientherapie. Grundlagen und Versuch einer Theorie der Intervention. Wien
7. Reiter L, Brunner EJ, Reiter-Theil S (Hrsg) (1988) Von der Familientherapie zur systemischen Perspektive. Springer, Berlin

Kapitel 21

Darstellung der Dynamischen Gruppenpsychotherapie

E. S. Adler und U. Margreiter

1. Theoretische Grundannahmen

Die psychotherapeutische Methode, die wir heute Dynamische Gruppenpsychotherapie nennen, hat ihre Basis in dem von Schindler (1956) intendierten Konzept der Organisation aller mit dem **Phänomen „Gruppe"** arbeitenden Methoden zu einem integrativen psychotherapeutischen Vorgehen. Im Unterschied zu eklektischen Verfahren geht es hier um ein ganzheitliches Modell, in dessen Mittelpunkt der/die KlientIn/PatientIn (Gruppen-Teilnehmer) selbst steht. Der/die TherapeutIn kommt dem/der PatientIn und der Gruppe bei seinen/ihren Bemühungen, sich optimal zu organisieren, zu Hilfe. Er/Sie benützt dabei grundsätzlich jede Technik, die der Gruppe ermöglicht, ihre **Prozeßfähigkeit** (Dynamik) zu erhalten und dem Individuum hilft, seine Rolle zu entwickeln.

Der Krankheitsbegriff folgt der Beschreibung Parsons (1964) als eine soziale Rolle. Krankheit eröffnet Hilfsangebote, die eine gewisse Abhängigkeit von der Unterstützung beinhalten. Die Dynamische Gruppenpsychotherapie erachtet jedwedes Rollenangebot für die Gesundung gleichwertig willkommen. Der/Die Dynamische GruppenpsychotherapeutIn bleibt abstinent bei Entscheidungen seiner/ihrer GruppenteilnehmerInnen, soweit sie nicht seine/ihre Person betreffen.

Das **Kraftfeld Gruppe** im Sinne von Lewin (1963) und das **Rangdynamikmodell** nach Schindler bieten in der Dynamischen Gruppenpsychotherapie dem/der PatientIn die Möglichkeit, sich in unterschiedlichen Rollen und Positionen zu erleben. Die Selbst- und Fremdwahrnehmung werden sensibilisiert, krankhafte Anteile können akzeptiert und bearbeitet werden. Auf irreale Zuschreibungen kann verzichtet werden, Vertrauen zu sich und anderen kann im Übungsfeld Gruppe entwickelt und auf den umgebenden **Lebensraum** (i.e. Teil der psychologischen Welt) übertragen werden. Einer Barriere zwischen Lebensraum und **Realem Raum** (i.e. physikalische Umwelt) entsprechen z.B. Neurosen, Psychosen und Devianzen. Zwischen Person und Lebensraum führen Beschränkungen z.B. zu Entwicklungsstörungen und psychosomatischen Fixierungen. Behindernde Barrieren werden durch die therapeutische Arbeit aufgelöst und somit die Homöostase wiederhergestellt.

2. Setting

Die Zusammenstellung der Gruppe kann entweder aufgrund diagnostischer Kriterien im engeren Sinn, z.B. für Süchtige, Depressive, Mammakarzinompatientinnen oder im weiteren Sinn durch eine Definition des Bearbeitungsfeldes, gerade im Hinblick auf die soziale Ebene, wie z.B. für Menschen mit psychischen Störungen aufgrund von Partnerschaftsproblemen erfolgen.

Im Mittelpunkt der Dynamischen Gruppenpsychotherapie steht die psychotherapeutische Arbeit in der **Kleingruppe**, die in der Regel 8 bis 12 TeilnehmerInnen umfaßt. Dabei kommt es sowohl zu einer Therapie des Einzelnen in der Gruppe als auch zu einer Therapie der Gruppe durch die Gruppe, an der der Einzelne teilnimmt. Üblicherweise dauert die Gruppenpsychotherapie 2 bis 3 Jahre, einmal wöchentlich, 90 Minuten. Als Ergänzung der Therapiegruppe sieht das Setting der Dynamischen Gruppenpsychotherapie Einzelsitzungen nach Bedarf vor, und zwar für die Vorbereitung – Anamnese, Diagnose, Indikation – Krisenintervention und Nachbearbeitung – individuelle Aufarbeitung (s. Abb. 1).

3. Indikation

Die Dynamische Gruppenpsychotherapie eignet sich besonders für die Bereiche des subakuten oder chronischen Geschehens, für die Selbstorganisation nach psychotischen Schüben oder das Körperschema bedeutsam

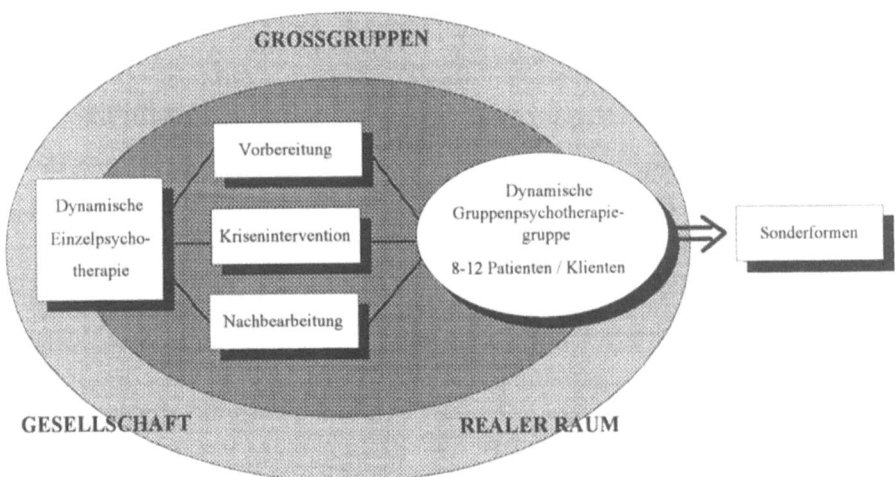

Abb. 1. Psychotherapeutisches Setting nach Margreiter U in: Adler E. et al (überarbeitet)

verändernden Operationen, für die Umformung von abhängigem Verhalten oder Randgruppenarbeit mit Subkulturen, bei depressive Reaktion im fremden Milieu und nicht zuletzt zur Entwicklung des Ichs bei narzißtischen Verengungen des Charakters (Borderline-Entwicklungen). Die Indikation erfolgt nach ICD 9/10 und DSM III.

Als Kontraindikation sind akute Psychosen, organische Verwirrtheitszustände und akutes Autoaggressionsverhalten anzusehen.

4. Wirkfaktoren

Die Wirkung der Gruppe besteht darin, daß eine Reihe von Einzelwesen mit unterschiedlich differenzierter Ich-Entwicklung sich zusammenfinden, wobei jeder einzelne Teilnehmer erlebt, sich als Ganzes aber auch Verpflichtungen und Leistungen mit der Gruppe teilt. Der einzelne Mensch wird in der Gruppe Teil eines neuen Ganzen, dessen Charakter von den Eigenschaften aller GruppenteilnehmerInnen bestimmt wird. Jedes Ich in der Gruppe nimmt etwas von anderen und gibt etwas den anderen.

In der Gruppe besteht also eine ständige Auseinandersetzung zwischen menschlichen Äußerungen, die von einfachen Bewegungsvorgängen über Gemütsbewegungen bis zu sprachlichen und nonverbalen Äußerungen gehen. Diese Mitteilungen drücken Strebungen und Haltungen aus, die im Rahmen der Gruppe so angenommen werden, daß jedes Ich etwas von sich einbringen muß. In diesem Beziehungssystem gestaltet sich dann eine Gruppenpersönlichkeit, also ein Gruppen-Ich, das weitgehend entwicklungsfähig sein kann, falls die Dynamik in Fluß bleibt. Somit stellen die Gesundungstendenzen des einzelnen gleichzeitig einen Fortschritt der Gruppe als Ganzes dar.

Die Definition der Dynamischen Gruppenpsychotherapie, zitiert nach Schindler (1992), gibt abschließend eine gute Zusammenfassung: „Diese Methode dient zur Anregung der Selbstgesundung auf der Basis der bestehenden Ressourcen. Sie benützt die Organisationskraft des Gruppen-Settings und die Hilfestellung des Psychotherapeuten oder der Psychotherapeutin mittels Feedback, Rangdynamik, verschiedener Darstellungstechniken (Interaktionsübungen, Verbesserung der Fremd- und Selbstwahrnehmung, Situations- und Beziehungsanalyse). Besonders geeignet zur Bewältigung von Krisen und Konfliktsituationen, in der Psychosomatik, Rehabilitation (nach psychotischen Krisen oder organischen Veränderungen), bei Umstellungen von Abhängigkeiten oder nach Änderungen von Lebensphasen".

Literatur

1. Adler E et al (1992) Die Dokumentation der Methode Dynamische Gruppenpsychotherapie. ÖAGG-Eigenverlag, Wien
2. Ertl M, Friedl R, Margreiter U (1990) Zur Theorie und Praxis der Gruppenarbeit. ÖAGG-Eigenverlag, Wien

3. Lewin K (1963) Feldtheorie in den Sozialwissenschaften. Ausgewählte theoretische Schriften. Hans Huber, Bern
4. Parsons T (1964) Social structure and personality. Free Press, New York
5. Schindler R (1956) Grundprinzipien der Psychodynamik in der Gruppe. Psyche XI (H5): 308–315
6. Schindler R (1984) Gruppenpsychotherapie, Handwörterbuch der Psychiatrie. Enke, Stuttgart, S 219ff
7. Yalom ID (1992) Die spezialisierte Therapiegruppe. In: Zeitschrift für Gruppenpsychotherapie und Gruppendynamik 28 (3): 433–436

Kapitel 22

Existenzanalyse und Logotherapie

A. Längle

1. Theoretische Grundannahmen

Der von Viktor Frankl begründete Ansatz basiert auf Existenzphilosophie und Phänomenologie. Durch die philosophische Herkunft ist er sprachlich und konzeptionell ungewöhnlich. Im Zentrum steht der Begriff der *Existenz*. Dieser meint ein sinnvolles, in Freiheit und Verantwortung gestaltetes Leben in der je eigenen Welt. Wenn der Mensch unter diesem Blickwinkel gesehen wird, sind somatische, psychologische und psychodynamische Fragestellungen (wie Gesundheit, Intelligenz und Lernvorgänge, die Befriedigung von Triebspannungen) Bausteine und nicht eigentliches Ziel sinnvoller Existenz. Die verhaltenstheoretische und die psychodynamische Betrachtung erfährt damit eine diametrale Wendung: nicht nur unbewußte Konditionierungen und Kräfte lenken und treiben den Menschen, sondern die „Werte in der Welt" ziehen ihn an. Sie zu erleben oder sie zu gestalten ist „Existenz". Dabei wird das *Sinnbedürfnis* als primär menschliche Motivationskraft von diesen Werten angesprochen.

„Ganz" ist der Mensch der Existenzanalyse zufolge nicht aus sich selbst, auch wenn er gesund ist und alle Triebe befriedigt sind. Der Mensch ist als *Person* daraufhin angelegt, über sich selbst hinauszugehen und sich anderem (Dingen, Menschen, Aufgaben) zuzuwenden. Dadurch ist existentielle Erfüllung möglich. *Existenzanalyse* kann somit definiert werden als eine phänomenologisch-personale Psychotherapie mit dem Ziel, der Person zu einem (geistig und emotional) freien Erleben, zu authentischen Stellungnahmen und zu eigenverantwortlichem Umgang mit ihrem Leben und ihrer Welt zu verhelfen. Daraus ergeben sich die Etappen des psychotherapeutischen Prozesses in der Existenzanalyse:

- die Arbeit an Emotion und Kognition im Eindruck und Erleben,
- integrativ-biographisches Erarbeiten personaler Stellungnahmen,
- Finden authentischer und situationsbezogener Ausdrucksformen,
- Üben und Realisieren sinnvollen Verhaltens.

Ausgangspunkt ist die Aktualität, die in ihrer gegenwärtigen und biographischen Gestalt im Hinblick auf die künftige Lebensgestaltung durchleuchtet und durchspürt wird.

Wesentlich für das Verständis der *existentiellen Dynamik* des Menschen ist die Konzeption, daß Menschsein verstanden wird als ein ständiges „In-Frage-Stehen", nämlich angefragt zu sein von erlebten und gespürten Werten (Beziehungen, Aufgaben usw., in denen es „um etwas geht" und die einem nicht „gleich-gültig" sind). Darin besteht die *„existentielle Wendung"* des Menschen: sich als Angesprochener und Angefragter zu sehen, anstatt als nur Fragender und Fordernder. Im existentiellen Verständnis ist der Mensch letztlich dazu da, auf diese „Lebensfragen" die situativ bestmöglichen Antworten zu geben. Durch diese Antworten „veranwortet" der Mensch sein Leben. *Existentieller Sinn („Logos")* ist denn auch definiert als die beste (Erlebnis-, Handlungs- oder Einstellungs-) Möglichkeit in der jeweiligen Situation. Für diesen Bereich ist die *Logotherapie* Begleitung und Mithilfe in der Sinnfindung.

2. Setting

Die Gespräche werden in sitzender Weise vorwiegend einzeln, aber auch in Gruppen ein- bis zweimal pro Woche durchgeführt.

3. Indikation

Existenzanalyse ist angezeigt, wenn im Erleben, in der Stellungnahme oder im Verhalten ein gehemmter oder einseitig fixierter Austausch der Person mit ihrer Welt vorliegt. Insbesondere betrifft es Wahrnehmungsstörungen der Realität (Realitätsverzerrungen oder Ausblendungen); Wertverarmung (innere Leere und Sinnlosigkeitsgefühle, „existentielles Vakuum" nach Frankl) und seelische Belastungen und Verletzungen; fehlende oder unechte Stellungnahmen bzw. Probleme in der Entscheidungsfindung; ungenügendes oder ungeübtes Ausdrucksverhalten und Selbstunsicherheit.

Existenzanalyse kann bei ängstlichen, depressiven und hysterischen Neurosen angewandt werden, bei psychosomatischen Störungen, Sexual- und Beziehungsstörungen, Sucht, Persönlichkeitsstörungen oder Psychosen, sowie prophylaktisch, wenn die Probleme noch nicht zu fixiertem Verhalten geführt haben.

Logotherapie hat den Schwerpunkt in der Behandlung existentieller Krisen und in der Begleitung schwerer Verlusterlebnisse (z.B. Krebserkrankungen, Todesfälle).

4. Wirkfaktoren

Abgesehen von den „ewigen Konzepten der Psychotherapie" (Strotzka), die allen Verfahren gemeinsam sind, hat die therapeutische Beziehung in der Existenzanalyse drei spezifische Schwerpunkte:

1. Die *phänomenologische Offenheit* des Therapeuten. Sie leitet den Patienten zum subjektiven Werterfassen und zu persönlichen Emotionen an, läßt sie den Patienten nachfühlen, um sie schließlich auf ihren Grund hin zu beleuchten (nicht nur „was" er erlebte, sondern „weshalb" er es so erlebte).
2. Das *Verweilen, Bei-Sein,* Konfrontieren, Arbeit mit Paradoxa. Es führt zu persönlichen Stellungnahmen des Patienten, zum Erkennen von lebensgeschichtlichen Zusammenhängen und situativen Anforderungen, zum Finden von neuen Einstellungen, um schließlich durch das Mittel des Verstehens durch den Therapeuten zu einem Verständnis von sich selbst zu gelangen.
3. *Beziehungsstiftendes Vorgehen.* Erarbeiten von Ausdrucksverhalten, wodurch sich der Patient zu äußeren oder internalisierten Werten in Beziehung bringt und neue Lebensbezüge aufbaut.

Literatur

1. Frankl V (1982) Ärztliche Seelsorge. Deuticke, Wien
2. Frankl V (1985) Die Sinnfrage in der Psychotherapie. Piper, München
3. Frankl V (1988) ... trotzdem ja zum Leben sagen. Ein Psycholog erlebt das Konzentrationslager. Kösel, München
4. Längle A (Hrsg) (1988) Entscheidung zum Sein. Piper, München
5. Längle A (1989) Sinnvoll leben. Angewandte Existenzanalyse. NÖ Pressehaus, St. Pölten
6. Längle A (Hrsg) (1993) Wertbegegnung. Phänomene und methodische Zugänge. Gesellschaft für Logotherapie und Existenzanalyse, Wien

IX. Grundlagen der Medizinsoziologie

Kapitel 1

Einführung in die Medizinsoziologie

E. Jandl-Jager

> **Lehrziele**
> Der Student soll in diesem Beitrag über die gesellschaftlichen Einflüsse auf Gesundheit und Krankheit informiert werden.
> Der Student soll Kenntnisse über die sozialen Strukturen des medizinischen Arbeitsplatzes erhalten.
> Der Student soll die Möglichkeit zu einer kritischen Einstellung zur eigenen medizinischen Tätigkeit und zum Gesundheitssystem bekommen.

Die Medizinsoziologie kann heute auf eine mehr als 50jährige Entwicklung zurückblicken, wobei diese nicht unabhängig von der allgemeinen Entwicklung in der Soziologie zu sehen ist. In der Soziologie kommt dem Bereich Medizinsoziologie als einem speziellen Anwendungsbereich besondere Bedeutung zu. Im angloamerikanischen Raum und insbesondere in Großbritannien wurden viele empirische Studien über das nationale Gesundheitswesen verfaßt. Im deutschen Sprachraum führte eine Veränderung der Studienordnung Medizin in der Bundesrepublik und in der Schweiz in den 70er Jahren zu einer Etablierung des Faches Medizinsoziologie an den Medizinischen Fakultäten und war in der Folge sehr fruchtbar in der Erforschung des medizinischen Handelns sowie der sozialen Bedingungen von Entstehung, Verlauf und Bewältigung von Krankheiten.

In Österreich hat sich die Medizinsoziologie im wesentlichen außerhalb der Medizin etabliert, da hier die entsprechenden Studienordnungen nicht eingeführt wurden. Während hier zunächst viele empirische Studien zum Bereich der Psychiatrie und zu Analysen der Krankenpflegeausbildung und des Medizinstudiums durchgeführt wurden, steht heute vor allem die Forschung zur Prävention im Vordergrund. Selbstverständlich gibt es Überschneidungen der Medizinsoziologie mit der Sozialmedizin bzw. der Arbeitsmedizin und der Epidemiologie und auch der Umweltmedizin.

Sozialmedizin befaßt sich mit den spezifischen Wechselwirkungen zwischen dem der Gesundheit dienenden System, dem gesellschaftlichen Gesamtsystem und dem Individuum. Sie befaßt sich einerseits mit den gesellschaftlichen Institutionen, Organisationen und Gruppen von Menschen und andererseits mit der Einbindung des Individuums in die soziale Sicherung bzw. der Einbindung der Ärzte in ihre beruflichen Organisationen. Sie grenzt sich eindeutig von den kurativen Fächern ab. Als Teilgebiete sind Epidemiologie, Prävention, Rehabilitation, Theorie und Praxis der sozialen Sicherung aus medizinischer Sicht und gesundheitliche Aufklärung zu verstehen (Blohmke et al. 1975).

In der Arbeitsmedizin werden in der Regel die direkten pathologisch anatomischen bzw. auch klinisch-symptomatologisch nachweisbaren gesundheitlichen Schäden ermittelt. Es handelt sich also um die Erkennung von Erkrankungen, die durch Arbeitsbedingungen hervorgerufen werden, wie aber auch dann vorbeugende Maßnahmen zu entwickeln. Dies kann dazu führen, daß z.B. arbeitsphysiologisch sinnvoll gestaltete Maschinen oder Arbeitsräume entwickelt werden.

Die Lebensbereiche des Menschen (Städtebau, Arbeitsplatz, Wohnung etc.) enthalten heute nicht selten spezifische Einflußgrößen der Umweltbelastung. Sie führen z.B. zur Verunreinigung von Luft und Wasser, die einen direkten Einfluß auf den Stoffwechsel des menschlichen Organismus haben können. Diesen Erkenntnissen hat sich ein neuer Zweig, nämlich die Umweltmedizin, gewidmet. In konkreten Forschungsproblemen findet in der Regel eine Kooperation in diesen Bereichen statt.

Definition der Medizinsoziologie

Medizinsoziologie kann sowohl von den angewendeten Methoden und Begriffen her definiert werden, wie auch vom Inhalt. Eine Definition, die den ersten Aspekt stärker berücksichtigt, lautet: „Medizinsoziologie bedeutet die Anwendung soziologischer Begriffe, Hypothesen und Methoden beim Studium von Problemen medizinischen Handelns und Wissens sowie bei der Analyse der Institutionen des Gesundheitswesens und ihrer Zielgruppen [Patienten]." (Siegrist 1977, S. 8).

Eine Definition, die mehr den zweiten Gesichtspunkt betont, ist folgende: „Erkenntnisgegenstand der Medizinsoziologie sind die sozialen Bedingungen von Entstehung, Verlauf und Bewältigung von Krankheiten sowie die sozialen Bedingungen gesundheitsfördernder Verhaltens- und Befindensweisen." (Siegrist 1977, S. 8).

Während in den frühen Jahren der medizinsoziologischen Forschung und Ausbildung vor allem die sozialen Bedingungen von Entstehung, Verlauf und Bewältigung von Krankheiten interessierten, wurde in einer zweiten Phase vor allem versucht, soziologische Begriffe, Hypothesen und Methoden auf medizinisches Handeln und Wissen anzuwenden. In der dritten Phase der Entwicklung der Medizinsoziologie liegen die Schwerpunkte auf der Analyse der Institutionen des Gesundheitswesens und in der Erforschung der Bedingungen gesundheitsfördernder Verhaltens- und Befindensweisen.

Epidemiologie

„Die Epidemiologie untersucht die Charakteristika einer Krankheit in Hinblick auf die Bedingungen und Umstände ihres Vorkommens. Sie beschäftigt sich mit dem Studium von Krankheiten in menschlichen Populationen und versucht, die Faktoren zu bestimmen, die mit dem Freibleiben von dieser Krankheit verbunden sind." (Phair 1955, S. 1105). Die Epidemiologie hat zunächst ihre großen Erfolge auf dem Gebiet der Infektionskrankheiten errungen. Im Laufe der letzten 20 Jahre wurden die statistischen Methoden, die in der Epidemiologie angewandt wurden, zunehmend verfeinert und den Erhebungstechniken mehr Augenmerk zugewandt. Man ging dazu über, zum Teil Totalerhebungen durchzuführen. Als Beispiel sei hier eine „Untersuchung der Inzidenz und Prävalenz in österreichischen psychiatrischen Anstalten" (Katschnig et al. 1975) angeführt, in der eine definierte Gruppe von Kranken administrativ untersucht wurde. Allerdings warnte Pflanz bereits 1958 vor einer Überbewertung der mathematisch-statistischen Seite der Epidemiologie und einer Ausschaltung des intuitiven Denkens. Obwohl sich epidemiologische Methoden geradezu zu internationalen Vergleichen des Vorkommens von Krankheiten anbieten, wird dies dennoch recht selten versucht. Einzelne internationale Organisationen erstellen mit zum Teil enormem finanziellen Aufwand Studien, die jedoch in der Regel wegen des meist hohen Verwaltungsaufwandes zu langsam in der Erstellung der Vergleichsdaten sind, sodaß die Studien von den Ergebnissen nationaler Daten überholt werden. Dazu kommt noch, daß das vorhandene Zahlenmaterial sehr schwer zu vergleichen ist. Auch die Epidemiologie geht grundsätzlich auf ein Verständnis des Einflusses sozialer Faktoren auf den Gesundheitszustand zurück. Es finden sich bereits Arbeiten aus dem 16. Jahrhundert zu diesem Thema.

Die derzeitige Morbiditätsstruktur wird von folgenden Entwicklungen geprägt:

a) Psychosoziale Störungen sind einer der bedeutendsten Krankheitskomplexe in den entwickelten Industriegesellschaften (Kaprio 1973).

b) Verkehrsunfälle werden als die größte ungebändigte Epidemie unserer Zeit betrachtet (Kaprio 1973), dennoch gibt es dazu wenig Forschung zur Durchleuchtung der sozialen Verursachung dieser „Epidemie". In der Regel werden Verkehrsunfälle als individuelles Verschulden eher kriminalisiert als gesellschaftlich therapiert;

c) Iatrogene Krankheiten, d.h. Krankheiten, die erst durch die Medizin geschaffen werden. Nach einer Untersuchung von Mercer (Mercer und Jaco 1972) haben über 20% der Patienten in einem Hospital, das als gute Pflegeinstitution gilt, „adverse episodes". 50% bis 60% dieser Episoden verlaufen spontan und haben keine weitere spezielle Versorgung notwendig, bei 30% sind diese Episoden moderat und erfordern Behandlung und bei 6 bis 20% sind sie lebesbedrohend oder führen zum Tod. Insbesondere drei Krankheitsgruppen sind auf iatrogene Krankheiten zurückzuführen: Krankheiten aufgrund von Erfolg bei der Behandlung anderer Krankheiten (z.B. therapeutischer Zirkel bei der Antibiotika-Behandlung, Cassel 1969); Krankheiten als Ergebnis neuer Therapien und Technologien, z.B. immunologische Abwehrreaktionen und Krankheiten als unerwünschte und unerwartete Nebenwirkung angemessener Therapie (Nebenwirkungen von Pharmaka oder die somatische Behandlung von Herzneurosen, Richter und Beckmann 1969). Ein weiterer Bereich iatrogener Schäden ist bisher kaum untersucht, nämlich wie weit das Zugangssystem zur Medizin bzw. die Weiterverweisung innerhalb der Medizin Schäden hervorruft. Strotzka et al. (1979) und Ringel und Kropiunigg (1983) haben sich mit der Anzahl nicht erkannter und nicht adäquat behandelter psychischer Krankheiten, die bei Allgemeinpraktikern oder nichtpsychiatrischen Fachärzten behandelt werden, beschäftigt.

Epidemiologie kann wesentlich dazu beitragen, den Gesundheitszustand einer Bevölkerung zu verbessern, wenn die Ergebnisse der epidemiologischen Forschung auch in gesundheitspolitisches Handeln umgesetzt werden. Die Medizinsoziologie betrachtet Epidemiologie als einen Teilbereich, der Grundlagen und Datenmaterial für weitere Forschung bzw. gesellschaftliche Analyse zur Verfügung stellt.

Der Krankheitsbegriff

Das Krankheitsverständnis der modernen Medizin wurzelt zum größten Teil noch immer in der Zellularpathologie und Keimtheorie der Mitte des 19. Jahrhunderts. Das heißt, es orientiert sich an einem Spektrum von Krankheiten, in dem Infektionskrankheiten die zentrale Rolle spielten. Dieses Krankheitsverständnis ist durch folgende Elemente gekennzeichnet:

„1. Jede Erkrankung hat eine spezifische Ursache. Diese Ursache wird vorwiegend in Form von Erregern gesehen.
2. Jede Krankheit zeichnet sich durch eine bestimmte Grundschädigung aus.
3. Krankheiten gleicher Ätiologie produzieren mehr oder weniger die gleichen klinischen Symptome und Syndrome." (Siegrist 1977, S. 143).

Die spezifische Ätiologie bezeichnet den typischen Verlauf einer Krankheit. Erst dadurch werden standardisierte therapeutische Techniken möglich. Dieses Krankheitsverständnis ist nicht nur durch die Veränderung des Krankheitsspektrums, weg von Infektionskrankheiten und hin zu funktionellen Störungen und degenerativen Erkrankungen problematisch, sondern auch, weil dadurch Krankheitsursachen im innerorganischen Geschehen lokalisiert werden und sie nicht als soziales Ereignis verstanden werden. Dies bedeutet, daß Krankheit nicht mehr die Abweichung von einem gesellschaftlich definierten Standard von „normal" bedeutet, sondern die Abweichung von statistisch ermittelten Meßwerten, welche ein geordnetes Zusammenspiel der Funktionsabläufe anzeigen. Die soziale Konsequenz ist an folgenden Merkmalen zu erkennen:

1. Krankheit wird als prinzipiell minderwertige Lebensform bewertet.
2. Der Kranke wird passiviert, sprachlos gemacht und individualisiert; der Kranke kommt in eine stark standardisierte und kontrollierte Rolle. Für den Kranken besteht die Pflicht, gesund zu werden bzw. wenn die Möglichkeit der Wiederherstellung fehlt, die Kosten zu minimieren.

Der Mangel eines umfassenden medizinischen Krankheitsverständnisses hat auch im außermedizinischen Bereich Konsequenzen. Der traditionell naturwissenschaftliche Krankheitsbegriff wirkt sich auch im Arbeits- und Versicherungsrecht aus. Der Krankheitsbegriff definiert die Sichtweise von gesund–krank bzw. normal–pathologisch. Dies trifft nicht nur für die Medizin zu, sondern auch für die Gesellschaft. Der jeweils herrschende Krankheitsbegriff ist von größter Bedeutung für den gesellschaftlichen Umgang mit kranken Menschen. Mit Hilfe des Krankheitsbegriffs wird z.B. entschieden, ob jemand arbeitsfähig ist oder nicht oder ob jemand eine kriminelle Tat begangen hat oder nicht zurechnungsfähig war. Der offensichtlichste Zusammenhang besteht in der medizinischen Kontrolle und Beurteilung von Arbeitsfähigkeit und Krankheit. Erst langsam setzen sich Elemente neuerer Krankheitsauffassungen durch. Als Beispiel dafür sei die Anerkennung des Alkoholismus als Krankheit durch die Krankenversicherung und auch die Einführung von Vorsorgeuntersuchungen genannt.

Besonders wurde der naturwissenschaftliche Krankheitsbegriff in der Psychiatrie kritisiert. Psychische Prozesse sind Ergebnisse zwischenmenschlicher Interaktionsprozesse. Die psychischen Störungen zeigen sich in sozialen Systemen, sie können als Ausdruck von Lebensschwierigkeiten gesehen werden und sind daher gesellschaftlichen Reaktionen und Wertungen im besonderen Maß unterworfen.

Das Krankheitsverständnis der modernen Medizin

In der medizinischen Versorgung gab es zu allen Zeiten soziale und geschlechtsspezifische Unterschiede. Die soziologischen Untersuchungen zum Arzt-Patient-Verhältnis zeigen, daß trotz der naturwissenschaftlich behaupteten Objektivität die soziale Position des Patienten auf Diagnose und Therapie entscheidenden Einfluß hat. Als ein Beispiel unter vielen sei auf eine Studie verwiesen, die feststellte, daß die Appendektomierate bei Beamten und Angestellten in Deutschland höher ist als bei Arbeitern. Es konnte gezeigt werden, daß der Unterschied durch die verschiedenen krankenkassenrechtlichen Bedingungen zustande kam. Ähnliche Ergebnisse gibt es bezüglich der Uterusextirpation bei Frauen, die eine Privatversicherung haben.

Das Krankheitsverhalten

Gesundheit und Krankheit sind aus der Sicht der Medizinsoziologie gesellschaftlich definierte Zustände menschlichen Befindens und Verhaltens. Eine soziologische Betrachtung muß die Verschiedenheit von Krankheitsauffassungen und diagnostischen und therapeutischen Aktivitäten bei ihren Überlegungen berücksichtigen. Berger und Luckmann (1969) zeigten auf, daß diese gesellschaftliche Bestimmungen die „gesellschaftliche Konstruktion der Wirklichkeit" bedeuten.

Im Sinne der Soziologie findet Krankheit im wesentlichen in 3 Bezugssystemen statt:

1. im System des Erkrankten und seiner lebensgeschichtlichen Situation,
2. im System der Spezialisten und ihrer Helfer (z.B. Arzt, Magier),
3. im System der unterstützenden Bezugsgruppe des Erkrankten.

Die Kluft zwischen spezialisiertem Fachwissen und dem Laienwissen hat sich vertieft. Die Krankheitsvorstellungen und die daraus resultierenden Handlungsweisen unterscheiden sich zunehmend zwischen Fachleuten und Laien. Daher benötigen Ärzte Kenntnisse über die soziokulturellen und ökonomischen Aspekte des im Laiensystem vorherrschenden Krankheitsverständnisses. Es hat sich in der empirischen Forschung als sinnvoll erwiesen, das Krankheitsverhalten als Prozeß zu betrachten, der verschiedene Stadien durchläuft.

Die Stadien des Hilfesuchens

Entscheidender Ausgangspunkt ist das Stadium des subjektiven Verspürens von Krankheitsanzeichen. Es folgen:

1. Symptomwahrnehmung durch den Erkrankten,
2. Konsultation im Verwandten- und/oder Bekanntenkreis (Laiensystem),
3. a) Selbstmedikation oder
   b) Laienzuweisungssystem zu halbprofessionellen Beratergruppen (Apotheker, Heilpraktiker etc.),
4. Laienzuweisung zum Arzt.

Selbstverständlich werden diese Stadien nicht in jedem Fall strikte eingehalten. Die Häufigkeit des Auftretens und die zeitliche Spanne in der Abfolge variiert nach sozialen Merkmalen.

Die Bedingungen, unter denen ein Arzt aufgesucht wird, sind ein wichtiges Thema der Soziologie des Krankheitsverhaltens. Mangelnde Inanspruchnahme bei Auftreten von Erkrankungen weist darauf hin, daß aufgrund äußerer oder innerer Gründe das Hilfesuchen im Laiensystem oder auch bei den halbprofessionellen Gruppen erfolgt, was vielleicht in unserer Gesellschaft als medizinisch nicht optimale Versorgung anzusehen ist. Während bei vielen Forschungsarbeiten in den USA eine wesentliche Determinante der Inanspruchnahme ärztlicher Leistung die finanziellen Kosten sind, haben Studien aus Großbritannien bewiesen, daß auch nach Einführung des nationalen Gesundheitsdienstes die ökonomisch besser gestellten Schichten weiterhin die ärztlichen Leistungen häufiger in Anspruch nahmen als die finanziell schlechter gestellten Schichten (McKinlay 1972).

Für die österreichische Situation läßt sich sagen, daß die finanziellen Kosten und der Versicherungsstatus nur einer von mehreren Bestandteilen der Situation der arbeitenden Bevölkerung ist. Darüber hinaus ist der soziale Druck anläßlich eines Arztbesuches von großer Bedeutung. Die zeitliche Abkömmlichkeit ist für Personen, die berufstätig sind bzw. auch für Mütter kleiner Kinder, die keine anderwertigen Versorgungsmöglichkeiten haben, ein ernsthaftes Problem. Aus sozialwissenschaftlicher Forschung über Fehlzeiten ist bekannt, daß die Neigung, sich bei Beschwerden krankschreiben zu lassen, sehr stark mit den Disziplinierungszwängen der Arbeitsmarktsituation verbunden ist. Das heißt, in Zeiten der drohenden Arbeitslosigkeit ist die Bereitschaft, sich krankschreiben zu lassen, geringer.

Neben dem Kostenfaktor spielen noch die quantitative und qualitative Verfügbarkeit medizinischer Einrichtungen eine Rolle. Auch die räumliche Distanz zur nächstgelegenen Arztpraxis kann die Inanspruchnahme verzögern. Das zeigt sich insbesondere im Stadt-Land-Gefälle (vgl. Pflanz 1972) ärztlicher Versorgung.

Grundsätzlich wird in der Medizinsoziologie von einem Universalitätsanspruch gegenüber dem Arzt ausgegangen, d.h. daß ein Arzt für jede Bevölkerungsgruppe in gleichem Maß zugänglich sein muß und daß er auch in gleichem Maß diese Personen behandeln können muß. Tatsächlich weisen Untersuchungen aber darauf hin, daß durch die unterschiedliche soziale Rekrutierung von Ärzten und Patienten (Ärzte rekrutieren sich in der Regel aus ökonomisch besser gestellten Schichten; Patienten können auch aus der Unterschicht und ökonomisch schlecht gestellten Schichten kommen) sehr unterschiedliche Erwartungen an den Arztkontakt gerichtet werden. Dadurch kann es zu unbefriedigenden Erfahrungen kommen und damit auch zu ungenügender Behandlung. Auch dies hat einen wesentlichen Einfluß auf die Bereitschaft, ärztliche Unterstützung zu suchen.

Durch die Wanderungsbewegungen in den letzten Jahren kommen noch die unterschiedlichen Reaktionen verschiedener ethnischer Gruppen zum Tragen. Aus amerikanischen Studien wissen wir, daß z.B. italienische und jüdische Patienten eine geringere Schmerztoleranz aufweisen als etwa irische Einwanderer (Zborowski 1952). Diese unterschiedliche Wahrnehmung etwa von Schmerz oder Symptomen kann zu verschiedenen Handlungen führen. Auch in einer Studie von Siegrist und Bertram (1970) konnte nachgewiesen werden, daß es eindeutige Zusammenhänge zwischen Schichtzugehörigkeit und Krankheitsverhalten gibt. Die Stadien des Krankheitsverhaltens, Zeitpunkt und Häufigkeit der Inanspruchnahme des Arztes sowie das Ausmaß medizinischen Wissens sind stark soziokulturell geformt. Es ist nicht anzunehmen, daß Menschen im Bereich der Gesundheit rational handeln können, da ein Handeln im Bereich des Gesundheits-Krankheitsverhaltens von einem komplizierten Muster von Motiven, Einstellungen, Ängsten und objektiv bestimmbaren Restriktionen des Arztbesuches geprägt ist.

Die Arzt-Patient-Beziehung

Die Medizinsoziologie betrachtet die Arzt-Patient-Beziehung unter ganz verschiedenen Aspekten. Sie geht davon aus, daß diese Beziehung geprägt ist durch die Ausbildung zum Arzt, die sozialen Bedingungen der Berufsausübung (soziale Aspekte der Diagnose und Therapie) sowie der psychosozialen Lage der Patienten. Weiters wird die Beziehung gestaltet durch die möglichen Kontaktformen zwischen Arzt und Patient. Zu all diesen Aspekten gab es in den letzten Jahren eine Reihe von Forschungen, die sich durchaus kritisch mit dem Umfeld von Arzt und Patient auseinandersetzten. Es soll hier nur punktuell auf einige Aspekte der Beziehung eingegangen werden.

In der Betrachtungsweise der Medizinsoziologie stellt die moderne Ärzteschaft eine professionelle Gruppe dar, die über einen durch formale Ausbildungskriterien festgelegten Wissensbereich verfügt. Weiters hat sie eine spezifische Berechtigung zum Handeln aufgrund dieser Kenntnisse, und sie übt ein Definitionsmonopol in ihrem Bereich aus. Ärzte definieren, welche Befindens- und Verhaltensweisen als krank zu gelten haben. Die Ärzteschaft ist verbandsmäßig organisiert und übt damit auch eine normgebende und normschützende Aufgabe gegenüber ihren Mitgliedern aus. Ärzte sind die einzige Berufsgruppe, die einen Eingriff in den Körper eines anderen Menschen wagen kann, ohne dafür strafrechtlich verfolgt zu werden. Durch diese Aspekte konnte sich die Ärzteschaft die berufliche Autonomie sichern.

Die berufliche Sozialisation zum Arzt beginnt im Rahmen eines Studiums in Österreich in der Regel mit theoretischen Lehrveranstaltungen bzw. Arbeiten an der Leiche. Dieser Studienbeginn wurde immer wieder kritisiert, hat sich allerdings nie verändert. Die Sozialisation des Arztes wurde von einer Reihe von Autoren kritisch durchleuchtet (Bloom 1972; für Österreich Krajic 1990).

Die Mischung von Bedrohung und Hilfeleistung, die die ärztliche Tätigkeit qualifiziert, ist in anderen Sozialbeziehungen eigentlich nicht zu finden. Ein anderes Merkmal der ärztlichen Tätigkeit ist der berufsmäßige Umgang mit menschlichen Krisensituationen, was in der Ausbildung nicht angemessen berücksichtigt wird.

Die gesellschaftlichen Aufgaben der Diagnose

Die Diagnose als Teil ärztlichen Handelns ist quasi der Wegweiser für die anzusetzende Therapie, aber auch für die Erfüllung des gesellschaftlichen Mandats, das der Arzt inne hat. Der Prozeß, der zur Einnahme der Krankenrolle durch den Patienten führt, wurde weiter oben schon behandelt. Wenn ein Mensch sich krank fühlt und den Arzt aufsucht, wird eine Diagnose erstellt, die aber auch gleichzeitig eine Kontrolle über die Arbeitsunfähigkeit darstellen kann. Erst durch die Diagnose erwirbt der erkrankte Arbeitnehmer einen Anspruch auf Versicherungsleistungen. Das heißt, daß Diagnosen an der Schnittstelle zwischen Versicherten und

Leistungsträgern liegen und der Arzt hier die Möglichkeit hat, durch die Erstellung einer Diagnose diese Versicherungsleistungen möglich zu machen oder nicht. So kommt es zur gesellschaftliche Kontrolle von „abweichendem Verhalten". Etwas ähnliches passiert im Bereich der Gutachterpraxis bzw. bei der Beurteilung, ob ein Patient Rehabilitation braucht oder nicht. Die Medizinsoziologie betrachtet also den Vorgang der Diagnose unter dem Aspekt, welche gesellschaftliche Bedeutung einer Diagnose zukommt und wie diese die Inanspruchnahme medizinischer Hilfe beeinflußt.

In einer Reihe von Untersuchungen wurde auch festgestellt, daß es verschiedene Einflüsse auf die Diagnosestellung gibt. Hier wurde unter anderem die Parteilichkeit zugunsten von Krankheit genannt, d.h. daß bei diagnostischer Unsicherheit eher eine Krankheit vermutet wird, als diese Person gesund zu erklären. Ökonomische Einflüsse auf die ärztliche Diagnose können sich ganz verschieden auswirken. Dies wurde bereits kurz erwähnt bei der Bedeutung der Krankschreibungen in wirtschaftlich schwierigen Zeiten. Weitere Einflüsse sind aber auch die Gebührenordnung des Versicherungssystems oder auch der technische Standard einer Praxis.

Auch die Patientenmerkmale haben Einflüsse auf die Diagnose. Dies wurde insbesondere beim Alter der Patienten (es werden z.B. bei älteren Patienten zunehmend weniger Verlegenheitsdiagnosen gestellt), auch die soziale Schichtzugehörigkeit hat einen Einfluß auf die diagnostischen Kriterien. Hier wurden die Kommunikationsprobleme zwischen Arzt und Patient mehrfach herausgearbeitet. Besonders bekannt ist dieser Tatbestand im Bereich der psychiatrisch-soziologischen Forschungen.

Mit dem diagnostischen Handeln steht das therapeutische Handeln natürlich in engem Zusammenhang. In der medizinsoziologischen Forschung wird der Arzt-Patient-Kontakt als asymmetrische Beziehung dargestellt. Unterschiedliche Wissensverteilung führt dazu, daß der Arzt Experte und der Patient Laie ist. Der Arzt hat daher die Expertenmacht. Die unterschiedlichen Rollen in der Organisation definieren eine Abhängigkeit. Der Arzt ist das ranghöchste Mitglied der Institution, außerdem ist er in der Lage, dem Patienten gewünschtes vorzuenthalten (z.B. Krankenstand). Der Patient als Hilfsbedürftiger hat dem Arzt gegenüber eine untergebene Stellung. In der Alltagsroutine, in der die allgemeinen, medizinisch faßbaren Merkmale im Zentrum der Aufmerksamkeit des Arztes und der Gesundheitseinrichtung stehen, ist der Patient unter Umständen mit einem einschneidenden biographischen Ereignis konfrontiert. Es kann allerdings auch sein, daß bei einem Überangebot an Ärzten auch der Patient Einfluß nehmen kann; nämlich in der Form, daß er zu einem Arzt, der ihn nicht krankschreibt, so wie sich der Patient das wünscht, nicht mehr hingeht und damit auch auf den Arzt einen ökonomischen Druck ausüben kann. Medizinsoziologische Forschung hat sich sehr ausführlich mit diesem Bereich befaßt. Die Ergebnisse der Forschung haben jedenfalls in jenen Ländern, in denen medizinische Soziologie an den Medizinischen Fakultäten unterrichtet wird, auch zu einer Änderung des Curriculums für Medizinstudenten geführt.

Zusammenfassung

Die Medizinsoziologie untersucht also die sozialen Bedingungen von Entstehung, Verlauf und Bewältigung von Krankheiten sowie die sozialen Bedingungen, unter denen Personen in diesem Bereich arbeiten oder als Patienten vorkommen. Ein wesentliches Merkmal medizinsoziologischer Forschung ist, daß sie sich kritisch mit dem Istzustand auseinandersetzt und diesen in der Regel mit den jeweiligen Normen und Werten vergleicht. Darüberhinaus hat die Medizinsoziologie wesentliche Beiträge zu einem besseren Verständnis für verschiedene Probleme der ärztlichen Tätigkeit geliefert (z.B. Analyse des Arzt-Patient-Gespräches, Forschungen zur Compliance, Forschungen zur Krankenhausorganisation), und hat Verdienste in der grundsätzlichen Diskussion des Krankheitsbegriff, der Kostendiskussion und der Qualitätssicherung im Gesundheitswesen erworben.

Prüfungsfragen

1. Stellen Sie den Unterschied von Sozialmedizin und Medizinsoziologie dar.
2. Mit welchen Bereichen befaßt sich die Epidemiologie?
3. Wie läßt sich die derzeitige Morbiditätsstruktur der Bevölkerung darstellen?
4. Beschreiben Sie den naturwissenschaftlichen Krankheitsbegriff.
5. In welchen Bezugssystemen spielt sich Krankheit ab?
6. Was sind die Stadien des Hilfesuchens?
7. Was versteht man unter einem Universalitätsanspruch gegenüber dem Arzt?
8. Was sind die gesellschaftlichen Aufgaben der Diagnose?

Literatur

1. Berger PL, Luckmann Th (1969) Die gesellschaftliche Konstruktion der Wirklichkeit. Fischer, Frankfurt
2. Bloom SW (1958) Some implications of studies in the professionalization of the physicians. In: Jaco EG (ed) Patient, physicianes and illness. The Free Press, New York, 313–320
3. Cassel EJ (1969) New and emergent disease. In: Kilbourne E, Smillie W (eds) Human ecology and public health. MacMillan, London
4. Kaprio LA (1973) Gesundheitsprobleme in Industriegesellschaften. In: Aufgabe Zukunft, Qualität des Lebens, Bd 5. EVA, Frankfurt/M, S 36–46
5. Katschnig H, Grumiller I, Strobl R (1975) Daten zur psychiatrischen Versorgung der österreichischen Bevölkerung, Teil 1–2. Bundesinstitut für Gesundheitswesen, Wien
6. Krajic K, Glatz E, Pelikan J (1990) Gesundheitsberufe/1 (Endbericht). AbsolventInnen im informierten Medizinstudium, Wien
7. McKinlay JB (1972) Some approaches and problems in the study of the use of medical services – an overview. J Health Soc Behav 13: 118–152
8. Mercer J (1972) Who is normal? In: Jaco EG (ed) Patients, physicians and illness. The Free Press, New York

9. Pflanz M et al (1967) Gesundheitsverhalten. In: Mitscherlich A et al (Hrsg) Der Kranke in der modernen Gesellschaft. Kiepenheuer u. Witsch, Köln 290–303
10. Siegrist J, Bertram H (1970/91) Schichtspezifische Variationen des Krankheitsverhaltens. Soziale Welt 20/21: 206–218
11. Siegrist J (1977) Lehrbuch der medizinischen Soziologie, 3. Aufl. Urban & Schwarzenberg, München Wien Baltimore
12. Strotzka H et al (1979) Ökonomische Aspekte psychosomatischer und psychosozialer Erkrankungen. Institut für Gesellschaftspolitik, Wien
13. Zborowski M (1952) Cultural components in response to pain. J Soc Issues 8: 16–30

Kapitel 2

Rahmenbedingungen der Einrichtungen des Gesundheitswesens

E. Jandl-Jager

> **Lehrziele**
> – Überblick über die gesetzlichen Grundlagen und Organisationsformen des Gesundheitswesens geben.
> – Überblick über die Einrichtungen des Gesundheits- und Sozialwesens geben.

Das österreichische Gesundheitswesen stellt sich heute als ein komplexes System verschiedener Institutionen mit unterschiedlichen Aufgaben und Zielen sowie Finanzierungsmodellen dar. Für den krankenversicherten Patienten sind die Einrichtungen zwar weitgehend kostenlos zu benützen, aber manche unverständliche Zuständigkeit ist dadurch entstanden, daß es sich um höchst unterschiedliche, zum Teil historisch gewachsene Aufgabenbereiche und Kostenträger handelt. Bei einer ganzen Reihe von Einrichtungen ist keine deutliche Trennung zwischen Institutionen des Gesundheits- oder Sozialwesens möglich. Sinnvollerweise sind diese in vielfältiger Art verknüpft. Als Beispiel sei hier die Tätigkeit der Sozialarbeiterin in Spitälern oder die Mutterberatungsstellen genannt.

Gesetzliche Grundlagen

Die österreichische Bundesverfassung regelt die Zuständigkeit auch für die Bereiche Gesundheit und Soziales. In diesen beiden Fällen liegt die Grundsatzgesetzgebung beim Bund und die Gesetzgebung für die Durchführung bei den Ländern. Diese Verfassungsbestimmung wirkt sich im Gesundheits- und Sozialbereich in vielfältiger Weise aus. Zunächst einmal bedeutet es, daß in den einzelnen Bundesländern unterschiedliche Gesetze den Bereich Gesundheit und Soziales regeln, sodaß von Bundesland zu Bundesland unterschiedliche Unterstützungen oder Maßnahmen Gültigkeit haben. Gleichzeitig bedeutet es auch, daß es sehr schwierig ist, länderübergreifende gemeinsame Regelungen zu finden. Als Beispiel sei hier der österreichweite Spitalsplan genannt. In diesem Plan wurde versucht, entsprechend den regionalen Bedürfnissen (z.B. Bevölkerungsdichte) zu bestimmen, welche Spitäler als Zentralkrankenanstalten, als Schwerpunktkrankenanstalten, als Standardkrankenanstalten oder als Sonderkrankenanstalten für bestimmte Betreuungsnotwendigkeiten geführt werden. Diesem Krankenanstaltenplan ging eine lange politische Auseinandersetzung voraus und er war österreichweit eigentlich nur durchsetzbar, weil letztlich auch Mittel des Bundes zur Durchführung eingesetzt wurden.

Ein anderes Beispiel für die unterschiedliche Handhabung der Sozialgesetzgebung ist das Säuglings-Wäsche-Paket, das in Wien jenen Müttern überreicht wurde, die sich während der Schwangerschaft dem sogenannten „Wassermanntest" (einer Untersuchung auf das Vorliegen von Syphillis) unterziehen. Eine derartige Regelung hat es in anderen Bundesländern sehr lange Zeit nicht gegeben. Erst mit der Einführung des Mutter-Kind-Passes in den 70er Jahren, seit dem wieder Bundesmittel zur Verfügung gestellt wurden, gab es eine österreichweit einheitliche Regelung der Leistungen, auf die die Mütter und Kinder Anspruch haben.

Die Kostenträger

Im folgenden werden zwei Aspekte der Trägerschaft dargestellt:

a) Wie können bei Auftreten von Krankheit oder sozialer Bedürftigkeit die Kosten gedeckt werden?
b) Kostenträger konkreter Einrichtungen.

Im Fall des Auftretens von Krankheit oder sozialer Bedürftigkeit können die notwendigen Ressourcen grundsätzlich auf folgende Art gedeckt werden:

„– durch individuelles Sparen, soweit direkte private Bezahlung aus dem laufenden Einkommen nicht ausreicht;
– durch freiwillige private Versicherung;
– durch obligatorische Versicherung (staatliches Versicherungsgebot) bei einem privaten Versicherungsinstitut nach freier Wahl des Versicherungspflichtigen;
– durch obligatorische Versicherung bei einer bestimmten parafiskalischen Versicherungsanstalt (Sozialversicherungsanstalt);
– durch allgemeine Steuern" (Schönbäck 1980, S. 297);
– durch Finanzierung von Unternehmungen;
– durch Wohltätigkeitsspenden.

Selbst Bezieher höherer Einkommen sind vermutlich durch individuelles Sparen nicht imstande, eine finanzielle Vorsorge für notwendige medizinische Leistungen während des ganzen Lebens zu treffen. Besonders schwierig ist eine Gesundheits- und Sozialvorsorge durch individuelles Sparen dann, wenn die Einkommen gering sind. Abgesehen von den Einkünften kann aber auch das „Beschäftigtsein mit gegenwärtigen Sorgen, aus mangelnder Fähigkeit zur Bewältigung alltäglicher Anforderungen resultieren. Jedenfalls setzen objektive und subjektive Umstände einer individuellen Vorsorge Grenzen, die tödlich sein können, wenn alternative Mittelaufbringung unterbleibt" (Schönbäck 1980, S. 298).

Private Versicherungen sind ein freiwilliges kollektives Arrangement der Mittelbeschaffung. Dabei geht es sowohl um eine interpersonelle Einkommensumverteilung sowie auch um eine Umverteilung von der Jugend zum Alter. Bei dieser Versicherungsform ist das Problem, daß nur eine kleine Zahl von Personen mit großen Risiken relativ zur gesamten Versichertenzahl dieses Modell ökonomisch tragbar macht. Aus diesem Grund schützen sich private Versicherungen auch vor sogenannten „großen Risiko" Versicherten, indem sie den Gesundheitszustand vor Eingang des Versicherungsverhältnisses prüfen und einen schlechten Gesundheitszustand in der Regel als Schranke gegen den Versicherungsschutz nützen. Es hat sich in der Praxis erwiesen, daß gerade die Gruppen mit dem stärksten Schutzbedürfnis durch solche Privatversicherungen nur einen unzureichenden Schutz erhalten.

Auch ein Versicherungsmodell, bei dem eine obligatorische Versicherung bei einem privaten Versicherungsunternehmen abgeschlossen wird, bedeutet noch keine echte Umverteilung des Versicherungsrisikos. In diesem Fall kann es nur dann zu einer Deckung kommen, wenn die Prämien eingezahlt wurden. In der Praxis bedeutet dies häufig, daß die Versicherungspflicht, z.B. an den Bestand eines Arbeitsverhältnisses oder den Bezug eines Mindesteinkommens geknüpft ist. In der Schweiz besteht seit längerem dieses Versicherungsmodell und es hat bedeutet, daß z.B. 1973 rund 10% der Bevölkerung nicht krankenversichert waren, in Österreich waren es damals nur 4,8%.

In Österreich besteht eigentlich die obligatorische Versicherung bei einer parafiskalischen Versicherungsanstalt. Ab 1977 waren nur mehr 1,4% der österreichischen Bevölkerung „außerhalb" der sozialen Krankenversicherung. Historisch gesehen war auch bei uns die Gesundheitssicherung primär eine Gesundheitssicherung der Arbeitskräfte und ihrer Angehörigen. Auch dieses Modell ist nicht ohne Tücken, weil die Versicherungsanstalten verpflichtet sind, allen Mitgliedern die notwendigen Leistungen zukommen zu lassen. Je mehr „Spitzenmedizin", vor allem im technischen Bereich, die auch sehr teuer ist, für alle Versicherten angeboten werden muß, umso mehr kommt dieses Modell unter Kostendruck. Es stellt sich auch bei diesem Modell die Frage, wie eine möglichst große Gerechtigkeit in der Verteilung der zur Verfügung stehenden Mittel erreicht werden kann.

In einem Modell, wo Steuern zur Abdeckung der Kosten der Gesundheitssicherung herangezogen werden, fällt das Versicherungsprinzip weg. In diesem Modell ist jedermann anspruchsberechtigt. Ein derartiges Modell besteht in Großbritannien und Schweden. Auch in diesen beiden

Ländern haben sich über die lange Zeit des Bestehens dieser nationalen Gesundheitsdienste Schwierigkeiten herausgestellt. Auch die Finanzierung der Gesundheitssicherung über Steuern ist kein Garant für eine Gleichheit der Versorgung aller Bevölkerungsteile.

Weniger im Gesundheits-, aber umso mehr im Sozialbereich ist die Bedeutung von freiwilligen Spenden zur Aufrechterhaltung der Dienste. Besonders in jenem Bereich, der in Österreich durch die Krankenversicherung nicht direkt abgedeckt ist, nämlich jenem der Pflegefälle, d.h. der chronisch kranken Patienten ohne Aussicht auf Heilung, sind diese auf die freiwillige Unterstützung angewiesen. Als Beispiel sei hier das Haus der Barmherzigkeit genannt, eine Institution, die sich um chronisch Kranke kümmert, wo sie Aufnahme, Versorgung und Pflege finden, aber auch Einrichtungen wie das Rote Kreuz, die ihre Dienstleistungen nur zum Teil von Versicherungsträgern abgegolten bekommen. Durch die 1994 eingeführte Pflegeversicherung wird die Situation des einzelnen Patienten, der auf Pflege angewiesen ist, nur teilweise verbessert. Gleichzeitig mit der Einführung der Pflegeversicherung haben sich jene Einrichtungen, die bisher für die Zahlung von Pflege, wie z.B. die Sozialhilfe der Bundesländer und Gemeinden, weitestgehend aus diesem Bereich zurückgezogen bzw. sind die Kosten für die Leistungen angehoben worden. Es ist dies ein Beispiel dafür, daß der Patient zwar scheinbar durch die bundesstaatliche Finanzierung mehr Geld zur Verfügung hat, durch den Rückzug der Länder und Gemeinden aus der bisherigen Finanzierung der Bedürfnisse solcher Patienten, aber für den Patienten selbst letztlich keine Besserstellung entsteht. Bei diesen Gesetzesänderungen geht es nur um eine Umverteilung zwischen Bund, Ländern und Gemeinden.

Eine Finanzierung der Gesundheitsleistungen durch Unternehmungen findet in Österreich z.B. bei der betriebsärztlichen Versorgung unselbständig Erwerbstätiger oder auch bei der Krankheitsverhütung in Betrieben und bei der teilweisen Finanzierung von privaten Zusatzversicherungen statt.

Als *Kostenträger konkreter Einrichtungen* können Bund, Länder, Gemeinden oder auch private Vereine oder kirchliche Einrichtungen auftreten. Diese Kostenträger führen ihre Einrichtungen jeweils eigenverantwortlich und haben auch für die Finanzierung zu sorgen. Diese Finanzierung kann durch Einnahmen aus Beiträgen des Klienten oder Patienten, aus Zahlungen der Versicherungen, aus öffentlichen Subventionen und Spenden etc. bestehen. In der Praxis bedeutet dies, daß gerade kleinere Einrichtungen, die nicht durch Gesetze abgesichert sind, ein beträchtliches Ausmaß ihrer Aktivitäten zur finanziellen Absicherung ihrer Einrichtung aufwenden müssen bzw. immer nur kurzfristige finanzielle Absicherung haben. Dies wirkt sich natürlich sowohl auf das Betreuungsangebot wie auch auf die Dauer der Angebote aus.

In Österreich haben wir also ein Mischsystem von verschiedenen Finanzierungsmodellen. In der Praxis bedeutet dies, daß Personen mittlerer oder oberer Einkommen versuchen, vor allem durch eine zusätzliche private Finanzierung zu einer besseren Behandlungsqualität zu kommen als die durchschnittlichen Sozialversicherten. Dadurch wird die medizinische

„Spitzenversorgung" unter privatwirtschaftlichen Aspekten gefördert. Die Sozialversicherung hingegen ist auf eine egalitäre Verteilung ihrer Versicherungsleistungen ausgerichtet. Es stellt sich die Frage, ob der Effekt der Sozialversicherung durch dieses Mischsystem der Förderung der privatwirtschaftlichen „Spitzenmedizin" nicht zunichte gemacht wird.

Einrichtungen des Gesundheits- und Sozialwesens

Die folgenden Einrichtungen des Gesundheits- und Sozialwesens wurden willkürlich zusammengestellt; es handelt sich dabei erfahrungsgemäß um jene, die besonders häufig eine Kooperation mit medizinisch oder psychotherapeutisch Tätigen notwendig machen.

Institution	*Berufsgruppen*
Spital	Arzt, KrankenpflegerIn, SozialarbeiterIn, PsychologIn, PsychotherapeutIn
Mutterberatung	ÄrztIn, SozialarbeiterIn
Psychiatrie	PsychiaterIn, PsychologIn, PsychotherapeutIn, psychiatrische KrankenpflegerIn, ErgotherapeutIn, SozialarbeiterIn
Rehabilitationseinrichtungen	ÄrztIn, KrankenpflegerIn, PsychologIn, PhysikotherapeutIn, BeschäftigungstherapeutIn
Kindergarten	KindergärtnerIn, PsychologIn, KindertherapeutIn, SozialarbeiterIn
Schule	LehrerIn, PsychologIn, SozialarbeiterIn, Ehe- und FamilientherapeutIn, schulpsychologische Dienste
Heim	SozialarbeiterIn, KindertherapeutIn, Krankenschwester, ErzieherIn
Jugendamt	SozialarbeiterIn, PsychologIn, JuristIn, Erwachsenenfürsorge
Sozialamt	SozialreferentIn
Arbeitsamt	BeraterIn, PsychologIn
Jugendzentrum	ErzieherIn, PsychologIn, SozialarbeiterIn
Bewährungshilfe	BewährungshelferIn, SozialarbeiterIn, JuristIn, PsychotherapeutIn
Gefängnis	JustizwachebeamtIn, PsychologIn, PsychotherapeutIn
Lebens- und Sozialberatung	Lebens- und SozialberaterIn

Die Liste der Institutionen und die daneben aufgeführten Berufsgruppen sollen vor allem einen Überblick geben, welche Institutionen es gibt und mit welchen Personen man dabei zu tun hat. Die Ziele und Aufgaben dieser Institutionen können im Einzelnen hier nicht diskutiert werden. Es darf davon ausgegangen werden, daß eine Reihe von Einrichtungen ohnehin bekannt sind. Auf einige wird im folgenden speziell eingegangen.

Lebens- und Sozialberater: Es handelt sich hier um ein Gewerbe, daß an eine bestimmte Ausbildung gebunden ist. Die Ausbildung umfaßt im Theoriebereich mindestens das Psychotherapeutische Propädeutikum und eine über das Psychotherapeutische Propädeutikum hinausgehende praktische Erfahrung. Beides ist nachzuweisen, bevor der Gewerbeschein ausgestellt werden kann. Lebens- und Sozialberater sind in freier Praxis tätig. Obwohl die Abgrenzung zum Psychotherapeuten allein durch die Länge der Ausbildung (die Psychotherapieausbildung dauert länger) bereits klar gegeben ist, sowie auch durch die Tätigkeit (der Psychotherapeut kann Krankheiten behandeln, der Lebens- und Sozialberater nicht), ist in der Praxis der Übergang wohl fließend. Der deutlichste Unterschied besteht derzeit darin, daß Lebens- und Sozialberater Personen, deren Symptome Krankheitswert haben, nicht behandeln dürfen und auch für ihre Tätigkeit keine Refundierung von den Krankenkassen gegeben wird.

Der Tätigkeitsbereich von *Jugendamt, Erwachsenenfürsorge und Sozialamt* ist vor allem bei der Behandlung von jenen Patienten wichtig, wo eine Kooperation mit diesen Einrichtungen erfolgen soll. Das Jugendamt ist in erster Linie für die Wohlfahrt des Kindes zuständig und hat alles zu unternehmen, um diese sicherzustellen. Die Betreuung Erwachsener ist in der Regel in Österreich in eigenen Einheiten geordnet. Es stehen eine Vielzahl von speziellen oder allgemeinen Unterstützungseinrichtungen zur Verfügung (z.B. SozialarbeiterIn im Spital, die sich um die Versorgung des frisch entlassenen Patienten zu Hause kümmert, Beratung in Scheidungsangelegenheiten etc). Das Sozialamt ist in erster Linie für finanzielle Unterstützung von in Not geratenen Erwachsenen zuständig und ist von der Tätigkeit der Sozialarbeiter unabhängig.

Wie aus der obigen Darstellung zu erkennen ist, gibt es eine Vielzahl von Einrichtungen, die sich zum Teil sehr spezialisiert haben (z.B. Schuldnerberatung). *Für die Unterstützung eines Patienten ist es notwendig, sich über die Möglichkeiten in der Region zu informieren und nach Möglichkeit im Rahmen der Ausbildung die verschiedenen Institutionen bzw. ihre Ziele und Aufgaben kennenzulernen.* Neben den erwähnten Institutionen gibt es in Österreich zunehmend Einrichtungen von privaten Vereinen zur Unterstützung spezieller Problemgruppen (z.B. Arbeitsprojekte für Langzeitarbeitslose).

Neben den genannten Institutionen gibt es noch Berufsgruppen im psychosozialen Feld mit besonderen Qualifikationen. So ist die Tätigkeit des *Psychologen* bzw. des *klinischen und Gesundheitspsychologen* durch ein Gesetz geregelt. In der Praxis ist die Kooperation zwischen Arzt, Psychotherapeut und klinischem und Gesundheitspsychologen noch nicht klar herausgearbeitet, da diese Berufsgruppen noch nicht ständig zusammenarbeiten (z.B. im Spital) und die gesetzlichen Bestimmungen noch zu neu sind. Zweifellos kommt dem klinischen und Gesundheitspsychologen eine besondere Rolle in der klinischen Diagnostik und in der Beratung von Patienten (z.B. Diabetikerschulung) zu.

Gesundheitsförderung

Gesundheitsförderung ist ein interdisziplinäres Gebiet, in dem das Wissen aus Medizin, Psychologie, Erziehungs- und Sozialwissenschaften und anderen Disziplinen integriert wird. Die Schwerpunkte sind Epidemiologie der Gesundheit, Bedingungen für die Entstehung und Erhaltung von Gesundheit, die Verhütung von Krankheit und Unfällen, die Zusammenhänge von Lebensstilen und Gesundheit. Weitere Schwerpunkte sind die Gesundheitsförderung in der Krankenversorgung und Pflege sowie die Gesundheitsförderung in bestimmten sozialen Settings, wie z.B. bestimmten Regionen, Schulen, Betrieben und Krankenhäusern. Diese Bereiche haben international in den letzten Jahren sehr an Bedeutung gewonnen.

In Österreich haben sich im Bereich der Gesundheitsförderung viele kleine Projekte entwickelt, die nur selten überblicksmäßig dargestellt werden (vgl. Forster et al. 1989). Gesundheitsförderung ist in der Regel ein Versuch, neue Wege beim Umgang mit Krankheit oder Behinderung bzw. eine Alternative zu bestehenden Umgangsformen zu finden. Diese Formen der Gesundheitsförderung sind auch eine Antwort auf die Desintegration medizinischer und sozialer Dienste und das Überwiegen der kurativen Medizin, vor allem im stationären Bereich. Obwohl Gesundheit und Soziales in vielen Bereichen ineinander übergeht, wie in diesem Artikel mehrfach dargestellt wurde, ist in der Praxis eine Integration der medizinischen und sozialen Hilfestellungen nicht selbstverständlich. Ein solcher integrativer Ansatz berücksichtigt aber auch die Bedürfnisse und Lebensformen der KlientInnen. In den letzten Jahren wurden vor allem Modellversuche initiiert und finanziert, häufig auch auf Druck von besonders betroffenen Personen. Als Beispiel seien hier die ambulanten Pflegedienste genannt oder auch die AIDS-Hilfe. Diese gelungenen Versuche sollen aber nicht darüber hinwegtäuschen, daß *Gesundheitsförderung nicht anordenbar ist, aber Gesundheit auch nicht durch individuelle Anstrengung allein zu erhalten ist*. Eine Sammlung von Projekten zur Gesundheitsförderung findet sich bei Forster et al. (1989).

Literatur

1. Forster R, Froschauer U, Pelikan JM (1989) Gesunde Projekte. Jugend & Volk, Wien
2. Jandl-Jager E, Stumm G (Hrsg) (1988) Psychotherapie in Österreich. Eine empirische Analyse der Anwendung von Psychotherapie. Deuticke, Wien
3. Schönbäck W (Hrsg) (1980) Gesundheit im gesellschaftlichen Konflikt. Vergleich einer Analyse von Gesundheitssystemen. Urban & Schwarzenberg, München Wien Baltimore

Kapitel 3

Die Organisation Krankenhaus*
Ausbildungsstätte, Arbeitsplatz, Leitinstitution der medizinischen Versorgung

R. Grossmann

Lehrziele

1. Verständnis für das Krankenhaus als Organisation zu erschließen:
   - Den Stellenwert der organisatorischen Dimensionen für den Erfolg der medizinischen und pflegerischen Arbeit deutlich zu machen.
   - Den Zusammenhang zwischen medizinischer Fachkompetenz und organisationsbezogenen Qualifikationen herzustellen.
   - Einige Kategorien und Beobachtungskriterien für die Analyse der Organisationsdynamik im Krankenhaus bereitzustellen.
2. Verständnis für die Entwicklungsbedingungen von Organisationen zu erschließen und dazu Erkenntnisse der Organisationsforschung und Erfahrungen aus der Beratung von Organisationen einzubringen.

Hauptanliegen ist es, Interesse zu wecken für eine fachliche Auseinandersetzung mit Organisationsfragen der medizinischen Arbeit.

Ich befasse mich als Sozialwissenschafter und als Berater mit der Organisation Krankenhaus. Als Organisationsberater unterstütze ich Stationsteams und Führungskräfte dabei, die Arbeit zu strukturieren und die Arbeitsbeziehungen zu entwickeln. Ich begleite Projekte zur Reorganisation der

---

* Dieser Beitrag ist in einem inhaltlichen Zusammenhang mit dem Beitrag von R. Grossmann, „Teamarbeit im Krankenhaus" in diesem Band zu sehen.

Krankenhausarbeit und zur Verbesserung der Arbeitsbedingungen. Die Erfahrungen aus Forschung und Beratung zeigen wachsende Sensibilität für Fragen der Krankenhausorganisation und zunehmendes Interesse der Gesundheitsberufe, die fachliche Arbeit in medizinischer und pflegerischer Hinsicht mit einer kompetenten Wahrnehmung von sozialen und organisatorischen Funktionen, vor allem in Leitungspositionen, zu verbinden.

Ich möchte mit diesem Kapitel Interesse wecken für das *„soziale System Krankenhaus"*, damit auch für die Gestaltung des *„Arbeitsplatzes Krankenhaus"* und die *Bedeutung der Organisation für die Qualität der Patientenversorgung*. Ich werde in die *Organisationslogik des Krankenhauses* einführen, versuchen, einige Grundlagen zum Verständnis von *Team- und Organisationsentwicklung* zu liefern und Anhaltspunkte für die fachliche Qualifizierung von Ärzten in bezug auf *Organisationskompetenz* zu geben. Der Stellenwert von *interprofessioneller Kooperation* und einer *qualifizierten Wahrnehmung von Leitungsfunktionen* steht dabei im Zentrum.

Ich werde diese Beschreibung aus sozialwissenschaftlicher Sicht vornehmen, orientiert an den Erkenntnissen der neueren Systemtheorie und vor dem Erfahrungshintergrund einer systemischen Konzeption von Organisationsberatung. Ein wichtiges Element dieses Paradigmas ist die Erkenntnis, daß Wahrnehmung und Beschreibung der „Wirklichkeit" immer beobachterabhängig ist. Je nachdem, mit welcher Brille und aus welcher Position man auf die Umwelt schaut, hier auf die Organisation Krankenhaus, bekommt man Unterschiedliches zu sehen. Mit der fachlichen Brille des Mediziners bekommt man anderes in den Blick als mit der Brille des Organisationsfachmanns, wieder anderes als Betriebswirt usw. Der Gewinn der jeweiligen Betrachtungsperspektive hängt auch davon ab, wozu ich die Erkenntnis brauche; hängt davon ab, was ich sehen möchte. Für die Arbeit im Krankenhaus, vor allem auch für Leitungskräfte, erscheint es mir hilfreich, unterschiedliche Perspektiven nützen zu können. Organisationsberatung, so wie sie hier vertreten wird, bemüht sich um die Integration unterschiedlicher Sichtweisen, und versucht vor allem den Unterschied von innen und außen fruchtbar zu machen. Also den Unterschied der im System selber repräsentierten Sichtweisen – medizinischen, pflegerischen, verwaltungsjuristischen u.a. – und externen Beobachtungsperspektiven, die dann auch im System weniger gut verankerte Perspektiven aufgreifen können und den Vorzug haben, nicht in das Interessengeflecht der Organisation eingespannt zu sein.

1. Die gesellschaftliche und berufliche Bedeutung der Organisation Krankenhaus

1.1 Das Krankenhaus ist die Leitinstitution des medizinischen Versorgungssystems

Das *Krankenhaus* ist abgesehen von seinen medizinisch-pflegerischen Leistungen auch *Arbeitsumwelt* für sehr viele ArbeitnehmerInnen: ÄrztInnen, Pflegekräfte, medizinisch-technische Berufe, Büroangestellte und ArbeiterInnen, im wachsenden Maße auch für PsychologInnen und SozialarbeiterInnen. In der Bundesrepublik Deutschland z.B. sind in den Einrichtungen des Gesundheitswesens, das immer noch zum ganz überwiegenden Teil auf Krankenversorgung und Rehabilitation ausgerichtet ist, mehr Menschen beschäftigt als in der Automobilindustrie. Im städtischen Krankenhaussektor Wiens arbeiten rund 27.000 Beschäftigte. In vielen österreichischen Städten ist das Krankenhaus der größte Betrieb am Ort.

Das Krankenversorgungssystem mit seinen unterschiedlichen Organisationen – Akutkrankenhäusern, Rehabilitationszentren, Pflegeheimen, Kuranstalten, Arztpraxen, Tageskliniken und anderen ambulanten Diensten – setzt einen erheblichen Anteil des Sozialprodukts um. Das Krankenhaus ist (müßte) als „Betrieb" auch ein wesentlicher Faktor in der Umweltpolitik einer Gemeinde oder Region (sein).

Die Krankenhäuser beeinflussen auch in hohem Maße das gesellschaftliche Verständnis von Gesundheit und Krankheit; sie formen die Erwartungshaltungen, die Einstellungen und Fähigkeiten ihrer „Klienten": durch die Leistungen, die sie anbieten, und wesentlich auch durch die Leistungen, die sie nicht anbieten; durch die Kontakte und Erfahrungen, die Patienten und Angehörige in durchwegs sehr sensiblen Lebensphasen mit den Fachkräften und der Organisation machen.

Und die Krankenhäuser sind Ausbildungsstätten für die Gesundheitsberufe. Nahezu alle im Krankenversorgungssystem tätigen Fachkräfte erfahren wichtige Phasen ihrer *beruflichen Sozialisation im Krankenhaus*. Hier werden medizinische Konzepte in praktisches Handeln umgesetzt, hier werden professionelle Orientierungen und Werthaltungen gegenüber PatientInnen und Angehörigen genauso wie gegenüber den anderen Berufsgruppen des Krankenhauses ausgebildet. Durch die spezifische Arbeitsorganisation und Arbeitskultur des Krankenhauses werden auch die sozialen Kompetenzen der angehenden ÄrztInnen (mit)geformt: die Fähigkeit, Beziehungen aufzubauen; sich auf andere Personen mit unterschiedlichem sozialen Hintergrund oder professioneller Orientierung einzustellen; unterschiedliche Dimensionen der eigenen Persönlichkeit zum Tragen zu bringen: den „Fachmann" und die Gefühle; die persönlichen Möglichkeiten, sich in sozialen Situationen zu orientieren und sie mitzugestalten. In der Alltagsarbeit des Krankenhauses wird auch *das persönliche Bild von Organisationen und die „Organisationskompetenz" der Gesundheitsberufe entwickelt* bzw. verfestigt. Dieses Verhältnis zu den Organisationsdimensionen der eigenen Professionalität hat weitreichende fachliche und persönliche Konsequenzen.

1.2 Die Organisation ist für die Qualität der Arbeit (mit)entscheidend

Wir leben in einer Gesellschaft von spezialisierten Organisationen. Für moderne Gesellschaften charakteristisch ist ihr *hoher Organisationsgrad*. Ihre innere Dynamik ist bestimmt von einem komplexen Miteinander und Gegeneinander von Organisationen. Die meisten Menschen arbeiten in Organisationen und viele Alltagsabläufe sind von der Auseinandersetzung mit großen Organisationen geprägt, wie Universitäten, Banken, Ämtern und Krankenhäusern. Ebenso werden die wesentlichen Entscheidungen über die Gestaltung unserer physischen und sozialen Umwelten in organisierten Systemen der Politik, der Verwaltung, in Wirtschaftsorganisationen, Parteien und Verbänden getroffen. *Demgegenüber ist unser Denken, Fühlen und Handeln sehr stark auf Individuen und kleine Gruppen ausgerichtet* und sind die Ausbildungen, die wir durchlaufen, inhaltlich ganz stark personenzentriert; auch wenn sie in Organisationen stattfinden und die erworbenen Kenntnisse in Organisationen praktisch umgesetzt werden müssen.

Die medizinische Profession befindet sich in dieser Hinsicht, wie alle stark personenbezogenen Berufe, Psychotherapie, Pflege, Pädagogik, in einer paradoxen Situation. Ihre fachliche Stärke und ihr fachliches Erfolgskriterium liegt im Personenbezug, aber die Bedingungen für eine erfolgreiche und befriedigende Arbeit sind in hohem Ausmaß von der Organisation der Arbeit abhängig. Das gilt in besonderer Weise für die medizinische Arbeit im Krankenhaus und vergleichbaren Einrichtungen, aber auch für die Arbeit als niedergelassener Arzt in der Organisationsform der „Praxis".

Die *Qualität der medizinischen Arbeit* wird wesentlich durch die kompetente Handhabung von *organisatorischen Problemen bestimmt:*
Wie es gelingt,

– unterschiedliche professionelle Sichtweisen und Tätigkeiten, bezogen auf ein therapeutisches Konzept und die Bedürfnisse des Patienten sinnvoll zu verknüpfen – oder ein solches Konzept überhaupt zu entwickeln;
– die Kooperation der beteiligten Personen und Berufsgruppen produktiv zu gestalten;
– die Arbeitsorganisation einer Station so zu gestalten, daß die komplexe medizinisch-pflegerische Arbeit fachlich funktional und für die beteiligten Personen erträglich und motivierend abläuft;
– die Kooperation der eigenen Abteilung mit anderen Einheiten, wie Labor, OP, Röntgen oder Küche, technische Servicezentren oder Krankenbeförderung zu etablieren, von deren Leistungen auch der Erfolg der eigenen Arbeit abhängt.

Viele zusätzliche Belastungen des Berufsalltags sind mit diesen organisatorischen Dimensionen verknüpft und auch *die Möglichkeiten, berufliche Belastungen gesundheitsförderlich zu verarbeiten, sind abhängig von der jeweiligen Arbeitsorganisation und Kultur der Arbeit.* Die organisatorischen Bedingungen der Arbeit nehmen direkt Einfluß auf die Gesundheit ihrer Mitglieder (und Klienten) und sie entfalten, wie gesagt, große Sozialisationskraft nach innen und außen. Sie stellen Denk- und Verhaltensmuster bereit und bilden Werte aus, die hohe Verbindlichkeit für alle MitarbeiterInnen haben. Den Werten und Normen, die in ihnen gelten, kann sich der einzelne nicht entziehen; aber er kann sie – im jeweiligen Rahmen – mitgestalten.

1.3 Die Gesundheitsberufe sind wenig organisationsbewußt

Wie in anderen sogenannten Expertenbetrieben – z.B. Schulen und Universitäten – sind die für die Organisationskultur bestimmenden Berufsgruppen, ÄrztInnen, medizinisch-technische Fachkräfte und Pflegepersonal, in erster Linie ihrer Professionalität verpflichtet, also den Inhalten der Arbeit und den darauf bezogenen fachlichen Standards, Werten, Erfolgskriterien und Karrieremustern und weniger der Entwicklung der Organisation. Die Organisation hat aus ihrer Sicht die Rahmenbedingungen für eine inhaltlich befriedigende Arbeit bereitzustellen. Die Organisation bleibt gegenüber der eigenen professionellen Entwicklung etwas Äußerliches, Rahmenbedingungen, die sich mehr oder weniger störend oder produktiv bemerkbar machen. Die Befassung damit ist eine Zusatzarbeit zur eigentlichen professionellen Arbeit. *Allen Expertenbetrieben gemeinsam ist eine deutliche Reserve gegenüber Leitungs- und Organisationsfragen und ein tendenziell niedrigeres Niveau von Professionalisierung der Leitungsarbeit.* Auch im Krankenhaus ist diese Diskrepanz zwischen fachwissenschaftlicher Arbeit und Organisationskompetenz zu beobachten. Vor allem bei den ÄrztInnen tritt die notwendige Investition in die Leitungsarbeit und die Qualifizierung auf diesem Gebiet immer noch deutlich in Konkurrenz zur fachwissenschaftlich-medizinischen Entwicklung als maßgebliches Erfolgskriterium für Karrierechancen.

Auch von Seiten der Spitalserhalter wurde in Österreich traditionellerweise wenig in die Organisationsentwicklung der Krankenanstalten investiert. Diese Vernachlässigung der Organisationsdimensionen medizinisch-pflegerischer Arbeit produziert viele Folgekosten und ist fachlich gesehen paradox.

1.4 Die wichtigste Ressource der Organisation Krankenhaus sind die Fähigkeiten und die Motivation der MitarbeiterInnen

Das Krankenhaus ist eine Organisation, die in ihrer Leistungsfähigkeit in hohem Maße von der Professionalität und der Arbeitsfähigkeit ihrer MitarbeiterInnen abhängig ist. Trotz der hohen und wachsenden Bedeutung von Technologie im Krankenhaus kann die Leistung der Organisation, wie in anderen sogenannten Expertenbetrieben, letztlich nur begrenzt über Technologieentwicklung sichergestellt werden. Der alltägliche *Arbeitsablauf kann durch technische und administrative Maßnahmen allein kaum gesteuert werden.* Dieses „Problem", von der Professionalität und Motivation der Menschen besonders abhängig zu sein, kennen auch viele Industrie- und andere Dienstleistungsbetriebe; die Industrie z.B in den Bereichen Forschung und Entwicklung. Für die Einrichtungen der Pflege und der medizinischen Versorgung ist dies ein zentrales Merkmal der Gesamtorganisation. Die *Leistungen* können längerfristig nur befriedigend erbracht werden, wenn die MitarbeiterInnen in die Lage versetzt werden, ihre Professionalität zu entfalten und wenn Arbeitsbedingungen geschaffen werden, die es erlauben, die eigenen Fähigkeiten anzuwenden und die *Arbeitsfähigkeit und Motivation* aufrecht zu erhalten.

Eines der großen Organisationsprobleme der österreichischen Krankenhäuser ist die *hohe Personalfluktuation*, vor allem im Bereich der Pflege; eine Fluktuation, die jede Organisation, die auf die Qualifikation und Erfahrung ihrer Mitarbeiter besonders angewiesen ist, an den Rand der Leistungsfähigkeit führen muß, was die Belastung des Stammpersonals weiter erhöht. Aber auch ÄrztInnen können sich vielfach mit dem Arbeitsplatz Krankenhaus nur bedingt identifizieren. Das kann sehr verstärkt werden, wenn das Gehaltsschema und die Usancen der Diensteinteilung ein zusätzliches berufliches Engagement außerhalb des Krankenhauses nahelegen. Das Krankenhaus ist dann unabhängig vom fachlichen Engagement ein Arbeitsplatz, den man gerne verläßt und nicht ein Arbeitsplatz, den man gemeinsam entsprechend den eigenen Vorstellungen gestaltet. Die Kompensation von Belastungen tritt an die Stelle einer gemeinsam erarbeiteten Entwicklungsperspektive für die Organisation.

1.5 Veränderte Rahmenbedingungen

Aktuelle Veränderungen im Gesundheitswesen erhöhen die Bedeutung der Organisationsfähigkeit des Krankenhauses und verändern auch die Qualifikationsanforderungen an die Ärzte.

Einige Stichworte dazu. Die *Veränderungen im Krankheitsspektrum*, die *steigende Lebenserwartung* und *veränderte gesellschaftliche Lebensformen* fordern von den Krankenhäusern *neue Leistungen* und Schwerpunktsetzungen. Die notwendige Ausrichtung auf *Patienten mit chronischen Krankheiten* erfordert in der medizinisch-pflegerischen Versorgung eine enge Verknüpfung von *technikintensiven* und *interaktionsintensiven Maßnahmen*. Angesichts des hohen Spezialisierungsgrades medizinischer Arbeit werden diese unterschiedlichen Leistungen auch von unterschiedlichen Fachkräften oder Abteilungen zu erbringen sein, was große Anforderungen an die Koordination patientenbezogener Arbeitsprozesse stellt. Die langfristige Versorgung chronisch kranker und pflegebedürftiger Menschen verlangt auch nach einer *besseren Abstimmung zwischen verschiedenen Einrichtungen* der medizinischen Versorgung, z.B. zwischen dem Krankenhaus und ambulanten Pflegediensten oder dem Akutkrankenhaus und Rehabilitationszentren. Diese Koordination kann nur gelingen, wenn im Krankenhaus entsprechende Zuständigkeiten verankert werden, eine Organisationsaufgabe, die zur Zeit kaum zielgerichtet wahrgenommen werden kann.

Die schrittweise Herauslösung der Krankenanstalten aus der staatlichen Verwaltung oder der bürokratischen Steuerung anderer Träger konfrontiert die Krankenhäuser und ihr Personal mit dem *Anspruch personalpolitischer Selbständigkeit und ökonomischer Eigenverantwortung*. Knapper werdende Budgets zwingen auch Krankenhäuser dazu, ihre Arbeitsorganisation stärker an den Kriterien von Effizienz und Wirtschaftlichkeit auszurichten. Das erfordert eine permanente Auseinandersetzung der Organisation insgesamt mit der Spannung von Qualitätssicherung und Kostenentwicklung. Krankenhäuser stehen also zunehmend vor der Aufgabe, sich *bewußter als Organisation* und auch als Betrieb zu *verhalten*. Das wird die Entscheidungsprozesse im Krankenhaus über medizinische Schwerpunktsetzungen, über die Verteilung finanzieller Ressourcen, über Fragen der Personalentwicklung, und auch auf dem Gebiet der Außendarstellung der Organisation mit mehr Verbindlichkeit ausstatten, aber auch konflikttrachtiger machen. Neue Leitungsstrukturen werden entstehen, und Managementleistungen werden stärker gefragt sein.

Mediziner müssen sich m.E. in der Entwicklung ihrer Professionalität darauf einstellen, daß die *Organisation der Tätigkeit konstitutive Bedeutung für den Inhalt der Arbeit hat*; Organisationskompetenz wird immer deutlicher zu einer wichtigen Qualifikation für medizinische Arbeit.

2. Beispiel: Eine interprofessionell zusammengesetzte Projektgruppe arbeitet an der Verbesserung der Arbeitsbedingungen im Krankenhaus

Im Rahmen des Wiener WHO – Modell Projekts „Gesundheit und Krankenhaus"[1] habe ich 4 Jahre lang die Projektgruppe *„Gesundheit am Arbeitsplatz"* beraten. Aufgabe dieser Gruppe war es:

- die Arbeitsbedingungen im Krankenhaus hinsichtlich ihrer gesundheitlichen Auswirkungen auf die Beschäftigten zu reflektieren,
- Maßnahmen vorzuschlagen, die dem Schutz und der Förderung der Gesundheit aller Berufsgruppen des Krankenhauses dienen können,
- die Realisierung dieser Maßnahmen zu unterstützen und zu begleiten.

Die Projektgruppe wurde dazu von der Spitalsleitung[2] beauftragt. Ein wesentliches Ziel des Projekts war es, entsprechend den Arbeitsprinzipien der systemischen Organisationsberatung, die Entwicklung der Arbeitsbedingungen unter Einbeziehung der unterschiedlichen Berufsgruppen und Hierarchieebenen zu realisieren, durch diese Projektarbeit die Zusammenarbeit der Berufsgruppen zu fördern und neue Arbeitserfahrungen im Krankenhaus zu ermöglichen.

Auf Vorschlag des Beraters wurde dazu eine interprofessionell zusammengesetzte Gruppe gebildet, bestehend aus HausarbeiterInnen, Büroangestellten, Pflegekräften und ÄrztInnen. Von der Reinigungskraft bis

---

[1] Dieses von der WHO initiierte und von der Gemeinde Wien in Auftrag gegebene und finanzierte Organisationsentwicklungs- und Gesundheitsförderungsprojekt wurde von der Krankenanstalt Rudolfsstiftung in Kooperation mit dem Ludwig Boltzmann-Institut für Gesundheits- und Medizinsoziologie (LBI) (als Forschungs- und Beratungseinrichtung) durchgeführt. Literatur dazu: Pelikan JM, Lobnig H, Nowak P (1993) Das Wiener WHO-Modell-Projekt „Gesundheit und Krankenhaus". In: Pelikan JM et al. (Hrsg) Gesundheitsförderung durch Organisationsentwicklung. Konzepte, Strategien und Projekte für Betriebe, Krankenhäuser und Schulen. Juventa, Weinheim München, S 204–222.

[2] Genauer gesagt von der Projektleitung, gebildet aus der Kollegialen Führung des Krankenhauses und dem inneren Projektteam des LBI.

zum/r Oberarzt/ärztin reichte die berufliche und soziale Spannweite der Gruppe. Die Mitglieder der Projektgruppe waren persönlich hoch motiviert und interessiert, die Arbeitsbedingungen im Krankenhaus weiterzuentwickeln. Als Gruppe waren sie aber zutiefst skeptisch in bezug auf die Erfolgschancen dieser Arbeit. 1994, kurz vor Abschluß des Modellprojekts, hat die Projektgruppe – in wechselnder Zusammensetzung – eine intensive, kontinuierliche und grundsätzlich erfolgreiche Projektarbeit hinter sich; eine Arbeit, die nicht mit zusätzlichem Verdienst oder Karrierechancen verbunden war. Als externer Berater habe ich mich manchmal gefragt, woher die Gruppe die Energie und Motivation für die aufwendige, langdauernde und auch konfliktreiche Arbeit genommen hat. Persönlich berührt hat mich schon in den ersten Kontakten zum Krankenhaus der Reichtum an persönlichem Problembewußtsein, an Ideen zur Verbesserung der Arbeitssituation und andererseits die pessimistische, fast resignative soziale Grundstimmung, was die Veränderbarkeit der Organisation Krankenhaus betrifft.

Im Rückblick auf die vier Jahre beschreibt die Gruppe die Arbeitssituation sinngemäß so[3]: „Wir konnten uns am Beginn eigentlich nicht vorstellen, daß die Zusammenarbeit in einer solchen gemischt zusammengesetzten Gruppe funktionieren kann ... *Die Erfahrung dieser zielstrebigen und kollegialen Zusammenarbeit über die Grenzen der Hierarchie und Berufe hinweg war für uns überraschend und sehr befriedigend.* Diese Kooperation, die auch persönlich viel Spaß gemacht hat, war die eigentliche Quelle der Motivation und Ausdauer ... Sehr motivierend war auch die Erfahrung, durch eine solche systematische, von unterschiedlichen Kräften getragene Arbeit wirklich etwas verändern zu können, auch wenn wir heute eine realistischere Sicht vom Tempo und den vielen notwendigen Schritten zur Umsetzung von Veränderungen haben."

Eine junge, engagierte Schwester ergänzt: „Für mich war es persönlich ein großes Erfolgserlebnis, daß ich als einfache Schwester ohne Leitungsfunktion von der Krankenhausleitung gehört wurde ... Ein Erlebnis war auch, Bereiche des Betriebes Krankenhaus kennenzulernen, von denen wir vorher überhaupt keine Ahnung hatten: das Kesselhaus, die Werkstätten usw. Wir haben nicht einmal gewußt, daß die Arbeiter und Angestellten fast ein Drittel der Mitarbeiter ausmachen. Das hat viel zum Verständnis der anderen Berufsgruppen beigetragen.

Uns ist auch klargeworden, daß ohne Verwaltung keine Veränderungen im Betrieb erreichbar sind, und die Nöte des Verwaltungsdirektors, der bei vielen Vorhaben mit dem Hinweis auf Budget, Raumknappheit und Überlastung des Verwaltungspersonals als ‚Bremse' gewirkt hat, verstehen wir heute etwas besser.

---

[3] Diese Einschätzungen wurden im Rahmen von Zwischenbilanz und Auswertungsklausuren getroffen, die von der Projektgruppe, dem Berater und dem Evaluationsteam durchgeführt wurden.

Ohne das kontinuierliche Engagement der Pflegekräfte hätten wir in diesem Projekt nichts weitergebracht (sagen die ÄrztInnen) – Ohne die ÄrztInnen hätten wir nicht so viel durchgesetzt (sagen die Pflegekräfte)."

Aber es wurde auch die andere Seite betont, nämlich daß das Projekt eine erhebliche zusätzliche Arbeitsbelastung war, und von einem Teil der ÄrztInnen, daß das Engagement für die Gesamtorganisation doch Energien von der fachspezifischen Entwicklung abzieht und es schwer auszuhalten war, daß es von vielen ärztlichen Kollegen belächelt wurde.

Aus meiner Sicht als Berater hat die Projektgruppe viel erreicht: es wurden Stationen angeregt und unterstützt, berufsgruppenübergreifende Teambesprechungen einzuführen; es wurden in einzelnen Arbeitsbereichen, in bettenführenden Abteilungen, im OP, im pathologischen Institut die ergonomischen Arbeitsbedingungen und sicherheitstechnische Maßnahmen verbessert; es wurden viele Mitarbeiter dafür gewonnen, persönlich etwas für ihren Körper und einen gesundheitsförderlichen Umgang mit Belastungen zu tun. Wenn wir die erfolgreichen Maßnahmen und die Schwierigkeiten Revue passieren lassen, so ist deutlich zu sehen:

– Die ambivalente Haltung der Gesundheitsberufe, vor allem der medizinischen oder medizinisch-technischen Experten gegenüber der Organisation sitzt tief, gespeist durch erlebte Kränkungen, Erfahrungen mit Bürokratie, professionelle Interessen, Mangel an Kenntnissen und Qualifikation; aber sie ist durchaus entwicklungsfähig.
– Erfolgreiche Veränderungen sind dort am ehesten zu realisieren, wo sie direkt *an professionelle Interessen am Arbeitsplatz* (berufliche Entwicklung, Erleichterung der Arbeit, Entwicklung der sozialen Beziehungen) *anknüpfen* kann, d.h. in den Stationen, Abteilungen, Instituten. Auf der Ebene der Gesamtorganisation ist es sehr schwer, Engagement zu mobilisieren.
– *Pflegekräfte* sind von ihrer beruflichen Interessenslage und Motivation *deutlich organisationsbezogener* als ÄrztInnen und die anderen Gesundheitsberufe, die hier tätig sind. ÄrztInnen können in einer vertrauensvollen und sachbezogenen Zusammenarbeit mit den Pflegekräften viel für die eigene professionelle Arbeit gewinnen.
– Die Gesundheitsberufe im Krankenhaus sind insgesamt schwer für eine Auseinandersetzung mit den eigenen beruflichen Belastungen und Gesundheitsrisiken zu gewinnen. Hier dürften viele Faktoren zusammenwirken: die notwendige Abwehr, im psychologischen Sinne, bezogen auf den tagtäglichen Umgang mit Leiden und Tod; das auf die „Überwindung" des Todes ausgelegte medizinische Konzept, das sehr wichtig für die Berufsidentität zu sein scheint, und eine lange Tradition der Akzeptanz von unnotwendig schlechten Arbeitsbedingungen. Diese *„relative Blindheit" gegenüber den eigenen Arbeitsbelastungen*, blockiert meines Erachtens auch die professionelle Auseinandersetzung mit anderen Fragen der Organisation, auf fachlicher Ebene.

3. Zur Organisationsdynamik des Krankenhauses

3.1 Spannungsreiches Verhältnis der Berufsgruppen

Die Organisation Krankenhaus ist geprägt von dem *Neben- und Miteinander unterschiedlicher professioneller Traditionen* und Kulturen. Das gilt vor allem für die Kooperation von ÄrztInnen und Pflegekräften, aber eben auch für die Verbindung zu den Verwaltungsangestellten, die zahlenmäßig und funktional einen häufig unterschätzten Anteil an der Leistungsfähigkeit der Organisation Krankenhaus repräsentieren. Das Neben- und Miteinander von professionellen Gruppen und Standards ist aber noch differenzierter. Medizinisch-technische Fachkräfte, Physiotherapeuten und Psychologen repräsentieren wachsende Berufsgruppen im Krankenhaus und bemühen sich um eine deutlichere berufliche Identität und eine stärkere Verankerung in den Leitungsstrukturen. Dieses *Geflecht von beruflichen Gruppen, Orientierungen und Identitäten* ist sehr charakteristisch für die Organisationskultur des Krankenhauses. Das Verhältnis von medizinischen und pflegerischen Leistungen ist von unvermeidlichen Widersprüchen durchzogen. Ein hohes Maß an Arbeitsteilung einerseits und notwendige Kooperation andererseits, eine notwendige fachliche Abgrenzung und ein hohes Maß gegenseitiger Abhängigkeit bestimmen die alltägliche Arbeit. Die Parallelität von mindestens drei Hierarchien erschwert die Integration der Leistungen in allen organisatorischen Einheiten. Die Art und Weise, wie diese Widersprüche in der Organisation Krankenhaus balanciert werden, wie sie sich in den Leitungsstrukturen ausdrücken und durch die Leitung gehandhabt werden, dürfte ein wesentliches Erfolgskriterium dieser Organisation sein. *Erfolgreiche Leitungsarbeit* im Krankenhaus *verlangt ein hohes Maß an Integrationsleistungen* bezogen auf Interprofessionalität.

3.2 Hohe Autonomie der Subeinheiten und fortschreitende Spezialisierung

Vergleichbares gilt für das Verhältnis der fachspezifisch ausgerichteten Abteilungen und Institute zueinander und zur Gesamtorganisation. In der Organisation Krankenhaus ist traditionell eine starke Departementalisierung zu beobachten. Die *Fachbereiche* sind und *verhalten sich sehr autonom*, verfolgen ihre professionellen Interessen und ihre Ressourcenpolitik und sind sehr stark nach außen orientiert, an ihren fachlichen Beziehungen und institutionellen Ansprechpartnern außerhalb des Krankenhauses. Darin liegt eine Stärke und Schwäche der Organisation gleichermaßen. Auch innerhalb der Einheiten ist die Arbeit von rasch fortschreitender Spezialisierung geprägt. Die Frage ist auch hier, inwieweit die *organisatorische Integrationsleistung* gelingt, mit Bezug auf bereichsübergreifende Aufgaben und die Entwicklung der Gesamtorganisation.

3.3 Die Kommunikationsstrukturen sind sehr unterschiedlich ausgeprägt

Krankenhäuser sind äußerst komplexe Organisationen. Sie haben meist unterschiedliche Funktionen zu erfüllen, wie *Versorgung, Ausbildung* oder auch *Forschung*. Sie sind in der Regel ein voll kontinuierlich arbeitender Betrieb mit einem hohen Durchlauf an Patienten, einem Nebeneinander von technik-intensiven und sehr personenbezogenen Leistungen und einem sehr hohen Koordinationsbedarf zwischen den unterschiedlichen patientenbezogenen Maßnahmen, um nur einige Dimensionen zu benennen. Gemessen an diesem Komplexitätsgrad vollbringen die MitarbeiterInnen eines Spitals ganz außergewöhnliche Organisationsleistungen, ist die Funktionsfähigkeit der Organisation zu bewundern. Ein näherer Blick in die alltäglichen Arbeitsabläufe zeigt, daß die Kommunikations- und *Arbeitsstrukturen funktional sehr unterschiedlich ausgeprägt* sind. Organisatorisch anspruchsvolle medizinisch-technische Prozesse, wie etwa die Organisation einer Operation, werden tagtäglich einwandfrei erledigt. Andere Funktionen werden in der Organisation Krankenhaus tendenziell vernachlässigt, und die darauf bezogenen Kommunikationsstrukturen sind schwach entwickelt. Dazu gehören: *soziale Integration und Unterstützung* auf Teamebene, *Konfliktbewältigung, Selbstbeobachtung* und *Auswertung der Arbeit, systematische Personalentwicklung, gemeinschaftliche Planungsprozesse,* die Entwicklung von *Regeln und Standards* für schwierige Arbeitssituationen, *bereichsübergreifende Planungs- und Entscheidungsprozesse*, organisationsbezogene Selbstbeschreibung und Strategieentwicklung.

Betrachtet man die organisatorische Ausdifferenzierung eines durchschnittlichen Krankenhauses, so ist festzustellen, daß die Kommunikations- und Organisationsstrukturen, die der Bearbeitung fach- und bereichsübergreifender Aufgaben dienen können oder auf die Entwicklung der Gesamtorganisation bezogen sind, besonders schwach ausgebildet sind. Das gilt für die interprofessionelle Teamarbeit ebenso, wie für die Abstimmung zwischen den Fachbereichen, z.B. in der gemeinsamen Planung des Operationsbetriebes oder die Abstimmung auf der Ebene des Gesamtbetriebes, was Strategie, Ressourcensteuerung oder Qualitätsstandards betrifft.

3.4 Informelle Prozesse dominieren

Der informellen Kommunikation und der Personenorientierung kommt großes Gewicht zu. Diese informellen Prozesse sind gleichermaßen eine *Stärke und Schwäche der Organisation*. Sie tragen einerseits wesentlich zur Funktionsfähigkeit des Krankenhauses bei, gleichzeitig erschwert die Dominanz der informellen Prozesse und Regelungen eine gezielte Entwicklung der Gesamtorganisation. Es ist in dieser Organisationskultur schwierig, Verbindlichkeit zu erzielen, getragen von der Akzeptanz der Beteiligten und nicht bloß situativ hierarchisch durchgesetzt oder Einzelinteressen folgend. Entscheidungen und *offizielle Regelungsversuche und ständige informelle Praxis stehen im Widerspruch*. Getroffene Entscheidungen werden häufig auf informeller Ebene unterlaufen, partikulare Interessen sind das Vorherrschende. Damit werden auch die Leistungen der formellen Strukturen, z.B. auf Leitungsebene, regelmäßig abgewertet. Ein Blick auf die Erkenntnisse der Organisationsforschung und der Organisationsberatung zeigen, daß Organisationen, in denen das Informelle dominiert, zu den schwerfälligen sozialen Systemen zählen. Eine Organisation kann sich letztlich nur über ihre offiziellen, anerkannten Arbeits- und Entscheidungsstrukturen entwickeln. Der Blüte des Informellen entleert die formellen Kooperationsbeziehungen und Entscheidungsprozesse, ohne selbst dauerhafte Regelungen und Verbindlichkeiten sicherstellen zu können.

3.5 Leitungsdefizit

Ein Blick in die Organisation des Krankenhauses aus der Perspektive der Organisationsberatung löst Verblüffung aus, mit wie wenig Leitungsarbeit ein so großer und komplexer Betrieb auszukommen versucht. Charakteristisch für die Organisation Krankenhaus, ebenso wie für andere Expertenbetriebe auch (Schulen, Altenheime, Universitäten) ist ein *erhebliches Leitungsdefizit*. In die Qualifikation von Führungskräften wurde lange persönlich und institutionell wenig investiert. Die Arbeitshypothese ist noch immer weit verbreitet, daß ein guter medizinischer Fachmann, eine fachlich kompetente Medizinerin auch die Leitungsaufgaben gut und souverän bewältigen muß.

Das Leitungsdefizit wird dadurch zementiert, daß die Institution Krankenhaus in vielfachen Abhängigkeiten von staatlicher Verwaltung oder kirchlichen Trägern steht. Durch diese Rahmenbedingungen wird Verantwortlichkeit in der Organisation selbst reduziert. Ein eigenartiger Leerlauf entsteht; wichtige Leitungsfunktionen werden nicht wahrgenommen, sie werden in beide Richtungen delegiert. Aggressionen und Resignationsgefühle werden dadurch freigesetzt. Es entsteht die Situation, daß sich eine fachlich hoch professionelle Organisation auf sozialer Ebene weitgehend „unmündig" verhält. Innerhalb des Krankenhauses gibt es häufig eine generelle Einschätzung, die die Bedeutung von Leitungsfunktionen eher ab- als aufwertet, soweit es sich nicht um die unmittelbare Fachautorität handelt. Leitungsarbeit gilt nicht als integrierter Teil der Professionalität. Über Leitungsarbeit erhält man wenig offizielle Anerkennung. Karrieremöglichkeiten werden aufgrund anderer Qualifikationen eröffnet. Entscheidungen der Leitung werden von den Mitarbeitenden regelmäßig unterlaufen oder auf informellen Wegen korrigiert. Eine stärkere *Professionalisierung der Leitungsarbeit* ist aber zu einem *Schlüssel der Spitalsreform* und generell der Organisationsentwicklung im Krankenhaus geworden.

4. Wie entwickeln sich Organisationen?[4]

4.1 Organisationen lassen sich nicht wie Maschinen lenken

Die Vorstellung, man braucht nur „am Lenkrad zu drehen", also z.B eine Vorschrift zu erlassen oder als Leiter eine fachliche Meinung kundzutun, und zu erwarten, die Organisation bewegt sich dann in die gewünschte

---

[4] Zur Organisationstheorie hat die neuere soziologische Systemtheorie, biologische und familien-therapeutische Konzepte integrierend, in den letzten Jahren einen großen Beitrag geleistet.

Richtung, ist eine unzulässige Trivialisierung. Soziale Systeme, wie Abteilungen in Krankenhäusern oder ganze *Organisationen haben eine starke Eigendynamik*, sie haben eine Geschichte, sie beziehen sich in ihren Reaktionen auf ihre bisherige Praxis, reagieren also zuallererst auf sich selbst. Ein Impuls von außen wird günstigenfalls aufgegriffen und verarbeitet. Er muß in die Sprache, die Denk- und Handlungsweise des betreffenden Systems übersetzt werden, um praktische Wirksamkeit zu erlangen. Das Ergebnis wird auch im Falle einer konstruktiven Reaktion jedenfalls anders aussehen als der Inputgeber erwartet hat. Und es wird in einer chirurgischen Abteilung wahrscheinlich anders aussehen als im Labor, in der Berufsgruppe der Ärzte möglicherweise anders als unter den medizinisch-technischen Fachkräften.

Organisationen sind eigensinnige Systeme. Ihren Kommunikations- und Entscheidungsprozessen wohnt eine selbsterhaltende Kraft inne, die nicht ohne weiteres in neue Bahnen gelenkt werden kann. Diese primäre Orientierung an der Selbsterhaltung und Kontinuität ist auch eine große Stärke von Organisationen, es ermöglicht ihnen trotz Störung von außen – gewollten oder nicht beabsichtigten Störungen – ihre Arbeit fortzusetzen.

Folgt man dieser systemtheoretischen Einsicht, die tagtäglich durch Beobachtung des Organisationsalltags zu bestätigen ist, so ergeben sich daraus einschneidende Konsequenzen für das Leitungs- und Steuerungsverständnis. Es gilt durch entsprechende Kommunikationssituationen, Verständnis und Verbindlichkeit für eine Entwicklungsrichtung zu erzeugen, durch Beteiligung an Entscheidungen Akzeptanz für die Ergebnisse zu erzielen.

4.2 Organisationen entwickeln sich über Kommunikation

Organisationen bestehen aus Kommunikation und können sich nur über Kommunikation weiterentwickeln. Das Wollen, die bessere Einsicht von Personen, bedeutet noch nicht eine entsprechende Entwicklung der Organisation. Nur was in die anerkannten Kommunikationen eines Systems Eingang findet, kann dort wirksam werden. *Organisationsentwicklung ist notwendigerweise immer ein doppelter Prozeß.* Personen müssen Ideen, Kenntnisse, Motivationen einbringen, aber diese Ideen und Kenntnisse müssen übersetzt werden in entsprechende Strukturen, Regeln, Verfahrensschritte, müssen ihren Niederschlag finden in entsprechenden Entscheidungen, Arbeitsplänen, Erfolgskriterien, Zeitplänen, Rollendefinitionen und und Sanktionen.

4.3 Die Entwicklung von Personen und Strukturen ist gleichermaßen zu beachten

Die situationsgerechte *Verknüpfung von Personal- und Strukturentwicklung* ist das zentrale Erfolgskriterium von Organisationsentwicklung. Es gilt, für die Pflegekräfte, ÄrztInnen und andere Personen Lernmöglichkeiten zu eröffnen, die berufliche Qualifikation zu sichern. Es ist an den professionellen

Haltungen und Standards zu arbeiten, und die Beschäftigten brauchen persönliche Unterstützung in schwierigen Situationen. Die beste Unterstützung bieten entwickelte kollegiale Beziehungen. Aber häufig ist in Supervisionen oder Organisationsberatungsprojekten zu erleben, daß auftretende Probleme auf der Personen- oder Beziehungsebene identifiziert werden, die vielmehr mit Fragen der Arbeitsorganisation oder den Leitungsstrukturen zu tun haben: mit unklaren Aufgabendefinitionen und Verantwortlichkeiten, mit mangelhaft wahrgenommenen Leitungsrollen oder mißverständlichen Kooperationsvereinbarungen und Erwartungshaltungen; Probleme, die dann natürlich in schwierigen Arbeitsbeziehungen ihren Niederschlag finden. Und oft erscheint es auch den Betroffenen leichter, ein Fehlverhalten von Vorgesetzten oder ein Qualifikationsdefizit eines Kollegen als Ursache der Schwierigkeiten zu sehen, als an den Arbeitsstrukturen zu arbeiten, was ja immer auch mit persönlichen Herausforderungen verbunden ist.

4.4 Ein soziales System läßt sich nur insgesamt entwickeln

Veränderungen in Teilen des Systems bewirken auch Veränderungen auf anderen Ebenen. Maßnahmen der Leitungskräfte einer Organisation können nur Erfolg haben, wenn die Mitarbeiter die Intentionen auch fachlich kompetent und motiviert umsetzen. Das gilt insbesondere in einer Organisation, in der die Leistungsfähigkeit so stark abhängig ist von der persönlichen Fähigkeit und Leistungsbereitschaft der Personen. Umgekehrt kann engagiertes Arbeiten aller Beschäftigten fruchtlos bleiben, wenn Leitungskräfte nicht die notwendigen Entscheidungen treffen, also z.B. die gewünschten Qualitätsstandards nicht verbindlich machen und auf die Einhaltung achten oder die Motivation der Mitarbeiter durch Organisationsmängel verschleißen.

Organisationsentwicklung muß problembezogen alle relevanten Kräfte der Organisation einbinden und die wichtigen Dimensionen des Systems erfassen. Das bedeutet, *Organisationsentwicklung* ist notwendigerweise ein *partizipativer Prozeß*. Das Wechselspiel von *Planen, Entscheiden, Realisieren, Auswerten, Entscheiden* und damit das Wechselspiel von Leitungsarbeit und gemeinsamer Umsetzung, ist die Triebfeder der Entwicklung.

4.5 Entscheidungen sind die Kernoperationen einer Organisation

Organisationen konstituieren sich wesentlich über Entscheidungen. Entscheidungen unterscheiden zwischen Vergangenheit und Zukunft, Entscheidungen wählen zwischen Optionen für die Zukunft. Sie wählen Programme aus und geben Orientierung für das Handeln in Organisationen. Sie bestimmen den Ressourceneinsatz, setzen Prioritäten und schaffen Verbindlichkeiten. Der Alltag von Organisationen besteht aus einer endlosen Kette von Entscheidungen, die wieder neue Entscheidungen notwendig machen. *An der Art und Weise, wie Entscheidungsprozesse organisiert werden, unterscheidet sich wesentlich die Leistungsfähigkeit von Organisationen: welche Kriterien in die Ent-*

scheidungen Eingang finden, wie sorgfältig Entscheidungen vorbereitet werden, wer einbezogen wird, wie effizient und transparent Entscheidungen getroffen werden, wieviel Akzeptanz für getroffene Entscheidungen geschaffen werden kann.

Das Entscheidungsverhalten in Krankenhäusern ist von einer eigenartigen Widersprüchlichkeit gekennzeichnet. Einerseits gibt es die rasche und autoritative medizinische Entscheidung, in der Gestaltung von Operationen oder therapeutischen Entscheidungen in Notfällen. Wo diese Art von Entscheidung funktional ist, unmittelbar gebunden an die ärztliche und positionelle Autorität, erweist sich die Organisation als entscheidungsfreudig. Dort, wo komplexere Entscheidungsprozesse zu gestalten sind, unterschiedliche fachliche Positionen und berufliche Interessen einzubeziehen, eventuell unterschiedliche Subeinheiten der Organisation zu koordinieren sind, werden Entscheidungen häufig nicht oder nur unklar getroffen, bleibt die Inszenierung der Entscheidung vage. Oder es wird versucht, Entscheidungen nach dem Muster der medizinischen Anweisung zu handhaben, was Demotivation und Widerstand erzeugt oder häufig auch der sachlichen Anforderung nicht gerecht wird. Auf der Ebene der Gesamtorganisation fehlen häufig die Mechanismen für verbindliche und effiziente Entscheidungen.

Für erfolgreiche Organisationsentwicklungsprozesse ist die Qualität der Entscheidungen, ist ein gestaltungsfreudiges Entscheidungsverhalten der Leitung ein wesentlicher Angelpunkt.

4.6 Ohne Selbstbeobachtung keine Entwicklung

Organisationen „lernen" vor allem über Selbstbeobachtung, indem sie ihre aktuelle Praxis beobachten, auswerten und daraus Schlüsse für zukünftiges Handeln ziehen. Für die Entwicklung der Organisation ist es daher entscheidend, über welche *Mechanismen der Selbstbeobachtung und Selbstauswertung* sie verfügt und nach welchen Kriterien sie sich beobachtet. Diese Kriterien (das, worauf man schaut) bestimmen, was man in den Blick bekommt und was man nicht sieht. Soziale Wahrnehmung ist immer beobachterabhängig. Nur wenn es gelingt, unterschiedliche (Beobachtungs-) Perspektiven einzubeziehen, wird sich eine angemessene Bewertung einer komplexen Situation gewinnen lassen. ÄrztInnen werden eine therapeutische Situation und ihre organisatorischen Rahmenbedingungen häufig anders bewerten als Pflegekräfte, und aus der Perspektive der Verwaltung ist sie nochmals ganz anders zu beurteilen. Die Frage ist dabei eben, ob eine Organisation, z.B. die Abteilung eines Krankenhauses, über eine entsprechende Team- und Besprechungsstruktur verfügt, die eine periodische Auswertung der eigenen Arbeit unter Einbeziehung unterschiedlicher Gesichtspunkte ermöglicht. Das ist auch eine Kernfrage für Qualitätsmanagement.

4.7 Balance von Bewahren und Verändern

Alle lebende Systeme und auch Organisationen sind in erster Linie mit ihrer Selbsterhaltung befaßt. In jedem lebenden und sozialen System ist Bewegung das Dominierende. Ständig muß auf neue Situationen reagiert werden, Entscheidungen werden getroffen, neue Mitglieder sind zu integrieren, endlose Handlungsketten zu gestalten. Bewegung ist das Alltägliche, Stillstand die Ausnahme. Die *Systeme müssen Aktivitäten setzen, um so zu bleiben, wie sie sind.* Es wird viel Energie aufgewandt, um Kontinuität zu sichern. Beharrung ist ein aktiver Vorgang. Das ist nach meiner Erfahrung als Organisationsberater ganz wichtig, um Organisationen in ihrem Problemlösungsverhalten zu verstehen. Jedes soziale System hat das *Bedürfnis, seine Probleme zu lösen, ohne sich verändern zu müssen.* Die Suche nach Lösungen gilt zunächst einer Anpassung ohne wirkliche Veränderung. Vor diesem Hintergrund sind die ausprobierten Lösungsversuche zumeist auch sinnvoll, in dem Sinne, daß sie mithelfen, substantielle Veränderungen zu vermeiden. Daher ist oft auch das Interesse, ein Problem aufrecht zu erhalten größer als das Interesse, es aus der Welt zu schaffen. Druck in Richtung Veränderung wird in diesem Fall Widerstand erzeugen.

Organisationsentwicklung braucht eine sorgfältige Balance von Bewahren und Verändern. Es gilt das, was sich als funktional erwiesen hat, zu stützen und zu entwickeln. Eine Anerkennung der Leistungen eines Systems, Unterstützung auch für die bewahrenden Impulse macht oft den Weg frei für Veränderungen.

Prüfungsfragen

1. Welche gesellschaftlichen Funktionen hat die Organisation Krankenhaus wahrzunehmen?
2. Wie läßt sich der Stellenwert der Organisation für den Erfolg (die Qualität der medizinischen Arbeit) beschreiben?
3. Welche Faktoren bestimmen die Organisationsdynamik des Krankenhauses wesentlich mit?
4. Nennen Sie einige Bedingungen für Veränderung in Organisationen.

Literatur

1. Badura B, Feuerstein G, Schott T (Hrsg) (1993) System Krankenhaus. Arbeit, Technik und Patientenorientierung. Juventa, Weinheim München
2. Badura B, Feuerstein G (1994) Systemgestaltung im Gesundheitswesen. Zur Versorungskrise der hochtechnisierten Medizin und den Möglichkeiten ihrer Bewältigung. Juventa, Weinheim München
3. Grossmann R, Scala K (1994) Gesundheit durch Projekte fördern. Ein Konzept zur Gesundheitsförderung durch Organisationsentwicklung und Projektmanagement. Juventa, Weinheim München
4. Grossmann R, Krainz E, Oswald M (Hrsg) (1994) Veränderungen in Organisationen – Management und Beratung. Gabler, Wiesbaden
5. Luhmann N (1984) Soziale Systeme. Grundriß einer allgemeine Theorie. Suhrkamp, Frankfurt New York
6. Luhmann N (1986) Ökologische Kommunikation. Westdeutscher Verlag, Obladen
7. Simon FB, C/o/n/e/c/t/a (1992) Radikale Marktwirtschaft. Verhalten als Ware oder Wer handelt der handelt. Auer, Heidelberg

8. Willke H (1989) Systemtheorie entwickelter Gesellschaften. Juventa, Weinheim München
9. Wimmer R (Hrsg) (1992) Organisationsberatung – Neue Wege und Konzepte. Gabler, Wiesbaden
10. Wolff St et al (1993) Soziale Modernisierung in Krankenhäusern. In: WBO-Team (Hrsg) Krankenhaus als soziales System. Franzbecker, Hildesheim

Kapitel 4

Teamarbeit im Krankenhaus*

R. Grossmann

> **Lehrziele**
> 1. Die Funktionen von Teamarbeit für die Qualität der Arbeit und die Qualität des Arbeitslebens im Krankenhaus verständlich zu machen.
> 2. Einige Voraussetzungen produktiver Teamarbeit zu verdeutlichen.

1. Einleitung

Die produktive Kooperation innerhalb und zwischen den Berufsgruppen ist ein Schlüssel für die Arbeitsqualität im Krankenhaus, aber auch für die Arbeitszufriedenheit und das Potential der Organisation zur Realisierung neuer Konzepte und organisatorischer Veränderungen. Die *Teamentwicklung* ist somit *einer der Angelpunkte der Organisationsentwicklung.* Hier werden die *Arbeitsorganisation* und die Arbeitskultur konkret erfahren und wesentlich mitgeschaffen; hier werden *fachliche Entwicklung* und Selbstbewußtsein angeregt oder blockiert; hier werden soziale Unterstützung, Akzeptanz und Wertschätzung erfahren oder schmerzlich vermißt; hier kann die gemeinsame Entwicklung und Realisierung einer *Behandlungsphilosophie* erlebt oder diesbezügliche Erwartungen können enttäuscht werden; hier findet alltagsnahe *problembezogene Fortbildung* statt, oder sie wird versäumt; hier werden *Konflikte* in den alltäglichen Arbeitsbeziehungen, oft entstanden unter dem Druck der kontinuierlichen Arbeitsbelastung oder durch unklare Regelungen und Vereinbarungen, bearbeitet oder stören länger-

---

* Dieser Beitrag ist in einem inhaltlichen Zusammenhang mit dem Beitrag von Ralph Grossmann „Die Organisation Krankenhaus. Ausbildungsstätte, Arbeitsplatz, Leitinstitution der medizinischen Versorgung" in diesem Band zu sehen.

fristig die Arbeitsbeziehungen; hier können medizinische und pflegerische Beiträge zu einer komplementären Behandlungsleistung verbunden werden oder es wird viel Energie in defensiver Kooperation verschlissen.

Gruppen- oder Teamarbeit zu etablieren, ist in den fortgeschrittenen Wirtschaftsorganisationen einer der Angelpunkte für neue Formen der Arbeitsorganisation, vor allem in industriellen Fertigungsbereichen. In der arbeitssoziologischen Diskussion der Siebzigerjahre, aber auch unter vielen Praktikern der Unternehmensführung, galt Gruppenarbeit damals als das wichtigste Element, um die *„Qualität des Arbeitslebens"* zu entwickeln und *„industrielle Demokratie"* zu verwirklichen. Anfang der Achtziger verschwand das Konzept weitestgehend aus der Diskussion, was von vielen konservativen Führungskräften und Arbeitswissenschaftlern mit Erleichterung zur Kenntnis genommen wurde, denn nichts hatte den eigenen Machtanspruch mehr gefährdet, als der Versuch, den Handlungsspielraum der Mitarbeiter zu erweitern. Nun erlebt Gruppenarbeit unter dem Vorzeichen ökonomischer Raison eine Renaissance. Wesentlicher Impulsgeber war und ist dabei die Automobilindustrie. Es geht darum, die extreme Zerlegung und Spezialisierung der Arbeit rückgängig zu machen, den Gruppen mehr Handlungs- und Entscheidungsspielraum zu geben, dadurch Regiekosten einzusparen, die Arbeit schneller und effizienter zu machen und eine verbesserte Einbindung aller MitarbeiterInnen in zentrale unternehmerische Gestaltungsprozesse zu ermöglichen. Das Konzept der Teamarbeit entfaltet seine Vorzüge, gerade auch in einem Betrieb wie dem Krankenhaus, wenn man beide Dimensionen, nämlich die *Qualität des Arbeitslebens* und die *Qualität der Arbeit* im Auge behält und bei der Teamentwicklung gezielt berücksichtigt. In dieser Perspektive möchte ich Teamarbeit und ihre Voraussetzungen hier etwas näher ausführen.

Als Berater und Supervisor habe ich in österreichischen Krankenhäusern häufig folgende Situation angetroffen: In den wenigsten Abteilungen, Stationen oder Instituten sind *interprofessionelle Teambesprechungen* unter Einbeziehung aller Berufs- und Funktionsgruppen etabliert. Mit „Team" wird meist eine Besprechung der Pflegekräfte bezeichnet, in denen Fragen des alltäglichen Arbeitsablaufes, manchmal auch die Arbeitsbeziehungen im Pflegeteam oder Interessen der Pflegegruppe gegenüber den ÄrztInnen in der Gestaltung der Arbeitsorganisation der Station besprochen werden. Zu diesen Besprechungen kommen manchmal auch Pflegekräfte, die gerade nicht Dienst haben. Das Team der diensthabenden ÄrztInnen trifft sich in kurzen, sachbezogenen, auf die Bewältigung der unmittelbaren Anforderungen ausgerichteten Besprechungen, z.B. in „Morgenbesprechungen", Besprechungen zur Planung des Operationsprogramms, dann bei den Chefvisiten oder den Visiten des stationsführenden Oberarztes, an denen auch einzelne Pflegekräfte teilnehmen. In manchen Abteilungen gibt es gut etablierte Traditionen von Fallkonferenzen, in denen einzelne, besonders interessante oder schwierige Patientengeschichten durchgesprochen werden, oft auch in Verbindung mit Aus- und Weiterbildungsfunktionen. In den berufsübergreifend zusammengesetzten Besprechungen dominiert die medizinische Sichtweise und Sprache. Diese Besprechungen werden von den leitenden ÄrztInnen nicht nur „geleitet" sondern auch weitgehend alleine bestritten. Die Pflegekräfte, aber auch statusmäßig nieder-positionierte ÄrztInnen erleben es als sehr schwierig, sich in das Gespräch mit Chance auf Resonanz einzubringen. Eine stark *hierarchisch orientierte Gesprächsanordnung* mit sternförmiger Kommunikation ist vorherrschend. Charakteristisch für die Besprechungssituation ist fast immer, daß Fragen der Kooperation innerhalb und zwischen den Berufsgruppen, Fragen der Arbeitsorganisation und Besprechungspunkte, die der Auswertung, Reflexion und Planung der Arbeit über den unmittelbaren Fall hinaus dienen, zu kurz kommen. Sehr viele Dinge werden zwischen Tür und Angel anlaßbezogen besprochen und „geregelt".

Was ich im Folgenden als Ziele und Voraussetzungen von Teamarbeit benenne, kann auch auf die Teamarbeit in berufshomogenen Gruppen angewendet werden. Ich formuliere es hier bezogen auf die interprofessionelle Gruppenarbeit, weil ich darin, wie gesagt, einen Schlüssel zur Entwicklung der Krankenhausarbeit sehe.

2. Was kann Teamarbeit leisten?

2.1 Die unterschiedlichen Fachkompetenzen und Erfahrungen nutzen

Diese unterschiedlichen Kompetenzen gilt es zu verknüpfen und zu entsprechenden Behandlungskonzepten zu integrieren. In der Krankenhausarbeit ist sehr viel fallbezogenes Wissen und *erfahrungsbezogenes Wissen* an der Basis angesiedelt, bei denjenigen, die den Patienten rund um die Uhr betreuen und beobachten, vor allem auch bei den Schwestern und Pflegern. Auf dieser Beobachtung und der sorgfältigen Dokumentation dieser Beobachtung baut medizinische Entscheidung wesentlich auf. Sowohl im komplizierten Einzelfall als auch in der Auswertung von Behandlungsverläufen für die Formulierung zukünftiger Behandlungskonzepte bedeutet es *potentiell Qualitätsverlust, dieses Wissen nicht systematisch zu nutzen*. Unbeschadet der Entscheidungskompetenz der verantwortlichen Mediziner ist es eine wertvolle Entscheidungsgrundlage.

Es bedeutet eine implizite *Abwertung von Wissen und Erfahrung*, wenn man dieses Wissen nur indirekt, gleichsam informell einbringen muß, ohne daß es als solches sichtbar wird und manchmal auch ohne daß es die ärztlichen Kooperationspartner merken sollen (wollen); auch wenn viele Pflegekräfte diese „heimliche" Autoritätsposition durchaus schätzen und nutzen. Situationen dieser Art gibt es viele, z.B. bei dringend notwendigen Interventionen des Arztes am Krankenbett, wenn die Pflegekräfte als einzige den Überblick über die Entwicklung des Patienten und den Behandlungsverlauf haben, und dieses Wissen indirekt zu „ärztlichem Wissen" umgewandelt wird, ohne daß das zwischen den Kooperationspartnern kommuniziert wird. Am deutlichsten kann diese Abwertung in Teamkonstellationen passieren, in denen die Erfahrungen der Pflegekräfte und von jungen ÄrztInnen nicht systematisch beachtet und genutzt werden. Das passiert in aller Regel unbewußt als etwas „Selbstverständliches". Die Beachtung und Nutzung des reichen Alltags- und Fachwissens der beteiligten Berufsgruppen muß bewußt und systematisch vorgenommen werden; z.B. durch entsprechende Schritte in Teamsitzungen oder auch in direkten, arbeitsbezogenen Kooperationen am Krankenbett, im OP etc. Diese indirekte Nutzung von Wissen ist daher auch eine ständige Quelle von Autoritätskonflikten und Frustration, auf beiden Seiten. Die „Kooperationssituation" ist häufig merkwürdig doppelbödig angelegt. Die ÄrztInnen haben die fachliche und institutionelle Verantwortung für die medizinische Betreung des Patienten. Die Pflegekräfte haben eine fachliche Verantwortung für die Einhaltung der Pflegequalität und im Alltag faktische Verantwortung in der Versorgung der PatientInnen zu übernehmen. Dieser Mitverantwortung entspricht in vielen Fällen nicht die Möglichkeit der Mitsprache im Team. Das ist kränkend und geradezu eine „Einladung", das eigene Wissen defensiv zu handhaben oder auch gegen die ÄrztInnen auszuspielen. ÄrztInnen, die davon auch betroffen sind, können solche Einschätzungen und Kränkungen leichter kompensieren, durch bessere Bezahlung, durch die Möglichkeit von zusätzlichem beruflichem Engagement und im Durchschnitt erwartbaren Karrierechancen.

Die Qualität der Arbeit hängt auch davon ab, daß bestimmte fachliche Standards mitgetragen und eigenverantwortlich umgesetzt werden. Das setzt Akzeptanz dieser fachlichen Orientierungen voraus, und diese Akzeptanz kann nur sehr bedingt erzwungen werden, gerade in einer personenbezogenen Dienstleistung wie der Pflegetätigkeit. Der *Erfolg* der Arbeit ist, mathematisch ausgedrückt, eine *Funktion von fachlicher Qualität und Akzeptanz* (Erfolg = F (Qualität, Akzeptanz)). Ist der fachliche Standard hoch, aber die Akzeptanz Null, so ist auch der Erfolg 0.

Die schon an anderer Stelle zitierte interprofessionelle Projektgruppe „Gesundheit am Arbeitsplatz" (vgl. Grossmann zu Teamarbeit in diesem Band) hat in ihrer Analyse der Arbeitsbelastungen im Krankenhaus die fehlende Mitsprache in einem interprofessionellen Team, die damit verbundene Abwertung der Personen und ihrer Kenntnisse und den Mangel an Unterstützung durch die Leitungskräfte in schwierigen beruflichen Situationen an die Spitze der Belastungsskala gesetzt und unter dem Slogan *„Was kränkt, macht krank"* zusammengefaßt. Die Initiierung von berufsübergreifenden Teambesprechungen als Maßnahme der Qualitätsentwicklung und der Gesundheitsförderung am Arbeitsplatz war die logische Konsequenz.

Es geht in der berufs- und funktionsübergreifenden Teamarbeit, durchaus vergleichbar den industriellen Arbeitsprozessen, aber auch darum, die negativen Folgen der hochgradigen Spezialisierung und Fragmentierung der medizinisch-pflegerischen Arbeit aufzufangen. Die Spezialisierung wird noch weiter voranschreiten und ist an vielen Punkten der medizinischen Arbeit unvermeidlich, aber gleichzeitig wächst der Bedarf an Koordination und Integration der verschiedenen Elemente im patientenbezogenen Versorgungsprozeß stark an.

2.2 Soziale Unterstützung, Partizipation und Lernen ermöglichen

Die Befunde der Streßforschung haben – soziologische, arbeitspsychologische und sozialmedizinische Ansätze integrierend – *die Bedeutung von sozialer Unterstützung und Partizipation für die Bewältigung schwieriger Arbeitssituationen* und eine *gesundheitsförderliche Verarbeitung von Arbeitsbelastungen* aufgezeigt. In der supervisorischen oder beratenden Arbeit mit Teams in Krankenhäusern wird dieser Zusammenhang regelmäßig empirisch evident. Viele Vorgesetzte unterschätzen meines Erachtens die Bedeutung der Teamarbeit und einer systematischen Personalentwicklung im Krankenhaus. Die Arbeitsfähigkeit und Motivation von vielen MitarbeiterInnen wird dabei unnötig verschlissen. Die hohen Fluktuationsraten sprechen eine deutliche Sprache. Für die Resignation und den Berufswechsel vieler Angehöriger der Pflegeberufe, aber auch von ÄrztInnen, sind sicher nicht vorrangig die Anforderungen und Belastungen der Arbeit im Krankenhaus als solche ausschlaggebend, sondern die oft unzulänglichen Möglichkeiten, diese Stressoren angemessen zu verarbeiten.

Wenn es um die Arbeit im Krankenhaus geht, ist dabei die Aufmerksamkeit besonders auf die *psychische Gesundheit der MitarbeiterInnen* zu richten, auch wenn die unmittelbare körperliche Beanspruchung keineswegs übersehen werden darf. Der Zusammenhang zwischen psychischer und körperlicher Gesundheit ist, wie wir aus der Psychosomatik wissen, sehr eng. Nicht nur haben körperliche Erkrankungen psychische Auswirkungen, sondern psychische Faktoren haben auch einen hohen Einfluß auf körperliche Erkrankungen. Oftmals sind psychische Probleme nur „Durchgangsstadien" für körperliche Erkrankungen.

Arbeit ist eine wesentliche Grundlage der psychischen Gesundheit. Stressoren, die mit der Arbeitssituation verbunden sind, können aber auch in hohem Maße die psychische Gesundheit beeinträchtigen.

Wesentlich für die Entwicklung der psychischen Gesundheit ist die *Balance zwischen stimulierender Anforderung und destruktiver Überforderung*, zwischen Belastung und Entlastung. Es macht einen wesentlichen Unterschied, ob Streß als (positive) Herausforderung erlebt wird oder als psychische Bedrohung.

Wichtig an diesem Konzept scheint mir, daß es nicht nur den Blick auf Stressoren richtet und fragt, wie Belastungen und Risiken in der Arbeit beseitigt werden können, denn viele Belastungen und auch Risiken sind unvermeidlich mit der Krankenhausarbeit verbunden. Sondern es fragt auch, welche Möglichkeiten müssen gegeben sein, wie müssen die Arbeitsbedingungen beschaffen sein, daß auch schwierige und belastende Arbeitssituationen gesundheits- und motivationserhaltend verarbeitet werden können. Diese Voraussetzungen für die Verarbeitung und Bewältigung werden „Ressourcen" genannt[1] (vgl. Frese 1985).

---

[1] Vergleiche Frese M (1985) Psychische Gesundheit. Arbeitsbedingungen und neue Technologien. WSI Mitteilungen 4/1985, S 226–232. Badura B et al. (1987) Leben mit dem Herzinfarkt. Eine sozial-epidemiologische Studie. Springer, Berlin Heidelberg New York.

Dabei ist die Entwicklung von inneren und äußeren Ressourcen bedeutsam, von persönlichen und strukturellen Möglichkeiten. *Eine zentrale persönliche Ressource ist Kompetenz:*

- Fertigkeiten im eigenen Beruf, z.B. ist die Arbeitsbelastung für denjenigen viel höher, der für eine Arbeit schlecht angelernt wurde;
- weiters Wissen um wichtige Informationen am Arbeitsplatz und im Umfeld der Arbeit; das notwendige Wissen, sich in der Arbeitsorganisation zurecht zu finden;
- die Fähigkeit zu einer gewissen Selbstdistanz, zu Selbstbeobachtung und Selbstreflexion;
- aber ganz wesentlich auch soziale Kompetenzen zur Verständigung und Kooperation der Arbeitskollegen, zur Realsierung von Interessen und zur Einflußnahme auf die Arbeitssituation.

Die wichtigsten äußeren Ressourcen, also betrieblichen Ressourcen sind:

- *Soziale Unterstützung:* Das umfaßt direkte Hilfe in der Arbeit, Akzeptanz und emotionale Unterstützung, wenn Probleme anstehen, die Verankerung in einem Sicherheit gebenden Netz sozialer Beziehungen am Arbeitsplatz.
- *Handlungsspielraum:* Die Möglichkeit zu selbständiger Arbeitsgestaltung.
- *Einflußmöglichkeiten* auf die Arbeitsbedingungen, die Mitsprache in der Arbeitsorganisation.

2.3 Die Arbeitsorganisation entwickeln: Strukturen, Regeln, Werte und Verhaltensweisen

Im Krankenhaus werden, wie angesprochen, tagtäglich enorme Organisationsleistungen erbracht, aber sie gehen sehr stark zu Lasten der Personen. Es überrascht mich immer wieder, wie Berufsgruppen, die auf der unmittelbaren fachlich-technischen Ebene die Einhaltung exakter Verfahrensregeln als festen Bestandteil ihrer Berufsroutine kennen und schätzen, auf der fachlich- organisatorischen Ebene *vieles „gerne" ungeregelt lassen.* Das hat gewisse Vorteile für die handelnden Personen. Es ist ein anderer *Weg, Autonomie und Einflußmöglichkeiten zu gewinnen.* Was ungeregelt ist, wird ad hoc von den Personen entschieden. Das Fehlen von transparenten Strukturen und Regeln ermöglicht immer die Schuld für Fehler bei den Personen zu suchen. Man kann sich den mühevollen Prozessen, brauchbare und akzeptable Regeln zu erarbeiten, entziehen und sich auf die inhaltlich interessante Arbeit konzentrieren. Aber das ist natürlich auch eine Frage der Qualifikation und der beruflichen Orientierung. Und der Preis ist hoch: *Unklare Ablaufstrukturen erhöhen die Belastungen,* müssen durch zusätzlichen Einsatz in der konkreten Situation ausgeglichen werden, führen auch zu Pannen und gehen oft zu Lasten der Arbeitsqualität.

2.4 Ein Beispiel dazu aus der Beratungsarbeit mit Teams und Abteilungen im Krankenhaus: Kooperative Entwicklung des OP-Betriebs

In einem Schwerpunktkrankenhaus, das u.a. sehr viele Freizeitunfälle zu versorgen hat, erhält die Unfallchirurgie einen neuen Leiter. Der engagierte Primarius führt neue chirurgische Operations- und Versorgungskonzepte ein, die die Leistungsfähigkeit und Attraktivität der Abteilung sehr stark erhöhen. Die Zahl der zu bewältigenden Operationen steigt damit sprunghaft an. Obwohl diese neuen chirurgischen Arbeitsweisen für die OP-Schwestern mit zusätzlichen Belastungen verbunden sind, unterstützen sie mehrheitlich den Primar und sein ärztliches Team, da das neue Konzept auch für sie neue fachliche Herausforderungen und Qualifizierungsmöglichkeiten eröffnet. Aber der OP-Betrieb als solcher und auch einige Personen geraten an den Rand des Zusammenbruchs. Der sprunghaft ansteigende Arbeitsanfall läßt alte organisatorische Probleme innerhalb des OP-Bereichs und im Verhältnis zu den „operierenden Fachabteilungen" deutlich werden. Das ohnehin schon lange – vor allem in der Urlaubssaison – chronisch überlastete OP-Personal kann die organisatorischen Probleme nicht mehr durch besonderen persönlichen Einsatz ausgleichen. Bislang hatte die leitende OP-Schwester, eine geistliche Krankenschwester, durch intensive persönliche Mitarbeit in Spitzenzeiten Engpässe ausgeglichen. Auf diese freiwillige Zusatzarbeit zu jeder Tages- und Nachtzeit haben sich auch die ÄrztInnen lange Zeit verlassen.

In der gemeinsam von MitarbeiterInnen des OP-Bereichs, der betroffenen Fachabteilungen und den externen Beratern erstellten Organisationsdiagnose stellte sich folgender Regelungsbedarf auf der Ebene der Arbeitsorganisation heraus:

- Die leitende OP-Schwester hat ihre Energien überwiegend in die assistierende Arbeit am OP-Tisch eingesetzt und die wichtigen Leitungs- und Koordinationsfunktionen kaum wahrgenommen.
- Ein Anforderungsprofil für die Leitungsfunktionen existiert praktisch nicht.
- Für die Leitung des „OP-Betriebes" gibt es keine klare Teamstruktur zwischen Anästhesisten und OP-Schwestern.
- Es gibt Unklarheiten in der Absprache zwischen OP und Abteilungen in der Planung des OP-Programms.
- Die OP-Schwestern sind mit der existierenden Diensteinteilung sehr unzufrieden und empfinden viele darauf bezogene Entscheidungen der Leitung sehr willkürlich. Viel Unzufriedenheit und weiterer Motivationsverlust sind die Folge.
- Der OP hat als Arbeitsplatz im Haus ein schlechtes Image. Das führt in einer ohnehin sehr gespannten Lage am Arbeitsmarkt dazu, daß praktisch keine OP-Schwester aus der dem Haus angeschlossenen Pflegeschule für die Arbeit im OP gewonnen werden kann, was dort die Personalknappheit noch verstärkt.

- Die Teamstruktur von OP-Schwestern und OP-Gehilfen ist wenig entwickelt. Viele organisatorische und qualifikationsbezogene Fragen harren der Entscheidung, z.B. sollen alle Funktionen von allen ausgeübt werden oder sind sinnvollerweise Spezialisierungen einzuführen.

In einem, gemessen an der Komplexität der Aufgabe, sehr kurzen aber sehr intensiven Arbeitsprozeß wird in einer Projektgruppe bestehend aus ÄrztInnen und Pflegekräften ein neues Organisationskonzept erarbeitet, das auch von der Leitung des Krankenhauses und der einzelnen Abteilungen sowie von den MitarbeiterInnen im OP akzeptiert wurde.

Die Rolle der leitenden OP-Schwester wird genau beschrieben. Ein Koordinationsteam aus Anästhesisten und der leitenden OP-Schwester wird gebildet, und für die Operationsplanung wird ein genaues Verfahren entwickelt; eine neue Diensteinteilung wird erarbeitet. Ein erstes Konzept für den Umgang mit Lernenden und für die Anwerbung von neuen OP-Schwestern wird erstellt. Durch den gemeinsamen Arbeitsprozeß in diesem Projekt, gestützt durch die externen Berater, wird bei den Betroffenen auch das gegenseitige Verständnis zwischen den Berufsgruppen entwickelt, entsteht eine gemeinsame Problemsicht und Akzeptanz für die erarbeiteten Lösungsschritte. Ein Großteil der Arbeitsergebnisse konnte, nach meiner Beobachtung, in die Alltagspraxis eingeführt werden und hat sich auch bewährt.

Organisation ist, so gesehen, etwas die berufliche Arbeit Unterstützendes und Förderndes. Klare und überwiegend akzeptierte *Regeln haben eine entlastende Funktion.* Wichtig ist dabei, daß Regeln nicht nur abstrakt und formal festgelegt werden, sondern auch die *Verhaltenserwartungen* an die einzelnen Beteiligten, die daran geknüpft sind, hinlänglich deutlich gemacht werden. Ein organisierter Arbeitskontext wird wesentlich auch über Verhaltenserwartungen zusammengehalten. Die Erwartungen bleiben aber oft implizit, werden *nicht genügend handlungsorientiert beschrieben,* so daß man als derjenige, von dem etwas erwartet wird, sich auch daran orientieren könnte. Oder die erwarteten Handlungs- und Verhaltensweisen gehen in eine ganz andere Richtung, als die aufgestellten Regeln es signalisieren. Geäußerte und unterstellte Erwartungen müssen ja in konkretes Verhalten umgesetzt werden, um wirksam zu werden, und kaum etwas ist auf Dauer gesehen so belastend wie das Arbeiten unter unklaren oder widersprüchlichen Verhaltenserwartungen. In der medizinischen Arbeit bleiben nach meiner Beobachtung häufig wichtige Fragen der Arbeitsorganisation ungeregelt oder werden Regelungen nur sehr indirekt und implizit getroffen, und werden auch nicht bis auf die Ebene von Handlungsschritten konkretisiert. Tendenziell bleibt das, was sich nicht aus der Fachlogik und dem fachlichen Diskurs, häufig auch noch hierarchisch-autoritativ vermittelt, ergibt, ungeregelt. Aber auch fachliche Positionen und Anweisungen sind zumeist nicht widerspruchsfrei, vor allem auf der Ebene der konkreten Handlungen, die daraus folgen. Die *Umsetzung der fachlichen Positionen in organisatorische Konzepte* und Handlungen erfordert auch eine *andere Denklogik* und *eine andere Sprache.*

Ich erlebe oft, daß Führungskräfte und Teams sich nach anfänglichem Zögern dieser zusätzlichen Anstrengung unterziehen, sehr motiviert und entlastet reagieren, wenn ihnen erarbeitete Handlungskonzepte und Regelungen die fachliche Arbeit und die Kooperation erleichtern. Wichtige Ebenen von Strukturen und Regelungen sind dabei:

- Es geht um die Erarbeitung einer *gemeinsamen Orientierung* („Philosophie") hinsichtlich der Betreuung von Patienten in der jeweiligen Organisationseinheit: Was ist uns wichtig im Umgang mit PatientInnen? Worauf kommt es besonders an? Was wollen wir auf alle Fälle vermeiden? Woran werden wir ablesen können, daß wir dieses Ziel erreicht haben?
- Es geht darum, *Verantwortlichkeits- und Zuständigkeitsregeln* dezidiert festzulegen: Wer ist zuständig für …? Wer ist im Zweifelsfall für Entscheidungen da …? Und daß differenzierte Beschreiben von Erwartungen, die sich an eine bestimmte Rolle und Aufgabenerfüllung knüpfen formuliert werden: Ich erwarte mir von der Stationsschwester, daß sie … Wir erwarten vom stationsführenden Oberarzt, daß er … Besonders wichtig ist uns …, etc.
- Es geht um die *Festlegung von Kooperationsregeln*: Für diese Aufgabe sind gemeinsam zuständig: … Im Falle der Verhinderung von … ist zuständig: … Bei Schwierigkeiten ist als Unterstützung ansprechbar: …
- Es geht um die *Erarbeitung von Ablaufstrukturen*. Im Fall X ist zu tun: 1. … 2. … 3. …! Sie werden da vor allem unterstüzt von …! Bei Unklarheiten ist zu konsultieren …!
- Und es geht schließlich um *Konfliktregeln*. Im Falle eines Konflikts wollen wir so vorgehen …! Ist uns besonders wichtig …!

3. Voraussetzungen von Teamarbeit

Teams sind komplexe und sensible soziale Systeme. Sie brauchen gezielte Investitionen zu ihrer Entwicklung. Eine Reihe von Personen, die durch Mitgliedschaft in derselben Organisation zusammengeführt worden sind und parallel auf eine Aufgabe bezogen arbeiten, machen noch kein Team aus. Kommunikationstheoretisch spricht nicht viel dafür, daß sie sich ohne weiteres persönlich gut verstehen und eine ähnliche Auffassung von ihrer Arbeit haben. In den meisten Organisationen wird sehr selbstverständlich von einer naturwüchsig sich entwickelten *Arbeitsfähigkeit von Gruppen* ausgegangen und irgendwie geht es auch; aber mit großer Krisenanfälligkeit und hohen Zusatzkosten; meist zu Lasten einzelner Mitglieder oder bestimmter Aspekte der Arbeit. Das Krankenhaus baut wie andere Organisationen auch, primär auf *Hierarchie als Verknüpfung* zwischen den einzelnen Professionellen, verkompliziert durch die Parallelität von drei Hierarchien.

3.1 Investition in die Entwicklung von Gruppen

Was brauchen also Teams für die Entwicklung und Sicherung ihrer Arbeitsfähigkeit?

3.1.1 Zeit und Gelegenheit, ihre Kooperationsbeziehungen zu entwickeln

Der Faktor Zeit spielt in der Krankenhausarbeit eine besondere Rolle. Es wird meist rund um die Uhr gearbeitet, und Zeitdruck ist ein regelmäßiger Bestandteil der Alltagsarbeit. Das Krankenhaus ist eine Organisation ohne „Auszeit". D.h. die Beschäftigten nehmen sich ganz wenig Zeit für Kommunikation über den Betrieb, weder die Leitungskräfte untereinander und noch weniger mit den verschiedenen Teams. Die Energie ist immer auf die Bewältigung des gerade laufenden Betriebs konzentriert. Dieser Mangel an organisationsbezogener aber auch persönlicher Selbstreflexion ergibt sich nur zum Teil aus der Natur der Tätigkeit. Er ist auch selbst gemacht, ist Ausdruck der dominanten beruflichen Orientierung, ebenso wie das Arbeiten unter permanenten Zeitdruck. Investition in Planung und Auswertung der Tätigkeit kann auch helfen, manche Streßsituation zu mildern. Teamentwicklung braucht Zeit und Kommunikationssituationen, die speziell der Arbeit an den Kooperationsbeziehungen und der Entwicklung der Gruppe gewidmet sind. Ich habe oft erlebt, daß es zunächst hoffnungslos schien, mit einer Gruppe einen Termin für eine gemeinsame Teamarbeit zu finden, z.B. für eine Supervisions- oder Beratungssitzung. Aber wenn das Anliegen mit entsprechender Hartnäckigkeit und einem attraktiven Konzept verfolgt wird, so hat noch jedes Team seinen Termin gefunden. Das ist eine Frage der Wertigkeit, und die muß zu allererst von den Leitungskräften entsprechend verankert werden.

3.1.2 Wechsel der Kommunikationsebenen und der Sprache

Die Entwicklung von und die Arbeit mit Gruppen macht es notwendig, unterschiedliche Kommunikationsebenen zu beachten und benutzen zu können und den Zeitrhythmus umstellen zu können.

- Zwischen Situationen, in denen die Kommunikation sehr zielgerichtet auf die Bearbeitung der *sachlichen Aufgabe* ausgerichtet ist und Situationen, in denen man sich Zeit nimmt, gemeinsam *über die Arbeit zu reflektieren:* „Was ist gut gelaufen, was weniger, womit sind wir zufrieden, womit nicht, wo müssen wir Veränderungen ansetzen, wie haben sich die Kooperationsbeziehungen enwickelt etc.?"

- Zwischen *Sach- und Beziehungsebene*, Rationalität und Emotionalität. Die Beziehungen werden in der Krankenhausarbeit, vor allem auch durch die ständige *Konfrontation mit Leiden und Tod* und die damit notwendigerweise verbundene Erfahrung des Scheiterns und der Verzweiflung (leider meist verdrängt und nicht besprochen), aber auch durch die Komplexität der Tätigkeit sehr belastet. Ein Wechsel von der rational fachlich dominierten Kommunikation auf die Ebene der Beziehungen und der Gefühle unterstützt sehr die Entwicklung der Beziehungen und der Teams, also z.B. Kooperationsprobleme rechtzeitig anzusprechen, aber auch gute Erfahrungen in der Zusammenarbeit festzuhalten.

Ich vermute, daß es die *hohe Verdrängungsleistung* gegenüber den Anfechtungen durch Leiden und Tod generell schwerer macht, in den öffentlichen Arbeitsbeziehungen Gefühle zu äußern. Das Krankenhaus ist eine emotional hoch aufgeladene Organisation, aber eine in der gemessen an der Art der Tätigkeit, die das ständige Eingehen auf Menschen und ihre Gefühlslagen erfordert, ganz wenig Gefühle thematisiert werden. Die Arbeit im Krankenhaus fordert von den Professionellen, daß sie sich auf sehr unterschiedliche Beziehungen, Gefühlslagen und Kommunikationsformen einstellen können und diese nach Möglichkeit bewußt und speziell gestalten: die Beziehungen zu den PatientInnen, die Auseinandersetzung mit den Angehörigen und die vielfältige Kommunikation mit den anderen MitarbeiterInnen, die durch Status, Fach- und Berufsgeschichte jeweils spezielle Erwartungen und Eigenheiten haben. Diese Tabuisierung von Gefühlen ist ein Stück notwendig für die Aufrechterhaltung der Arbeitsfähigkeit und ist dysfunktional zugleich.

• Zwischen Hierarchie oder besser leitungsorientierter *autoritativer Kommunikation* und offeneren, inhaltlich *gleichrangigeren Gesprächsformen*, wie sie für eine Teamarbeit auch notwendig sind; wenn z.B. alle Ideen und Erfahrungen für die Bearbeitung des Problems genutzt werden sollen oder wenn die Gruppe über sich selbst spricht. Dieser notwendige Wechsel ist in der Organisation Krankenhaus besonders prekär. Die medizinische Arbeit braucht in vielen Fällen rasche Entscheidungen und sehr direktive Leitung, eben während einer Operation oder bei medizinischen Entscheidungen im Notfall. Aber sie braucht sowohl im Interesse der fachlichen Qualität als der Arbeitszufriedenheit auch eine gruppenorientierte Kommunikation. Dieser Wechsel stellt an die Personen mit leitenden Funktionen spezielle Anforderungen. Die Erwartungen und Verhaltensweisen der anderen MitarbeiterInnen richten sich auch rasch an den autoritativen Situationen aus. Die *Hierarchieerfahrung* in der medizinischen Arbeit und auf Seite der Pflegekräfte sind *sehr verhaltensprägend*. Man gewöhnt sich schnell daran, widerspruchslos anschaffen zu können oder daran, daß man offiziell ohnehin nicht gefragt ist und daher besser den Mund hält.

3.2 Stärkung der formellen Kommunikation

Im Krankenhaus wird besonders viel informell besprochen. Auch persönliche Beziehungen oder Fachfragen, die das ganze Team betreffen, werden in Einzelgesprächen oft engagiert aber im unverbindlichen Rahmen der „Teeküche" beredet. Das ist dann nicht ausreichend, wenn es sich um Angelegenheiten handelt, die für die gesamte Gruppe bedeutsam sind. Das Team als soziales System entwickelt sich, so wie größere Systeme auch, über ihre formelle Kommunikation. Nur das, was in die formell anerkannte Arbeitskommunikation Eingang findet, erfährt Anerkennung und Verbindlichkeit für die weitere Arbeit. Es gilt daher, diese Unterscheidung bewußt zu machen und die formelle Kommunikation aufzuwerten, z.B. in Teambesprechungen.

3.3 Eine funktionale Entscheidung, was in welcher Zusammensetzung am besten zu besprechen ist

Die Krankenhausarbeit braucht in besonderer Weise eine effiziente Besprechungskultur. Damit meine ich eine Entscheidung, was sinnvoll in einer Gruppe und was besser in Einzelgesprächen zu klären ist. Aber auch eine Entscheidung über die Frage, wie die Zusammensetzung des Teams zu wählen ist. Auf medizinischer Seite gibt es in der Abteilungs- oder Institutsebene und vielfach nicht einmal in der Leitung der Gesamtorganisation, Fachkräfte, die ausschließlich mit Leitung befaßt sind. Auch für die Mitarbeiter ohne Leitungsfunktion sind zu häufige und ineffiziente Sitzungen mehr Be- als Entlastung. *Teamarbeit kann daran scheitern, daß entweder zuviel oder zuwenig besprochen wird.* Viele Entscheidungen im Alltag der medizinischen Arbeit sind sinnvollerweise Einzelentscheidungen oder es sind Maßnahmen, die von den Leitungskräften zu veranlassen und zu verantworten sind. Viele auftauchende Probleme oder Absprachen sind tatsächlich in raschen Einzel- oder Untergruppengesprächen sinnvoller zu regeln. Andere Fragen gehören ins Team: Die regelmäßige Auswertung der Arbeit z.B. oder Informationen und Auseinandersetzungen über das grundlegende Behandlungskonzept oder Planungen, die die gesamte Einheit betreffen, Konflikte, die das gesamte Team betreffen etc. – Aber wer ist das Team? Die Grenzen sind sorgfältig, aber nicht leicht zu bestimmen. Eine Abteilung mit 70 Pflegekräften und 15 Ärzten kann nur ganz selten und dann mehr aus emotional-symbolischen Gründen oder zur Vermittlung spezieller Informationen als Abteilungsversammlung tagen; aber nicht in dieser Konstellation arbeiten. Oft ist ein Stationsteam als solches schon zu groß. Aber da meist nicht alle Beschäftigen anwesend sein können, ist die Station in den meisten Häusern eine geeignete soziale Einheit. Aber auch hier können nicht alle team-relevanten Punkte in der Gesamtgruppe erarbeitet werden, in einer Zeitgestaltung, die zu der Arbeitssituation paßt. Die Vorbereitung durch ein Leitungsteam oder problembezogene Untergruppen ist hier das Instrument der Wahl. Diese *Grenzziehung* und eine entsprechende Einladungspolitik ist eine *wichtige Funktion der Leitungskräfte*.

3.4 Die Verknüpfung von zwei oder mehreren professionellen Gruppen

Jedes Stationsteam besteht alleine auf der Fachebene aus zwei unterschiedlichen beruflichen Gruppen, ÄrztInnen und Pflegekräften und meist einzelnen zusätzlichen ExpertInnen. Unabhängig von einer forcierten berufspolitischen Abgrenzung oder Ressentimententwicklung ist die Verknüpfung dieser Gruppen zu interprofessioneller Arbeit keine triviale Aufgabe. Es handelt sich um die *Verbindung von zwei sozialen Systemen* mit ihrer spezifischen Eigendynamik, ihren beruflichen Qualifikationen und Werten, ihren Karrierechancen, ihrer berufspolitischen Verankerung, ihrem spezifischen Gruppenklima. Strukturell ist ein Stationsteam als Kooperation von zwei Gruppen – oder mehr – zu sehen. Die *Akzeptanz dieser Trennung und Eigenständigkeit erleichtert die Verknüpfung in der Arbeit*. Es gilt die unterschiedlichen Sichtweisen und Kompetenzen zu nutzen, Maßnahmen hinsichtlich ihrer unterschiedlichen Auswirkungen auf die Berufsgruppen zu überprüfen, unterschiedliche Interessenslagen zu erkennen und aufzugreifen. Der Respekt vor dem Unterschied ermöglicht die konstruktive inhaltliche und emotionale Zusammenarbeit. Die Trennung zwischen den Gruppen wird häufig „künstlich" verstärkt aus interessenpolitischen oder hierarchischen Motiven. Das ist nicht die Unterscheidung, die ich hier meine. Meiner Erfahrung nach haben ÄrztInnen und Pflegekräfte ein vitales Interesse an Kooperation und erleben funktionierende interprofessionelle Teamarbeit als sehr befriedigend. Aber dennoch ist die Kooperation von unterschiedlichen Ausgangspunkten her zu erarbeiten und in diesen Unterschieden besteht auch der fachliche Reichtum eines Systems. *Soziale Systeme entwickeln sich entlang von Unterschieden* und nicht durch Gleichförmigkeit. Diese Zusammenarbeit wird sehr erleichtert, wenn sie sich in der Leitung der Sitzungen bzw. der Station abbildet; wenn leitende ÄrztInnen und leitende Pflegekräfte eine funktionierende Kooperation im Alltagsmanagement der Stationen oder Abteilungen erfahrbar machen und auch gemeinsam die Teamarbeit gestalten. Diese *Kooperation der Leitungskräfte ist strukturell von besonderer Wichtigkeit* für die interprofessionelle Arbeit, vor allem dort, wo ein gemeinsamer medizinisch-pflegerischer Arbeitsprozeß gestaltet wird.

4. Professionalisierung von Leitungsarbeit

Die Leitungsarbeit im Krankenhaus wird zunehmend zu einem wissenschaftlichen und auch politischen Thema. Die Trägerorganisationen der Krankenhäuser geben sich neue Leitungsstrukturen und berufen neue ManagerInnen. Die Angebote an Qualifizierungsprogrammen für Führungskräfte vermehren sich sprunghaft. Die Krankenhauserhalter beginnen auch in die Qualifizierung der Leitungskräfte zu investieren und Leitungskompetenz als Kriterium für Personalentscheidungen ernster zu nehmen.

Der Ruf nach dem starken Manager an der Spitze der Organisation und die durchaus sinnvolle Besetzung von Leitungsfunktionen mit erfahrenen ManagerInnen, mit betriebswirtschaftlichem Know-how, verdecken andererseits auch die Tatsache, daß die Frage adäquater Leitungsstrukturen auf unterschiedlichen Ebenen der Organisation relevant ist. In einem gelungenen Prozeß der Organisationsentwicklung sind Managementfunktionen für die Gesamtorganisation mit einer bewußten und kompetenten Wahrnehmung von Leitungsfunktionen auf der Ebene von Abteilungen, Stationen und Instituten zu verknüpfen. In der Leitung eines Krankenhauses und seiner Subeinheiten sind allgemeine Managementfunktionen, wie Personalentwicklung und Personalplanung, eng mit der fachlichen Entwicklung der Krankenhausarbeit in medizinischer, technischer und pflegerischer Hinsicht verknüpft. Von der Wahrnehmung der Leitungsfunktion auf der Ebene der Abteilungen und Institute hängt es wesentlich ab, ob es gelingt, die Kompetenzen, Erfahrungen und Interessen der MitarbeiterInnen, der unterschiedlichen professionellen Gruppen in die Entwicklung der Organisation einzubeziehen und eine Balance zwischen Qualitätssicherung, professioneller Entwicklung, Arbeitszufriedenheit und betriebswirtschaftlichen Erfolgskriterien zu finden.

4.1 Funktionales Verständnis von Leitung

In der Organisation Krankenhaus ist ein sehr personenbezogenes, *charismatisches Verständnis von Leitung* und Organisationsentwicklung zu beobachten. Leitungskompetenz wird in erster Linie mit herausragenden *Eigenschaften von Personen* in Verbindung gebracht und weniger mit der *Wahrnehmung von wichtigen Funktionen für eine professionelle Gestaltung von Arbeitsbeziehungen und Arbeitsstrukturen* und dem Zustandekommen von adäquaten *Entscheidungen und Regelungen*. Dementsprechend ist das Verhältnis zur Leitungsarbeit und ihren Repräsentanten sehr enttäuschungsanfällig. Situationen im Alltag, mit denen man unzufrieden ist, werden den Führungskräften zugerechnet. Dieses personenbezogene Leitungsverständnis ist charakteristisch für hierarchische Organisationen und die wechselseitigen Erwartungen von Führungskräften und Geführten in solchen Organisationen. Die notwendigerweise starke Personenorientierung der medizinischen und pflegerischen Tätigkeit und der sehr personale Bezug zur medizinischen Fachautorität als prägende Kulturmerkmale der Organisation, spielen dabei sicher eine wesentliche Rolle.

Häufig zu beobachten ist ein unvermitteltes Nebeneinander von sehr hierarchisch orientiertem Leitungsverhalten und einem Leitungsvakuum in anderen Bereichen. In vielen Sachfragen der medizinischen Arbeit, aber auch der Pflege, wird Leitung autoritativ wahrgenommen. In bezug auf andere, schon angesprochene Funktionen, wie Personalentwicklung, gemeinsame Entscheidung über Versorgungsstandards, Konfliktregelung, längerfristige Planung, besteht ein Leitungsdefizit.

Ich möchte hier ein funktionales Leitungsverständnis einführen. *In Teams, aber auch größeren sozialen Systemen müssen bestimmte Funktionen erfüllt sein, um die Arbeitsfähigkeit der Gruppe (des Systems) und ihre Produktivität zu gewährleisten.* Im Verlauf dieses Beitrags wurden sehr viele dieser Funktionen schon angesprochen. Sie werden hier bezogen auf die Teamarbeit zusammengefaßt.

4.1.1 Struktur und zielorientierte Funktionen

Teams brauchen geeignete *Strukturen* für ihre interne Entwicklung. Für Teambesprechungen braucht es etablierte Gelegenheiten, einen *Ort, angemessene Zeit, Verbindlichkeit der Teilnahme, Zuständigkeit für die Leitung, eine klare Zielsetzung, eine geregelte Dokumentation* und *Auswertung der Ergebnisse*. Häufig lassen gute Erfahrungen mit solchen Einrichtungen das Bedürfnis danach und die aktive Beteiligung erst entstehen.

Die Integration neuer Mitarbeiter braucht neben persönlicher Freundlichkeit vor allem ein transparentes Verfahren des Anlernens und Einführens mit klar vereinbarten Zuständigkeiten und Feedback-Mechanismen.

Für die Gestaltung der Beziehung zwischen Vorgesetzten und MitarbeiterInnen, für die gemeinsame Verständigung über den Erfolg der Arbeit und den persönlichen Entwicklungsbedarf über Störungen in der Beziehung und gegenseitige Erwartungen, über die berufliche Entwicklungsperspektive und Fortbildungsbedürfnisse ist neben der alltäglichen Kommunikation die Etablierung von regelmäßigen MitarbeiterInnengesprächen ein hilfreiches Instrument. Damit seien drei Beispiele von mehreren angesprochen.

Teams brauchen Orientierung über die *Ziele der Arbeit und die Kriterien, an denen der Erfolg oder Mißerfolg in der Arbeit bewertet werden kann.* Es müssen Ziele definiert werden, die zur Erreichung notwendigen Ressourcen und Rahmenbedingungen geklärt und geschaffen, sowie Zeit und Ressourcen in ein entsprechendes Verhältnis gebracht werden.

4.1.2 Soziale und gruppenerhaltende Funktionen

Die soziale Entwicklung der Gruppe braucht kontinuierliche Pflege. Es gilt, Konflikte zu bearbeiten, Desintegrationstendenzen wahrzunehmen und ihnen entgegenzuwirken, neue Gruppenmitglieder zu integrieren und mit dem Verlust von früheren Mitgliedern fertigzuwerden; Lob und Anerkennung zu ermöglichen, aber auch Kritik zuzulassen und zu erleichtern. Es ist das Gruppenklima zu beobachten und zu beeinflussen. Die Arbeit an solchen Fragen ist zu institutionalisieren in Teambesprechungen oder z.B. im Mitarbeitergespräch.

4.1.3 Reflexive, entwicklungsorientierte Funktionen

Teams brauchen zu ihrer Entwicklung eine regelmäßige Auswertung der Arbeit. Gemeinsame Arbeit an Qualitätsstandards braucht eine regelmäßige und organisierte Beobachtung der Arbeit und ein Verfahren, wie diese Beobachtungen ausgewertet und die Schlußfolgerungen in Handlungen, also neue Vereinbarungen umgesetzt werden können.

Leitung wahrzunehmen heißt nun nicht, alle diese Funktionen immer selber erfüllen zu müssen, was auch gar nicht möglich wäre. *Aufgabe von Leitung ist, dafür zu sorgen, daß diese Funktionen im Team gewährleistet sind*, von Seiten der Leitungsperson oder von anderen Mitgliedern. Abhängig vom Entwicklungsstand der Gruppe wird die Notwendigkeit, hier selber als LeiterIn zu intervenieren, unterschiedlich sein. Eine entwickelte Gruppe wird viele Funktionen in Selbstorganisation wahrnehmen.

Die Selbstorganisation sozialer Systeme ist ein wichtiges Stichwort auch für die Leitungsarbeit in Teams. Stations- oder Institutsteams sind sehr komplexe soziale Systeme, die nicht von einem Punkt aus determiniert werden können, auch nicht von der „Spitze", der Leitungskraft. *Leitung ist in diesem Verständnis immer Anregung zur Selbstentwicklung.* Die Akzeptanz von Selbstorganisation ist aber kein Anlaß für einen Laissez-faire-Stil in der Leitungsarbeit. Die Krankenhausarbeit ist mit den vielen selbständigen Handlungen, die zu setzen sind, auch besonders auf funktionierende

Selbstorganisation angewiesen. Ein funktionales, die Selbstorganisation förderndes Leitungsverhalten erfordert mehr Aufmerksamkeit und Aktivität als der Rückzug auf ein hierarchisches Weisungssystem.

Eine kompetente Leitung arbeitet kontinuierlich an der gezielten Verringerung der Differenz von Funktionalität und Disfunktionalität und zwar bezogen auf das soziale System, z.B. die Station. Die Interventionen der Leitung sind daher weniger an das Verhalten einzelner Personen gerichtet als auf *Beziehungen innerhalb des Systems* und auf die Rahmenbedingungen der Arbeit. Das stellt vielfältige Anforderungen auf *fachlich-medizinischer Ebene* aber auch auf der Ebene von *sozial-kommunikativen Fähigkeiten* und *Organisationskompetenz*. Die Integration dieser Qualifikationsdimensionen macht das spezifische Rollen- und Qualifikationsprofil von Leitungskräften im Krankenhaus aus.

Führungskräfte stehen vor einer doppelten Aufgabe: Sie müssen sehr persönlich auf MitarbeiterInnen eingehen und andererseits organisatorische Rahmenbedingungen schaffen, die befriedigendes Arbeiten und die Entwicklung der MitarbeiterInnen unterstützen. Diese Ebenen in der Leitungsarbeit sind konstruktiv aufeinander zu beziehen. Die Entwicklung von Personen und die Entwicklung von Strukturen sind eng miteinander verflochten. Das Verständnis für diesen Zusammenhang und eine Praxis von Leitung, die sich darauf einrichtet, ist ein Schlüssel zur Entwicklung einer leistungsfähigen Organisationseinheit.

4.2 Qualifizierung von Leitung

Zentrale Qualifikationselemente sind:

- *Beobachtungs- und Diagnosefähigkeit:* Kenntnisse und Fertigkeiten soziale Systeme und die Prozesse in diesen Systemen beobachten, analysieren und verstehen zu können. Die Fähigkeit zur Selbstbeobachtung und Selbstreflexion der eigenen Rolle.
- *Sozial-kommunikative Fähigkeiten* für die Steuerung von Arbeitsprozessen in Teams: Unterschiedliche Ebenen von Kommunikation benutzen zu können, sowie aufgabenbezogene Arbeitsprozesse organisieren zu können.
- *Verständnis für die Entwicklung der Gesamtorganisation* und des Verhältnisses der „eigenen Organisationseinheit" zu den anderen Einheiten. Argumente zu einer sachgerechten Verknüpfung der Leistungen unterschiedlicher Organisationseinheiten in einem patientenbezogenen Versorgungsprozeß.

Dabei geht es nicht um den bloßen Erwerb einer Verhaltenstechnik, sondern um eine eigenständige *Qualifizierung und Professionalisierung von Leitungsarbeit*. Dazu sind spezifische Theoriekenntnisse (z.B. Organisationstheorie, Sozialpsychologie von Gruppen und Organisationen); die Aneignung von Handlungswissen (z.B. über Personalentwicklung oder über die Rahmenbedingungen effizienter Teamarbeit) und reflektierte Selbsterfahrung in der Aneignung von sozialen Kompetenzen (z.B. Umgang mit Konflikten, Umgang mit Gefühlen, Autoritätsbedürfnisse etc.) wichtig.

In einer solchen Qualifizierung kann auf reichhaltige Erfahrungen aus anderen gesellschaftlichen Feldern, vor allem den Wirtschaftsorganisationen (Management-Development) aber auch aus der Verwaltung und anderen sogenannten Non profit-Organisationen zurückgegriffen werden. Aber diese Kenntnisse und Erfahrungen sind *auf die spezifischen Arbeitsbedingungen des Krankenhauses auszurichten,* ausgehend von einer Theorie der Organisation Krankenhaus und einer profunden Kenntnis der Erfolgskriterien und alltäglichen Problemlagen der medizinischen Arbeit im Krankenhaus.

Es gilt, Möglichkeiten zu schaffen, in der Lernsituation an konkreten Problemstellungen und Fallbeispielen aus dem Krankenhausalltag anzuknüpfen, an konkreten Regelungen für den Arbeitsalltag und an der *Gestaltung zukünftiger Arbeits- und Entscheidungssituationen* zu arbeiten. Einer *praxisbegleitenden Qualifizierung,* die eine Verbindung mit konkreten Entwicklungsschritten in der Organisation anstrebt, ist daher der Vorzug vor einer „Nur-Lernsituation" zu geben. D.h. es geht um die Frage, wie persönliche Qualifizierungsprozesse mit praktischen Maßnahmen und Projekten der Umsetzung in den Krankenhäusern gekoppelt werden können, z.B. durch Verbindung des Trainingsprogramms mit organisationsbezogener Supervision im Krankenhaus, oder mit Praxisaufgaben in der Leitungsarbeit, die im Lernprozeß aufgenommen und reflektiert werden können. Ein weiteres wichtiges Erfolgskriterium, das erhebliche organisatorische Konsequenzen und eine gewisse standespolitische Neuorientierung notwendig macht, liegt in einer *interprofessionellen Zusammensetzung von Lernsettings.* Eine solche *gemeinsame Qualifizierungsperspektive* von ÄrztInnen, medizinisch-technischen Fachkräften, Angehörigen der Pflegeberufe und gegebenenfalls auch Verwaltungsangestellten hätte für die Umsetzung in den Organisationsalltag erhebliche Vorteile. Auf der Seite der Lehrenden bedeutet eine solche Qualifizierungsperspektive die Kombination von unterschiedlichen Expertisen aus den Bereichen Betriebswirtschaft, Arbeits- und Betriebspsychologie, Organisationsforschung, Gruppentraining und Organisationsberatung. Im Rahmen von Managment-Lehrgängen bedeutet das neben der Vermittlung von betriebswirtschaftlichen und rechtlichen Wissensbeständen, den Fragen der Organisationsentwicklung und der *sozialen Qualifizierung für Leitungsarbeit* einen größeren Stellenwert einzuräumen, bzw. spezifische Programme für eine solche handlungsorientierte Qualifizierung anzubieten.

Die persönliche und fachliche Auseinandersetzung mit der Organisation Krankenhaus und der Erwerb der entsprechenden Qualifikationen ist für Leitungskräfte eine Grundlage, diese Funktion auszuüben. Entsprechende Kenntnisse und Fähigkeiten sind für die Qualität der Arbeit wichtig, aber sie sind auch entlastend und ersparen viele unnötige Streßsituationen im Umgang mit Entscheidungen, der Gestaltung der Arbeitsorganisation oder Kooperationsproblemen im Team. Sie können auch helfen, die eigenen Leistungen und die Leistungen des Bereichs wirkungsvoller nach Außen zu vertreten und an der Entwicklung der Gesamtorganisation kompetent mitzuwirken. Aber auch für die ersten Jahre im Krankenhaus während der Ausbildungszeit helfen diese *Qualifikationen, sich in der komplexen Organisation*

Krankenhaus zu orientieren, sich mit den eigenen Interessen und Fähigkeiten besser einbringen zu können, sich aktiv an der Teamentwicklung zu beteiligen und Konfliktsituationen bewußter bewältigen zu können. Organisationsbezogene Qualifikationen könnten mit Gewinn stärker in die universitäre Ausbildung integriert werden. Wichtiger noch erscheinen mir aber *berufsbegleitende Lernerfahrungen*, in denen die eigenen Beobachtungen und Erlebnisse in einem theoriegeleiteten Austausch mit anderen Auszubildenden und externen Fachleuten verarbeitet werden können.

Die Angebote für Führungskräfte werden zahlreicher, für Auszubildende gibt es sie in Österreich praktisch noch nicht. Eine Aufgabe für berufspolitische Einrichtungen oder Interessenvertretungen von Studenten, vor allem aber auch ein *Anreiz zur Selbstorganisation*.

Prüfungsfragen

1. Was sind wichtige Funktionen von Teamarbeit im medizinisch-pflegerischen Arbeitsproceß im Krankenhaus?
2. Benennen Sie wichtige Faktoren für die produktive Arbeit von Gruppen und Teams.

Literatur

1. Grossmann R (1993) Leitungsfunktionen und Organisationsentwicklung im Krankenhaus. In: Badura B, Feuerstein G, Schott T (Hrsg) System Krankenhaus. Arbeit, Technik und Patientenorientierung. Juventa, Weinheim München, S 301–321
2. Heintel P, Krainz E (1990) Projektmanagement. Eine Antwort auf die Hierarchiekrise. Gabler, Wiesbaden
3. Heller A (Hrsg) (1994) Kultur des Sterbens – Bedingungen für das Lebensende gestalten. Lambertus, Freiburg
4. Katzenbach JR, Schmit DK (1993) The wisdom of teams. Creating the high performantce organisation. McKinsey
5. Lück H (1985) Psychologie sozialer Prozesse. Leske & Budrich, Obladen
6. Schein EH (1987) Organizational cultur and leadership. Jossey-Bass, San Francisco London
7. Voß B (Hrsg) (1994) Kommunikations- und Verhaltenstraining. Psychologie für Personalmanagement, Bd 5. Hogrefe, Göttingen
8. Wimmer R (1989) Ist Führen erlernbar? Oder warum investieren Unternehmungen in die Entwicklung ihrer Führungskräfte? Gruppendynamik 1: 13–41

Kapitel 5

Patientenkarrieren:
Wege durch das medizinische Labyrinth

U. Kropiunigg

Lehrziel

Mit dem Begriff der Patientenkarriere wird ein Vorstellungsmuster eingeführt, das den Blick über punktuelle Arzt-Patienten-Kontakte hinaus lenken soll. Der Begriff wird nicht einheitlich gebraucht. Gerhardt (1986) verwendet ihn z.B. zur Bezeichnung sozialer und ökonomischer Folgen, die sich aus der Behandlung von Patienten mit chronischer Niereninsuffizienz ergeben. Ridder (1974) bezeichnet damit den längerfristigen Einfluß auf die Lebensqualität einer Person und die gesellschaftlichen Prozesse durch die die Entstehung von Krankheit (Krankheitsgeschichte) und der Umgang mit dem Kranken (Krankengeschichte) gesteuert werden; Forster und Pelikan (1977) haben das beispielsweise eindrucksvoll für psychiatrische Patienten beschrieben. Reimer, Hempfing und Dahme (1979) verwenden ihn als Überbegriff für iatrogene – vom Arzt verursachte – Chronifizierungen und dabei zu beobachtende zeitlich bisweilen extrem ausgedehnte Diagnose- und Behandlungsmuster. Aufgrund einer eigenen Untersuchung (Ringel und Kropiunigg 1983) wollen wir Patientenkarrieren hier als über mehrere Jahre sich erstreckende, sich ständig wiederholende Arzt-Patient-Konsultationen verstehen, wie sie aufgrund fehlender psychologischer Kompetenz der Ärzte typischerweise bei psychosomatischen Patienten auftreten. Der Begriff ist deshalb so wichtig für jeden Praktiker, weil er einen untrüglichen Anhaltspunkt dafür abgibt, wie einseitig Patienten vom medizinischen System oftmals behandelt werden. Langjährige Patientenkarrieren verweisen fast immer auf ein problematisches Verhältnis zwischen der Medizin und ihren Patienten, denen sie im Spannungsfeld zwischen naturwissenschaftlicher und psychologischer Krankenbehandlung viel zu selten eine befriedigende Therapie angedeihen läßt. Die Kenntnis möglicher Ursachen und Bedingungen von (langen) Patientenkarrieren kann daher dazu beitragen, einseitige Behandlungsstrategien zu relativieren und die ganzheitliche Betrachtung zu fördern.

Einleitung

Fallbeispiel. Es handelt sich um eine etwa 40jährige Frau, die seit ihrer Flucht aus einem Ostblockland in Österreich lebt (ausführlich beschrieben in Kropiunigg und Ringel 1988). Sie ist mit einem ebenfalls geflüchteten Landsmann verheiratet, mit dem sie zwei Kinder hat und den sie nicht zuletzt wegen seiner höflichen und sanften Art besonders mochte. Er war in vielem das genaue Gegenteil ihres Vaters. Bald nach der Eheschließung treten erste Magenbeschwerden auf. Die Symptome werden von Jahr zu Jahr gravierender, zuletzt – es sind 20 Jahre vergangen – leidet sie schon das ganze Jahr über an Magengeschwüren. Eine befreundete Ärztin, der sie leid tat, meinte nun, es könnte „etwas Psychosomatisches" sein. Eher skeptisch, entschließt sie sich, die Psychosomatische Ambulanz im AKH-Wien aufzusuchen. Neben der organmedizinischen Betreuung erhält sie nun erstmals Psychotherapie. Sie ist eine sehr fleißige und lernwillige Patientin. Als ihr in intensiven Gesprächen über ihr Leben allmählich die Verkehrtheit ihrer Ehe dämmert – was ihr selbstverständlich mit keinem Wort etwa eingeredet wurde, sie kam alleine darauf –, entschloß sie sich zu einer radikalen Änderung ihres Lebens und reicht die Scheidung ein. Allein der Entschluß zu dieser Tat verhalf ihr über Nacht zu einem schmerzfreien Leben und allmählich klangen auch die Geschwüre ab. Was war ihr in den Sinn gekommen? Sie hatte erkannt, daß ihr Mann lediglich eine äußere Fassade von Zuvorkommenheit pflegte, im Grunde aber benutzte er sie dazu, sein verbummeltes Studium durch Hilfsarbeiten und Heimarbeit zu finanzieren, während er sich im übrigen so gut wie gar nicht um die beiden Kinder kümmerte. Es würde zu weit führen, die tiefenpsychologische Dimension hier befriedigend abzuhandeln. Kurz gesagt: die Patientin hatte ihren Vater wie einen kalten Tyrannen empfunden, der ihre Sehnsucht nach Wärme und Geborgenheit nie befriedigt hatte. Ein solches Kind kann natürlich echtes von unechtem Verhalten nur schlecht unterscheiden und ist daher bis in das Erwachsenenalter hinein dafür anfällig, auf fassadenhaftes Verhalten hereinzufallen, wenn es nur „das Gegenteil" des väterlichen zu sein scheint. In ihrem Fall war ihr das mit dem Ehemann passiert, der sich im Kern als ziemlich autoritär erwies. Wie das Beispiel zeigt, ist eine solche Situation für die Betroffenen kaum zu durchschauen. Deshalb, und das wären die Schlußfolgerungen unseres Beispiels, ist es für Ärzte und Ärztinnen so wichtig, den Blick für solche Begebenheiten zu schärfen.

Jeder Berufsstand wird von einer Reihe von sozialen Phänomenen, wie beispielsweise Vorurteilen, berührt, die es ihm schwer machen, seine Ideale umzusetzen. So ist es für manche Patienten noch immer nicht gleichgültig, ob sie sich in die Hände eines Arztes oder einer Ärztin begeben. Mit der Geschlechtszugehörigkeit werden Fähigkeiten assoziiert, die nichts mit der tatsächlichen Qualität der Behandlung zu tun haben.

Für Mediziner andererseits ist es wichtig, ob ihre Patienten ein gewisses Maß an Kooperation (Compliance) aufbringen. Aufgrund falscher Informationen aber auch irrationaler Ängste verweigern sie häufig selbst bewährte Medikationen. Gute Behandlungsergebnisse bleiben aus, weil Patienten nicht die Bereitschaft aufbringen, sich den Vorstellungen ihrer Ärzte anzuschließen. Lieber nehmen sie nichts, als ein für sie subjektiv „unheimliches" Präparat.

Ein Phänomen, für das beide, Arzt und Patient, verantwortlich sind, betrifft die sogenannten *Patientenkarrieren*. Es sind dies typische *Konsultationsmuster*, die aus der gestörten Interaktion zwischen Arzt und Patient entstehen. Fast immer handelt es sich dabei um Krankheiten, auf die die Medizin keine befriedigenden Antworten kennt – im engeren Sinne um Krankheiten, bei deren Entstehung und tendenzieller Chronifizierung ein erheblicher psychischer Anteil identifiziert werden kann und die wir hier kurz *Psychosomatosen* nennen wollen.

Die Kernstörung der Interaktion stammt aus der ausbildungsbedingten Unfähigkeit des Arztes, bei seinen Patienten einen möglichen psychischen Anteil zu entdecken oder gar zu vermitteln. Allerdings macht es ihm der Patient dabei nicht leicht. Wie jeder selbst prüfen kann, sind uns „psychische Ursachen" höchst unangenehm, weil sie an die Eigenverantwortung appellieren und man sich gleichzeitig der sozialen Achtung ausgesetzt fühlt. Da nun viele Ärzte psychische Ursachen für sich selbst kategorisch ausschließen, befinden sie sich in einer Art Interessensgemeinschaft mit ihren Patienten: beide wollen von psychischen Ursachen eigentlich nichts wissen und arbeiten daher gemeinsam an einer spezifischen – auf das Psychische gerichteten – Verdrängung. Nur die Fortdauer der Erkrankung wird sie beide schließlich unsicher machen. Da aber die diagnostischen Möglichkeiten in den letzten Jahren erheblich erweitert wurden, kommen ein therapeutischer oder diagnostischer Pessimismus nicht so schnell auf. Deshalb geht der Patient entweder alleine von Arzt zu Arzt oder wird, wie es bei ungeklärter Diagnose natürlich vernünftig ist, von Arzt zu Arzt überwiesen. Wenn Heilung oder befriedigende Besserung dennoch ausbleiben, kommt es dazu, daß der Patient allmählich immer höher „aufsteigt", indem er vom Hausarzt über den Facharzt bis zum Spezialisten an einem Krankenhaus oder einer Universitätsklinik wandert. Diesem Verlauf wird mit „Karriere" Ausdruck verliehen.

Selbst bei einer sehr streng ausgelegten Diagnostik kann man davon ausgehen, daß ein Viertel aller Patienten einer Allgemeinpraxis mit einer krankheitsrelevanten „psychosozialen Problematik" belastet ist. Bedenkt man die Praxis der Überweisung ungeklärter Fälle, so sind bei Fachärzten, insbesondere bei Internisten, weit höhere Anteile zu erwarten – sie liegen meist über 50 Prozent. Wir wollen uns hier allerdings nicht mit der Frage beschäftigen, ob diese relativ hohen Zahlen zutreffen (vgl. die Diskussion in Ringel und Kropiunigg 1983), eine korrekte Diagnose sollte ein Patient nämlich auch dann erwarten dürfen, wenn er an einer seltenen Erkrankung leidet. Anders ausgedrückt: der Patient muß sich darauf verlassen können, daß die Medizin in der Lage ist, eine psychosozial bedingte Erkrankung immer von einer rein organischen zu unterscheiden und danach zu handeln. Davon sind wir leider noch sehr weit entfernt, und es wird großer Anstrengungen bedürfen, wenn psychologische Behandlungen im Mittel gleichen Forschungsaufwand und gleiches Forschungsinteresse wie traditionelle Fächer erhalten. Der gegenwärtige Zustand ist höchst unbefriedigend und mitverantwortlich an sogenannten „*iatrogenen Patientenkarrieren*".

Dazu ein typisches Beispiel, aus dem deutlich wird, welchen Mißverständnissen solche Patienten ausgesetzt sein können und wie sich darin die Hilflosigkeit der Medizin im Umgang mit einem Krankheitsgeschehen spiegelt, bei dem sie über viele Jahre ohne Erfolg bleibt. Daß im nachfolgenden Beispiel erst so spät eine psychologische Behandlung eingeleitet wird, beweist nur, wie ambivalent der psychische Bereich in der Medizin besetzt ist.

Fallbeispiel. Frau A., 39, ist an einer Herzneurose erkrankt und hat eine zehnjährige Patientenkarriere hinter sich. Obwohl schon anläßlich der ersten Arztkontakte die „nervliche

Komponente" erwähnt und auch bei späteren Kontakten wieder angesprochen wird, kommt sie erst nach 34 Arztkontakten und auf Anraten eines Neurologen in die Psychosomatische Ambulanz. Bei Frau A. bestehen seit ihrer Kindheit Atembeschwerden, die mehrfach zu Arztbesuchen Anlaß geben. Die damalige „Diagnose" habe etwa gelautet: „Hast nix, ist nur ein Sportlerherz, weil Du so hochgeschossen bist". Um 1960 erleidet sie erstmals einen Kreislaufkollaps, der auf ihre Schwangerschaft zurückgeführt wird. 1971 ertrinkt ihr Bruder beim Baden. Daraufhin auftretende Herzbeschwerden veranlassen ihren Arzt zur Medikation mit „Beruhigungstabletten". 1975 leidet sie nach einem Abortus neuerlich unter Herzbeschwerden, geht aber nicht zum Arzt. 1977 häufen sich ihre Arztbesuche. In diesem Jahr geht sie rund 10mal zu ihrer Hausärztin und erhält „Beruhigungstabletten auf nervlicher Basis" und eine Vielzahl von Diagnosen und Vermutungen: „Verkühlung", „Nervosität", „Überbelastung" und „Hypertonie" – „lauter vage Diagnosen", wie sich Frau A. im Interview ausdrückt. Im selben Jahr ergeben sich aus zwei „Herz-Lungen-Röntgen" keine Anhaltspunkte, stattdessen erhält sie einen Ratschlag der folgenden Art: „Sie haben nichts Nennenswertes, schonen Sie sich, legen Sie eine Ruhepause ein und teilen Sie Ihre Probleme so ein, daß Sie auf sich schaun." Frau A. aber hört als Tenor aller Ärzteaussagen auch heraus: „Du bist ein ‚Nerverl' und ‚hysterisch'."

1978 bricht Frau A. auf der Straße zusammen. Ein Taxi fährt sie nach Hause. Anschließend geht sie zu ihrer Hausärztin und erhält eine Überweisung zur neurologischen Durchuntersuchung, wo sie von einer Neurologin erfährt: „Sie haben eine schwere Herzneurose." Daraufhin erhält sie Psychopharmaka.

Über Veranlassung ihrer Hausärztin geht Frau A. in den Krankenstand, wird aber vom Gruppenarzt wieder gesund geschrieben. Als sie sich darüber empört, nennt er sie eine Hypochonderin. Daraufhin wird sie beim Chefarzt vorstellig, der dann „sehr nett" ist und „sämtliche Untersuchungen" im Ambulatorium anordnet. Zuletzt wird Frau A. allerdings empfohlen, sich freiwillig in ein Psychiatrisches Krankenhaus zu begeben. Die Patientin weigert sich.

Ihre Hausärztin rät ihr nun, es bei der Pensionsversicherungsanstalt zu versuchen. Dort wird ihr aber nur beschieden, sich von einem Neurologen behandeln zu lassen, was sie aber nicht befolgt.

Die Zeit danach ruft sie ca. sechsmal den Notarzt zu sich und ca. viermal in einem Dreivierteljahr geht sie zu ihrer Hausärztin, hat aber jetzt schon Angst, schließlich doch ins Psychiatrische Krankenhaus eingeliefert zu werden – vor allem wegen ihrer unversorgten Kinder. Als sie wieder einmal im Krankenstand ist, wird sie vom Gruppenarzt in ein städtisches Krankenhaus eingewiesen. Dort empfiehlt ihr ein Neurologe die Psychosomatische Abteilung.

Wenn man diese Patientenkarriere aus medizinpsychologischer Sicht betrachtet, so ist man vor allem über den psychologisch unbeholfenen Umgang mit dieser Patientin verblüfft. Es ist den Ärzten nicht verborgen geblieben, wie sehr Frau A. auch psychisch belastet ist – ihre Antworten sind aber weniger von einem positiven Bemühen als von einer oftmals sogar aggressiven Verbalisierung dieses Tatbestandes gegenüber einer schon als lästig empfundenen Patientin getragen.

Während bei „Somatosen", also „rein organischen" Krankheiten, Erstkonsultation, Diagnoseerstellung, Behandlungsbeginn und Gesundung zeitlich relativ eng beieinander liegen, dehnen sich die zeitlichen Intervalle bei Psychosomatosen extrem aus. Die erwünschte „Antwort", eine vollkommene Heilung, verzögert sich oder bleibt überhaupt aus, weil das medizinische System insgesamt nicht in der Lage ist, diese herbeizuführen. Die Krankheit bleibt entweder in einem rezidivierenden Status oder geht allmählich in einen chronifizierten über, sodaß der Patient sich als ungeheilt, der Arzt ihn als unheilbar einstuft. Die ungelöste Frage nach Mitteln und Wegen für eine schließliche Heilung (wie unrealistisch sie von einem objektiven Standpunkt aus auch sein mag) veranlaßt ihn, weiterhin nach Heilung zu suchen. Das ist meist der Beginn einer ausgedehnten Patientenkarriere, die von Arzt zu Arzt führt.

Jede Patientenkarriere weist eine sehr persönliche Struktur auf, da nicht jede Person in gleicher Weise auf Krankheit, zumal eine chronische, reagiert. Dennoch lassen sich mehrere Elemente nennen, die allen gemeinsam sind. Zunächst ist typisch, daß am Anfang eine *„psychosomatische Diagnose"* fehlt. Das heißt, diese Patienten sind durch Zufälle der Auswahl und wohl auch durch das vorherrschende Denken in der Medizin somatisch zwar sehr gründlich untersucht, die psychische Seite wird aber völlig verkannt und vernachlässigt. Da nun bei einem nächsten Arztbesuch oder bei einem anderen Arzt im Prinzip keine andere Methode angewandt wird, der Patient wieder nicht psychologisch untersucht wird, werden unter dem Druck der fortbestehenden Erkrankung die ursprünglichen Diagnoseverfahren wiederholt oder neue angeordnet. Genaugenommen – und leider manchen Ärzten vielleicht gar nicht bewußt – geht es letztlich um ein Untersuchungsergebnis, bei dem Diagnose und Medikation – bzw. andere *nicht-psychologische* Verfahren – einander entsprechen. Stimmen beide zumindest in Annäherung überein, wird also eine „Ursache" gefunden, die zu einem bestimmten wissenschaftlich anerkannten Heilverfahren paßt, wird die Behandlung eingeleitet. Da es nun in der Natur der Psychosomatosen liegt, daß sie ganz entscheidend von psychischen Bedingungen mitbestimmt sind, diese aber durch jede nicht-psychologische Behandlung nur gering berührt werden, kann Heilung nicht oder nur zufällig – z.B. spontan, wenn sich etwa soziale Bedingungen ändern – erfolgen.

Psychosomatischen Patienten stehen bei Ausbruch ihrer Erkrankung zwei hauptsächliche Wege offen: Chronifizierung oder die potentielle Vermeidung dieses Schicksals durch die Einleitung einer adäquaten Behandlung. Während, weitgehend von Zufällen gesteuert, ein Teil der Patienten durch falsche und/oder unzureichende Information, durch eigene und ärztliche Vorurteile, vorallem aber durch den teilweise ungheuren Widerstand gegen alles „Psychische" in ein permanentes Muster von Behandlungs- und Diagnosewiederholungen gepreßt werden, gerät ein anderer Teil, wieder mehr durch Zufälle als durch Planung, an angemessene Information, Beratung und schließlich psychologische Behandlung. Ich denke dabei an die Frau mittleren Alters, deren Patientenkarriere nahezu 20 Jahre dauerte, bis sie und eine einfühlsame Ärztin zu dem Schluß kommen, bei ihrem chronifizierten Magengeschwür müsse es sich um einen von unbewußten Konflikten gesteuerten Krankheitsprozeß – sie nannten es freilich „was Psychisches" – handeln. Anders ausgedrückt: die Patientin mußte eine Vielzahl von Ärzten, mußte viele Krankenhausaufenthalte über sich ergehen lassen, bevor sie dann während eines stationären Aufenthaltes, bei dem im Gegensatz zu allen früheren Behandlungen sowohl psychische als auch somatische Faktoren berücksichtigt wurden, gänzlich geheilt wurde (Kropiunigg und Ringel 1988).

Aufgrund der geringen Kapazität psychologischer Versorgung darf angenommen werden, daß der Anteil der unerkannten bzw. verleugneten

Psychosomatosen bei weitem den Anteil der von Patient und Arzt erkannten übersteigt. Um etwas Licht in die innere Struktur solcher Phänomene zu bekommen, haben wir vor Jahren eine Untersuchung des Konsultationsverhaltens von Patienten einer Psychosomatischen Abteilung vorgenommen. Es wurde der Zeitraum von Beginn der Krankheit bis zur Aufnahme an die Station überprüft. Es handelte sich um eine Gruppe von Patienten, für die die Aufnahme indiziert war und zu der sich die Patienten selber auch bereit erklärten. Die Stichprobe umfaßte zwei komplette stationäre Therapieturnusse, deren Frequenz und zeitliche Verteilung von Arztbesuchen vor ihrer Aufnahme an der psychosomatischen Station untersucht wurden (Ringel und Kropiunigg 1983). Wir fanden folgendes zeitliches Konsultationsmuster: Die 31 Patienten waren im Durchschnitt sechs Jahre und drei Monate in ärztlicher Behandlung. In dieser Zeit waren sie 78mal beim Arzt, wobei die Hälfte davon auf Krankenhaustage entfiel (*ein* Krankenhaustag wurde als *ein* Arztkontakt verrechnet; eine zusammenfassende Ergebnisübersicht gibt Tabelle 1).

Unmittelbar vor Aufnahme an die psychosomatische Station fand in 42% der Fälle ein Kontakt mit einem Psychiater/Neurologen statt, wodurch die Behandlungslatenz nur unwesentlich erniedrigt wurde.

Unsere Ergebnisse zur Behandlungslatenz bestätigten Befunde, die von Reimer, Hempfing und Dahme (1979) ebenfalls für Psychosomatosen erhoben wurden. Beide Studien lassen den Schluß zu, daß – global betrachtet – das medizinische System es diesen Patienten nicht früher als nach Ablauf mehrerer Jahre ermöglicht, eine adäquate Behandlung zu erhalten. Zu jedem Zeitpunkt davor sind die fehlgeschlagenen Behandlungsbemühungen selbstverständlich Anlaß für nachteilige Auswirkungen auf die Arzt-Patient-Beziehung und den Krankheitsverlauf. Offensichtlich gibt es ein sich nur langsam entwickelndes kollektives Bewußtwerden bei beteiligten Ärzten und Patienten, bis es möglich wird, psychotherapeutische Hilfe in Betracht zu ziehen.

Tabelle 1. Behandlungslatenz (BL, Jahr; Monat) und Kontaktfrequenz (KOF) bei 31 Patienten einer Universitätsklinik, Psychosomatische Abteilung. Auswahl von Ergebnissen aus Ringel und Kropiunigg (1983)

Stichprobe	n	BL	KOF
Magen-Darm-Erkrankungen	11	9; 4	125
Herz-Kreislauf-Erkrankungen	10	6; 4	57
Magersucht	5	0; 8	9
Sonstige	5	4; 0	74
Mit Psychiaterkontakt	19	5; 6	59
Ohne Psychiaterkontakt	12	7; 0	89
Gesamtstichprobe	31	6; 3	78

Die bei unseren 31 Patienten erhobenen insgesamten 2412 Arztkontakte verteilen sich mehrheitlich auf die praktischen Ärzte (30% sämtlicher Kontakte) und die Krankenhäuser (32%). Das restliche Drittel der Kontakte verteilt sich auf Fachärzte (12%; davon 2% Psychiater/Neurologen), Universitätskliniken (14%). Lediglich 3% entfallen auf alternativmedizinische oder paramedizinische Konsultationen, was relativ gering ist, bedenkt man, wie lange diese Patienten meist schon auf Hilfe warten.

Im Anschluß an die Konsultationsstudie war unser Forschungsinteresse natürlich darauf ausgerichtet, welche Vorteile die Patienten von einer adäquaten Behandlung haben können. Die Ergebnisse einer achtwöchigen stationären Psychotherapie haben Kropiunigg und Ringel (1988) untersucht (vgl. auch Kropiunigg 1987). In dieser Publikation sind zunächst vier Interviews erfolgreicher Psychotherapien abgedruckt. Sie geben einen guten Einblick in die subjektive Verarbeitung der Therapien durch die Patienten. Sie werden vorallem nach dem Wirksamen in ihrer Therapie gefragt. Die eigentliche empirische Untersuchung bezieht sich auf ehemalige stationäre Patienten und den Befragungszeitraum 1980 bis 1985.

18 ehemalige stationäre Patienten wurden mit 19 psychotherapeutisch unbehandelten Ambulanzpatienten und 18 Gesunden verglichen (zusammenfassende Ergebnisse zwischen „behandelt" und „unbehandelt" finden sich in Tabelle 2). Als ein wichtiges Ergebnis stellte sich heraus: Qualität und Quantität der Arztkontakte unterscheiden sich 5 Jahre nach der psychosomatischen Therapie nicht von denen Gesunder, während die Ambulanzpatienten eine doppelt so hohe Kontaktfrequenz mit ärztlichen Instanzen aufweisen.

Mehr als 3/4 der Behandelten haben die stationäre Therapie in guter bis sehr guter Erinnerung, mehr als 2/3 beurteilen auch ihr Selbstwertgefühl, ihr Coping mit Krankheitssymptomen (sofern diese noch vorhanden

Tabelle 2. Behandlungsergebnisse bei ehemaligen Patienten einer psychosomatischen Abteilung im Vergleich zu unbehandelten Patienten der angeschlossenen Ambulanz. Untersuchungszeitraum umfaßt die letzten 5 Jahre vor der Befragung; Tabelle enthält eine Auswahl von Ergebnissen aus Kropiunigg und Ringel (1988) und Kropiunigg (1987)

Kategorie	behandelt (n = 18)	unbehandelt (n = 19)
Medikamentenkonsum		
eingeschränkt	85%	41%
davon aufgehört	54%	18%
gesteigert	9%	29%
Arztbesuche in 5 Jahren (Median; p < 0,05)	31	70
Subjektiv hohe Zufriedenheit mit ... (von mehr als 2/3 mit Note 1 oder 2 beantwortet)	behandelnde Ärzte Psychosomatik Umgang mit Symptomen Selbstwertgefühl	kein item erreicht einen Anteil von über 2/3

waren) und ihren Umgang mit Ärzten mit den Noten 1 oder 2. Einem beendeten bzw. sinkenden Medikamentenkonsum bei den Behandelten steht ein gleichbleibender bzw. leicht steigender bei den Ambulanzpatienten gegenüber.

Hier schließt sich nunmehr der Kreis: Die behandelten Patienten weisen am Ende ihrer psychotherapeutischen Behandlung ein den Gesunden vergleichbares Konsultationsverhalten auf. Sie sind deshalb nicht immer gänzlich geheilt, aber ihr Gesundheitsverhalten ist deutlich gebessert.

Schlußfolgerungen

Überlange Patientenkarrieren, also Behandlungslatenzen im Hinblick auf eine adäquate psychosomatische Therapie, sind vermutlich aus einerseits traditioneller ärztlicher Ausbildung und andererseits stark ablehnenden Vorurteilen vieler Patienten verursacht. Dies allein reicht natürlich nicht aus, die komplizierten Pfade, die psychosomatisch Kranke durch das medizinische System nehmen, zu erklären. Ein weiterer Grund liegt sicherlich in der explosionsartigen Vermehrung medizinischer Instanzen. Durch die Vervielfachung der medizinischen Fachbreiche sind natürlich die Möglichkeiten vielfältiger geworden. Im Jahre 1900 gab es für einen Patienten die Möglichkeit, zwischen Arzt und Krankenhaus zu wählen. 1935 bereits haben sich die Möglichkeiten vervierfacht – u.a. kommen der Facharzt, das EKG und „das Laboratorium" dazu. Bis 1970 kommt eine weitere Verdoppelung dazu, jetzt können Arzt und Patient zusätzlich u.a. auf das EEG, die Transplantation, Onkologie und die künstliche Niere zurückgreifen. Zieht man diese Vielfalt an Möglichkeiten in Betracht, dann liegt es freilich noch mehr in der Verantwortung des Arztes, bei psychisch vermittelter Erkrankungen auch die entsprechenden Maßnahmen anzuordnen. Dazu wäre selbstverständlich notwendig, die Ausbildung noch weiter in Richtung Psychologie zu erweitern, damit immer mehr Ärzte in die Lage versetzt werden, die seelischen Belastungen ihrer Patienten entsprechend zu berücksichtigen. Denn mit der grundsätzlichen Bereitschaft, psychische und soziale Faktoren anzuerkennen, ist meist noch wenig erreicht. Der Arzt muß in der Lage sein, ein etwaiges psychologisches Wissen auch praktisch umzusetzen. Aber ausgerechnet beim Psychiater wird dieser Widerspruch oft eklatant, da sich Patienten zumindest von ihm psychische Hilfe auf Basis psychotherapeutischer Gespräche erwarten, qualitativ aber eine von anderen Fachärzten nur wenig verschiedene Behandlung bekommen.

Beim gegenwärtigen Stundenumfang kann Medizinische Psychologie lediglich durch die Förderung der „soziologischen und psychologischen Phantasie" und durch einige wenige Hinweise auf die Bedeutung der ärztlichen Gesprächsführung zu einer stärkeren Bereitschaft für eine ganzheitliche Medizin beitragen. Ein Anfang ist zwar gemacht, doch ist noch viel Ausbildung notwendig, damit Ärzte von der Einsicht zum Handeln gelangen. Darum wäre es schon ein immenser Fortschritt, wenn Medizinstudenten sich auch jenen psychologischen Lehrveranstaltungen zuwenden würden, die nicht dem Pflichtkatalog entstammen. Denn Handlungskompetenz kommt aus der Praxis und weniger aus der Theorie, und ein Arzt oder eine Ärztin werden schließlich immer nur das machen (können), was sie beherrschen. Daher kann von einer ganzheitlichen Medizin und vom ärztlichen Gespräch – das übrigens nicht mit einer geschickten Konversation verwechselt werden soll – noch oft die Rede sein – wer es nicht beherrscht, wird auch seinen Wert für eine adäquate Behandlung unterschätzen.

Anmerkung: Für Zwecke der Anschaulichkeit dieses Artikels wurde eine verkürzte Krankheitsdefinition gewählt: es wird zwischen Somatosen und Psychosomatosen unterschieden. Für eine genauere Krankheitslehre verweise ich daher auf die entsprechenden Kapitel II/6 und II/7.

Prüfungsfragen

1. Was versteht man allgemein unter einer Patientenkarriere?
2. Was sind Konsultations-, Diagnose- und Behandlungslatenzen und welche Zeiträume gelten diesbezüglich für psychosomatisch Kranke?
3. Welche wichtigen Veränderungen ergeben sich laut Kropiunigg (1987) nach einer stationären psychosomatischen Behandlung?

Literatur

1. Forster R, Pelikan JM (1977) Krankheit als Karriereprozeß. Österr Zschr Soziol 3 (4): 29–42
2. Gerhard U (1986) Patientenkarrieren. Suhrkamp, Frankfurt/M
3. Kropiunigg U (1987) Psychosomatische Patientenkarrieren nach stationärer Psychotherapie: Behandlungseffekte. Psychother Med Psychol 37: 343–346
4. Kropiunigg U, Ringel E (1988) Hilfe durch Psychotherapie. Facultas, Wien
5. Reimer C, Hempfing L, Dahme B (1979) Iatrogene Chronifizierung in der Vorbehandlung psychogener Erkrankungen. Prax Psychother Psychosom 24: 123–133
6. Ridder P (1974) Die Patientenkarriere: Von der Krankheitsgeschichte zur Krankengeschichte. Enke, Stuttgart
7. Ringel E, Kropiunigg U (1983) Der fehlgeleitete Patient. Facultas, Wien

Kapitel 6

Gesundheitsbegriff, Public Health, Prävention, Gesundheitsförderung

É. Rásky und R. H. Noack

> **Lehrziel**
> Ausgehend von einem umfassenden Gesundheitsverständnis und den heute gültigen Erklärungsansätzen über die Entstehungsbedingungen und -prozesse von Gesundheit und Krankheit werden im folgenden drei grundlegende Begriffe für die Gesundheitswissenschaften, die Gesundheitspolitik und die Medizin erklärt und exemplarisch erläutert.

1. Gesundheitsbegriff und Erklärungsmodelle für Gesundheit und Krankheit

Die Weltgesundheitsorganisation (WHO) hat im Jahr 1946 Gesundheit als Zustand umfassenden körperlichen, seelischen und sozialen Wohlbefindens und nicht nur als das Freisein von Krankheit und Gebrechen definiert. Die Kritik an diesem Begriff richtete sich gegen den utopischen Gehalt, gegen die Gleichsetzung von Gesundheit mit völligem Wohlbefinden, gegen die angebliche Nicht-Operationalisierbarkeit von „Wohlbefinden" und gegen den statischen Charakter des zugrundeliegenden Verständnisses für Gesundheit.

Pathogenetische Erklärungsansätze gehen von der Frage aus, welche Umwelteinflüsse, Verhaltensfaktoren und personalen Faktoren Krankheit verursachen oder mitverursachen. Daran schließt sich die Frage an, welche Risiken reduziert werden können und unter welchen Bedingungen es möglich ist, Krankheiten zu verhüten. Es gibt biologische, psychologische, soziologische und ökologische Ansätze. Gesundheitsforscher favorisieren komplexe Modelle, die eine Synthese zwischen psychosomatischen, biopsychosozialen Modellen sowie sozialen Schichtmodellen und sozial-ökologischen Modellen versuchen. Krankheitsentstehung wird als Prozeß einer Regulationsstörung innerhalb des biopsychosozialen Systems verstanden, der multifaktoriell, d.h. durch Zusammenwirken zahlreicher externer, interner und Interaktionsfaktoren des Menschen mit seiner Umwelt erklärt werden kann. Das Streß-Coping-Modell und systemische Modelle sind Regelkreis-Modelle: verschiedene Einflußfaktoren haben Auswirkungen auf Gesundheit und Krankheit und diese wiederum Rückwirkungen auf die Einflußfaktoren.

Salutogenetische Erklärungsansätze gehen von der Frage aus, unter welchen Bedingungen Gesundheit für das Individuum überhaupt möglich ist, welche ökonomischen, sozialen, kulturellen, psychischen und biologischen Ressourcen ein Mensch benötigt, um gesund zu sein oder wieder gesund zu werden.

Aus heutiger Sicht stellt Gesundheit ein komplexes, mehrdimensionales Phänomen dar. Ein umfassender Gesundheitsbegriff schließt neben Krankheit im medizinischen Sinne weitere Dimensionen ein: gesundheitliches Befinden (Wohlbefinden), Leistungs- und Funktionsfähigkeit und die Fähigkeit zur autonomen Aufrechterhaltung oder Wiederherstellung von Gesundheit (Gesundheitspotential). Eine umfassende Rahmentheorie der Gesundheit sollte deshalb sowohl Interaktions- oder Verhaltensmuster, als auch interne und externe Faktoren, d.h. biologische oder psychische Ressourcen berücksichtigen sowie ökologische und soziale Ressourcen. Aus praktischer Sicht werden nicht beeinflußbare und beeinflußbare Faktoren unterschieden. Nicht oder schwer beeinflußbare Faktoren sind etwa bestimmte Umwelteinflüsse und genetische Prädisposition. Beeinflußbare Faktoren sind physikalische Faktoren (z.B. Lärm am Arbeitsplatz) und soziale Umweltmerkmale, Verhaltensweisen und das Gesundheitswesen. Ausgehend von dieser Einteilung können drei Interventionsansätze unterschieden werden:

– *Medizinisch-klinische Interventionen*, z.B. durch Medikation, klinische Beratung, Gesprächstherapie.
– *Prävention (Risikoreduktion)*, z.B. durch gesundheitliche Aufklärung, Gesundheitserziehung und Maßnahmen zur Beseitigung von Umweltursachen (Umweltschutz, Umweltmedizin).
– *Gesundheitsförderung (Ressourcenentwicklung und Risikoreduktion)* umfaßt die individuelle Befähigung zur Umwelt- und Lebensgestaltung sowie Verhaltensänderung und gesundheitsförderliche Entwicklungen, z.B. im Sinne der Organisationsentwicklung und Umweltgestaltung.

Die Rahmenbedingungen für die medizinisch-klinischen Maßnahmen, die Prävention und Gesundheitsförderung werden im Public-Health-System durch gesetzliche Normen und gesellschaftspolitische Maßnahmen geschaffen.

2. Der Public-Health-Bereich[1]

„Public Health befaßt sich mit der Theorie und Praxis, durch strukturierte gesellschaftliche Anstrengungen Krankheiten zu verhüten, Leben zu verlängern und die Gesundheit zu fördern." Public Health umfaßt somit alle der öffentlichen Kontrolle unterliegenden gesellschaftlichen Bereiche, die der Erhaltung und Förderung von Gesundheit sowie der Verhütung, Heilung und Linderung von Krankheit dienen. Zwei Hauptfunktionen sind zu unterscheiden:

1. Steuerung und Koordination der Krankenversorgung einschließlich der Pflege;
2. öffentliche Gesundheitsförderung und Prävention.

Der Public-Health-Bereich hat folgende *Aufgaben:*

- Die Beschreibung des Gesundheitszustandes der Bevölkerung und die Deskription der Veränderung im Sinne einer regelmäßigen Gesundheitsberichterstattung. Sie umfaßt neben der Deskription mittels derzeit gebräuchlicher Gesundheitsindikatoren (z.B. Lebenserwartung, Säuglingssterblichkeit, Inzidenz von verschiedenen Erkrankungen und Behinderungen), die Überwachung der gesundheitlichen Entwicklung (Monitoring);
- die Erarbeitung gesundheitspolitischer Prioritäten und Ziele für das Gesundheits- und Sozialwesen;
- die Entwicklung von Politiken (policies), Strategien und konkreten Programmen sowohl für die Krankenversorgung als auch für die Gesundheitsförderung und Prävention sowie Sicherstellung, daß diese in die Praxis umgesetzt werden;
- die Evaluation (wissenschaftliche Bewertung) der Krankenversorgung, der Gesundheitsförderung und Prävention durch Beurteilung der Wirksamkeit (Effektivität) und der Wirtschaftlichkeit (Effizienz).

Mit der Wahrnehmung dieser Aufgaben soll das Public-Health-System zur Gewährleistung einer bedarfsgerechten ambulanten und stationären Versorgung und zum Aufbau einer bevölkerungsbezogenen Gesundheitsförderung und Prävention beitragen. Darin eingeschlossen sind Maßnahmen, mit denen kontrolliert werden soll, inwieweit gesetzliche Richtlinien und Normen, z.B. im Umweltbereich oder in der Medizin erfüllt sind.

Diese umfassenden Aufgaben erfüllt der Public-Health-Bereich in Österreich wie auch in anderen Industrieländern nur ansatzweise. Um die gesundheitlichen Probleme der Zukunft zu bewältigen muß ein leistungsfähiges Public-Health-System aufgebaut werden.

---

[1] Im deutschen Sprachraum wird meist der englische Begriff verwendet der sowohl die praktisch-politische Dimension der öffentlichen Gesundheit als auch die gesundheitswissenschaftliche Dimension einschließt.

Exemplarisch seien hier zwei von der Weltgesundheitsorganisation (WHO) erarbeitete Konzepte vorgestellt, die eine Verbesserung der öffentlichen Gesundheit (des Public-Health-Systems) zum Ziel haben:

Die Konferenz von *Alma-Ata* im September 1978 hat einen zukunftsweisenden Ansatz für eine integrierte gesundheitliche Grundversorgung vorgeschlagen: das Konzept der primären Gesundheitsversorgung (primary health care). Primäre Gesundheitsversorgung bezieht Krankheitsverhütung ein und berücksichtigt gesundheitsrelevante Faktoren wie z.B. Verkehr, Arbeit und Wohnen. Sie wird durch multidisziplinäre Teams in der Gemeinde getragen, und wohn- und arbeitsplatznah wird ein umfassendes Angebot bereitgestellt (Information, Gesundheitsförderung, Vorsorge, Rehabilitation, Pflege). Es werden alle vorhandenen Ressourcen genutzt und soziale, psychosoziale und medizinische Dienste integriert oder zumindest koordiniert. Die betroffenen Bürger sind in die Planungs- und Entscheidungsprozesse eingebunden.

Wie im Koalitionsabkommen der beiden Großparteien vom Dezember 1990 festgelegt, soll in Österreich der Versuch unternommen werden, das Konzept der gesundheitlichen Primärversorgung in Form von integrierten Gesundheits- und Sozialsprengeln einzuführen. Ziel ist eine Strukturverbesserung der gesundheitlichen Grundversorgung der Bevölkerung.

Einen weiteren Vorschlag der Weltgesundheitsorganisation (WHO) stellt das 1985 vorgestellte Programm *„Gesundheit für alle bis zum Jahr 2000"* oder *„Gesundheit 2000"* dar. Wie die epidemiologische Forschung zeigt, werden die meisten Erkrankungen durch Faktoren verursacht bzw. mitverursacht, die durch politische Entscheidungen beeinflußt werden können. Daher wurden *38 gesundheitspolitische Leitziele* definiert:

Ziele 1–12: Verbesserung der Chancengleichheit, Verminderung von Krankheiten – „Gesundheit für alle in Europa im Jahr 2000".
Ziele 13–17: Unterstützung gesundheitsförderlicher Lebensweisen.
Ziele 18–25: Erhaltung bzw. Schaffung einer gesundheitsgerechten Umwelt.
Ziele 26–31: Verbesserungen im Gesundheitswesen, Umorientierung in Richtung Gesundheitsförderung, Prävention und Rehabilitation.
Ziel 32: Forschungsunterstützung für die Strategien für „Gesundheit für alle".
Ziele 33–38: Förderungsmaßnahmen für die gesundheitliche Entwicklung, die außerhalb des Gesundheitswesens liegen, insbesondere in der Wirtschaft, in der Wissenschaft und im Bildungswesen.

Anhand genau definierter Leitziele können Mängel im Gesundheitszustand der Bevölkerung aufgezeigt und durch Maßnahmen, z.B. der Risikoreduktion oder Ressourcenentwicklung, verhindert oder behoben werden. Das WHO-Programm nennt solche Maßnahmen und gibt für jedes der 38 Ziele Indikatoren an, mit denen beurteilt werden kann, inwieweit diese erreicht worden sind.

In Österreich werden vom Österreichischen Bundesinstitut für Gesundheitswesen (ÖBIG) Gesundheitsberichte erarbeitet, die regelmäßig über die Fortschritte der „Gesundheit für alle"-Strategie berichten.

3. Prävention

Prävention leitet sich vom Lateinischen „prevenire" (zuvorkommen) ab und bedeutet Krankheitsverhütung. Die Prävention geht von der Vorstellung eines natürlichen Verlaufs von Krankheiten mit mehreren Phasen aus: Gesundheit, präklinische Krankheitsphase, klinische Krankheitsphase, Heilung, Rehabilitation oder Tod. Dem klinisch-medizinischen Modell liegt die Annahme zugrunde, daß eine Ärztin oder ein Arzt den „natürlichen Verlauf" der Krankheiten durch Symptomeinordnung und daraus folgender Intervention beeinflussen kann und daß durch frühzeitigen Eingriff der pathogenetische Prozeß unterbrochen oder stark verlangsamt werden kann. Heute wird allgemein zwischen primärer, sekundärer und tertiärer Prävention unterschieden.

Primäre Prävention bedeutet Verhütung von Krankheiten durch Beseitigung der Krankheitsursachen in der gesamten Bevölkerung und damit auch Förderung und Erhaltung von Gesundheit. Primärpräventive Maßnahmen haben das Ziel, die Neuerkrankungsrate *(Inzidenz)* zu senken. Die primäre Prävention kann unspezifisch sein, hierfür wird heute oft aber ungenau synonym der Begriff Gesundheitsförderung verwendet, oder sie kann spezifisch, das heißt auf die Verhütung einer bestimmten Erkrankung bezogen sein, z.B. Trinkwasserfluoridierung zur Kariesprophylaxe, Impfungen zur Immunisierung gegen Infektionserkrankungen. Primärpräventive Maßnahmen sind häufig Aufgaben des Public-Health-Systems.

Sekundäre Prävention bezeichnet die Früherkennung von Krankheiten durch Filter- oder Screening-Untersuchungen, z.B. Zervix-Abstrich, Blutdruck-Kontrolle, und die frühzeitige Behandlung, z.B. durch chirurgische oder medikamentöse Maßnahmen oder Beratung. Zielgruppe ist die jeweilige Risikopopulation. Sekundäre Prävention ist eine Domäne der Biomedizinerinnen und Biomediziner. Ziel ist die Senkung der Häufigkeit von Krankheiten *(Prävalenz)* in der Bevölkerung. Screening-Untersuchungen sollten nur dann durchgeführt werden, wenn früh entdeckte Fälle mit einem objektivierbaren Nutzen, z.B. gemessen an der Lebensverlängerung oder der Verbesserung der Lebensqualität, behandelt werden können, und wenn die aufgewendeten Mittel in einer akzeptierten Relation zu den sonstigen Gesundheitsausgaben stehen.

Tertiäre Prävention bedeutet die Vermeidung von Spätkomplikationen von Krankheiten und ist weitgehend mit Rehabilitation identisch.

In der stark von der Medizin geprägten Vorstellung von Prävention steht der personenzentrierte Ansatz im Vordergrund. In der primären Prävention sind jedoch bevölkerungsbezogene Maßnahmen von großer Bedeutung, wie z.B. die Fluoridierung des Trinkwassers oder die gesundheitliche Aufklärung der Bevölkerung. Im Unterschied zur Gesundheitsförderung ist Prävention in vielen Bereichen die Aufgabe von technischen Experten.

4. Gesundheitsförderung (Health Promotion)

Im November 1986 fand die *Erste Internationale Konferenz für Gesundheitsförderung* statt, die von der Weltgesundheitsorganisation in Zusammenarbeit mit dem kanadischen Ministerium für Gesundheit und Wohlfahrt sowie der kanadischen Gesellschaft für öffentliche Gesundheitspflege organisiert wurde. Diese Konferenz hat ein Grundsatzdokument der Gesundheitsförderung, die „*Ottawa-Charta*" erarbeitet und beschlossen:

> „Gesundheitsförderung zielt auf einen Prozeß allen Menschen ein höheres Maß an Selbstbestimmung über ihre Lebensumstände und Umwelt zu ermöglichen und sie damit zur Stärkung ihrer Gesundheit zu befähigen, um ein umfassendes körperliches, seelisches und soziales Wohlbefinden zu erlangen. Notwendig ist, daß sowohl einzelne als auch Gruppen ihre Bedürfnisse befriedigen, ihre Wünsche und Hoffnungen wahrnehmen und verwirklichen, mit ihrer Umwelt umgehen und sie verändern können. Gesundheit ist also als ein wesentlicher Bestandteil des alltäglichen Lebens zu verstehen und nicht als das einzige Lebensziel. Gesundheit steht für ein positives Konzept, das in gleicher Weise soziale, persönliche und biologische Faktoren umfaßt."

Im weiteren wird fest gehalten, daß Frieden, angemessene Wohnbedingungen, Bildung, Ernährung, ausreichendes Einkommen, ein stabiles Ökosystem, soziale Gerechtigkeit und Chancengleichheit grundlegende oder konstituierende Momente von Gesundheit sind.

Gesundheitsförderung umfaßt ein Bündel personenbezogener und struktureller Maßnahmen zum Abbau allgemeiner Gesundheitsrisiken und zum Aufbau von Gesundheitsressourcen. Die Ottawa-Charta nennt fünf Ansatzpunkte:

- *Entwicklung einer gesundheitsförderlichen Gesamtpolitik* (healthy public policy) statt der bisher vorherrschenden Gesundheitspolitik im Sinne von Gesundheitsverwaltung und Krisenmanagement. Im Vordergrund stehen gesetzliche Rahmenbedingungen, die zur Schaffung gesundheitsförderlicher Lebensumwelten und zur Unterstützung gesunder Lebensweisen führen.
- *Schaffung von gesundheitsförderlichen Lebenswelten*. Heute wird an ausgewählten Orten (settings), insbesondere in Gemeinden, Schulen und in Betrieben versucht, gesundheitsförderliche Lebens- und Arbeitsbedingungen zu erhalten bzw. herzustellen und damit zugleich die Menschen zu gesundheitsförderlichen Lebensweisen zu befähigen. Gesundheitsförderung in der Arbeitswelt hat zum Ziel, psychosozialen Streß abzubauen, indem der Handlungsspielraum des einzelnen erweitert wird.
- *Reorganisation der Gesundheitsdienste*. Wichtige Schritte dafür sind die Bestandsaufnahme des Gesundheitszustandes der Bevölkerung, die

Entscheidung über Prioritäten und Gesundheitsziele, z.B. in bezug auf die Diagnostik Therapie und Pflege, die Entwicklung und Durchführung geeigneter Maßnahmen und schließlich die Evaluation der Ergebnisse.
- *Unterstützung von gesundheitsbezogenen Gemeinschaftsaktionen.* Dazu gehören z.B. in der Gemeinde die Unterstützung gesundheitsbezogener Bürgeraktivitäten, die Stärkung des Selbsthilfe-Potentials und die Vernetzung von Gruppen zur Vermeidung von sozialer Isolation.
- *Entwicklung der persönlichen Kompetenz* (empowerment, enabling). Dies bedeutet Erhaltung und Vermeidung von Gesundheitsrisiken (z.B. im Verhalten, in der Lebenswelt), Entfaltung und Entwicklung von Gesundheitsressourcen (z.B. Erlernen von Fähigkeiten, Stärkung des Selbstwertgefühls) und Stärkung des individuellen Gesundheitspotentials.

In Österreich gibt es derzeit vielfältige Initiativen und Projekte, die versuchen, die Forderungen der Ottawa-Charta in die Praxis umzusetzen. Zu erwähnen sind insbesondere die Wiener Projekte *„Gesunde Städte"* und *„Gesundheit und Krankenhaus"* sowie die Projekte *„Gesunde Gemeinde"* und *„Gesunde Schule"* in der Steiermark.

Damit soll ein wichtiger Bereich des Public-Health-Systems, nämlich Gesundheitsförderung und Prävention, weiterentwickelt und gestaltet werden.

Prüfungsfragen

1. Was verstehen Sie unter Gesundheitsförderung?
2. Was verstehen Sie unter primärer, sekundärer und tertiärer Prävention?
3. Was verstehen Sie unter Public Health-System?
4. Nennen und erläutern Sie Aufgaben des Public Health-Systems.
5. Beschreiben Sie ein integriertes, primäres Gesundheitsversorgungssystem mit den Aufgabengebieten.
6. Nennen und erläutern Sie die fünf Ansatzpunkte für Gesundheitsförderung, die in der Ottawa-Charta genannt werden.

Literatur

1. Abelin T et al (1987) Measurement in health promotion and protection. WHO Regional Publications, Copenhagen (European Series No. 22)
2. Althoff P, Flatten A, Laaser U (Hrsg) (1993) Krankheitsverhütung und Früherkennung. Springer, Berlin Heidelberg
3. Antonovsky A (1979) Health, stress, and coping. Jossey-Bass, San Francisco
4. Antonovsky A (1988) Unraveling the mystery of health. How people manage stress and stay well. Jossey-Bass, San Francisco London
5. Bucher H, Gutzwiller F (1993) Checkliste Gesundheitsberatung und Prävention. Thieme, Stuttgart New York

6. Gawatz R, Novak P (Hrsg) (1993) Soziale Konstruktionen von Gesundheit. Wissenschaftliche und alltagspraktische Gesundheitskonzepte. Universitätsverlag Ulm GmbH, Ulm
7. Hurrelmann K, Laaser U (1993) Gesundheitswissenschaften. Handbuch für Lehre, Forschung und Praxis. Beltz, Weinheim Basel
8. Institute of Medicine (ed) (1988) The future of public health. National Academy Press, Washington
9. Last JM (1988/2) A dictionary of epidemiology. Oxford University Press, New York Oxford Toronto
10. Paulus P (1992) Prävention und Gesundheitsförderung. GwG, Köln
11. Rose R (1992) The strategy of preventive medicine. Oxford University Press, New York
12. Rosenbrock R, Kühn H, Köhler BM (Hrsg) (1994) Präventionspolitik. Gesellschaftliche Strategien der Gesundheitssicherung. Sigma, Berlin
13. Siegrist J (1988/4) Medizinische Soziologie. Urban & Schwarzenberg, München
14. WHO (1991/2) Regionale Strategien: Einzelziele für „Gesundheit 2000". WHO, Kopenhagen
15. Huppman G, Wilker FW (Hrsg) (1988) Medizinische Psychologie & Medizinische Soziologie. Urban & Schwarzenberg, München

Kapitel 7

Visionen für eine Medizin der Zukunft

G. Sonneck

Visionen zu entwickeln ist immer sehr verlockend; zu leicht jedoch beginnt man dabei zu träumen und entwickelt Wunschphantasien, die mit der Realität nichts mehr zu tun haben und bei jedem Rückgriff auf die reale Situation kommt unweigerlich Resignation, daß soviel zu tun wäre aber nichts geschieht. Wenn wir aber noch an Veränderungen glauben, sind Visionen ganz wichtige Triebfedern, um die Richtung des Wandels, des Paradigmenwechsels, wie er in diesem Buch vorgezeichnet ist, zu entwickeln.

Sind es schon Visionen, wenn wir erwarten, daß nicht Krankheiten sondern kranke Menschen behandelt werden, und daß behandeln heißen muß, die Autonomie des Patienten zu wahren, Kooperation zu fördern, Schaden zu vermeiden, die Intimsphäre zu beachten, verschwiegen zu sein ... und den Menschen in seinen bio-psycho-sozialen Bedingungen „einfühlend zu erfassen". Wird nicht jeder Studierende und jeder Arzt, der auch mit Patienten zu tun hat, rundweg und ohne den Verdacht zu haben, die Unwahrheit zu behaupten, sofort versichern, dies ohnedies zu tun? Heißt das aber dann nicht, daß eine Medizin der Zukunft noch wesentlich mehr die Arbeitenden im Gesundheitswesen im Auge haben muß, die Beziehung, die auch für den Arzt/die Ärztin eine unbedingte Voraussetzung dafür ist, in diesem Beruf nicht auszubrennen, frühzeitig zu resignieren und früher oder später genauso tätig zu sein, wie er/sie es als junger MedizinerIn noch zu Recht kritisierte? Wenn es stimmt, daß zu Beginn aber auch am Ende des Studiums $2/3$ der Studierenden an psychosozialen Problemen interessiert sind, wohin kommen dann diese, wenn sie in den Beruf eingetreten sind?

Sind also nicht eine ganze Reihe von Visionen bereits das Beseitigen von hemmenden Faktoren und Erfahrungen: Natürlich ist es offensichtlich entmutigend, wenn ein engagierter Turnusarzt sich voll guten Willens aber ohne Ausbildung zu einem Patienten setzt, der ihm sehr isoliert und vereinsamt vorkommt und von diesem in ein Gespräch verstrickt wird, aus dem es kein Entrinnen gibt und daher gewöhnlich mit der totalen Erschöpfung des Patienten und des Arztes endet. Wer kann es ihm verdenken, wenn diese bittere Erfahrung ihn ein für alle mal den festen Vorsatz finden läßt, nie mehr mit einem Patienten zu reden, anstatt zu erkennen, daß er dringend angemessene Ausbildung in Gesprächsführung braucht? Wenn Gesprächsführung im weiteren Sinne mehr als die Hälfte ärztlichen Handelns ausmacht, wenn 70% aller Diagnosen über eine vertiefte bio-psycho-soziale (biographische) Anamnese möglich ist (weitere 20% mit Hilfe aller vorhandenen diagnostischen Hilfsmethoden, weitere 5% erst durch die Obduktion und der Rest bleibt diagnostisch unklar) wird deutlich, daß dieser Kollege sein Leben lang nur eine sehr eingeschränkte Medizin wird betreiben können. Ebenso entmutigend mag es sein, wenn Information („Aufklärung") an den Patienten zu einem Zeitpunkt geschieht, zu dem er nicht aufnahmsfähig ist, wie z.B. im Stadium des Schocks oder der „Verleugnung", und die Kollegenschaft einige Tage später feststellt, daß der Patient von der oft mühsam und mit großer Überwindung gegebenen Information überhaupt nichts (mehr) weiß und sich dann auch noch über seinen bettenführenden Turnusarzt beim Oberarzt wegen Unterlassung der Aufklärungspflicht beschwert. Können wir wirklich erwarten, daß dieser Kollege einfühlsam, angemessen und phasengerecht weiterhin Patienten informieren wird? Wie aber kann man dann an Kooperation arbeiten, die Motivation des Patienten zur Mitarbeit fördern und dadurch auch selbst interessiert und daher patientenorientiert bleiben?

Ist es bereits eine Vision, wenn wir bei einem rotblonden 12jährigem Mädchen mit Urticaria folgendermaßen vorgehen: Es war nicht schwer herauszufinden, daß am Abend vor dem Beginn dieses juckenden Ausschlags das Mädchen mit seiner Mutter, die es auch zum Arzt begleitet hatte, und ihrer jüngeren Schwester in einem chinesischen Restaurant Hummerchips aß. Die Beiläufigkeit, mit dem das Mädchen diese lästige Krankheit abtat, die sehr mit dem besorgten Verhalten der Mutter kontrastierte, ließ jedoch auch daran denken, daß es möglicherweise noch weitere Faktoren gab, die mit zu berücksichtigen waren. Und tatsächlich fand sich ein ziemlicher familiärer Druck zum einen dadurch, daß eine Großmutter mehr und mehr Aufmerksamkeit, Betreuung und absehbar auch Pflege benötigte. Darüberhinaus kamen Umstellungsschwierigkeiten, da beide Mädchen den Wohnort und damit auch die Schule und ihren Freundeskreis gewechselt hatten. Dies wirkte sich insbesondere bei der jüngeren Schwester aus, die mit ihrer neuen Schule sehr unzufrieden war und bei der hartnäckige Ohrenschmerzen auftraten. Die Mutter selbst war durch eine lange und chronische Krankheit am Rande ihrer Leistungsfähigkeit, zumal sie auch von ihrem Mann, der beruflich sehr engagiert war, nicht ausreichend unterstützt wurde. Es war für den Arzt nicht allzu schwer, neben antiphlogistischen Medikamenten auch die familiäre Situation anzusprechen und in einem kurzen Gespräch einige unmittelbare Entlastungsstrategien für alle Beteiligten zu erarbeiten. Dadurch fühlte sich auch das an Urticaria erkrankte Mädchen nicht mehr so sehr für alles und jedes verantwortlich und konnte lockerlassen.

Ist es eine Vision, wenn wir Schmerz als das nehmen was er ist: das subjektive Erleben von Mißempfindungen, das sich jeder Objektivierbarkeit entzieht und womit wir umzugehen haben; ist es eine Vision, wenn wir erkennen, daß wir nur dann wirklich helfen können, wenn wir den leidenden Menschen verstehen? Denn soviel Glück, daß wir auch ohne ihn zu verstehen helfen können, haben wir selten.

Visionen sind das alle keine, sondern eigentlich ganz basale und unabdingbare Voraussetzungen für den richtigen Umgang mit kranken Menschen aber auch mit uns selbst. Der Umgang mit Sterbenden, ja das Akzeptieren, daß Menschen, insbesondere Kranke, bevor sie tot sind, sterben werden, daß unser Beitrag zur Lebensqualität zwar begrenzt, aber wichtig ist, daß nicht alles, was in der Medizin möglich ist, im Interesse des Patienten liegt, daß manche Behandlungen gefährlicher sind, als die Krankheit, die solcherart behandelt wird, daß die Gesellschaft nicht unbegrenzt bereit ist, Gesundheitskosten zu übernehmen, all das sind keine Visionen – kein „inneres Gesicht, Trugbild oder Erscheinung vor dem inneren Auge". Die Konzentrierung auf die Bedürfnisse des alten Menschen, an denen sich, ebenso wie bei kleinen Kindern am besten zeigen läßt, wie wichtig auch die Berücksichtigung psychischer und sozialer Faktoren ist, ist auch keine Vision sondern eine notwendige Antwort auf die erfreuliche Tatsache, daß wir unter Bedingungen leben, die es trotz „Risikogesellschaft" einer immer größeren Gruppe von Menschen in unseren Breiten erlaubt, ein höheres Alter zu erreichen. Daß an dieser Entwicklung die Medizin mit Ausnahme der wirksamen Prophylaxe gegen viele Kinderkrankheiten und damit auch gegen Kindersterblichkeit nur geringen Anteil hat, sollte uns bescheidener machen und unser Augenmerk weiter auf Prävention, Gesundheitserziehung und auf die Bedeutung sozialer Faktoren lenken.

Ethische Fragestellungen zu bislang ungeahnten Problemlagen werden uns in Atem halten und z.B. in der Humangenetik Entscheidungen abverlangen, deren Tragweite nicht immer ausreichend abschätzbar sein wird. Welche neuen Krankheiten werden uns herausfordern und uns, wie nach wie vor bei manchen malignen Erkrankungen oder z.B. bei Aids, unsere Ohnmacht schmerzlich vor Augen führen.

„I have a dream", sagte Martin Luther King immer wieder, bis er 1968 einem Attentat zum Opfer fiel. Vieles aus den Träumen dieses mutigen Bürgerrechtskämpfers ist mittlerweile in Erfüllung gegangen, vieles bedarf noch großer Anstrengungen und manches, hoffentlich wenig, wird unerfüllbar bleiben, wenn auch als stete Herausforderung, an einer besseren und gerechteren und somit auch lebenswerteren Welt mitzugestalten.

Glossar

A priori: Das vor jeglicher Erfahrung Seiende, das von der Erfahrung oder Wahrnehmung Unabhängige.

Abwehrmechanismen: Psychische Prozesse, die Triebregungen, Gedanken, Vorstellungen etc. aus dem bewußten Erleben fernhalten und so der Aufrechterhaltung des psychischen Gleichgewichts dienen.

Abwehrmechanismus: In der Psychoanalyse nennt man jene Phänomene, die das Durchbrechen der Triebimpulse verhindern, Abwehrmechanismen (z.B. Verdrängung, Verleugnung usw.).

ACBP: Aortocoronare Bypaßoperation. Eine Beinvene (bzw. die Arteria mammaria) wird oberhalb und unterhalb der verengten Gefäßstelle als „Umleitung" ins Kranzgefäß implantiert.

Adaption level theory: Einerseits verbraucht sich das Glücksgefühl (z.B. nach einem Lottogewinn) durch Gewöhnung (Habituation), andererseits verlieren Ereignisse des alltäglichen Lebens an Bedeutung (Contrast).

Affekt: Angeborenes komplexes Reaktionsmuster: in Verbindung mit Wahrnehmungsfunktionen, Kognition und Gedächtnis → Emotionen.

Affektinkontinenz: Verminderte Beherrschung der Affekte wie z.B. Agression, Trauer.

Aggression: Angriffsverhalten.

Aktualisierungstendenz: Jenes komplexe Bestreben des Organismus, das für Motivations- und Entwicklungsprozesse verantwortlich ist. Sie umfaßt homöostatische (stabilisierende) Prozesse wie auch wachstumsorientierte (destabilisierende) Vorgänge und ist auf die Entwicklung einer zunehmenden Differenzierung und Komplexität des Organismus gerichtet, auf seine Erhaltung, Reifung und Vervollständigung (Gesundung). Selbstaktualisierung ist ein Abkömmling der Aktualisierungstendenz.

Alexithymie: In der psychosomatischen Theorie wird damit eine Unfähigkeit, Gefühle bei sich wahrzunehmen, gemeint. Als Ursache wird in dieser Konzeption allerdings eher ein Defekt als eine Abwehr angenommen.

Allgemeines Adaptationssyndrom: Anpassungssyndrom nach H. Selye.

Amenorrhoe: Ausbleiben der Regelblutung > 3 Monate.

Amniozentese: Fruchtwasserpunktion.
Anaerobisch: Ohne Sauerstoffbedarf.
Angeleitete oder koordinierte Selbsthilfegruppen: Modelle der Kooperation zwischen Gesprächs-Selbsthilfegruppen und professionellen Helfern (Ärzten, Psychotherapeuten, Sozialarbeitern etc.), bei welchen letztere entweder nur an bestimmten Gruppensitzungen (z.B. in der Gründungsphase einer Gruppe oder bei Krisen der Gruppe) oder für eine beschränkte Zeit an allen Gruppensitzung (meist am Ende der Sitzung) beratend teilnehmen.
Angina pectoris: Anfälle von heftigen Schmerzen in der linken Brustseite, die in Bauch, linke Halsseite oder linken Arm ausstrahlen.
Anthropologische Medizin: Lehre vom kranken Menschen. Stellt den Menschen, das Subjekt in den Vordergrund.
Antizipatorisch: Vorwegnehmend (z.B. Trauer vor dem Tod oder in Zusammenhang mit Übelkeit vor der Verabreichung Erbrechen-induzierender Medikamente als erlernte Reaktion).
Antizipatorische Trauerarbeit: Das Vorwegnehmen bzw. bewußt in den Dialog nehmen von zu erwartenden Trauer- und Verlustreaktionen.
Aphasie, motorische: Vollständiger oder teilweiser Verlust des Sprechvermögens bei intakten äußeren Sprechwerkzeugen.
Apoplex: Schlaganfall.
Appendektomie: Operative Entfernung des Wurmfortsatzes bei Appendizitis.
Appendizitis: Wurmfortsatzentzündung.
Apperzeption: Begriffliches Erfassen.
Archaismus: Auftauchen veralteter Lebensprinzipien.
Asthma: Durch Anfälle von Atemnot charakterisierte Krankheit, begleitet von den Zeichen einer Bronchialobstruktion, die zwischen den Anfällen ganz oder teilweise reversibel ist. Den Anfällen entspricht ein akuter Anstieg des Atemwegswiderstandes.
Ätiologie: Ursache einer Erkrankung.
Aufsteigendes reticuläres Aktivierungssystem (ARAS): Aktivierungszentrum in der Formatio reticularis, das einem Lebewesen ermöglicht, Informationen aufzunehmen. Von den sensorischen Bahnen gelangen Meldungen über Zwischenstationen zur Vorderhirnrinde, was eine allgemeine Aktivierung bewirkt.
Authentizität: Authentizität ist eine psychotherapeutische Grundhaltung und Einstellung (siehe auch → Positive Wertschätzung, → Empathie), die durch Übereinstimmung des Psychotherapeuten mit sich selbst definiert ist. Es werden auch die Begriffe Echtheit und Transparenz verwendet. Authentizität ist ein Merkmal psychischer Gesundheit, im psychotherapeutischen Kontext bedeutet sie vor allem die offene Präsenz und das reale Zugegensein des Psychotherapeuten.
Autonomie: Unabhängigkeit, Selbständigkeit, Selbstbestimmung.
Autopoiese: Der Begriff stammt von Maturana und Varela und bringt zum Ausdruck, daß Organismen sich selbst organisierende und erhaltende Systeme sind.

Aversionstechnik: Anwendung aversiver Reize mit dem Ziel, unerwünschte Verhaltensweisen auszumerzen.
Axiom: Satz, der keines Beweises bedarf. Ohne Beweis anerkannter Grundsatz.
Azande: Ethnie an der Nil-Kongo Wasserscheide im Bereich der Dreiländerecke Zaire-Sudan-Zentralafrikanische Republik; ca. 800.000 Menschen, Hauptwirtschaftszweig: Ackerbau und Jagd.
Bearbeitung: Auseinandersetzung mit Gefühlen und (Krisen-)anlässen und ihren Konsequenzen.
Bedeutungserteilung und Bedeutungsverwertung: Begriffe, die vom Biologen Jakob von Uexküll geschaffen wurden und zum Ausdruck bringen, daß Organismen aus der Umwelt Zeichen interpretieren und entsprechend darauf reagieren.
Behandlungslatenz: Zeitraum, der verstreicht, innerhalb dessen ein Kranker keine adäquate – im Sinne von umfassend – psychosomatische Behandlung erhält.
Behaviorismus: Nach Watson (1913). Beschäftigung mit den beobachtbaren Aspekten des Verhaltens (behavior).
Berufstraining: Summe von Maßnahmen, die psychisch Behinderten den (Wieder-)Eintritt in das Berufsleben ermöglichen.
Besetzung: Ökonomischer Begriff; Tatsache, daß eine bestimmte psychische Energie an eine Vorstellung oder Vorstellungsgruppe, an einen Teil des Körpers, an ein Objekt gebunden ist.
Betreutes Wohnen: Konkretes Hilfsangebot zur Integration in gemeinschaftliche Lebensformen.
Beziehungsdiagnostik und -therapie: Verständnis und Berücksichtigung der Besonderheiten der individuellen Beziehung zwischen Arzt und Patient für die Diagnosestellung und den therapeutischen Verlauf.
Bindung: Neigung des Menschen, starke gefühlsmäßige Beziehungen zu entwickeln.
Bio-psychische Repräsentationen: Aufbewahrung der Erfahrungen und Informationen im Individuum sowohl psychisch als auch somatisch.
Bronchitis: Bronchialkatarrh, Entzündung der Bronchialschleimhaut.
Burn out-Syndrom: Erschöpfungssyndrom.
Cholezystektomie: Gallenblasenentfernung.
Chronifizierung: Durch fehlende Bearbeitung und andere Faktoren bedingter Übergang von akuten Ereignissen/Erlebnissen zu langdauernden Störungen.
Chronisch protrahierte Krisen: Durch Chronifizierung (s.d.) entstandene längerfristige Krisensymptomatik.
Chronisch: Langsam sich entwickelnd, langsam verlaufend.
Compliance: Bereitschaft des Patienten, sich den Anordnungen und Empfehlungen des Arztes zu fügen bzw. sie einzuhalten.
Coping: Summe der Verhaltensweisen, mit denen ein Mensch schwierige Situationen bewältigt bzw. zu bewältigen versucht.
Culture-bound-Syndrom: Psychische Störung mit oder ohne somatischer Beteiligung, für die es keine Entsprechungen in anderen Kulturen und insbesondere in der westlichen Psychiatrie gibt.

Cyclophosphamid: Krebstherapeutikum mit immunsuppressiver Wirkung.
Defizit: Mangel.
Dementia praecox: Von Emil Kraepelin 1896 geprägte Bezeichnung für Schizophrenie.
Depersonalisation: Psychischer Vorgang, bei dem das Gefühl entsteht, dem eigenen Ich fremd gegenüber zu stehen.
Depression, endogene: Melancholie, traurige Grundstimmung ohne äußeren Anlaß, Hoffnungslosigkeit, Perspektivelosigkeit, „Gefühl der Gefühllosigkeit", Gefühl der inneren Leere, vegetative Symptome, kognitive Beeinträchtigungen und (nicht obligatorisch) depressive Wahnthemen wie Kleinheits-, Versündigungs- und Verarmungswahn.
Diabetes mellitus: Zuckerkrankheit.
Diagnoselatenz: Zeitpunkt, bis zu dem die richtige (psychosomatische) Diagnose nicht zustande kommt.
Dialektische Methode: Erkenntnisweg über Aus-Einandersetzung.
Didaktik: Lehre vom Lehren und Lernen, betrifft auch die Aufbereitung von einzelnen Lehr- und Lernschritten.
Divergenzhypothese: Sie beschreibt den Unterschied zwischen subjektiver Wahrnehmung und Verarbeitung und objektivem Geschehen.
DMS III-R: Diagnostisches und Statistisches Manual psychischer Störungen der American Psychiatric Association. Das europäische Pendant ist das ICD-10, Internationale Klassifikation psychischer Störungen der Weltgesundheitsorganisation 1991.
Double-bind: Widersprüche zwischen averbalem und verbalem Verhalten.
Dualismus: Eine strenge Trennung zweier Bereiche, z.B. Körper und Seele.
Dynamisches Körperselbst: Im Gegensatz zum starren „Körperschema" sehen wir hierbei das prozeßhafte innere Bild vom eigenen Körper, welches sich je nach Gegebenheiten ändert und neu gestaltet.
Dysarthrie: Zentralnervös bedingte Koordinationsstörung des Sprachvollzuges.
Dysfunktionalität: Nicht der Situation entsprechende Bewältigungsstrategien und Verhaltensweisen. Der Begriff der Dysfunktionalität ersetzt gewissermaßen den früher zu oft verwendeten Begriff der Pathologie.
Dyspareunie: Schmerzen und Unlustempfinden beim Geschlechtsverkehr.
Elektrotherapie: Methode der Physikalischen Therapie; verschiedene Stromformen sind unter diesem Begriff zusammengefaßt.
Emergentive Kreativität: Urform der schöpferischen Kraft.
Empathie: Eine psychotherapeutische Grundhaltung (siehe auch → Positive Wertschätzung, → Authentizität), die dadurch zum Ausdruck kommt, daß der Psychotherapeut den inneren Bezugsrahmen von Patienten sensibel und einfühlsam wahrnimmt und das daraus gewonnene Verständnis dem Klienten kommuniziert. Die Einfühlung in den inneren Bezugsrahmen richtet sich auf jene inneren Vorgänge. Gefühle, Gedanken, Erlebnisse und damit verbundene Bedeutungen, die dem Patienten gewahr sind oder am Rande des Gewahrseins stehen, und unterscheidet sich von der Deutung unbewußter Vorgänge.

Empirisch-analytische Methode: Erkenntnisweg über sachliche Prüfung und Messung.
Epidemiologie: Wissenschaft, die sich mit der Untersuchung der Verteilung von Krankheiten, physiologischen Variablen und sozialen Krankheitsfolgen in menschlichen Bevölkerungsgruppen sowie mit den Faktoren, die diese Verteilung beeinflussen, beschäftigt.
Epstein-Barr-Virus: Ursache für das Pfeiffer'sche Drüsenfieber sowie onkogenes Virus für den Burkitt-Tumor.
Ergotherapeut/in: Ergos (griech.) Arbeit; gehört zu den Medizinisch-Technischen Diensten (MTD); beschäftigt sich u.a. mit Hirnleistungstraining, Selbsthilfetechniken und stellt Hilfsmittel für den Patienten her.
Erlebnisvertiefung: Mit Erlebnisvertiefung werden Prozeßvorgänge beim Klienten bezeichnet, die eine verstärkte emotionale Betroffenheit in Verbindung mit einer Produktion von differenzierteren Bedeutungen darstellen.
Etymologie: Die „Lehre" von der „wahren" Bedeutung der Wörter, ihres Ursprungs und ihrer Grundbedeutung.
Eustreß/Distreß: Eustreß: gesundheitserhaltend, positive Herausforderung; Distreß: krankmachend, Überschreitung der persönlichen Bewältigungskompetenz.
Exhibitionismus: Wiederholtes Zurschaustellen von Genitalien vor ahnungslosen Fremden mit dem Zweck, sexuelle Erregung herbeizuführen.
Existentielle Erkrankungen: Alle konkret lebensbedrohlichen Erkrankungen.
Expressed Emotion (z.B. Brown et al. 1972): Emotional hoch engangiertes, kritisch-ablehnendes, aber auch überfürsorgliches Familienklima, das das Rückfallsrisiko schizophren Erkrankter erhöht.
Expressive Kreativität: Schöpferische Kraft des Ausdrucks und der Darstellung.
Fetischismus: Gebrauch unbelebter Objekte als bevorzugte/alleinige Methode der Erzeugung sexueller Erregung.
Focusing: Ein innerer Vorgang, bei dem sich eine Person eigenen unklaren Gefühlen und diffusen Bedeutungen auf eine Weise zuwendet, die zu einer Klärung, inneren Entkrampfung und Entstehung von neuen Bedeutungen führt.
Framingham-Studie: Wichtigste, groß angelegte prospektive Studie zur Epidemiologie der KHK und zu den koronaren Risikofaktoren mit über 30jähriger Laufzeit, begonnen 1949.
Fremdbeurteilung: Andere als der Betroffene selbst messen oder beurteilen Zustände oder Situationen (z.B. die Lebensqualität).
Frigidität: Störung der sexuellen Erlebnisfähigkeit bei der Frau.
Funktionelle Störungen: Sind psychische oder Körperbeschwerden ohne Läsion eines Körperorgans, bei denen die Funktion eines Organs gestört ist; die körperlichen Symptome haben für den Betroffenen eine Funktion (Aufgabe, Sinn).
Gedankeneingebung: Überzeugung, fremde Gedanken wurden einem eingegeben.

Gedankenentzug: Das Gefühl, die eigenen Gedanken würden durch eine fremde Macht (Person) „entzogen".
Gegenübertragung: Unbewußte emotionale und/oder verhaltensmäßige Reaktion (des Arztes, des Psychotherapeuten) auf Übertragungsgefühle und -reaktionen einer anderen Person.
Geheimgesellschaft: Gruppe von Menschen die sich zusammenschließen, um gemeinsame soziale, kulturelle oder ökonomische Ziele zu verfolgen. Zeichnen sich durch Verschwiegenheit, das Zusammengehörigkeitsgefühl fördernde Rituale und einem eigenen Verhaltenskodex aus.
Geschlechtsidentität: Gefühl zu wissen, zu welchem Geschlecht man gehört.
Gesundheit: Autoregulative Potenz, Funktionstüchtigkeit.
Gesundheitsberichterstattung: Beschreibung des Gesundheitszustandes der Bevölkerung durch Gesundheitsindikatoren mit Hilfe der Analyse erhobener Daten.
Gesundheitsförderung: Maßnahmen, die dazu beitragen, bestehendes Gesundheitsverhalten zu bestärken oder sich auf die Gesundheit positiv auswirkende Umweltfaktoren zu erhalten bzw. das Gesundheitsbewußtsein so zu fördern, daß verhaltens- oder umweltbedingte Risikofaktoren oder Krankheiten nicht entstehen.
Gesundheitspotential: Die Fähigkeit zur autonomen Aufrechterhaltung oder Wiederherstellung von Gesundheit.
Gesundheitspsychologie: Präventiv orientierte (angewandte) Psychologie.
Grundstörung: M. Balint bezeichnet damit Störungen, die in den ersten Lebensmonaten in der Interaktion zwischen Mutter und Kind entstehen und prägenden Einfluß auf die weitere psychische Entwicklung haben.
Gruppensupervision: Der Teilnehmerkreis besteht aus Personen, die zwar ein- und derselben Berufsgruppe angehören, aber in ihrem Berufsalltag nicht zusammenarbeiten. Im Rahmen dieser Supervisionsform werden v.a. die Arbeitsbeziehungen der Teilnehmer zu einzelnen Klienten/Patienten, z.T. auch gemeinsame Themen (wie z.B. das jeweilige Berufsbild) reflektiert.
Haemodialyse: Blutwäsche, Nierenersatztherapie; Behandlungsverfahren, bei welchem das Blut des Patienten in einem extrakorporalen Kreislauf an einer semipermeablen Membran vorbeigeleitet wird; durch Diffusionsvorgänge gegen eine Dialysierflüssigkeit werden dem Blut harnpflichtige Substanzen und überschüssige Flüssigkeit entzogen und Elektrolytverschiebungen ausgeglichen.
Halluzination: Sinnestäuschung, bei der der Wahrnehmende im Gegensatz zur illusionären Verkennung *kein* reales Wahrnehmungsobjekt hat.
Health Beliefs: Persönliche Überzeugungen, die darüber entscheiden, ob man sich an einer gesundheitlichen Aktion beteiligt oder nicht.
Health related quality of life (HLQL): Die speziell auf die Gesundheit bezogene Lebensqualität.
Helfersyndrom: Eine Form der → Kollusion. Der Hilfesuchende übernimmt dabei die regressive Rolle des Patienten, der jede Verantwortung abgibt, der Helfer die „progressive", indem er durch die un-

reflektierte Übernahme von Verantwortung für den anderen eigene Wünsche nach Geborgenheit abwehrt. (Schmidbauer 1977)

Hermeneutik: Wissenschaftliches Verfahren (die Kunst) der Auslegung und Erklärung von Texten oder Kunstwerken. Auch: Verstehen menschlichen Selbstseins.

Herzneurose: Neurotisches Zustandsbild mit deutlicher Betonung von Ängsten, die um die Funktion des Herzens kreisen.

Hirntod: Feststellung des cerebralen Zirkulationsstillstandes.

Homöostase: Bezeichnet einen Gleichgewichtszustand der Organismen zur Erhaltung ihres Daseins.

Homöostatisches Gleichgewicht: Ein Organismus befindet sich sowohl in seiner psychischen als auch in seiner physischen Funktion in einem ausgeglichenen Zustand.

Hyperemesis gravidarum: Überstarkes Schwangerschaftserbrechen.

Hypertonie: Erhöhter Blutdruck.

Hypochondrie: Sachlich nicht begründbare, beharrlich festgehaltene Sorge um Gesundheit und Leben.

Hysterektomie: Entfernung der Gebärmutter.

Iatrogen: Vom Arzt (gr. iatros) verursacht.

Identifikation: Unbewußter Vorgang, durch welchen man jemand anders ähnlich sein möchte.

Identität: Gefühl des Menschen, er selbst zu sein und sein zu dürfen.

Imaginativ: Mit bildhaften Vorstellungen arbeitend.

Impotenz: Impotencia coeundi: die Unmöglichkeit für den Mann, den Geschlechtsverkehr durchzuführen, da es nicht zu einer Versteifung des Gliedes kommt. Impotencia generandi: Zeugungsunfähigkeit.

In vitro Fertilisierung: Befruchtung außerhalb des Mutterleibs.

Inkompatibilität: Unvereinbarkeit.

Inkongruenz: Zustand, bei dem die organismischen Impulse und Signale nicht mehr laufend in das Selbstsystem integriert werden können. Selbst und Erfahrungen des Organismus sind dadurch nicht in Übereinstimmung, die organismische Selbstregulierung ist gestört. Inkongruenzen sind Ausgangspunkte psychischen Leidens. Sie sind mit einer erhöhten psychischen Verletzlichkeit und einem entsprechenden Leidensdruck verbunden.

Innovative Kreativität: Schöpferische Kraft der Erneuerung und Strukturbildung.

Integrierte psychosomatische Station: In eine Krankenhausabteilung – zumeist die Innere Medizin – integrierte psychosomatische Station, die die üblichen medizinischen (internistischen) Aufgaben in Diagnostik und Therapie wahrnimmt und gleichzeitig im Sinn eines bio-psychosozialen Ansatzes Aufgaben der psychosozialen Diagnose und Behandlung erfüllt. Diese Stationen haben bisher zumeist Modellcharakter.

Intelligenztest: Standardisierte Tests zur Messung der Intelligenz in differenten Bereichen wie Kurzzeit- Langzeitgedächtnis, Symbol-, Sprach-, Zahlenverständnis, soziales Verständnis, Raumvorstellung, Abstraktionsvermögen etc.

Intensive Care Unit Syndrom: Psychische Auffälligkeiten, die auf die spezifische Situation der Intensivstation zurückzuführen sind.
Interdisziplinarität: Zusammenarbeit verschiedener Fachdisziplinen.
Interleukin-1: Protein, das als Aktivierungsfaktor auf Lymphozyten wirkt.
Inzidenz: Neuerkrankungsrate in einer Bevölkerung innerhalb eines bestimmten Zeitraums.
IPT (integrierte psychologische Therapie, Brenner et al. 1980): Spezifisches Therapieprogramm zum Training kognitiver und kommunikativer Fähigkeiten schizophrener Patienten.
Kardiovaskulär: Herz und Gefäße betreffend.
Karnofsky-Index: Schema zur Einstufung krankheitsbedingter Behinderung und Pflegebedürftigkeit.
Kastration: Reale oder symbolische Verletzung der Genitalien, insbesondere der männlichen Genitalien.
Kausalattribution: Zuordnung von bestimmten Ursachen (z.B. daß eine Krankheit „psychisch" bedingt sei).
Kausale Therapie: Behandlung der Ursache einer Erkrankung.
Klassische Konditionierung: Nach Pawlow (1927, 1953, 1955). Ein ursprünglich neutrales Signal bekommt Auslösefunktion für eine Reaktion, die zuvor immer nur auf einen biologischen Reiz hin auftrat.
Klinische Psychologie: Forschungs-, Lehr-, Ausbildungs- und Anwendungsfach der wissenschaftlichen Psychologie.
Kognitionen: Nach Meichenbaum (1977) und Beck (1988). Vorstellungen, Einstellungen, Erwartungen, „innerer Dialog" im Bewußtsein.
Kognitive Fehler: Nach Beck (1988). Fehlangepaßte, unangemessene, übertriebene Grundannahmen, wie etwa „man muß immer perfekt sein".
Kognitivisten: Vertreter des kognitiven Ansatzes; sie beschäftigen sich mit Wahrnehmung, Problemlösen durch Einsicht, Entscheidungsprozessen, Informationsverarbeitung.
Kollusion: Dieser von Willi (1975) eingeführte Begriff bezeichnet das unbewußte „Zusammenspielen" im Verhalten zweier Menschen, also das „gemeinsame Unbewußte" von zwei Personen (also auch von Arzt und Patient).
Konditionierungsexperiment: Untersuchungen, die z.B. in der Psychoneuroimmunologie zum Nachweis einer Beteiligung des Gehirns (durch Lernen) am Immungeschehen unternommen werden.
Konfrontation: Auseinandersetzung (Coping s.d.) mit Krisenanlaß und Konsequenzen.
Konstitutionelle Erkrankungen: Verfassungsstörungen von Organen oder des Menschen.
Konsultationslatenz: Zeitraum, der verstreicht, bis zu dem ein Patient wegen eines neu auftretenden Symptoms/einer Krankheit einen Arzt aufsucht.
Konversion: Unter Konversion versteht man seit Freud psychogen bedingte Körpersymptome, die der Ausdruck eines unaufgelösten psychischen Konfliktes sind.

Körperschema: Das innere Bild vom eigenen Körper.
Koryphäen-Killer-Syndrom: Anfängliche Idealisierung von Ärzten (oder anderen Behandlern) durch Patienten, die an einer ausgeprägten Störung ihres Selbstwertgefühls leiden, und nachfolgende Entwertung; Ärzte können durch unreflektierte Förderung von Idealisierungstendenzen der Patienten (unkritische Sicht der eigenen Behandlungsmaßnahmen) zu dieser Beziehungsstörung zwischen Arzt und Patient beitragen. Häufig kommt es dadurch zum Abbruch der Behandlung und durch Hinwendung zu einem neuen, wiederum anfänglich idealisierten, Behandler zum Phänomen der sog. „Drehtürmedizin".
Krankheit: Bedeutsame Störung der Autoregulation des Organismus, Funktionseinbruch.
Krankheitsbewältigung: Wege und Möglichkeiten eine Krankheit subjektiv zu verarbeiten.
Krankheitsmodell: Krankheitsbegriff, theoretische Grundlage für die Erklärung des Phänomens Krankheit.
Krise (psychosoziale): Verlust des seelischen Gleichgewichts, wenn Ereignisse und/oder Erlebnisse nicht mehr bewältigt werden können.
Krisenanfälligkeit: Individuelle Bereitschaft, auf bestimmte Ereignisse und Erlebnisse mit psychosozialen Krisen zu reagieren.
Krisenintervention: Die zumeist kurzfristige Hilfe zur Bewältigung psychosozialer Krisen und damit verbundener Leidenszustände.
Krisenschock: Beginn der traumatischen Krise (s.d.).
Kryotherapie: Methode der Physikalischen Therapie; verschiedene Formen von Kälteanwendungen als Therapie.
Laienhelferpotential: Hilfe aus dem nicht-professionellen Bereich des Gemeinschaftswesens, wie dem Familienverband, von Freunden, Nachbarn und Arbeitskollegen, von Vereinen oder konfessionellen Gruppierungen (sog. primäre soziale Netzwerke).
Läsion: Hier: experimentell gesetzte Störung eines Gehirnteils zur Überprüfung seiner physischen und psychischen Funktionen.
LDL-Cholesterin: Low-density-Lipoprotein-Fraktion des Cholesterins. Eine Erhöhung ist Risikofaktor für die Entstehung einer KHK.
Lebendspende: Organspende von einem lebenden Spender.
Lebensqualität: Erreichbare Befriedigung von biologischen, psychologischen und sozialen Bedürfnissen.
Lebensstandard: Materieller Wohlstand.
Lebensveränderungskrisen: Der Krisenanlaß ist eine Veränderung im Lebenslauf.
Leberzirrhose: Gewebsumwandlung, die zur Verhärtung und zum Kleinerwerden der Leber führt.
Leib-Seele-Problem: Eine seit der Antike bestehende philosophische Frage nach dem Zusammenwirken von Soma und Psyche. In der Medizin eine der Grundfragen der Psychosomatik.
Lernen am Erfolg – operantes Lernen: Nach Skinner (1938, 1953, 1969). Als die wichtigsten Bedingungen für Lernen werden die Konsequenzen eines Verhaltens angesehen.

Lernen durch Nachahmung – Modellernen – Imitation: Nach Bandura (1977). Großteil des Erlernens, v.a. von sozialen Verhaltensweisen, führt über die Beobachtung des Verhaltens anderer.
Life Event: Signifikantes Lebensereignis, dem aufgrund empirischer Untersuchungen ein bestimmter Belastungskoeffizient zugeordnet werden kann. Methodische Probleme treten wegen subjektiver Bewertungen auf, da nicht jedes Lebensereignis von jeder Person gleich belastend erlebt wird.
Liganden: Moleküle, die als Bindungsfaktoren bei Zellen und anderen Molekülen wirken.
Lysetherapie: Der Versuch, ein Blutgerinnsel in einem Herzkranzgefäß mit lytischen Substanzen (z.B. Streptokinase) aufzulösen, und so einen Herzinfarkt zu verhindern.
Manie: Heitere Verstimmung ohne äußeren Anlaß. Gehobensein aller Lebensgefühle, Enthemmung, Antriebsüberschuß, erhöhte Ablenkbarkeit, erhöhte Triebhaftigkeit, Ideenflucht, gesteigertes Selbstwertgefühl mit unüberlegtem Geldausgeben, übereilten Geschäftsabschlüssen etc.
Männliche Geschlechtsidentität: Erleben gefühlsmäßiger Gewißheit, daß man männliche Anteile in sich zu einer harmonischen Ganzheit gebracht hat.
Mastektomie: Entfernung der Brust.
Masturbation (Ipsation, Onanie): Selbstbefriedigung.
Materialistisch: Von Materialismus; philosophische Lehre, die die ganze Wirklichkeit (einschließlich Seele, Geist, Denken) auf Kräfte oder Bedingungen der Materie zurückführt.
Medizinische Psychologie: Forschungs- und Lehrfach in der Medizin, in dem psychologische und soziale Aspekte von Gesundheit und Krankheit in ärztliches Denken und Handeln mit einbezogen werden. Sie konzentriert sich vor allem auf die Interaktion in der Arzt-Patient-Beziehung und liefert die wissenschaftliche Grundlage, Menschen in ihrer Ganzheit zu betrachten.
Menarche: Die erste Regelblutung des Mädchens.
Metatheorie: Die wissenschaftliche Theorie, die ihrerseits eine Theorie oder ein Theoriengebilde als Gegenstand ihrer Betrachtung hat.
Methodeneklektizismus: Eine Aneinanderreihung von einzelnen Methoden ohne (philosophischen oder metatheoretischen) Bezugsrahmen.
Methodenflexibilität: Situations- und patientengerechtes therapeutisches Vorgehen.
Milieu Interieur: Inneres Milieu nach C. Bernard, als Schutzklima.
Mitogenstimulation: Lymphozytenstimulation mit Substanzen, die zur Mitose anregen.
Mobilisieren: Bei Veränderungskrisen das Entwickeln neuer, oft auch ungewöhnlicher Hilfsschritte.
Motorik: Bewegung (Fein- und Grobmotorik).
Mukoviszidose: Erbliche Störung der Ausscheidung von exokrinen Drüsen, mit fortschreitenden zystisch-fibrotischen Veränderungen v.a. an der Bauchspeicheldrüse und den Bronchien.

Multiple Sklerose (syn: MS, Encephalomyelitis disseminata): Chronisch verlaufende Entmarkungserkrankung myelinhältiger Strukturen des Zentralnervensytemes.
Myokardamyloidose: Herzveränderung, bei der im Herzmuskel Stoffwechselprodukte abgelagert werden.
Myokardinfarkt: Herz(muskel)infarkt, Koronarinfarkt.
Narzißmus: Selbstliebe, Selbstwertgefühl.
Narzißtische Krise: Tiefste Sinnkrise der Menschen.
Narzißtischer Charakter: Psychoanalytischer Terminus gesteigerter Ich-Liebe als Charakterzug.
Nephrologie: Spezialgebiet der Inneren Medizin, welches sich mit Nierenerkrankungen befaßt.
Neuorientierung: Positiver Ausgang von Krisen, in denen die Chance, Neues und bisher Ungewohntes anzustreben ergriffen wird.
Neurodermitis: Entzündliche Hauterkrankung.
Neuroleptika (syn: Antipsychotika): In chemischer Hinsicht uneinheitliche Gruppe von Psychopharmaka, die unter anderem im Rahmen der medikamentösen Behandlung der Schizophrenie Verwendung finden.
Neurotizismus: Verhalten, das unter Belastung zu neurotischen Symptomen führt.
Neurotransmitter: Signal- bzw. Botenstoffe im zentralen Nervensystem.
Non-Compliance: Probleme in der Durchführung von Behandlungsvorschlägen. In der Regel wird das Problem zu oft nur auf der Seite des Patienten gesehen. Eine Non-Compliance sollte jedoch im Kontext, in der Wechselwirkung zwischen Patient, seiner Familie und dem Behandlersystem gesehen werden.
Nystagmus: Unwillkürlich ausgelöste schnelle Augenbulbuszuckungen.
Objekt: Der Begriff stammt aus der Psychoanalyse und bezeichnet Personen, Gegenstände und Vorstellungen, durch die eine Person zur Triebbefriedigung kommen will oder kann.
Objektbeziehung: In der Psychoanalyse bezeichnet man alle Beziehungen zu wichtigen, insbesondere frühen und prägenden Beziehungspersonen als Objektbeziehungen.
Ödipus-Komplex: Die innerhalb eines Gesamtkomplexes auftretenden Gefühle von Liebe und Haß, die ein Kind seinen Eltern gegenüber empfindet.
Ontogenese: Die Entwicklung des Individuums.
Opsonin: Faktor, der bei der Phagozytose eine unterstützende Rolle spielt.
Organdialekt: Über ein Organ (Körperbereiche) werden nicht zugelassene und damit nicht bewußt erlebbare Gefühle etc. ausgedrückt.
Organisationsentwicklung: Unterstützung von Entwicklungsprozessen in Organisationen durch Beratung und Ausbildung.
Organismische Selbstregulierung: Damit werden jene Prozesse bezeichnet, durch die Erlebnisse, Aktivitäten und innere Vorgänge des Organismus hinsichtlich ihrer organismisch (gefühlsmäßig) erfahrenen Bedeutungen genau wahrgenommen werden und vollständig in das Selbsterleben einfließen. Sie basiert auf „organismischer Bewertung" von Erfahrungen durch das Individuum hinsichtlich der Erhaltung und Erweite-

rung des Organismus (→ Aktualisierungstendenz). Wenn Signale des Organismus nicht frei und vollständig in das Selbsterleben einfließen können, ist die organismische Selbstregulierung gestört (→ Inkongruenz). Organismische Selbstregulierung erfolgt sowohl über bewußte, symbolisch vermittelt Vorgänge als auch über unterschwellige Wahrnehmung und Erlebnisverarbeitung.

Organjargon: Siehe Organdialekt.
Organspende: Spende eines Körperorgans zur Transplantation bei einem Empfänger.
Overprotektion: Eine über einen alters- und situationsadäquaten Schutz hinausgehenden Überfürsorge.
Ovulation: Eisprung.
Pädiatrische Psychoonkologie: Spezifische psychologische psychotherapeutische und psychosoziale Hilfestellung in der Betreuung von krebskranken Kindern und Jugendlichen und deren Familien.
Pädophilie: Vorliebe für wiederholte sexuelle Betätigung mit vorpubertären Kindern.
Pain-Prone-Behavior: Von Engel (1959) zuerst beschriebenes „zu Schmerz neigendes Verhalten" von Menschen, deren Lebensgeschichte von einer Häufung von Kränkungen und Leid geprägt ist, und die sich immer wieder unbewußt in solche schmerzlichen Situationen bringen. Diese späteren Schmerzpatienten waren schon in ihrer Kindheit häufig Erfahrungen des seelischen, körperlichen und/oder sexuellen Mißbrauchs ausgesetzt, lenkten als Sündenböcke in einem gewaltsamen Familienklima Aggressionen auf sich und entwickelten dabei trotz ihrer Situation als Opfer wegen eigener unterdrückter aggressiver Regungen Schuldgefühle. Konflikthafte oder schuldauslösende Situationen im späteren Leben können zur Auslösung oder Verstärkung chronischer Schmerzsyndrome führen, wobei das Symptom Schmerz einerseits die alten Verletzungen ausdrückt und andererseits die damit verbundenen Schuldgefühle neutralisiert.
Palliative Medizin: Behandlung mit dem Ziel, zu lindern, die Krankheit (und das Sterben) zu begleiten, nicht zu heilen. Sie verbessert die Lebensqualität.
Paradigma: griech.: Beispiel.
Paranoid: Weit angewendeter Begriff für wahnhaft.
Parasuizid: siehe Suizidversuch.
Pathische Existenz: Ohne eigene Aktivität schauend, erlebend, „leidend", an etwas hingegeben. Das Erleiden der menschlichen Existenz.
Pathogenese: Krankheitsverlauf.
Pathogenetischer Erklärungsansatz: Geht von der Frage aus, welche Umwelteinflüsse, Verhaltensfaktoren und personalen Faktoren Krankheit verursachen oder mitverursachen.
Patientenkarriere: Ärztliche und nichtärztliche Stationen, die ein Patient im medizinischen und nichtmedizinischen System aufgrund einer spezifischen Erkrankung durchläuft. Wird auch im Sinne einer Art „aufsteigenden Bewegung" vom praktischen Arzt über den Facharzt bis zum Kliniker verstanden.

Peer-Group: Gleichaltrigengruppe.
Penseé operatoire: Meint etwas ähnliches wie Alexithymie (siehe dort). Gefühlsentleertes Denken.
Perzeptionen: Sinnliches Wahrnehmen als erste Stufe der Erkenntnis.
Pfeiffer'sches Drüsenfieber: Infektiöse Mononukleose, durch das Epstein-Barr-Virus ausgelöst.
Phänomenologische Methode: Erkenntnisweg über erkundende Anschauung.
Phobie: Angstkrankheit, die sich auf belebte (z.B. Tiere) oder unbelebte (z.B. Plätze, Räume) Objekte bezieht, die gemieden werden müssen.
Phylogenese: Die Entwicklung der Menschheit.
Physiotherapeut/in: Gehört zu den Medizinisch Technischen Diensten (MTD); mobilisiert u.a. Patienten prä- und postoperativ, lehrt den Patienten heilgymnastische Übungen im Rahmen der Rehabilitation.
Polyathritis: Entzündung mehrerer Gelenke.
Positive Wertschätzung: Positive Wertschätzung ist eine psychotherapeutische Grundhaltung und Einstellung (siehe auch → Authentizität, → Empathie), die dadurch zum Ausdruck kommt, daß der Psychotherapeut verbale und nonverbale Äußerungen des Patienten akzeptierend und wohlwollend beachtet. Die Kommunikation dieser Beachtung ist nicht an Bedingungen gebunden, also unabhängig vom Inhalt. Der konkrete Ausdruck dieser Grundhaltung durch den Psychotherapeuten kann vielfältig sein. Analog dazu postuliert die Rogerianische Persönlichkeitstheorie die Entwicklung eines Bedürfnisses nach positiver Beachtung/Wertschätzung.
Prädiktor: Meßgröße, die eine statistische Voraussage ermöglicht.
Prädisposition: Zustand, der eine Krankheit begünstigt.
Präsuizidales Syndrom: (Ringel) Das Befinden vor der Suizidhandlung, charakterisiert durch Einengung, insbesondere affektive Einengung, gehemmte Aggression und Suizidphantasien.
Prävalenz: Häufigkeit von Krankheiten in einer Bevölkerung innerhalb eines bestimmten Zeitraums.
Prävention: Krankheitsverhütung, vorbeugende Maßnahmen.
Primäre Gesundheitsversorgung: Erstkontaktstelle einer sich krank fühlenden Person mit dem professionellen Gesundheitsversorgungssystem.
Primäre Prävention: Maßnahmen zur Senkung der Inzidenz von Krankheitsfällen durch die Kontrolle oder das Ausschalten von pathogenen Faktoren, durch Erhöhung der Widerstandsfähigkeit des Menschen gegenüber schädigenden Umwelteinflüssen und durch entsprechende Veränderung der Umgebung.
Produktive Kreativität: Schöpferische Kraft der Formgebung und Kunstfertigkeit.
Prozeßhypothese: Unter dem Einfluß der Geschehnisse (z.B. Krankheit) verändert sich die Hierarchie der Bedürfnisse, das Leben „taucht in ein entsprechend gefärbtes Licht".
Psychiatrische Epidemiologie: Forschungsrichtung, die sich mit der Untersuchung der Häufigkeit und der Entstehungsbedingungen psychischer Erkrankungen innerhalb einer definierten Population beschäftigt.

Psychischer Streß: Belastendes Erlebnis, das im Zusammenhang mit anderen Faktoren oder allein eine psychische oder psychosomatische Krankheit zur Folge haben kann.
Psycho-physisch: Seelisch-körperlich.
Psychodiagnostik: Feststellung persönlichkeitspsychologischer und leistungsmäßiger Aspekte.
Psychodynamik: Das Zusammenspiel der Kräfte der Seele.
Psychoimmunologie: Verbindung zwischen Immunsystem und Emotionen/Kognitionen.
Psychological hardiness: Komplexes Verhaltensmuster, das sich in einigen Fällen als wirksamer Krankheitsschutz erwiesen hat. Dazu gehören die Fähigkeit, Situationen (positiv) umzudeuten, Risikofreude und unambivalente Hinwendung an die Lebensaufgaben wie Beruf, Familie und Partnerschaft.
Psychoneuroimmunologie: Bezeichnung für einen integrativen Forschungszweig, der Mitte der 70er Jahre zu expandieren begann und der sich mit den empirischen Grundlagen des Zusammenwirkens von ZNS, endokrinem System und dem Immunsystem befaßt.
Psychopathologie: Sie befaßt sich mit der Dynamik und den Erscheinungsweisen des seelisch Abnormen.
Psychopharmaka: Psychotrope, am Zentralnervensystem angreifende Substanzen (Medikamente), die das menschliche Erleben und Verhalten beeinflussen.
Psychophysischer Parallelismus: Vorstellung, daß Körper und Seele, obwohl sie unabhängig voneinander sind, wie zwei gleichgehende Uhren sich bewegen.
Psychosen, exogen: Körperlich begründbare Psychose.
Psychosomatik: Lehre von den Zusammenhängen zwischen körperlichen und seelischen Phänomenen in der Medizin.
Psychosomatisch-psychotherapeutischer Konsiliardienst: Kooperationsmodell, bei dem der psychosomatisch-psychotherapeutische Fachmann vom Kollegen einer anderen Krankenhausabteilung gerufen wird, wenn letzterer den Eindruck hat, daß eine psychosomatische Abklärung oder psychotherapeutische Behandlung indiziert ist. In der Regel handelt es sich – zumal in größeren Krankenanstalten – um rotierende Dienste, sodaß keine personelle Konstanz bei der Kooperation möglich ist.
Psychosomatisch-psychotherapeutischer Liaisondienst: Kooperationsmodell, bei dem ein bestimmter psychosomatisch-psychotherapeutischer Fachmann regelmäßig mit einer bestimmten Krankenhausabteilung kooperiert. In der Regel bestehen festgelegte Zeiten, in denen der Liaisonpsychotherapeut an der Abteilung anwesend ist, um Patienten zu sehen, an Visiten und Fallbesprechungen teilzunehmen und Balintgruppen oder Fortbildungsveranstaltungen durchzuführen.
Psychosomatische Arbeitsgruppe: Kooperationsmodell, bei dem an einer Krankenhausabteilung eine Kombination aus einem von außen kommenden Liaisondienst mit an der jeweiligen medizinischen Abteilung

voll tätigen Psychosomatikern besteht; zumeist an Abteilungen mit vielen „Problempatienten", z.B. an onkologischen Stationen eingerichtet.

Psychosomatische Diagnose: Diagnoseverfahren, bei dem von Anfang an gleichwertig nach somatischen *und* psychischen Ursachen geforscht wird. Setzt spezifische Kenntnisse in ärztlicher Gesprächsführung voraus.

Psychosomatische Station: Spezifikum deutschsprachiger Länder. Meist wird ein 8 wöchiger Aufenthalt vorgeschrieben, währenddessen die Patienten eine umfassende Therapie erhalten, die sowohl internistische Betreuung als auch eine Reihe psychotherapeutischer Methoden umfaßt (wie z.B.: Einzelpsychotherapie, Gruppentherapie, Konzentrative Bewegungstherapie, Gestaltungstherapie, Autogenes Training, Musiktherapie).

Psychosomatosen: Ärztlicher Jargon für psychosomatische Krankheiten, d.h., eine Reihe von Krankheitsbildern, bei denen eine psychische Komponente im Vordergrund steht, die aber als Folge des chronischen Konfliktes eine Vielzahl somatischer Symptome – *mit* organischen Schädigungen (z.B. Organentzündungen) und *ohne* organische Schädigungen (z.B. Organschmerzen) präsentieren.

Psychotherapie: Heilbehandlung mit psychologischen Mitteln.

PTCA: Percutane transluminale Coronarangioplastie. Koronardilatation mittels Ballonkatheter.

Punktion: Das Anstechen mit einer Nadel, z.B. einer Vene zur Blutabnahme oder Injektion.

QALY (quality adjusted life years): Ein mathematisches Modell, das die Lebensqualität mit der Überlebenszeit korreliert.

Reaktionsphase: Primär affektive Reaktion auf das Schockerlebnis bei traumatischen Krisen bzw. im weiteren Verlauf von Veränderungskrisen (Vollbild der Krise s.d.).

Regression: Rückschritt auf frühere Entwicklungsstufen.

Rehabilitation: (Wieder-) Eingliederung eines Kranken, körperlich, seelisch oder geistig Behinderten in das berufliche und gesellschaftliche Leben.

Rehabilitation, berufliche: Summe aller Maßnahmen, eine weitgehende und dauerhafte Wiedereingliederung des Patienten in den Arbeitsprozeß zu erreichen.

Rehabilitation, psychiatrische: Summe aller Maßnahmen, die eine psychisch behinderte Person in die Lage versetzt, die ihr verbliebenen Fähigkeiten in einem möglichst normalen sozialen Kontext bestmöglich zu gebrauchen.

Rehabilitation, soziale: Summe aller Maßnahmen, durch allgemeine Aktivierung und Training der sozialen Fertigkeiten eine selbständige Lebensführung bei psychisch Kranken zu ermöglichen.

Reintegration: Wiedereingliederung.

Relatives Risiko: Gibt an, um wieviel häufiger Krankheit oder Tod in einer dem Risiko ausgesetzten Gruppe im Vergleich zu einer nicht exponierten Gruppe auftritt.

REM-Phase: Rapid eye movements. Schlafstadium, das durch Träume begleitet und durch rasche, ruckartige Augenbewegungen charakterisiert ist.
Remission: Zurückgehen von Krankheitserscheinungen.
Reproachment: Wiederannäherung.
Restitutio ad integrum: Vollständige Wiederherstellung eines Organes oder einer Funktion.
Retention: Zurückhaltung, Zurückhalten.
Rezidivierend: Zeitweise wiederkehrend, periodisch.
Rigid: Starr, steif, unflexibel.
Risikogruppe: Personengruppe, deren Chance eine bestimmte Krankheit zu entwickeln besonders groß ist. Bezüglich Suizidgefährdung: Personengruppen, deren Suizidrate die der Gesamtpopulation um mindestens das 50fache übersteigt.
Risikoverhalten: Lebensstilvariablen, die das Erkrankungsrisiko erhöhen.
Rogerianische Psychotherapie: Von dem amerikanischen Psychologen Carl Rogers (1902–1987) und seinen Mitarbeitern entwickelter Psychotherapieansatz. Es werden auch die Bezeichnungen „Klientenzentrierte" oder „Person(en)zentrierte" Psychotherapie verwendet, früher auch „nichtdirektive" Therapie genannt. Im deutschen Sprachraum hat sich der Begriff „Gesprächs(psycho)therapie" eingebürgert, der jedoch häufig inflationär etwa als Oberbegriff für verbale Therapie verwendet wird.
Rotationsstreß: Tierexperimentelle Anordnung, in der ein Tier passiv Umdrehungen ausgesetzt wird.
Rückkopplung: Rückwirkungen der Folgen eines Geschehens auf dessen Verlauf.
Sadismus: Sexuelle Perversion, bei der die Befriedigung an das dem anderen zugefügte Leiden oder an dessen Demütigung gebunden ist.
Salutogenese: Klärungsansatz, unter welchen Bedingungen Gesundheit für das Individuum möglich ist, welche ökonomischen, sozialen, kulturellen, psychischen und biologischen Ressourcen ein Mensch hat oder braucht, um gesund zu sein oder gesund zu werden.
Scheidenaplasie: Embryonal nicht angelegte Scheide.
Schmerzerfahrung: Summe der individuellen Eindrücke, Erlebnisse und Bewältigungsstrategien mit eigenen Schmerzen und mit Schmerz in der Umgebung (siehe auch „Schmerzfamilien").
Schmerzfamilien: Familien, in denen gehäuft chronische Schmerzkrankheiten auftreten; dafür können weniger genetische Erklärungen herangezogen werden, als vielmehr die psychischen Prozesse des Modellkernes, der Rollenübernahme und der Identifikation.
Schmerzmodulation: Beeinflussung der Schmerzwahrnehmung durch „zentrale" (emotionale oder kognitive) Prozesse im Sinne einer Verstärkung (Bahnung) oder Milderung (Hemmung).
Schmerzreiz: Von außen auf den Körper einwirkende oder von den inneren Organen einwirkende mechanische, thermische oder chemische Reize, die Schmerzrezeptoren (Nozizeptoren) erregen und über die Schmerzbahnen an das zentrale Nervensystem weitergeleitet werden. Diese Reize werden auch als „periphere Reize" bezeichnet (peripher vom ZNS).

Schmerzschwelle: Diejenige experimentelle Reizstärke, bei der von der Versuchsperson Schmerz wahrgenommen wird.

Schmerztoleranz: Diejenige experimentelle Reizstärke, bei der von der Versuchsperson der Schmerz als nicht mehr erträglich geschildert wird.

Schmerzverarbeitung: Summe der psychosozialen Bewältigungsmechanismen.

Schmerzverhalten: Individuelles verbales und nonverbales Ausdrucksverhalten als Reaktion auf Schmerz.

Sectio caesarea: Kaiserschnitt.

Sektorisierung: Errichtung von geographisch definierter, kleiner Regionen, die die Verantwortung für die psychiatrische Therapie und Rehabilitation der dort lebenden Bevölkerung übernehmen.

Sekundäre Prävention: Maßnahmen zur Verringerung der Prävalenz von Erkrankungsfällen und zur Beeinflussung des Krankheitsverlaufes mit dem Ziel, Folgeerkrankungen und Behinderungen zu verhüten.

Sekundärer Krankheitsgewinn: Emotionale und praktische Zuwendung und Unterstützung, die ein Kranker von Angehörigen, Ärzten, Pflegepersonal oder Freunden und Kollegen erfährt. Dieser „sekundäre Gewinn" kann bei Schmerzpatienten vor allem dann zur Chronifizierung der Schmerzen beitragen, wenn dadurch die Schonhaltung des Patienten gefördert wird.

Selbst: Der Begriff „Selbst" bezeichnet ein Subsystem des Organismus bzw. der Persönlichkeit. Es sind die Annahmen, Erfahrungen und Bewertungen eines Individuums über sich selbst, seine Eigenschaften und Fähigkeiten, sein So-Sein. Es wird verstanden als ein komplexes Muster von Selbsterfahrungen, deren Konfiguration symbolisch verankerte Elemente, unterschwellige Wahrnehmungen, charakteristische Affekte und gefühlsmäßige Bewertungen (Selbstgefühl und Selbstwertgefühl) enthält. Das Selbst ist die Quelle und Grundlage der „psychischen Individualität" eines Menschen. Es ist Resultat der Auseinandersetzung des Organismus mit der (sozialen) Umgebung und im Sinne einer Selbstaktualisierung auf seine Erhaltung und Erweiterung gerichtet (→ Aktualisierungstendenz).

Selbsteinschätzung: Der Betroffene beurteilt seine Lebensqualität selbst.

Selbsthilfegruppen: Kleinere, meist lokal organisierte Selbsthilfezusammenschlüsse, die vor allem „nach innen" wirken. Ihr vorrangiges Ziel ist die persönliche Veränderung mit Hilfe einer kleinen Gruppe von Mitbetroffenen. Durch das demokratische und selbstverantwortliche Funktionieren der Gruppen sind Leitungsstrukturen selten erforderlich.

Selbsthilfeorganisationen: Verzweigte, meist überregional organisierte Selbsthilfezusammenschlüsse, die vor allem „nach außen" wirken. Ihr vorrangiges Ziel ist die Veränderung sozialer Zustände durch den organisierten Zusammenschluß von Betroffenen. Durch die Größe der Organisation und zur Erhöhung der Durchsetzungskraft von Aktionen sind Leitungsstrukturen erforderlich.

Selbstkontrolle: Verfahren, die darauf abzielen, daß Klienten Verhaltensweisen so regulieren können, daß sich die Auftretenswahrscheinlichkeit und/oder die Intensität des problematischen Verhaltens verringert.
Selbstkonzept: Meint die Summe der (großteils unbewußten) Vorstellungen, Ansprüche, Erwartungen etc., die wir in uns selbst setzen.
Semiotik: Zeichentheorie, die vom Grundsatz ausgeht, daß die Welt ein Ensemble von Zeichen ist, und daß jedes Zeichen einen materiellen Zeichenträger und eine immaterielle Bedeutung hat.
Sense of coherence: Ebenfalls ein Begriff von Antonowsky, der zum Ausdruck bringt, daß die Chancen für die Gesunderhaltung bzw. die Wiedererlangung der Gesundheit davon abhängt, ob der Betroffene die Gesundheitsbedrohung bzw. Erkrankung in einen sinnvollen Zusammenhang mit seinem Leben bringen kann.
Sensitivität: Statistischer Begriff; erlaubt eine Aussage über die Empfindlichkeit eines Testes.
Shunt: Meist am Arm chirurgisch angelegte arteriovenöse Fistel; das durch den arteriellen Druck nach einigen Wochen stark erweiterte venöse Gefäß erlaubt nach Punktion mit speziellen Nadeln die Entnahme und Wiedereinspeisung von ca. 250 ml Blut pro Minute.
Sinnesphysiologische Erziehung: Erziehung durch tätige Auseinandersetzung mit der personalen und objektalen Welt. Sinnliche Wahrnehmung wird hierbei als wichtige Basis von Erkenntnisprozessen betrachtet.
Sodomie/Zoophilie: Sexuelle Erregung durch den Geschlechtsakt oder die Vorstellung sexueller Betätigung mit Tieren als ausschließliche oder bevorzugte sexuelle Aktivität.
Somatisch: Körperlich.
Soziale Integration: Eingliederung in die Gesellschaft.
Soziale Phantasie: Vorstellungsvermögen für soziale Prozesse, die über schablonenhafte und einfältige gesellschaftliche Betrachtungen hinausgehen. Angstfreier und von keinen Abwehrmechanismen (→) getrübter Blick auf psychosoziale Zustände (hier bei Patienten), die geeignet sind, pathogenetisch zu wirken.
Soziale Unterstützung: Ist eine besondere Leistung sozialer Netzwerke; Fremdhilfen, die dem einzelnen durch Beziehungen und Kontakte mit seiner Umwelt zugänglich sind und die dazu beitragen, daß die Gesundheit erhalten bzw. Krankheit vermieden wird.
Soziales Netzwerk: Soziales Beziehungssystem eines Individuums mit unterschiedlichen sozialen Distanzen (enge Beziehungen und über die Primärgruppe hinausgehende, u.U. über Zwischenmitglieder vermittelte weite Beziehungen), das bestimmte Handlungsspielräume schafft und aus dem Unterstützungsleistungen verschiedener Art bezogen werden können. Zur Netzwerkanalyse werden formal und objektiv bestimmbare Parameter herangezogen, z.B. Größe und Zusammensetzung des Netzwerkes.
Sozialpsychiatrie: Gesamtheit aller präventiven, therapeutischen und rehabilitativen Maßnahmen, die es einem Individuum ermöglichen sollen, innerhalb seines sozialen Rahmens ein weitgehend befriedigendes und nutzbringendes Leben zu führen.

Spaltung: Aktives Auseinanderhalten aggressiver und libidinöser Komponenten des Psychischen.
„Special Needs": Nicht Defizite stehen bei Behinderungen im Vordergrund, sondern spezielle Bedürfnisse.
State Merkmal: Eigenschaft, die durch ein aktuelles Ereignis aktiviert wird.
Sterbehilfe: Im medizin- psychologischen Sinn einer Sterbebegleitung.
Sterbephasen: Im Prozeß des Sterbens können verschiedene Phasen festgestellt werden.
Streß: Selye definiert Streß auf eine charakteristische pysiologische Reaktion.
Streß-Vulnerabilitätshypothese (Zubin und Spring 1977): Aufgrund einer angenommenen Disposition besteht bei schizophren erkrankten Personen eine Verletzlichkeit gegenüber streß- und angstauslösenden Situationen.
Streßbewältigung (Coping): Fortwährend sich änderndes kognitives und verhaltensmäßiges Bestreben, spezifische externe und/oder interne Anforderungen, die die Anpassungsfähigkeit eines Individuums beanspruchen oder übersteigen, zu handhaben.
Strukturelle Erkrankungen: Erkrankungen, die mit Strukturänderung der Organe einhergehen, mit Einbruch (Infarkt), Umbruch oder Geschwürbildung (Ulcus).
Strukturelle Koppelung: Der Begriff stammt von Maturana und Varela und bezeichnet die Besonderheit der Interaktionen zwischen autopoietischen Systemen, bzw. zwischen autopoietischen Systemen und ihrer Umwelt, die darin besteht, daß Strukturveränderungen in autopoietischen Einheiten nur ausgelöst, jedoch weder determiniert noch vorgeschrieben werden können. Das Ergebnis davon ist eine Geschichte wechselseitiger Strukturveränderungen, die „strukturelle Koppelung" genannt wird (Maturana und Varela 1984).
Substitutionstherapie: Verabreichung von normalerweise im Körper vorhandenen Substanzen.
Suizid: Willentliche Selbstschädigung mit tödlichem Ausgang.
Suizidale Entwicklung: (Pöldinger) Erwägen, Abwägen des Suizids und Entschluß.
Suizidales Verhalten: Suizidankündigungen (-hinweise), Suizidversuch (Parasuizide), Suizide.
Suizidalität: Integral aller Kräfte und Funktionen, die zu Suizid tendieren (siehe Suizidrisikogruppe).
Suizidrate: Anzahl der Suizide pro 100 000 der Referenzgruppe.
Suizidrisikogruppe: Gruppe, deren Suizidrate das der Gesamtpopulation um das 40–50fache übersteigt.
Suizidversuche (Parasuizid): Willentliche Selbstschädigung ohne tödlichen Ausgang.
Supervison: Form von Beratung durch einen Außenstehenden (= „Supervisor"), mit dessen Unterstützung die (meist in Sozialberufen tätigen) Teilnehmer (= „Supervisanden") berufliche Themen reflektieren. Ziel dieses Reflexionsprozesses ist erstens, die Kompetenz der Teilnehmer

in psychosozialer Hinsicht zu fördern und diese bei der Entwicklung einer entsprechenden professionellen Haltung zu unterstützen; zweitens wird die Entlastung der Supervisanden angestrebt. Supervision findet in Ein- (sgn. „Einzelsupervision") und Mehrpersonensettings Anwendung.

Symptomatische Therapie: Behandlung der Symptome einer Erkrankung, z.B. Schmerztherapie.

Systemischer Lupus erythematodes (SLE): Immunkomplex-Erkrankung.

Systemisches Denken: Ist eine methodische Einstellung, die es ermöglicht, komplexe Zusammenhänge in neuer Sicht zu sehen, Rückkoppelungsprozesse zu erkennen und dadurch komplexe Kontexte transparenter zu machen.

Teamsupervision: Im Unterschied zur Gruppensupervision besteht hier der Teilnehmerkreis aus Mitgliedern eines Arbeitsteams einer Einrichtung und repräsentiert somit den gemeinsamen Arbeitsplatz (mit einem gemeinsamen Anstellungsträger, gemeinsamen Vorgesetzten, gemeinsamen Organisationszielen und häufig gemeinsamen Klienten/ Patienten).

Terminal: Die Grenze, das Ende betreffend (in der Sterbephase befindlich).

Terminalstadium: Letztes Stadium vor dem Tod.

Tertiäre Prävention: Maßnahmen zur Verminderung der Prävalenz von Behinderungen durch Entwicklung geeigneter rehabilitativer Erfahrung.

Tertiäre Prävention: Vermeidung von Spätkomplikationen von Krankheiten (Rehabilitation).

Thanatopsychologie: Psychologie, die sich mit Sterben und Tod beschäftigt.

Todesangst: Eine subjektiv erlebte aktuelle Bedrohung des eigenen Lebens.

Todeskonzept: Gesamtheit aller kognitiven Bewußtseinsinhalte, die zur Beschreibung und Erklärung des Todes vorhanden sind.

Topographisch: Auf den Ort bezogen.

Totstellreflex: Existentieller Schutzmechanismus.

Traditionelle Heilverfahren: Aus ethnomedizinischer Sicht Praktiken der Volksmedizin, die auf überlieferte Erfahrungen in Zusammenspiel mit kulturellen und sozialen Besonderheiten der jeweiligen Ethnie beruhen.

Trait Merkmal: Merkmal von überdauerndem Charakter.

Trauer: Emotionale Reaktion.

Trauerprozeß: Prozeß um den schmerzlichen Verlust besser zu verstehen und verschiedene Traueraufgaben zu erfüllen um die Wiederherstellung alter Rollen zu erreichen.

Trauerreaktion: Vielfältige Phänomene als Audruck des schmerzlichen Verlusts.

Traumatische Krisen: Psychosoziale Krisen, bei denen ein akutes (zumeist unvorhergesehenes) Ereignis/Erlebnis der Krisenanlaß ist.

Trinkaversion: Durch Konditionierung aufgebautes Vermeiden von Flüssigkeitsaufnahme. Gilt als Nachweis einer etablierten Konditionierung.

TWIST (time without symptoms or toxicity): Symptom- und/oder nebenwirkungsfreies Intervall einer chronischen Erkrankung und/oder deren Behandlung.

Typ-A-Verhalten: Chronisch aggressives, wettbewerbsorientiertes Verhalten, das im Verdacht steht, das Risiko einer koronaren Herzerkrankung zu erhöhen.

Überlebensrate: Anzahl der Patienten in Prozent, die nach Ende einer bestimmten Zeit noch am Leben sind. Bei Krebserkrankungen ist ein Zeitraum von 5 Jahren gebräuchlich (Fünfjahresüberlebensrate).

Überlebenszeit: Im Gegensatz zur großteils subjektiven Lebensqualität die quantifizierbare Dauer des Überlebens einer Krankheit (z.B. Krebs).

Übersättigungstechnik: Gehäufte Darbietung von Reizen, die für den Klienten in unerwünschter Weise attraktiv sind.

Übertragung: Das unbewußte Erleben und die szenische Gestaltung einer aktuellen Beziehung nach dem Muster früherer signifikanter Beziehungen, in denen Konflikte nicht gelöst, sondern verdrängt wurden.

Umfassende Diagnose: Ein von Balint geprägter Begriff, die klinische Diagnose durch die sich in der Arzt-Patient-Interaktion konstellierende Beziehungsproblematik zu ergänzen bzw. zu vervollständigen.

Uraemie: Harnvergiftung, Folge eines akuten oder chronischen Nierenversagens.

VEP, SEP: Visuell evozierte Potentiale, somatisch evozierte Potentiale; neurologische Untersuchungsmethode zur Identifizierung von zentralnervös lokalisierten Läsionen.

Verhaltensanalyse: Nach Kanfer et al. (1991). Kernstück des diagnostisch-therapeutischen Prozesses; bedeutet die Identifikation derjenigen Bedingungen, die ein Problemverhalten auslösen und aufrechterhalten.

Verhaltensmedizin: Empirische Psychosomatik, Anwendung verhaltenstheoretischer Erkenntnisse in der Medizin.

Vermeidungs- und Klageverhalten: s. Chronifizierung, chronisch-protrahierte Krisen; charakteristisches Verhalten bei diesen Krisen und bei chronischem Krankheitsverhalten.

Virilisierung: Vermännlichung.

Vollbild der Krise: (bei Veränderungskrisen) Entspricht phänomenologisch der Reaktionsphase bei traumatischen Krisen (s.d.).

Voyeurismus: Sexuelle Erregung ausgelöst durch die Betrachtung argloser Frauen, die nackt sind, oder sich gerade ausziehen oder sexuell aktiv sind.

Vulnerabilität: Verwundbarkeit, Verletzbarkeit.

Wahn: Objektiv falsche Überzeugung, die ohne entsprechende Anregung von außen entsteht und unkorrigierbar erscheint. Nach K. Schneider ist die Wahnwahrnehmung zweigliedrig: 1. Wahrnehmung eines Objektes; 2. Beilegung einer abnormen Bedeutung, eines Wahn-Sinnes.

Wissenschaftstheorie: Disziplin, die sich mit den Methoden, Zielen und Auswirkungen von Wissenschaft beschäftigt.
Wohlbefinden: Ein subjektives und mehr oder weniger momentanes Gefühl, wichtiger Teil der Lebensqualität.
Wohlfahrt: Sozialhilfe zur Steigerung des Wohlstands/derLebensqualität.

Hans Prinzhorn

Bildnerei der Geisteskranken

Ein Beitrag zur Psychologie
und Psychopathologie der Gestaltung

Mit einem Geleitwort von Gerhard Roth

Vierte Auflage
1994. Mit 187 zum Teil farbigen Abbildungen im Text und auf 20 Tafeln
vorwiegend aus der Bildersammlung der Psychiatrischen Klinik Heidelberg.
1 Frontispiz. XIV, 361 Seiten.
Broschiert DM 78,–, öS 546,–
ISBN 3-211-82590-8

Das erstmals 1922 im Verlag Julius Springer, Berlin, erschienene Werk „Bildnerei der Geisteskranken" von Hans Prinzhorn ist heute längst ein Klassiker. Entstanden sind diese Bildwerke zwischen 1890 und 1920. Vor Prinzhorn galten Bildwerke von Geisteskranken als erstaunliche, aber im Grunde unverständliche Hervorbringungen eines geistigen Totenreiches. Für Prinzhorn waren sie Durchbrüche eines allgemein menschlichen Gestaltungsdranges, der den autistischen Abkapselungstendenzen der Geisteskrankheit entgegenwirkt. Prinzhorn war vor allem an den in den Bildwerken wirksamen formalen Gestaltungsprinzipien interessiert, z.B. an dem elementar sich durchsetzenden, überwuchernden Symbolbedürfnis der Kranken oder an ihren ornamentalen, iterierenden Ordnungstendenzen. Die unbestreitbare Kunstleistung mancher dieser Kranken hat ihn besonders beeindruckt und er hat es verstanden, ihre Leistungen durch seine vergleichende Methode dem Leser nahezubringen.

Preisänderungen vorbehalten

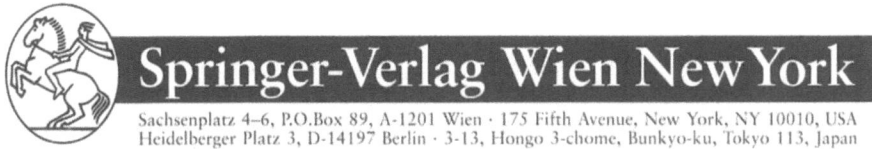

Sachsenplatz 4–6, P.O.Box 89, A-1201 Wien · 175 Fifth Avenue, New York, NY 10010, USA
Heidelberger Platz 3, D-14197 Berlin · 3-13, Hongo 3-chome, Bunkyo-ku, Tokyo 113, Japan

Österreichische Gesellschaft für Psychoonkologie (Hrsg.)

Jahrbuch der Psychoonkologie 1994

Redaktion:
H.P. Bilek, O. Frischenschlager, W. König, G. Linemayr

1994. 4 Abbildungen. VIII, 187 Seiten.
Broschiert DM 39,–, öS 275,–
ISBN 3-211-82617-3

Inhaltsverzeichnis:
Wissenschaftlicher Teil: H. Ebell, C. Przetak, T. Kapsner: Die Verlaufserfassung von Tumorschmerz-Syndromen • R. Topf, J. Trimmel, L. Vachalek, Ch. Felsberger, H. Gadner: Das Psychosoziale Betreuungskonzept der pädiatrischen Onkologie des St. Anna-Kinderspitals • L. Eckensberger, R. Kreibich-Fischer: Affektive und kognitive Verarbeitung des Krankheitsgeschehens krebskranker Patienten • D. Lenzen: Krankheit und Todesverdrängung im Lebenslauf. Funktionen medizinischer Intervention für die Phasierung des Lebens • H. Ebell: Zum Stellenwert der Hypnotherapie im Rahmen eines Gesamttherapiekonzepts
Weiterbildung: H. Goodare: Die psychologische Betreuung von Krebspatienten - Probleme und Möglichkeiten • Fawzy I. Fawzy: Kommentar zum Beitrag von H. Goodare • J. Rowland: Kommentar zum Beitrag von H. Goodare
Vorträge, gehalten anläßlich der 9. ÖGPO in Bad Ischl, 1993: H. Stierlin: Überlegungen zum systemischen Vorgehen bei schweren Störungen • M. Kahleyss: Psychoanalytische Ansätze zum Krebsverständnis • H. P. Bilek: Gestalt-Therapie in der psychosozialen Betreuung von Krebspatienten • E. Mörwald: Krebskranke im Routinebetrieb einer chirurgischen Station - Erfahrungen einer Krankenschwester • E. Klessmann, H. Eibach: Buchbespechung

Preisänderungen vorbehalten

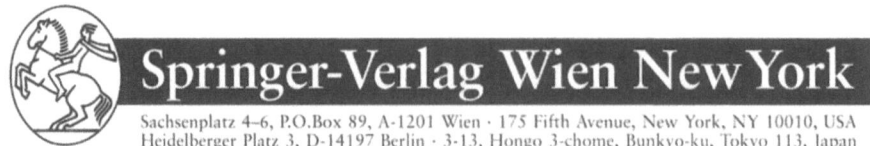

MIX
Papier aus verantwortungsvollen Quellen
Paper from responsible sources
FSC® C105338

If you have any concerns about our products,
you can contact us on
ProductSafety@springernature.com

In case Publisher is established outside the EU,
the EU authorized representative is:
**Springer Nature Customer Service Center GmbH
Europaplatz 3, 69115 Heidelberg, Germany**

Printed by Libri Plureos GmbH
in Hamburg, Germany